스타팅 스트렝스

개정 3판

스타팅 스트렝스

바벨 훈련의 첫걸음

Starting Strength: Basic Barbell Training

마크 리피토 지음
박 현 진 옮김

대성의학사

역자서문

처음 한국어판을 선보인 지도 햇수로 6년이 되었다. 시간을 따라 변한 것이 많다. 세 번의 대규모 교정을 거친 2017년판 원서는 3판의 전체적인 틀을 유지하면서도 많은 내용을 추가하고 산삭했다. 단어나 뉘앙스 정도만 바뀐 곳도 있으나, 핵심 내용이 크게 바뀐 곳도 많다. 디테일에 전력을 다한 저자의 마음이 고스란히 전해질 수 있도록, 수많은 밤을 들여 원고를 손보았다. 독자 여러분이 부디 만족할 수 있기를.

번역본을 둘러싼 상황에도 많은 변화가 있었다. 초판 작업 당시 계획에 없던 저자의 한국 세미나가 잡혔는데, 세미나에 마감을 맞추라는 요청 때문에 석 달 잡았던 책을 삼 주만에 끝내야 했다. 시간이 모자라 번역의 질이 나빴다. 나의 의지와 무관했던 일이라 오랜 아쉬움으로 남아 있었기에, 그때의 마음을 곱씹으며 문장과 용어를 다듬었다. 구판에는 부득이한 사정으로 팀의 이름을 걸었지만, 개정판에서는 이름을 되찾아 왔다. 숟가락만 얹은 이들에게서 자유로워졌으나 그만큼 커진 책임감을 느낀다. 초판에도 했던 말이지만, 오역과 흠결은 온전히 나의 책임이니 아낌없는 질타를 부탁드린다.

시간이 흐른 만큼 피트니스 시장도 변했다. 사람들의 관심이 예쁜 몸에서 벗어났다고 말하기는 어렵지만, 기본에 충실하자는 메시지는 대세와 무관히 자리를 찾아가고 있다. 사람들의 몸과 마음에 많은 빚을 진 의사이자 트레이너로서 무척 반가운 흐름이 아닐 수 없다. 이 책을 사이에 두고 손을 맞댄 당신과 내가, 어제보다 건강한 몸과 마음으로 행복한 삶을 향해 조금씩 나아갈 수 있기를. 정답처럼 보이는 말과 글의 숲에서 때로는 길을 잃고 때로는 포기하겠지만, 그 과정에서 자신만의 해답을 얻을 수 있기를. 스타팅 스트렝스가 결점 없는 정답은 아닐지도 모르지만, 좋은 이정표로 오랫동안 당신 곁에 남기를. 번역이 거기에 티끌만큼이라도 보탬이 된다면 바랄 것이 없다.

사랑하는 가족들과 친애하는 벗들이 없었다면 이 책을 다시 옮길 엄두조차 들지 않았을 테다. 고마운 마음으로 가벼운 윙크를. 스타팅 스트렝스 코치로서 현지의 칼럼을 꾸준히 번역해 주신 은인혁 선생님 덕분에 이 책을 잊지 않을 수 있었다. 개정판 제안을 기꺼이 수락해 주신 대성의학사의 권오현 대표님과 겹겹의 배수진으로 조련(?)해 주신 김미애 편집장님 덕분에, 오랜 은원과 고민이 뒤섞인 책을 홀가분히 털어 보낼 수 있었다. 그 밖에도 고마운 분들은 많지만 직접 찾아뵙고 인사드릴 요량이다. 닿을 수 없어도 마음만은 전해지기를. 그러나 누구보다도, 한국어판을 다시 골라 주신 독자 여러분께 감사한 마음이 가장 크다. 이 문장을 읽고 계신 당신께, 날것 그대로의 마음으로 머리 숙여 인사드리고 싶다. 고맙습니다, 진심의 진심으로.

- 박 현 진

한국어판 서문

스트렝스는 중요하다. 그리고 바벨 훈련은 스트렝스를 키우기 위한 최선의 방법이다. 육신을 가진 우리 인간은 스트렝스를 가지고 훨씬 값진 삶을 살 수 있으나, 불행히도 유행과 헛소리로 오염된 피트니스 산업은 우리로 하여금 시간과 돈과 잠재력을 낭비하게끔 하는 혼란을 퍼뜨려 왔다. 이러한 혼란은 운동처방사, 스포츠 코치, 퍼스널 트레이너들 사이에서까지 만연해 있다. 이 책은 그러한 오해와 혼란을 바로잡으려는 일종의 시도이다.

한국의 독자들에게 전세계에서 가장 이해하기 쉬운 바벨 훈련 서적인 이 책을 소개할 수 있게 되어 감개가 무량하다. 영어로 쓰인 『스타팅 스트렝스 : 바벨 훈련의 첫걸음』 제3판 원서는 2011년에 발간된 이래 10만 권이 넘는 판매고를 올렸다. 한국어판은 전세계를 통틀어 영어 이외의 언어로 발간된 첫 번째 번역본이다. 한국의 독자분들께서 이 책을 읽고 계신다는 사실에 기쁨을 감출 수가 없다.

행운을 빈다. 강해지시라.

- 마크 리피토

서문

스타팅 스트렝스 2판이 나오고 나서 4년이 지났다. 그 사이에 많은 게 변했다. 아스가르드 사(社)는 직원들을 갈아엎었고, 나도 많은 사람들을 만나서 많은 걸 배웠다. 그리고 산업과 학계와 운동 좀 한다는 친구들이 하나같이 무시하던 책에서 상상 이상의 성공을 거두었다. 피트니스 산업과 거기서 일하는 사람들에 대해서는 내가 옳았다. 하지만 당신에 관해서만은 나도 틀렸던 것 같다. 2007년부터 우리는 주말마다 다섯 가지 리프팅 기술에 관한 세미나를 열어 수천 명을 가르쳤다. 2판은 8만 부가 넘게 팔리면서 웨이트 트레이닝 책으로는 유례없는 베스트셀러가 되었다. 독자 분들께 지면을 빌어 감사드린다.

4년 동안 사람들을 가르쳐 왔지만 한편으로는 배운 것도 많다. 2판에서 다뤘던 소재들이 낡아서 삐걱거리는 소리가 들렸다. 구시대적인 것도 있었지만 불완전하거나 아예 틀린 것들도 있었다. 돈 몇 푼 벌자고 내용을 그대로 두는 건 공무원들이나 할 짓 아닌가. 이건 1년 동안 대충 다시 쓰는 작업이 아니었다. 3판은 많은 분들이 실험군을 자처해 주신 4년짜리 실험의 산물이다. 결과적으로 우리는 다섯 가지 리프팅 방법론을 개선할 수 있었고, 거기에 한 가지를 더 추가할 수 있었다.

개인적으로도 배운 게 많은 기간이었다. 4년 동안 나는 내가 알고 있는 사실을 더 잘 설명하기 위해 많은 노력을 기울였다. 이해가 되는지, 논리적인지, (그리고 무엇보다도) 정확한지에 신경을 썼다. 이 책의 내용은 지금까지 어디에도 없던 내용이다. 물론 그게 틀린 내용이라는 소리는 아니고, 당신도 안목이 있을 테니 선택은 당신 손에 맡기겠다.

내용이 바뀐 만큼 외관도 바뀌어야 했다. 글자로만 가득할 뻔 한 책을 제이슨 켈리의 삽화가 구제해 주었다. 여기에 스텝스 허큘리언에서 전체적으로 손을 봐 준 덕분에 2판보다 모양새가 좋아졌다.

도와주셔서 고마운 분들이 참 많다. 다음 분들이 도와주셨다.(순서 없음)

Dustin Laurence, Dr. Dennis Carter, Dr. Philip Colee, Dr. Matt Lorig, Stephen Hill, Juli Peterson, Mary Conover, Catherine Oliver, Bill Starr, Tommy Suggs, Mark Tucker, Thomas Campitelli, Ryan Huseman, Maj. Ryan Long, Maj. Damon Wells, Andrea Wells, John Welbourn, Brian Davis, Justin Ball, Nathan Davey, Travis Shepard, Paul and Becca Steinman, Mike and Donna Manning, Gregg Arsenuk, Michael Street and Carrie Klumpar, Skip and Jodi Miller, Ahmik Jones, Heidi Ziegele, Lynne Pitts, Kelly Moore, Eva Twardokens, Tara Muccilli, Dan Duane, Shane Hamman, Jim Wendler, Dan John, Jim Steel, Matt Reynolds, Charles Staley, Maj. Ryan Whittemore, John Sheaffer, Will Morris, Andy Baker, T.J. Cooper, Doug Lane, Simma Park, Myles Kantor, Phil Hammarberg, Barry Vinson, Gant Grimes, Josh Wells, Shelley Hancock, Terry Young, Ronnie Hamilton, Anil Koganti, MD, Rufus-dog, Ursa-dog, and Mr. Biggies.

— 마크 리피토

일러두기

1. 번역어의 경우 가급적 국립국어원의 외래어 표기법을 따르고자 했다. 단, 'Squat'의 경우 '스쾃'으로 표기하는 외래어 표기법을 따르지 않고 국내에서 더 널리 쓰이는 '스쿼트'로 옮겼다. 동작이나 명칭과 관련된 용어의 경우 이처럼 현장의 용어를 중심으로 옮기고자 했다.

2. 해부학 용어는 대한의사협회의 한글 신용어 지침을 따르는 것이 올바르나, 체육계에서는 구용어가 많이 쓰이고 있는 관계로 구 해부학 용어를 채택하였다. 단, 원문의 뉘앙스에 최대한 부합하도록 현장에서 많이 쓰이는 용어가 채택된 경우도 있다. 예컨대 'biceps brachii muscle'은 신용어로는 '위팔두갈래근'이지만 본문에서는 구용어를 채택해 '상완이두근'으로 옮겼으며 같은 근육을 가리키는 'biceps'는 '이두'로 번역하였다. 같은 방식으로 'latissimus dorsi'는 '광배근', 'lats'는 '광배'로 옮겼다.

3. 영어판 원서는 미국 단위계(US customary units)에 의거하여 무게와 길이 단위를 각각 파운드(pound, lbs)와 인치(inch, ")로 표기했으나, 한국에서는 SI 단위계를 사용하므로 실정에 맞게 무게와 길이를 각각 킬로그램(kg)과 미터(m)로 환산하여 적용하였다. 엄격하게 적용되어야 하는 항목을 제외하고는 유효숫자를 고려하여 1파운드는 0.5킬로그램, 1인치는 2.5센티미터로 일괄 환산하였다. 본서를 지침으로 한 훈련 과정에 있어서 미국 단위계의 원판을 쓰는 경우 이를 참고하기 바란다.

차례

제1장

스트렝스 - 왜? 어떻게?

삶에서 가장 중요한 것은 바로 스트렝스*다. 당신의 생각이 어떻든, 사실이 그렇다. 인류가 발전함에 따라 필수적이지 않은 것처럼 취급되어 온 것 또한 사실이지만, 중요하다는 사실만큼은 달라지지 않는다. 우리가 육신을 가지고 살아가는 시간의 질과 양은, 모두 스트렝스가 좌우한다. 문명이 발달하고 기술이 발전함에 따라 한때 인류의 삶을 결정짓던 스트렝스가 그 지분을 잃기는 했지만, 잊지 말아야 할 것이 있다. 우리가 여전히 동물이라는 사실이다. 우리는 물리적인 존재다. 두 사람이 있다고 가정해 보자. 다른 요소는 전부 같은데 스트렝스만 다르다면, 스트렝스가 강한 사람이 더 행복할 것이다. 지성이나 영혼을 중시하는 분들께서야 거북하시겠지만, 그런 분들이 스쿼트를 시작하고 스트렝스가 늘어날 때 일어날 일들이야 말 안 해도 알 것이다.

문명의 변화와 함께 인류와 스트렝스의 관계도 바뀌어 왔다. 오래 전에는 세계가 단순했고, 따라서 인류는 살아남기 위해 물리적으로 강인해야 했다. 다른 선택의 여지가 없었다. 생존의 임무를 수행할 만한 스트렝스를 가졌던 이들만이 여기에 적응해 살아남았다. 우리 몸의 생리적 기반은 이런 적응에서 비롯돼 오늘날까지 이어졌다. 그러다가 (인류의 역사 전체를 놓고 봤을 때) 비교적 최근에 혁명적인 사건이 벌어졌다. 바로 '분업'이다. 이제 우리는 더 이상 자급자족을 할 필요가 없게 되었고, 따라서 신체활동은 부차적인 것으로 전락했다. 그러나 책상 앞에 앉아 있느라 당장의 필요가 없어졌다고 해도 우리가 수백만 년 동안 적응해 온 튼튼한 몸이 바로 바뀔 리는 없다. 분업이라는 사건에 적응할 만한 시간이, 우리의 유전자에 주어지지 않았기 때문이다.

우리 몸 안에는 강한 근육과 뼈와 힘줄과 신경이 잠재되어 있지만, 조상들이 남겨준 이 전리품에 들여야 할 노력이 만만치는 않다. 아주 오랜 시간에 걸쳐 만들어진 이 녀석들을, 우리는 늘 위험하게 내버려 두거나 무시해 왔다. 우리의 몸이 우리 존재 자체임에도 불구하고. 우리의 의식적인 노력은 우리 몸의 질적인 측면을 상당 부분 좌우하는데, 물려받은 상태를 그대로 유지하려면 알맞은 자극을 주어야 한다. 그 자극은, 다름 아닌 운동이다.

스포츠에서의 수행능력을 따지자는 게 아니다. 우리 몸을 처음의 모습으로 되돌릴 수 있는 자극은 오로지 운동뿐이다. 고된 육체적 노력이 없다면, 인간의 몸은 물리적으로 정상이라 하기 어렵다. 문제의 해결 방안이라고만 생각할 수도 있겠지만, 운동은 엄밀히 말하면 안 하는 경우에 항상 문제가 생기는, 그래서 필수적인 요소이다. 인류가 적응해 온 본연의 모습을 되살리려면 운동을 해야 하고, 몸은 그 과정에서 정상 상태를 되찾는다. 어쩌면 운동은 석기시대를 살던 원시인들이 일상적으로 하던 활동의 대용품에 그치는지도 모른다. 그러나 21세기를 사는 우리가 정상적인 몸과 마음을 갖추는 데 필요한 것도 운동이

* 역자 주: 스트렝스(strength)는 운동과 관련된 분야에서 '근력'으로 옮기는 것이 일반적이나, 원서의 뉘앙스를 살리기 어렵고 현장에서 스트렝스라는 말이 통용되고 있으므로, '스트렝스'로 옮겼다.

다. 이런 의미에서, 과연 정상이라고 할 만한 사람이 얼마나 되겠는가.

스트렝스 트레이닝을 시작하려는 이유는 사람마다 다르다. 스포츠 팀에 들어가고 싶어서일 수도 있고, 아니면 그냥 개인적인 이유가 있어서일 수도 있다. 어쨌거나 중요한 것은 자신의 스트렝스가 모자라다고 느끼는 사람들, 더 나아질 가능성이 있다고 믿는 사람들이 많다는 사실이다. 그런 사람들을 염두에 두고 이 책을 썼다.

왜 바벨인가?

스트렝스 트레이닝은 문명의 역사만큼이나 오래 되었다. 신체의 발달과 그 과정에 관한 예시를 하나 꼽으라면, 그리스의 장사(壯士) 밀로Milo의 이야기를 들 수 있을 것 같다. 설화에 따르면 밀로는 매일 송아지 한 마리를 들고 다녔는데, 송아지의 덩치가 커질수록 밀로의 힘도 커졌다. 스트렝스가 점진적으로 향상된다는 아이디어 자체는 이처럼 수천 년도 더 되었지만, 어떤 도구가 점진적인 저항훈련에 가장 좋은가 하는 논쟁은 역사 전체를 놓고 볼 때 비교적 최근에 기술의 발달과 함께 시작되었다.

모래나 쇠구슬을 넣을 수 있도록 내부를 비운 공을 양쪽에 달아 둔 긴 금속 막대, 이른바 바벨은 최초로 개발된 도구 중 하나였다. 역도의 역사를 다룬 데이비드 윌로우비David Willoughby의 책 『슈퍼 애슬릿』*에서 이러한 장비에 관한 이야기를 좀 더 구체적으로 찾아볼 수 있다.

그러나 윌로우비도 미처 예측하지 못한 발전이 1970년대 중반부터 판도를 바꿔 놓았다. 아서 존스Arthur Jones라는 사람이 저항 운동에 대혁신을 일으킨 운동기구를 발명한 것이다. 그러나 혁신이라고 다 생산적이지는 않았다. 아서 존스는 팔다리의 가동범위가 다른 부위보다 크다는 사실을 이용한 '가변저항의 원리principle of variable resistance'를 표방한 회사, 노틸러스Nautilus를 세웠다. 노틸러스의 기구는 팔다리를 비롯한 신체의 일부분을 중심으로 디자인되었고, 캠은 원판이 붙은 체인과 연결되어 관절의 움직임에 저항을 부여했다. 이 기구들을 특정한 순서대로 사용하면 세트 사이의 휴식시간을 없앨 수 있었다. 서로 다른 부위를 연속해서 움직일 수 있었기 때문에, (상업적인 관점에서 볼 때) 만일 머신이 충분히 갖춰져 있다면 몸의 각 부위를 서킷으로 훈련할 수 있게 되고, 따라서 전신을 훈련할 수 있다는 믿음이 번져 나갔다. 모양으로 보나 완성도로 보나 모자람이 없던 노틸러스의 12세트짜리 기구는, 가격이 엄청나게 비쌌음에도 불구하고 전국 각지의 체육관에서 쏟아지는 주문에 힘입어 날개 돋친 듯 팔려나갔다.

운동에 기구를 쓴다는 사실 자체가 새롭지는 않았다. 고등학교 체육관에는 대개 멀티짐 설비가 갖춰져 있었고, 웨이트 트레이닝을 하는 사람들에게 레그익스텐션이나 랫풀다운은 이미 익숙했다. 차이는 마케팅이었다. 노틸러스는 서킷을 통한 전신운동 효과를 내세웠는데, 이는 기존의 운동기구 업체가 한 번도 시도하지 않은 것이었다. 노틸러스는 자사의 운동기구만으로 어마어마한 근육을 얻은 캐시 비애터Casey Viator의 운동 전후 사진을 광고로 썼다. 그러나 비애터가 전통적인 방식으로 몸을 키운 보디빌더라는 사실과 함께, 예전의 몸으로 돌아가는 수단으로 노틸러스의 기구를 사용했다는 사실은 이 광고에 나와 있지 않았다.

아서 존스는 한술 더 떠 노틸러스의 기구를 통해 충분한 스트렝스를 얻을 수 있고, 고중량 훈련 없이도 이를 올림픽 리프팅을 포함한 복잡한 움직임의 운동에 활용할 수 있다고 선전했다. 운동 이론과 실전경험에 완전히 반대되는 주장이었지만 이미 흐름은 걷잡을 수 없었고, 노틸러스는 막대한 상업적 성공을 거두었다. 이제 이러한 기구는 전세계 상업운동시설의 표준이 된 지 오래다.

노틸러스가 아니었다면 당시 '헬스 스파'로 불린 헬스클럽이 산업적으로 대중화되기는 힘들었을 테니, 일이 이렇게 된 것도 어찌 보면 당연했다. 운동기구에 한계가 있던 시절에는 헬스클럽 회원이 더 강한 훈련을 원하는 경우 어쩔 수 없이 바벨을 써야 했다. 당연히 코치가 회원 옆에

* *The Super Athlete, A.S. Barnes and Co., 1970*

붙어서 가르쳐야 했고, 그 코치를 가르칠 코치도 필요했다. 이렇게 전문화된 도제식 교육은 예나 지금이나 시간을 많이 잡아먹을뿐더러 대중적이지도 않다. 그런데 노틸러스의 기구는 표면적으로나마 전신운동을 가능케 했음에도 사용방법을 가르치는 시간이 극히 짧았기에 인력과 비용을 최소한으로 줄일 수 있었다. 뿐만 아니라 기구를 통한 서킷 운동이 30분 정도였기에 회원들이 운동기구를 차지하는 시간은 짧아졌고, 따라서 클럽은 기존의 방식보다 회원을 보다 많이 유치할 수 있었다. 노틸러스의 기구로 인해 현대적인 헬스클럽의 시대가 열린 셈이다.

그러나 노틸러스가 광고한 만큼의 효과가 없다는 것이 문제였다. 서킷 트레이닝으로 근육을 키우기가 거의 불가능했던 것이다. 그런데 몇 달이나 기구에 매달려 있어도 근육을 키우지 못했던 사람들이 기구를 버리고 바벨을 쥐자 기적 같은 일이 벌어졌다. 기구의 숲에 파묻혀 있을 때보다 더 많은 근육을 고작 일주일 만에 얻은 것이다.

머신에서의 고립운동이 쓸모없었던 이유와 바벨이 가장 효과적이었던 이유는 근본적으로 다르지 않다. 우리 몸은 전체가 하나의 실체로 움직이려고 한다. 하나로 움직이게끔 설계되었고, 하나로 훈련받고 싶어 한다는 뜻이다. 즉 몸은 부위별로 훈련받기를 원하지 않는다. 만에 하나 얻을 수 있다고 쳐도, 그렇게 얻어낸 스트렝스는 실질적인 쓸모가 없다. 요컨대 스트렝스를 훈련하는 방식은 기본적으로 스트렝스를 사용하는 방식과 같아야만 한다. 신경계가 근육을 조절하는 관계를 가리켜 '근신경계neuromuscular system'라는 용어를 쓰는데, 스트렝스를 활용하는 방식이 스트렝스 훈련에 쓰인 방식과 다르다는 말은 근신경계의 성질을 고려하지 않았다는 말과 같다. 즉 훈련에 있어서 피하면 안 되는 현실, 나아가 운동 프로그램에서 반드시 고려해야 하는 것이 바로 이러한 근신경계의 특수성이다.

바벨 운동은 이 세상 어떤 훈련법보다도 우수하다. **최대 가동범위에 걸쳐 제대로 실시한 바벨 운동은, 우리 몸의 근골격계가 하중을 실은 상황에서 기능적으로 어떠한 표현을 하는지와 본질적으로 다르지 않다.** 팔다리는 얼마나 긴지, 근육은 어디 붙어 있는지, 스트렝스는 얼마나 강한지, 몸은 얼마나 유연한지, 근신경계는 얼마나 효율적인지와 같은 요소는 사람마다 다른 움직임의 특성에 포함되며, 바벨 운동은 이러한 개별 요소들과 서로 영향을 주고받는다. 몸을 움직일 때 쓰이는 특정 근육들 사이의 관계 또한 운동에 예속되는데, 각각의 근육이 분담해야 할 일의 양이 이미 해부학적으로 결정되어 있기 때문이다. 근육이 뼈와 뼈가 맞닿는 관절을 움직이며 힘을 전달하는 것도 마찬가지로 몸이 그렇게 디자인되어 있어서다. 움직임을 결정하는 것은 몸이며, 바벨은 그러한 몸 본연의 움직임을 해치지 않으면서 하중을 실어 주는 도구 역할을 한다.

반면 머신은 몸의 움직임을 머신의 디자인에 억지로 끼워 맞춘다. 저마다 다른 선수들의 요구를 충족시키기에는 머신이 지닌 운동 능력의 한계가 다소 심각했다. 가령 햄스트링을 빼놓고 대퇴사두근만 쓰이는 동작은 머신이 아니라면 나오지 않는다. 이런 움직임이 자연스러울 리 없다. 대퇴사두근과 햄스트링은 무릎 양쪽에 걸리는 힘의 균형을 맞추기 위해 짝을 지어 항상 동시에 작용한다. 항상 동시에 작용하는데 왜 운동은 따로 하는가? 머신을 만든 사람이 시키기라도 했나?

여러 관절을 한 번에 쓰는 머신도 좋을 건 없다. 기구를 쓰는 사람의 생체역학biomechanics적 특징이 결정해야 할 동작 패턴을 머신이 결정하기 때문이다. 몸을 이루는 부위의 길이에 따라 미세한 조정을 가할 수 있는 바벨과 비교해 보면 차이는 극명해진다.

오히려 바벨은 조정을 능동적으로 요구하는데, 바벨에 걸린 중량을 통제해야 하는 상황에서 이러한 조정은 필수적이다. 바벨 훈련을 통해 얻을 수 있는 통제력과 균형감각과 협응력은 머신 훈련에 없다. 바벨이 오르내리며 그리는 궤적에 사람의 통제가 개입된다는 말은, 곧 여기에 개입된 요소가 전부 훈련되고 있다는 말이나 다름없다.

이게 끝이 아니다. 이 책에 소개한 운동은 저마다 정도는 다를지라도 골격계에 상당한 부하를 거는데, 어쨌거나 바벨의 무게가 최종적으로 닿는 곳은 뼈이고, 근육이나 인대, 힘줄과 피부, 신경이나 뇌처럼 뼈 또한 살아있는 조직이므로 스트레스를 민감하게 받아들이며 적응한다. 고중량 스트레스를 받은 뼈는, 그 과정에서 더 치밀하고 단단해진다. 골밀도를 건강의 척도로 쓰는 노인과 여성에게 바벨 훈련이 중요한 이유가 여기에 있다.

바벨 트레이닝의 유일한 단점은 제대로 할 줄 아는 사람이 없다는 것인데, 바벨을 배울 기회가 없어서 의욕마저 잃는 사람이 널린 현실을 감안하면 자못 진지하게 받아들여야 할 우려가 아닐 수 없다. 이 책은 그러한 문제를 바로잡으려는 시도로 기획되었다. 이 책에 제시한 바벨 훈련법은 돈을 좇는 피트니스 산업의 틈바구니에서도 30년 넘는 세월을 견뎠다. 유서 깊은 생명과학의 원리에 충실히 입각하여 효과적인 내용을 썼다. 판단은 독자인 그대 손에 맡기겠다. 내게 잘 맞았던 것처럼 부디 그대에게도 잘 맞기를.

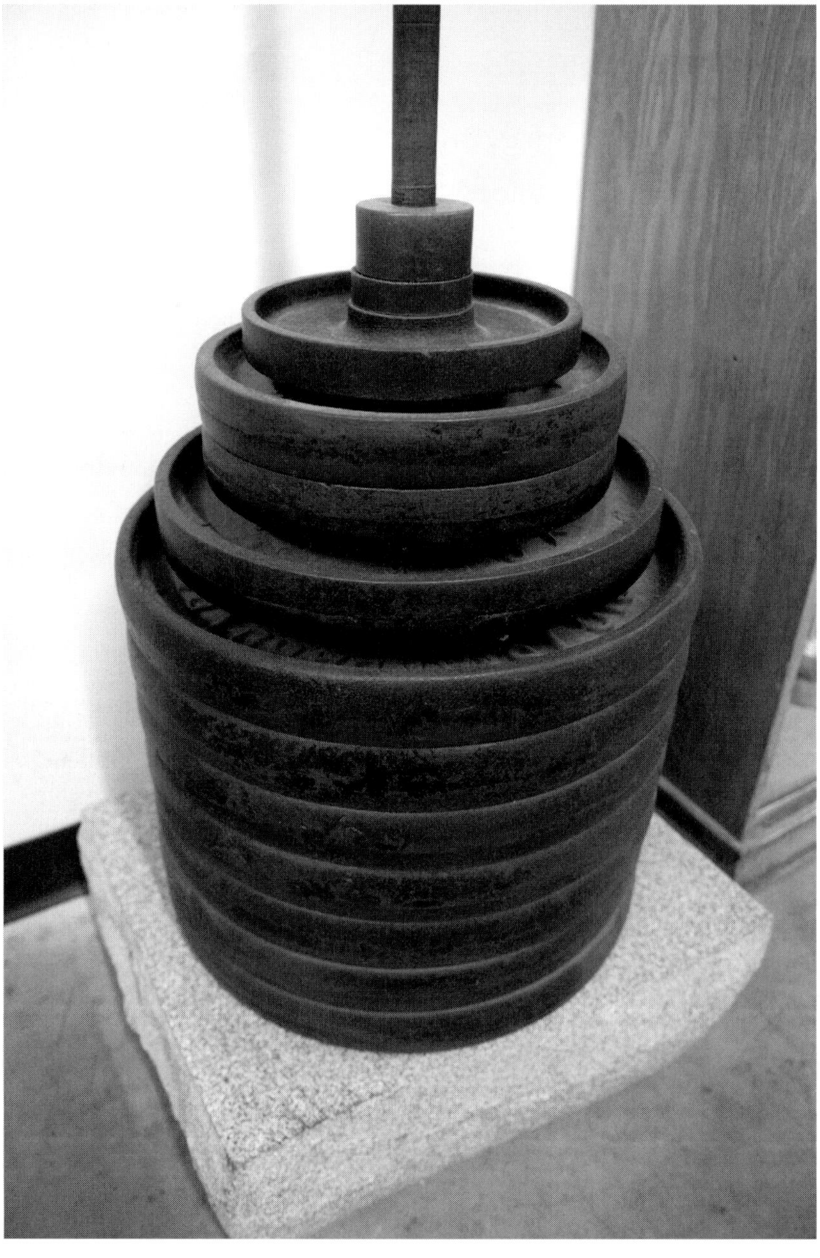

위치타 폴스 시내의 YMCA에는 요크 바벨 모델 38 올림픽 바벨 세트가 있다. 지난 50여 년 동안 수천 명이 이 바벨을 거쳐 갔다. 명망 있는 스트렝스 코치이자 올림픽 역도 선수였던, 최초의 파워리프터 빌 스타Bill Starr도 그 중 하나다. 〈스트렝스 앤 헬스〉지와 〈머슬〉지의 편집자를 역임한 빌은 대학과 프로팀에 소속되어 국내외 및 올림픽 경기에 출전한 선수들의 스트렝스 전담 코치로 활약한 바 있으며, 50여 년 동안 유수의 책과 기사를 정력적으로 써낸 작가이기도 하다. 그의 손을 거친 선수와 회원들이 어딘가에서 성공했다는 소식을 들을 때마다 아직도 빌의 영향력이 사라지지 않았음을 느낀다. 그런 그도 역도를 처음 배우기 시작한 날이 있었는데, 그날 쓰였던 것이 바로 여기 보이는 바벨 세트다. (텍사스 주 위치타 폴스 소재 WFAC 빌 스타 기념관에서)

제2장

스쿼트

아주 오랫동안 베일에 싸여 있었지만, 스쿼트가 어떤 운동보다 중요하다는 사실은 변하지 않았다. 최대 가동범위를 활용한 스쿼트는 체육관에서 가장 쓸모 있는 운동일 뿐만 아니라, 스트렝스와 파워와 딩지를 동시에 키울 수 있는 최고의 수단이다.

세상에는 여러 종류의 웨이트 트레이닝이 있지만, 힙 드라이브hip drive로 알려진 복잡한 동작 패턴을 직접적으로 훈련하는 운동은 스쿼트뿐이다. 여기에는 뒷면사슬posterior chain로 묶어 부를 수 있는 근육들이 능동적으로 관여한다. 뒷면사슬은 고관절을 신전시키는 근육을 가리킨다. 이때 고관절 신전은 스쿼트의 하단bottom 자세에서 굴곡되거나 접힌 고관절을 완전히 펴는 동작을 뜻한다. 뒷면사슬 근육은 고관절 신근으로도 알려져 있는데, 햄스트링, 둔근, 내전근(사타구니 근육) 등이 여기 속한다. 이 근육군은 뛰어오르고 밀고 당기는 동작을 포함한 하체의 모든 움직임에 관여한다는 점에서 중요성을 찾을 수 있는데, 이 근육군을 강하게 만드는 최고의 수단이 바로 스쿼트다. 제대로 된 스쿼트에서는 반드시 힙 드라이브가 사용된다. 등 아래쪽,

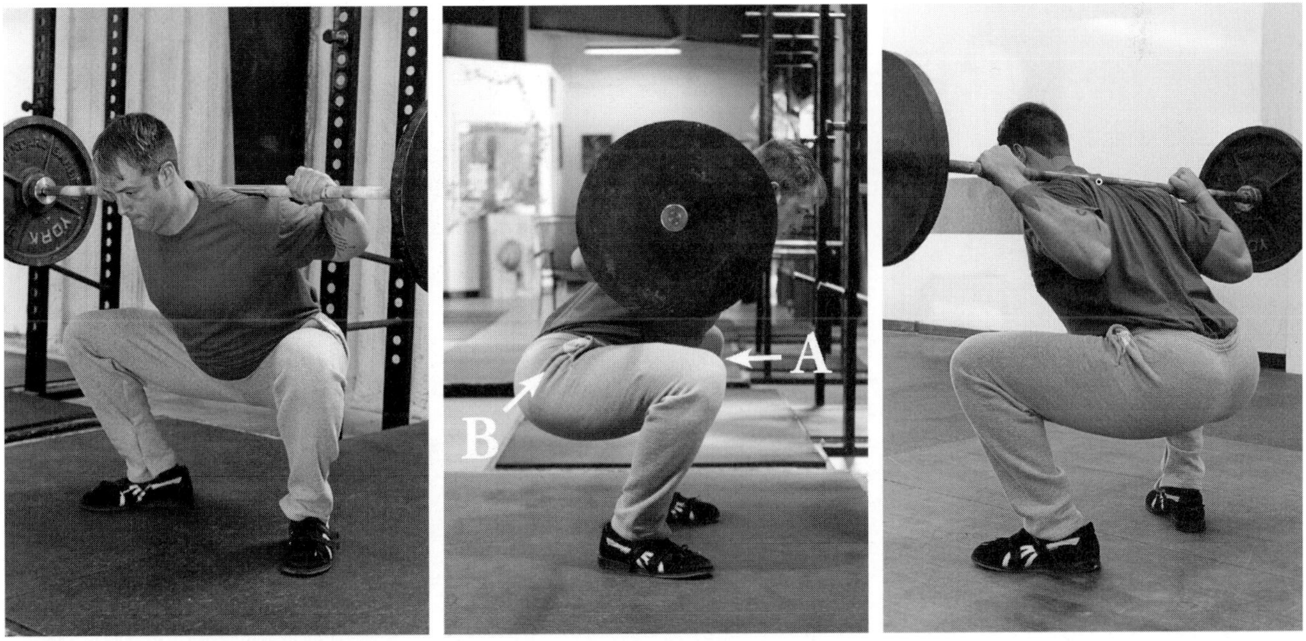

그림 2-1. 세 가지 각도로 본 스쿼트. 앉는 깊이는 풀 스쿼트full squat를 기준으로 한다. (A)로 표시된 슬개골 위쪽과 바지 주름으로 표현된 고관절(B)을 보자. 옆에서 보았을 때 두 지점을 이은 선이 지면과 수평이 되도록 B쪽을 내려야 한다.

엉덩이 바로 위쪽의 천골 영역을 아래에서 위로 밀듯이 움직인다고 생각하면 된다. 스쿼트의 하단 자세에서 이 동작을 써서 올라갈 때마다 뒷면사슬의 근육이 단련된다.

어떤 스타일로 하건 간에, 스쿼트에서는 대퇴사두근의 근육통이 다른 근육보다 심한 경우가 많다. 이러한 근육통은 대퇴사두근이 유일한 슬관절 신근(슬관절 폄근)임에 반해 고관절 신근은 세 가지 근육(햄스트링, 둔근, 내전근)으로 이루어져 있기 때문에 발생한다. 올바른 트레이닝을 통해 일을 분산시키면 이 근육들 또한 충분히 커질 수 있다. 이러한 해부학적 상황에서 스쿼트로 스트렝스를 얻고 싶다면 최대한 많은 근육을 동원해야 한다. 즉 우리에게 필요한 스쿼트는 뒷면사슬의 근육을 키움으로써 스트렝스와 파워를 얻을 수 있는 것이어야 하는데, 로우 바 백 스쿼트 low-bar back squat가 바로 여기에 해당한다.

제대로 실시한 스쿼트는 뒷면사슬 전체를 동원해 점진적인 성장을 가져다주는 유일한 운동이다. 이때 스쿼트를 최고의 바벨 운동으로 만들어 주는 요소가 바로 신전 extension이다. 뒷면사슬 근육의 트레이닝에 스쿼트를 가장 효과적이라고 말하는 이유는, 스쿼트만한 가동범위를 지니는 운동이 없어서이기도 하지만, 한편으로는 신장성eccentric 수축에 이어 단축성concentric 수축이 이어지는 신장-수축 회로, 이른바 신장반사stretch reflex를 스쿼트만큼 긴 가동범위에서 만들어 내는 운동이 없어서이기도 하다.

스쿼트에서 신장-수축 회로의 중요성은 크게 세 가지로 요약할 수 있다.

1. 신장반사는 근육과 근막의 점탄성 요소에 에너지를 저장하는데, 하단 자세를 찍고 올라올 때 이 에너지가 활용된다.

2. 늘어난 근육은 근신경계에 곧 수축한다는 신호를 보낸다. 이 신호는 더 많은 수축 단위를 좀 더 효과적으로 동원하며, 결과적으로 신장반사가 없을 때보다 더 많은 힘을 낼 수 있게 한다.

3. 뒷면사슬의 최대 가동범위에 걸쳐 실시하는 스쿼트의 하강 구간에서 근육은 부하를 받으며 늘어났다가 바로 수축하는데, 이때 동원되는 운동단위는 다른 운동에서보다 월등히 많다.

컨벤셔널 데드리프트에서도 햄스트링과 둔근이 쓰이지만 내전근은 쓰이지 않고, 딥 스쿼트보다 엉덩이가 높이 올라가 있기 때문에 단축성 수축으로 동작이 개시된다. 반동이 없고 가동범위도 짧지만 무척 힘들다. 데드 스톱 상태에서의 시작이 상대적으로 비효율적이기 때문에 스쿼트보다 힘들고, 따라서 전반적인 스트렝스 향상에 그리 유용하지 않다. 플라이오메트릭 점프는 깊게 앉을 수도 있고 자세를 낮출 때 충분한 신장반사를 일으킬 수도 있지만, 바벨 운동처럼 무게를 점차적으로 올릴 수 없고, 초보자의 경우 무릎과 발이 남아나지 않을 것이며, 골격계가 (스쿼트에서처럼) 어깨 위에 놓인 바벨의 부하를 받지도 않는다. 반면 스쿼트는 뒷면사슬의 근육을 모두 사용하고, 슬관절과 고관절의 가동범위를 최대로 사용하는 동시에, 움직임 자체에 신장-수축 회로가 내장되어 있고, 가벼운 바와 원판이 구비되어 있기 때문에 의자에 앉을 수 있는 사람이라면 누구나 할 수 있다.

이름에서도 알 수 있겠지만 '뒷면사슬'이라는 용어에는 여기 속하는 근육들의 해부학적 위치가 드러나 있다. 스쿼트의 효율성에 얽힌 수많은 문제의 본성도 여기에 포함되어 있다. 사람은 두 발로 걷는 동물이고, 손바닥을 마주보는 엄지손가락을 지녔으며, 우리의 인식과 자세는 이러한 형태적 특성에 크나큰 영향을 받아 왔다. 시야의 범위에서 손을 쓰는 일에 익숙한 우리는 손을 중심에 두고 세상을 본다. 가령 아랫도리에 신경쓰는 건 화장실에서뿐이다. 뒤통수, 몸통, 다리 같은 부위 또한 다르지 않아서, 다치거나 거울에 비치기 전까지는 관심조차 없다. 게다가 거울에 비치는 부위는 대개 팔, 가슴, 복근, 허벅지 같은 몸의 앞면이다. 손을 쓰기 쉬운 부위들이라 '손쉽게' 할 수 있으니 보통은 이런 부위의 운동만 하게 마련이다.

보이지 않는 곳을 훈련하기가 쉽지는 않다. 뒷면사슬

은 몸 전체의 움직임에 직접적으로 관여하면서 전신의 힘을 만들어내는 원천으로서, 근육계에서 가장 중요한 요소임에도 불구하고 보이지 않기 때문에 제대로 쓰는 방법을 배우기조차 어렵다. 손이 없었다면 좀 더 쉬웠을지도 모른다. 책상을 들어올릴 때 손이 없다면 어떻게 할까? 당연히 테이블 밑으로 기어들어가서 위쪽 등으로 테이블을 들어올리거나, 쪼그리고 앉아서 엉덩이로 테이블을 밑에서 밀거나, 아니면 아예 바닥에 누워서 발로 밀 것이다. 다른 선택의 여지가 없지 않은가. 그러나 일단 손이 눈에 보이면 우리는 오로지 손을 쓸 궁리만 하기 시작한다. 상황이 이렇다 보니, 미지의 영역으로 남아 있는 뒷면사슬을 제대로 활용하는 일은 그 자체로 사람들에게 획기적인 경험이 아닐 수 없다.

차차 알게 되겠지만 당기기와 스쿼트에서 뒷면사슬은 떨어지지 않는 고민거리다. 코치나 트레이닝 파트너가 곁에서 끊임없이 도와주지 않으면 자세는 계속해서 나빠질 수밖에 없지만, 뒷면사슬은 코치들조차 이해하고 설명하고 가르치기 버거운 개념이다. 그러나 운동 수행능력의 관점에서 보면 뒷면사슬은 인체의 움직임에 가장 핵심적인 요소라 할 수 있고, 따라서 뒷면사슬에 관한 지식은 뛰어난 코치와 그저 그런 코치를 가르는 기준, 나아가 뛰어난 선수와 그저 그런 일반인을 구분 짓는 척도라 할 수 있다.

'코어' 스트렝스라는 개념으로 만들어지는 게 많다. 코어 근육 훈련법을 팔아먹으면 돈도 만들 수 있다. 그러나 올바른 스쿼트에서 가장 중요한 것은, 근육을 사용함에 있어서 골격계의 생체역학적 기능에 맞게 무릎과 엉덩이를 최대 가동범위로 활용하면서, 이를 둘러싼 힘의 균형을 조절하는 일이다. 이때 등 위아래의 근육, 배 앞면과 옆면의 근육, 흉곽의 근육, 나아가 어깨와 팔 또한 등척성 수축isometric contraction으로 동원된다. 이러한 정적 수축으로 지지력을 확보한 몸통 덕분에, 주동근이 만들어 낸 힘은 바벨까지 전달될 수 있다. 자동차로 따지면 엉덩이와 다리는 엔신, 몸통의 근육은 변속기쯤 되는 셈이다.

'코어'가 스쿼트의 핵심이라는 점에 주목하자. 코어에서 멀어질수록 근육의 크기는 작아지는데, 스쿼트에서 훈련의 대상으로 삼는 근육의 중요도는 이 개념과 맞닿아 있다(그림 2-2). 스쿼트에서는 엉덩이와 다리를 포함한 뒷면

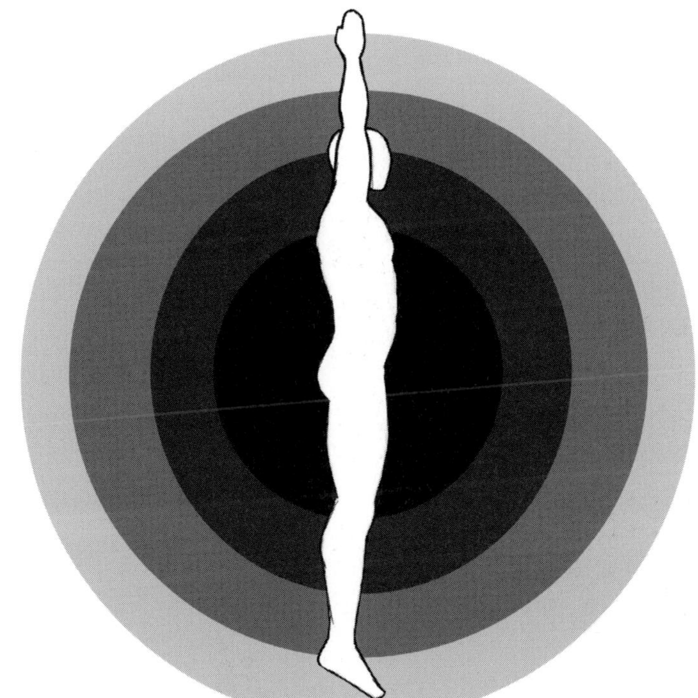

그림 2-2. 전신의 파워는 엉덩이에서 나오며, 엉덩이에서 멀어질수록 파워 생성 능력은 줄어든다. 몸의 중심으로부터 멀어질수록 각각의 부위가 움직일 수 있는 범위가 늘어나기 때문에 가속도로 파워를 낼 수 있는 각속도의 크기가 커진다는 것도 기억해 두자. 이 그림은 데이비드 웹스터David Webster의 개념에 착안해 토미 코노Tommy Kono와 빌 스타가 사용해 왔던 것이다. 이 개념은 최근 들어 '코어 스트렝스', '코어 안정성', '펑셔널 트레이닝'이라는 이름으로 여기저기 쓰이고 있다. 스쿼트를 100kg로 치는 사람보다 250kg으로 치는 사람의 코어가 단단한 건 당연하지 않은가.

사슬 근육들 사이에서 일어나는 상호작용이 균형을 만들어 내는데, 의식적인 통제 하에서 고도로 활성화되는 중추신경의 활동은 이러한 균형을 조절한다. 동시에, 고중량을 짊어지고 움직일 때의 반응으로서 우리 몸에서 생겨나는 호르몬은, 그 특성상 전신에 영향을 준다. 그러니 '코어만' 강해지는 게 아니라 육체와 정신이 전반적으로 강해지는 셈이다.

스쿼트에는 수많은 근육이 개입되기 때문에 사람들에게 잘못 알려져 왔고, 스쿼트를 제대로 이해하지 못한 사람들은 계속 틀린 자세로 훈련을 했다. 우리 몸의 움직임이 어떠한 특성을 지니고 있는지, 근육이 어떤 방식으로 상호작용을 하고 협응력을 발휘하는지 깨닫지 못해서다. 제대로 알고 싶다면 몸으로 부딪치는 게 답이고, 스쿼트를 제대로 배운 사람이 많아질수록 스쿼트를 제대로 이해하는 사람도 많아질 테다. 잔잔한 호수에 떨어진 돌멩이가 큰 물결을 일으키듯, 지식과 스트렝스도 점차 퍼져 나갈 것이다. 누가 시작하냐고? 당신부터다.

부하와 움직임 : 내 안의 물리학

골격계가 근육의 수축으로 생겨난 힘을 어떻게 전달하는지, 중량을 짊어진 상태에서의 우리 몸이 어떻게 움직이는지를 이해하는 일은 바벨 트레이닝에서 기본이자 필수이다. 스쿼트에서 동작을 관찰하며 배운 것들은 다른 바벨 운동에서도 동일하게 적용할 수 있다. 바벨을 들었을 때 가장 먼저 깨달을 수 있는 사실은, 바로 중력이 바벨에 무게를 부여한다는 점이다. 지구 표면에서 중력은 시공간의 특성을 가리지 않고 수직 방향으로 작용하며, 중력을 만드는 것은 질량mass이다. 지구는 편의상 산과 계곡의 높낮이를 무시함으로써 매끈한 표면을 가진 구(球)로 간주되고 있지만, 이런 지구 표면의 언덕 꼭대기에서 밑으로 굴러가는 것을 우리는 내려간다고 표현한다. 물체가 수직 아래로 내려가는 원리는 나중에 물리법칙이라는 이름을 가지게 되었다. 바벨이라고 사정이 다르지는 않아서, 중력은 항상 수직 방향으로 작용한다. 따라서 이 힘에 저항할 수 있는 가장 효과적인 방법은 수직 방향으로 바벨을 들어올리는 것이다. 즉 수직 방향의 움직임은 가장 거리가 짧을 뿐만 아니라, 중력장이 미치는 공간에서 바벨이 보일 수 있는

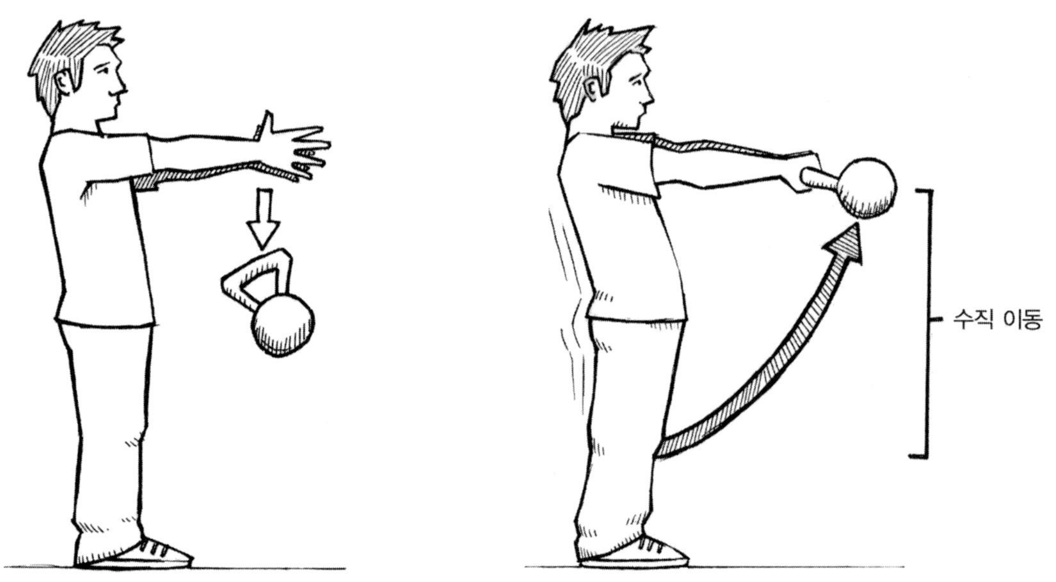

그림 2-3. 중력은 수직 방향으로만 작용한다. 물리학적으로 중력에 대항하는 일의 총량을 계산할 때는 중력의 반대방향인 수직 위쪽 성분만 포함된다. 즉 바벨을 수평 방향으로 아무리 움직여도 중력에 대항하는 일에 포함되지는 않는다.

가장 효율적인 동선이기도 하다.

무거운 바벨을 들고 하는 (물리학적) 일은 반드시 이러한 체계를 바탕으로 분석되어야 한다. 물리학에서 일work은 동작이나 모양을 변화시키는 영향력인 힘force과 거리distance의 곱으로 정의된다. 파운드(lbs)와 킬로그램(kg)은 힘의 단위이며, 일은 풋파운드(foot-pound)나 줄(J)로 표현된다. 그러나 중력이 수직 아래 방향으로만 작용하기 때문에 중력에 대항한 일은 바벨이 움직인 수직 거리만 포함한다. 리프터가 앞이나 뒤로 움직이는 수평 방향의 움직임을 비롯한 다른 방향의 움직임은, 비록 움직임 자체에 힘이 들긴 하지만 일로 환산되지는 않는다. 바벨을 바닥에서 굴리는 경우라고 해도, 높이에 변화가 있을 때만 일로 취급한다. 바벨에 미치는 중력이 오직 한 방향, 아래로만 작용하기 때문이다.

한편 몸에 바벨이 얹혀 있을 때 리프터와 바벨은 중량 계산에서 하나의 계*로 간주된다. '해부학적 자세'에서 우리 몸의 질량중심the center of mass(COM)은 엉덩이 중간인 천골 근처에 있다. 수평보다 내려간 스쿼트에서는 계의 기하학적 구조가 바뀌어 몸의 질량중심이 허벅지와 몸통 중간쯤의 허공에 온다. 이때 중량이 실린 바벨의 질량중심은 등의 중간에 위치하게 된다. 따라서 리프터/바벨 계의 질량중심은 그 두 지점 사이에 놓이게 된다. 바벨에 실린 무게가 늘어날수록 계의 질량중심은 바 쪽에 가까워지는데, 중량이 극도로 많이 나가는 경우에는 바벨 자체가 질량중심이 된다. 머릿속으로 아주 무거운 바벨을 떠올려보면 우리가 가동범위를 살려서 운동을 할 때 균형을 잘 잡아 줘야만 한다는 사실을 어렴풋이나마 알 수 있을 것이다.

그림 2-5의 점선은 등에 얹은 바벨과 발바닥 중심의 수직 관계를 나타낸 것이다. 발의 중심선에 바벨이 있을 때 리프터/바벨 계의 균형이 잡힌다는 것은 직관적으로 이해할 수 있다. 지면과 상호작용하는 이 가상의 선은 발의 아치, 발가락과 뒤꿈치의 중간 지점에 놓여 있다. 이 위치를 미드풋mid-foot이라고 한다. 미드풋은 쉽게 생각하면 발바닥의 정중앙부나 다름없으며, 미드풋 위에서는 몸의 균형이 깨지기 어렵기 때문에, 우리 몸은 등에 바벨을 짊어지고 있든 아니든 이 위치를 선호할 수밖에 없다. 무게가 올라갈수록 바는 미드풋 쪽으로 다가간다. 즉 가벼운 무게에서 바벨은 미드풋보다 앞쪽에 가 있지만, 고중량에서는 바벨이 미드풋 쪽으로 다가감으로써 균형이 맞추어지고 안정된 자세가 잡힌다.

몸은 어떤 요소보다도 안정성을 우선시한다. 발목 관절을 예로 들 수 있다. 회전의 중심인 발목 관절은 미드풋 뒤쪽에 있으며, 종아리 근육은 발목관절의 뒤쪽에 있는 발뒤꿈치에 붙어 있고, 종아리 근육과 발목관절 사이의 길이는 미드풋과 발목관절 사이의 길이와 같다. 이때 발목관절과 미드풋에 작용하는 레버리지leverage에 저항하는 힘은 발뒤꿈치에 가해지는 종아리 근육의 장력이다. 즉 정강이를

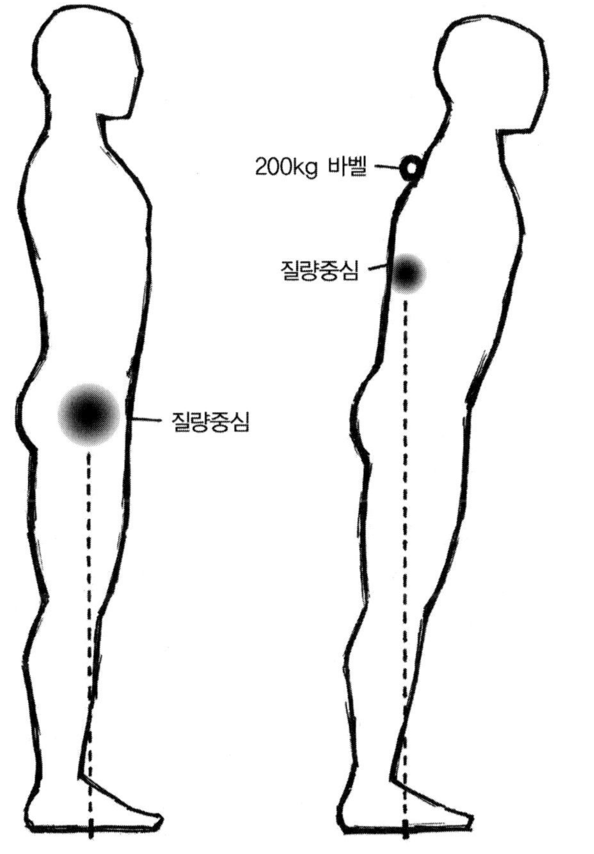

그림 2-4. 바벨의 질량이 늘어날수록 질량중심은 바벨 쪽에 가까워진다.

* 역자 주: 물리학, 특히 역학에서 'system'은 '계'라는 용어로 번역된다. 본문에서 역학적 설명을 하는 경우 학술용어임을 감안하여 '계'를 사용하였다.

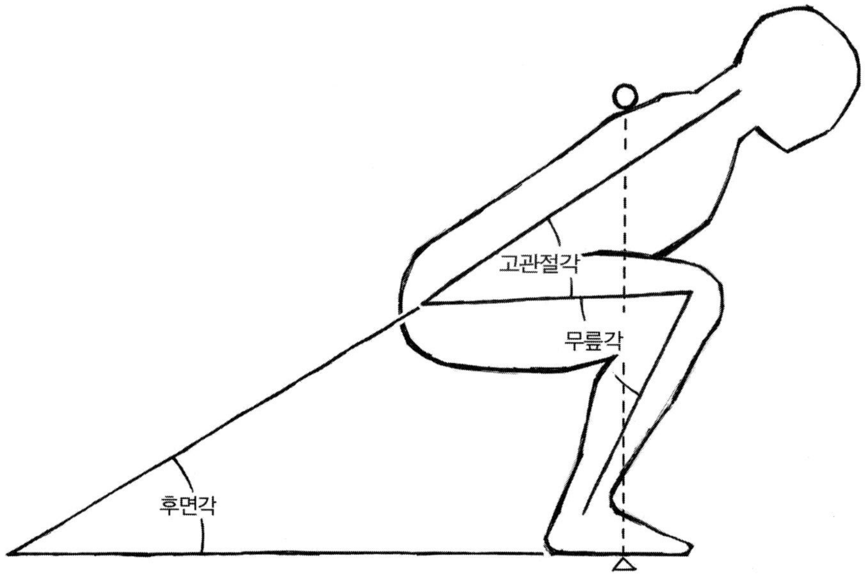

그림 2-5. 스쿼트에서의 기준각 분석. 고관절각hip angle은 몸통과 대퇴골로 이루어진다. 무릎각knee angle은 대퇴골과 경골(정강이뼈)로 이루어진다. 후면각 back angle은 바닥과 몸통으로 이루어진다. 바벨이 미드풋의 수직선상에 위치해서 균형을 잡는다는 점을 기억하자.

기울일 때 몸은 미드풋을 균형의 중심점으로 삼게 되며, 종아리는 장력을 만들어 안정된 자세를 유지할 수 있게 한다. 비복근, 햄스트링, 대퇴사두근 또한 무릎 관절을 가로지르며 발목에 대해 무릎의 위치를 안정화시키고, 근육과 힘줄과 인대로 뒤덮인 엉덩이는 중량을 얹고 스쿼트를 할 때 몸을 꼿꼿이 세워주고 미드풋 위에서의 균형 잡힌 자세를 유지하게 한다.

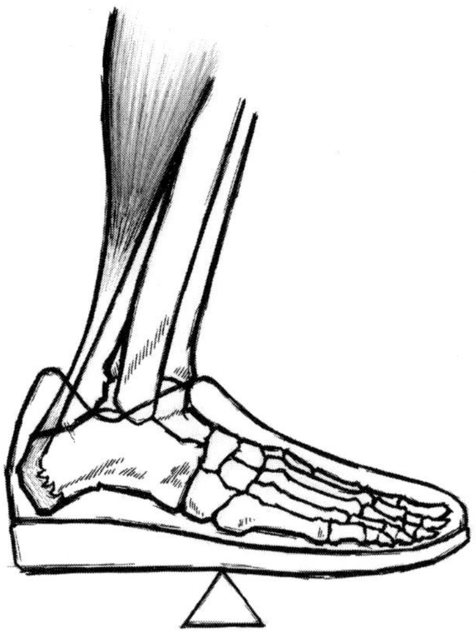

그림 2-6. 미드풋 균형점은 몸이 균형을 잡을 때 가장 선호하는 지점이다. 이때 회전점인 발목은 기능상 운동사슬로 간주되지 않는데, 이는 몸의 안정성이 허벅지 하부, 종아리 근육, 발을 비롯한 고정 시스템에서 오기 때문이다. 이 시스템은 경골의 각도를 유지하고 힘을 발바닥으로 전달한다. 전체적인 그림을 이렇게 받아들이면, 가장 중요한 안전점인 미드풋에서 바벨이 얼마나 떨어졌는가로 균형을 계산할 수 있다.

맨몸으로 서 있다고 생각해 보자. 엉덩이에 손을 얹고 앞으로 아주 약간이라도 몸을 기울이면, 체중이 발끝으로 쏠리는 것을 느낄 수 있고, 몸이 앞으로 넘어지지 않게 하려는 종아리의 장력도 느낄 수 있다. 몸을 뒤로 기울이면 이번에는 뒤꿈치에 몸무게가 실린다. 여기서 팔을 앞으로 뻗어 질량중심을 앞쪽으로 옮기지 않으면 우리는 금방 뒤로 넘어진다. (앞쪽으로 움직이도록 진화한 우리 몸의 해부학적 구조 덕분에 앞쪽에 생기는 불균형이 비교적 쉽게 제어되는 것과 사뭇 다르다.) 균형을 흔들려면 많은 힘이 필요하지만, 균형을 유지하는 데에는 별 힘이 들지 않는다. 서 있을 때 미드풋 위에 있는 질량중심은 앉았다 일어나면서 미드풋 위의 수직선을 따라 오르내린다. 벤치프레스를 제외한 대부분의 바벨 운동에서는 발로 땅을 딛고 있으므로, 운동을 기법적으로 분석할 때 미드풋 균형점이라는 개념은 중요할 수밖에 없다.

그림 2-5의 바벨이 150kg이라고 가정해 보자. 똑같은

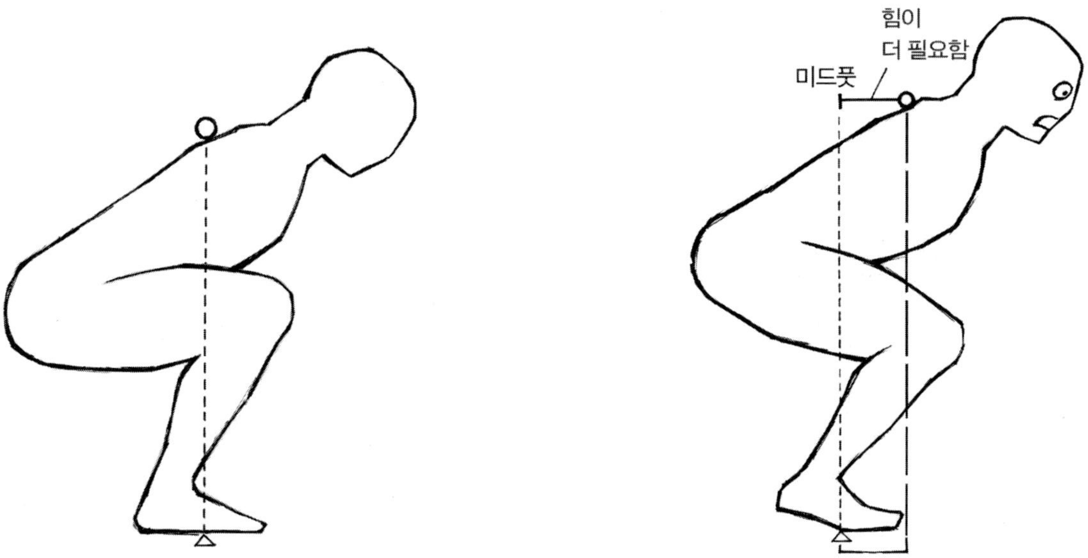

그림 2-7. 바벨이 균형에서 벗어나면 추가적인 힘이 필요해진다.

150kg이라도 바벨이 중심점 앞쪽에 있으면 가동범위를 따라 움직일 때 훨씬 많은 힘이 든다. 균형점에서 벗어나면 없어도 될 레버리지가 생겨나고, 이로 인해 신장성 수축과 단축성 수축이 모두 어려워지며, 레버리지를 바로잡으려는 등척성 긴장이 생기고, 따라서 더 많은 에너지가 필요해지는 것이다. 바벨이 균형점에서 벗어날 때 생기는 레버리지에 에너지를 추가로 들인다는 말은 결국 같은 무게를 더 힘들게 들어야 한다는 말과 같으며, 결론적으로 전체 가동범위(ROM)에 걸쳐 일의 효율을 최고조로 유지하려면 바벨은 반드시 미드풋 위에 있어야 한다.

그렇다면 바벨이 균형점에서 얼마나 벗어나야 동작을 끝내기 어려울 정도의 레버리지가 생겨날까? 등에 얹은 바벨이 미드풋에서 30cm만 벗어나면, 1RM의 고작 30%에 해당하는 무게조차도 들기 버거워진다. 균형점을 벗어난 바벨을 제어할 수 있는 최대 거리는 바벨이 무거울수록 짧아지는데, 연속적으로 생각해 보면 1RM에서 최대 거리는 0이어야 한다. 이 개념은 균형을 필요로 하는 모든 바벨 운동에 예외 없이 적용된다. 따라서 바벨 훈련에서 '좋은 기술'은 '균형점 위에 바벨을 수직으로 정렬하는 리프터의 능력'으로 정의할 수 있다. 지면과 바벨의 균형 관계를 유지하는 능력은 오로지 바벨로만 키울 수 있다. 우리 인간에게 있어 균형을 유지하는 능력이 상당히 중요한 물리적 특성이라는 점을 감안하면, 바벨 운동을 하지 않을 이유가 없다.

바벨을 짊어지고 하는 스쿼트를 분석할 때, 그림 2-5에 제시된 각을 활용할 수 있다. 고관절각은 대퇴골과 몸통 평면이 이루는 각이다. 바벨을 짊어진 상태에서 우리의 척추는 하중을 제대로 받을 수 있도록 구부러져 있는 게 정상이지만, 스쿼트를 하는 상황에서는 척추관절이 움직이지 않고 단단하게 굳어 있으므로 몸통은 평면으로 간주할 수 있고, 이를 통해 역학적으로 움직임을 설명할 수 있다. 무릎각은 대퇴골과 경골, 좀 더 쉽게 말하자면 허벅지와 정강이가 만드는 각이다. 후면각은 몸통 평면과 지면이 이루는 각이다.

이 각들이 어떤 모습을 보이는가를 통해, 각각의 각을 만드는 요소가 서로 어떠한 관계를 맺고 있는지를 알 수 있다. 후면각은 좀 더 수직이거나 수평일 수 있고, 무릎과 고관절각은 둘 다 좀 더 열리거나 닫힐 수 있다. 바벨이 미드풋 위에 있을 때 리프터/바벨 계가 균형을 찾는다는 사실, 바벨이 무거울수록 이 위치를 고수해야 한다는 사실, 균형점 위에서 벗어난 바벨을 들려면 더 많은 에너지를 들여야 한다는 사실은 이미 앞에서 배웠다.

프론트 스쿼트처럼 바벨이 어깨 앞쪽에 있다면, 그림 2-8과 같이 미드풋 위에 바벨이 올 수 있도록 후면각은 거의 수직에 가까워진다. 고관절각 또한 후면각이 수평일 때보다 커진다. 무릎과 골반 사이의 거리가 줄어든 상황에서, 기시와 정지를 각각 골반과 무릎에 둔 햄스트링은, 스쿼트의 하단 자세에서와 마찬가지로 짧아져 있으며, 등척성 수축을 통해 프론트 스쿼트에서 몸통이 수직을 유지하게 해 준다. 이 자세에서는 고관절에 대한 레버리지가 줄어들기 때문에 후면각이 수평일 때보다 쉬운 느낌이 들 수도 있다(뒤쪽에서 자세히 설명하겠다). 그러나 프론트 스쿼트의 하단 자세에서 이미 짧아져 있는 햄스트링은 고관절을 신전시킬 만한 수축력을 낼 수 없고, 따라서 고관절 신전은 햄스트링 없이 둔근과 내전근만으로 완성된다. 고중량 프론트 스쿼트에서 엉덩이에 근육통이 오는 건, 평범한 스쿼트에서라면 햄스트링이 했어야 할 일을 엉덩이가 떠맡았기 때문이다.

따라서 햄스트링의 기능을 제대로 활용하지 못하는 프론트 스쿼트는, 햄스트링의 강화를 포함한 뒷면사슬 훈련에 적합하지 않다. 스쿼트에서 햄스트링을 최대한으로 동원해 고관절 신전을 만들고 싶다면, 닫힌 고관절각과 열린 무릎각이 필요하다. 물론 스쿼트의 하단 자세에서 무릎이 굴곡되면서 원위부가 짧아지는 건 맞지만, 골반 쪽의 근위부는 이와 반대로 늘어난다. 무릎과 고관절이 신전되는 상승 구간에 접어들면, 햄스트링은 골반에 걸린 장력을 유지하는 역할과 함께 수평에 가까워진 후면각을 만드는 과정에서 늘어난 레버리지를 제어하는 역할을 동시에 맡는다. 바꿔 말해 후면각은 고관절각을 결정하는 동시에, 햄스트링이 더 많은 일을 하게 해 준다. 요컨대 후면각은 스쿼트에서 고관절각을 결정하는 한편 햄스트링이 더 많은 힘을 쓸 수 있도록 한다.

수평에 가까운 후면각에서도 바벨은 미드풋 위에 있어야 하며, 바벨이 등의 아래쪽으로 올수록 후면각은 수평에 가까워진다. 따라서 바벨은 안전이 보장되는 선에서 가장 낮은 위치에 놓여 있어야 하는데, 견갑극(견갑가시)이 바로

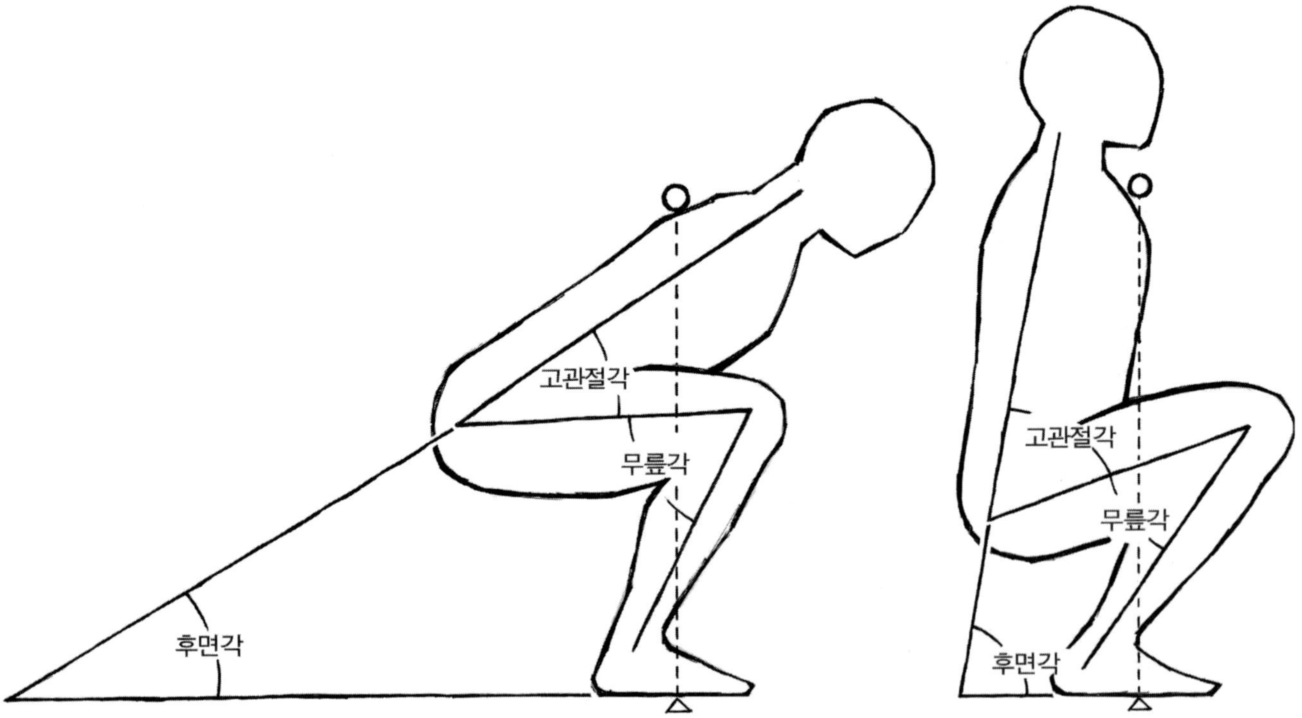

그림 2-8. 스쿼트에는 여러 변형이 있다. (A) 우리가 이 책에서 '스쿼트'라고 하는 자세는 로우 바 스쿼트이다. (B) 프론트 스쿼트는 클린에서 캐치와 리커버에 사용되므로 역도 선수들 보조 운동으로 활용한다.

그 자리다. 한 손을 반대쪽 등 뒤로 넘겨 어깻죽지를 만지다 보면 느껴지는 뼈가 바로 견갑극이다. 이보다 낮은 자리에 얹으면, 바벨은 당신이 앉았다 일어날 때마다 밑으로 조금씩 도망갈 것이다.

사타구니에 붙은 내전근도 어느 정도는 일을 분담하기 때문에, 스쿼트를 통해 크기를 키울 수 있다. 적당히 어깨너비로 잡은 스탠스에서 발끝을 바깥쪽으로 30도쯤 벌린 다음, 무릎을 벌리며 허벅지와 발이 같은 방향을 바라보게 하면서 고관절을 낮추면, 내전근은 그 동작에 맞추어 늘어난다. 고관절의 굴곡과 함께 늘어난 내전근은, 고관절이 신전될 때 자연스레 힘을 보탤 수밖에 없다. 스쿼트에서 무릎을 벌려 주는 고관절 외회전근들 또한 이 과정에서 커진다.

이 책에서 다루는 (로우 바) 스쿼트는 파워리프팅 스타일의 스쿼트와 다르다. 비싸고 꽉 끼는 싱글렛 수트는 고관절 굴곡을 제한하는 동시에, 신장성 수축 구간에서 탄성에너지를 저장했다가 방출함으로써, 결과적으로는 고관절 신전을 편하게 만들어 준다. 파워리프팅 스쿼트에서는 스탠스를 아주 넓게 잡고 정강이를 수직으로 세우는 스타일도 종종 볼 수 있는데, 이것도 따지고 보면 맥락이 같다. 후면각을 좀 더 수직으로 놓고 팔꿈치를 아래로 향한 채 시선을 위로 둔 하이 바 자세도 간혹 볼 수 있다(이 책에서 다루는 스타일과는 아주 다르다). 발을 넓게 벌리고 정강이를 세우면 후면각을 수직으로 유지한 채로 무릎각을 열 수 있다. 우리와 아예 다른 방식으로 접근하는 것이다. 파워리프팅에서 쓰는 니 랩knee wraps 또한 수트와 마찬가지로 무릎의 굴곡을 방해하고 신장성 수축 구간에서 탄성에너지를 저장한다. 우리가 잡을 스탠스는 이렇게 넓지 않기 때문에 무릎이 좀 더 앞으로 나오고 대퇴사두근 또한 더 많이 개입된다. 사실, 이 책에 제시한 스쿼트는 근육량과 가동범위를 극대화할 수 있는 기법들의 결정체나 다름없다. 더 무거운 중량을 최대 가동범위에 걸쳐 들어올리면, 그게 강한 것이다.

바벨을 등 상부의 승모근에 올려놓는 사람이 의외로 많다. 쉬워 보이기도 하고, 바벨을 놓기에도 적당해 보이기 때문이다. 여기에 바벨을 두면 미드풋 위에 바벨을 올려놓기 위해 후면각은 수직에 가까워진다. 후면각이 수직이 되면서 고관절이 열리고, 열린 고관절각 때문에 무릎이 앞으로 밀리면서 무릎각은 닫힌다(그림 2-8을 다시 보자). 즉 바벨을 높게 잡을수록 백스쿼트는 프론트 스쿼트에 가까워진다. 앞서도 말했듯, 전신 근력의 원천인 뒷면사슬 단련에 있어 프론트 스쿼트는 효과적인 훈련이 될 수 없으므로 일반적인 스트렝스 계발에 사용할 수 없다.

하이 바 스쿼트, 혹은 '올림픽' 스쿼트는 지난 수십 년간 올림픽 역도 선수들이 애용했던 자세이다. 역도 선수들이 로우 바 스쿼트를 해야만 하는 이유가 분명함에도 상황이 바뀌지 않는 건 아마도 전통이나 관성 때문일 테다. 사실 역도 종목에 스쿼트는 없고, 스쿼트 클린을 향상시킬 때 프론트 스쿼트를 쓸 수 있다는 점을 고려해 보면, 로우 바 스쿼트를 대체 어디에다 끼워 넣어야 할지 모를 수도 있다. 그러나 로우 바 스쿼트는 그 자체로 스쿼트 스트렝스를 키워 준다. 기술적인 부분에 굉장히 의존적이라고는 하지만, 역도는 스트렝스 스포츠이고, 가장 많은 무게를 드는 사람이 우승하게 돼 있다. 하이 바 자세가 조금 더 힘들 수도 있겠지만 더 많은 근육을 쓰면서 더 큰 무게를 들 수 있는 방법은 로우 바 스쿼트이다. 더 많은 중량이 목표인 선수들의 훈련에 어떤 스타일이 맞는지는 굳이 말하지 않아도 알리라 생각한다.

적합성을 가지고 얘기한다 해도 하이 바 스쿼트보다 로우 바 스쿼트가 올림픽 역도의 메커니즘에 더 가깝다. 역도 선수가 바벨을 바닥에서 들 때의 메커니즘은 견갑극 바로 밑에 중량을 얹은 로우 바 스쿼트의 역학과 거의 같다. 잠깐 데드리프트와 파워클린을 다룬 부분에서 당기기 기법 부분만 가져와 보자. 고중량의 당기기에서 바벨이 지면에서 떨어지는 순간, 견갑골은 정확히 바벨 바로 위에 놓인다. 바벨이 무릎 위로 어느 정도 올라오기 전까지는 이 관계가 지속된다. 클린과 스내치에서도 마찬가지다. 물론 스내치보다는 클린이 올림픽 스쿼트의 자세와 가깝긴 하지만. 따라서 동작 패턴을 훈련한다는 관점에서 보면, 클린이나 스내치처럼 상대적으로 수평인 후면각의 로우 바 스쿼트가, 승모근 위에 바벨을 얹어서 후면각을 수직으로 만드는 하이 바 스쿼트보다 효과적이라 할 수 있다. 게다가 로우 바 스쿼트의 하단 자세는 인상과 용상의 시작 자세보다 낮기 때문에, 가동범위는 오히려 더 커진다.

로우 바 스쿼트와 바닥에서의 당기기(데드리프트 챕터의 후면각 관련 부분을 참조할 것)에서 후면각이 비슷하다면 두 운동에서의 움직임은 연관되었다고 할 수 있다. 하이 바 스쿼트나 다른 당기기 운동에서보다도, 스포츠에 필요한 운동신경로에 국한했을 때에도 다른 스쿼트보다 로우 바 스쿼트가 앞선다. 더 많은 무게를 들 수 있다는 사실만 놓고 봐도 로우 바 스쿼트의 독보적인 위치를 짐작할 수 있으리라.

스쿼트와 깊이 : 안전에 관하여

풀스쿼트는 스트렝스를 향상시켜줄 뿐만 아니라, 안전한 하체 운동이기도 하다. 제대로 수행했을 경우 스쿼트는 무릎에 가장 안전한 다리운동인 동시에 어떤 다리운동보다 무릎의 안정성을 높이는 운동이기도 하다. 제대로 했다는 말은 엉덩이를 슬개골 상단보다 낮게 내렸다는 말과 같다(그림 2-1을 보자). 따라서 '제대로'는 최대가동범위를 의미한다.

이른바 '부분 스쿼트'라고 하는 얕은 깊이의 스쿼트는 둔근, 내전근, 햄스트링은 내버려두고 무릎과 대퇴사두근에만 부하를 준다. 반면 풀스쿼트에서는 무릎을 벌리고 엉덩이를 뒤로 보내어 (상승 구간에서 힙 드라이브를 만들 수 있는) 적절한 후면각이 생기기 때문에, 햄스트링과 내전근과 둔근에 모두 부하가 걸린다. 스쿼트의 하단 자세에서 고관절은 접혀 있고, 골반은 앞쪽으로 회전하며 몸통과 정렬을 맞춘다. 이러한 딥 스쿼트 자세(그림 2-9)에서는 (골반과 대퇴골 안쪽을 잇는) 내전근, (골반과 대퇴골 바깥쪽을 잇는) 외회전근, 둔근이 완전히 늘어난다. 이때 경골과 좌골결절을 잇는 햄스트링은 길이 변화 없이 등척성 수축을 통해 스쿼트에 개입한다. 스쿼트의 하단 자세에서 단단해진 햄스트링, 내전근, 둔근, 외회전근은 '튀어 오르는' 것처럼 보이는 반동을 만들어내는데, 이것이 앞에서 이야기했던 신장반사이다. 신장을 통해 경골 뒤편을 당기는 장력은 경골결절에 붙은 앞쪽 대퇴사두근이 만들어내는 힘과 균형을 맞춘다. 이렇듯 햄스트링은 사두근, 내전근, 둔근의 도움을 받아 고관절을 펴는 임무를 완수한다.

'전단력'을 줄여야 한다는 이유를 대며 몸통을 세우고 등을 수직으로 세운 채 부분 스쿼트를 실시하는 사람들이 많다. 전단력은 회전력을 전달하는 요소 간에 발생하는 저항력으로 설명할 수 있으며, 이런 관점에서 보면 척추의 각 분절 사이에서 발생하는 전단력이 척추관절을 탈골시킨다고 생각할 수도 있다. 하지만 실제로 그런 일은 일어날 수가 없다. 등을 보호하려는 잘못된 관념에서 비롯된 이 자세는, 오히려 무릎에 불필요한 스트레스만을 남긴다. 또한, 앞서 이야기했던 것처럼 후면각이 수직으로 치우치면 햄스트링을 제대로 쓸 수 없다. 따라서 이 자세에서는 대퇴사두근과 무릎 아래 경골 전방에서 발생하는 앞쪽 방향의 힘에 대항해 균형을 맞출 뒤쪽 방향의 힘이 만들어지지 않는다. (즉, 경골을 앞쪽으로 잡아당기는 힘과 균형을 맞출 반대방향의 힘이 없어진다.) 그로 인해 애꿎은 무릎 앞쪽에 전단력이 발생한다. 부분 스쿼트에서는 프론트 스쿼트에서와 마찬가지로 무릎이 미드풋 바깥으로 밀려나간다. 무릎을 비교적 뒤쪽에 둔 채 적극적으로 고관절을 쓰는 로우 바 스쿼트와 비교되는 지점이다. 슬개건염 환자들을 들여다보면 이처럼 틀린 방법으로 스쿼트를 하는 경우가 많다. 설령 올바른 후면각을 잡았다 쳐도, 부분 스쿼트의 가동범위는 최대가 아니며, 따라서 잠재력을 최대한으로 끌어낼 수 없다.

앞서 햄스트링이 풀 스쿼트에 쓰임으로써 강해진다고 했는데, 이때 햄스트링이 분담해야 하는 하중의 비율은 해부학적으로 동작 안에 이미 정해져 있다. ACL(전방십자인대) 파열이 컨디셔닝 프로그램과 어떤 관계인지 파악하려는 의사들조차도 간혹 이 사실을 간과하곤 한다. ACL은 무릎을 안정시켜 경골이 대퇴골 앞으로 미끄러져 나오지

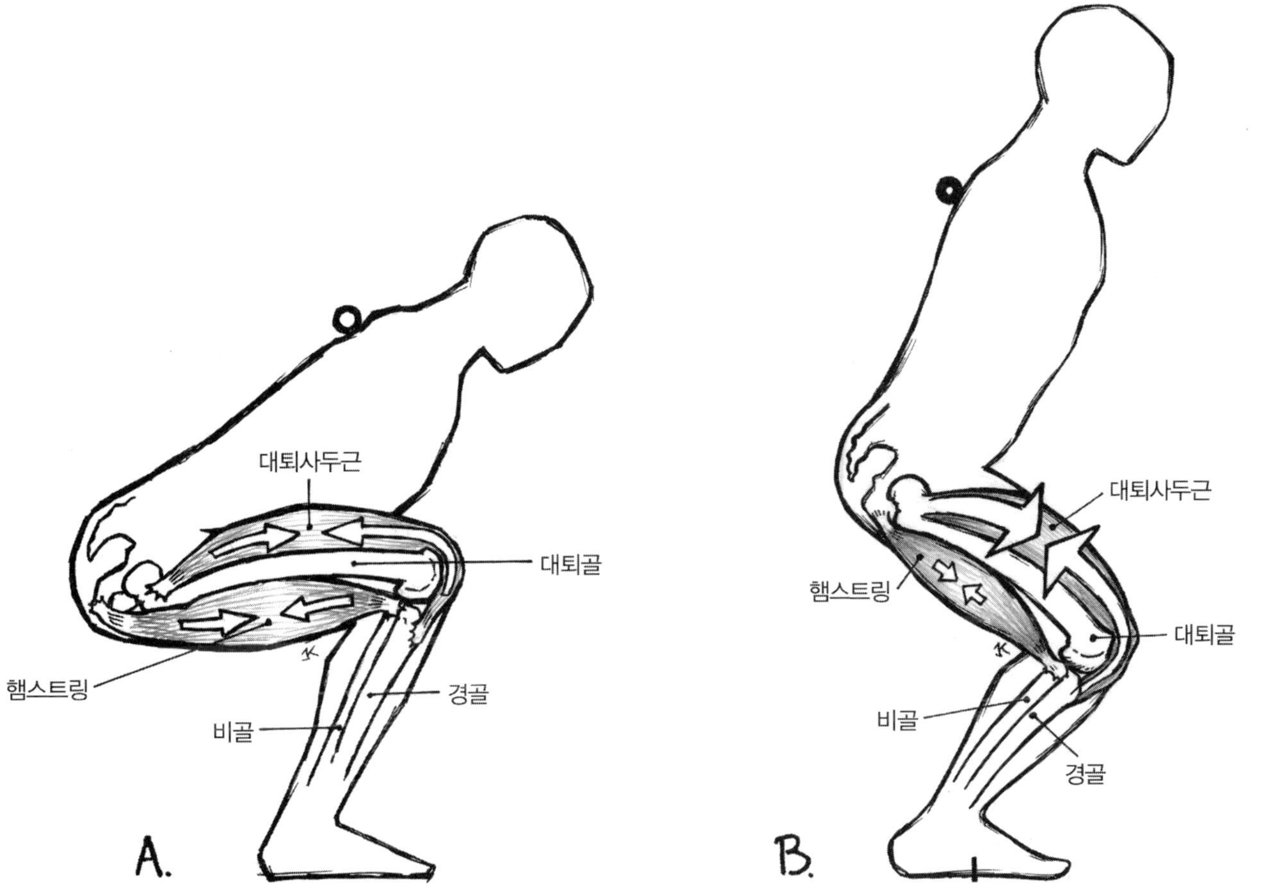

그림 2-9. 무릎에 붙은 근육의 움직임. 딥 스쿼트 자세(A)에서 대퇴사두근에 의해 발생한 앞쪽의 힘은 햄스트링이 만들어 내는 뒤쪽의 힘과 균형을 이룬다. 결국 깊이가 문제다. 하이 바 부분 스쿼트(B)에서는 대퇴사두근이 압도적으로 크게 사용되기 때문에 균형이 깨진다.

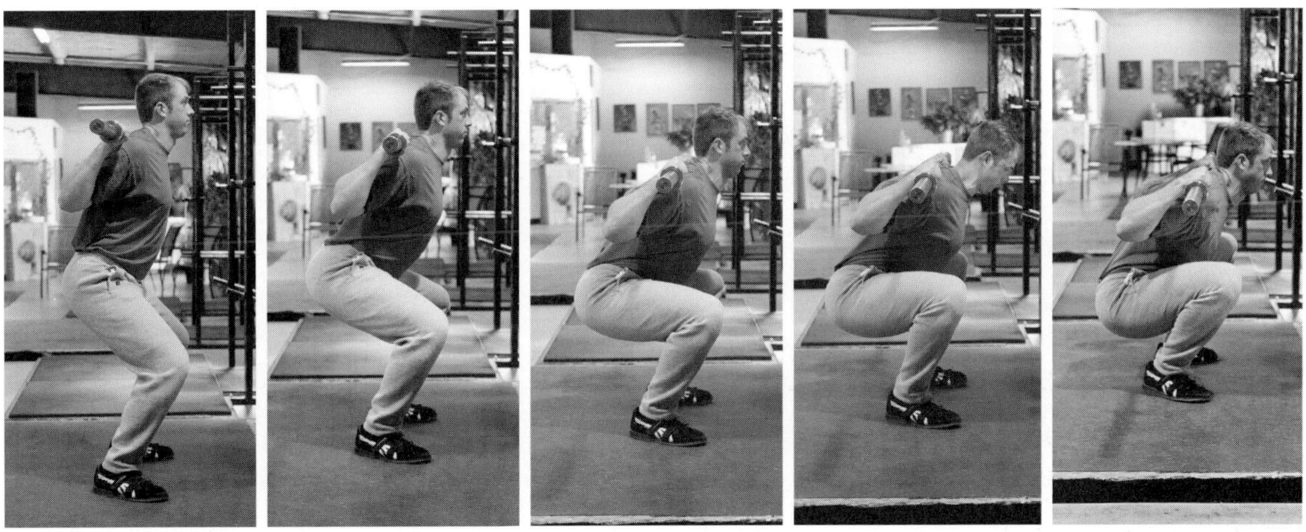

그림 2-10. 스쿼트의 깊이도 제가끔이다. 좌에서 우 순으로 쿼터 스쿼트, 하프 스쿼트, (수평 스쿼트로 오인받기도 하는) 허벅지 아랫면이 지면과 수평인 스쿼트, 그림 2-1에서 다룬 수평 스쿼트, 'ATG(ass-to-grass)' 스쿼트이다.

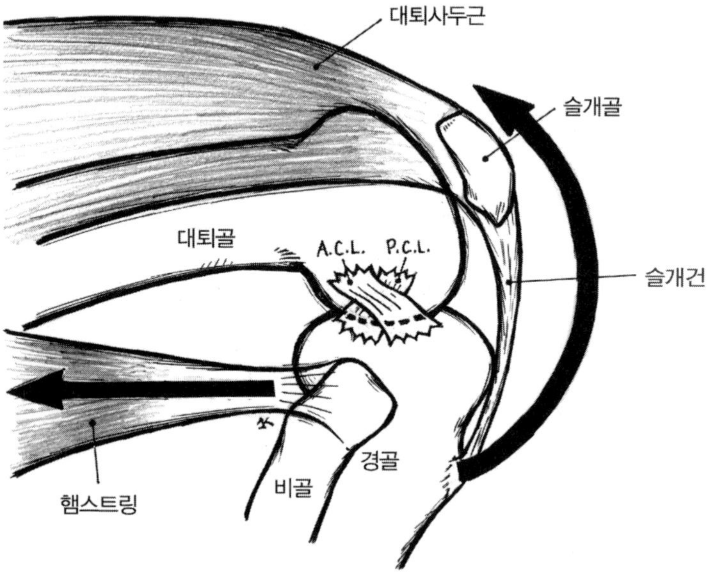

그림 2-11. 스쿼트를 할 때 무릎에 걸리는 힘을 보자. 햄스트링과 내전근은 경골 뒤쪽에 장력을 형성하고, 앞쪽 대퇴사두건 삽입부의 합력은 경골 고평부tibial plateau에 대해 앞쪽으로 작용한다. 충분한 깊이와 올바른 무릎의 자세가 갖춰지면 무릎 전후방이 균형을 이룬다. 전방십자인대(ACL)와 후방십자인대(PCL)는 경골 상단에 대해 대퇴골 하단의 전후방 움직임을 안정시킨다. 제대로 된 스쿼트에서는 본질적으로 이 두 인대에 부하가 실리지 않는다.

못하게 한다. 햄스트링도 비슷한 역할을 맡는다. 작고 약한 햄스트링은 ACL의 부상을 초래하지만, 풀 스쿼트는 햄스트링을 강하게 만든다. 햄스트링이 풀 스쿼트에서 무릎을 보호하는 것과 같은 원리로, 풀 스쿼트로 강해진 햄스트링은 스쿼트를 하는 내내 ACL을 보호해 준다. 무릎이 뒤로 빠진 로우 바 스쿼트 자세와 강한 햄스트링 덕분에, 동작에서의 부하는 대부분 고관절에 걸린다. 즉 올바른 자세의 풀 스쿼트에서는 ACL에 스트레스가 걸리지 않으므로 ACL이 파열된 사람도 안전하게 고중량을 다룰 수 있다(그림 2-11을 보자).

가동범위가 작고 역학적 효율이 좋아서 어마어마한 중량을 다루게 된다는 점 또한 부분 스쿼트에서 빼놓을 수 없는 문제이다. 쿼터 스쿼트에서는 풀 스쿼트에서 안전하게 다룰 수 있는 중량의 세 배까지도 짊어지는데, 이로 인해 척추에 가해지는 극도의 압축성 부하는 결국 등의 부상으로 이어진다. 자기네 팀 17살짜리 라인맨들이 한 명도 빠짐없이 300kg으로 스쿼트를 한다고 떠드는 풋볼 코치들을 보면 대개 부분 스쿼트를 시킨다. 무의미한 숫자놀음이 스트렝스와 대체 무슨 상관이란 말인가? **중량이 무거워서 수평 아래로 내려가지 못한다는 말은, 결국 그 중량을 등이 견딜 수 없다는 말과 같다.**

중추신경을 활성화하고, 균형감각과 협응력을 향상시키고, 골격계에 부하를 주어 골밀도를 높이고, 근육을 자극하여 성장시키고, 결합조직에 스트레스를 주어 스트렝스를 높이고, 강한 정신력을 만들어 주고, 전반적인 컨디셔닝 능력을 키우는 운동으로 풀 스쿼트만한 것은 없다. 부상 때문에 할 수 없는 게 아니라면, 스쿼트는 웨이트 트레이닝을 하는 사람으로서 반드시 제대로 배워야 하는 운동이다.

배워봅시다, 스쿼트

이제 두 단계에 걸쳐 스쿼트를 배워 보자. 먼저 하단 자세와 관련된 문제를 해결할 수 있도록 맨몸 스쿼트를 배운 다음, 이러한 하단 자세가 고중량에서 발생하는 힙 드라이브에 어떻게 적용되는지 알아볼 것이다. 스쿼트에서의 문제는 대개 하단 자세에서 비롯되기 때문에 이 방법을 거치면 훨씬 효율적으로 진도를 나갈 수 있다.

힙 드라이브

발은 중립에 가깝게 둔다. 발뒤꿈치는 어깨너비로 벌려 발끝이 바깥으로 30도를 보게 한다. 발의 너비가 너무 넓으면 내전근의 신장 한계가 너무 일찍 찾아오고, 너무 좁으면 허벅지가 배를 가로막는다. 둘 다 적절한 깊이의 스쿼트를 방해한다. 경험적으로 어깨너비의 스탠스를 쓰는 건, 체형이 유별나지 않은 이상 골반너비와 어깨너비가 비례하기 때문이다. **발끝을 앞쪽으로 모으는 사람이 생각보다 많으니, 발끝이 제대로 벌어졌는지 확인해 보도록 한다.** 발을 내려다보고 마음속에 이미지를 만들어 두자.

이제 동작의 핵심적인 부분을 배워 볼 차례다. 아직 바벨을 들지는 않았지만, 바람직한 스쿼트에서의 자세를 떠올리며 하단 자세를 취해 보자. 바벨을 들었을 때 하단 자세에서 생길 수 있는 문제들은 이 방법을 거치면 더 쉽게 교정할 수 있다. 바벨 없이도 올바른 하단 자세를 취할 수 있게 되면 바벨을 들고서도 그 자세를 쉽게 취할 수 있다. 올바른 자세를 계속 떠올리며 스쿼트를 해 내려간다. 내려가다가 멈추지 말고 상단 자세에서 곧장 바닥으로 쭉 내려간다. 유연성이 모자라거나 발끝이 충분히 벌어지지 않으면 내려가는 동안에 자세가 바뀔 수도 있으니, 발이 제대로 자리잡혔는지를 항상 염두에 두어야 한다.

이제 양쪽 팔꿈치를 무릎에 붙이고 두 손을 합장하며 무릎을 밀어낸다(그림 2-13). 이렇게 하면 하단 자세가 제대로 나오는 게 정상이지만, 유연성이 떨어지면 이 자세로 몇 초 버티는 것조차 스트레칭처럼 느껴질 수 있다. 기억해라. **적절한 깊이는 스쿼트의 핵심이다.** 바람직한 깊이의 스쿼트는 이처럼 낮은 하단 자세에서 시작된다.

스트레칭을 살짝 한다는 느낌으로 하단 자세를 몇 초간 유지한다. 유연성이 떨어지면 이 자세로 버티기가 어려울 수 있는데, 그러면 잠깐 일어났다가 다시 하단 자세로 돌아오기를 반복해 본다. 그러다 보면 하단 자세에 점차 익숙해질 것이다. 풀 스쿼트와 부분 스쿼트를 가르는 기준은 깊이이고, 제대로 된 스쿼트를 배우고 싶다면 이 자세

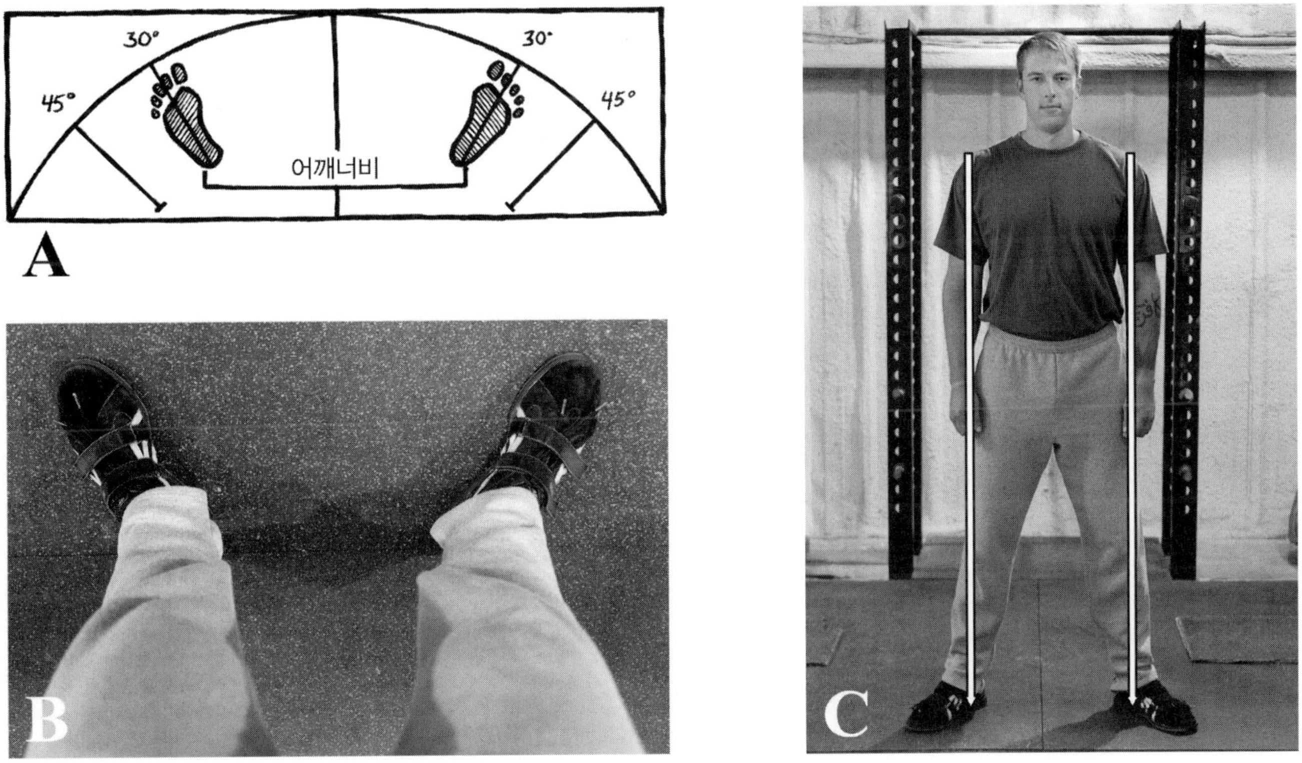

그림 2-12. (A) 발을 놓는 위치 (B) 위에서 본 스쿼트에서의 발 자세 (C) 어깨너비로 벌린 발뒤꿈치.

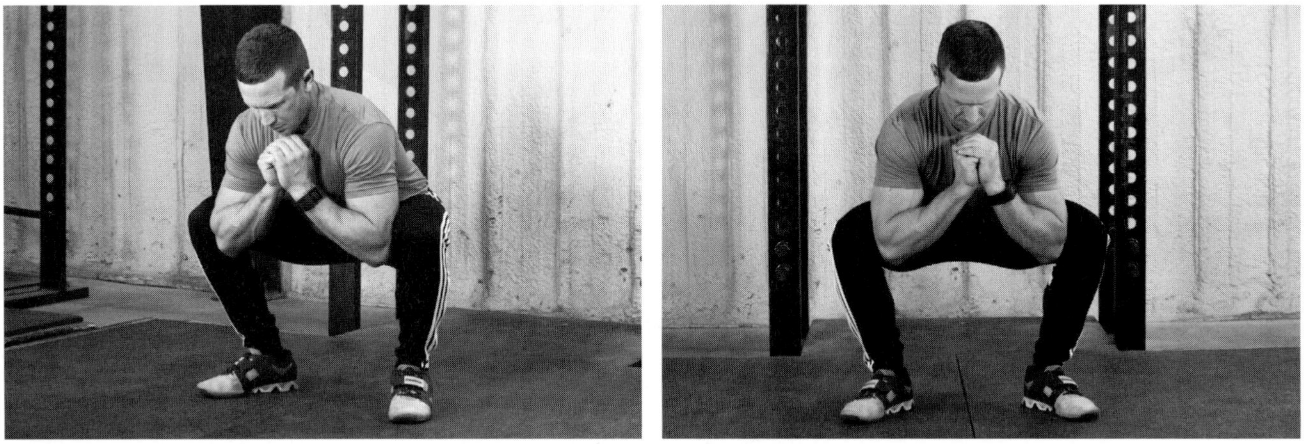

그림 2-13. 올바른 하단 자세에서 팔꿈치를 사용해 다리 사이를 늘린다. 대퇴골은 발과 평행이 되고, 바닥에 붙은 발은 올바른 각도를 유지하며, 엉덩이는 뒤로 빠지고, 무릎은 발끝보다 약간 앞으로 나와 있으며, 등은 (약 45도의) 각도를 유지한다. 이 상태로 바벨을 올리면 미드풋 위에 얹히게 된다.

를 연습하는 일이 가장 중요하다.

하단 자세에서 체크할 사항은 다음과 같다. 발은 바닥에 단단히 붙어 있어야 한다. 무릎은 발보다 더 벌리지 않은 채, 발끝과 같은 방향을 향하고 있어야 한다. 등은 최대한 평평해야 하는데, 이 부분은 뒤에서 다시 살펴보겠다. 여기서 등은 수직이 아니라 전방으로 45도 정도 기울어져 있어야 한다. 자기 자세가 수직이라고 생각하는 사람이 있을지도 모르겠는데 실제로는 그렇지 않거니와 그렇게 될 수도 없다. 시선은 몸에서 약간 떨어진 전방 아래로 향하게 한다.

하단 자세를 완성했으면 수직 위쪽으로 힙 드라이브를 만들면서 빠져나온다. 앞쪽이 아니라 위쪽이다. 이 동작을 통해 체중은 발끝이 아닌 발 전체에 박힌다. 엉덩이에 박아 놓은 사슬을 수직으로 당긴다고 생각하면 쉽다(그림 2-14). 무릎이 펴진다거나 바닥을 발로 민다거나 다리가 어떻다거나 하는 생각은 하지 말자. 하단 자세에서 엉덩이를 위로 추진해 올리면 나머지는 알아서 해결된다.

이 내용이 스쿼트의 꽃이다. 앞서 살펴본 힙 드라이브나 햄스트링 활용법을 써먹을 때가 온 것이다. 스쿼트는 레그프레스와 다르기 때문에, '바닥을 민다'는 생각은 햄스트링과 내전근과 둔근이 하단 자세에서 출력을 내는 상황에서 부적절한 자극이 될 뿐이다. 고관절 신전은 하단에서 상방으로 추진해 올라가는 과정의 첫걸음이며, 등이 수평에 가까울수록 이 단계가 수월해진다. 신경계가 간단하고 효율적인 방식으로 적절한 운동단위를 동원해 힙 드라이브를 만들게 하고 싶다면, 하단 자세에서 궁둥이를 들어올린다는 생각만 하자.

힙 드라이브를 만들어 내는 과정에서 시선이 차지하는 비중도 크다. 바벨을 들기 전부터 이야기하는 이유가 다 있다. 여전히 많은 사람들이 천장을 바라보며 스쿼트를 하라고 가르치지만, 그렇게 하면 기법적인 측면에서 감당해야 할 손해가 상당히 커진다. 위를 쳐다보면 하단 자세가 무너지고, 힙 드라이브가 망가지고, 가슴의 자세도 방해를 받는다. 가까운 곳에 놓여야 할 초점이 먼 곳 어딘가를 헤매게 하는 건 보너스다. 게다가 천장을 바라보려고 과신전한 경추로 인해 목의 안정성은 떨어지고, 바벨의 무게는 승모근에 전부 얹힐 수밖에 없다. 잘해 봐야 본전도 못 찾는 짓이다. 고중량을 다루는 상황에서 경추는 정상 해부학적 자세에 놓여야 한다.

올려다보는 습관을 오래 가지고 있었다면 교정하기가 정말 어렵다. 위를 보고 스쿼트를 하라고 배웠던 사람들은, 아래를 볼 때 더 잘 된다는 사실을 눈앞에서 보여줘도 시선의 방향을 바꾸기까지 오랜 시간을 들이곤 했다. 새로운 동작 패턴보다는 몸에 밴 동작 패턴이 언제나 쉽게 마련이고, 새로운 기술을 배울 때 집중해야 하는 사항이 많아지면 익숙한 행동이 기본 동작 패턴으로 자리 잡을 수밖에

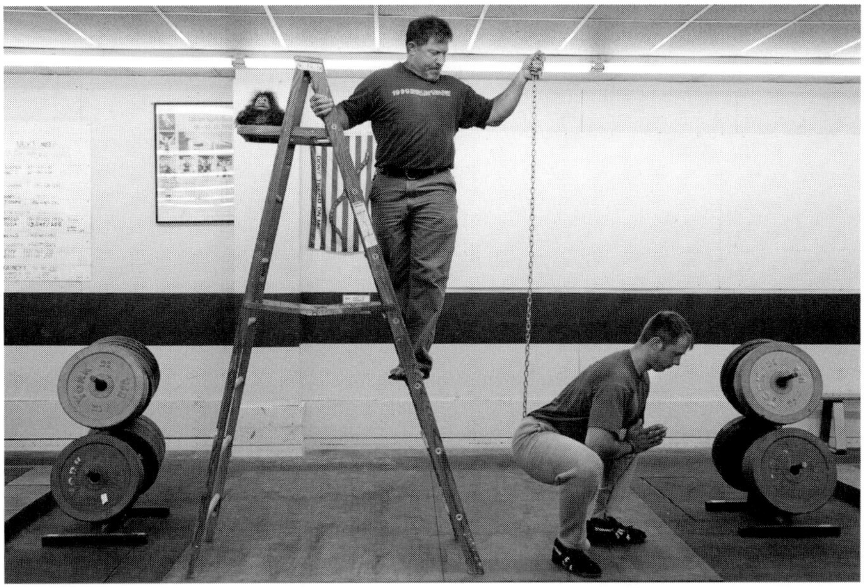

그림 2-14. 스쿼트에서의 힙 드라이브를 표현하자면 이 사진과 같다. 후면각을 보면 알 수 있겠지만, 등이 수직이면 힙 드라이브가 효율적으로 이루어질 수 없다.

없다.

시선의 방향이 어떠한 영향을 미치게 되는지 직접 알아보자. 무릎과 발끝을 밖으로 향하고 발뒤꿈치를 단단히 박은 하단 자세를 취한다. 이 자세에서 턱을 살짝 아래로 내리고 전방 1~1.5미터 정도 앞을 바라본다. 그 상태로 바닥에서 힙 드라이브를 만들어 보고 어떤 느낌이 드는지 기억한 뒤, 천장을 바라보면서 똑같은 동작을 해 본다. 훈련 파트너나 코치가 있다면 하단 자세에서 손바닥으로 허리를 수직 방향으로 눌러 엉덩이를 막아 달라고 해 보자. 앞이 아니라 수직으로 눌러야 한다고 얘기해야 한다. 시선을 바닥에 둔 상태로 손이 누르는 힘을 이겨낼 때 힙 드라이브가 어떻게 생겨나는지, 파워가 어떻게 생겨나는지 직접 느껴본 뒤, 다시 위를 쳐다보고 같은 동작을 반복한다. 아마 놀라운 경험을 했을 것이다. 턱을 당기고(아래를 보면 턱이 내려간다) 시선을 아래로 한 자세는 힙 드라이브를 자동적으로 만들어 낸다. 반면 위를 쳐다보면 가슴, 무릎, 엉덩이가 앞쪽으로 움직인다. 아주 조금 움직일 뿐인데, 자세에는 매우 큰 영향을 미친다. 이렇게 하면 원래는 엉덩이를 위로 추진시킬 때 팽팽하게 조여져야 할 햄스트링과 후면의 근육이 늘어진다. 직접 해 봤으면 시선을 아래로 두는 편이 더 효율적이라는 확신을 가질 수 있을 것이다.

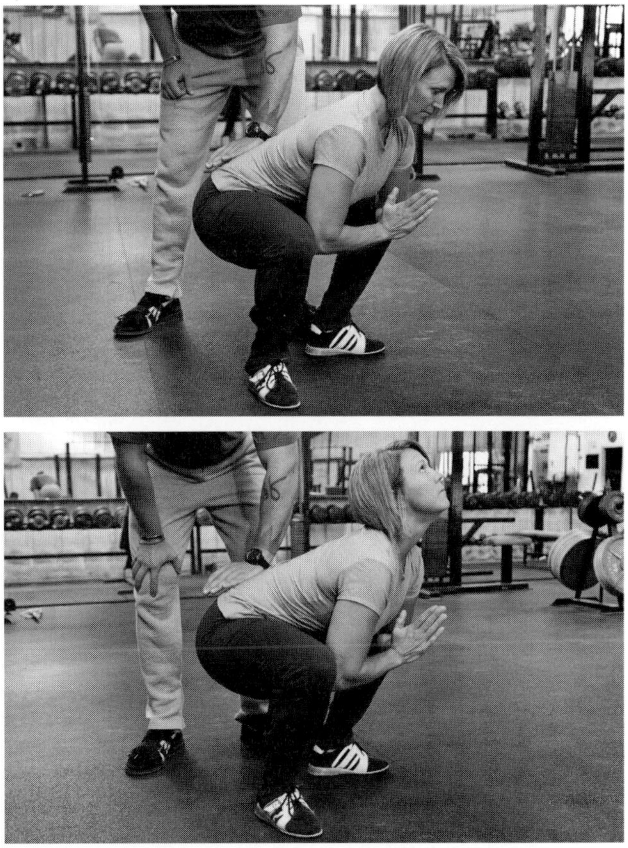

그림 2-15. 올바른 시선의 방향을 깨달을 수 있도록 엉덩이를 막는다. 시선을 위로 두면 하단 자세에서 힙 드라이브를 만들어 낼 때 뒷면사슬을 쓰는 능력이 큰 폭으로 줄어든다.

바닥을 볼 때의 또 다른 장점은, 바로 고정된 기준점을 시야에 확실히 둘 수 있다는 점이다. 움직임이 올바른 동작 패턴에서 벗어난다 해도 이 기준점을 통해 쉽게 교정할 수 있다. 물론 천장도 기준점이 되지 말라는 법은 없지만, 위를 보는 자세에서는 목이 불안정해질 뿐만 아니라, 스쿼트의 하단 자세를 기준으로 천장이 바닥보다 너무 멀리 떨어져 있다. 체육관의 높이가 아무리 낮아도 천장보다는 바닥이 가깝다. 기준점이 가까울수록 작은 움직임을 쉽게 감지할 수 있기 때문에, 더 유용한 기준점은 바닥이다.

많은 사람들이 스쿼트에서 다른 요소보다 시선의 방향을 바꾸는 일을 어려워한다. 올려다보는 실수를 교정하려면 시선을 항상 전방 1~1.5미터 바닥에 고정해 두어야 한다. 벽을 보고 훈련을 한다면, 올바른 시선을 잡았을 때 취하게 되는 목의 자세만이라도 유지하면서 벽을 보도록 한다. 기준점을 잡았으면 여기에 익숙해질 수 있도록 계속 바라보는 연습을 하자. 그러다 보면 나중에는 의식적인 노력 없이도 잘 할 수 있게 된다. 아래를 내려다보면서 목에 영향을 줄 만큼 머리가 들릴 일은 없을 것이다. 턱을 당기고 가슴을 들어올리는 자세를 만들 때 테니스 공을 써먹는 코치들도 더러 있었는데, 꽤 기발한 아이디어라고 생각한다(그림 2-16).

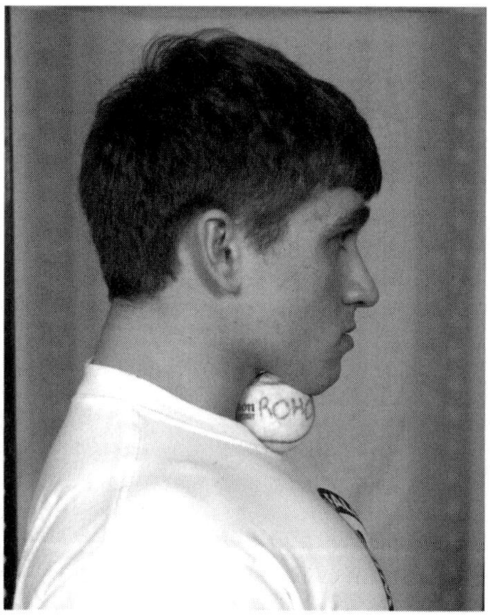

그림 2-16. 테니스 공으로 턱과 목의 올바른 관계를 이해할 수 있다.

바를 얹는 법

이제 본격적으로 스쿼트를 할 때가 왔다. 우리는 앞서 올바른 하단 자세를 배워 봤는데, 이 자세에 그냥 바만 얹으면 된다. 그 전에, 먼저 손에 초크chalk*를 바른다. 피부가 말라 있으면 젖어 있을 때보다 구겨지거나 찰과상을 입을 일이 적고, 결과적으로 굳은살이 적게 생기는데, 이렇게 피부를 건조하게 만들어 주는 녀석이 바로 초크다. 체육관에 초크가 없으면 하나 사 들고 가자. 체육관에서 쓰지 말라고 하면 그냥 체육관을 옮기자.

파워 랙이나 스쿼트 스탠드가 있으면 거기서 스쿼트를 시작할 수 있다. 흉골 중앙 높이에 바벨이 올 수 있도록 랙의 높이를 맞춘다. 이 높이가 낮다고 생각할 수도 있겠지만, 바벨이 높은 곳에 있으면 등에 고중량의 바벨을 짊어진 채 까치발로 빠져나와야 한다. 랙에 바벨을 얹은 다음에는 슬쩍 봐도 괜찮아 보이는 높이가 나오겠지만, 랙이 비어 있으면 바벨의 굵기가 빠져 있으니 낮아 보일 수밖에 없다. 올바른 부위에 바벨을 얹으려면 랙을 이처럼 낮게 세팅해 두어야 한다. 스쿼트에서 바벨이 승모근 꼭대기보다 훨씬 낮은 위치에 있어야 한다는 사실을 그새 잊지는 않았으리라 믿는다. 하나 더, 다들 본인 생각보다는 키가 작다. 그러니 랙은 낮게 세팅해 두는 편이 맞다. 왜 하나같이 바벨을 높이 두려는 건지 이해할 수가 없다. 만일 로우 바 자세를 잡기 힘들 정도로 어깨 유연성이 떨어진다면, 당분간은 스트레칭을 병행해야 한다.

이제 바벨을 마주본다. 항상 빈 바로 시작해야 한다, **항상**. 무게는 나중에 얼마든지 올릴 수 있다. 바벨의 중심에 표시된 부분으로부터 양손을 동일한 거리만큼 두고 바벨을 잡는다. 표준 파워리프팅 바벨의 경우, 양쪽 끝에서부터 40~42cm에 걸쳐 널링(까끌까끌한 면) 처리가 되어 있고, 폭 3mm 정도의 손가락 표시선이 약 80cm의 간격을

---

* 역자 주: 국내에서는 송진이나 탄산 마그네슘(일명 '탄마가루')으로 된 초크를 쉽게 구할 수 있다. 역도/기계체조/크로스핏 체육관에서는 비교적 흔히 볼 수 있지만, 평범한 헬스클럽에서는 대개 가루가 날리는 초크를 쓰지 못하게 한다. 이런 경우 로션이나 스프레이 타입의 초크를 대용품으로 쓸 수 있다.

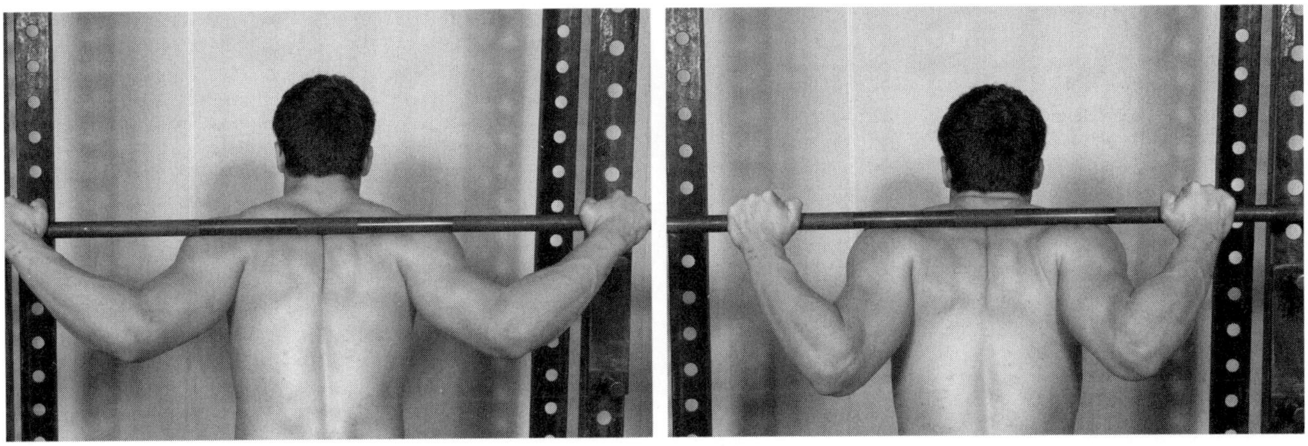

그림 2-17. 넓은 그립(좌)과 좁은 그립(우). 등 상부의 근육이 얼마나 수축하는지, 바벨을 받치는 부위가 어떻게 달라지는지 확인해 보자.

두고 널링 사이에 들어가 있는데, 대회용 벤치프레스에서는 이 선을 그립의 기준으로 삼는다. 스쿼트에서 그립 너비는 어깨너비와 유연성에 따라 다를 수 있지만, 일반적으로 이런 바벨에서 손은 널링과 널링 사이에 놓인다. 유연성이 좋다면 팔꿈치를 들어올렸을 때 어깨 뒷면의 근육이 바벨을 좀 더 잘 떠받들 수 있도록 그립을 더 좁게 잡을 수도 있고, 유연성이 떨어진다면 바벨을 얹고 불편하지 않게끔 그립을 약간 넓게 잡을 수도 있다. 그러나 근육으로 바벨을 받치고 싶다면 어깨 근육이 단단히 조여질 수 있도록 그립 간격을 좁혀야 한다. 엄지손가락은 바벨 꼭대기에 자리를 잡고 있어야 전완과 손목이 일직선을 유지할 수 있다. 손과 등 사이에 바벨이 갇힐 수 있도록 팔꿈치를 들어올린다. 이때 등 상부가 말릴 정도로 높이 들지는 않아야 한다. 어깨와 가슴의 유연성이 떨어져서 자세가 나오지 않는다면 일단은 하이 바 자세를 사용한다. 대신 바벨을 더 좋은 위치로 내릴 수 있도록 적당한 스트레칭을 병행해야 한다. 유연성에 자신이 있어도 일단은 그립을 적당히 넓게 잡고 시작하되, 단단하고 안정된 자세가 나올 수 있도록, 곧게 뻗은 손목을 유지할 수 있는 한도 내에서 매 세트마다 그립을 좁혀 나가 보자. 충분히 좁혔다 싶으면 표시를 한다. 앞으로 이 자리에 그립을 잡을 테니.

그립을 제대로 잡고 손과 엄지손가락을 바 위에 놓았

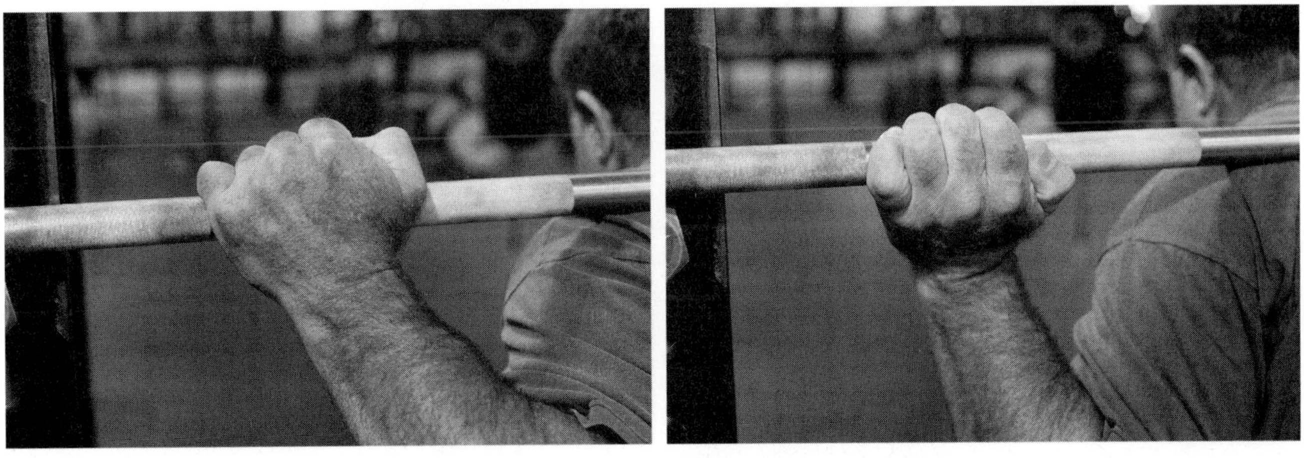

그림 2-18. 바 위에서의 손목 정렬. 올바른 그립에서 손은 바벨 위에 있고, 모든 중량은 등에 가 있다. 그립을 잘못 잡으면 손목과 팔꿈치에 하중이 분산된다. 올바른 그립에서 엄지는 바벨 위에 가 있고, 손은 널링 사이의 틈을 기준으로 안쪽에 놓인다.

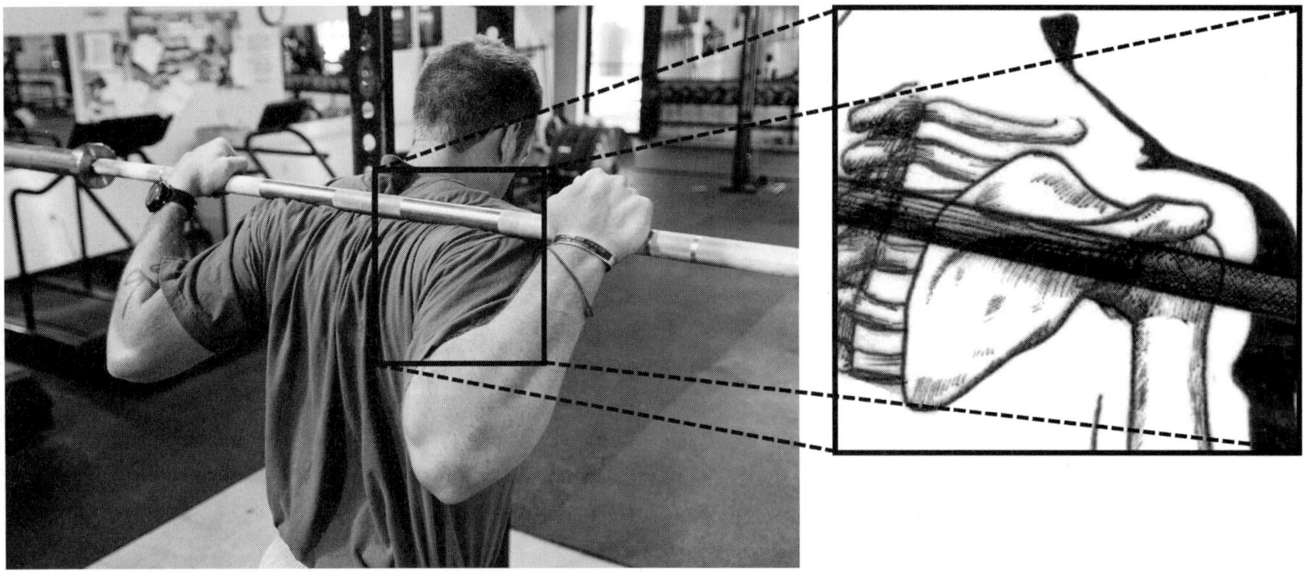

그림 2-19. 견갑골과 바벨의 상대적 위치. 바는 견갑극 바로 아래에 얹힌다.

으면, 바 밑으로 머리를 집어넣고 등 위에 바벨을 얹은 자세까지 가 본다. 어깻죽지 위로 만져지는 뼈인 견갑극 바로 아래에 바를 얹은 다음, 팔꿈치와 가슴을 동시에 들어올려 바를 고정한다(그림 2-20). 이때 후면삼각근 위쪽과 승모근으로 만든 '선반' 위에 바벨이 놓여 있다는 느낌을 받아야 한다. 이 동작을 통해 등 근육을 조이고 가슴을 들어올리고 흉추를 늘려 곧게 펼 수 있는데, 그렇게 함으로써 등이 굽은 자세에서 맞닥뜨리는 수많은 문제들을 고칠 수 있다. 나중에는 이 방식으로 엄청난 무게도 안전하게 들 수 있게 된다. 이 자세를 취할 때 바벨을 등 위쪽으로 너무 높이 얹는 사람이 많다. 바벨이 있을 곳은 견갑골 바로 아래쪽이지, 그 위가 아니다. 그렇다고 바벨을 너무 밑에다 놓으면 팔꿈치가 과도하게 올라갈 수 있다. 바벨이 제자리에 있는지 꼭 확인하고 넘어가자.

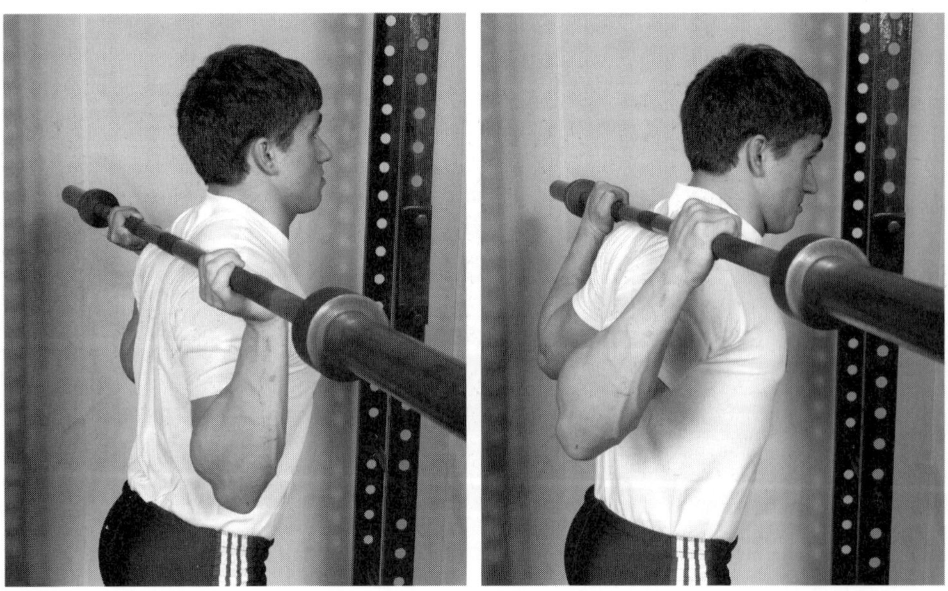

그림 2-20. 팔꿈치와 가슴을 동시에 들어올리면 바는 손과 등 사이에 '갇히게' 된다. 이를 통해 등과 가슴의 자세를 안정적으로 유지할 수 있을 뿐만 아니라 후면삼각근의 위쪽에 바를 단단히 고정시킬 수 있게 된다. 전완의 각도는 사진에서와 같이 등이 만드는 각도와 거의 같아야 한다.

여기서 가장 중요한 점 하나. **랙에서 나올 때는 뒷걸음으로 물러난다. 반드시. 바벨을 제자리에 돌려놓을 때는 앞으로 가야 한다. 절대 뒷걸음질로 돌려놓으면 안 된다.** 반대로 하면 안전할 수가 없다. 세트가 끝나고 뒷걸음질을 쳐서 바벨을 랙에 돌려놓는 건 불가능에 가깝다. 등 뒤에 있는 랙을 볼 수도 없는 상황인데, 도와줄 사람마저 없다면 오랫동안 병원 신세를 져야 할 수도 있다.

스쿼트를 할 때와 똑같은 자세로 랙에서 바벨을 들어올린다. 몸통과 어깨를 단단히 조이고, 가슴과 팔꿈치는 들고, 머리는 아래로 두고, 두 발은 바 아래에 위치시킨다. 모든 부분이 풀 스쿼트와 같아야 하는 만큼, 랙의 걸쇠에서 바벨을 들어올릴 때에도 스쿼트의 상단 자세에서처럼 무릎과 어깨를 편다. 이렇게 하면 중량이 얼마나 되건 간에 랙에서 바벨을 안전하게 꺼낼 수 있다. 보통은 이 원칙을 지키지 않아서 문제가 생긴다. 등과 가슴을 이완시킨 채 바벨을 들어올린 후, 동작을 시작하기 직전에야 조이려고 하는 사람도 많다. 근육을 늘어뜨리고 바벨을 들면 그 하중은 쓸데없이 뼈에 실릴 텐데, 나중에 조일 생각이라면 차라리 미리 근육을 조여 놓고 나서 바벨을 드는 게 합리적이다. 비슷한 문제지만, 런지처럼 한쪽 발을 뒤에 놓고 다른 쪽 발만 바벨 밑으로 집어넣는 것도 나쁜 습관이다. 바벨이 가벼울 때는 이런 자세가 괜찮을지 몰라도, 고중량에서는 고관절에 부하가 고르게 실리지 않으므로 등의 부상을 유발한다. 나중에 고중량을 치다가 다치고 싶지 않으면, 아무리 가벼운 바벨이라도 스쿼트의 시작 자세를 잡은 다음에 꺼내는 습관을 들여야 한다.

바벨을 랙에서 꺼낸 다음에는 스쿼트를 준비한답시고 서너 걸음씩 멀리 가지 마라. 그럴 필요도 없거니와 고중량에서는 문제가 될 수 있다. 보조자만 전적으로 믿을 수도 없을뿐더러, 고중량 세트를 끝마치고 랙으로 돌아가기가 버거워지기 때문이다. 한 발짝만 뒤로 나가도 랙과 바벨 사이의 공간을 충분히 확보할 수 있고, 이래야 보조자도 제 할 일을 편히 할 수 있다. 바벨을 랙에 돌려놓을 때 생길 수 있는 문제가 줄어드는 건 덤이다.

스탠스는 앞서 스트레칭을 했을 때와 동일하게 둔다. 다시 말하지만 발뒤꿈치는 어깨너비, 발끝은 30도씩 바깥으로 벌린다. 이 시점에서 발끝을 다시 안으로 모으는 사람들도 더러 있다. 앞서 맨몸 스쿼트 때와 똑같은 스탠스를 유지해야 한다는 점을 확실히 새기고 넘어가자.

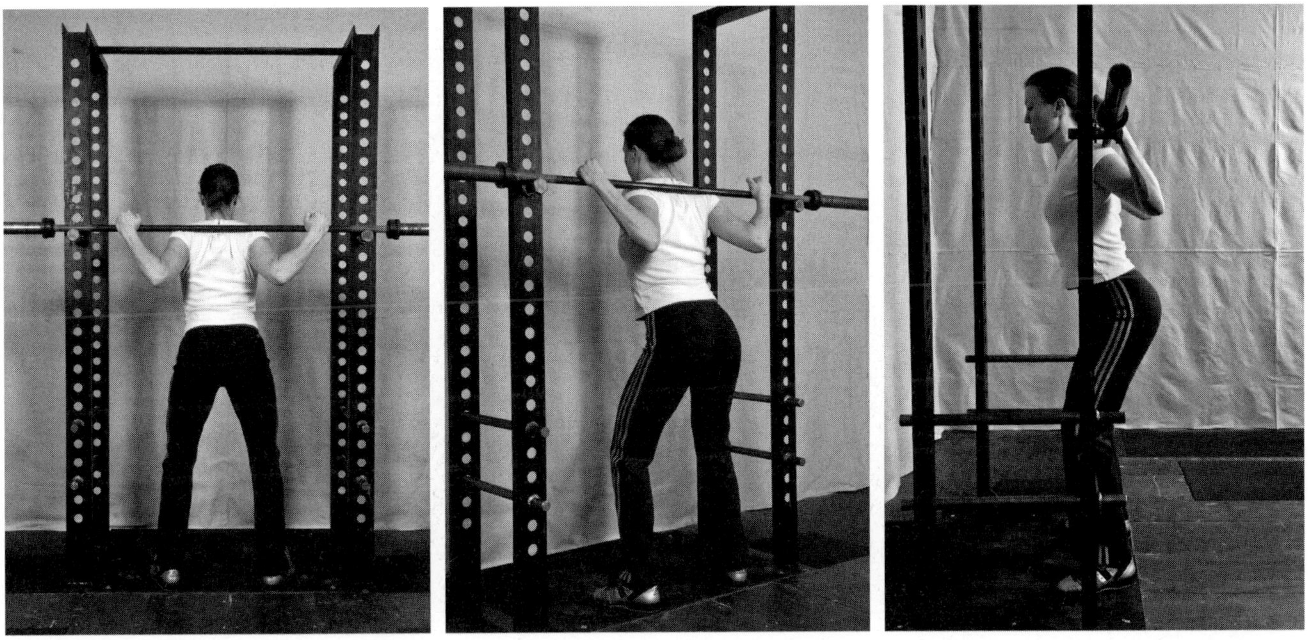

그림 2-21. 바벨을 랙에서 꺼낼 때의 바람직한 자세.

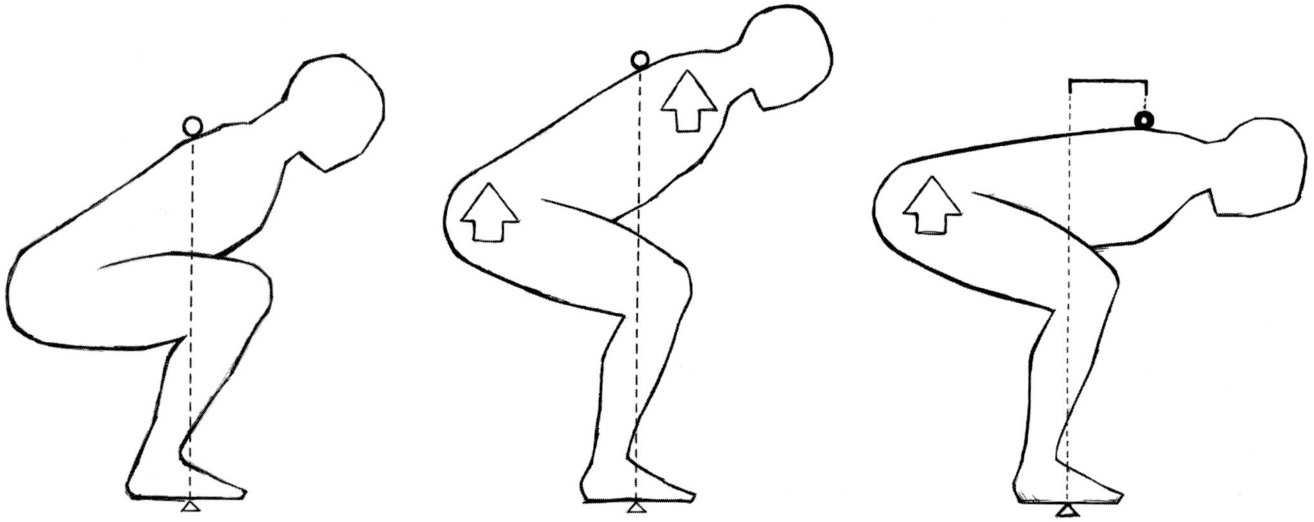

그림 2-22. 하단에서 힙 드라이브를 만들며 올라갈 때, 엉덩이를 제대로 활용하려면 후면각에 신경을 써야 한다. 견갑극 바로 밑에 얹힌 바벨의 질량중심은 미드풋의 수직선상에 있어야 한다. 등은 요추와 경추의 신전을 통해 등을 단단히 조여 두어야 하고, 이 자세에서 무릎이 발끝과 같은 방향을 보게 하며 알맞은 깊이에 다다르면 올바른 각도가 형성된다. 이때 상체를 앞으로 과도하게 숙이면 바벨의 질량중심은 미드풋에서 멀어진다.

이제 빈 바로 스쿼트를 할 준비를 끝마쳤다. **분명히 빈 바라고 했다.** 올바른 하단 자세를 시작으로 여기까지 잘 따라왔다면, 제대로 된 시작 자세를 갖추고 있을 것이다. 두 가지만 빼면 스트레칭을 할 때와 똑같다. 첫째, 지금은 팔꿈치로 무릎을 벌릴 수 없으니 머릿속으로 그때의 감각을 되살려야 한다. 둘째, 일단 하단 자세로 내려갔으면 멈추지 말고 바로 올라와야 한다. 궁둥이를 앞이 아니라 수직 위로 올리면서 하단 자세에서 탈출하는 것이다. 자, 이제 숨을 깊이 들이쉬고 참은 채로 전방 1~1.5미터 정도의 바닥을 내려다보며 스쿼트를 실시한다.

스트레칭을 할 때 이미 한 번 했던 자세인 만큼 하단 자세에서는 균형이 잘 잡혀 있어야 하며, 몸에 실린 하중은 미드풋을 중심으로 고르게 퍼져 있어야 한다.

앉았다 일어나는 과정에서 자세를 유지하고 싶다면, 바닥의 어느 한 지점에 시선을 고정해 두는 편이 좋다. 균형이 흐트러지는 경우, 등이 수직이 되지는 않았는지 확인한다. 이때 엉덩이를 뒤쪽으로 보내며 앉았는지, 상체를 앞으로 충분히 기울였는지도 점검한다. 스쿼트를 할 때 몸통을 수직으로 세우는 이미지를 떠올리는 사람들이 더러 있다. 다시 말하지만, 등을 수직으로 세우면 절대 안 된다. 뒤쪽으로 앉으면서, 가슴을 바닥으로 향하면서, 무릎이 발끝을 같은 방향으로 맞추면서 스쿼트를 실시한다.

깊이가 충분한지 봐줄 사람이 있으면 더 좋다. 이때 깊이와 관련된 것 이외의 조언은 절대 듣지 마라. 적어도 지금은 아니다. 옆에서 봐 주는 친구의 입에서 엉덩이가 높다는 말이 나오면 스탠스부터 확인해 본다. 너무 넓지는 않은지, 발끝이 밖으로 벌어져 있는지, 무릎이 발끝과 평행한지를 확인하라는 말이다. 친구가 제대로 한다 싶으면 이번에는 시선의 방향을 점검할 수 있도록, 매 반복마다 아래를 쳐다보고 있는지 확인해 달라고 하자. 자세가 괜찮다는 확신이 선 이후에는 5회를 한 세트로 끝마친 다음 바벨을 랙에 되돌려 놓는다. 깊이가 충분치 않으면 무릎부터 확인한다. 무릎이 벌어져 있는데도 깊이가 얕다면 스쿼트가 스트레칭처럼 느껴질 것이다. 하지만 보통은 무릎을 벌리지 않았기 때문에 충분한 깊이를 얻지 못한다. 초보자든 숙련자든 간에, 무릎을 충분히 벌리지 않으면 스쿼트가 어렵게 느껴질 수밖에 없다. 못 봐줄 정도로 자세가 형편없다고 생각되면, 일단 바벨을 랙에 돌려놓은 다음 무릎을 벌리는 부분에 집중하면서 앞서 배웠던 단계들을 반복한다.

바벨을 쉽고 안전하게 돌려놓으려면 랙의 수직 기둥에 바벨이 닿을 때까지 앞으로 걸어 나간다. 걸쇠가 아니라 수직 기둥이다. 눈이 달려 있다면 기둥이 보일 텐데, 기둥

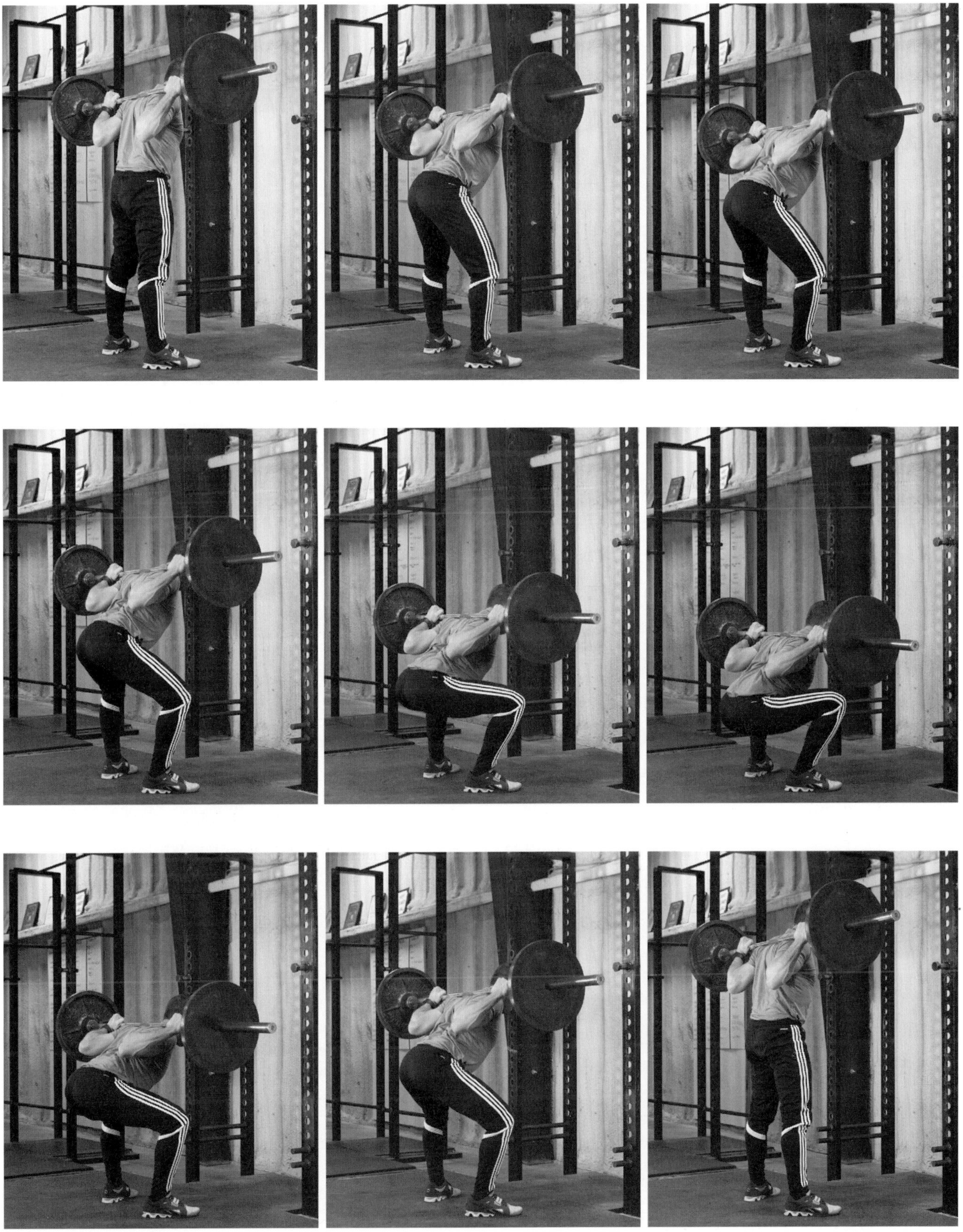

그림 2-23. 스쿼트.

에 닿은 바벨은 걸쇠 위쪽에 놓여 있게 된다. 기둥에 대지 않고 처음부터 걸쇠에 바벨을 얹으려 들면 언젠가는 실수로라도 한쪽을 놓친다. 다치고 싶어서 안달이라도 내는 건지는 모르겠지만, 하지 마라.

일반적인 계획표를 따르는 경우, 빈 바로 5회짜리 세트를 몇 번 돌려서 몸에 자세를 확실히 발라 놓은 다음, 무게를 올려서 5회짜리 세트를 한 번 더 하는 식으로 자세가 제대로 유지되는 한계선까지 중량을 올려야 한다. 5회를 한 세트로 하는 이유가 있다. 마지막 반복에서 피로가 미치는 영향을 최소로 줄일 수도 있고, 비교적 무거운 중량을 다루기 때문에 스트렝스의 향상에도 좋고, 그러면서도 기술적인 부분을 배우고 익히기에 모자람이 없기 때문이다. 세트마다 중량을 얼마나 올리는지는 사람마다 다르다. 몸무게가 가볍고 운동 경험이 없는 청소년이라면 5~7.5kg, 운동 경험이 있는 성인이라면 10~15kg씩 올리는 게 좋다. 각자의 상황에 맞게 올리되, 아무래도 첫날인 만큼 보수적으로 접근하는 게 바람직하다. 이렇게까지 말했는데도 무턱대고 중량을 올리는 사람은 없기를 바란다. 올바른 자세로 충분한 깊이에 다다를 수 있는 최대 중량까지 무게를 조금씩 올려 나간다. 최대 중량이라는 느낌이 오면, 세트를 마친 뒤 무게를 올리지 말고 같은 중량으로 두 세트를 더 돌린다. 이렇게 3세트로 첫 번째 스쿼트 워크아웃을 마쳤다.

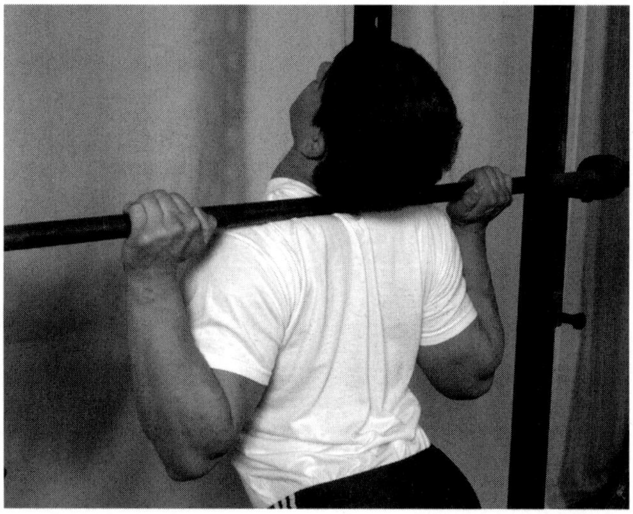

그림 2-24. 이러지 좀 말자.

여러 가지 틀린 자세

깊이 : 수평 아래 깊이에 도달하지 않는 이유로는 시선을 아래로 두지 않거나, 무릎을 벌리지 않거나, 스탠스의 너비가 적절하지 않은 것을 꼽을 수 있다. 아니면 그 깊이까지 다다를 마음의 준비가 안 돼서일 수도 있다.

무릎 : 스쿼트를 개시하면서 무릎을 밖으로 벌리지 않으면 충분한 깊이에 도달할 수 없고, 따라서 힙 드라이브가 죽어 버린다.

스탠스 : 발의 너비가 너무 넓거나 좁은 경우, 발끝이 충분히 벌어지지 않은 채 앞쪽을 향한 경우에도 수평 아래의 깊이에 다다를 수 없다.

시선 : 시선을 아래로 두지 않으면 힙 드라이브가 죽는다.

후면각 : 스쿼트에서 엉덩이가 무슨 일을 하는지 모르고 있거나 바를 놓는 위치가 잘못된 경우, 등은 수직 방향으로 설 수밖에 없다. 고관절 신근을 모조리 동원하지 않은 경우에도 마찬가지로 등은 수직이 된다.

힙 드라이브 : 엉덩이를 써야 하는 상황에 가슴을 들어올리는 경우 후면각이 수직으로 치닫게 되고, 자연히 하단에서 빠져나올 힘을 잃는다.

바를 놓는 자리 : 바를 등의 위쪽에 얹는 경우 후면각과 힙 드라이브 모두에 악영향을 끼친다. 반대로 바를 너무 아래쪽에 얹으면 팔꿈치의 위치가 나빠진다.

랙의 높이 : 랙의 높은 곳에 바를 거치해 두면 올바른 등의 자세를 잡기 어려워진다.

이 문제들은 서로가 서로에게 영향을 미친다. 스쿼트는 복합 다관절 운동이고, 따라서 전체를 구성하는 개별 요소들이 조화롭게 움직여야 한다. 하나가 잘못되어도 전체가 망가진다. 개별 구성요소를 나누어 봤을 때 각기 어떤 역할을 하는지, 전체를 하나로 보았을 때 각각의 요소가 어떤 움직임을 보이는지 이해하려면 전체 요소 간의 기능과 관련된 역학적 지식을 익혀야만 한다.

바벨, 레버리지, 모멘트 : 트레이닝의 역학적 기초

이제부터 바벨 트레이닝을 체계적인 관점에서 배워 볼 것이다. 역사적인 배경, 개인적인 선호나 습관 따위를 다룰 생각은 없다. 그렇게 갖다 붙여서 대체 무엇을 배우겠나. 가령 역사를 보면, 효과적이지 않은 내용은 둘째 치고 효율적이지 않은 사례가 잔뜩 나열되어 있다. 마찬가지로 개인적인 선호에는 넘을 수 없는 편견의 구렁텅이가 깔려 있고, 습관마저도 원리가 더해지면 훨씬 좋은 결과를 낼 수 있다. 바벨 훈련이 효율성을 갖추려면 환갑잔치나 무당의 굿판보다는 물리학과 공학의 원리에 근거를 두어야 한다. 가르칠 때도 마찬가지로, 입을 타고 내려가는 것보다 역학적인 원리를 통해 설명하는 게 더 효율적이다.

바벨 트레이닝 과정에서 동작을 정확히 분석하려면 리프터와 바벨에 가해지는 힘을 원리적으로 이해하는 작업이 반드시 선행되어야 한다. 이 책에서 다루는 스쿼트, 벤치 프레스, 데드리프트, 프레스, 파워클린은 바벨 트레이닝에 있어 움직임의 기초를 형성하는 복합 다관절 운동이다. 사람의 골격계는 환경과 상호작용하면서 근육의 수축력을 움직임으로 전환하는데, 이 운동들은 사람의 몸에 부하가 가해졌을 때의 움직임을 자연스럽게 드러낸다는 측면에서 보면 복잡하게 생각할 이유가 없다. 그러나 자연스러운 움직임과 효과적/효율적인 운동은 다를 수밖에 없고, 부하를 통해 스트렝스 차원의 적응을 효과적으로 유도하려면, 가동범위를 극대화하는 방향으로 근육을 써야 한다.

무거운 바벨을 들었을 때 우리 몸이 어떻게 움직이는지, 근육의 수축이 골격계의 개별 요소를 거쳐 가장 효율적으로 바벨에 전달되게 하는 방법은 무엇인지, 늘어가는 중량을 제어할 때 어떠한 신체적인 적응이 이루어지는지 등을 이해한다면, 나아가 이러한 이해를 바탕으로 각각의 운동을 정확히 묘사하고 설명할 수 있다면, 이러한 설명을 모델로 활용할 수 있을 것이다.

이러한 모델을 만들고 싶다면 일단 물리적인 세계에서 움직임을 지배하고 있는 원리를 이해해야 하며, 이 과정에서 직접 움직이거나 가르칠 때 필요한 명확하고 논리적이고 쉬운 틀이 만들어진다. 고전역학은 힘이 강체의 움직임에 어떠한 영향을 미치는지 탐구하는 과학이다. 여기에서 몇 마디 하려고 고전역학을 처음부터 끝까지 가르칠 필요는 없겠지만, 기본적으로 개념 몇 개 정도는 알고 넘어가자. 각각의 바벨 트레이닝 기법에서 정확한 모델을 만들 때 필요하기 때문이다. 바벨을 들 때 우리 몸은 지레처럼 작동하는데, 이처럼 우리 몸에 숨어 있는 시렛대를 이해하기 위해 알아두어야 할 개념들을 소개하고자 한다. 바벨을 짊어진 골격을 움직이는 우리 몸의 근육도 중력의 법칙을 거스를 수는 없다. 분석이나 최적화에 앞서 개념적인 접근을 하는 이유다.

가장 기초가 되는 개념부터 시작해 보자. 앞서 말했듯 중량이 실린 바벨에 무게를 제공하는 것은 중력이다. 중력은 지구의 질량에서 비롯되고, 편의상 지구는 완전한 구(球)로 간주된다. 장애물이 없다면 모든 물체는 이 구의 표면에 대해 수직 아랫방향으로 떨어진다. '수평면'이라는 용어는 지구 표면과 평행한 면을 가리키는데, 모든 물체는 이 '수평면'에 대해 직각 방향으로 떨어진다. 이러한 낙하 경로를 수직vertical 경로라고 한다. 따라서 중량이 실린 바벨에 가해지는 힘은 항상 수직 아랫방향을 향하며, 자유낙하하는 바벨을 가장 효율적으로 들어올리려면 수직 윗방향으로 힘을 가해야 한다. 운동 과정에서 수평 방향의 힘을 주면 바벨의 궤적이 변할 수도 있지만, 그렇다고 위아래로 움직이지는 않는다. 이 원리를 스쿼트나 프레스 등의 운동에 적용해 보면, 결국 무거운 바벨을 중력 반대방향으로 움직일 때는 수직 방향의 힘이 필요하다는 사실을 알 수 있다. 즉 중력이 지배하는 세계에서 가장 효율적인 바벨의 궤적은 지면에 대해 수직선을 그린다. 이 경로는 움직임이 시작되고 끝나는 두 점을 잇는 최단거리인 동시에, 중력을 이겨내는 과정에서 힘이 쓸데없이 낭비되지 않았음을 알려주는 증거이기도 하다(그림 2-3).

중력은 리프터/바벨 계에서 크게 장력tension, 압축력compression, 모멘트moment의 형태로 나타난다.

장력은 어떤 물체가 늘어나는 방향을 따라 그 물체를 당기는 힘이다. 체육관에 있는 물건 중에 늘어나는 게 많지는 않지만, 턱걸이 봉에 매달린 사람의 몸에 장력이 걸린다고 생각하면 이해하기 쉬울 것이다.

압축력은 어떤 물체가 줄어드는 방향으로 변형될 때 그 물체를 따라 생기는 힘이다. 압축력은 장력과 반대이며, 고중량 스쿼트를 하려고 바벨을 짊어진 사람의 몸을 생각하면 된다.

장력과 압축력은 중력의 축과 나란한 방향으로 작용하므로 축력axial force이라 말할 수 있다.

모멘트는 축axis을 중심으로 회전을 만들어내는 힘이다. 스패너로 볼트를 조일 때 전달되는 힘을 생각하면 쉽다. 모멘트는 '레버리지'나 굴곡력 등으로도 생각할 수 있다.

바벨을 등에 얹거나 프레스의 락아웃 자세에서처럼 머리 위로 들었을 때 작용하는 힘은 압축력이다. 데드리프트나 클린에서처럼 팔에 바벨이 매달려 있을 때는 팔을 따라 장력이 작용한다. 뼈는 압축력을 전달하고, 결합조직과 근육은 장력을 전달한다. 모멘트를 만들 때는 결합조직과 뼈가 함께 쓰인다. 만일 바벨을 머리 위로 들고 있다가 포물선을 그리며 데드리프트의 행(매달림) 자세까지 끌고 온다면 세 가지 힘을 전부 관찰할 수 있다. 순서대로 하자면 바벨을 들고 있을 때 압축력이, 몸으로 향하는 포물선을 그리면서 팔에 모멘트가, 다리 부근에 안착하면서 장력이

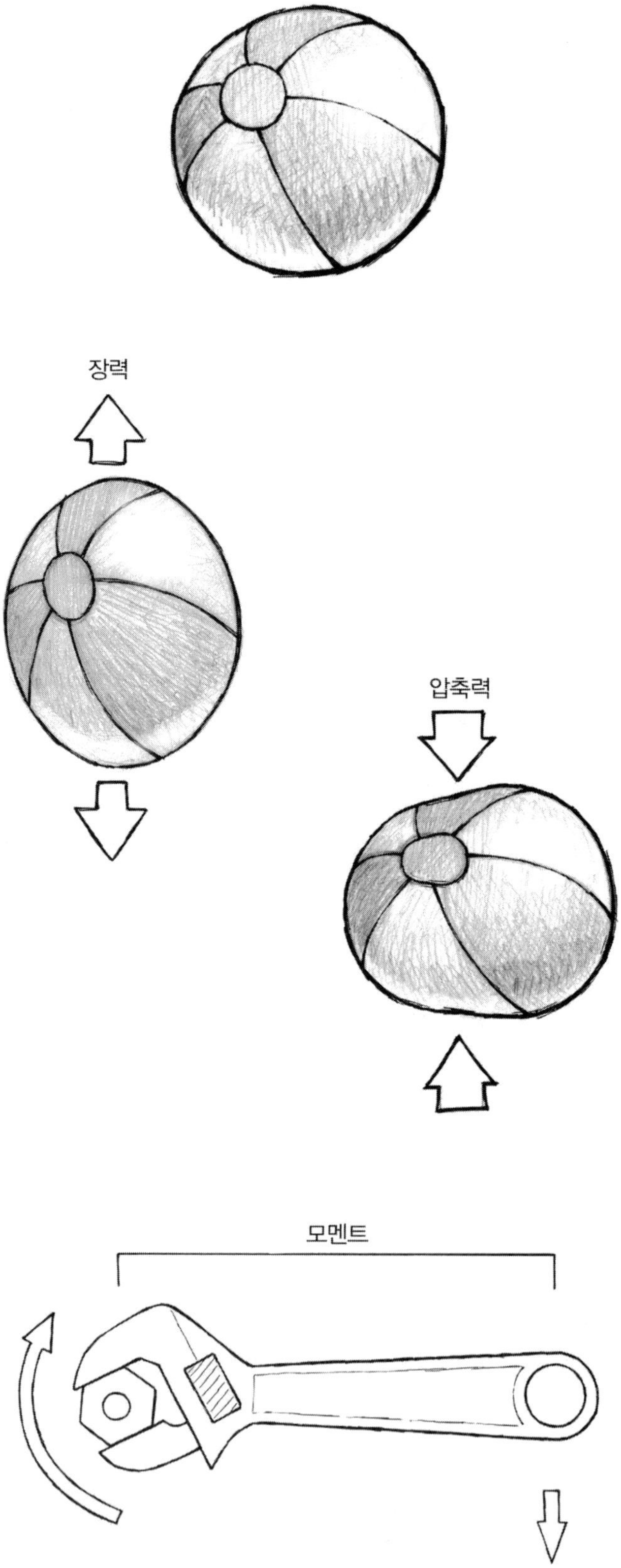

그림 2-25. 장력, 압축력, 모멘트는 리프터/바벨 계에 중력이 어떻게 작용하는지를 알려준다.

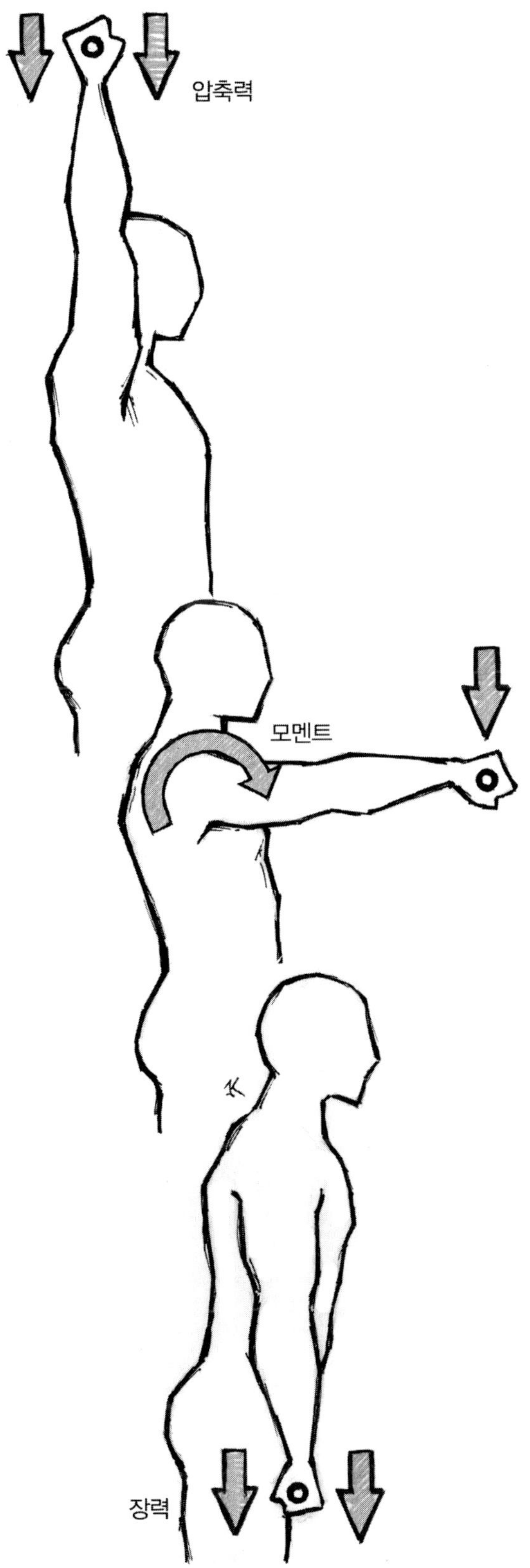

그림 2-26. 무거운 바벨을 들었을 때 상체에 작용하는 압축력, 모멘트, 장력.

걸리게 된다.

모멘트 암moment arm은 회전중심점과 회전력 제공점 사이의 거리이다. 여기서 회전력은 회전중심점에 대해 90도 각도로 작용한다. 가령 스패너를 사용할 때 모멘트 암은, 회전중심점(볼트)과 여기에 90도 방향의 힘을 제공하는 회전력 제공점(손) 사이의 거리로 나타낼 수 있다. 모멘트는 회전중심 또는 받침점을 따라 단단한 막대를 통해 전달되는 힘이다. 모멘트 암(또는 '레버 암')은 지레에 의해 생성되는 힘의 크기를 산출할 때 필수적인 요소이다. 바벨에 작용하는 힘과 모멘트 암의 길이를 곱한 값이 모멘트 힘이기 때문이다. 지레의 경우 한쪽 끝에서는 힘이 바벨에 작용하고 다른 쪽 끝에서는 물체가 회전력에 저항하고 있으므로, 단단한 막대 위에서 힘은 동시에 두 방향으로 작용한다. (이러한 이유로 모멘트는 장력이나 압축력과 달리 전단력으로 작용한다.) '모멘트 암'은 계를 효율적으로 작동하기 위한 거리인 셈이다. 따라서 모멘트 암이 길면 길수록 바벨에 작용하는 실제 힘은 곱해지게 되어 더 많은 회전력을 산출할 수 있다.

스패너를 돌리는 최적의 각도는 수직이다. 한 번이라도 돌려 보았다면 알겠지만, 볼트의 육각머리를 스패너로 물고 오른쪽으로 돌리면 힘의 각도와 상관없이 볼트가 조여진다. 90도가 아니라면 힘의 일부가 스패너의 손잡이를 따라 압축력이나 장력으로 분산된다. 각도가 90도인 경우에만 모든 힘이 볼트를 조이는 데에 사용된다. 90도가 가장 효율적인 각도이고, 그 이외의 각도에서는 90도로 환산한 모멘트 암에서의 효율밖에 내지 못하므로, 따라서 모멘트 암의 길이는 보통 90도 환산 거리로 측정한다(그림 2-27).

볼트에 작용하는 회전력의 크기는 모멘트 암의 길이(얼마나 먼 지점을 잡고 있는가)와 작용하는 힘의 크기(얼마나 세게 잡아당기는가)에 따라 달라질 수 있다. 요컨대 회전력을 늘리려면 더 세게 당기거나 (더 긴 스패너를 쓰든 보조 손잡이를 연결하든 해서) 핸들을 길게 늘려야 한다.

바벨 훈련에서 회전력은 바벨에 작용하는 중력이며,

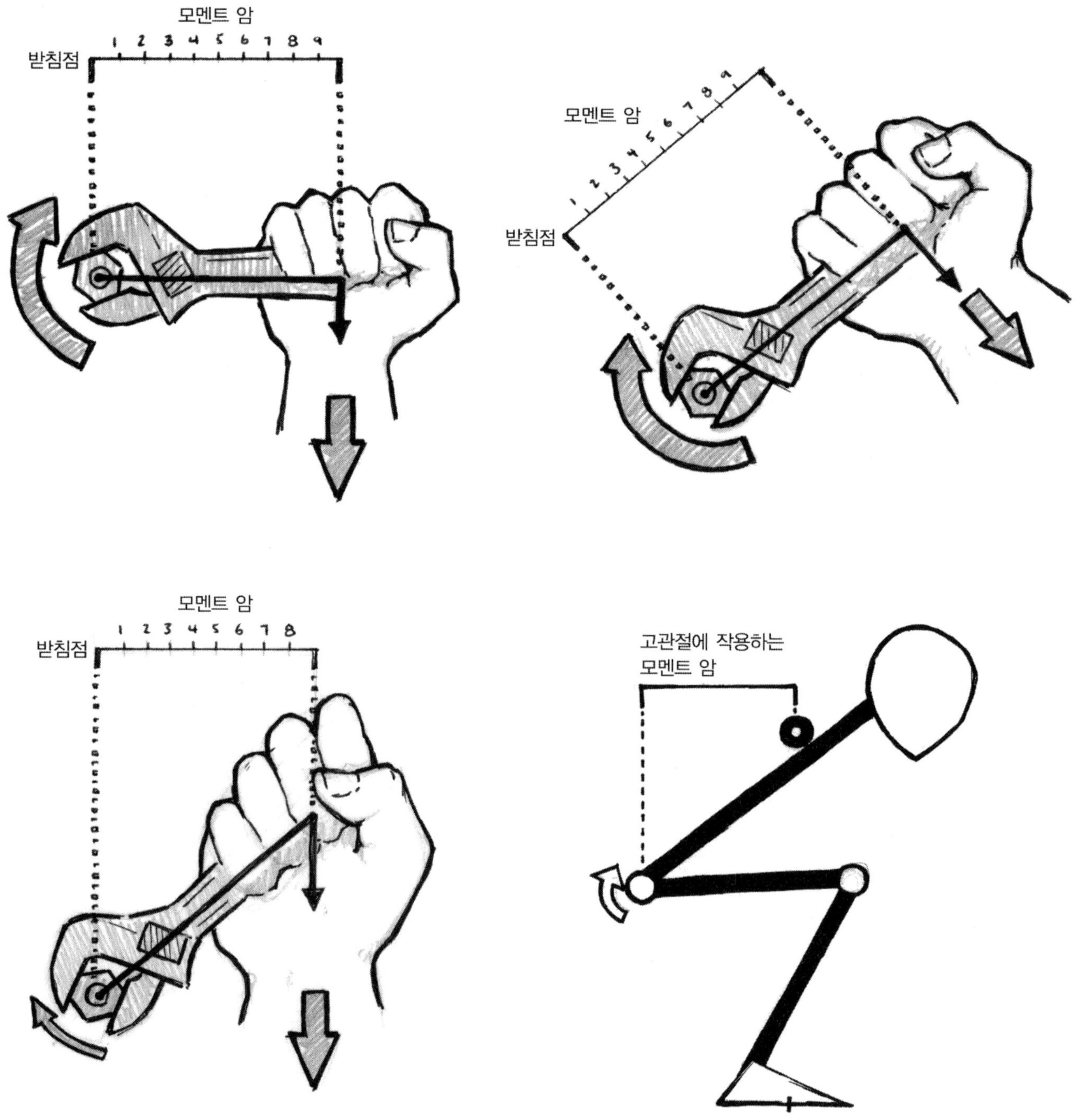

그림 2-27. 모멘트 암은 회전축을 중심으로 하여 단단한 요소를 따라 힘을 전달하는 작용점까지의 거리를 가리킨다. 이때 모멘트 암의 길이는 작용점 힘의 방향에 대해 직각인 성분만 계산되어야 한다. 바벨 훈련에서 중력은 항상 수직 아랫방향으로 작용한다.

모멘트 암은 바벨에서부터 힘이 작용하는 관절까지의 수평 거리이다. 이 순간 무릎과 고관절은 잠겨 있지 않고, 모멘트 암은 기준각을 만드는 요소인 등, 허벅지, 정강이 말단에서 시작해 미드풋 아래에 무게중심을 두고 있는 바벨까지 이어진다. 중력은 언제나 수직 아랫방향으로만 작용한다. 스패너를 잡아당기는 손의 역할을 중력이 대신 맡았는데, 당기는 방향만 수직 아래라고 이해하면 된다. 이로써 각각의 분절을 따라 형성되는 모멘트 암의 길이를 바벨에

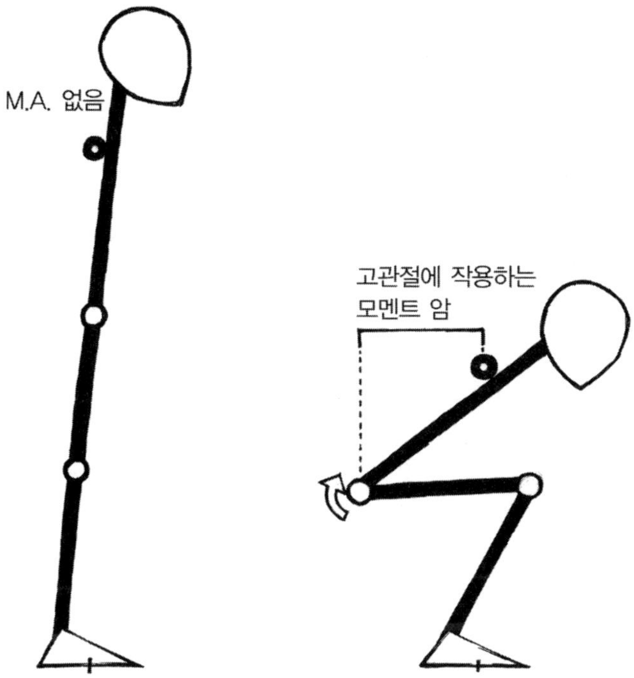

그림 2-28. 스쿼트에서 등쪽 분절을 따라 생기는 모멘트 암. (M.A. = 모멘트 암)

대해 수직으로 두고 계산할 수 있다.

좀 더 알기 쉽게 설명하자면, 스쿼트를 할 때 등에 생기는 모멘트 암의 길이는 바와 고관절의 수평 길이 성분과 같다.

허벅지에서 모멘트 암은 중력 벡터vector에 의해 둘로 나뉘는데, 하나는 바와 고관절을 잇는 수평 거리이고 다른 하나는 바와 무릎을 잇는 수평 거리이다. 따라서 허벅지의 모멘트 암은 무릎과 고관절 양쪽에서 고려해야 한다. 여기서 고관절 신근은 고관절과 바 사이에 걸리는 대퇴골 모멘트 암을 '받고', 슬관절 신근은 무릎과 바 사이에 걸리는 대퇴골 모멘트 암을 '받는다.' 이와 마찬가지로 무릎과 발목 사이 정강이에 걸리는 모멘트 암도 바와 발목, 바와 무릎의 두 요소로 나눌 수 있다.

바벨과 고관절이 만드는 모멘트 암은 결국 바가 등의 어디에 얹혔는지, 후면각이 어느 정도인지에 종속될 수밖

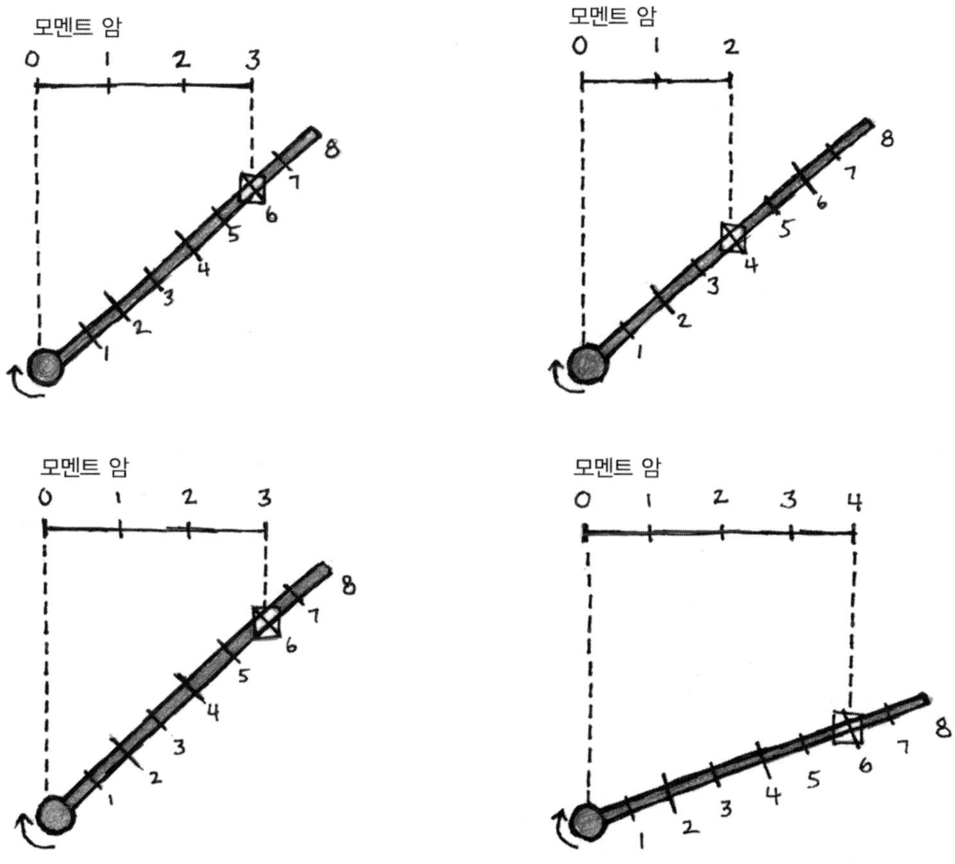

그림 2-29. 모멘트 암의 길이는 모멘트를 형성하는 부위의 길이와 각도에 의해 달라진다. 각도의 변화 없이 길이만 길어지거나(위 2개) 길이 변화 없이 각도만 달라져도(아래 2개) 모멘트 암은 얼마든지 달라질 수 있다.

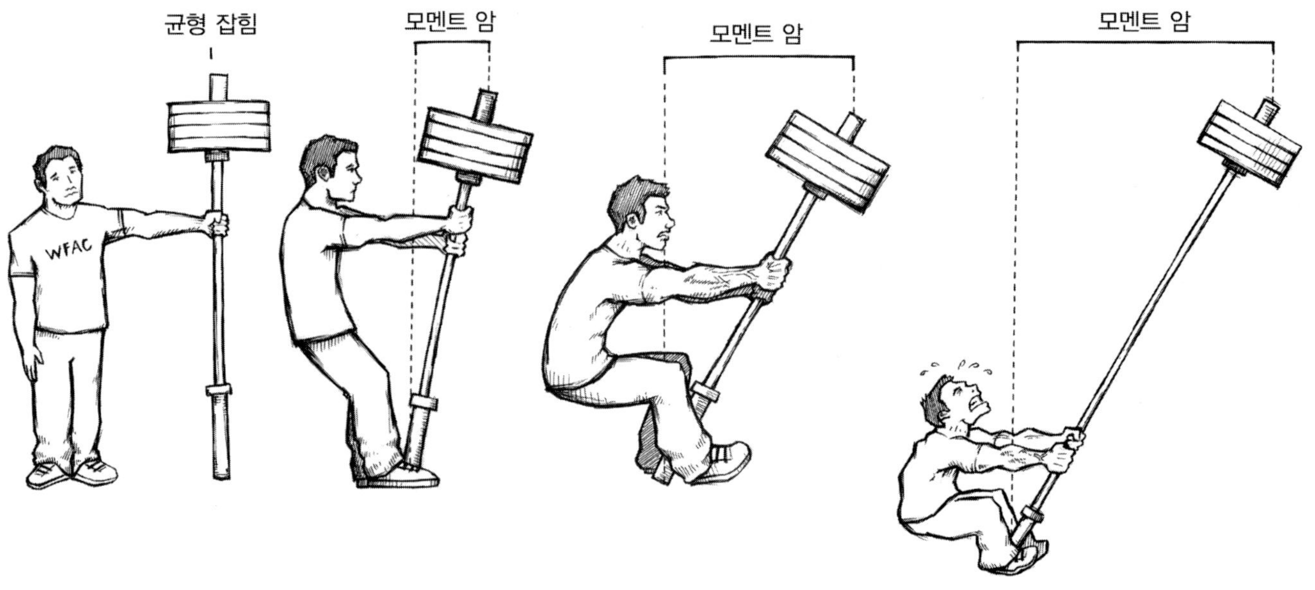

그림 2-30. 수직 지향적인 계에서 '균형'은 수평 방향의 모멘트 암이 없다는 말과 같다.

에 없다. 앞에서 이야기했듯 바를 낮게 얹으면 고관절과 바벨 사이의 거리는 하이 바 자세에서보다 줄어든다. 그러나 바벨은 미드풋의 수직선을 벗어날 수 없으므로, 로우 바 자세에서 후면각은 필연적으로 수평을 향할 수밖에 없다. 바벨과 고관절의 거리가 멀수록 후면각이 수직으로 치닫는 이유도 마찬가지다. 물론 고관절과 바벨이 이루는 선분의 수평 성분인 모멘트 암이 하이 바와 로우 바에서 똑같이 나오는 경우도 없지는 않다. 하지만 등에 가해지는 모멘트 암을 줄이려는 이유만으로 로우 바를 활용하려는 것은 아니다. 수평에 가까운 후면각, 좁은 고관절각, 넓은 무릎각을 통해 미드풋 균형점으로부터 훨씬 멀어진 고관절 덕분에 실질 모멘트 암은 더 길어지고, 이로 인해 근육이 더 많이 쓰이게 되므로, 더 무거운 중량을 다룰 수 있게 된다. 이와 같은 해부학적 조율을 통해 각각의 근육은 좀 더 많은 쓰임새를 갖게 되고, 다루는 중량은 그만큼 늘어난다. 리프터와 바벨이 이루는 계의 특수성을 감안하면 다른 방식으로 설명할 수도 있다. 모멘트 암을 이루는 구성요소에서, 한쪽 끝은 회전축이 되고 반대쪽 끝에는 힘이 주어지며, 둘을 연결하는 분절은 힘의 전달을 맡는다. 어깨 위의 바벨과 미드풋 균형점이 맺는 관계와 영향을 한번 생각해 보자. 수평 방향으로 힘을 가해서 바벨이 이상적인 미드풋 균형점에서 앞이나 뒤로 벗어나는 경우, 미드풋 균형점은 회전축이 되어버리고, 이때 바벨과 미드풋 사이에 생긴 회전력은 계 전체에 영향을 미친다. 수평 방향으로 가한 힘이 미드풋과 바벨 사이에 놓인 몸에 수직 방향의 모멘트 암을 만드는 것이다(그림 2-31).

발은 평면(신발의 밑창)으로서 또 다른 평면(땅바닥)에 붙어 있기 때문에, 바닥에서 가장 가까운 회전점은 실질적으로 발목이다. 그러나 발목을 고정하는 종아리는 또 다른 문제다. 바벨과 몸이 앞뒤로 움직이면 미드풋에 있어야 할 무게중심도 앞뒤로 흔들리는데, 움직임의 폭이 크고 중량이 무거울수록 그 영향도 커진다. 즉 계 전체가 미드풋을 회전축으로 쓰는 모멘트 암의 영향을 받는다. 바벨이 균형점에서 멀어질수록 들이는 힘도 커질 수밖에 없다(그림 2-32).

발목이 미드풋보다 뒤에 있고, 무릎이 앞쪽으로 관절을 맺고, 눈이 앞을 향해 있는 우리 몸의 해부학적 특성상, 균형을 깨는 건 앞쪽으로의 움직임이다. 몇 주 정도 트레이닝을 받아 봤으면 알겠지만, 어깨 위에 바벨을 얹은 채 뒤로 움직이는 건 좀 이상한 느낌마저 든다. 스쿼트와 데드리프트에서 하단 자세를 취했을 때 우리 몸이 바벨 뒤쪽에 비대칭적으로 더 많이 들어가 있다는 점을 감안하면,

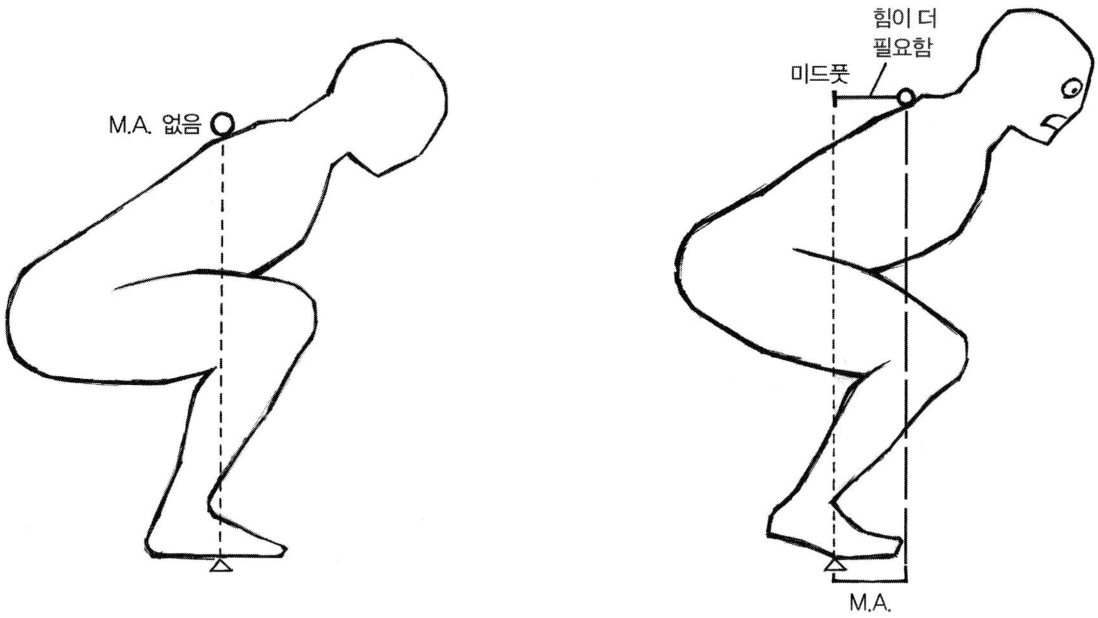

그림 2-31. 스쿼트에서 좋은 기술이란 바와 미드풋 균형점 사이의 모멘트를 0으로 유지하는 능력이다. 이를 통해 그림 2-7에서 보았던 개념이 완성된다. 바와 미드풋 사이에 모멘트 암이 생기면 추가적인 힘이 들어간다. (M.A. = 모멘트 암)

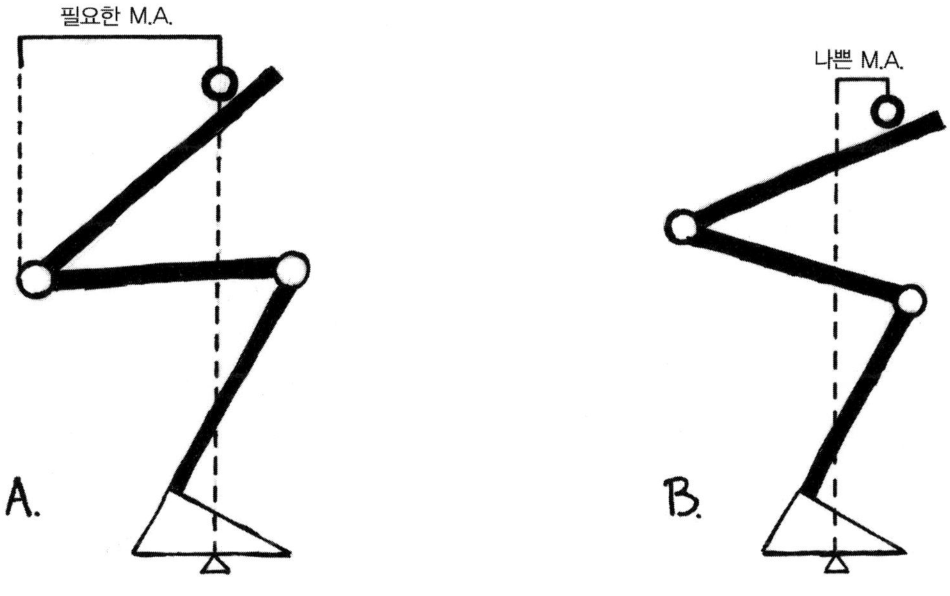

그림 2-32. 스쿼트를 하는 동안 몸에 적용되는 모멘트의 모식도. 몸의 분절을 따라 발생한 모멘트 힘(A)은 스쿼트에 필연적으로 발생하는 것으로서, 운동을 할 때 극복해야만 하는 힘이다. 반면 바와 미드풋 균형점 사이에 발생한 모멘트 힘(B)은 최고의 효율을 내기 위해 반드시 0으로 만들어야만 한다. A와 달리 B에 발생한 모멘트는 운동에 악영향을 미친다. (M.A. = 모멘트 암)

미드풋 앞뒤로 생기는 움직임이 계 전체에 대칭적으로 작용한다는 결론을 얻을 수 있다. 즉 바벨이 10cm 앞에 놓여 있으면 10cm만큼 몸을 뒤로 끌어당김으로써 균형을 회복할 수 있다는 말이다.

이러한 맥락에 비추어 볼 때 '균형 이탈'이라는 용어는 몸 위에 놓인 바벨과 미드풋 사이에 모멘트(회전력)가 생겼다는 것을 뜻하며, 이를 제어하려면 모멘트의 효과를 상쇄할 만큼의 힘을 가해야 한다. '균형이 잘 잡혀 있다'면 힘이 보다 효율적으로 쓰일 것이며, 따라서 더 큰 무게를 들 수 있을 것이다. 결론적으로 바벨과 미드풋 사이에 생기는 모멘트를 제어하는 능력, 즉 바벨과 미드풋을 수직으로 유지하는 능력이 리프팅 기법을 잘 활용하는 능력이라고 할 수 있다. 이 내용을 기억해 두고 21쪽을 다시 읽어보자.

스쿼트를 할 때는 두 종류의 레버리지가 미치는 영향을 반드시 확인해야 한다. 몸의 분절을 따라서 만들어지는 모멘트는 중력이 바벨에 작용하는 과정에서 생겨난다. 이러한 모멘트는 무거운 바벨을 들고 스쿼트를 하며 오르내리는 과정에 이미 포함되어 있으며, 훈련을 통해 강해진다는 말은 이렇게 만들어진 저항을 활용한다는 말과 같다. 그러나 바와 미드풋 균형점 사이에서 발생하는 모멘트를 0으로 만들지 않으면 힘을 낭비하게 될 뿐만 아니라 더 많은 중량을 들 수도 없게 된다. 이 두 가지 모멘트는 계의 생체역학적 분석에서 반드시 고려되어야 한다.

스쿼트와 흔한 실수들

바람직한 스쿼트에서는 골격계의 해부학적 특성과 근육계의 기능적인 측면을 통해 조절되는 특성이 확연히 드러난다. 백스쿼트든 프론트 스쿼트든 관계없이 이러한 특성을 만족해야 한다. 이를 통해 형태와 자세가 올바른지의 여부를 판단하기가 비교적 쉬워진다. 먼저 바벨을 지지하고 있는 골격 요소인 무릎, 고관절, 척추는 신전된 채 잠겨 있어야 한다. 골격계에 일차적으로 압축력이 작용하기 때문에 근육 요소가 이 자세를 유지하려면 충분한 힘을 들여야 한다. 즉 근육은 뼈를 정렬시켜 하중을 받칠 수 있게 한다. 바벨은 미드풋 위에 있어야 한다.

스쿼트가 신장 구간에서 하단 자세로 향할 때, 중량에 대항해 등척성으로 자세를 유지하던 척주기립근을 포함해 관절을 늘리던 모든 근육은 신체의 각 부분을 따라 레버리지를 견디며 기계적 부하에 노출된다. 하단 자세로 가는 동안에도 바벨은 계속 미드풋 위에 놓여 있어야 한다. 제대로 된 하단 자세에서는 다음과 같은 해부학적 특성을 관찰할 수 있다.

- 요추와 흉추가 신전된 상태로 단단히 유지되어 있다.
- 바벨이 정확히 미드풋 위에 있다.
- 발이 정확한 너비와 각도로 바닥에 달라붙어 있다.
- 허벅지가 발과 나란히 배열되어 있다.
- 고관절이 슬개골보다 낮은 위치에 있다.

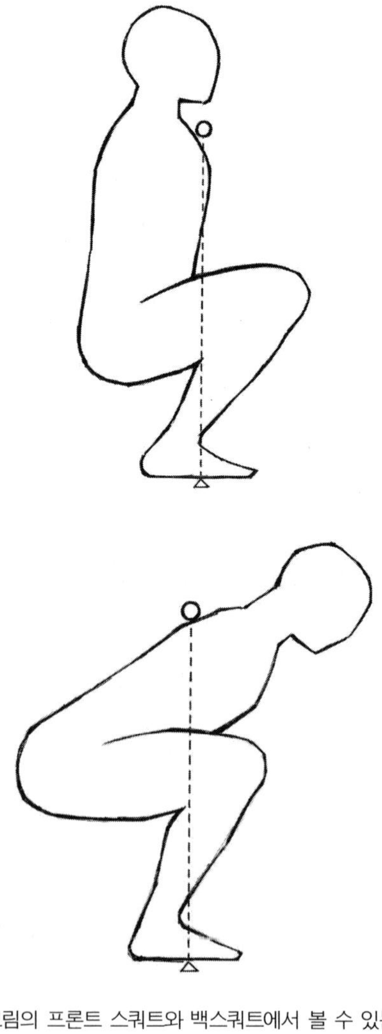

그림 2-33. 그림의 프론트 스쿼트와 백스쿼트에서 볼 수 있는 것처럼 바벨의 위치는 후면각을 결정한다. 두 경우 모두 미드풋 위에 바벨이 놓여 있는데, 이를 위해 후면각이 조정된다는 것을 기억해 두도록 하자. 두 가지 스쿼트 스타일의 가장 큰 기술적 차이가 바로 이것이다.

내려가거나 올라갈 때 이 자세에서 벗어나면 나쁜 움직임으로 간주된다. 똑바로 선 자세에서 미드풋에 올린 바벨이 앞이나 뒤로 흔들리지 않은 채 위아래로만 움직여야 제대로 한 것이다. 바벨/몸/중력으로 이루어진 계의 역학적 한계 속에서 생기는 스쿼트의 이와 같은 문제는, 골격계가 '어떻게 하면 가장 효율적으로 근육을 쓸 수 있을까'를 고민하는 과정에서 해결되곤 한다.

몸통 위에 올라간 바벨의 위치는 등의 각도를 조절하고, 등의 각도와 발의 위치는 무릎이 앞으로 갈지 뒤로 갈지를 결정한다. 프론트 스쿼트 자세에서 등은 수직에 가까운데, 이러한 각도는 바벨을 미드풋에 올려놓는 동시에 어깨에서 떨어지는 것을 막기 위함이다. 등이 이렇게 수직이 되면 엉덩이는 바벨의 바로 아래쪽에 가까워지는데, 이 자세에서는 무릎이 발가락 앞으로 나갈 수밖에 없고, 발목은 경골을 기울임으로써 이를 보조한다(그림 2-33). 따라서 프론트 스쿼트에서는 후면각이 수직이 되고, 고관절각은 열려 있게 되며, 무릎각은 닫히게 된다. 백스쿼트에서는 바벨이 견갑극 바로 밑에 위치하므로 등은 수평에 가까워지고, 무릎은 발가락 끝에서 멈춘다(허벅지와 종아리 길이에 따라 차이가 날 수 있다). 따라서 고관절각은 더 닫히고 무릎각은 더 열린다. 하이 바 스쿼트에서 등과 무릎은 이 두 자세의 중간쯤이라고 생각하면 된다.

앞서 이야기했듯, 발이 바닥에 놓여 있고 몸으로 체중을 지지하는 바벨 운동에서는, 움직일 때도 멈춰 있을 때도 바벨이 미드풋 위에 있어야 최고의 균형을 얻을 수 있다. 바벨 컬이나 굿모닝 같은 보조 운동에서 필요한 저항을 만들어내기 위해 의도적으로 미드풋 라인을 무시하는 것과는 대조적이다.

그립과 팔

노련한 선수들도 틀린 그립을 잡는 일이 많다. 운동을 시작하면서 바벨과 만나는 일은 그립에서 시작된다. 잘못된 그립은 한 세트를 통째로 무의미하게 만들 수도 있는데, 몸과 바벨의 관계를 결정하는 첫 번째 요인이 바로 손의 위치이기 때문이다. 바벨의 중심이 등의 중심과 맞지 않으면 그 밑의 모든 요소에 비대칭적 부하가 걸린다. 다시 말해 다리, 엉덩이, 무릎, 심지어는 척추 마디마디까지 어느 한 쪽으로 더 많은 무게가 실리게 된다. 손을 대충 놓아 버릇하면 무거운 중량을 들 때 문제가 생긴다. 바벨을 잡을 때는 바 중심으로부터 동일한 위치만큼 떨어진 곳에 그립을 두어야 한다.

그러나 여기에도 예외는 있다. 양쪽 어깨의 유연성에 심한 차이가 있는 경우, 그립을 대칭으로 잡아도 등에서는 비대칭적으로 얹히게 때문에 부상을 당할 수 있다. 가령 왼쪽 어깨가 굳은 사람의 경우 오른쪽과 똑같은 상완 각도를 만들지 못한다. 굳은 어깨 쪽으로 당겨진 바벨은 등의 중심보다 왼쪽으로 치우친다. 만일 이런 문제를 겪고 있다면 양손에 맞는 그립을 찾기 위한 시행착오를 거쳐야 한다(혼자서는 느끼기 어려울 수 있으니 누가 도와주거나 거울을 보고 해야 할지도 모른다). 이 단계에서 가장 신경 써야 할 것은 부하가 등의 중심에 오도록 하는 것이다.

앞에서도 이야기했듯 엄지손가락을 바 위쪽에 놓아야 손목이 전완과 평행해지지만, 보통은 섬어라운드 그립을 더 많이 찾는다. 낮은 무게에서는 바벨을 고정하기 쉬우므로 크게 문제가 되지는 않는다. 그러나 고중량에서는 섬어라운드 그립 자체가 큰 문제다. 바벨을 잡은 손에 대한 이미지가 원흉이다. 섬어라운드 그립으로 바벨을 잡으면 손목은 뒤로 꺾이고 팔꿈치는 바벨 바로 밑에 오는데, 이러면 등에서 바벨이 미끄러지는 것을 막을 요소가 없다. 이런 그립을 유지하다 보면 팔꿈치 안쪽에 심한 통증이 찾아오는데, 이 통증을 컬 때문에 생긴 근육통이라고 착각하는 경우가 많다. 중력을 받은 바벨의 무게는 수직으로 꽂히는데, 지금처럼 팔꿈치가 바벨 밑에 놓이면 좋든 싫든 손목과 팔꿈치가 하중이 어느 정도씩 부담해야 한다(그림 2-34). 등은 250kg을 너끈히 받을 수 있지만 손목이나 팔은 무거운 하중을 받아낼 능력이 없다.

앞에서 이야기했지만, 손목이 전완과 나란하려면 엄지손가락이 바벨 위에 놓여야 한다. 힘을 주지 않아서 뒤로

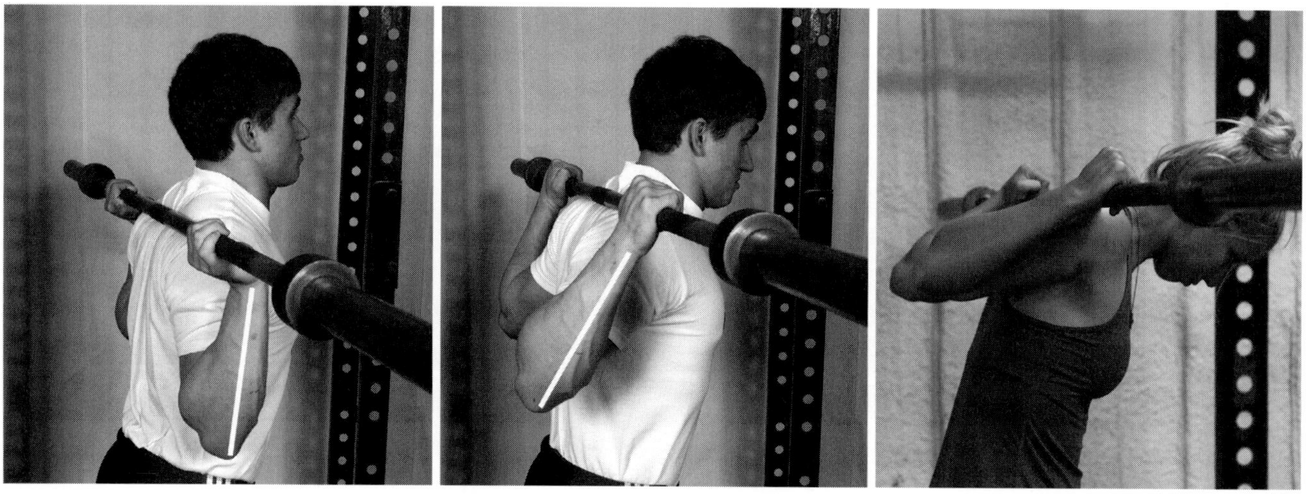

그림 2-34. 틀린 자세(A)와 올바른 자세(B). 바벨과 닿아 있는 손과 팔이 어떤지 보라. 팔꿈치는 뒤쪽으로 들어올려져 있어야 한다. 높이 들지 않거나 아예 바벨 밑으로 내려놓게 되면 중량을 가로채거나 등 상부가 앞으로 말리는 원인이 될 수 있다.

꺾인 손목과 바벨 밑으로 늘어뜨린 팔꿈치가 더 편하게 느껴진다면, 어깨의 유연성으로 감당할 수 없을 만큼의 좁은 그립을 잡고 있는지 확인해야 한다. 손목을 편 상태를 유지하려면 그립을 약간 넓게 두는 것이 현명하다. 습관적으로 손목을 뒤로 꺾어 왔다면 아예 손목을 앞으로 굽힌다는 느낌으로 굴곡시키는 편이 나을 수 있다. 올바른 자세에서 손목은 앞이나 뒤로 꺾이지 않고 곧게 펴져 있어야 한다. 중량은 온전히 등에만 실려야 하며, 팔에서 손까지는 실리면 안 된다(그림 2-34). 스트렝스를 키우기도 전에 이 부위에 문제가 생기지 않게끔, 등에 모든 중량을 싣는 법을 익히도록 하자.

간혹 손을 너무 벌려서 손가락이나 손바닥을 원판에 대고 있어도 괜찮다고 생각하는 사람들이 있다. 믿기 힘들겠지만 사실이다. 앞에서도 이야기했지만 그립이 넓어지면 등 상부 근육이 풀어지므로 바벨을 지지하는 근육의 힘이 줄어든다. 넓은 그립으로 인해 후면삼각근, 회전근개, 승모근, 능형근이 이완되면 하중을 받아낼 구조물은 뼈 밖에 남지 않는다. 바람직하지 않다. 그 와중에 바벨 끄트머리에서 제멋대로 **회전하는** 원판에 손을 댄다는 건 멍청한 짓이다. 바벨은 등과 그립 사이에서 안전하고도 완전히 제어되어야 한다.

선수들과 마찬가지로 하나의 문제는 다른 문제와 연관되어 있고, 하나를 해결하면 다른 것도 해결된다. 늘어진 어깨와 풀어진 가슴 또한 서로 연관된 문제이므로 한 번에 해결해야 한다. 팔꿈치가 아래로 떨어지면 어깨는 이완되고, 반대로 팔꿈치를 들면 어깨는 단단해진다. 그러나 팔꿈치를 너무 높이 들면 등 상부가 앞으로 말린다. 이와 마찬가지로 가슴을 들어올리는 일은 위쪽 등 근육, 특히 장배근longissimus dorsi 위쪽의 수축을 요구한다. 이렇게 가슴을 들어올리는 일은 흉추 신전으로서, 등의 움직임이다. 어깨를 단단하게 만들고 팔꿈치를 드는 것은 등에 붙은 바벨을 지지함으로써 흉추를 신전시키는 근육을 보조한다. 두 가지를 동시에 하면 바벨 밑의 모든 근육이 단단해진다. 바벨을 얹기 전에 이 동작들을 미리 해놓으면 느슨해진 근육 사이로 바벨이 빠질 일은 없을 것이다. 팔꿈치와 가슴을 함께 들어올림으로써 바 아래 있는 보조 근육이 단단해지므로 바벨의 하중을 등에 완전히 실을 수 있다.

바벨을 평평한 위치에 놓을 요량으로 가슴을 바닥과 평행하게 만드는 경우가 많다. 척추를 굽히면 바벨이 등에서 굴러떨어지지 않으리라 생각하는 모양이다. 팔꿈치를 지나치게 들어올리는 것도 똑같다. 그러나 손을 제 위치에 두고 올바른 그립을 잡은 뒤에 팔꿈치를 올바른 높이까지 들어올리면 바벨은 굴러 떨어지지 않는다. 팔꿈치와 가슴을 들어올리면 손이 앞으로 떠밀리고, 바벨은 손에 떠밀려 등 안으로 파고들 수밖에 없다. 각도와 속도의 변화를 모두 감당할 수 있는 단단한 자세가 만들어지는 것이다.

등

스쿼트는 무릎 부상의 원흉으로 근거 없이 지목되는데, 실질적으로 가장 큰 위험 요소는 바로 척추이다. 대개 자세 문제로 발생하는 등허리의 부상은 무릎 부상보다 흔하다. 당연히 예방조치가 있어야 한다. 등 하부, 즉 허리는 다치기 쉬운 부위이기도 하거니와, 실제로 모든 종류의 근로자들에게서 가장 흔하게 발생하는 부상으로서, 생산성 하락으로 인한 손실비용과 치료비를 합하면 연간 수십억 달러는 가뿐히 넘길 것이다. 허리 부상이 체육관 바깥에서 흔히 생기는 것과 대조적으로, 리프팅을 하는 사람들은 이를 잘 견뎌낸다. 경험은 모자란데 성질만 더러운 코치들 때문에 척추를 나쁘게 쓰면서도 매일 고중량 리프팅을 하는 어린 선수들의 부상률이 낮다는 점을 보면 알 수 있다. 척추에 가장 위험한 움직임은 부하가 걸린 채 회전하며 굽어지는 것이다. 이런 움직임은 트럭에 짐을 실을 때나 가능하지 바벨 훈련에는 없으므로, 틀린 자세로 한다고 쳐도 바벨 훈련은 비교적 안전한 편이다. 물론 올바른 자세와 비교하면 틀린 자세가 훨씬 위험하지만, 중요한 것은 틀린 자세가 비효율적이라는 점이다. 제대로 한 바벨 운동은 우리에게 더 많은 중량과 더 강해질 기회를 선사할 것이다. 안전은 덤이다.

리프팅 기법에 있어 등 하부의 역할을 이해하려면 엉덩이와 다리의 근육군만이 아니라 척추에 대한 해부학적 이해가 앞서야 한다. 앞서 우리는 척추가 단단한 막대 역할을 하여 고관절과 무릎을 신전시키는 근육이 만든 모멘트 힘을 전달한다는 사실을 익혔다. 척추는 몸통에 붙은 근육에 의해 단단히 고정되며 골반을 펴는 근육에 의해 움직이는데, 이때 척추를 잠그는 것은 등 하부의 근육들이다.

햄스트링은 대퇴이두근, 반막양근, 반건양근으로 이루어져 있는데, 이 세 근육은 모두 골반의 좌골결절에

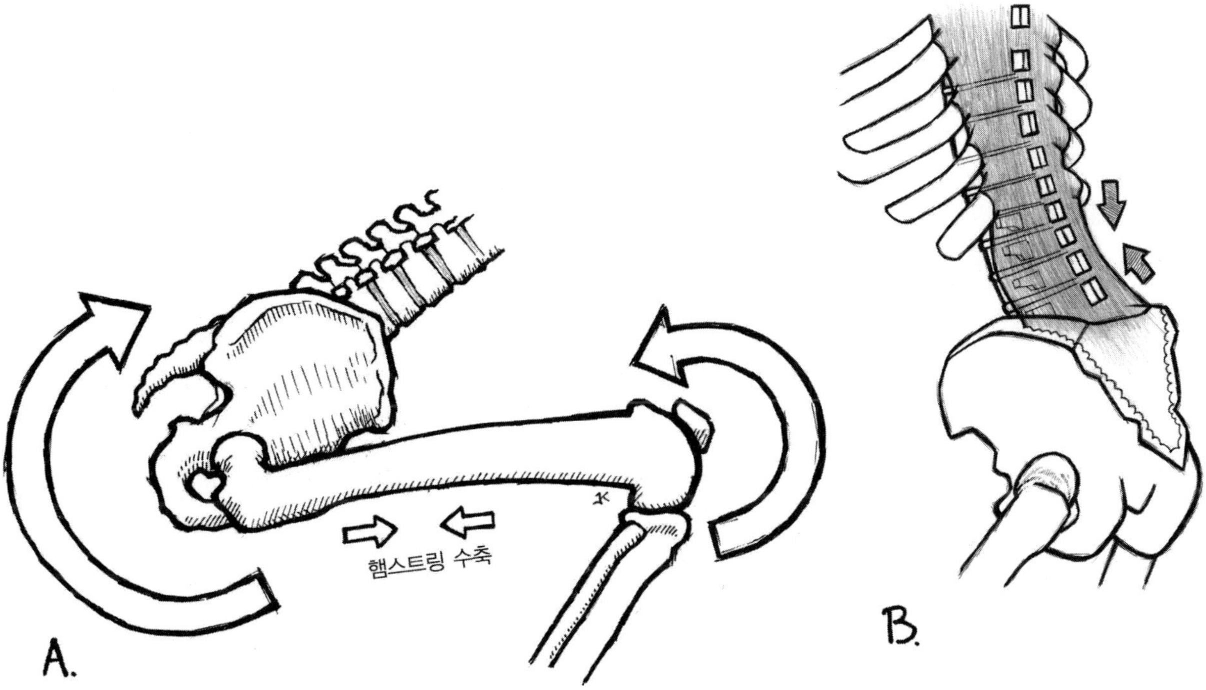

그림 2-35. (A) 요추, 골반, 대퇴골, 경골 상부의 관계와 이들을 움직이는 근육의 역할을 모식적으로 나타낸 것이다. 스쿼트는 대퇴사두근 운동으로 알려져 있으나 풀스쿼트를 하게 되면 햄스트링도 강하게 발달한다. (B) 척주기립근은 골반, 갈비뼈, 척추에 붙어 있으며, 수축을 통해 척추를 신전시킨다. 이렇게 '아치를 만드는' 동작은 다열근, 회전근, 극간근, 횡돌기간근의 합작품이다. 이 근육들이 수축하면 그림에서 화살표가 가리키는 방향으로 척추가 움직인다.

붙어 있다. 이 근육은 무릎 뒤쪽을 지나 경골의 제가끔 다른 위치로 들어간다. 요컨대 햄스트링은 고관절과 무릎 양쪽에 걸쳐 있고, 따라서 물리적으로 두 가지 기능을 한다. 고관절을 펴는 근위부 기능과 무릎을 굽히는 원위부 기능이 그것이다. 햄스트링은 또한 후면각을 조절하기 위해 각각의 부착지점에서 등척성으로 작용할 수도 있다.

햄스트링이 둔근과 내전근을 따라 근위부 기능으로서 고관절 신전을 만들어 내는 것은 스쿼트에서 절대적이라 할 수 있다. (실제로 햄스트링은 신장성, 단축성, 등척성 기능을 통해 고관절 신전과 슬관절 굴곡과 후면각을 조절할 수 있다. 이런 기능들을 정의하는 건 쉽지 않지만, 고립 관절 운동기구에서는 비교적 명확해진다. 물론 일반적인 움직임의 복잡성을 그따위에 비할 바는 아니다.)

스쿼트에서 파워는 엉덩이와 다리에서 나와 단단한 몸통을 타고 하중이 실린 어깨로 전달된다. 척추는 등, 옆구리, 흉곽, 복근을 비롯한 근육에 의해 정상 해부학적 자세를 이루며, 이들 덕분에 몸통을 거쳐 바벨로 힘을 안전하게 전달할 수 있다. 무거운 것을 들 때는 보통 배에 힘을 준다(사실 배 주변에 있는 것들을 죄다 쥐어짠다). 이 과정에서 상체는 척추를 둘러싸는 단단한 통처럼 변한다. 복벽과 척추 사이에서 비압축성 유체로 된 기둥이 압축성 힘을 전달하게끔 하는 정수압 기둥hydrostatic column이 만들어낸 효과이다. 척추를 떠받들고 있는 이 정수압 기둥을 통과해 전달된 압축력은 등 근육으로 전달돼 중량을 짊어지고 서 있게 하는 힘을 제공한다. 이 근육들은 등척성으로 수축한다. 다시 말해, 수축은 하지만 움직임의 원인이 되지는 않는다. 오히려 이 근육들 사이에서는 어떠한 움직임도 일어나지 않는다.

골반은 꼬리뼈 바로 위인 등 하부 L5(5번 요추)/S1(1번 천추) 영역에서 척추와 관절면을 만든다. 척주기립근, 혹은 '기립근'이라고 불리는 등 하부의 근육들은 골반을 기시점으로 척추의 여러 부위에 붙어 있다. 이 근육이 수축하면 골반은 요추보다 상대적으로 안정된 위치를 확보한다. 기립근과 허리의 인대는 골반과 척추를 단단히 잠금으로써 부하를 받는 척추가 움직이지 않게 하는 동시에, 관절을 정상 해부학적 위치에 놓음으로써 추간판(디스크)의 손상을 막는다. 몸을 앞으로 기울였을 때 등 하부의 각도에 맞게 골반을 기울여야 하는 이유가 여기에 있다.

그러나 스쿼트가 하단 자세로 가는 과정에서 앞으로 숙인 상체 때문에 등 하부는 자연스레 말린다. 햄스트링의 해부학적 특징과 허벅지의 위치에서 원인을 찾아볼 수 있다. 스쿼트의 깊이가 깊어지면 상체는 자연히 앞으로 숙여지는데, 햄스트링의 기시점인 골반의 바닥은 햄스트링의 부착점인 무릎 아래 경골 근위 방향으로 장력을 받는다. 후면각이 커지면 햄스트링은 팽팽해지면서 골반과 무릎의 부착점을 잡아당긴다. 이때 무릎을 충분히 벌리지 않으면 허벅지가 몸통에 걸린다.

여기에 두 가지 문제가 있다. 등 근육은 골반 위쪽에, 햄스트링은 골반 아래쪽에 붙어 있으며, 골반은 고관절을 접고 펼 수 있다. 따라서 등 하부 근육과 햄스트링 모두 고관절을 축으로 골반을 움직일 수 있다. 등 근육과 햄스트링이 골반 통제의 주도권을 잡으려는 경쟁을 벌일 때, 척추가 단단하고 안전하고 효율적으로 유지된다면 등 근육이 이기게 마련이다. 하강 구간에서 양쪽 대퇴골이 충분히 벌어지지 않으면 그 사이로 상체가 들어가지 않는다. 대퇴골과 골반과 허리의 위치관계를 결정함으로써 기립근과 햄스트링이 상호보완적인 기능을 하게 해야 이 문제를 해결할 수 있다.

스쿼트를 하며 척추를 편 상태로 무릎을 밀어내면 등 하부가 둥글게 말리는 것을 막을 수 있다. 대퇴골 위쪽을 바깥으로 회전시켜 잠근 뒤 무릎을 밖으로 벌리면, 외회전을 담당했던 근육들은 대퇴골의 상하방 움직임에만 관여하게 되고, 외회전되었을 때 신장한 이들 근육은 결국 스쿼트에 능동적으로 개입한다. 딥 스쿼트에서 무릎을 벌리면 햄스트링이 하는 일은 없어진다. 무릎과 고관절이 굴곡과 신전을 동시에 하기 때문에 햄스트링이 늘어나는 정도는 실제로 크지 않으며, 따라서 제대로만 한다면 열에 아홉은 수평 아래 깊이까지 스쿼트를 해 내려갈 수 있다.

여기서 가장 큰 문제가 되는 건, 등 하부가 어떤 자

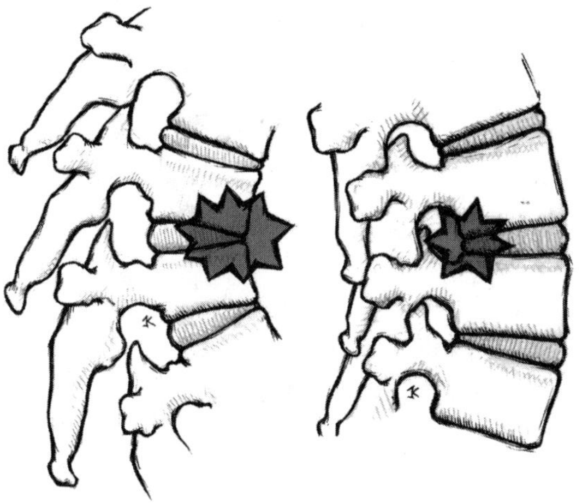

그림 2-36. 하중을 받는 상황에서 척추가 올바르게 정렬되면 추간판을 따라 힘이 고르게 분산된다. 그러나 굴곡이나 과신전 등으로 척추가 제대로 정렬되지 않으면 추간판에 가해지는 힘의 균형이 깨질 뿐만 아니라, 궁극적으로는 부상의 원인이 되기도 한다.

세에서 개입되는지 판별할 능력이 없는 경우다. 몸의 위치를 판별하거나 바닥 혹은 신체 부위를 공간적으로 연결하는 능력인 운동감각kinesthetic sense이 없는 경우도 매우 흔하다. 어떤 사람은 스쿼트의 하단 자세에서 등 하부가 구부러져 있는지, 아치가 바르게 돼 있는지 아예 모르기도 하고, 또 어떤 사람은 어떤 자세에서 등이 개입되는지 어렴풋이 알기도 한다. 이 사람들에게 등 상부와 등 하부의 아치는 구별이 안 되고, 상부와 하부를 가르는 경계 역시 모호하다. 이 상황에서 누가 등 하부 아치 문제를 지적하면, 그들은 가슴을 들어올리기도 하고 허리를 굽히기도 하면서 온갖 기괴한 동작을 선보이지만 요추는 신전시키지 못한다. 햄스트링 유연성이 부족해도 이런 문제를

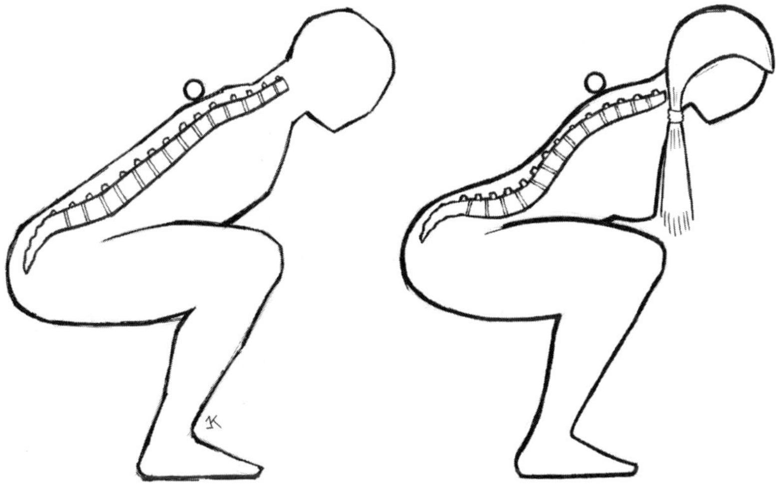

그림 2-37. (여자 모델의) 요추 과신전은 스쿼트에서 사용하는 올바른 등 자세가 아니다. 이는 앞쪽에서 척추를 받쳐줄 정도로 복근이 수축하지 않았다는 증거일 뿐이다.

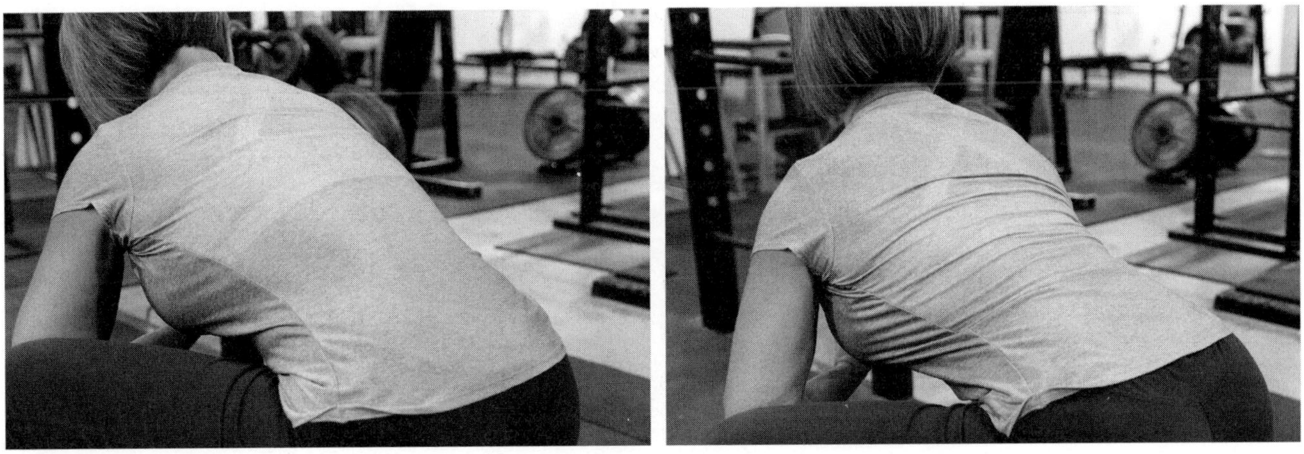

그림 2-38. 코치가 척추의 신전(등의 아치)을 확인하는 손쉬운 방법이 있다. 바로 옷 주름이다. 셔츠의 위아래 거리가 줄어들면 이런 주름이 생기게 된다.

호소할 수 있지만, 바람직한 스쿼트에서 햄스트링 유연성은 실질적으로 필요하지도 않을뿐더러, 완벽에 가까운 유연성을 갖춘 사람들도 스쿼트에서 요추의 신전을 유지하지 못하는 경우가 많다. (대개 여성들의 경우) 요추를 과신전하기도 하는데, 위험하기는 매한가지다. 중량을 얹었을 때의 잠재적인 위험성을 감안하면 오히려 굴곡보다 과신전이 나쁘다(그림 2-36). 이러한 현상은 기립근의 수축에 발맞추어 앞쪽을 지지하는 복근의 수축에 실패했을 때 일어난다. 그러나 이러한 과신전은 고중량 스쿼트나 데드리프트에서 단순히 요추의 신전을 유지하지 못하는 것보다는 드물게 보인다. 이제는 좀 알겠지만, 기립근이 자발적인 단축성 수축(등 하부에 아치를 만드는 움직임)을 할 수 없다는 말은, 자세를 유지하기 힘들어졌을 때 등 하부의 신전 상태를 능동적으로 유지할 수 없다는 말과 같다. 다시 한 번 읽어보고 이것만 기억하자. **요추의 과신전은 스쿼트에서 쓸 만한 것이 아니다. 자발적으로 등 하부의 아치를 만들 수 없다는 것은 기립근을 통제하지 못한다는 말과 같으며, 이는 스쿼트의 하단 자세나 데드리프트와 클린의 시작 자세에서 척추가 굽어지는 것을 막지 못한다는 말과 같다.**

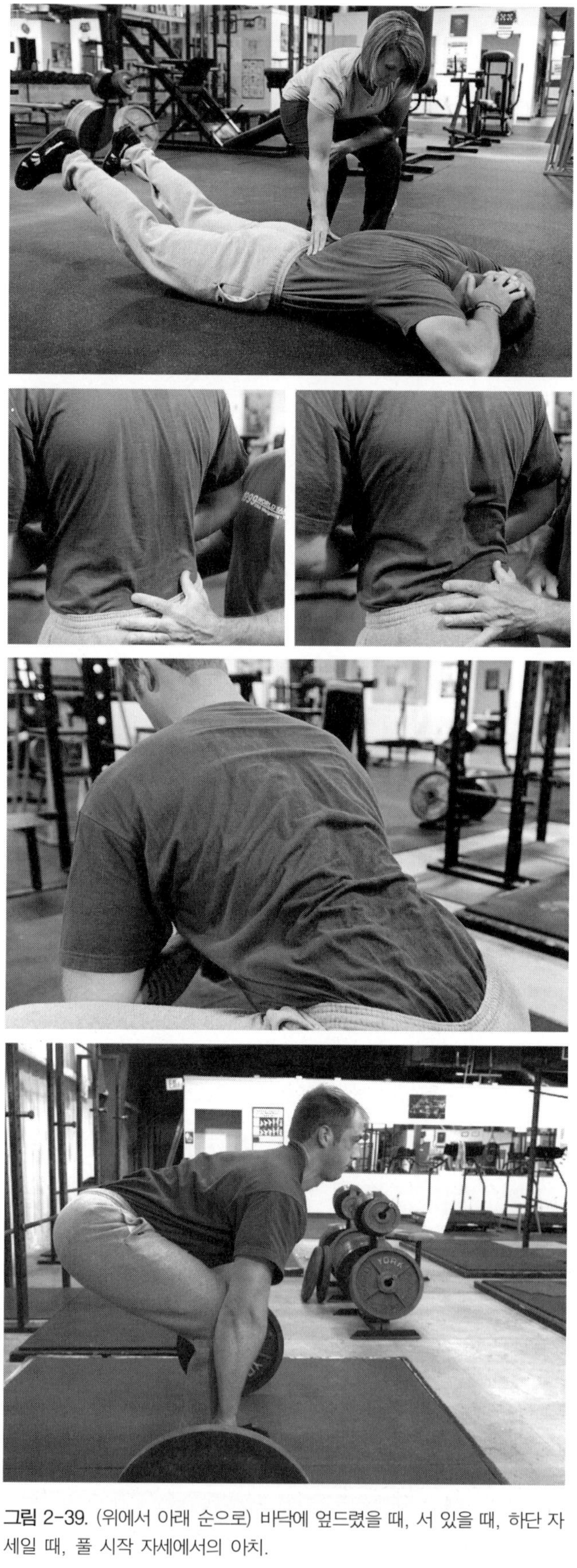

그림 2-39. (위에서 아래 순으로) 바닥에 엎드렸을 때, 서 있을 때, 하단 자세일 때, 풀 시작 자세에서의 아치.

등 하부의 올바른 자세를 배우고 싶다면, 올바른 자세를 따라해 본 뒤 그 느낌을 기억하고 평상시에도 써먹을 수 있어야 한다. 가장 좋은 방법은 배를 땅에 대고 엎드린 다음, 양손을 뒤통수에 대고 팔꿈치를 든 뒤 가슴을 바닥에서 떼어 보는 것이다. 이렇게 하면 흉추(등 상부)가 신전되는 느낌을 알 수 있다. 우리의 목표는 등 하부의 훈련이니, 일단 엎드린 채 다리를 쭉 펴고 바닥에서 무릎을 들어올린다. 더 센 자극을 원한다면 사두근도 바닥에서 들어올려 보자(무릎을 들어올린답시고 발가락으로 바닥을 누르고 있으면 안 된다). 올바르게 해냈다면 둔근과 햄스트링은 물론이고, 가장 중요한 등 하부 근육을 쓴 셈이다. 이것이 등 하부가 수축했을 때의 느낌이다. 아치의 모양을 느껴보자. 긴장을 풀고 이완했다가 다시 한 번 더 해 본다. 등에 붙은 척주기립근을 반복적으로 수축하는 과정에서 몸은 새로운 동작 패턴을 쉽고 빠르게 익혀 간다. 다른 자극과 구분하기 위해서라도 다른 동작을 병행하지는 않도록 한다. 10~15회 정도로 한 세트만 해도 근육을 달굴 수 있으므로 일어섰을 때 이 근육들을 보다 잘 느낄 수 있을 것이다. 동작 패턴이 새롭게 마음속에 자리 잡았으니 이제는 근육을 달구는 느낌을 나중에 다시 써먹기만 하면 된다.

선 자세로 아치를 만드는 연습을 몇 번 반복해 본다. 확실히 하려면 무릎과 고관절을 잠그지 않고 하프 스쿼트 자세를 취한 상태에서도 이러한 요추신전이 가능한지 확인해 본다. 이러한 과정을 통해 올바른 등의 자세가 어떤지 알 수 있을 텐데, 무릎을 밖으로 벌리는 스쿼트의 모든 과정에 걸쳐서 등의 아치를 유지할 수 있어야 한다.

엉덩이

스쿼트는 그 움직임이 운동사슬의 구성요소인 근육과 골격 사이의 복잡다단한 상호작용으로 이루어진다는 점에서 중요한 운동이다. 거미줄처럼 얽힌 몸 앞뒤의 근육과 결합조직은, 바닥에 붙은 발에서부터 종아리와 허벅지와 엉덩이를 거쳐 바벨이 얹힌 척추까지의 연결망을 제어하는데, 이 과정에서 미드풋 균형점 위에 놓인 각 요소간의 상대적인 위치가 조절된다. 이러한 요소를 구성하는 근육 가운데 비복근, 햄스트링, 대퇴직근은 관절 두 개를 가로지른다. 균형을 유지하는 데에도 힘이 필요한데, 근위부와 원위부에서 동시에 작용하는 이 근육들의 미세조정이 힘의 생산 과정에 관여한다. 꽤나 까다로운 일을 맡고 있는 셈이다.

'힙 드라이브'는 이러한 근육의 상호작용을 가리키는 용어로, 골반과 관련이 있다. 하단 자세에서 올라갈 때 엉덩이는 파워를 제공하여 둔근, 내전근, 햄스트링으로 하여금 고관절각을 열게 한다. 상승 구간에서 허벅지가 수평선을 지나면, 햄스트링은 후면각을 유지하러 가고, 대퇴사두근은 상승의 추진력을 계속 만들어 낸다. 완전히 일어난 자세에서 둔근, 내전근, 햄스트링, 대퇴사두근은 고관절과 무릎을 동시에 신전시키면서 동작을 마무리 짓는다.

개념적으로 볼 때 무릎과 고관절은 대퇴골로 연결되어 있다. 무릎이 앞으로 나가면 고관절 따라서 앞으로 나간다. 이렇게 무릎과 고관절이 모두 앞으로 나가면 몸이 균형을 잃고 앞으로 쏠려 있거나, 후면각이 수직이거나, 고관절각이 너무 열려 있거나, 무릎각이 너무 좁아진 상태이므로 하단 자세에서 빠져나올 추진력을 만들어낼 수 없다. 스쿼트에서 힙 드라이브는 파워 생성의 기초이며, 해부학적으로는 복잡할지 몰라도 쉽고 빠르게 배울 수 있다.

그림 2-40을 보자. 하단 자세에서 척추를 받쳐 주는 천골 위에 손을 올려놓았다고 생각해 본다. 이 상태에서 손을 수직 윗방향으로 밀며 엉덩이가 그 궤적을 따라가는 상상을 해 보자. 지금 떠올린 그 이미지가 바로 힙 드라이브 그 자체이다. 훈련 파트너가 있으면 이 챕터의 초반에 다루었던 힙 드라이브 부분으로 돌아가 본다. 아래의 사진

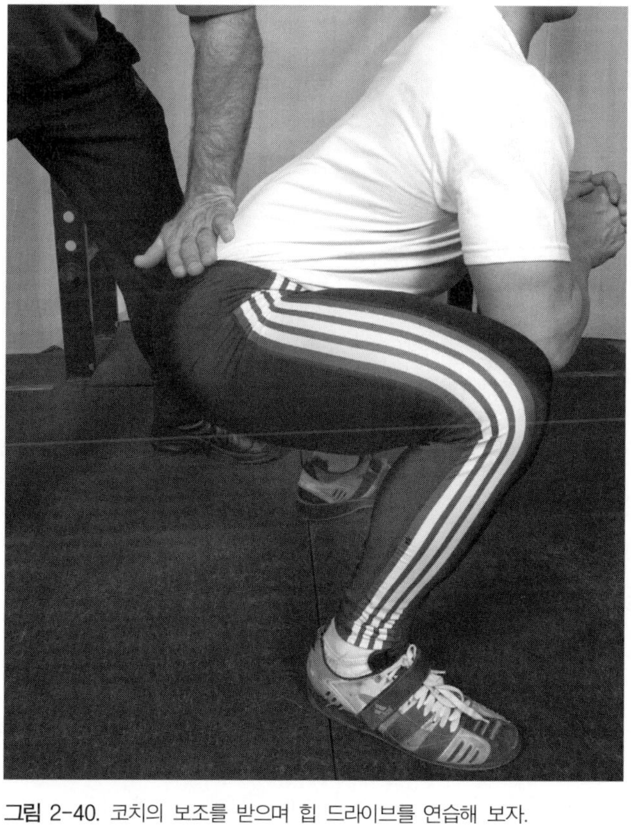

그림 2-40. 코치의 보조를 받으며 힙 드라이브를 연습해 보자.

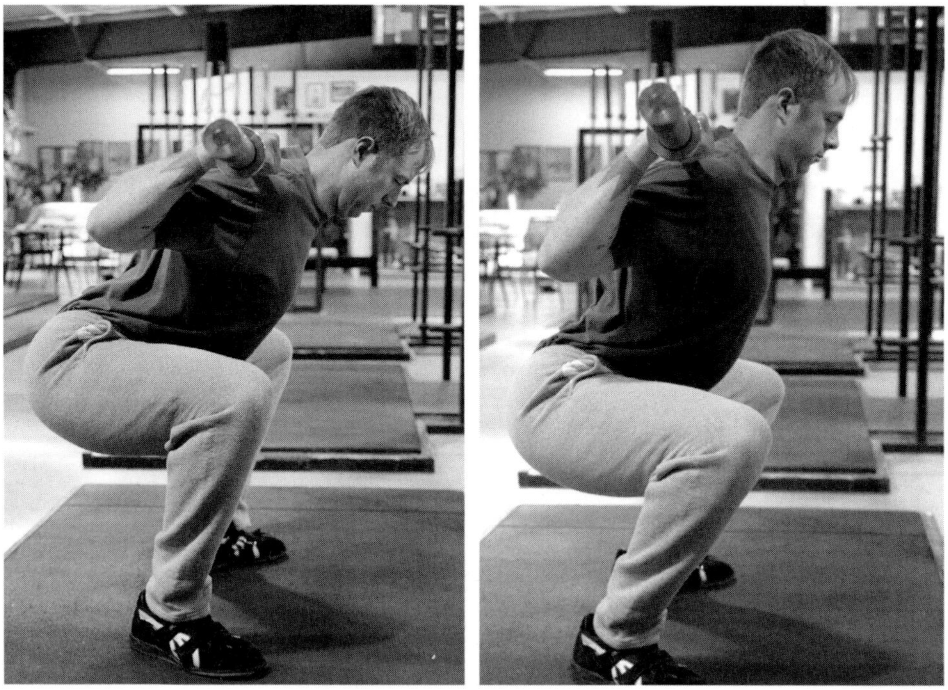

그림 2-41. 엉덩이 대신 가슴으로 추진하면 스쿼트 도중에 햄스트링의 긴장이 사라진다. 닫힌 무릎각과 직각인 고관절각은 햄스트링의 기시점과 부착점 사이의 거리를 감소시키므로 힙 드라이브에서 햄스트링이 할 일을 못 하게 만든다.

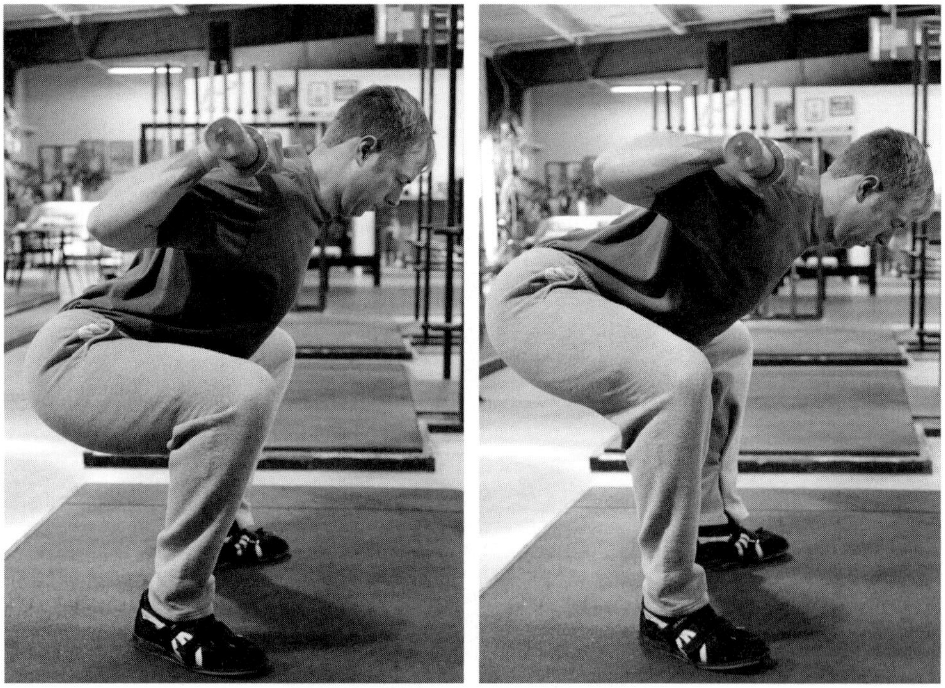

그림 2-42. 하단 자세에서 올라갈 때 후면각이 수평으로 누우면, 엉덩이와 다리 근육을 비효율적으로 써서 나쁜 움직임을 만들어낸다.

처럼 파트너에게 손으로 엉덩이를 누르게 한 뒤, 힙 드라이브를 시도하며 그 효과를 몸으로 느껴 보자. (겸사겸사 머리와 시선의 방향도 같이 연습해 보자. 파트너가 손을 댄 상태로 힙 드라이브를 연습하되, 바닥을 보는 것과 천장을 보는 것 중 무엇이 더 좋은지 골라 보자. 바닥 쪽에 20달러 건다.) 스쿼트를 할 때 강력한 힙 드라이브의 유무는 겉으로 드러나지 않을 수도 있다. 그러나 제대로만 한다면 파워의 차이를 충분히 느낄 수 있을 것이다.

이 과정에서 엉덩이를 위가 아니라 앞으로 추진하는 실수를 할 수도 있다(그림 2-41). 엉덩이가 앞으로 향하면 무릎도 앞으로 따라가고, 따라서 무게중심은 발끝 앞쪽으로 쏠린다. 무게중심이 앞으로 움직이면 무릎각이 닫히는데, 이 때문에 원위부가 짧아진 햄스트링은 느슨해져서 수축력을 내지 못하고, 결과적으로 파워를 제대로 내지 못한다. 하단에서의 반동은 햄스트링이나 내전근의 긴장과 비례한다고 설명할 수 있는데, 이 근육이 긴장을 잃는다는 건 탄성에너지의 저장량이 줄어들었다는 말과 같다. 당연히 수축할 때의 힘이 적어질 수밖에 없다.

하단 자세에서 나올 때 엉덩이가 위쪽이 아니라 뒤쪽으로 움직이는 경우도 많다. 이렇게 되면 후면각은 더 수평으로 눕고 무릎각은 더 열리지만 바벨은 위로 움직이지 않는다. 이 현상은 골반 근위부에서 후면각을 고정해야 할 햄스트링이 실패했기 때문에, 동시에 무릎각을 고정해야 할 비복근이 실패했기에 벌어진다. 이로 인해 무릎각이 열리게 되면 대퇴사두근은 수축력을 상당 부분 잃어버린다.

앞으로도 반복해서 나오는 이야기가 될 테지만, 운동에서 자세가 틀렸다는 말은 힘을 만들 능력을 잃어버렸다는 말과 같다. 스쿼트에서 파워를 극대화하려면 하단 자세에서 엉덩이를 수직 상방으로 들어올려야 하며, 이때 경골은 비복근에 의해 고정되어 햄스트링을 지지해야 한다. 둔근과 외회전근이 대퇴골을 바깥으로 밀어낼 때, 햄스트링과 내전근은 둔근과 함께 후면각이 유지된 상태에서 골반쪽으로 수축하여 고관절을 신전시키고, 대퇴사두근은 슬관절을 신전시키므로, 완전히 올라왔을 때 무릎과 고관절은 동시에 락아웃 된다. 이제부터 이 근육과 골격요소에 대해 좀 더 알아보자.

스쿼트 깊이는 이 책의 초반부터 줄곧 강조되어 왔는데, 이제는 엉덩이의 기능만 따로 떼어놓고 분석해 보자. 스쿼트에서 가동범위의 기준은 '수평 아래'인데, 이는 고관절(고관절각의 꼭짓점 부분으로서 바지를 입을 때 허리띠를 차는 부분)이 무릎(슬개골의 최상단부) 아래로 내려가는 것으로 정의할 수 있다. 등허리를 굽히지 않은 채로 깊게 앉기 힘들어하는 사람이 많다. 허리의 긴장을 없애고 요추를 굴곡시킨 채 깊이 앉는 건 누구나 할 수 있다. 그러나 스탠스를 정확히 잡고 무릎을 양 옆으로 밀어내면서 스쿼트를 하면, 외계인이 아닌 이상 수평 아래로 내려가면서 요추신전이 일어날 수밖에 없다. 스쿼트의 하단 자세에서 무릎을 양쪽으로 밀어내면 충돌impingement, 즉 두 뼈 사이에 연조직이 끼는 현상을 예방할 수 있다. 스쿼트를 수평 아래까지 내려주는 이 간단한 조절은, 동시에 엉덩이의 기능을 크게 끌어올려 준다.

스쿼트에서 제대로 된 깊이를 얻지 못하는 사람들은 종종 햄스트링의 신장성이나 가동성mobility이 원인이라고 믿기도 한다. 그러나 스쿼트 깊이가 햄스트링의 신장 능력에 영향을 받는다는 믿음에는 근거가 없다. 햄스트링이 얼마나 팽팽한가는 딥 스쿼트와 관계가 없다. 그보다는 골격계의 역학적 최적화가 문제다.

발뒤꿈치 간격을 어깨너비로 둔 뒤, 발끝을 바깥 30도 방향으로 벌리고, 발끝과 허벅지의 방향이 일치하도록 스쿼트를 해 내려가면, 고관절각은 닫히고 허벅지는 몸통쪽으로 붙고, 대퇴골은 허리선 바로 아래 튀어나온 뼈인 ASIS(전상장골극)의 바깥쪽을 향한다. 그러나 발끝이 벌어져 있지 않은 상태로 무릎과 발끝을 일치시키거나, 발끝을 밖으로 벌렸음에도 무릎을 안으로 모으면, 스쿼트의 하단 자세로 내려가면서 대퇴골이 ASIS를 향한다. 결국 허벅지가 골반에 꽉 차면서 그 주변의 연조직과 근육이 갇히게 되므로 더 깊게 내려갈 수 없다(그림 2-43).

스쿼트 깊이는 몸통과 대퇴골을 평면으로 볼 때 형성되는 고관절각에 의해 결정된다. 대퇴골의 위치 조정 없이 더 내려가려 들면 대퇴골 충돌로 인해 고관절각이 더 이상 닫히지 않으므로 허리가 말린다. 골반은 요추와 일직선을 이룬 상태로 척주기립근에 의해 단단하게 고정되어야 한다. 충돌 때문에 골반이 앞으로 젖혀지지 않은 상태에서는 허리를 말아야 더 내려갈 수 있다. 뱃살과는 관계가 없다. 그러니 깊이 문제를 해결하고 싶으면 시간낭비는 그만 하고 무릎을 밖으로 벌리기나 하자.

지도를 받은 경험이 없다면 무릎을 벌리지 않을 가능성이 크다. 대퇴골 안쪽에 장력이 느껴지기 때문에 무릎을

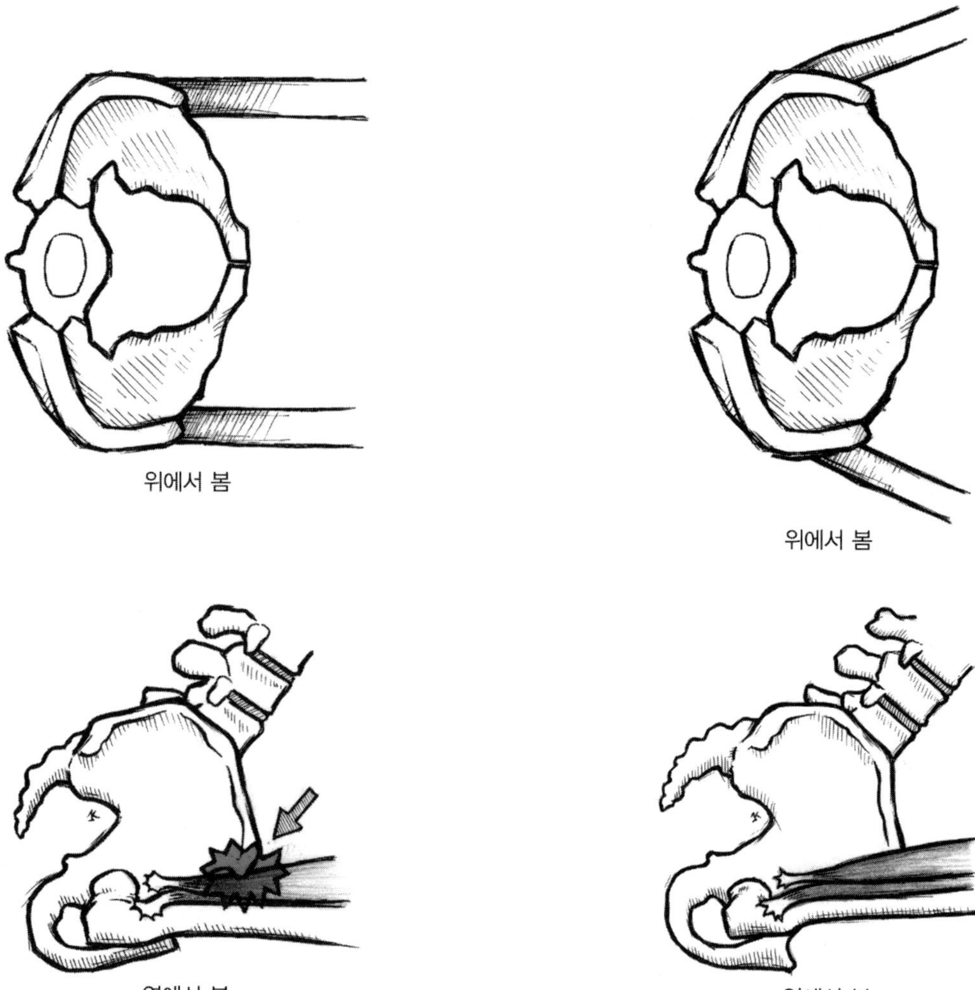

그림 2-43. 고관절 충돌(왼쪽 두 개)은 스쿼트 깊이를 제한하는 첫 번째 요소이다. 오른쪽 두 개의 그림에서는 이러한 충돌이 발생하지 않는다는 사실에 유의하자. 이는 스쿼트 깊이에서 햄스트링 유연성 이론이 틀렸다는 증거이다. 시키는 대로만 하자.

안으로 모으려는 것이다. 이 장력은 사타구니에 붙은 내전근에 의해 생성된다. 대내전근, 단내전근, 장내전근, 치골근, 박근으로 이루어진 내전근군(群)은, 대퇴골 안쪽과 뒷면을 따라 골반의 좌골과 치골에 붙어 있다. 스쿼트를 해 내려가며 무릎을 밖으로 벌리게 되면, 이 두 뼈 사이에 장력이 걸린다. 만일 발끝과 대퇴골의 방향이 일치하면, 내려가는 동안 근육이 늘어나기 때문에 이 근육들은 신장성으로 작용한다. 반면, 하단 자세에서 올라오며 고관절각이 열릴 때는 대퇴골 안쪽과 골반 내측 사이의 거리가 짧아지고, 따라서 내전근은 단축성으로 작용하며 고관절을 신전시킨다(그림 2-44를 보자).

내전근이 어떤 기능을 하는지 보고 싶다면, 먼저 허벅지 안쪽 아랫부분과 함께, 앉을 때 바닥에 닿는 궁둥이 아래쪽의 '궁둥이 뼈' 지점을 떠올린다. 대내전근은 이 두 지점에 붙는다. 척주기립근은 등을 신전시켜 잠그고 골반을 등에 정렬시켜 잠그는데, 이로 인해 스쿼트를 하며 내려올 때 등은 수평이 되고, 궁둥이 뼈는 뒤로 젖혀지며 무릎에서 멀어진다. 만일 무릎이 바람직한 방향, 그러니까 밖으로 30도쯤 벌어진 발끝과 같은 방향을 가리키고 있다면, 허벅지 안쪽 끝과 궁둥이 뼈는 멀어진다. 내려갈 때 멀어지고 올라갈 때 가까워진다는 건, 내려갈 때 길어진 근육이 '올라갈' 때 줄어든다는 것을 뜻한다. 바람직한 스쿼트

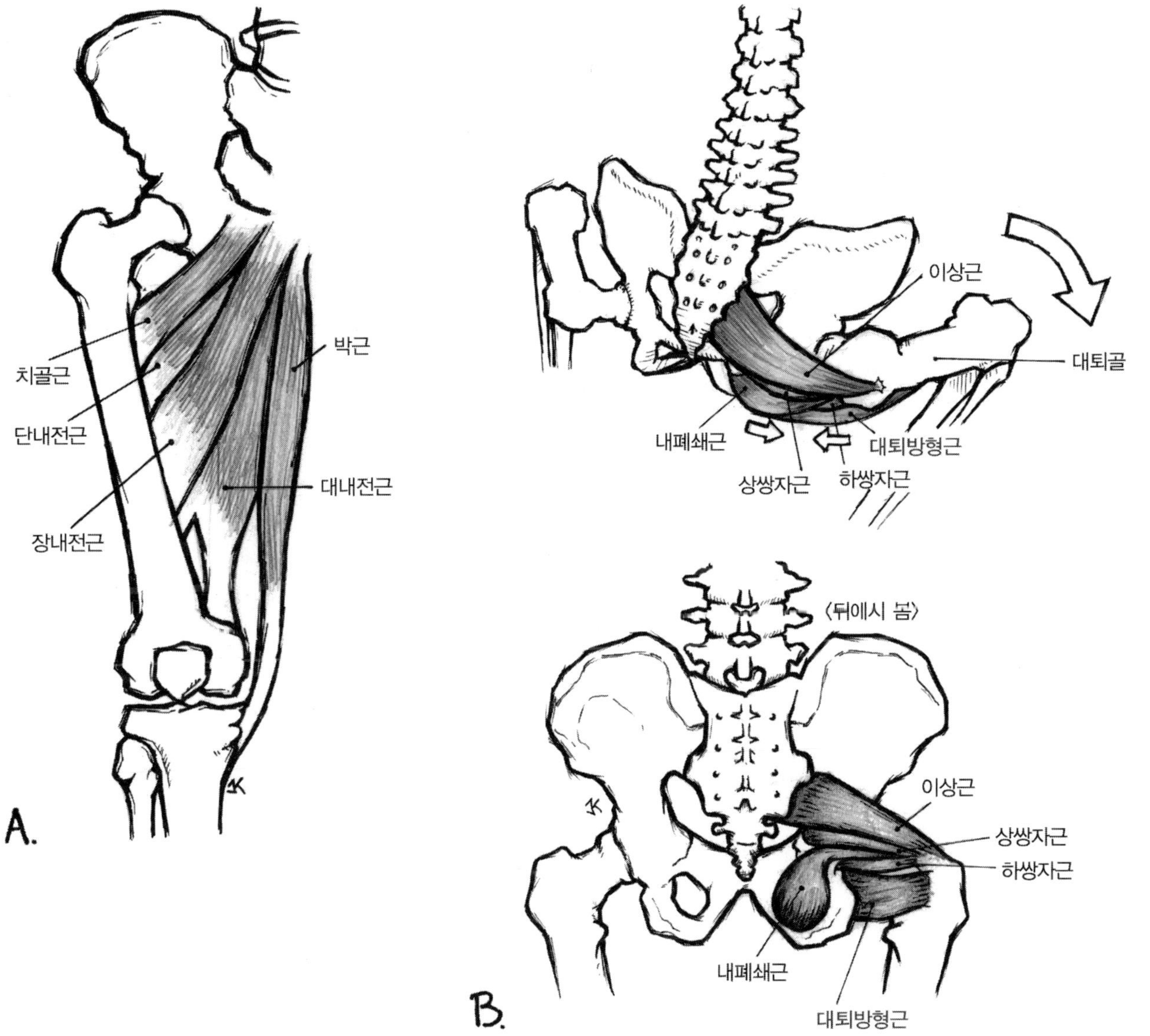

그림 2-44. (A) 오른쪽 허벅지의 내전근 해부 모식도. (B) 오른쪽 허벅지의 심부 외회전근 해부 모식도.

에서 내전근은 이렇게 작용하며, 내전근이 둔근이나 햄스트링 같은 뒷면사슬 근육과 함께 고관절 신근으로 분류되는 이유도 여기에 있다.

내전근이 무릎을 안쪽으로 잡아당긴다면, 엉덩이를 제대로 쓸 때 무릎을 밖으로 벌리는 근육은 대체 무엇일까? 허벅지에 있어서 내전ad-duction은 대퇴골의 원위부인 무릎을 몸의 정중선으로 잡아당기는 동작을 가리키고, 반대로 외전ab-duction은 무릎을 밖으로 벌리는 동작을 가리킨다. 이렇게 보면 외전근abductor은 용어상 무릎을 바깥으로 벌리는 근육을 가리킨다. 그러나 허벅지의 외전근은 두부장골능anterior iliac crest과 무릎 아래 다리를 잇는 작은 근육인 대퇴근막장근(TFL), 중둔근, 소둔근뿐이다. 몸 바깥쪽으로 다리를 들어올릴 때, 이 근육들은 동시에 작용하며 고관절을 외전시킨다. 그렇지만 해부학 실습실에서 외전을 정의해 보여주려는 경우를 제외하면 이런 동작을 할 일은 없고, 아마 스쿼트를 할 때도 마찬가지일 것이다.

외회전external rotation은 오른쪽 대퇴골을 시계방향으로 돌리거나 왼쪽 대퇴골을 반시계방향으로 돌릴 때 일어나며, 선 자세에서 발뒤꿈치를 회전축 삼아 발끝을 벌릴 때도 일어난다. 이때 적어도 아홉 개의 근육이 관여한다. 중둔근, 소둔근, 대둔근, 소내전근, 대퇴방형근, 하쌍자근, 내폐쇄근, 상쌍자근, 이상근이 그것이다. 외회전은 걸을 때 균형을 유지해 준다는 점에서 매우 중요하지만, 우리의 분석에 따르면, 스쿼트에서 하단 자세로 내려가는 동안 무릎을 바깥으로 벌리는 동작은 대퇴골을 외회전시키는 동작과 일치한다. 필요하다면 몸으로 직접 느껴볼 수도 있다. 서 있을 때 발뒤꿈치를 축으로 발끝을 벌리듯이 의자에 앉아서 대퇴골을 돌려보면 된다. 요컨대 외회전근을 사용해 무릎을 발과 평행하게 위치시킨다고 해야 앞뒤가 맞는다. (이 말을 확대해석한 나머지 무릎을 발 바깥쪽으로 벌리는 짓은 하지 않으리라 믿는다.) 따라서 스쿼트의 상단 자세에서 내전근이 제 몫의 일을 하도록 무릎을 발끝 방향으로 벌려주는 근육은 고관절 외회전근이라 할 수 있다. 이 근육들은 적절한 스쿼트 깊이를 만드는 동시에, 엉덩이 근육이 더 효율적으로 사용될 수 있도록 허벅지를 고정하는 역할을 맡는다.

스쿼트에서 하단 자세로 내려가기 위해 의도적으로 무릎을 바깥쪽으로 벌리면 대퇴골이 ASIS와 배에서 멀어지면서 내전근이 팽팽하게 늘어나는데, 신장한계점에 가까이 갈수록 효과적인 수축이 가능해진다. 늘어나 있는 근육은 처져 있는 근육보다 강하게 수축한다. 늘어난 근육이 곧 수축한다는 사실을 근신경계에 알려주기 때문이다. 수축하기 전에 신장이 일어나면, 효율적인 신경 신호가 발화됨으로써 더 많은 근육단위가 동원된다. 이러한 신장반사는 폭발적인 근수축에 필수적이고, 뛰어난 선수일수록 신장반사를 만들어내는 능력이 좋은 편이다. 제자리높이뛰기를 할 때 몸을 숙이지 않고 뛰어보면 무슨 뜻인지 알 수 있을 것이다. 머릿속으로만 생각해 봐도 알 수 있겠지만, 어떤 종류의 폭발적 근수축 과정에서든 신장반사는 필수적이다. 스쿼트에서 고관절의 외회전은 대퇴골의 위치를 잡음으로써 햄스트링이 튕겨오를 때 내전근과 외회전근이 거들 수 있게 하는 한편, 엉덩이의 근육군이 효율적인 스쿼트에 기여할 수 있는 여건을 마련해 준다. 물론 무릎을 밖으로 벌렸을 때의 이야기다.

스쿼트의 하단 자세에서 햄스트링, 둔근, 내전근을 신장시켰을 때 느껴지는 반동은 무릎 인대의 긴장과 반동에 의한 것이 아니다. 올바르게 수행된 스쿼트는 전/후방십자인대(ACL/PCL)에 별다른 자극을 제공하지 않는 중립적 사건이다. 대퇴사두근에 부하를 제대로 실으면 뒷면사슬이 늘어나며 팽팽해지는데, 이로 인해 생기는 반동은 무릎에 부담을 주지 않는다.

이때 타이밍이 중요하다. 반동을 제대로 이용했다면 엉덩이의 상방 추진이 즉각적이고도 강력하게 뒤따른다. 반동과 힙 드라이브 사이에 공백이 생기지 않는다는 게 포인트다. 반동은 언제나 추진력을 동반한다. 요컨대 반동이 발생하면 언제나 힙 드라이브를 예상해야 한다. 내려가는 과정 내내 '위로' 추진한다는 생각을 놓치면 안 된다. 내려가는 동안에도 내려가는 일은 생각하지 말고, 곧 올라간다는 사실에만 집중해야 한다. 이렇게 하면 반동이 생기기도 전에 힙 드라이브를 예측할 수 있으며, 결과적으로 둘 사이에 생길 수 있는 공백을 없앨 수 있다. 스쿼트에서 하강과 반동의 타이밍은 아주 중요하다. 알맞은 속도로 내려가야 반동이 제대로 생긴다. 너무 빨리 내려가면 반동만 망가지는 게 아니라 안정성도 떨어진다. 어딘가가 이완되어 있어야만 그렇게 빨리 내려갈 수 있기 때문이다. 스쿼트의 하강 구간에서 팽팽해진 근육은 탄성 에너지를 저장하고 등, 엉덩이, 무릎을 안전하고 올바른 위치에 잡아 놓는다. 올라오는 속도보다 빠르게 내려간다는 건 근육이 느슨해져 있다는 뜻이므로, 내려갈 때 근육의 긴장이 유지되게끔 해보자. 느리게 움직인다고 생각하면 좋다. 느슨한 상태에서의 빠른 하강은 관절을 제 위치가 아닌 곳에 쑤셔 넣게 되고, 또한 너무 빨리 내려가서 좋은 자세를 잃으면 올바른 기술을 유지할 수 없으므로 다칠 수밖에 없다. 스쿼트가 실체 없이 누명을 뒤집어쓴 이유가 여기에 있는지도 모른다. 폭탄 떨어뜨리듯 바닥으로 낙하한 본인이 문제지, 애꿎은 스쿼트 탓을 하지는 말자.

앞서 정의한 것처럼, 내전근과 햄스트링의 신장 한계

점은 언제나 수평 아래에서 드러난다. 하강 과정에서는 무릎과 고관절이 함께 굴곡하므로 햄스트링의 길이가 많이 달라지지 않는다. 하단 자세로 다가감에 따라 등척성으로 팽팽해진 햄스트링에는 장력이 걸리고, 이 장력을 통해 햄스트링은 후면각을 조절하는 한편 하강-상승 전환점에서 신장반사에 기여한다. 뒷면사슬의 유연성이 떨어지는 사람들이 적지 않고, 관절낭 인대가 굳은 사람도 더러 있다. 그러나 이보다는 스탠스를 교정하고 무릎을 ASIS 바깥으로 벌리라는 소리를 하루에도 수백 번씩 들어야 할 사람들이 훨씬 많다. 어쨌거나 신장이라는 측면에서 중량 스쿼트에는 몇 가지 장점이 있고, 무릎을 제대로 벌린 하단 자세로 중량 스쿼트를 몇 번 하다 보면 실질적으로 필요한 근육의 신장은 모두 얻어낼 수 있다.

앞서 논의했던 등 하부의 자세를 이제 전체적인 맥락 속에서 이해할 수 있을 것이다. 척추의 위치와 관련해서, 발달된 운동감각은 효율적인 힘의 전달과 효과적인 운동 수행능력에 필요하다. 낮은 무게일 때는 인대의 장력과 몸통의 단단함에 의존하는 것이 괜찮을지 몰라도, 워크 세트 중량에서는 아니다. 만일 요추와 골반을 완전히 굳히지 않아서 '골반 잠금'이 이루어지지 않는다면 척추를 통해 전달되는 힘의 효율이 낮아질 뿐만 아니라, 느슨해진 요추와 골반 사이에 붙은 근육 간의 효율이 낮아지므로, 뒷면사슬의 반동은 약해진다. 견고한 요추신전은 하단 자세에서 햄스트링을 팽팽하게 할 수 있도록 골반의 각도를 맞추고, 동시에 느슨해진 요추로 힘이 흡수되지 않게 해서 더 효율적인 반동을 가능하게 만든다. 이때 햄스트링은 로우 바 스쿼트에서 견고한 요추가 만들어 내는 후면각을 통해, 보다 효율적인 신장반사를 만들어낼 수 있게 된다. 골반을 차지하려고 기립근과 햄스트링이 벌이는 싸움판에서 등을 굳히고 햄스트링을 효과적으로 쓸 생각이 있다면, 기립근이 반드시 이겨야 한다고 생각하자.

만일 햄스트링의 간섭으로 생기는 장력이 없는 상황에서도 기립근을 수축해서 허리에 아치를 만드는 게 뭔지 모르겠다면, 혼자서는 더 이상 그 자세를 만들 수 없다. 운동감각이 없어서 아치가 어떻게 만들어지는지 모른다는 말이고, 따라서 데드리프트의 하단 자세에서 등에 아치를 만들거나, 스쿼트의 하단 자세에서 햄스트링의 장력이 최고조에 이를 때 등의 자세를 유지하기가 불가능하다는 말이다. 본인 얘기다 싶으면, 등 하부의 자세를 어떻게 제어하는지부터 배워야 한다.

지금까지의 내용을 요약해 보자. 스쿼트에서 엉덩이를 제대로 쓴다는 말은, 능동적으로 요추를 신전해 잠그고, 무릎을 벌리고, 신장반사가 일어날 수 있는 깊이까지 내려가면서, 가능한 최적화된 방식으로 뒷면사슬 근육을 쓴다는 말로 풀어서 쓸 수 있다. 이 동작 패턴에서 허벅지를 골반 바깥쪽으로 벌리면 적절한 깊이에 쉽게 도달할 수 있고, 이때 외회전근과 내회전근은 고관절 신전에 기여하는데, 대퇴골에 붙은 외회전근을 능동적으로 사용한다는 사실을 감안하면, 더 강한 스쿼트가 어떻게 이루어지는지 알 수 있을 것이다. 이러한 과정으로 고관절을 신전시키면, 더 큰 가동범위로 더 많은 근육을 더 효율적으로 쓸 수 있다.

무릎

이 책에서 제시하는 스타일의 스쿼트에서 무릎의 올바른 위치는, 발끝과 같은 방향을 바라보게 해서 발과 대퇴골이 나란해지도록 하는 것뿐이다. 사람마다 신체 부위의 길이가 다르기 때문에 정확한 길이는 재 봐야 알 수 있지만, 대부분의 경우 이 자세에서 무릎이 발끝보다 약간 앞으로 튀어나온다. 위에서 보면 대퇴골과 발이 평행하기 때문에 무릎이 뒤틀어지지는 않는다. 대퇴골, 경골, 몸통의 길이만 놓고 볼 때, 대퇴골이 짧고 경골이 길면 무릎은 발끝보다 약간 뒤쪽에 가 있게 되지만, 대퇴골이 길고 경골이 짧으면 무릎은 발끝보다 5~10cm까지 앞으로 나온다. 무릎이 발끝과 나란히 놓여 있기 때문에 벌린 발의 각도는 무릎의 각도를 결정한다. 사람마다 약간의 차이는 있겠지만, 그림 2-12에서 보았듯 대개는 30도 벌린 각도가 잘 통한다. 바로 앞 꼭지에서도 이야기했듯, 엉덩이를 잘 쓰기 위해서라도 이 각도가 필요하다.

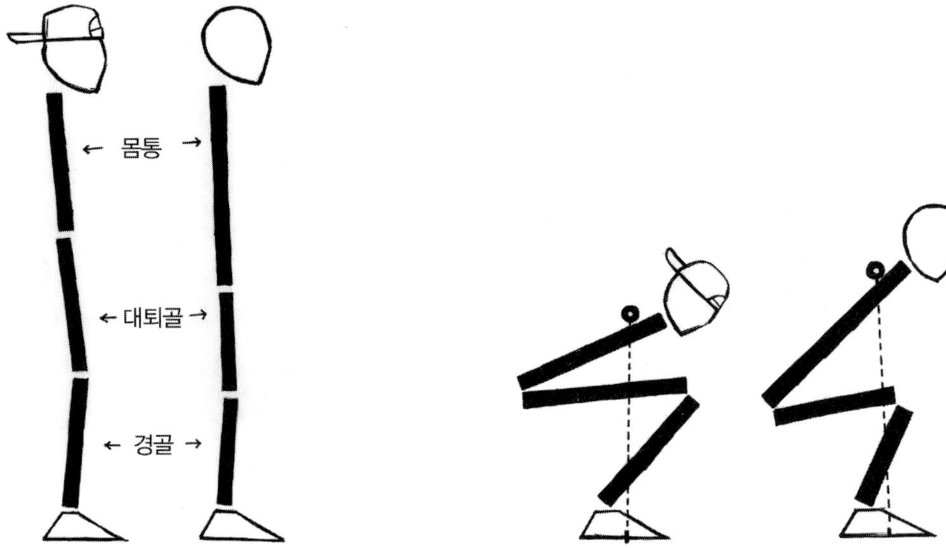

그림 2-45. 신체 치수가 다르면 하단 자세에서 몸의 모양이 달라질 수 있다. 둘 모두 옳은 자세이지만 다리와 몸통의 길이가 다르기 때문에 이와 같은 차이가 발생한다.

무릎과 관련해서는 크게 두 가지 오류를 꼽을 수 있다. 첫째, 무릎이 너무 모이는 경우. 둘째, 무릎이 앞으로 많이 나가는 경우. 이러한 오류는 모두 하강 초반이나 하단 자세에서 나타난다. 초보자들이 스쿼트를 처음 할 때는 이런 실수를 흔하게 겪는다. 둘 다 엉덩이의 기능이나 자세 인식과 연관되어 있다.

스쿼트에서 무릎이 안으로 모이는 것을 방치하면, 대퇴골 안팎에 붙은 근육의 기능이 떨어지게 된다. 직접 보지 않으면 교정할 수 없는 문제인 관계로, 지금부터는 스쿼트를 할 때 평소보다 더 아래쪽을 보자. 발끝 사이의 바닥에 시선을 두면 무릎을 확실히 볼 수 있을 테니, 그 상태로 자세를 점검한다. 스쿼트를 하는 도중에 무릎이 안쪽으로 모이면 일단 벌리고 본다. 무릎이 안으로 모였는데도 제대로 못 느끼는 경우가 많으므로, 무릎을 제 위치에 놓으려면 오버한다는 느낌으로 벌려야 할지도 모른다. 무릎과 발이 평행하게 만든 상태를 몇 세트 동안 유지하면 나중에 내전근과 바깥쪽 둔근에 근육통이 올 수도 있다. 이유는 앞에서도 말했으니 생략.

무릎을 너무 많이 벌리는 것도 흔한 문제긴 하지만, 이건 무릎을 벌리라는 큐를 오해해서 생긴 해프닝에 가깝

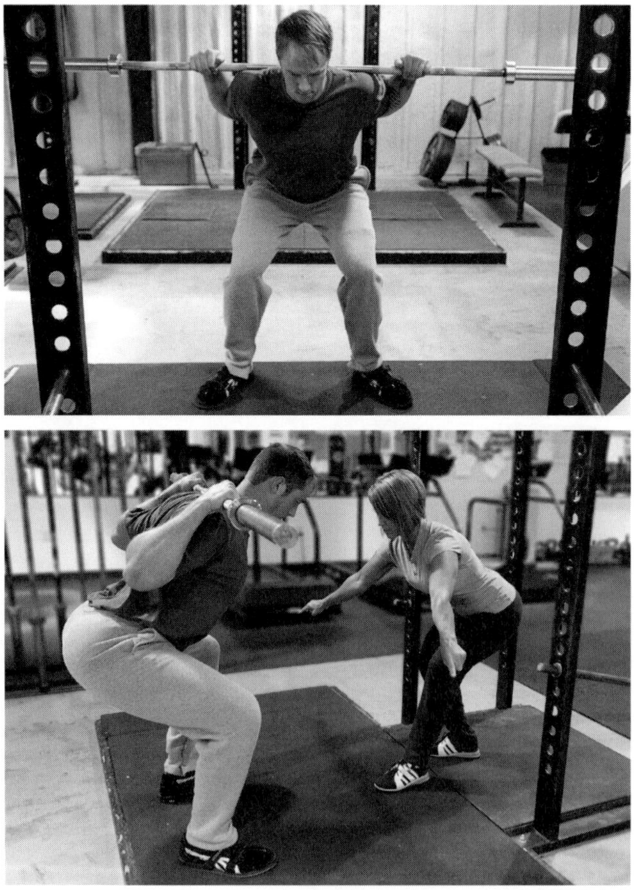

그림 2-46. (A) 지도를 받지 않으면 대개는 무릎이 모인다. (B) 무릎 벌리기를 지도하는 방법.

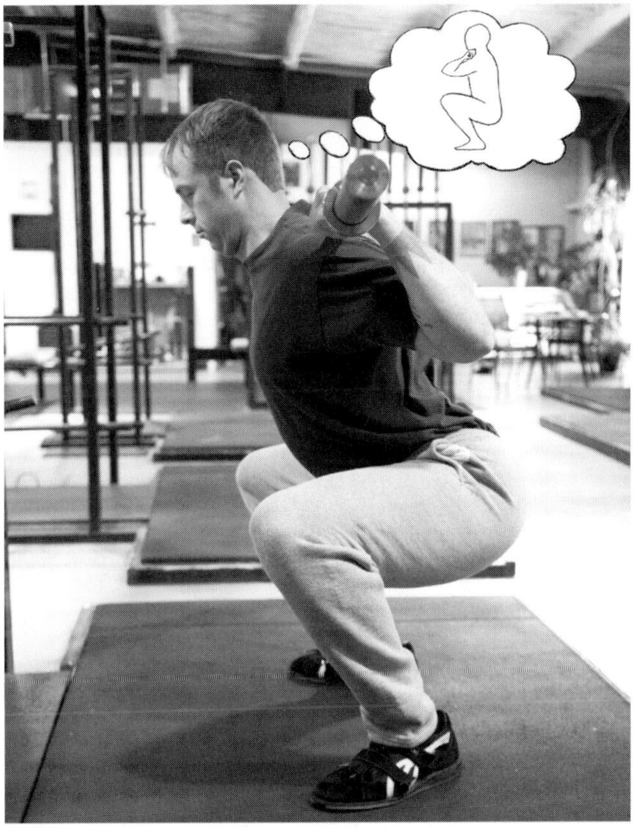

그림 2-47. 의외로 많은 사람들이 프론트 스쿼트처럼 몸통을 수직으로 세운 이미지로 스쿼트를 떠올리는데, 이 자세는 뒷면사슬 개입을 망쳐 놓는다. 등이 수평에 가깝게 누워 있어야 힙 드라이브가 효율적으로 나온다. 이렇게 후면각을 의식하고 있다는 건, 스쿼트에서 몸통이 무슨 일을 하는지 제대로 알고 있다는 말과 같다. 상체를 적극적으로 기울이자. 내려갈 때는 고관절을 뒤로 빼면서 무릎을 벌리자. 젖꼭지는 바닥을 보게 하자.

다. 이 경우 대퇴골과 경골이 정렬되지 않아서 관절에 뒤틀림이 발생하기 때문에, 고중량에서는 무릎을 이렇게 둘 수도 없다. 무릎을 안쪽으로 모으는 경우도 마찬가지다. 무릎 관절의 건강을 오래 유지하면서 리프팅 효율을 높이고 싶다면, 무릎은 발끝과 같은 방향으로 두어야 한다.

무릎이 앞으로 너무 많이 나가게 내버려 두는 것은 또 다른 문제다. 이 자세에서 무릎이 딱히 많이 망가진다고 보기는 어렵지만(물론 딱히 좋을 이유도 없다), 하단 자세에서의 힙 드라이브에 악영향을 끼치기 때문에 짚고 넘어가야 한다. 무릎이 앞으로 나간 자세에서는 무릎각이 더 뾰족해지고, 그 결과 햄스트링 원위부가 짧아져서 반대편으로 수축할 여지가 없어진다. 줄어든 햄스트링은 늘어나 있을 때보다 고관절 신전에 개입되기 어렵다. 이 자세에서는 경골이 수평 방향으로 누워서 발목과 미드풋 균형점에 대한 모멘트 힘이 커진다. 햄스트링의 사용이나 종아리와 관련된 역학적 차이로 인해, 다룰 수 있는 중량은 줄어든다. 프론트 스쿼트가 딱 이렇다.

수직 후면각을 유지하려면 무릎각을 좁히고 고관절각을 벌려야 한다. 따라서 프론트 스쿼트의 하단 자세에서는 햄스트링을 짧게 만들 수밖에 없다. 프론트 스쿼트와 스쿼트의 본질적인 차이는 무릎이 앞쪽으로 나간다는 점이다. 무릎을 좁혀야 하는 프론트 스쿼트의 태생적인 특성상 대퇴골과 경골과tibial condyle가 과도하게 눌리게 되면, 그 안에 있는 반월연골meniscus cartilage 뒤편에 충돌이 생긴다. 무릎을 틀리게 놓으면 이처럼 겪을 필요가 없는 문제에 시달리게 되는데, 보통은 등을 어떻게 두는지 몰라서 이런 상황에 처한다. 로우 바 스쿼트에서는 등을 수직으로 두면 안 되는데, 머릿속에 등을 세운 이미지를 가지고 있으면 무릎은 앞으로 나갈 수밖에 없다. 몸통이 지나치게 수직이면 무릎은 바벨과 미드풋의 균형점을 유지하려고 의도와 상관없이 앞으로 튀어나간다. 뭣도 모르는 사람들이 '등 말고 다리를 써'라고 떠드는 게 원인일 수도 있다. 몸을 수직으로 놓은 채 다리로 바닥을 민다는 뜻으로 저 말을 받아들일 수 있기 때문이다.

기왕 충고를 하려면 '등 말고 엉덩이를 써'라고 하는 게 맞다. '등을 쓴다'는 말이 척추를 굴곡시키고 몸을 숙여 물건을 드는 동작을 뜻할 수도 있기 때문이다. 스쿼트에서 몸을 앞으로 기울이는 것은 정상적인 동작이고, 바벨이 미드풋 위에서 균형을 잡기 위해서라도 필수적이다. 뒤에서 다시 얘기하겠지만, 올바른 이미지를 마음에 새기는 것만으로도 이 문제는 많이 해결된다.

그래도 안 된다면 무릎을 뒤로 뺄 수 있는 다른 방법이 있다. 스쿼트에서 무게중심이 발뒤꿈치에 있다면, 무릎은 앞으로 많이 나갈 수 없다. 뒤꿈치에 정신을 집중한 채, 바벨의 무게가 이 위에서 균형을 잡았을 때의 느낌을 익혀보자. 스쿼트 스탠스를 취하고 발가락을 들어올린 다음,

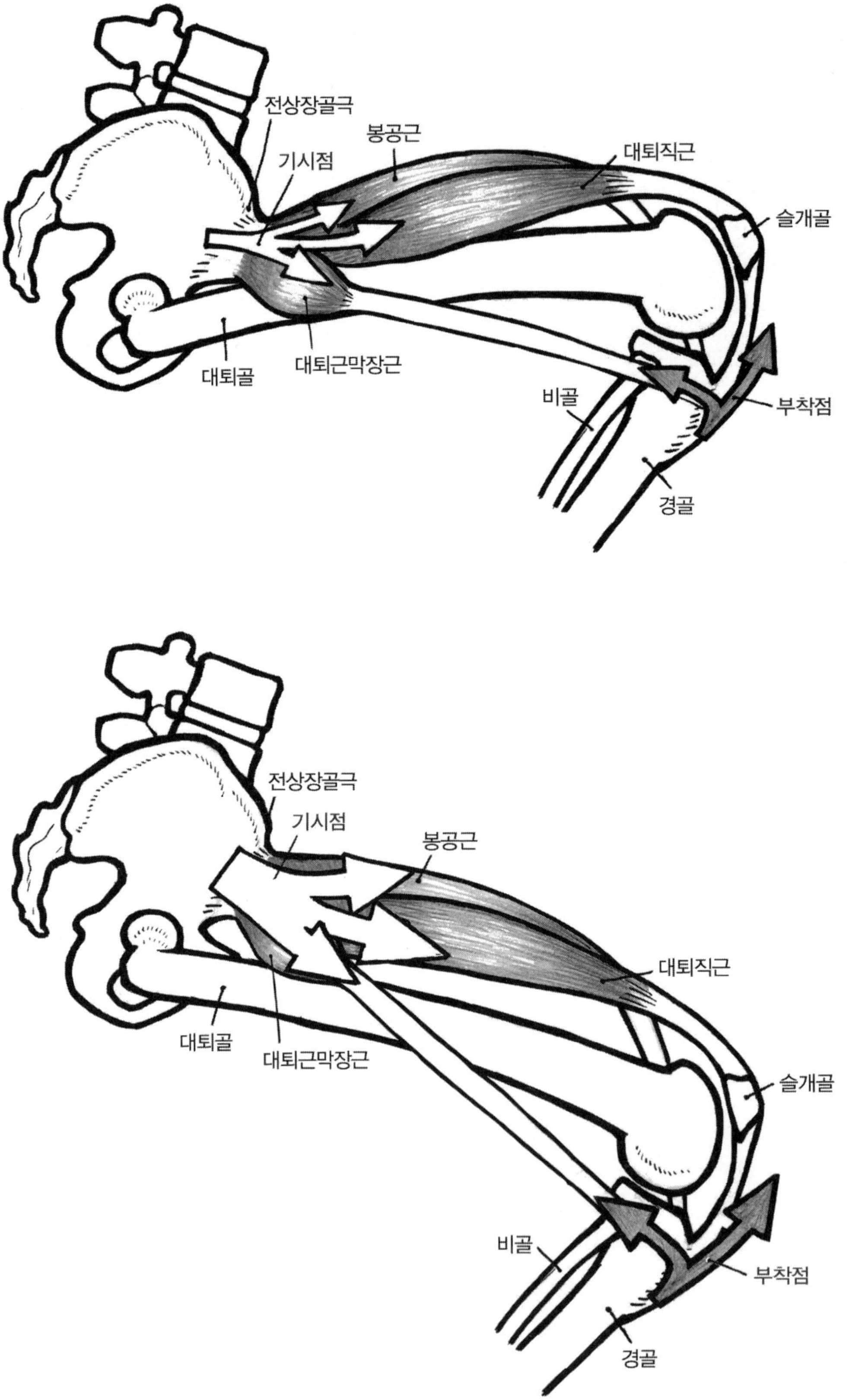

그림 2-48. 부분 스쿼트에서 경골의 기울기를 보자. 앞으로 미끄러져 나온 무릎은 장력을 늘리고 골반의 기시점에 높은 긴장을 유발한다. 이로 인해 흔히 볼 수 없는 건염이 발생한다.

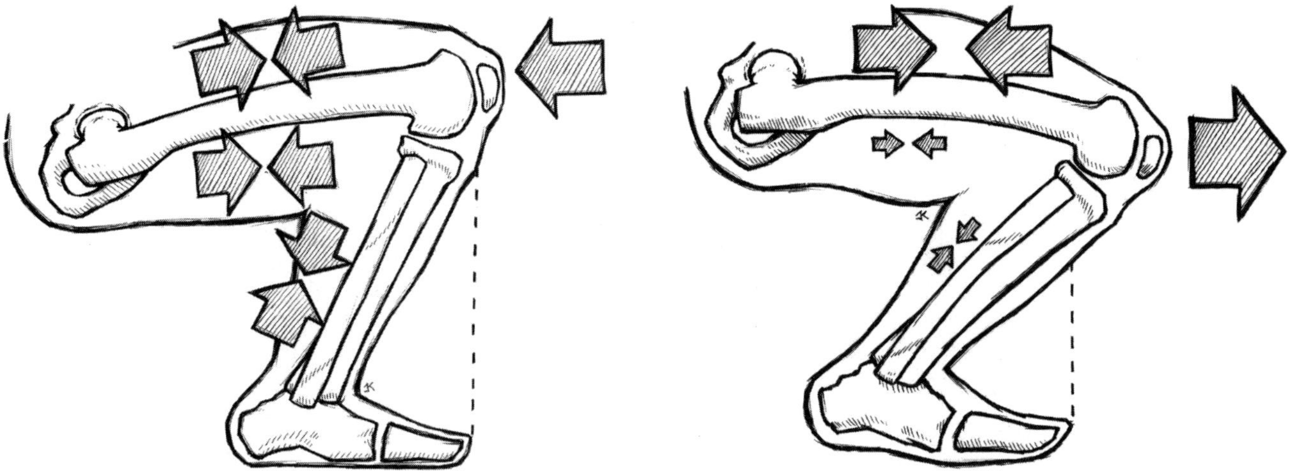

그림 2-49. 스쿼트 하단 자세에서 사두근, 햄스트링, 비복근 사이의 관계. 이들은 모두 무릎각의 유지에 기여하는데, 무릎이 앞으로 미끄러져 있다는 말은 이들의 관계가 틀어졌음을 가리킨다.

뒤꿈치를 축으로 삼아 몸을 앞뒤로 움직여 본다. 중량이 뒤꿈치에 자리잡았으면 무릎을 밖으로 벌리고 스쿼트를 실시한다. 발뒤꿈치를 중심으로 스쿼트를 하면 무릎은 계속 뒤쪽에 머물 텐데, 균형을 잘 잡았다면 후면각은 그만큼 수평이 되어 있을 것이다. 그런데 뒤꿈치에 무게중심을 둔 채로는 스쿼트를 계속 할 수 없다. 이 또한 불균형한 자세이기 때문이다. 하지만 서너 번 해 보면 이 큐의 목적을 깨달을 것이고, 무릎이 발가락 쪽으로 너무 많이 나가지 않는 올바른 미드풋 자세에 다다를 수 있을 것이다. 이 자세에서는 균형과 강인함을 동시에 느낄 수 있다. 몇 번 하다 보면 당신도 이 자세를 좋아하게 될 것이다.

하단 자세로 내려갈 때 무릎이 앞으로 튀어나오는 건 운동 경험이 어느 정도 있는 사람들에게서 관찰할 수 있는 문제다. 보통은 오랜 시간에 걸쳐 몸에 밴 문제이기 때문에, 동작 패턴을 고치기가 상당히 까다롭다. 그렇다고 단순하게 생각할 만한 문제냐면 그렇지도 않다. 스쿼트의 하단에서 무릎이 앞으로 나오는 건 무릎을 잡아채야 할 사두근이 이완되었을 가능성을 암시한다. 좁은 무릎각은 햄스트링을 짧게 만들고, 원위부가 느슨해진 만큼 근위부는 고관절 신전을 효과적으로 유도하지 못한다. 사두근을 통해 유지된 무릎각은 스쿼트가 깊어지고 고관절각이 좁아짐에 따라 팽팽해지는 햄스트링을 단단히 고정하므로, 따라서 상승 과정에서 고관절 신전에 기여한다. 이렇게 하지 않은 경우, 아마 경골 쪽 햄스트링의 긴장이 풀리고 발목이 정강이 쪽으로 배굴dorsiflex되면서 하단 자세에서 발가락 쪽으로 무게중심이 이동했을 것이다. 가자미근은 무릎각을 원위부 말단에서 고정하고, 비복근은 대퇴골 말단에 붙어 무릎 위를 지나면서 발목에 대해 무릎을 고정한다. 스쿼트는 본질적으로 미드풋 위의 균형점과 지면 간의 상호작용이다. 스쿼트의 하단에서 이완된 근육은 효율적인 사용을 위해 다시 팽팽해져야 하는데, 골격의 배치가 이토록 비효율적인 상황에서는 그렇게 하기가 어렵다.

스쿼트의 하단 자세로 내려가는 과정에서 사두와 종아리와 햄스트링에 걸리는 장력을 불편해 하는 사람이 많은 건 사실이다. 각도가 줄어들면서 근육이 신장 한계에 다다르면 힘줄이 따라서 팽팽해지는데, 이런 요소에 걸린 장력을 유지하는 게 쉬운 일은 아니다. 무릎을 앞으로 내밀면 편해진다는 유혹에 넘어가는 건 어찌 보면 당연할 수도 있지만, 비효율적이라는 건 감안해야 한다. 근육과 힘줄은 늘어나는 과정에서 탄성에너지를 저장하기도 하지만, 수축을 유도하는 신장반사를 일으키려면 일단 늘어나기부터 해야 하는데, 무릎을 내밀라는 유혹에 넘어가면 에너지도 잃고 신장반사도 잃게 된다. 게다가 이렇게 근육의 긴장을 놓아 버리면 허리의 긴장도 풀릴 수밖에 없고, 결국에는

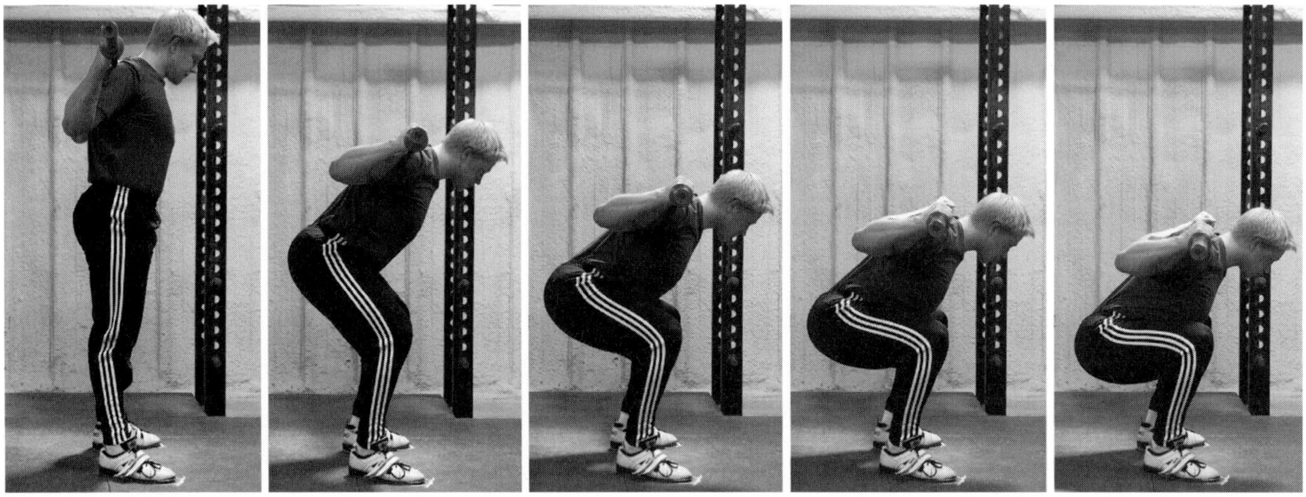

그림 2-50. 무릎을 보자. 일단 무릎이 발가락 위에 자리 잡으면 나중에 상승 구간에서 신전되기 전까지 움직이지 않아야 한다.

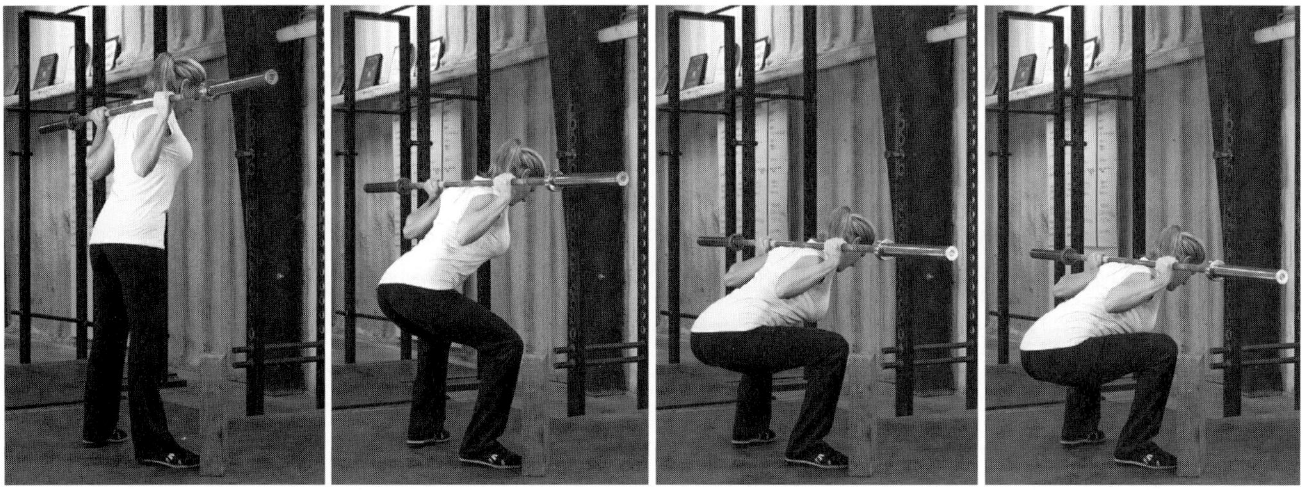

그림 2-51. 이럴 때 쓰라고 나무 블록을 샀다. 무릎으로 블록을 건드리되 쓰러뜨리지 않아야 한다.

다칠 가능성만 늘어난다.

이 문제를 해결하려면 스쿼트의 하강 구간에서 무릎과 후면각을 제대로 잡아야 한다. 우리 몸의 구조적인 특징을 감안할 때, 고관절을 뒤로 빼면서 대퇴골을 외회전시키는 상황에서 무릎은 앞으로 나가지 않고 벌어지기만 한다. 무릎이 앞으로 나가는 건 하강의 초반부에서나 가능한 일이고, 따라서 초반만 잘 넘기면 무릎은 움직이지 않는다. 이후의 움직임은 모두 고관절의 책임이다. 따라서 상단 자세에서 상체를 앞으로 숙이며 내려갈 때, 무릎을 살짝만 앞으로 내미는 동시에 원래 있어야 할 자리인 발가락 바로 앞까지만 벌려 보자. 나머지 구간은 고관절이 알아서 진행해 줄 것이다. 이 두 동작을 끊어서 몇 번 반복한 뒤에 하나의 부드러운 동작으로 연결해 본다(그림 2-50). 이때 그림 2-51에서처럼 무릎 앞에 블록을 놓으면 좀 더 알기 쉬워질 것이다.

배운 내용을 잘 따라하고 있는지, 머리의 지시를 무릎이 제대로 따르고 있는지 확인하려면 무릎을 직접 보아야 한다. 스쿼트 스탠스를 잡고 등에 바벨을 얹은 상단 자세에서 두 발 사이를 똑바로 내려다본다. 그러면 발과 무릎의 관계뿐만 아니라 하강 과정에서 발가락과 무릎이 어떤 관계를 맺는지도 파악할 수 있다. 빈 바벨을 짊어진 상태로 무릎을 바라보며 몇 번 정도 앉았다 일어나 보자. 처음에는 낯설 수밖에 없으니 연습을 해야 한다. 그러나 무릎을 바라보면 동작 중에 자세를 바꿀 수도 있고, 어디서 문제가 생겼는지를 정확히 깨달을 수도 있으며, 무엇을 교정해야 하는지도 즉각적으로 확인할 수 있다. 머릿속에서 스쿼트의 모든 부분을 파악하고 있다면, 무릎 문제는 이 정도 선에서 충분히 해결할 수 있다.

발과 스탠스

앞에서도 이야기했듯, 스쿼트를 이해하려면 지면과 발이 어떻게 상호작용하는지 알아야 한다. 발의 중심인 미드풋은 지면에 닿았을 때 균형을 이루는 기준점이고, 바벨은 그 위에서 균형을 맞춘다. 앞서 우리는 뒤꿈치를 어깨너비로 벌리고 발끝을 30도쯤 벌린 스탠스를 배웠지만, 사실 스탠스는 골반의 너비, 고관절 인대의 긴장도, 대퇴골과 경골의 길이와 비율, 내전근과 햄스트링의 유연성, 무릎 관절의 배열, 발목의 유연성과 같은 요소에 영향을 받기 때문에 사람마다 편차가 크다. 그럼에도 불구하고 처음 배우는 단계에서는 어깨너비로 30도쯤 벌린 스탠스를 잡는 게 낫다.

다른 요소들끼리도 그렇지만, 스탠스와 무릎은 서로 간에 미치는 영향이 특히나 크다. 가령 키가 크고 대퇴골이 길고 어깨가 좁은 사람은 기준보다 넓은 스탠스를 잡는 게 낫다. 반면 (그리 흔한 체형은 아니지만) 상체가 길고 다리가 짧으면 기준보다 좁은 스탠스가 낫다. 경우에 따라 발끝의 각도도 달라질 수 있다. 안짱다리인 경우에는 발끝을 조금 모으는 편이, 밭장다리인 경우에는 발끝을 더 벌리는 편이 낫다. 무릎 관절낭과 내외측 인대에 생길 수 있는 뒤틀림을 방지하려면 대퇴골과 경골의 중립 관계를 유지해야 하는데, 그러려면 사람마다 이러한 세부 조정을 거칠 수밖에 없다. 좁은 스탠스에서는 무릎이 발끝보다 앞으로 나가고, 넓은 스탠스에서는 반대로 무릎이 뒤로 빠진다(그림 2-52). 하지만 일반적으로 스트렝스 훈련에서는 어깨너비로 발을 벌려 두어야 효과를 최대치로 끌어올릴 수 있다.

보디빌딩 잡지에서 흔히 볼 수 있는 좁은 스탠스의 스쿼트를 하면 미적으로 보기 좋은 대퇴사두근을 만들 수 있다. 그러나 우리가 나머지 고관절 근육군까지 사용하기로 마음먹은 이상, 훈련 프로그램에서 이런 고관절 근육군을 배제하는 것은 그리 현명하지 않다. 평균적인 유연성을 가진 사람은 좁은 스탠스의 스쿼트로 충분한 깊이를 얻기 어렵고, 평균적인 스탠스라면 온전히 끌어올 수 있었을 햄스트링 또한 전혀 쓰지 못한다. 게다가 좁은 스탠스 스쿼트에서는 내전근이 가동되지 않는다. 이런 측면에서 보면,

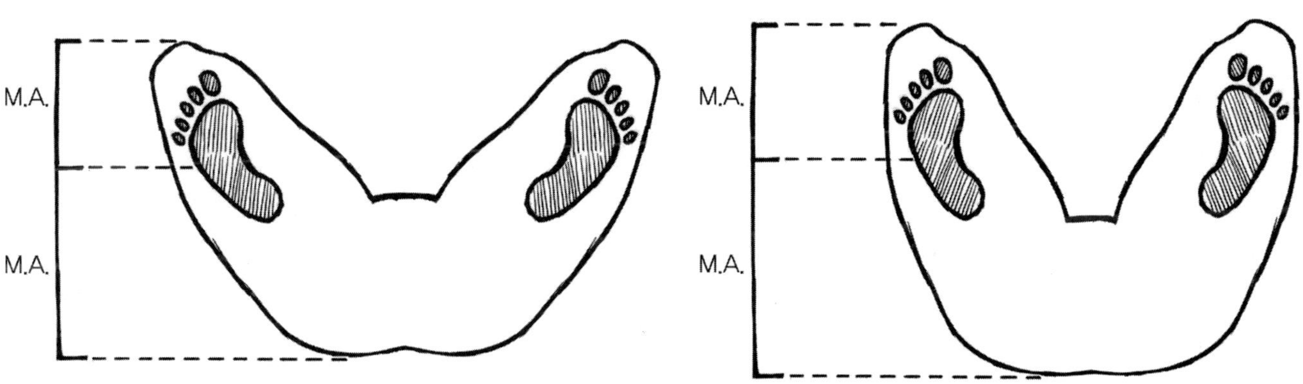

그림 2-52. 스탠스 너비와 각도 및 무릎각 사이의 관계. 스탠스가 넓어지면 그만큼 골반에 붙은 대퇴골의 각도가 변하기 때문에 발끝이 바깥으로 향한다. 이때 발의 회전에 따라 경골은 대퇴골과 같은 방향으로 회전하며, 무릎에 걸리는 스트레스도 사라진다. 앞서 언급한 것처럼 대퇴골을 따라 형성된 모멘트 암은 미드풋 위에 놓인 바벨의 위치를 따라 계산된다. 무릎은 무릎과 바벨 사이에 걸린 모멘트 암을 '받고,' 고관절은 고관절과 바벨 사이에 걸린 모멘트 암을 '받는다.'

내전근이 다친 상황에서는 회복되는 동안 아쉬운 대로 좁은 스탠스의 스쿼트를 대용품으로 쓸 수도 있다. 그러나 내전근을 쓰지 않는 동작을 매번 하다 보면, 자극을 받지 않아 약해진 내전근 때문에 결과적으로는 사타구니에 부상을 입을 가능성만 늘어난다.

파워리프팅 스쿼트 경기에서는 넓은 스탠스임에도 발끝이 거의 앞을 향한 경우를 종종 볼 수 있다. 아주 가끔이지만, 정말 강한 파워리프팅 선수들은 무릎과 고관절 인대에 추가적인 뒤틀림을 만들어냄으로써 관절의 장력을 늘려 반동을 얻을 수 있다. 나머지 선수들은 '힘센 놈들'이 하니까 그저 따라할 뿐이다. 이 스탠스는 노련한 파워리프팅 선수들의 몫으로 남겨 두자. 당신에게는 다리와 고관절의 뼈를 힘줄과 인대에 문제가 생기지 않는 선에서 힘을 만들어낼 수 있는 자리에 놓는 것이 훨씬 중요하다. 그 위치를 어떻게 만드는지 지금부터 알아보자. 무릎을 약간 굽히고 발을 몸보다 앞에 둔 채, 발로 바닥을 살짝만 밟은 채 의자에 앉는다. 다리를 안으로 모으면 발끝이 앞을 향한다. 다리를 넓게 벌리면 발끝도 벌어진다. 각각의 자세에서 발은 자연히 대퇴골과 평행한 위치에 놓이고, 무릎 또한 뒤틀림 없이 해부학적 중립 자세에 놓이게 된다(그림 2-52). 무릎이 가리키는 곳이 곧 발끝이 가리키는 곳이며, 무릎이 넓게 벌어질수록 발끝도 더 바깥을 향한다. 무릎이 넓게 벌어지면 대퇴골은 바깥으로 회전하고, 경골은 무릎의 인대가 정상적인 해부학적 위치를 유지할 수 있도록 대퇴골을 따라가며, 경골의 말단에 발이 붙어 있기 때문에 발끝은 벌어진다. 이러한 해부학적 관계를 이해하고 존중해야만 쓸데없는 무릎 부상을 예방할 수 있다.

연습을 할 때 뒤꿈치에 2×4 블록을 놓기도 한다. 대부분의 체육관에는 이 블록이 구비되어 있다. 풀 스쿼트를 좀 더 편하게 하려고 블록을 쓰는 건데, 블록은 스쿼트를 편하게 만들어 주지 않는다. 하지 말아야 할 이유를 알고 싶을 테니, 일단 설명부터 하겠다. 뒤꿈치에 블록을 놓으면 발목이 들려서 정강이가 앞으로 기울어지고, 이로 인해 발목 관절을 펴지 않고도 무릎은 앞으로 움직인다. 이러한 정강이 각도는 무릎각을 좁히고, 따라서 경골의 햄스트링 부착점이 골반의 햄스트링 기시점과 가까워지게 하므로 근육을 느슨하게 하며, 따라서 풀 스쿼트의 깊이에 필요한 근육의 신장을 줄인다. 뒷굽이 1~2cm 정도인 역도화는 사두근을 조금 더 동원할 수 있을 정도로만 정강이를 기울이지만, 뒷굽이 3~5cm쯤 되면 2×4짜리 블록을 쓰는 것과 다를 게 없다. '유연성'이 떨어져서 딥 스쿼트를 하려면 블록을 놓을 수밖에 없다는 사람도 있는데, 앞에서도 말했지만 그건 유연성 문제보다는 스탠스와 무릎의 문제일 가능성이 높다.

큐에 관하여

몸 때문에 생기는 실수와 바벨의 궤적 문제를 한 번에 해결할 수 있는 중요한 정신적 요령이 있다. 아주 간단한 요령이지만, 무릎과 후면각뿐만 아니라 바벨의 궤적이 흔들리는 것을 포함한 여러 가지 기술적 문제도 이를 통해 교정할 수 있다. 뭐냐면, 바벨을 미드풋 위에 계속 올려놓는다고 생각하는 것이다.

바벨 훈련에서 균형이라는 개념을 다룰 때 전제되는 사항은, 어떻게 해야 가장 효율적인 자세로 바벨과 미드풋의 수직적인 관계를 유지할 수 있는가에 대한 관찰이었다. 후면각은 등 위에 놓인 바벨의 위치에 따라 결정된다. 이때 척추를 단단히 굳히면, 바벨은 미드풋 바로 위에 있는 가상의 슬롯 안에서 오르내릴 것이며, 고관절-무릎-발목은 이러한 수직 관계를 유지할 수 있도록 제 할 일을 알아서 하게 된다. 자잘하게 신경 쓸 부분이 많아서 생기는 문제가 자연히 해결된다는 말이다. 같은 맥락에서, 데드리프트에서도 바벨의 궤적을 수직으로 유지하려고만 하면 당기는 과정에서 발생할 수 있는 생체역학적 문제가 자연스레 교정된다. 바벨의 궤적을 수직으로 만들기만 해도 문제가 해결되는 건, 이것이 '머리'가 아닌 '몸'의 문제이기 때문이다. 이러한 개념은 결과에서 출발해 몸으로 하여금 복잡한 운동 신경 문제를 정돈하게 하는 큐cue와 연관되어 있다.

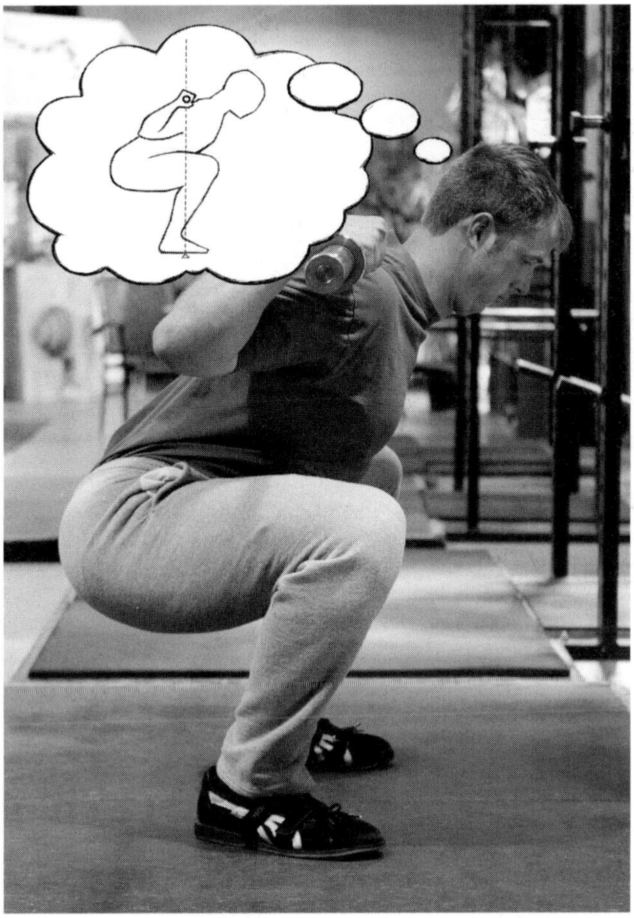

그림 2-53. 스쿼트에서의 큐.

선수급의 잠재력을 타고났다면 더 잘 할 수 있었겠지만, 평범한 사람조차도 살아가는 내내 움직임에 얽힌 숙제를 풀어 왔을 것이다. 지엽적인 문제에 집중하면 머리로 생각해야 하지만, 전체적인 흐름만 생각하면 지난 세월 동안 우리 몸에 쌓여 온 운동신경의 기술적인 측면이 알아서 문제를 해결해 줄 것이다. 즉 바벨을 수직으로 움직이는 일만 신경 쓰면 바벨은 그렇게 움직일 것이고, 세부사항을 낱낱이 분석하려 들지 않아도 등과 허벅지와 정강이는 알아서 잘 움직일 것이다.

스쿼트를 할 때, 지금부터는 스미스 머신처럼 바벨을 양쪽에서 붙잡고 있는 슬롯을 마음속에 그려 본다. 두 발의 미드풋과 일직선상에 있는 머리 높이의 기둥을 상상하고, 이 기둥에 나 있는 틈으로 오르내리는 바벨을 상상해 본다. 그런 다음 스쿼트를 실시하면, 놀랍게도 진짜 그렇게 된다. 이미지 트레이닝을 얼마나 잘 하는지에 따라 차이는 날 수 있지만, 무릎과 엉덩이가 알아서 제자리를 찾아가기 때문에 바벨은 균형점 위에서 수직으로만 움직일 것이다. 다른 능력과 마찬가지로 이미지 트레이닝을 하는 능력도 연습을 통해 향상시킬 수 있다. 여기 나온 큐는 바닥에서 바벨을 들어올리는 당기기 운동뿐만 아니라 밀기 운동에도 똑같이 써먹을 수 있다. 바벨의 궤적과 균형을 유지하는 메커니즘이 어디에서나 똑같기 때문이다.

호흡과 발살바법

운동과 관련된 논쟁의 단골손님으로 호흡을 빼놓을 수 없다. 운동 중에 일어날 수 있는 뇌혈관손상의 가능성을 줄이려면 혈압의 상승 폭을 줄여야 하므로 '올라갈 때 들이쉬고 내려갈 때 내쉬어'야 한다는 주장을 하는 분들이 있다. 이런 주장은 (아주 드문) 운동 연관 뇌혈관손상 가능성은 과대평가해 놓고 (아주 흔한) 정형외과적 부상 가능성은 과소평가하는데, 아마 어떤 메커니즘이 여기 관여하는지 몰라서 그러는 듯하다. 스쿼트에서 발살바법의 역할을 이해하고 나면 이런 소리를 듣지 않을 수 있을 것이다. 발살바법Valsalva maneuver은 후두를 막고 숨을 참아 복부와 가슴의 근육에 압력을 가하는 행위를 가리킨다.

차를 몰고 가다가 건널목에서 기름이 떨어졌다 치자. 죽기 싫으면 철로 밖으로 차를 밀어내야 한다. 이럴 때는 차 문을 열고 어깨를 문틀에 기댄 채, 숨을 깊이 들이쉬고 차를 밀어야 한다. 짧고 빠르게 숨을 쉬는 것을 제외하면 차를 완전히 뺄 때까지는 숨을 내뱉지 않을 것이다. 아니, 숨을 내쉰다는 생각조차 들지 않을 수도 있다. 우리 조상들이 수백만 년 동안 무거운 물체를 밀어 오면서, 물건을 밀 때의 올바른 호흡법을 우리의 중추신경계에 심어 놓았기 때문이다. 힘을 주다 보면 자기도 모르게 끙끙거리는 소리를 낼 수도 있다. 후두의 호흡로가 거의 막힌 상태에서 나오는 소리인데, 이러한 제한을 받으며 날숨을 일부만 뱉어도 압력은 거의 비슷하게 올라간다. 무술에서 타격을 할 때 일시적으로 파워를 집중하려고 쓰는 발성, 즉 '기합'은 여기에서 유래되었을 가능성이 높다.

숨을 들이쉴 때는 횡격막이 수축하고 흉강의 부피가 늘어나는데, 이때 흉강 안팎으로 생긴 압력차로 인해 공기가 들어오므로 폐는 커진다. 숨을 들이쉰 상태에서 꾹 참고 몸통의 근육을 수축시키면, 몸 안팎의 압력에 차이가 생긴다. 근육을 쥐어짤수록 이 압력차는 커진다. 흉강과 복강은 횡격막으로 나뉘어 있으므로 이 과정에서 복강의 압력도 올라간다. 이때 척추는 등의 근육군에 의해 정상 해부학적 자세를 유지하는데, 복강내 비압축성 요소를 거쳐 척추로 전달되는 정적압력static pressure이 이 자세를 보강한다(그림 2-54). 따라서 복강과 흉강의 압력은 척추를 타고 몸의 앞쪽과 양쪽으로 전파되며, 척주기립근은 몸의 뒤쪽에서 압력을 만들어 낸다. 숨을 깊이 들이쉬고 참아서 증가한 흉강의 압력은, 복근과 복사근의 수축으로 더욱 증가하므로, 결국 척주vertebral column를 둘러싼 단단한 실린더처럼 척추를 지지한다. 역도용 벨트는 기능적으로 등 쪽에 압력을 주기보다는 척주를 둘러싼 실린더의 앞면과 옆면에 지지력을 더해줌으로써 이 효과를 더욱 증가시킨다.

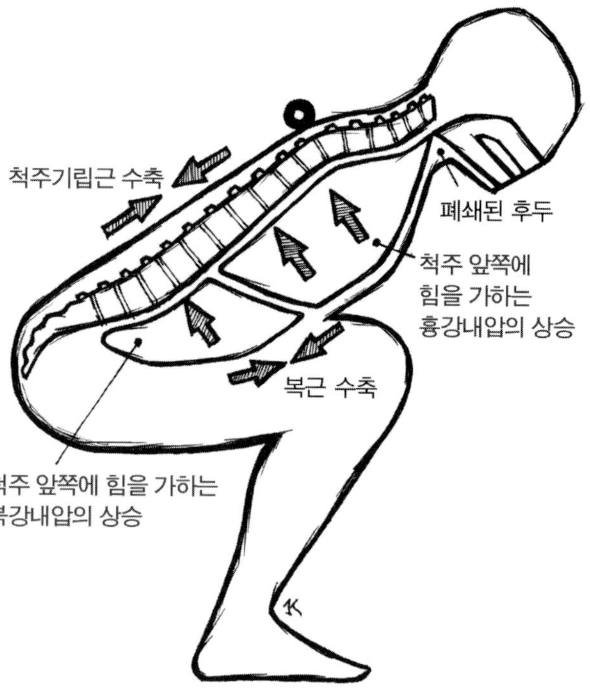

그림 2-54. 복근을 수축시키면 폐 안의 압력(흉강내압)과 배 안의 압력(복강내압)이 상승하는데, 이 효과가 척주기립근의 수축과 합쳐지면 부하를 받은 척추의 안정성을 높인다. 발살바법은 이렇게 압력을 올리는 능력을 향상시킴으로써 안정성을 높인다. 고중량을 짊어지고 숨을 내쉬면, 척추의 안정화에 필요한 압력을 유지하기 어렵다. 고중량에서는 그저 크게 들이쉬고 참는 게 최선이다.

이러한 흉강과 복강의 압력이 몸통 내의 심혈관계에도 적용되며, 증가된 압력이 혈류 기둥을 따라 머리까지 전파되므로, 결국은 뇌졸중이나 뇌동맥류 파열 등을 비롯한 CVA(뇌혈관 손상)으로 이어질 수 있다고 믿는 사람들도 더러 있다.

그러나 이러한 추측은 근거도 부실하거니와, 가장 중요한 사실을 빼놓고 있다. 두 공간을 나누는 막(膜)을 경계로 양쪽에 압력이 가해진다고 가정할 때, 양쪽의 압력이 같아서 압력차가 생기지 않으면 막은 움직이지 않는다. 웨이트 트레이닝을 하면서 발살바법을 쓰는 경우, 전체 계에 동시에 압력이 걸리기 때문에 몸속의 어떤 장벽도 압력차에 시달리지 않는다. 혈류 기둥을 이루는 동맥을 따라 목과 머리에 전달된 압력은 척주관 속의 뇌척수액(CSF)에도 똑같이 적용된다. 이 액체는 두개골 안의 경막하공간부터 뇌실계까지 압력을 전달함으로써 혈관-뇌 장벽에서의 압력차를 없앤다(그림 2-55)*.

저런 주장은 두개골(머리뼈)이 태생적으로 가스탱크처럼 고압을 버티는 압력용기라는 사실 또한 놓치고 있다. 유리병에 넣은 풍선을 불어서 터뜨리려면 유리병부터 깨뜨려야 한다. 여기서 알 수 있듯, 압력용기는 압력차가 생기지 않게 해 준다. 즉 두개골 안쪽의 막에 압력차가 발생할 수 있는 상황에도, 압력용기 역할을 하는 두개골이 이를 제한하고, 이로 인해 혈관벽을 파괴시켜서 CVA를 일으키는 압력차 또한 제한된다. 두개골 내의 모든 구조물에는, 따라서 숨을 내쉬기 전까지 동일한 압력이 유지된다.

저 주장이 무시하는 사실이 또 있다. 뇌동맥류는 혈관벽 결손 등을 일으키는 유전적 결함 때문에 생기는 경우가 많으며, 3기 매독이나 만성 혈관염을 포함해서 질병 때문에 후천적으로 생기는 경우는 드물다. 웨이트 트레이닝 때

* Haykowsky, MJ et al, *Medicine & Science in Sports & Exercise, 35(l): 65-68, 2003.*

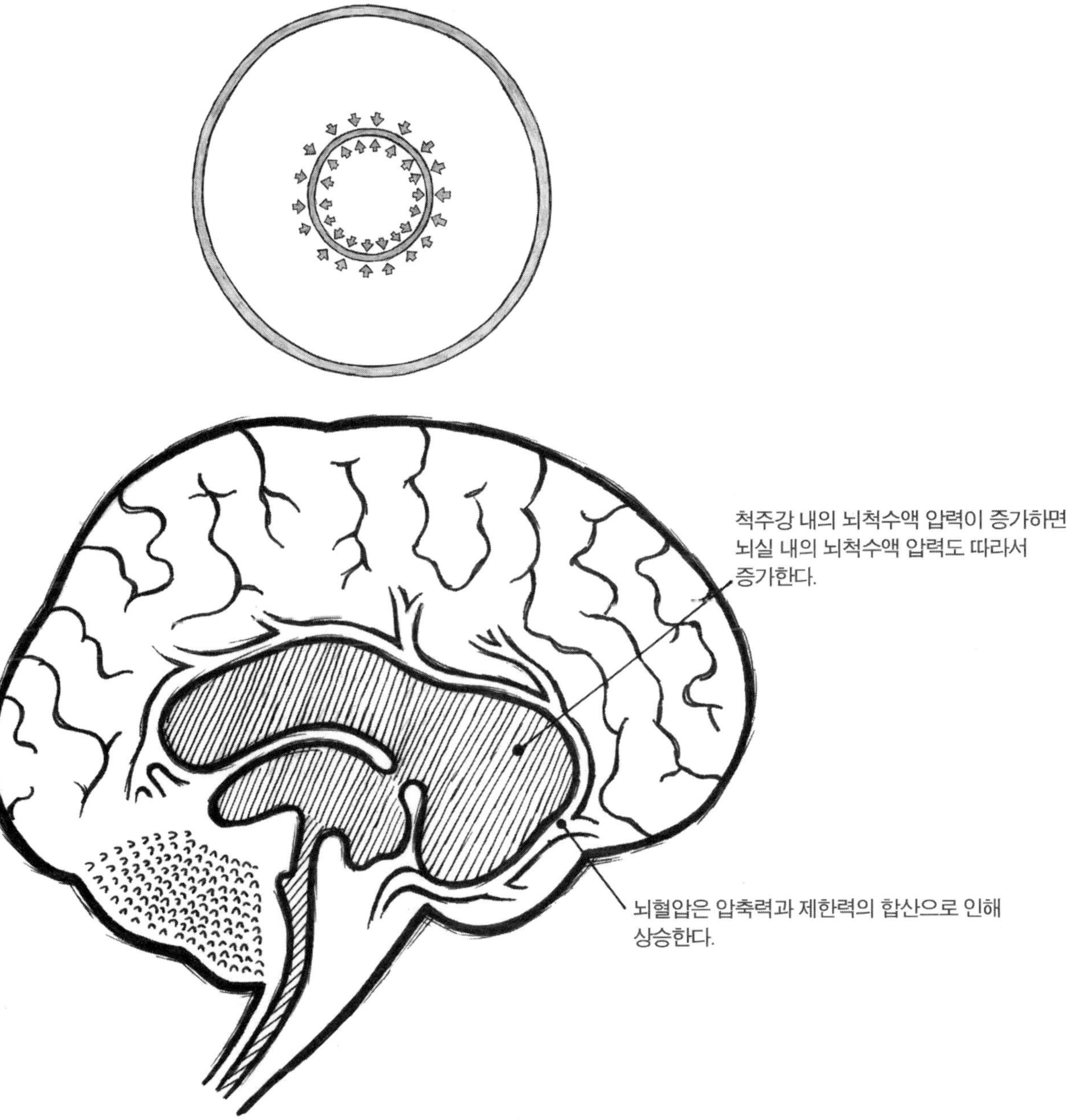

그림 2-55. 발살바법으로 압력이 올라감에 따라 뇌혈압도 상승한다. 그러나 척주관 내의 뇌척수액이 뇌실내압을 상승시키기 때문에 혈관이 파열될 가능성은 낮아진다. 두개골의 용적은 두 가지 압력을 모두 제한하는 동시에, 맥관의 구조를 안정화하므로 이들이 파열되지 않게 한다.

문에 뇌동맥류가 생긴다는 건 헛소리다. 바벨을 들고 운동을 하든, 집 앞에 산책을 나가든, 뇌동맥류가 터질 확률은 같다.

이제 경험적인 근거를 살짝 보태면서 올바른 호흡법이 무엇인지 확인해 보자. 그 전에, 뇌혈관손상과 정형외과적 손상의 비율을 비교해 보면 정형외과적 손상이 더 위험하다는 사실을 알 수 있을 것이다. 1990년에 발표된 연구* 에 따르면, 전체 중고등학교 스포츠 선수 중 7.6%가 부상 때문에 일주일 이상 훈련을 쉬어야 했다. 훈련 기간 동안 1년에 0.082건의 부상이 기록되었는데, 이 가운데 74%는

* Risser, *American Journal of Diseases of Children, 144(9): 1015-7, 1990.*

단순 염좌나 좌상이었고, 전체 부상 가운데 59%는 등 부상으로 분류되었다.

반면 2004년 미국 전체를 놓고 작성한 통계를 보면(전체 인구 약 293,000,000명), 뇌혈관손상으로 인한 사망률은 0.000512(사망자수 150,074명)였고, 생존율은 0.00305(생존자수 895,000명)였다. 물론 정형외과적 손상 통계와 뇌혈관손상 통계의 모집단이 다르다는 한계는 있지만, 그걸 감안한다고 쳐도 정형외과적 손상을 당할 확률은 뇌졸중을 겪고 살아날 확률보다 27배 높고, 운동을 하다가 등을 다칠 확률은 뇌혈관손상으로 죽을 확률보다 무려 94배 높다.

현실에서 이 차이는 벌어질 수밖에 없는데, 운동선수가 뇌혈관 문제를 가지고 있을 확률이 일반인에 비해 현저히 떨어지기 때문이다. 체육관에서 발생하는 CVA는 통계로 잡히지도 않을 만큼 드물게 일어나기 때문에 자료를 구할 수 없었다. 바벨 트레이닝을 하다가 뇌졸중으로 죽는 사람보다 20리터짜리 물통에 코를 박고 죽는 사람이 더 많은 건 확실하다.

우리가 물건을 밀거나 들 때 발살바법이 자연스러운 이유는, 앞서 보았듯 흉강과 복강의 압력이 척주 앞쪽을 지지하기 때문이다. 전투기 조종사들은 곡예비행을 할 때 높은 관성력을 견디기 위해 발살바법을 수행한다. 관성이 순간적으로 치솟으면 뇌혈류가 줄어들어 정신을 잃을 수 있는데, 발살바법은 압력을 높여 혈류 기둥이 닫히지 않게 하며, 이로 인해 뇌혈류의 차단이 예방되므로 의식을 유지할 수 있다. 고중량 바벨을 들고 있는 상황도 다르지 않다. 척주에 지지력을 더해주는 게 전부인 줄 알았겠지만, 발살바법은 200kg 바벨 밑에서 심장이 힘겹게 펌프질을 할 때도 뇌로 가는 혈류를 유지시켜 준다.

잠깐 중요한 사실 하나. 훈련을 해 본 적이 없음에도 200kg 바벨을 들고 스쿼트를 하는 사람은 없다. 심혈관계는 신체의 다른 조직이나 기관계와 마찬가지로 저항훈련에 적응해 나가며, 이러한 적응을 통해 스트렝스가 향상된다. 극도의 고중량으로 스쿼트를 할 수 있는 사람은, 여기에 적응하려고 모든 방법을 동원했을 것이다. 그러나 숨을 내쉬면서 400kg을 바닥에서 들어올릴 수 있는 방법 같은 건 없다. 선수든 일반인이든 간에, '올라갈 때 들이쉬고 내려갈 때 내쉬라'는 말을 믿었다가는 뇌졸중을 예방하기도 전에 정형외과적 손상에 시달릴 가능성이 높다.

그러니 워크 세트 중량에서는, 반복을 시작하기 전에 숨을 최대한 깊이 들이시고 참는 연습을 하는 것이 좋다. 웜업 세트 때부터 올바른 호흡법을 몸에 익혀 두면 고중량에서도 그 패턴을 유지할 수 있다. 발살바법이 안전 면에서 가져다주는 이득이 손해보다 훨씬 크다는 점 또한 기억하고 넘어가자.

스쿼트에서의 보조

보조(스팟)를 잘 해주면 당연히 좋겠지만, 보조자spotter가 민폐를 끼치는 경우가 생각보다 많다. 미숙하고 부주의하고 멍청한 보조자는 당신을 다치게 할 수도 있다. 이 책에 나열한 운동 가운데 보조자가 필요한 건 스쿼트와 벤치프레스뿐인데, 보조자가 영 시원찮다 싶으면 혼자 하는 게 나을 수도 있다. '낫다'에서 슬쩍 물러나 '나을 수 있다'고 한 건, 혼자 하는 고중량 스쿼트와 벤치프레스가 위험할 수 있기 때문이다. 그런 시점이 되면 제대로 된 보조자를 반드시 구해야 한다.

가끔 입이 쩍 벌어지는 무게로 고중량 스쿼트를 하는 사람들이 있는데, 이때 보조자가 혼자라면 도리어 위험할 수도 있다. 따라서 스쿼트를 할 때 중량이나 세트에 확신이 잘 안 선다면, 보조자가 두 명 필요하다. 다시 말한다. **스쿼트에서는 보조자가 두 명 필요하다.** 보조자는 서로를 보는 법을 배워야 하고, 하나의 물체에 두 명이 힘을 가했을 때 생길 수 있는 부작용을 최소화할 수 있도록 신중하고 일사불란하게 움직여야 한다. 한 명이 자기 쪽의 바벨을 너무 높이 들어서 양쪽에 다른 부하가 걸리면 균형이 무너지고, 실제로 이 때문에 수많은 사람들이 등을 다쳐왔다. 허나 보조자들이 제대로 배워놓기만 해도 그런 일은 일어나지 않는다. 보조자 두 명은 바벨의 균형을 유지하면

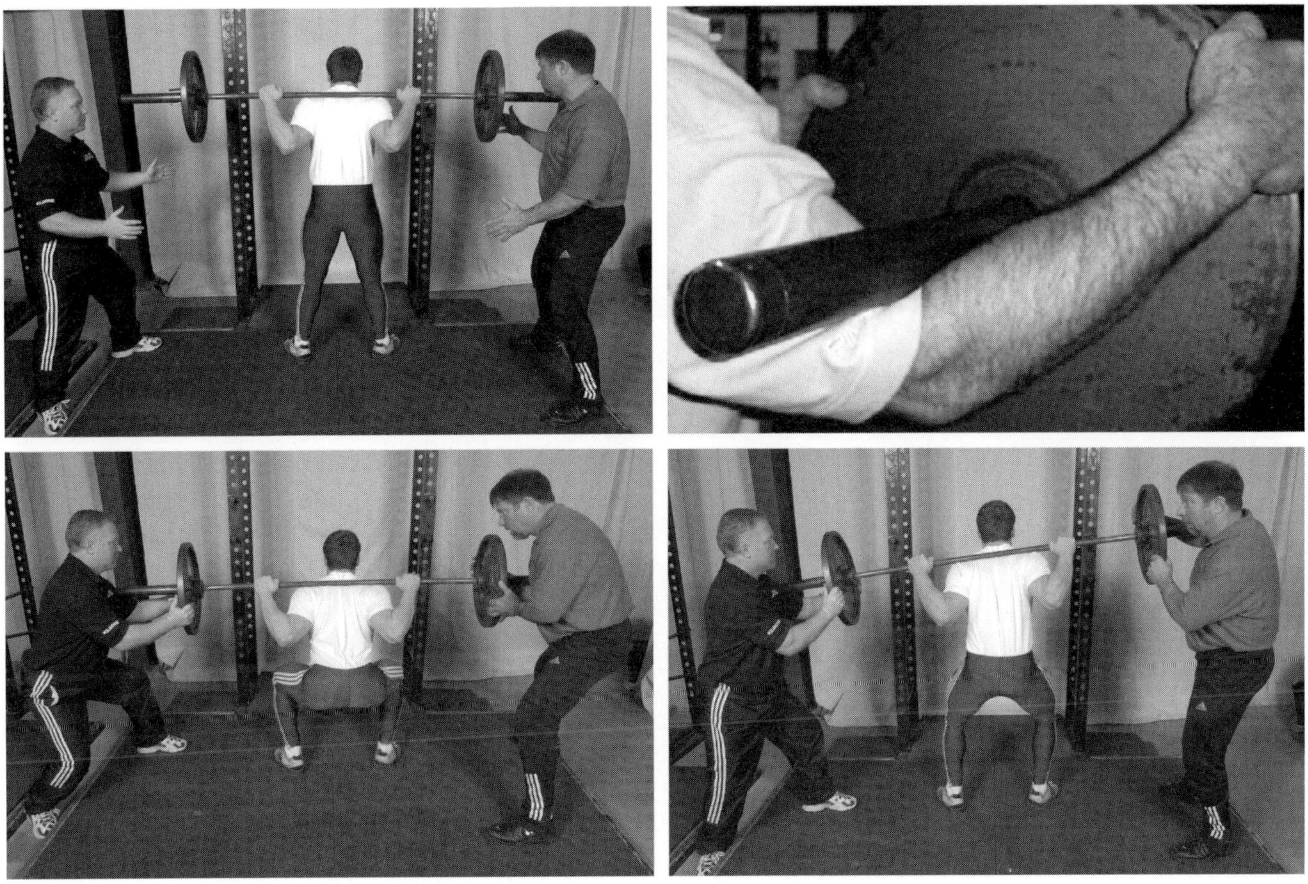

그림 2-56. 스쿼트를 보조하는 사람에게는 집중력이나 협동심과 함께 약간의 재간이 필요하다. 보조자는 세트가 시작되기 전에 자리를 잡아야 한다. 리프터가 반복에 실패하는 경우, 보조자는 한쪽 팔꿈치와 두 손을 모두 활용해 자기가 맡은 바벨 끝을 잡아야 한다. 이때 균형이나 협동에 신경을 쓰지 않으면, 바벨 좌우로 하중이 다르게 걸리기 때문에, 리프터가 염전손상torsion injury을 당할 수 있다. 가끔 자기가 실패한 주제에 바벨을 랙에다가 돌려놓을 생각은 않고 보조자에게 떠맡기는 인간들이 있는데, 그런 놈들은 망치로 두들겨 맞아야 한다.

서 힘을 가해야 하는데, 이때 바벨이 가능한 수평이 되게끔 해야 보조 과정에서 다치는 사람이 없어진다(그림 2-56).

혼자서는 스쿼트를 안전하게 보조하기 힘들다. 보조자가 리프터 뒤에 서서 몸을 앞으로 숙이고 리프터의 가슴 아래를 껴안는 자세는, 보기에도 민망하지만 효율이나 안전성 측면에서도 심각한 결함이 있다. 예의라고는 쥐뿔도 없는 리프터가 등에 얹힌 바벨을 그냥 떨어뜨리는 상황을 생각해 보자. 보조자 혼자서 뭘 할 수 있다는 말인가? 팔꿈치로 받으라는 말인가? 반면 리프터 입장에서는 보조자가 손으로 가슴을 밀고 있기 때문에 자세 측면에서 좋을 게 없다. 스쿼트에서 이토록 민망하고 효율도 떨어지고 안전하지도 않은 1인 보조를 왜 하지 말라고 하는지 이제는 좀 알자(그림 2-57).

진짜 급한 상황이라면 보조자가 등 뒤에서 바벨 밑에 손을 대고 들어줄 수도 있다(그림 2-57). 그러나 바벨이 아주 무겁거나 동작에 완전히 실패했을 때는 이 방법조차 통하지 않는다. 그럴 때는 안전을 위해서라도 리프터와 보조자 모두 최대한 빨리 바벨을 버리고 도망가야 한다. 사실 범퍼 플레이트를 쓰는 체육관에서 보조자 없이 운동을 하는 경우, 코치들은 선수들에게 반복에 실패했을 때 바벨을 등에서 떨어뜨리라고 가르친다. 이때는 보조자가 없으니 누가 다칠 일이 없다. 하지만 이마저도 연습이 필요하고, 범퍼 플레이트가 필요하고, 관장의 허락이 필요하다. 괜찮은 코치가 시범을 보여주기 전까지는 가급적 하지 말자.

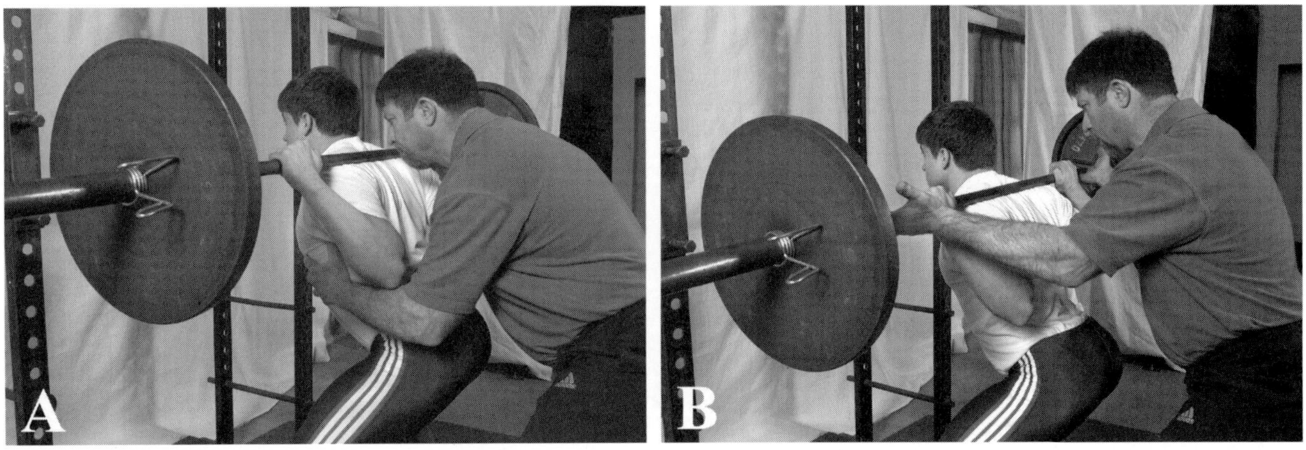

그림 2-57. (A) 틀린 보조. 스쿼트에서 보조를 혼자 하기는 쉽지 않다. 보조의 목적은 리프터가 반복을 끝마칠 수 있도록 바벨의 무게를 적당히 나눠 가지는 것이지, 리프터의 몸에 힘을 가하는 것이 아니다. (B) 그나마 나은 보조. 정 혼자 해야 하는 상황이라면, 리프터보다는 바벨을 들자.

파워 랙

부득이하게 파워 랙 안에서 스쿼트를 해야 하는 경우가 있다. 스쿼트 랙과 플랫폼을 다른 높이로 설치해 둔 체육관이 간혹 있는데, 바벨을 짊어진 채 뒷걸음질로 이런 계단을 오르내리고 싶지 않다면 랙 안에서 스쿼트를 해야 한다. 보조자를 구할 수 없는 날에도 마찬가지다. 이때 안전핀은 딥 스쿼트의 하단 자세에서도 바벨과 닿지 않을 만큼 낮게, 그러면서도 반복에 실패했을 때 몸이 바벨에 깔리지 않을 만큼 높게 꽂아 두어야 한다.

좋은 파워 랙은 다음과 같은 조건을 갖추고 있다. 첫째, 바닥은 뒷걸음질치기 좋게끔 주변 플랫폼과 높낮이가 맞아야 하며, 묵직해야 한다. 둘째, 기둥은 수직으로 뻗어 있어야 하고, 안에서 스쿼트를 할 만큼 깊이도 충분해야 한다. 셋째, 몸에 맞게 안전핀을 끼울 수 있도록, 안전핀 구멍은 6~8cm 간격으로 나 있어야 한다(구멍 간격이 10cm를 넘어가면 안 된다). 스쿼트 랙과 플랫폼이 엉망이거나 보조자 없이 혼자 훈련해야 한다면, 파워 랙을 기본으로 쓰는 것도 나쁘지 않다. 하지만 보조자가 있는 평범한 체육관에서는 파워 랙이 오히려 보조자의 손이나 몸을 다치게

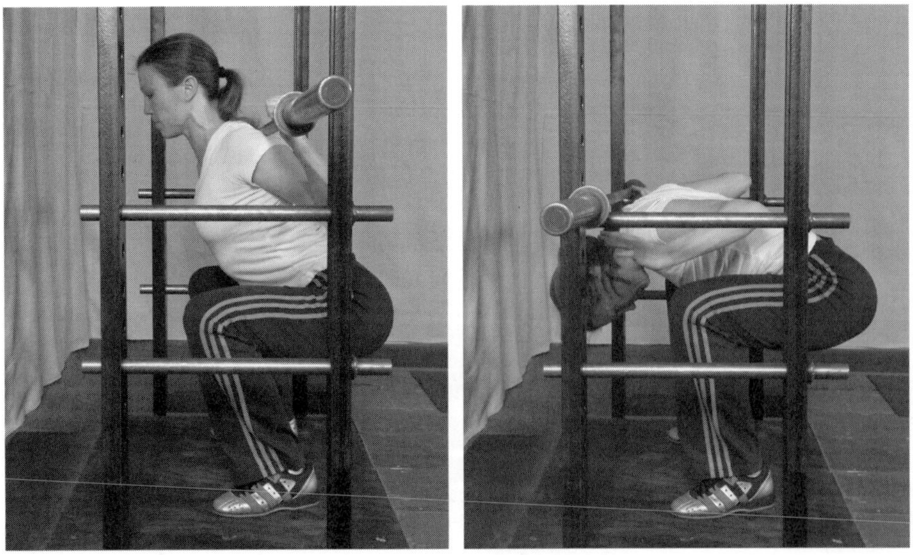

그림 2-58. 파워 랙 안에서의 스쿼트. 필요한 경우 바벨을 안전핀에 얹을 수도 있다.

할 수도 있다. 리프터 또한 수직으로 뻗은 기둥에 바벨을 부딪치지 않게 하려다가 집중력을 잃을 수 있다. 익숙해지는 것도 나름의 방법이지만, 보조자도 있고 설비도 충분하다면 랙 바깥에서 하는 게 바람직하다. 따지고 보면 보조자가 없어서 파워 랙을 대타로 쓰는 셈이니까.

스미스 머신에서 '스쿼트를 한다'는 건 앞뒤가 안 맞는 말이다. 안내 데스크의 예쁜 아가씨가 뭐라고 떠들었는지는 몰라도, 스미스 머신은 스쿼트 랙이 아니다. 말이 좀 그래서 미안한데, 스미스 머신에서 스쿼트를 하는 사람과 쳇바퀴를 돌리는 쥐새끼가 어떤 부분에서 다른지 도저히 모르겠다. 궤적만 놓고 보면 똑같이 수직이겠지만, 그 궤적을 만드는 요소는 다르다. 바벨에서 근육과 뼈대와 신경계가 맡는 일을, 스미스 머신에서는 윤활유와 레일과 나사가 맡는다. 아무리 비슷하다고 우겨 봐야 넘을 수 없는 벽이라는 게 있다.

스쿼트를 곧잘 하는 리프터에게는 레그프레스 머신도 쓸모가 없다. 스쿼트를 할 때 우리 몸의 관절은 알아서 제 위치를 찾아가곤 하지만, 레그프레스에서는 이러한 관절 가동에 제한이 걸리므로, 정상적인 생체역학적 움직임이 만들어지지 않는다. 노인네들이야 효율적으로 스쿼트를 하기 어려우니까 레그프레스라도 하는 편이 차라리 나을지도 모른다. 하지만 젊은 친구들에게 레그프레스는, 기구 특성상 엄청난 무게를 걸 수 있기 때문에 기껏해야 허세 부리는 데에나 쓰일 뿐이다. 500kg 레그프레스나 250kg 쿼터 스쿼트나 쓸모없기는 매한가지다.

개인 장비

스쿼트 수트, 스쿼트 조끼, 파워 삭스, 벤치프레스 셔츠 같은 보조 의류는 장비가 허용된 경기에서 파워리프터들이 더 많은 중량을 다루게 해주었다. 파워리프팅이 고도의 기술을 요하는 스포츠가 된 건 이러한 장비 덕분이지만, 그렇다고 해서 스트렝스 트레이닝에 필요한 건 아니다.

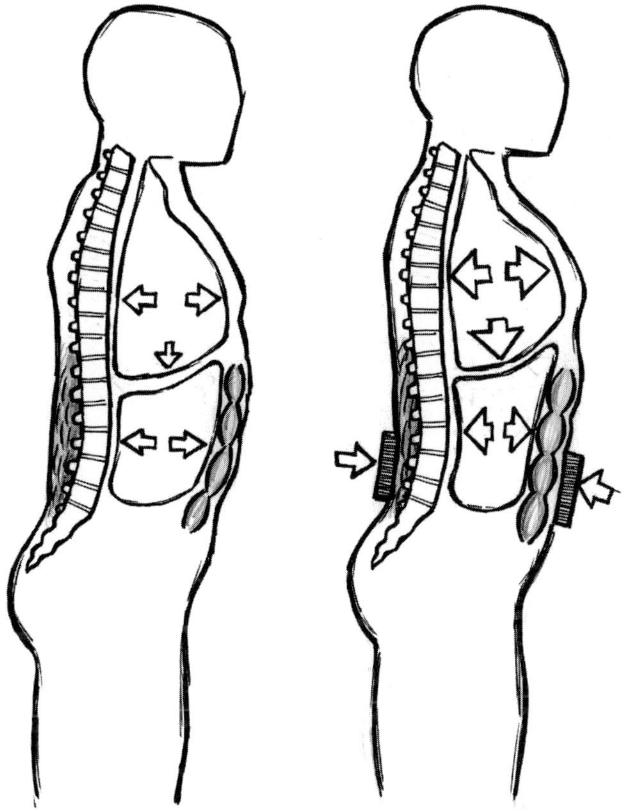

그림 2-59. 리프팅에서 효율성과 안전성을 확보하려면 척추에 가해지는 압력을 늘려야 한다. 벨트가 제공한 고유수용성 피드백은 복근의 수축력을 증가시키고, 결과적으로 압력을 증가시킨다. 즉 복근은 벨트가 만들어 낸 저항을 이겨내는 과정에서 더 강하게 수축한다. 한편 벨트는 복강의 용적이 늘지 않게 제한하므로 복강과 흉강에 더 큰 압력이 생겨나게 한다.

기억해라. 더 많은 중량을 든다고 해서 꼭 강한 건 아니다. 앞에서도 스쿼트와 스트렝스가 어떤 관계인지 살펴봤으니 이제는 알 것 아닌가.

벨트와 니랩

아, 벨트와 니랩은 빼고. 바람직한 디자인의 벨트는 고중량 스쿼트에서 적절히 조여 두면 안전장비 노릇을 톡톡히 한다. 벨트는 근육이 만드는 압력의 총량을 증가시켜서 척추를 보호한다. 벨트가 만들어내는 장력은 복근을 밀어내고, 따라서 척추를 둘러싸고 있는 복근을 타이트하게 만들기도 하지만, 복근을 강하게 수축시켜 주는 고유수용성 자극을 제공하는 역할도 맡는다. 빗자루보다는 바벨을

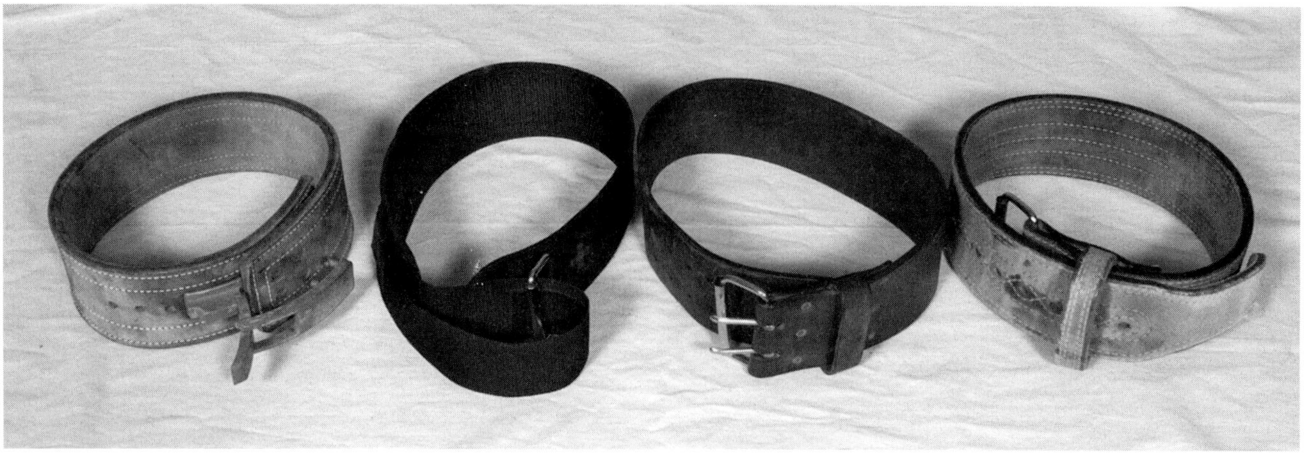

그림 2-60. 여러 가지 역도용 벨트. 소재나 제작 방식은 제가끔 다르지만, 쓸만한 벨트는 끝에서 끝까지 일정한 폭을 지닌다. 앞쪽보다 뒤쪽이 넓은 벨트는 벨트의 기능을 제대로 모르는 사람이 디자인한 것이다.

짧아졌을 때 몸을 더 강하게 밀어올릴 수 있듯, 벨트가 있으면 실제로 더 강한 수축력을 만들어낼 수 있다. 벨트 덕분에 등척성 수축이 강해지면 그만큼 복근의 스트렝스도 커지고, 이로 인해 척추가 안정화되면 더 많은 무게를 들 수 있으므로 결과적으로 스쿼트 스트렝스는 향상된다.

하강 구간에서 신장성 수축이 일어날 때 나오는 운동에너지는, 바꿔어 수트와 그 안에 갇힌 피부, 근육에 탄성에너지의 형태로 저장된다. 상승 구간을 시작할 때 이 에너지가 반동을 일으킨다는 점을 감안하면, 수트는 사실상 인공적인 보조장치나 다름없다. 벨트는 그렇지 않냐고 되물을 수도 있는데, 수트는 수축-신장반사-신장의 전 과정에서 관절을 끼고 개입하지만 벨트는 그렇지 않다. 스트렝스 훈련에서는 일반적으로 척추의 지지력과 안정성을 확보하는 것이 가장 중요한데, 수트를 입고 중량을 30% 늘리는 건 척추의 지지력과 안정성과 전혀 상관이 없다. 대회에 출전할 게 아니라면 수트는 차곡차곡 개어 옷장에 넣어 두자.

제대로 디자인 된 벨트의 폭은 보통 10cm 정도로, 처음부터 끝까지 폭의 변화가 없이 일정하다. 싸구려 쓰레기 벨트를 보면 버클이 달린 앞쪽은 5cm, 뒤쪽은 10~15cm 정도의 폭으로 되어 있다. 벨트가 무슨 기능을 하는지 알면 이따위 디자인이 나올 수가 없다. 벨트가 제 역할을 하려면 한 바퀴 둘렀을 때 완전한 원이 만들어져야 하며, 뒤쪽의 폭이 앞쪽보다 넓을 이유는 어디에도 없다. 고관절과 갈비 사이에 들어갈 수 있는 최대 폭이라고 해 봐야 보통은 10cm를 넘지 않는다. 폭이 지나치게 넓은 벨트를 쓰면 스쿼트에서 제대로 된 깊이에 닿기 전에 벨트 아랫단이 허벅지를 누른다. 키가 작거나 허리가 짧다면 7~8cm짜리 벨트를 써야 할 수도 있고, 실제로 바닥에서 바벨을 당겨 올리는 운동의 경우, 시작 자세에서 등을 쉽게 정렬하려면 좁은 벨트가 낫다는 리프터들이 상당히 많다. 두께도 중요한데, 고중량을 다룬다면 아주 두꺼운 스웨드 보강 벨트가 좋다. 다만 이런 벨트는 비싸기 때문에, 괜찮은 버클이 달려 있는 한 겹짜리 가죽벨트를 쓰는 것도 나쁘지 않다.

이제 막 운동을 시작한 사람이라면 벨트가 필요 없을지도 모르고, 복근이 튼튼하고 등에 부상이 없다면 벨트를 안 쓰려고 할지도 모른다. 물론 벨트 없이도 고중량을 소화해낼 수는 있다. 개인적인 의견이기는 하지만, 중량에 대해 확신이 없거나 과거에 등을 다친 적이 있다면, 실수를 하지 않으리라는 보장이 없으니 안전을 위해서라도 다시 한 번 잘 생각해 보자. 기왕 쓸 거라면 상황에 맞게 써야 하는데, 가능하면 마지막 웜업 세트와 워크 세트로 제한하는 편이 좋다. 일반적으로 워크 세트에서는 변화를 주지 말아야 하는데, 워크 세트에서 벨트를 착용하면 동작 패턴이 깨지고 주의력이 분산될 수 있으니, 될 수 있으면 워크 세트 직전인 마지막 웜업 세트를 시작할 때 벨트를 착용하자.

고기도 먹어 본 놈이 잘 먹고, 벨트도 써 본 놈이 잘 쓴다. 제대로 쓰려면 제자리에 제대로 얹어서 제대로 조여야 하는데, 잘못 착용하면 척추를 지지하려 했던 원래의 목적을 잃을 수밖에 없다. 보통은 허리가 바지 윗자락보다 높이 있을 테니, 그 위치에 벨트를 얹고 편안하게 조인 다음, 스쿼트 스탠스를 잡고 하단 자세까지 내려간다. 폭이 너무 넓지만 않다면 벨트는 최적의 기능을 수행할 수 있는 자리를 찾아 알아서 움직일 텐데, 본격적으로 중량을 다루기 전에 그 위치를 제대로 파악해 두자. 나중에 조절할 생각은 접어 두고, 미리미리 해 두자. 이제 일어나서 배에 압력이 살짝 느껴질 정도로만 벨트를 조인다.

벨트 사용법을 오해하는 경우도 더러 있다. 배로 벨트를 눌러야 한다는 말을 들어본 적이 있을지도 모르겠다. 그렇게 하면 척추가 굴곡된다. 굳이 벨트를 착용하면서까지 막으려고 했던 사태가 벌어지는 것이다. 일단 조인 다음에는 머릿속에서 벨트를 지우고, 아무 것도 착용하지 않은 것처럼 복근을 써야 한다. 벨트는 능동적으로 '쓰는' 장비도 아니고, 자질구레하게 신경 써야 할 장비도 아니다. 복근을 조이는 장벽 역할이 전부일 뿐이다.

조임의 정도는 사람마다 차이가 있을 수 있지만, 숙련된 리프터일수록 초보자들보다 벨트를 꽉 조이는 경향이 있다. 물론 너무 심하게 조이는 경우도 없지는 않다. 복근이 실제로 힘을 만들어내려면 수축을 해야 하기 때문에, 만일 벨트를 최대한 조여서 가장 안쪽 구멍에 버클을 밀어 넣었다면 복근에 압력을 가하기 어려워진다. 얼마나 조여야 되는지는 직접 해 봐야 안다. 하다 보면 최적의 조임을 찾을 수도 있고, 너무 꽉 조이는 것이 헐겁게 조이느니만 못하다는 사실을 깨달을 수도 있다. 운이 좋으면 벨트를 조이는 정도가 체중, 입은 옷, 심지어는 수분 보충 정도에 따라서도 달라진다는 사실도 알아차릴 수 있다. 그러니 벨트에 난 구멍의 간격이 좁으면 좁을수록 다루기 편해질 것이다.

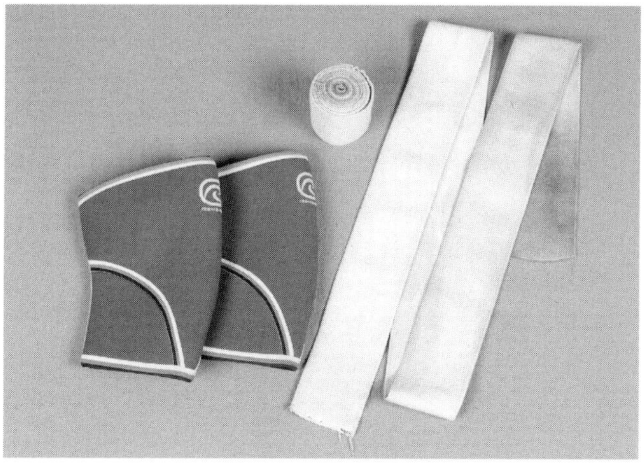

그림 2-61. 니랩은 무릎에서 관절낭 같은 지지 기능을 수행함으로써 운동을 할 때 부상을 최소화 하는 역할을 한다. 무릎 슬리브 같은 경우 천으로 덧댄 고무 재질이며, 본질적으로 보온 목적으로 사용한다.

세간의 인식과 달리 벨트는 몸통의 힘을 키우고 유지하는 것을 방해하지 않는다. 문외한들이나 고중량 스쿼트 경험이 없는 코치들은 이해하기 힘들겠지만, 300kg으로 스쿼트를 할 때 몸의 근육은 단 하나도 이완되지 않는다. 특히나 척추 안정을 맡는 근육은 말할 것도 없다. 벨트를 차고 있다고 해서 몸통에 붙은 근육이 쉬는 것은 아니다. 빗자루로 컬을 할 때보다 바벨로 컬을 할 때 팔이 더 강하게 수축하는 것처럼, 실제로는 벨트로 인한 외부 저항 때문에 복근이 더 강하게 수축한다. 벨트를 쓰면 등이 단단해지고, 스쿼트에서 더 많은 중량을 안정하게 다룰 수 있게 되고, 전체 가동범위에 걸쳐 더 많은 중량을 다루면 당연히 더 강해진다.

니랩knee wraps은 사정이 조금 다르다. 1미터짜리 니랩을 칭칭 감고 스쿼트를 하면 더 많은 중량을 칠 수 있지만, 그 메커니즘은 수트와 똑같다. 니랩은 보조장비로 간주되기 때문에 부상이 없다면 쓰지 말아야 한다. 그러나 몇몇 무릎 손상의 경우, **제대로 쓰기만 한다면** 니랩은 아주 쓸모있는 장비로 변신한다. 예전에 인대를 다쳤던 적이 있거나 아직 부상에서 회복되고 있는 상황이라면, 니랩이 더해주는 압축력이 무릎의 안정성을 증가시켜 준다. 무릎을 감싸는 정도로만 착용한 니랩은 몸 바깥에서 관절낭 역할을 대신할 만큼의 압력을 제공하고, 무릎의 온도를 높여주고,

피부와 표층 조직에 고유수용성 자극을 제공하기도 한다. 세트마다 풀어 줘야 할 만큼 니랩을 너무 조이는 게 문제다. 이렇게 감은 니랩은 수트와 같은 메커니즘으로 작용하기 때문에, 중량은 올릴 수 있어도 지지 기능을 하지는 못한다. 전체 워크아웃을 끝낼 때까지 종아리가 저리지 않게 감아야 비로소 지지 기능을 할 수 있다.

무릎에 퇴행성 관절염 증상이 시작된 어르신들의 경우, 니랩을 타이트하게 감고 스쿼트를 할 때 덜 아프다는 말씀들을 하신다. 늙고 병든 무릎에 지지력을 더해주는 니랩이 아니었다면, 생산적으로 운동하는 이 어르신들도 시큰거리는 관절통에 시달리며 살고 있었을 것이다. 니랩을 감지 않고 스쿼트를 고중량으로 치는 어르신들은 무릎에 염증이 생길 수도 있는데, 니랩을 제대로 감으면 이러한 염증도 어느 정도 예방되는 것처럼 보인다.

파워리프팅용 니랩은 대개 탄성이 너무 강하기 때문에 안 쓰는 게 낫다. 느슨하게 감아도 소재 자체의 탄성 때문에 너무 타이트해진다. 우리가 구해야 할 건 탄성이 비교적 적은 니랩인데, 스포츠용품점에서 쉽게 구할 수 있다. 무릎의 보온 기능만 원한다면 천이나 고무로 된 무릎 슬리브를 쓰는 것도 좋다.

신발

반드시 갖춰야 할 개인장비는 신발이다. 스쿼트 슈즈나 역도화를 신고 스쿼트를 딱 한 세트만 해 보면 왜 이렇게 말하는지 알 수 있을 것이다. 가격이 비싸긴 하지만, 제대로 만든 스쿼트 슈즈가 동작의 효율을 크게 끌어올린다는 점을 감안하면 돈이 아깝지는 않을 것이다. 5만 원짜리 중고 역도화가 됐건 30만 원짜리 아디다스 신상 역도화가 됐건 간에, 좋은 신발을 신고 스쿼트를 하면 아예 다른 세상이라는 느낌마저 든다. 파워리프팅화는 상대적으로 밑창이 평평하고, 올림픽 역도화는 뒷굽이 약간 높아서 무릎을 발끝으로 보내기 쉽다. 사람마다 스쿼트 스타일과 발의 모양이 다르니, 선택은 본인의 몫으로 남겨 두겠다. 다만 뒷굽이 2.5cm를 넘는 신발은 피해야 한다. 그런 신발을 신

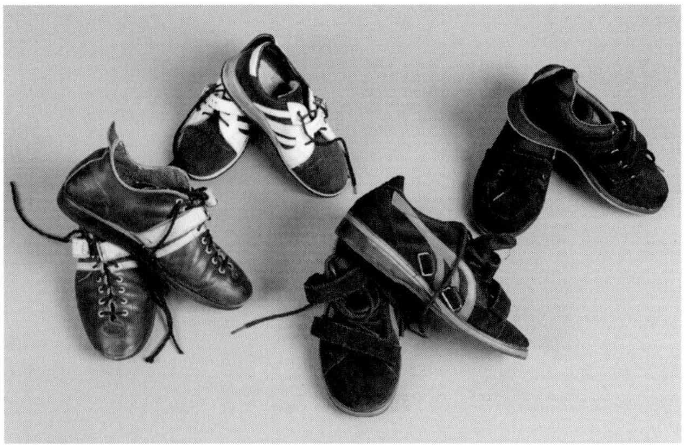

그림 2-62. 역도화는 가장 중요한 개인장비다. 이런 신발의 밑창은 탄성이라고는 없이 딱딱하기 때문에, 지면에 발을 단단히 밀착시킬 수 있다. 한 켤레 사자. 제값은 충분히 하고도 남는다.

으면 이 책에서 제시하는 운동 중 바닥에서 당겨 올리는 동작이 힘들어질 뿐만 아니라 2×4 블록을 밟았을 때와 같은 문제가 발생하기 때문이다. 대부분의 스쿼트 슈즈에는 측면 안정성을 높이고, 아치 지지력을 향상시키고, 발을 신발 안에 고정시킬 수 있도록 중족골 스트랩이 달려 있다.

스쿼트 슈즈의 첫 번째 장점으로 꼽을 수 있는 건 바로 딱딱한 밑창이다. 스쿼트의 하단 자세에서 지면을 박차고 솟아오를 때 운동사슬은 발에서 시작된다. 이때 러닝화처럼 말랑말랑한 젤이나 공기 쿠션이 바닥과 발 사이에 있으면 추진력의 일부가 흡수된다. 이러한 신발의 압축성은 파워 전달의 효율을 떨어뜨리고 발의 안정성을 낮출 뿐만 아니라, 접지를 불안정하게 만들어서 동작 패턴을 매번 흔들어 놓는데, 이로 인해 스쿼트를 할 때마다 다른 느낌을 받을 수밖에 없고, 결국은 제대로 된 기법을 깨닫지 못하게 된다. 러닝화를 신고 하는 스쿼트는 침대 위에서 하는 스쿼트나 다를 바 없다. 지금까지는 집에 굴러다니는 신발을 신고 운동을 해 왔겠지만, 이제는 아니다. 신상 운동화나 스쿼트 슈즈나 값은 비슷하겠지만, 신고 나서 스쿼트를 했을 때의 느낌은 확실히 다르다.

지금까지 수십 페이지에 걸쳐서 얘기해 온 게 뭔가. 균형의 관점에서 본 바벨 트레이닝 모델 아닌가. 세련되게

다듬어 놓은 모델을, 고작 망할 놈의 신발 하나로 망칠 셈인가. 좋은 말로 할 때 그냥 사라, 좀.

의상

옷 얘기는 짧게 하겠다. 민소매 탱크탑보다는 티셔츠가 낫다. 피부를 더 많이 덮기 때문이다. 피부는 땀이 나면 미끄러워지는데, 미끄러운 곳에는 바벨을 올려놓기 힘들다. 셔츠는 100% 순면이거나 폴리에스터와 면이 반반씩 섞인 것이 좋으며, 100% 합성소재로 만든 것은 피해야 한다. 그런 소재로 된 티셔츠는 바벨 밑에서 미끄러지기 십상이다. 바지는 길이와 상관없이 잘 늘어나는 소재로 되어 있어야 한다. 땀이 나면 바지는 다리에 달라붙는데, 이때 늘어나지 않으면 다리의 가동범위가 제한될 뿐만 아니라, 무릎을 밀리고 엉덩이를 쓸 수 있는 능력도 제한되기 때문에 잘 늘어나는 바지를 골라야 한다. 무릎을 덮는 반바지도 같은 결과를 초래하므로, 소재와 관계없이 피한다. 허벅지 중간 길이의 잘 늘어나는 반바지나 흔해빠진 회색 트레이닝복이 좋다. 입을 때는 바짝 당겨 입는다. 바짓가랑이가 허벅지 중간까지 내려오면 무릎의 움직임을 제한한다. 어떠한 경우에도 옷이 동작에 영향을 미치면 안 된다. 스쿼트를 제대로 하는 것도 힘든데 옷까지 거치적거리면 쓰겠나.

거울

거울 앞에서 스쿼트를 하는 건 진짜 별로다. 그러나 보통의 체육관에서는 스쿼트 랙이 벽에 바짝 붙어 있고, 이 벽에 거울이 달려 있기 때문에, 사실상 거울을 보지 않을 수가 없다. 이 상황에서 거울에 비치는 것은, 세 가지 해부학적 기준면 가운데 자세나 균형에 관한 정보를 가장 적게 전달하는 면인 관상면(이마면)frontal plane이다. 몸이 앞

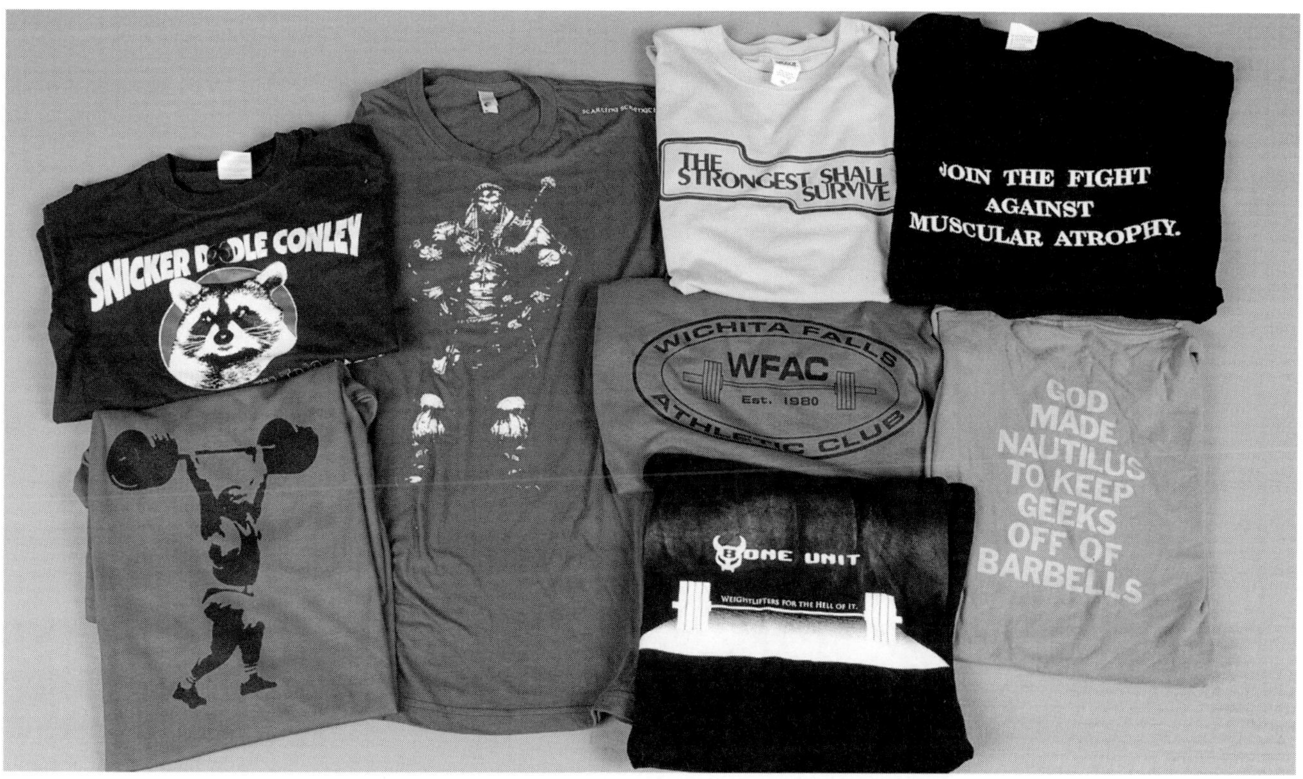

그림 2-63. 코치가 내 동작이나 수행능력을 제대로 보게 하려면 알맞은 옷을 입어야 한다. 배기팬츠나 박스 티가 밖에서는 예뻐 보일지 몰라도, 체육관에서는 걸레짝보다도 쓸모가 없다. 탱크탑보다는 티셔츠가 낫다. 바지는 모양보다 기능을 보고 골라야 한다. 예쁜 로고가 박혀 있다면 더 좋다.

뒤로 움직이는 것을 거울로 판단하기는 쉽지 않다. 그렇다고 깊이 파악에 좋은 것도 아니다. 슬개골과 엉덩이의 관계를 파악하려면 약간이라도 사선에서 보아야 하는데, 거울을 사선으로 놓았다고 쳐도 자세를 보려면 바벨을 짊어진 상태로 목을 돌려야만 한다. 무거운 바벨을 든 상황이기 때문에 경추 회전은 경추 과신전만큼이나 해롭다.

게다가 거울이 없었다면 보지 않았어도 될 뒤쪽의 풍경이 그대로 펼쳐지므로 집중력이 떨어질 수밖에 없다. 사람의 뇌는 시각에 굉장히 민감하게 반응하는데, 고중량 스쿼트에 집중하고 있을 때 이두근만 빵빵한 얼간이가 지나가는 게 보이면 좋을 리가 없다.

그러나 거울을 보지 않고 스쿼트를 해야 하는 진짜 이유는 따로 있다. 바로 운동감각이다. 스쿼트를 하는 동안 운동감각을 키우는 건 다름 아닌 자기 자신의 몸이다. 발밑의 균형점에 집중하면서 들어오는 고유수용성 감각, 발에 느껴지는 압력, 후면각과 손에 쥐고 등에 얹은 바벨의 느낌, 균형을 잡고 움직일 때 몸 전체에 실리는 감각을 통해, 감각계는 눈으로 거울을 보고 있을 때보다 훨씬 풍부해진다. 이제 보는 건 그만두고 몸으로 느껴 보자.

큐는 진화한다 : 몸 vs 바벨

마지막으로 하나만 덧붙이자. 책을 읽다 보면 '큐'라는 말을 자주 보게 될 것이다. 큐cue는 체육교육에서 상당히 중요한 개념으로서, 동작을 유도하는 신호를 가리킨다. 이러한 큐는 코치가 선수에게, 선수가 자기 자신에게 사용할 수 있다.

코치가 선수에게 동작을 잘 지도했다면, 큐는 선수가 그 동작을 제대로 수행하게 만드는 신호 역할을 한다. 즉 선수는 코치의 가르침을 받으며 동작에 대한 이해도를 조금씩 높여 나가게 되는데, 여러 가지를 동시에 신경 쓰지 않게끔, 한 번에 한 가지에 집중하게끔 하는 신호가 바로 큐다. 이때 큐는 길고 장황해서도 안 되고, 지금까지 배운 것과 다른 내용을 담고 있어서도 안 된다. 한두 마디, 길어야 너덧 마디로 예전에 배운 내용을 되새기게 하는 말, 듣자마자 바로 써먹을 수 있는 말이 바로 큐의 본질이다.

쉽게 생각해서 '체스트 업!'은 큐지만 '가슴을 들어올리며 등이 평평해집니다.'는 큐가 아니다. 전자는 시작 자세 직전에도 써먹을 수 있지만, 후자는 듣고 한참을 생각해야 한다. 이런 말은 운동을 시작하기 전에 하는 편이 낫다.

훈련 중에도 코치와 선수 사이에 큐가 오갈 수 있다. 동작에 대해 더 많은 이야기를 나눌수록 큐는 진화한다. 코치도 처음에는 자기가 좋아하는 큐를 쓰지만, 지도를 하다 보면 선수에게 딱 맞는 설명이 필요해지므로 큐가 발전한다. 가령 '체스트 업!' 같은 큐는 유용하고 간결하며 오해의 여지가 없기 때문에, 세계 어디에서나 똑같이 쓰인다. 큐를 줄 때는 거의 소리를 지르다시피 하기도 한다. 동작과 관련이 없어서 무의미해 보이는 '지금!' 같은 큐도 코치와 선수가 처한 상황에 따라 특별한 의미를 가질 수 있다. 반면 아무리 좋은 큐라도 상황에 맞지 않으면 아무 짝에도 쓸모없다.

코치가 없어도 스스로에게 큐를 내릴 수 있다. 반드시 크게 소리 낼 필요는 없지만, 가끔은 그게 나을 수도 있다. 특정한 상황에서 코치가 줬을 법한 큐를 직접 소리 내어 말하면, 동작을 취하기 전에 주의를 기울일 수 있으므로 자세 문제를 점검하기가 쉬워진다. 이 책에서 다루는 운동을 익혀 나갈 때, 올바른 자세를 유지하려면 자신만의 큐를 만들 필요가 있다. 운동 경험이 쌓이다 보면 동작 패턴과 관련된 문제를 해결하고 싶어서라도 각각의 동작에 알맞은 큐를 만들어내고 싶을 것이다. 각각의 동작이 큐에 반응한다는 사실을 확인한 뒤에는, 혼자 훈련할 때에도 스스로에게 큐를 내려서 자세를 점검할 수 있어야 한다.

큐는 몸에 대한 큐와 바벨에 관한 큐로 나눌 수 있다. 가령 '체스트 업!', '앞에 보고!', '팔 길게 펴!'처럼 신체 부위와 관련된 지시는 몸 큐로 분류된다. 이러한 큐는 교정이 필요한 근육이나 부위의 동작에 주의를 집중시키는 역할을 한다. 반면 바벨 큐는 바벨의 움직임과 관련된다.

예컨대 데드리프트에서, 바닥에 놓인 바벨을 들어올릴 때 몸을 잡아채는 건 바벨을 너무 빨리 들어올리려 했기 때문인데, 이때는 '천천히 당겨!'나 '쥐어짜듯이!' 같은 바벨 큐를 줄 수 있다.

보통 몸 큐는 동작의 일부분과, 바벨 큐는 동작 전체와 관련되어 있다. 예를 들면 '팔꿈치 펴고!'는 특정 부위에 주의를 집중시키지만, '바벨 위로!'는 기준각의 조절에 일일이 신경쓰게 하지 않고도 문제를 해결할 수 있게 한다. 바벨을 제대로 다루면 나머지는 몸이 알아서 해결한다는 점에서 바벨 큐의 진가가 드러난다. 몸 큐보다 바벨 큐를 좋아하는 사람도 있고, 어떤 운동에서 먹히는 큐가 다른 운동에서는 먹히지 않을 수도 있다. 어떤 큐가 알맞은지 알고 싶으면 경험을 쌓아 나가야 한다.

제3장
프레스

바벨 운동의 세계에서 프레스는 가장 유서 깊은 상체 운동이다. 아마 바벨이 발명된 날부터 바벨을 쥐고 머리 위로 밀어 올리는 사람이 있었을 것이다. 기원이야 어찌 됐건 프레스는 바벨로 하기에 좋은 운동이다. 지난 백여 년 동안 바벨에는 꽤나 많은 변화가 있었다. 이제 우리는 원판으로 무게를 조절할 수도 있고, 클린을 하지 않고도 어깨에 바벨을 얹어 주는 랙을 쓸 수도 있으며, 범퍼 플레이트 덕택에 바닥에 바벨을 떨어뜨려도 되는 시대에 살고 있다. 그러나 웨이트 룸에서 할 수 있는 가장 유용한 상체 운동이 머리 위로 바벨을 밀어 올리는 일이라는 점에는 변함이 없다.

보디빌딩이 본격적으로 시작되기 전에 상체의 근력을 테스트하는 표준적인 방법은 프레스, 정확히 말해 양손 프레스였다. 그러나 벤치프레스가 인기를 얻고 나서는 (훨씬 균형 잡힌 운동인) 프레스의 효과를 경험하지 못한 선수와 리프터가 생기기 시작했다. 파워리프팅의 경기 종목인 벤치프레스는 사실 보디빌더들 사이에서 먼저 인기를 얻기 시작했는데, 큰 흉근(가슴팍, 혹은 '갑빠')이 1950년대 즈음부터 보디빌딩 심사에서 유행이 되었기 때문이다. 1960년대 중반에 이르러 파워리프팅이 벤치프레스를 표준 경기 종목으로 채택함에 따라, 스트렝스 훈련의 초석이 되는 오버헤드 프레스는 중요성을 잃어만 갔다. 이 와중에 1972년 올림픽 역도에서 클린 앤 프레스(추상, 推上) 종목이 없어지면서 관 뚜껑에 못이 박혔다. 이 불운한 사태로 인해 많은 역도 코치들은 상체 스트렝스 훈련을 운동 목록에서 제외시켰고, 올림픽 역도 훈련은 완전히 변했다. 프레스는 그렇게 인기를 잃으며 낯선 운동이 되어 갔는데,

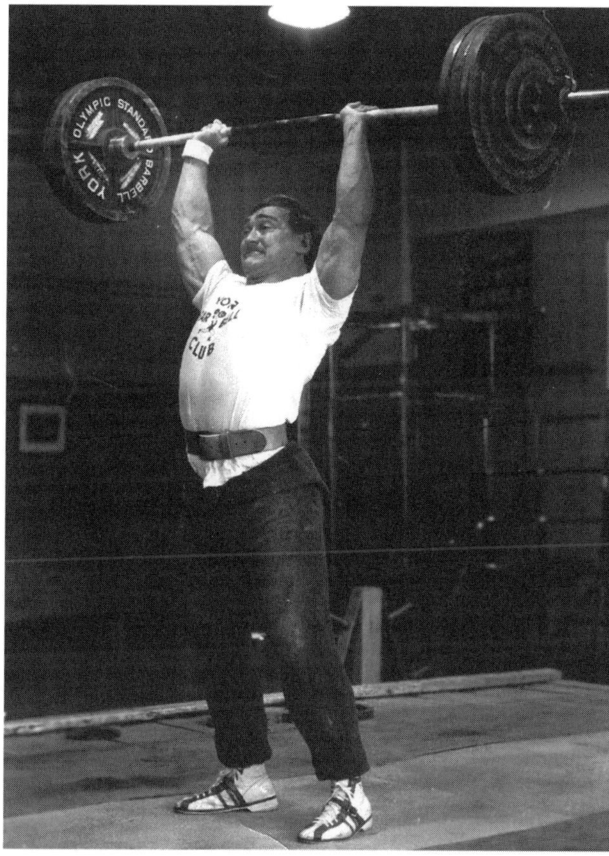

그림 3-1. 현대 스트렝스 코칭의 아버지 빌 스타가 350파운드로 프레스를 하는 모습.

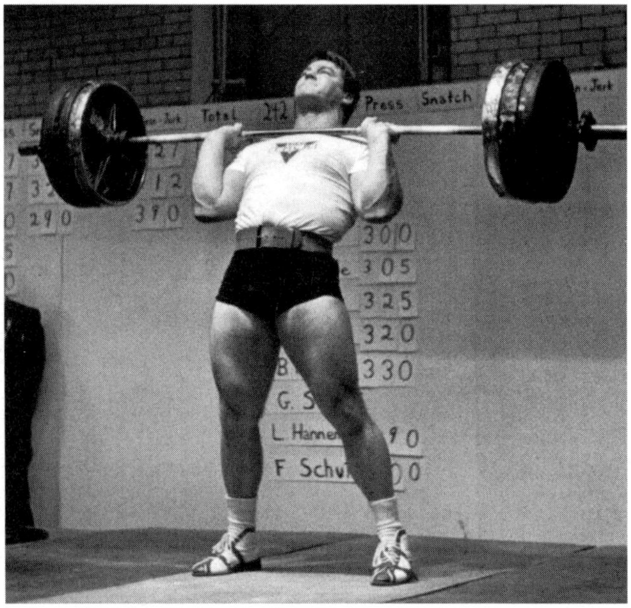

그림 3-2. 1968년 선수권대회에서 토미 석스가 적당한 레이백(layback, 뒤로 기댐)을 시연하고 있다. 프레스는 '판정의 까다로움' 때문에 올림픽 경기에서 제외되었다. 국제 감독기구가 적당한 레이백의 기준을 설정하고 집행하기를 꺼렸던 탓이다. 경기를 짧게 하려는 의도도 물론 있었겠지만, 합의할 만한 기준이 없어서 생길 수 있는 잡음을 아예 없애버리려는 정치적인 의도 때문에 추상이 사라졌을 것이다.

최근 들어서는 대형 체육관의 퍼스널 트레이너들이 '시티드 비하인드 넥 프레스'를 '밀리터리 프레스'라고 부르는 게 더 익숙한 상황에까지 이르고야 말았다.

상황이 이런 만큼, 용어부터 정리해야 한다. 프레스는 자리에 선 채 어깨와 팔을 이용하여, 머리 위로 팔을 쭉 펴면서 중량을 들어올리는 운동이다. 도구로 바벨을 썼다면 당연히 양손 프레스를 뜻한다. 물론 별 검증 없이 사용되는 '프레스'라는 용어가 일반적으로 양손 바벨 프레스를 가리키긴 하지만 말이다(애초에 바벨이라는 도구는 한 손으로 들어올리기에 적합하지 않다). 이 정의에서 변형된 동작에는 수식어가 붙는다. 시티드 프레스는 앉은 자세에서 하는 바벨 프레스를 가리키며, 특별히 제작된 벤치가 있는 경우를 제외하면, 클린 동작으로 어깨 위에 바벨을 얹어 놓고 앉은 다음, 세트가 끝나고 바닥에 내려놓는 과정을 포함한다. 이러한 제한은 들어올릴 수 있는 중량에 한계를 만들기 때문에, 자연히 프레스의 장점을 깎아먹는다. 덤벨 프레스는 얼터닛(한 손씩 교대로)이나 한 손이라고 말하지 않는 한, 두 손을 동시에 움직이는 운동이다. 벤치에 똑바로 누워 수행하는 프레스는 모두 벤치프레스라고 하며, 덤벨 벤치프레스라는 명시가 없다면 바벨을 사용하는 것으로 간주한다. 바벨이 목 뒤로 움직일 경우, 자세도 이름에 들어간다. '밀리터리 프레스'는 (군인처럼) 엄격하게 각을 잡고 실시한 프레스를 가리킨다. 밀리터리 프레스에서는 바벨을 들어올릴 때 고관절이나 등을 전혀 굽히지 않고, 가끔은 발뒤꿈치를 모아서 하기도 한다. 비하인드 넥 프레스는 프레스보다 동작이 힘들고, 시티드 비하인드 넥 프레스는 그보다 힘들다. 어깨 위로 바벨을 들어올릴 때 무릎을 굽혔다 펴는 힘으로 보조를 받는 동작은 푸시 프레스이다.

올림픽 역도에서 프레스가 제외된 이유 중 하나는 심판들이 이상한 프레스를 보고도 실격 판정을 내리기 애매했기 때문이었다. 제외되기 직전의 '올림픽 프레스'에서는, 바벨을 어깨에서 밀어 올리기 시작할 때 고관절을 과신전했다가 굴곡하는 동작과 슈러그 동작이 포함되어 있었다. 노련한 선수들은 등을 한껏 눕혀 거의 벤치프레스를 하다시피 했는데, '어깨로 미는' 프레스의 정의에는 부합하지 않는 동작이었다. 훈련과 경험이 풍부하고 복근도 잘 발달된 선수들은 이런 움직임도 곧잘 해냈지만, 경험이나 훈련이 모자란 선수들은 이 동작을 따라 하다가 척추가 과신전되며 부상을 입기도 했다.

프레스를 스포츠 컨디셔닝에서 최고의 상체운동으로 꼽는 이유는 많지만, 프레스가 단순한 상체운동에 그치지 않는다는 점이 가장 핵심적인 이유라고 할 수 있다. 파워리프팅이나 수영 정도를 제외하면, 상체 스트렝스를 써야 하는 스포츠에서, 힘은 땅바닥에서 출발해 운동사슬을 타고 전달된다. 운동선수가 상대방을 밀치고, 도구를 집어던지고, 라켓이나 방망이로 공을 쳐내고, 다른 물체에 힘을 가하는 모든 순간, 힘은 지면과 맞닿아 있는 발에서 출발한다. 운동사슬은 고정된 지지면과 움직이는 물체 사이에서 힘을 생산하고 전달하는 과정에 포함되는 근골격계 요소를 가리키는데, 프레스의 경우 운동사슬은 땅에서 시작해 바벨에서 끝난다.

반면 벤치프레스에서의 운동사슬은 등 상부가 놓인 바

벨 아래쪽 벤치에서 시작해 손에서 끝난다. 간혹 벤치프레스에서 발을 땅에 붙임으로써 하체를 운동사슬의 버팀목으로 쓰는 사람도 있다. 그러나 벤치프레스에서는 발을 벤치에 올려놓을 수도 있고, 심지어는 공중에 띄우고 할 수도 있으므로, 발을 땅에 고정한다고 해서 운동사슬이 지면까지 확장된다고 볼 수는 없다. 스쿼트에서 손이 중요함에도 바벨의 움직임과 실질적인 연관이 없듯, 벤치프레스에서 하체가 중요하다 해도 운동사슬에 포함시킬 수는 없다. 아주 노련한 벤치프레스 선수가 몸통과 다리를 아무리 효율적으로 써 봐야, 바벨은 그저 벤치 반대편으로 밀릴 뿐이다. 발이 균형을 잡아 주지도 않고, 바벨을 밀 때 전신을 쓰게 해 주지도 않는다. 프레스가 전신을 운동사슬로 쓰는 것과 대조적이다.

벤치프레스는 기본적으로 상체에 국한된 운동이라는 점에서 프레스와 다르다. 미식축구에서 파일링을 당해 경기가 중단될 때를 제외하면, 단단한 곳에 등을 기대고 반대편으로 물체를 미는 동작을 스포츠에서 찾아보기는 어렵다. 반면 프레스에서는 발을 땅에 붙인 채 어깨와 윗가슴과 팔이 바벨을 머리 위로 들어올리는 동안, 복근과 등 근육, 상체와 엉덩이, 손목과 발목과 발이 전부 동원되어 몸 전체를 안정시킨다. 이렇게 땅에 발을 붙이고 팔을 머리 위로 쭉 뻗은 이 자세는, 우리 몸이 만들 수 있는 운동사슬 중 가장 긴 것이기도 하다. 부하를 받은 상황에서의 안정성을 향상시키는 훈련으로 프레스를 꼽는 것은, 바로 이런 이유 때문이다.

한편 근육을 활용하는 방식은 근본적으로 동작 패턴을 따를 수밖에 없는데, 이 지점에서도 차이가 난다. 벤치프레스에서는 상단에서 바벨을 내리는 동안 신장성 수축이 발생하므로, 하단에서 바벨을 밀어 올릴 때 신장반사가 일어나 단축성 수축을 돕는다. 반대로 프레스에서는 (바벨이 바닥에 있느냐 어깨에 있느냐 정도의 차이는 있지만) 데드리프트에서와 마찬가지로 멈춰 있는 상태에서 밀어 올려야 한다. 물론 반복수가 여러 번이라면, 벤치프레스나 스쿼트에서처럼 하단에서 신장반사를 일으켜 바벨을 밀어올릴 수도 있다. 그러나 어떤 세트에서건 간에, 첫 번째 반복에서는 데드 스톱 상태의 바벨을 어깨에서 밀어 올려야 한다.

특정 스포츠에서 컨디셔닝 운동을 도입하는 경우, 반드시 해당 운동에서의 근육의 쓰임새나 신경 활성 패턴이 스포츠에서와 같은지 확인해야 한다. 동작이 완전히 같아야 한다는 말이 아니다. 빠른 스포츠에서 느린 컨디셔닝 운동을 도입할 때, 운동신경로가 똑같으면 오히려 실전에 악영향을 미치는 경우도 있다. 무거운 공으로 하는 농구를 예로 들어보자. 무게가 다른 물체를 똑같이 던질 수는 없으므로, 이런 공은 진짜 농구공보다 느리게 날아간다. 이런 것을 연습이랍시고 반복하다 보면, 경기에서 공이 원하는 대로 날아가지 않을 것이다. 스트렝스 훈련이 스포츠에 효과적으로 적용되려면, 그 스포츠에서 쓰이는 근육들을 협응시킬 수 있어야 한다. 바벨 훈련에서 얻을 수 있는 스트렝스는 어떤 분야에 특화된 것이 아니라, 보편적인 동작 패턴에서 나오는 것이다. 즉 바벨로 얻은 스트렝스 또한 스포츠에 융화될 수 있다. 예컨대 풋볼에서는 엉덩이와 다리가 바닥을 밀며 만들어낸 힘이 몸통을 타고 어깨와 팔을 거쳐 상대방에게 전달되기 때문에, 전신의 근육이 동원되어야 한다. 요컨대 프레스, 스쿼트, 데드리프트, 벤치프레스, 파워클린은 이러한 스트렝스의 향상에 초점을 둔 점진적 훈련이고, 선수는 이렇게 얻은 스트렝스를 연습 경기에 활용함으로써 실제 패턴에 적용시킬 수 있게 된다.

프레스만 떼어놓고 보면, 힘이 오로지 상체에서만 나오지 않는다는 사실을 이해하는 것이 중요해진다. 어깨와 팔은 힘의 생성에 관여하지만, 그 과정에서 발을 통해 지면을 밀어내는 엉덩이와 다리에 전적으로 의존한다. 발이 먼저 움직이기 때문에 땅에서부터 운동사슬이 시작되지만, 프레스의 경우 바에서부터 움직임이 시작된다. 그러나 운동사슬을 따라 등척성으로 수축한 몸통을 거쳐 힘을 전달한다는 점은 같다. 즉 운동 과정에서 패턴이 비슷하기 때문에 프레스를 유용하게 써먹을 수 있다(그림 3-3). 벤치프레스는 이런 측면이 없는 대신, 더 많은 무게를 다룰 수 있다. 이 책에서 프레스와 벤치프레스를 동시에 다루고 있는 이상, 각각의 장단점은 확실히 알아둘 필요가 있다.

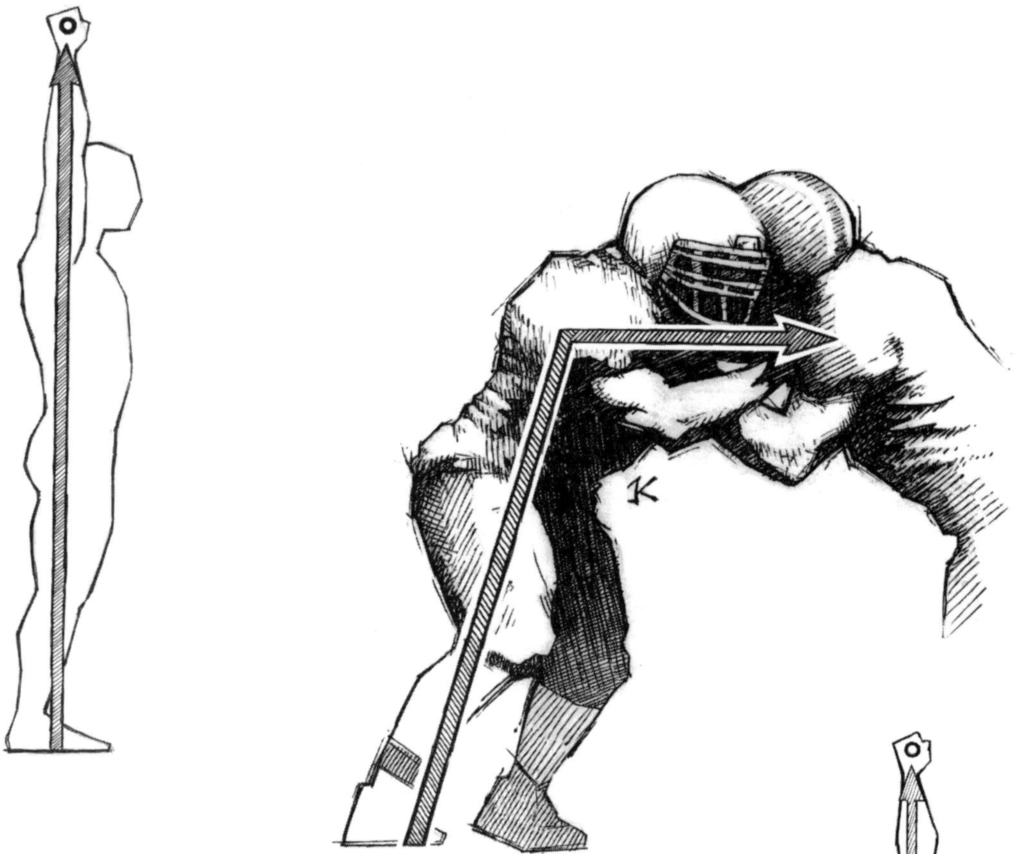

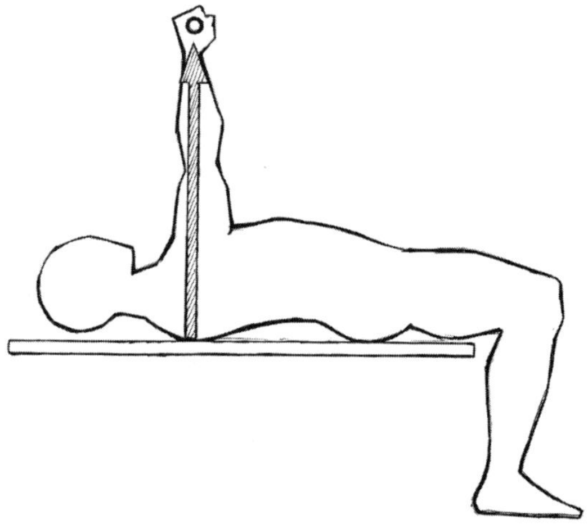

그림 3-3. (좌에서 우로) 프레스, 풋볼, 벤치프레스. 화살표는 운동사슬의 벡터 방향을 의미한다. 풋볼 그림을 보면, 수직과 수평 방향의 힘이 동시에 나타나는 것을 볼 수 있다. 프레스를 통해 수직 방향으로 밀어내는 능력을 키울 수 있다. 벤치프레스의 경우 훈련을 해서 얻어낸 스트렝스를 써먹을 분야가 많지는 않으나, 프레스에서보다 많은 중량을 다룰 수 있다.

일반적으로 몸이 더 많이 동원되는 운동일수록 좋다고 간주된다. 프레스는 어깨와 팔의 스트렝스를 향상시키지만 복근과 복사근, 늑간근과 등 근육을 비롯한 몸통 근육의 스트렝스도 키워 주고, 나아가 무거운 물체를 손에 들고 서서 머리 위로 들어올리는 상황에서의 균형감각도 향상시켜 주며, 모든 상체운동 중 근육과 중추신경계를 가장 많이 동원하고, (몸통의 90도 방향으로 힘을 내는) 벤치프레스에서보다 쓸모 있는 방향의 힘을 만들어낸다. 풋볼에서 팔은 90도보다 큰 각도로 쓰인다. 그 각도가 몸통의 수직 방향으로 힘을 만드는 프레스에서의 각도와 똑같지는 않으나, 그래도 벤치프레스보다는 가깝다. 하지만 진짜 중요한 차이는 따로 있다. 몸을 위로 기울인 채 등을 고정하고 물체를 미는 동작이 풋볼 경기에 있다 가정해 보자. 그러면 인클라인 벤치프레스를 하는 게 맞다. 하지만 그런 동작은 풋볼에 없다. 프레스의 핵심인 운동사슬의 중요성을 무시한 채 잡스러운 요소에만 집중한 결과, 풋볼 훈련 프로그램에서 프레스는 인클라인 벤치프레스에게 자리를 빼앗겼다.

물론 벤치프레스는 프레스보다 많은 중량을 다룰 수 있다. 단순히 상체의 스트렝스를 키울 요량이라면 벤치프레스가 나을 수도 있다. 그러나 프레스와 병행하면 벤치프레스로 키운 스트렝스를 스포츠에서 써먹기 좋은 방향으로 돌릴 수 있다. 게다가 프레스를 병행하지 않고 벤치프레스만 하게 되면 어깨 문제에 시달릴 가능성도 커진다. 밀어내는 과정에서 어깨 앞쪽만 쓰다 보니 어깨 뒤쪽이 상대적으로 약해지기 때문이다. 몇 년 동안 고중량으로 벤치프레스만 해 온 경우, 이러한 스트렝스 불균형은 심해져 있을 수밖에 없다.

어깨 뒤쪽에는 중요한 외회전근이 몇 개 있는데, 던지는 동작에서 상완골의 내회전을 감속시키는 회전근개rotator cuff도 여기 포함된다. 회전근개는 기본적으로 어깨뼈 앞뒤로 붙어 있으며, 견갑하근은 견갑골 앞면과 흉곽에 붙어 상완골을 내회전시킨다. 극상근, 극하근, 소원근은 견갑골 뒷면과 상완골에 붙어서 상완골을 외회전하고, 따라서 내회전을 감속시키는 기능도 할 수 있다(공을 던지고 나서 팔의 속도를 줄인다고 생각하면 쉽다). 이 근육들은 프레스 동작에서 안정근 역할을 하는데, 이 때문에 움직임을 만들어내는 주동근이 아님에도 불구하고 프레스를 통해 강해진다. 반면 벤치프레스에서는 외회전근의 작용이 두드러지지 않고, 따라서 상완의 내회전을 주로 담당하는 흉근과 전면삼각근에 비해 받는 부하가 적을 수밖에 없다. 내회전근이 외회전근의 상완골 감속 능력을 넘어설 정도로 균형을 잃고 강해지면, 던지는 동작에서 다칠 확률은 늘어난다.

의료업계에는 프레스가 어깨 충돌 증후군을 일으킬 수 있다고 믿는 사람들이 많다. 회전근의 힘줄이 골성 구조물인 상완골두와 견봉과 오훼돌기 사이에 낄 수도 있으니 프레스를 하면 안 된다는 트레이너들도 있다. 이두근, 소흉근, 오훼완근 같은 근육뿐만 아니라 견갑골과 쇄골을 잇는 AC관절(견봉쇄골관절)의 인대도 붙어 있는 이 뼈들 중, 오훼돌기와 견봉은 상완골이 견갑골의 관절와에 닿아 생기는 GH관절(견관절) 위로 튀어나와 있다. 외회전근인 극상근과 극하근은, 이 돌기들과 상완골 위쪽의 견봉하낭subacromial bursa 밑을 지나간다. 프레스를 하면 힘줄이 뼈 사이에 끼어버릴(충돌) 가능성이 너무 크다고, 그

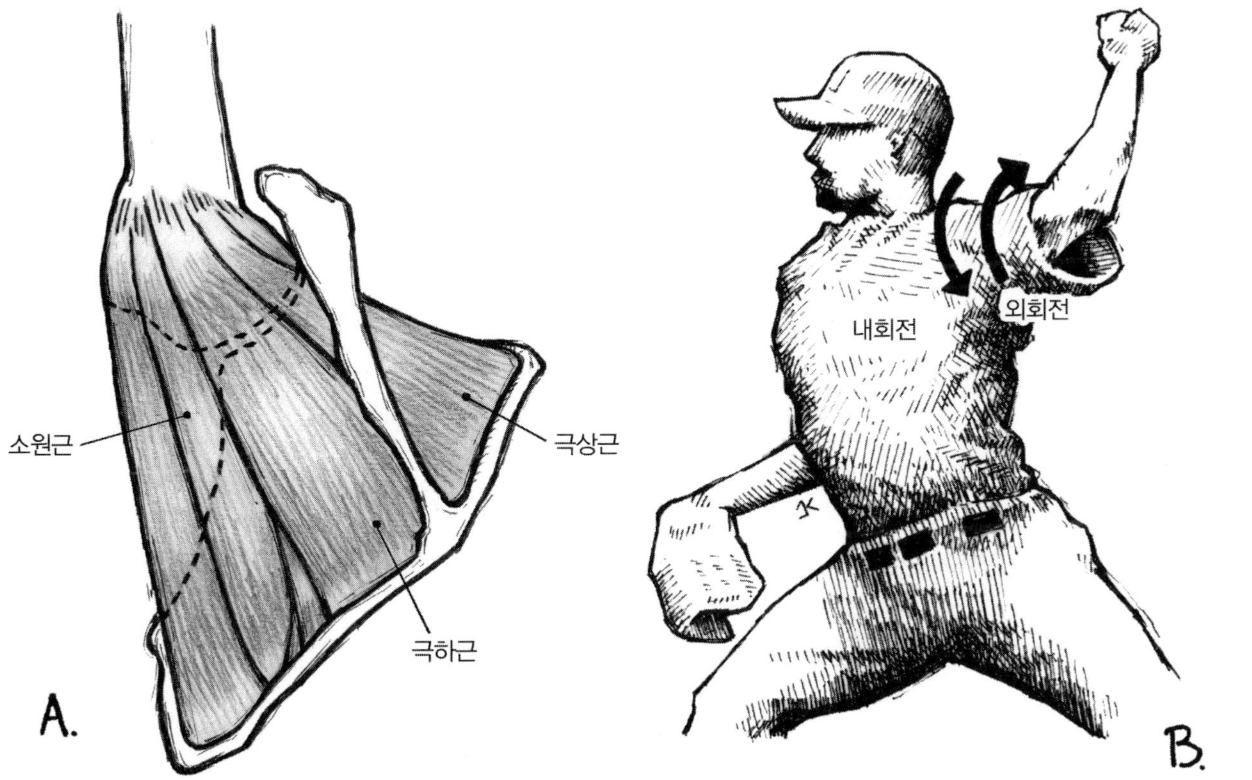

그림 3-4. (A) 뒤에서 본 회전근개. (B) 회전근개는 던지는 동작에서 상완골의 내회전을 감속시킨다.

러니까 하지 말라는 트레이너들의 주장에는 저런 근거가 깔려 있다.

그러나 이런 종교적인 믿음에는 제대로 실시한 프레스에서 볼 수 있는 해부학적 진실이 빠져 있다. 쇄골과 만나는 AC관절을 제외하면, 견갑골은 어느 뼈와도 직접 연결되어 있지 않다. 따라서 AC인대(견봉쇄골인대)에 매달린 견갑골은, 근육과 근막 다발의 가동범위를 따라 둥둥 '떠다니면서' 등과 상완골에 붙은 구조물의 움직임을 따라 상대적인 위치를 바꾼다. 가령 벤치프레스를 할 때는 극도로 내전되고, (보조 운동 챕터에 있는) 바벨 로우의 시작 자세를 잡을 때는 앞쪽으로 잡아당겨지고, 프레스에서 어깨를 으쓱 올리며 상단 자세를 취할 때는 위쪽이 회전된다.

프레스에서는 어깨가 바벨 쪽으로 들어올려진 상태로 동작이 끝난다. 이 동작은 경추 극돌기와 견갑골 후상방을 잇는 승모근을 개입시키며, 이때 승모는 어깨와 바벨을 능동적으로 강화한다. 락아웃된 팔은 높이 들어올린 바벨을 떠받들고, 견갑골은 팔을 지지하고, 승모는 견갑골을 고정하므로, 결국 바벨의 무게는 능동적으로 들어올린 승모에 실린다. 수축한 승모는 양쪽 견갑골 위쪽을 잡아당겨 안쪽으로 회전시키며, 어깨를 으쓱 들어올리면 견갑골 전체가 위쪽으로 잡아당겨진다. 이 동작은 관절와가 위쪽을 보게 하여 상완골을 바로 밑에서 직접 받치게 만들고, 동시에 견봉과 오훼돌기를 상완골에서 멀어지게 한다. 따라서 프레스를 제대로 했을 때 위쪽으로 들어올려진 견갑골은 머리 위로 바벨을 들고 있는 팔을 지지하는 한편, 회전근 힘줄이 충돌을 일으키지 않게 한다(그림 3-5, 그림 3-6).

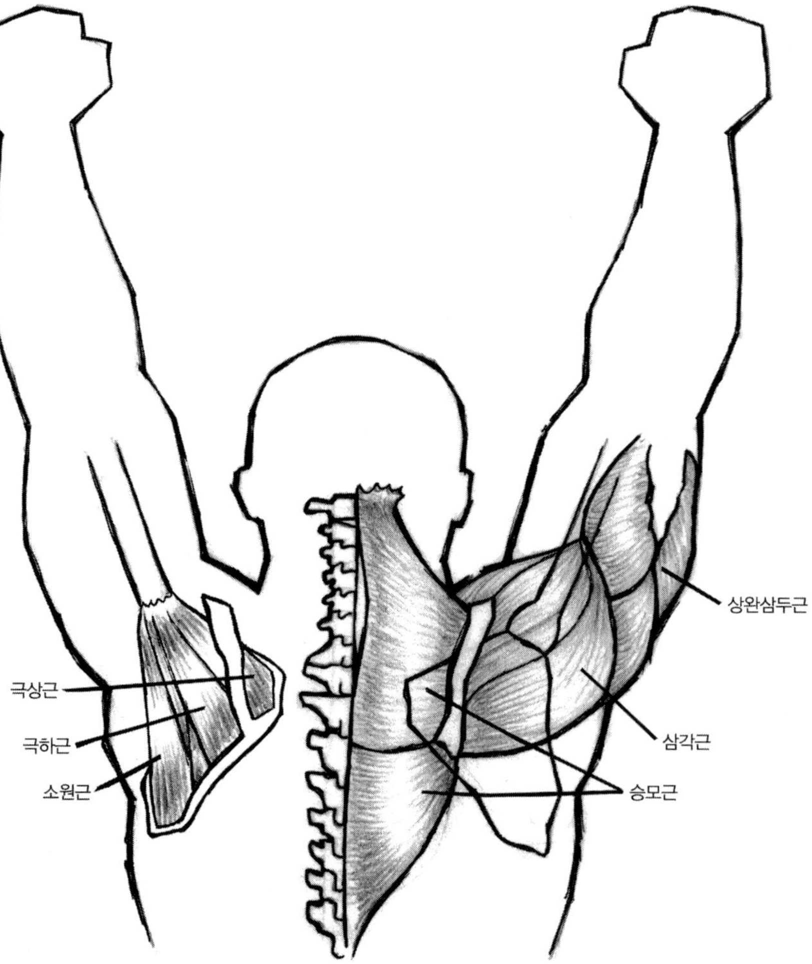

그림 3-5. 프레스에서 승모, 견갑골, 팔, 바 사이의 해부학적 관계.

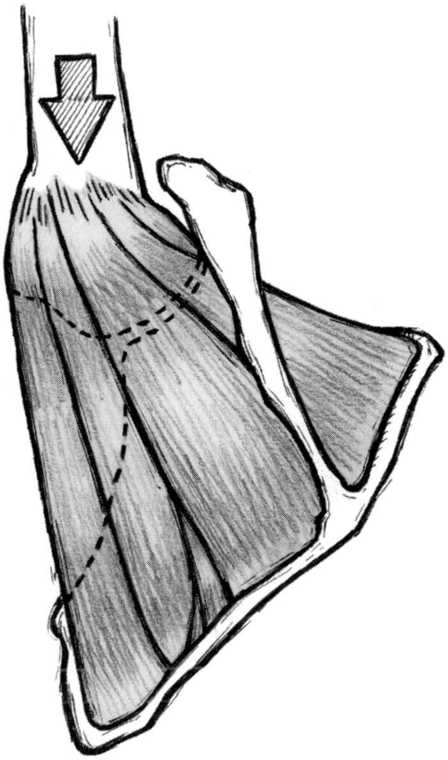

그림 3-6. 프레스에서의 락아웃 자세. 중력은 상완골을 관절와 방향으로 유도하며, 회전근개를 이루는 근육들은 이 자세의 안정성을 강화한다.

그러므로 프레스가 어깨 충돌을 일으킨다는 주장은 틀렸다. 부정확한 프레스는 제대로 된 프레스와 다르다. 프레스의 개념을 제대로 잡지 못했으면서 위험하다고 떠드는 것은, 자동차를 끌고 절벽으로 돌진하는 경우를 예로 들면서 자동차가 위험하다고 말하는 것이나 다름없다.

프레스와 무관하게 어깨 충돌을 일으킬 수 있는 방법도 있다. 견갑골을 원래 자리에 둔 채 상완골을 뼈 돌기 사이로 쑤셔 넣기만 하면 된다. 팔꿈치를 제 위치에 두지 않은 벤치프레스도 마찬가지겠지만, 스트렝스가 모자란 상태로 하는 링 딥스나 링 푸시업 같은 기계체조 동작은, 어깨를 해부학적으로나 역학적으로나 제어하기 어려운 상태로 몰아가기 때문에 위험할 수밖에 없다. 파워리프팅은 건강한 어깨를 가꾸어 나가는 일과 거리가 멀고, 열정만으로 달려들었던 기계체조 동작 때문에 어깨 수술을 받아야 했던 초보자들도 이 바닥에 차고 넘친다. 손을 머리 위로 들어올리는 동작이 있는데도 프레스를 트레이닝 수단으로 쓰지 않는 테니스, 수영, 배구에서는 어깨 부상으로 외과적인 재활을 받아야 하는 사람의 비율이 매우 높다. 그러나 머리 위로 최대한 많은 무게를 들어올리는 올림픽 역도에서는, 어깨 부상의 빈도가 놀랄 만큼 낮다. 머리 위로 손을 드는 상황에서 테니스 선수들이 안전한 자세에 딱히 신경을 쓰지 않았던 것과 달리, 역도 선수들은 머리 위로 들어올린 바벨의 무게를 고정하는 법을 빨리 익혀야 했기에 이런 차이가 생겼을 것이다.

어깨 부상은 빈도가 높고, 프레스는 수십 년간 특히 회전근개 부상을 위시한 어깨 부상에서 재활 운동으로 이용되어 왔다. 프레스가 재활운동으로 쓰이는 이유는 안전성 때문이지만, 프레스를 통해 회전근이 강화된다는 것도 이유가 될 수 있다. 물리치료에서 내리는 어깨 재활 처방에는 보통 고무 밴드나 1kg짜리 덤벨을 가지고 하는 회전근개 운동이 포함되어 있는데, 발상 자체는 재미있지만, 이러한 고립운동에서 볼 수 있는 움직임은 평범한 사람의 동작 패턴에서 관찰되지 않는다. 그러나 머리 위에서 정확하게 락아웃으로 끝난 프레스에서는, 어깨의 모든 근육이 단단하게 수축한다. 무게가 올라갈수록 마무리 단계에서의 스트렝스도 향상되고, 따라서 수축한 근육에서 발생하는 힘도 증가한다. 회전근은 프레스의 상단 락아웃 자세에서 등척성 안정근으로 사용되는데, 자세가 바를 경우 회전근은 충돌 반경에서 상대적으로 안전한 위치에 있다. 따라서 올바른 프레스는 수술을 했거나 부상을 당해서 약해진 회전근을 강화하는 수단으로 쓸 수 있다. 프레스에서 올바르게 락아웃을 하면 건강한 근육이 약한 근육을 보조하는데, 손상된 근육으로도 자세를 유지할 수 있을 가벼운 무게로 시작한다는 전제 하에, 손상된 근육들은 점진적 부하의 원리에 따라 점차 정상적인 기능을 회복할 것이고, 궁극적으로는 다치기 전의 기능을 되찾을 것이다.

프레스가 어깨를 강화한다는 말은, 선수 경력을 위해서든 성인 이후의 삶을 위해서든 간에, 트레이닝에 올바른 프레스를 꼭 포함시켜야 어깨 건강을 지킬 수 있다는 말과 다르지 않다. 이 충고를 듣지 않은 대가로 어깨를 다친 리프터들이 차고 넘친다. 사실 체육관에서 벤치프레스가 독

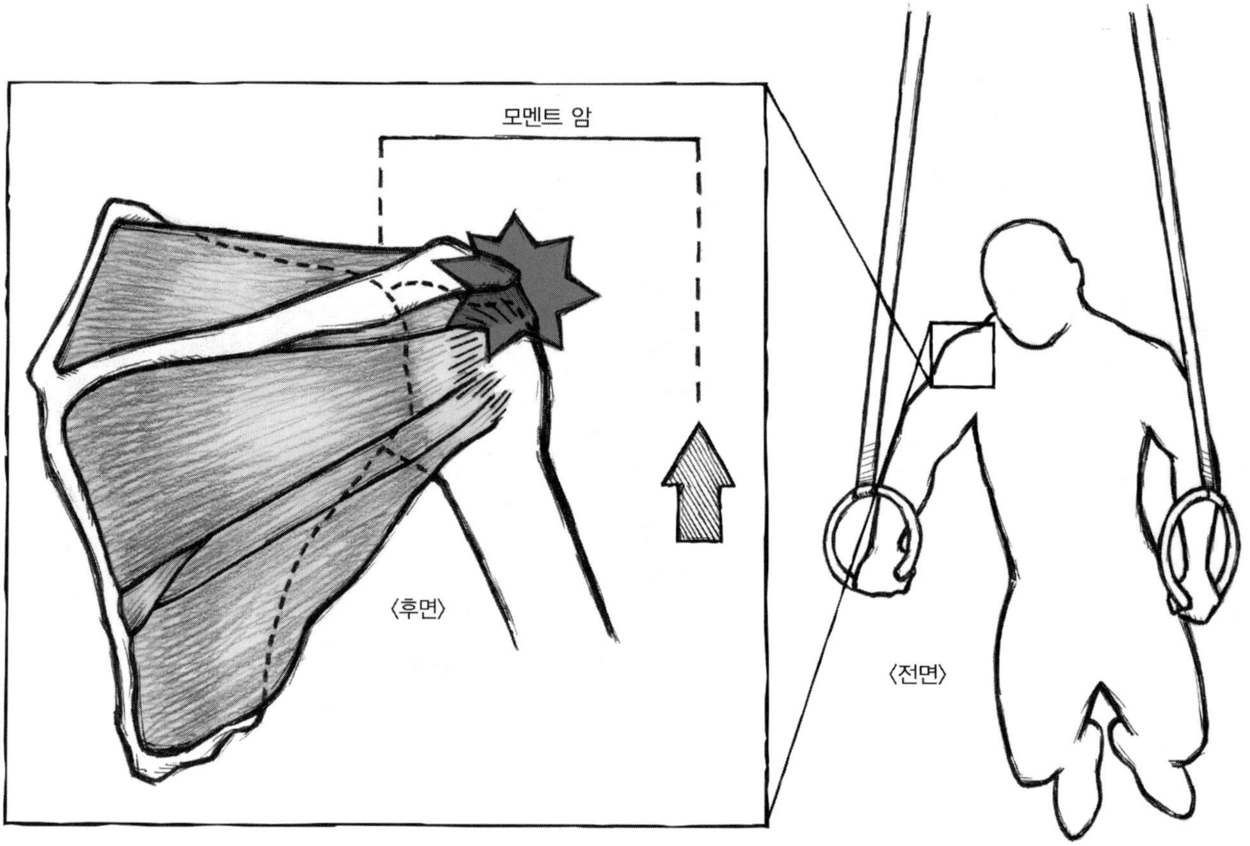

그림 3-7. 링 딥스와 어깨 충돌. AC관절은 중력에 의해 상완골 쪽으로 밀린다. 이때 팔이 바깥으로 벌어지면서 발생한 모멘트 힘 때문에 심각한 어깨 부상이 일어날 수 있다.

보적인 상체 운동으로 주목 받기 전에는 어깨 부상이 그리 흔치 않았다. 프레스와 벤치프레스의 비중에 균형이 잡혀 있어야 하는 건 운동을 처음 하는 사람들에게도 마찬가지이며, 이때도 회전근개 문제를 언급해 볼 수 있다.

프레스에서 고중량을 다룰 때 기술적인 요소가 많이 들어간다는 사실이 다소 놀라울 수는 있겠지만, 실제로 고중량 프레스를 잘 하려면 수 년의 노력이 필요하다. 자질구레한 얘기는 여기까지 하고, 본격적으로 시작해 보자.

배워봅시다, 프레스

프레스는 빈 바벨을 놓은 랙에서 시작한다. 스쿼트에서와 마찬가지로 높이는 흉골의 중앙이다. 여자, 청소년, 노약자, 부상자는 20kg짜리 바벨이 다소 무거울 수도 있으니 주의해야 한다. 적당한 단계를 거쳐 알맞은 장비를 찾지 않으면, 프레스를 올바르게 배울 수 있는 기회는 영영 찾아오지 않는다.

프레스에서의 그립은 우리가 이미 알고 있는 간단한 역학에 의해 결정된다. 앞이나 뒤에서 봤을 때 전완이 수직이 되도록 그립을 잡는다(그림 3-8). 이때 검지는 널링 모서리, 아니면 모서리에서 1cm쯤 떨어진 곳에 있을 것이다.

덩치가 커서 전완을 수직으로 만들려면 더 넓은 그립을 잡아야 하는 사람도 있을 테지만, 많지는 않을 것이다. 너무 넓게 잡으면 손과 팔꿈치, 팔꿈치와 어깨, 그립과 어깨 사이에 모멘트 암이 생기는데, 이때 레버리지를 극복하

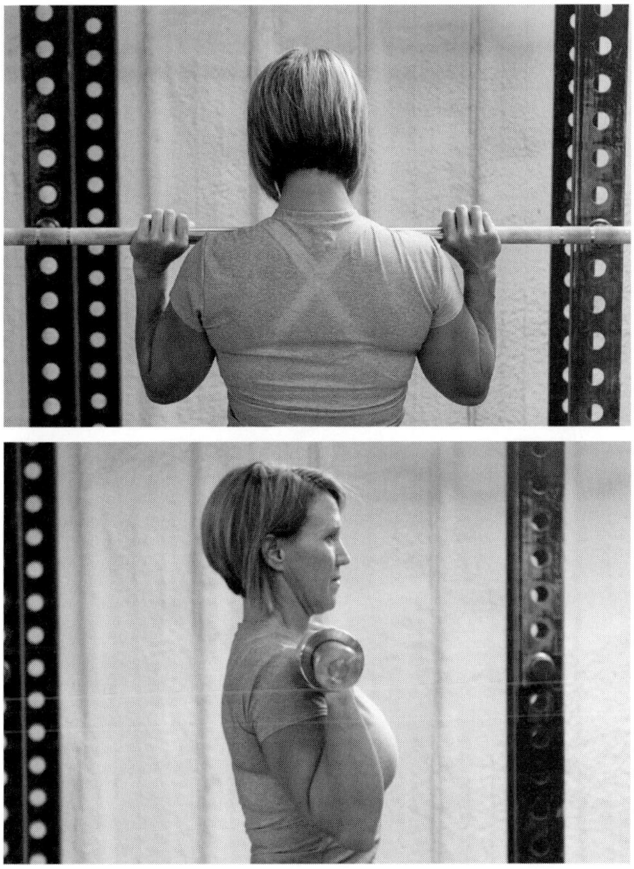

그림 3-8. 전완을 수직으로 만들려면 어깨 바로 바깥쪽에 그립을 두어야 한다.

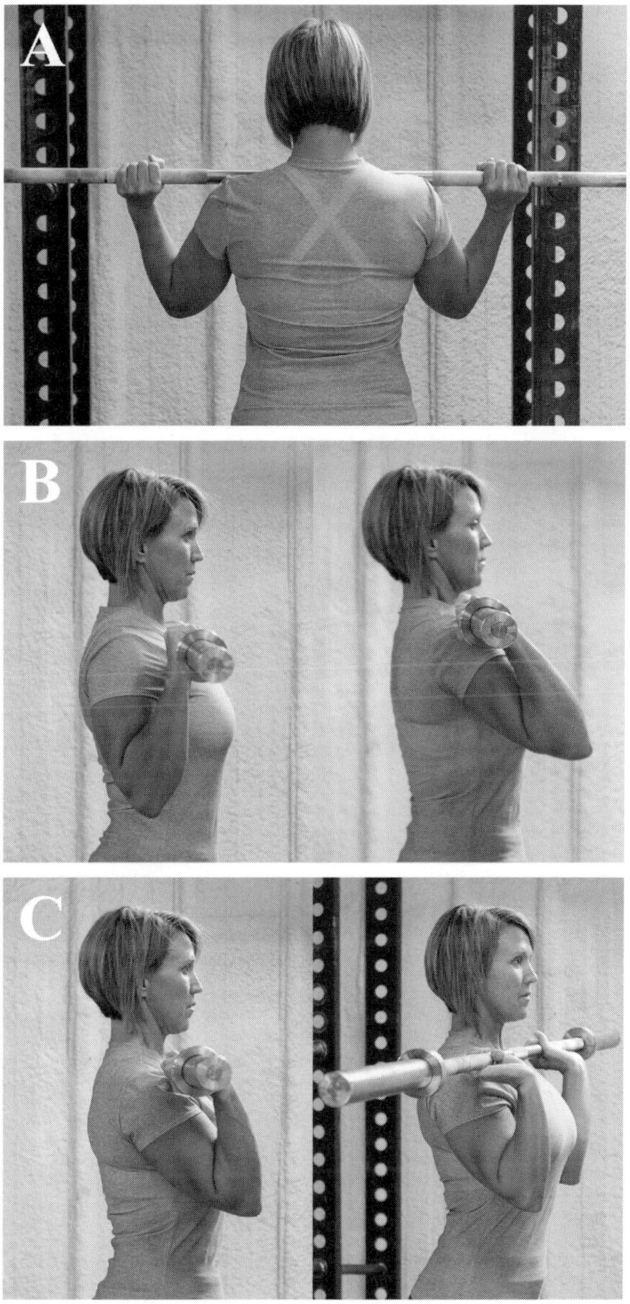

그림 3-9. 모멘트 암은 부정확한 그립 때문에 생길 수 있다. (A) 손과 어깨 사이, 팔꿈치와 어깨 사이. (B) 시상면에서의 팔꿈치와 어깨 사이. (C) 손목과 바 사이.

려면 힘을 낭비해야 한다(그림 3-9). 고를 수 있는 장비가 많으면 좋지만 보통은 그렇지 못해서, 아쉬운 대로 있는 장비를 쓰는 경우가 대부분이다. 표준 올림픽 역도용 바벨에서 널링과 널링 사이가 42cm 정도 떨어져 있다는 사실 정도는 기억해 두자(파워리프팅용 바벨에는 이런 기준이 딱히 없지만, 보통은 역도용 바벨과 비슷하다). 어쩌다 비표준 바벨을 잡는 상황에 되었을 때, 저 간격을 기억했다가 표시해 두면 같은 너비로 그립을 잡기가 쉬워진다.

손목이 꺾여서 바벨이 뒤로 빠질 때 발생하는 손목의 레버리지를 줄이려면, 전완의 뼈가 바벨 바로 밑에 올 수 있도록 그립을 잡아야 한다. 효율적인 그립을 만드는 첫 번째 단계로, 일단 그립의 너비에 맞춰 검지를 얹은 뒤, 손을 회내pronate시켜 엄지가 땅바닥을 보게 한다. 이러한 준비를 통해 바벨은 노쪽세로주름과 엄지두덩(엄지손가락 밑의 살덩이) 및 반대편의 소지두덩 사이, 일명 '생명선'과 평행하게 정렬된다. 그렇게 한 다음 나머지 손가락을 바벨에 그대로 눕혀 손가락 끝으로 바벨을 쥐어짜듯 잡는다. 랙에서 이 방식을 거쳐 바벨을 꺼내면 그림 3-10에서와 같이 바는 손의 불룩한 부분(두덩 부분)에 바벨이 놓이는데, 이

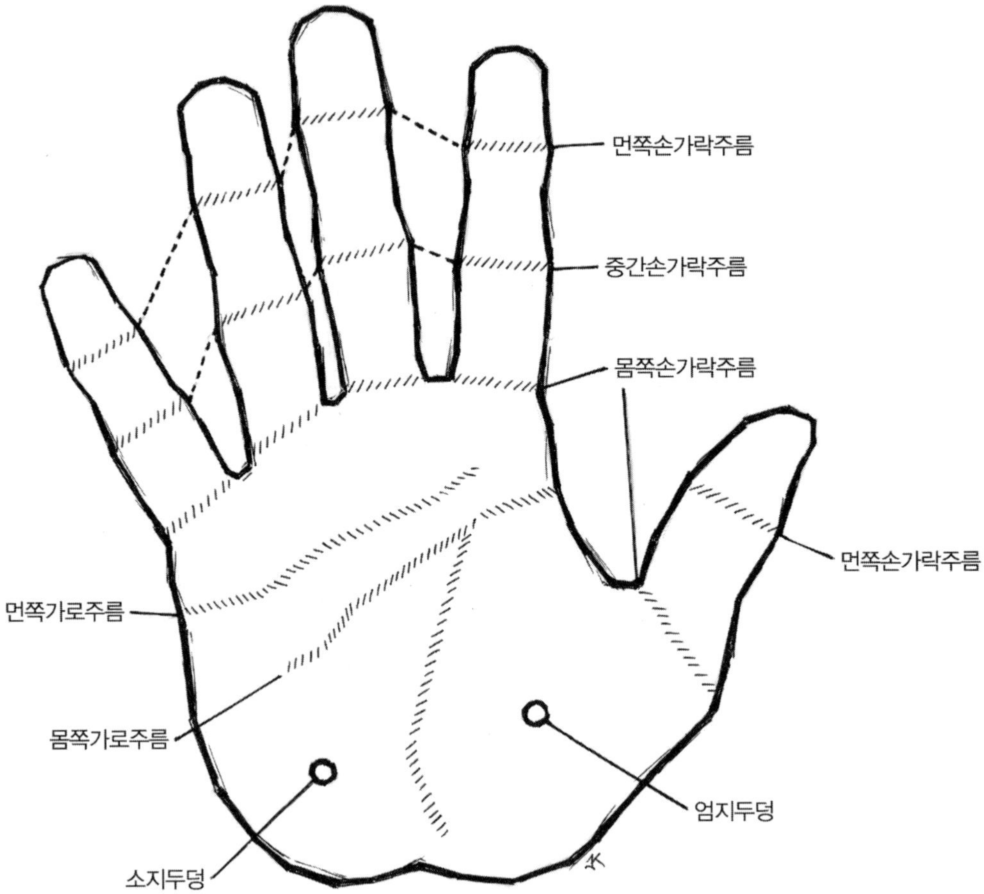

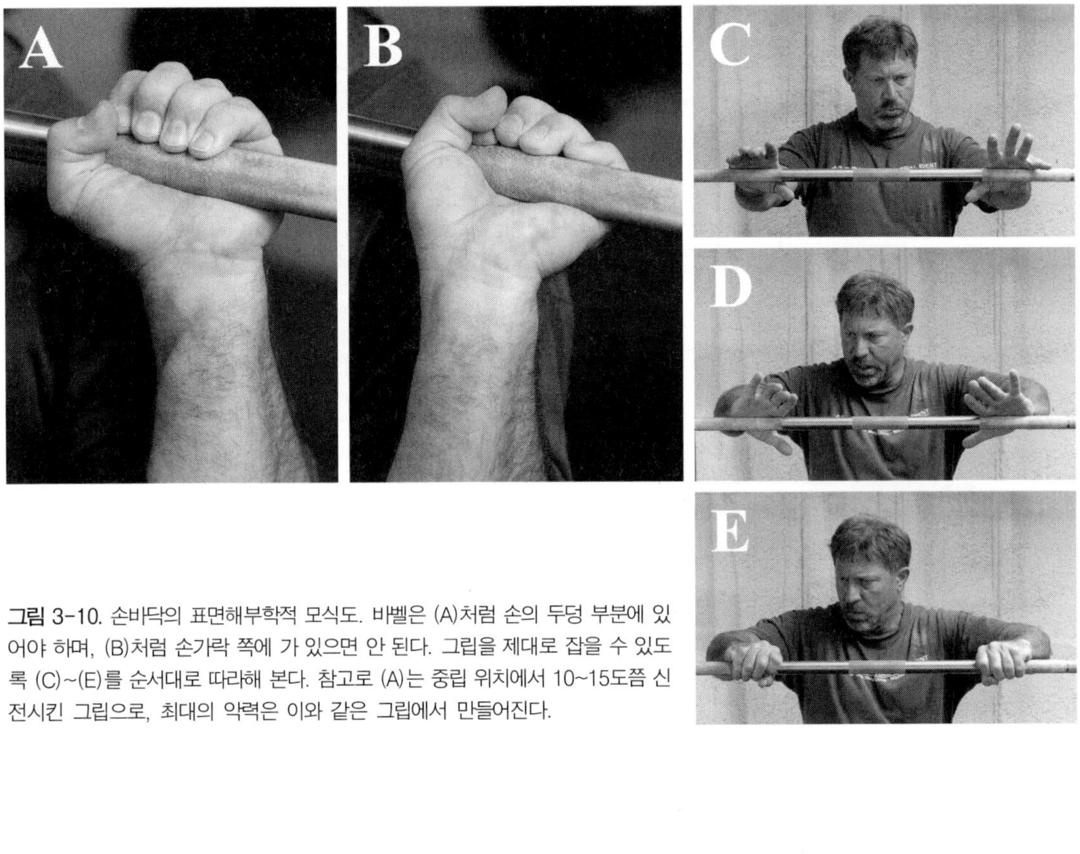

그림 3-10. 손바닥의 표면해부학적 모식도. 바벨은 (A)처럼 손의 두덩 부분에 있어야 하며, (B)처럼 손가락 쪽에 가 있으면 안 된다. 그립을 제대로 잡을 수 있도록 (C)~(E)를 순서대로 따라해 본다. 참고로 (A)는 중립 위치에서 10~15도쯤 신전시킨 그립으로, 최대의 악력은 이와 같은 그립에서 만들어진다.

자리가 전완 뼈의 바로 위이다. 섬리스 그립thumbless grip은 프레스에서 절대 사용하지 말아야 한다. 바벨이 바닥에 떨어질까봐서가 아니다. 엄지로 바벨을 감싼 그립을 통해 전완을 '쥐어짜면' 근육의 긴장도가 높아지므로 시작 자세에서의 효율적으로 추진력을 만들어낼 수 있고, 따라서 팔과 상체 전반의 운동단위 동원이 증가하기 때문이다. 스쿼트 말고는 바벨 훈련에서 섬리스 그립은 쓰지 않는다.

이제 바벨을 랙에서 꺼낸다. 각자의 능력에 맞는 무게의 **빈 바**여야 한다. 앞서 설명한 그립을 제대로 따라했다면, 바는 손바닥 두덩에 놓여 있을 텐데, 옆에서 보면 팔꿈치는 바벨보다 앞으로 나와 있을 것이다. 이 자세에서 전완의 뼈인 요골은 수직이 된다. (팔꿈치를 바 밑에 두거나 바에 대해 몸 쪽으로 두는 사람도 더러 있는데, 그러면 바벨은 몸 바깥쪽으로 들어올려진다.) 어깨는 위쪽 앞으로 약간 슈러그해 둔다. 이러면 동작을 시작할 때 어깨에서 가장 튼실한 전면삼각근의 윗부분에 바벨을 머물게 할 수 있다.

유연성이 부족한 사람들의 경우, 이 자세에서 처음부터 어깨를 위쪽 앞 방향으로 충분히 내밀기 어려울 수 있다. 유연성만 문제면 금방 해결될 것이다. 가끔 보면 전완이 상완보다 긴 사람들이 있는데, 이 경우 팔꿈치를 제대로 놓고 그립을 좁게 잡아도 바벨이 삼각근에 닿지 않을 수 있다. 바벨을 삼각근 위에 두는 자세가 가장 이상적이기는 하지만, 완벽한 자세가 아니라 해도 동작이 완성되기까지 실질적인 문제를 겪지 않을 수 있다는 사실을 염두에 두어야 한다. 유연성이 아주 좋은 편이라면 팔꿈치를 너무 높이 들지 않는지 확인해야 한다. 그 상태에서는 견갑골이 앞으로 잡아당겨져서 견갑대 전반의 견고함과 안정성이 줄어들게 되므로, 효율적인 프레스 수행에 나쁜 영향을 끼친다.

스탠스는 스쿼트에서 강조한 것보다 중요도가 낮다. 편안한 스탠스를 취해야 하는데, 하다 보면 알맞은 스탠스를 찾을 수 있게 된다. 스쿼트에서 취했던 스탠스가 프레스에서도 잘 먹힐 것이다. 너무 좁은 스탠스는 균형을 깨뜨릴 수 있고, 스쿼트보다 넓은 스탠스는 느낌부터가 영 이상할 것이다. 푸시 프레스가 아니기 때문에, 여기에서 지면의 반작용은 이용하지 않는다. 그러니 수직 점프 스탠

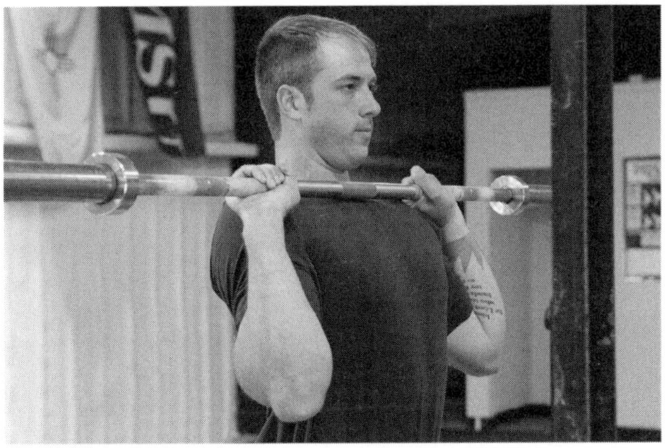

그림 3-11. 팔꿈치는 바 앞에 둔다. 이 자세는 요골을 수직으로 만들 뿐 아니라 위쪽으로의 추진을 올바른 방향으로 만든다.

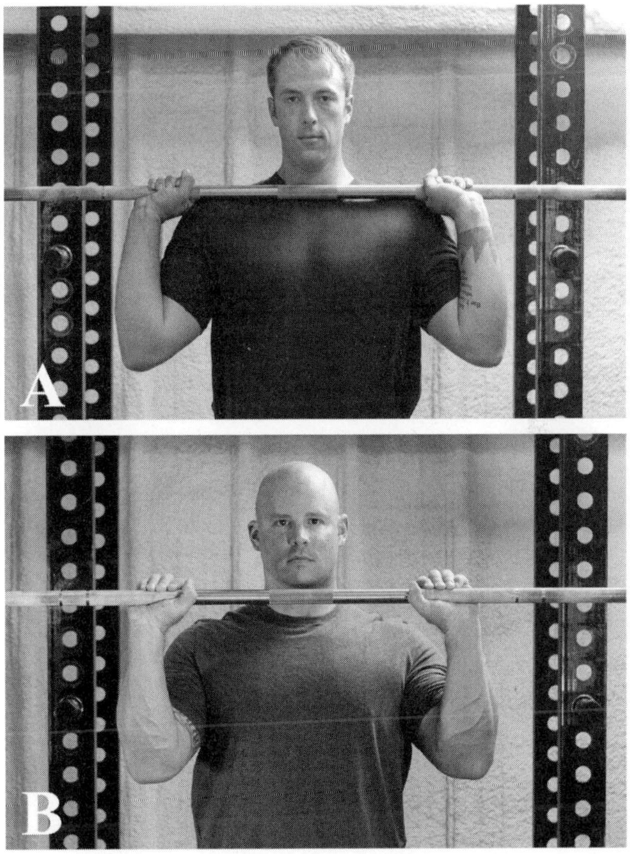

그림 3-12. 바벨은 될 수 있으면 어깨의 육덕진 곳(전면삼각근)에 얹혀 있어야 한다. (A)는 보통의 전완을 가진 사람, (B)는 전완이 상완보다 긴 사람이다. (B)의 경우 바벨이 삼각근 위에 '둥둥 떠' 있는 상태로 프레스를 시작하게 될 텐데, 일부러 바벨을 삼각근에 얹으려고 애쓰다 보면 시작 자세에서의 역학적 조건만 불리해질 뿐이다.

스를 취해도 큰 상관은 없다. 미심쩍다면 발을 조금만 더 넓게 벌려도 된다.

시선을 올바르게 처리하면 시작 자세에서 발생할 수 있는 여러 가지 문제를 예방할 수 있다. 시선은 눈높이 지점의 벽에 고정한다. (벽이 가까이 있을 때의 얘기다. 벽이 너무 멀면 다른 물건을 고정점으로 삼아야 한다.) 세트 내내 그 지점을 바라본다. 벽의 어디를 바라봐야 할지 모르겠다면, 종이에 큰 점을 하나 찍어서 눈높이의 벽에 붙여 둔다. 올바른 자세를 취할 때 이 녀석이 많이 도와줄 것이다.

이제 가슴을 든다. 정확히 말해 척주기립근 상부를 수축시킨다. 흉골을 턱 쪽으로 들어올리거나 젖통을 드러내 보인다고 생각해 보자. (비유가 좀 너절해서 미안한데, 이래야 잘 기억하지 않겠나.) '체스트 업'은 실질적으로 등의 수축인데, 이때 동원되는 근육의 힘와 제어능력을 키우는 운동으로는 프레스와 프론트 스쿼트만한 것이 없다. 그림 3-13에서 확인해 보자. '체스트 업'은 실질적으로 등의 수축인데, 이때 동원되는 근육의 힘와 제어능력을 키우는 운동으로는 프레스와 프론트 스쿼트만한 것이 없다. 가슴을 들면 등 상부와 운동시슬 전체가 견고해질 뿐만 아니라, 지면과의 연결이 안정화되어 프레스의 기법이 전반적으로 향상된다.

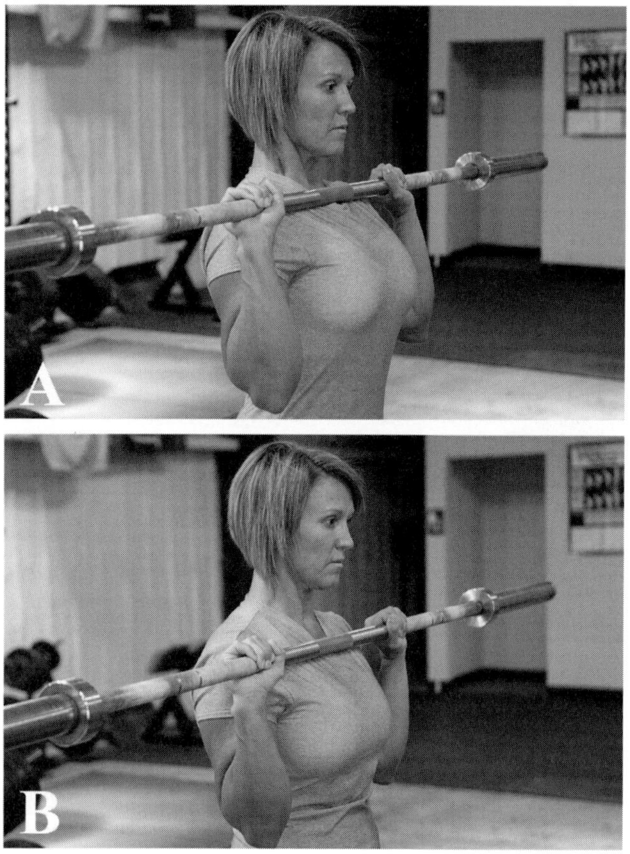

그림 3-13. (A)올바른 등의 자세. 바벨을 추진시키기 위한 견고한 기반을 만들어 준다. (B)이완된 등 상부.

팔꿈치도 제대로 들었고 가슴도 들어올렸으면 프레스를 시작할 준비는 끝났다. 이제 두 단계에 걸쳐 프레스를 배워 볼 것이다. 1단계에서는 동작이 끝났을 때 바벨의 위치에 대해 알아볼 텐데, 락아웃 자세와 관련된 해부학적·역학적 원리도 함께 알아볼 것이다. 2단계에서는 동작이 끝나는 지점까지 제대로 바벨을 밀고 가는 법을 배울 것이며, 효율적인 바벨의 궤적을 만드는 방법과 함께 전신을 활용하는 법도 짚고 넘어갈 것이다.

1단계 : (발살바법으로) 숨을 깊게 들이쉬고 멈춘 뒤 바벨을 추진시켜 머리 위로 들어올린다. 락아웃 자세를 옆에서 봤을 때 바벨이 이마보다 앞으로 나가 있는 경우가 많다. 기억하자. 바는 목보다 뒤에 가 있어야 한다. 정확히 말하면, 바벨은 GH관절(견갑상완관절)과 미드풋을 잇는 수직선 위에 있어야 한다. 운동시슬 말단의 1차 분절인 바벨과 어깨, 어깨와 미드풋 사이의 레버리지는 이 자세에서 최소화된다. 즉 바벨이 어깨 관절 위에 정확히 놓이면 중량부하는 어깨에 레버리지를 만들지 않고, 어깨가 미드풋 위에 있으면 등과 다리는 균형점에 레버리지를 만들지 않는다. 요컨대 바벨이 정확히 미드풋 위치에 있으면 운동시슬 전체가 압축되므로 1차 분절에 레버리지가 생기지 않는다.

일단 바벨을 올바르게 머리 위로 들어올린 다음, 팔꿈치를 잠그고 어깨를 슈러그 해서 바벨을 지지한다. 이 자세에서 팔의 뼈는 삼두근과 삼각근에 의해 기둥처럼 정렬되고, 어깨는 승모근의 슈러그에 의해 으쓱 올라가 있게 된다. 머리 위 바벨의 무거운 중량을 떠받들기 위해 팔과 승모가 함께 작동하는 것이다. 그림 3-15에 보이는 것처럼 누가 뒤에서 팔꿈치를 안쪽 위로 민다고 생각하는 방법도

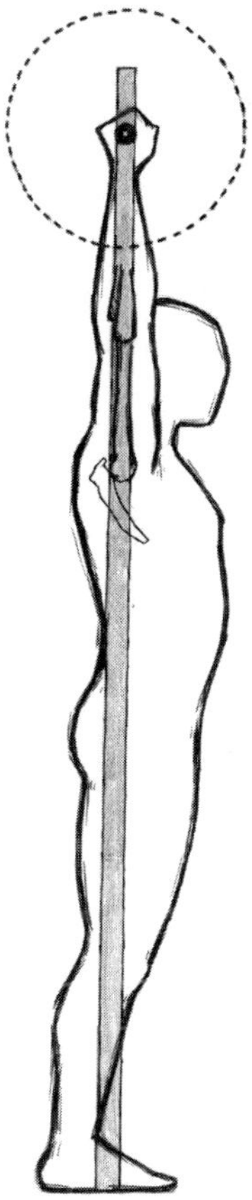

그림 3-14. 프레스에서의 해부학적 기준점. 올바른 락아웃 자세에서는 바벨과 GH관절과 미드풋이 완전한 수직선을 이룬다.

있다. 바벨을 귀 바로 위쪽에 올린 상태에서 팔꿈치 잠금과 승모 슈러그가 결합되면 매우 견고하고 안정된 상단 자세가 만들어지며, 이 자세는 견갑대의 모든 근육을 총동원할 뿐만 아니라 어깨 충돌도 예방해준다.

락아웃은 끝이 아닌 과정으로 받아들여야 한다. 락아웃 상태에서도 아직 더 밀어올려야 한다는 마음가짐이 필요하다는 말이다. 바벨을 천장에 닿도록 밀어 올린다고 생각하면, 고중량 워크 세트에서도 젖먹던 힘까지 짜내 락아웃을 완성할 수 있다.

2단계 : 올바른 락아웃 자세를 익혔으니, 이제는 어떤 방법으로 바벨을 락아웃까지 데려가는 것이 가장 좋은지 알아보도록 하자. 이 단계에서는 올바른 바벨의 궤적을 만드는 법, 바벨에 대해 알맞은 몸의 움직임을 확립하는 방법도 배워 볼 것이다. 시작 자세에서 바벨은 목 앞쪽의 삼각근에 위에 얹혀 있고, 종료 자세에서는 그보다 뒤쪽에 있는 어깨 관절 위에 놓인다. 따라서 바벨이 오르내릴 때는 필연적으로 수평 방향의 움직임이 발생한다(그림 3-16). 그러나 바벨은 무거울수록 수직 방향으로 오르내리려는 경향이 있다. 그러므로 어깨 앞에 얹어 둔 바벨이 어깨 관절 위에서 락아웃 될 때도 가능하면 수직 궤적을 그려야 한다. 여기서 고관절이 등장한다.

먼저 손을 고관절 양옆에 얹고, 무릎이 신전되어 잠길 수 있도록 사두근을 단단히 수축시킨 다음, 복근에 힘을 주어 요추를 정렬한다. 이렇게 흉곽에서 무릎까지 전부 수축시키면 반동에 필요한 장력을 만들어 낼 수 있다. 일단

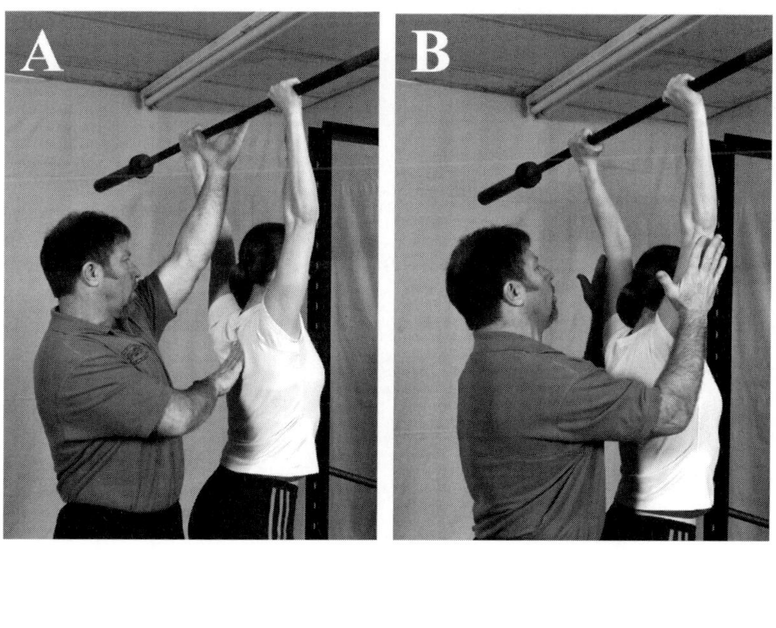

그림 3-15. 락아웃 자세를 위한 팁. (A) 바벨은 어깨 관절 위에 있어야 하는데, 목이 해부학적으로 정상인 경우 이마보다 뒤에 가 있어야 한다. 누가 바벨을 뒤쪽으로 잡아당긴다는 느낌으로 자세를 잡는 편이 이해하기 쉬울 수 있다. (B) 그러면 삼두근, 삼각근, 승모근이 바벨을 지지하게 된다. 이 자세를 몸에 익힐 때는, 상완을 안쪽 위로 부드럽게 쥐어짠다는 느낌을 가지고 '슈러그'라는 말을 떠올리면서 바벨을 올리는 게 좋다.

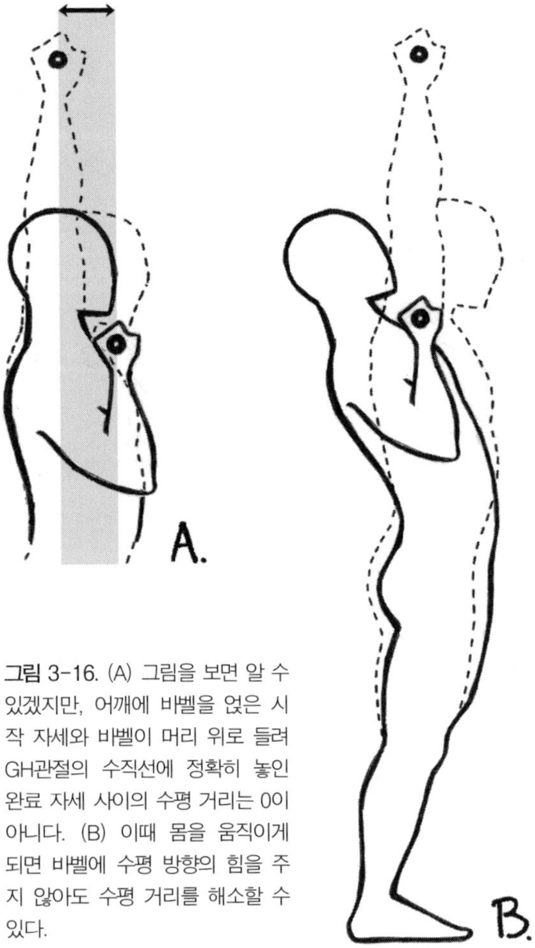

그림 3-16. (A) 그림을 보면 알 수 있겠지만, 어깨에 바벨을 얹은 시작 자세와 바벨이 머리 위로 들려 GH관절의 수직선에 정확히 놓인 완료 자세 사이의 수평 거리는 0이 아니다. (B) 이때 몸을 움직이게 되면 바벨에 수평 방향의 힘을 주지 않아도 수평 거리를 해소할 수 있다.

장력이 만들어지면 엉덩이를 앞으로 밀어서 체중을 발끝에 싣는다. **이때 무릎이나 요추를 굽히면 안 된다.** 복근과 사두근에 장력이 생길 수 있도록, 오로지 엉덩이만 밀어내야 한다. 이 움직임을 성공적으로 만들어내면 동작을 빠르게 해 보는데, 장력이 생기는 순간 반동이 걸리는 느낌을 받을 수 있어야 한다. 이 과정에서 체중은, 발끝으로 이동했다가 몸이 반동을 받아 돌아오면서 다시 미드풋에 실려야 한다. 여기에 엉덩이를 뒤로 잡아빼는 동작은 절대로 섞여 있으면 안 된다. 오로지 장력을 해소하려는 반동만으로 이루어져야 한다. 활을 당기는 일과 마찬가지로 엉덩이가 앞으로 많이 나갈수록 반동은 커지며, 엉덩이는 이 반동에 의해 원래의 자리로 돌아간다. 이 반동을 만드는 과정에서 어깨 또한 내려갔다가 올라온다.

이제 빈 바벨을 랙에서 꺼내 그립과 팔꿈치를 제대로

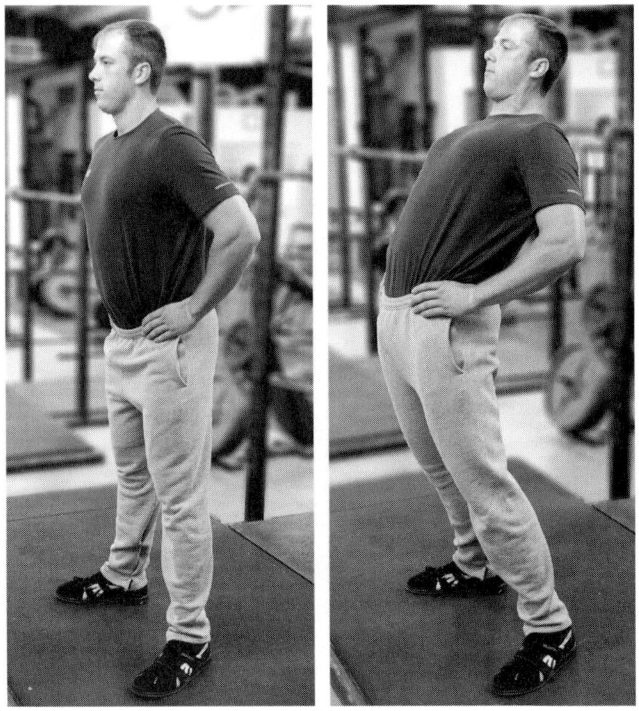

그림 3-17. 고관절 동작을 프레스에서 쓸 수 있다. 고관절 양옆에 손을 올리고 골반을 앞뒤로 밀며 몸통을 움직여 보자. 이때 무릎과 등 하부는 잠긴 상태를 유지해야 한다.

세팅하고 같은 동작을 반복한다. 이때 겨드랑이, 즉 광배를 수축시켜서 반동을 받아낼 기반을 만든다. 제대로 했다면 엉덩이가 앞으로 나갔을 때 바벨이 살짝 떨어지는 것을 관찰할 수 있고, 반대로 반동을 받아 돌아갈 때는 바벨이 위로 튀는 것도 볼 수 있다. 이렇게 바를 몇 번 튕겨 보다가, 반동이 위쪽으로 걸리는 타이밍에 맞춰 바를 들어올리며 락아웃 지점까지 가 본다. **프레스라는 운동은, 본질적으로 몸 앞쪽의 복근과 사두에 걸린 장력에서 벗어나려는 반동이 고관절에 걸리는 순간부터 시작된다.** 그 전이 아니라, 정확히 그 순간이어야 한다. 타이밍이 잘못되었다면 바벨을 들어올릴 때 상체가 뒤로 기울어져 있을 텐데, 이때는 바벨에 반동이 걸리지 않았을 것이다. 반동의 끝자락에서 바벨은 자연스럽게 올라질 테니, 될 때까지 해 본다.

바벨이 이마 꼭대기를 지난다 싶으면 곧장 바벨 밑으로 들어간다. 몸을 앞으로 움직여 바벨 밑에 넣으면서 프레스 동작을 이어나가 락아웃까지 간다. 이때 바를 뒤로 움직이면 안 된다. 몸을 앞으로 내던지듯 바 밑으로 들어

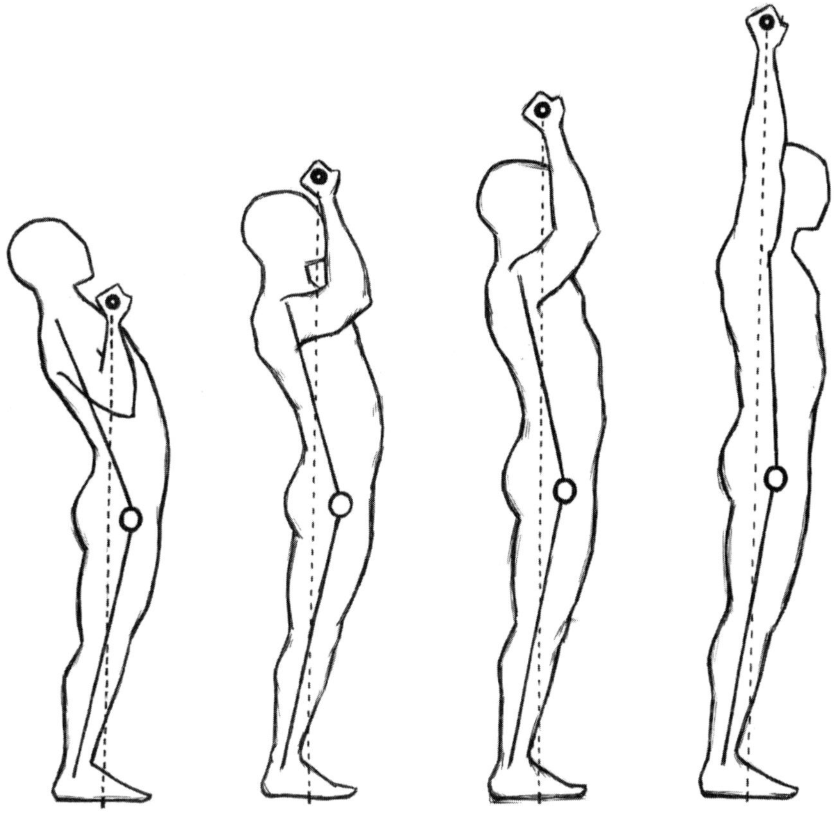

그림 3-18. 바벨을 위로 추진함에 따라 몸통이 앞으로 나간다.

가야 한다(그림 3-18). 제대로 했다면 상체가 앞쪽으로 움직이는 동작이 상단 자세를 만들어 준다는 사실을 알 수 있을 것이다. 즉 어깨가 앞으로 나가고, 삼각근과 삼두가 수축하여 상완을 움직이고, 전완이 정렬되는 과정에서 바벨은 추진력을 얻는다.

다섯 번을 한 세트로 실시하고 바벨을 랙에 되돌려놓는다. 몸 앞쪽에 걸린 장력으로 반동이 만들어진다는 점, 바벨을 어깨 뒤로 보내는 게 아니라 몸을 앞으로 움직여서 바 밑으로 들어간다는 점이 중요하다. 필요하다면 이 개념이 확실해질 때까지 빈 바벨을 쥐고 몇 번이라도 동작을 반복한다. 준비 자세에서는 똑바로 서 있다가 바벨을 들어 올리기 직전에야 상체를 뒤로 기울이는 경우도 많으니, 동작을 시작하기 전에 몸을 기울여 두었는지 확인하자. 엉덩이를 앞으로 밀어 만든 몸 앞쪽의 장력을 반동으로 전환하는 것도 프레스 동작보다 먼저 일어나야 한다. 그렇게 하지 않으면 바는 효율적인 수직 궤적인 위쪽이 아니라 턱을 돌아서 앞쪽으로 나갈 뿐이다.

바벨을 최대한 수직에 가깝게 움직이고 싶다면, 바가 얼굴을 스칠 정도로 가깝게 움직인다고 생각해 보자. 바가 코를 때린다는 느낌으로 올려 보라는 말이다. 내릴 때도

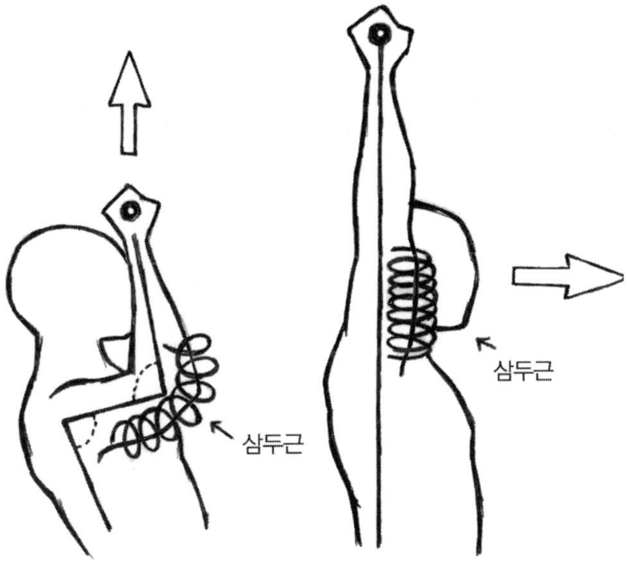

그림 3-19. 어깨와 팔꿈치가 신전될 때 어깨가 앞으로 움직이면, 상완골 원위부 말단이 위로 들어올려지기 때문에 팔꿈치 신전이 수월해진다.

올릴 때처럼 코를 조준한다. 물론 어떤 느낌인지 알기도 전에 정말로 코를 때릴 가능성도 없지는 않지만, 얻어맞는 건 아마 한두 번 정도에 그칠 테다. 신장성 구간과 단축성 구간 모두에서 바의 궤적을 얼굴에 가까이 둔 채로 프레스의 첫 세트를 시작한다.

빈 바벨로 충분히 연습했다면, 자신의 나이와 근력 수준에 맞게 2.5kg, 5kg, 10kg 단위로 무게를 올려 본다. 5회째 반복에 바벨의 속도가 눈에 띄게 느려진다면, 그 무게를 워크세트의 중량으로 설정한다.

프레스와 흔한 실수들

프레스에서 겪을 수 있는 문제는 스쿼트나 데드리프트에서보다 적은데, 이는 바벨의 움직임에 있어 능동적으로 개입되는 관절이 스쿼트나 데드리프트보다 적기 때문이다. 보통은 시작 자세나 바벨 궤적이 문제가 되는데, 원인은 다음과 같다.

- 바벨을 가슴에서 떼어놓지 못한 경우
- 특히 바벨 궤적 문제에서, 어깨와 바벨 사이의 거리가 너무 멀어져서 모멘트 암이 길어진 경우

첫째 문제는 호흡, (가슴이나 팔꿈치의) 자세, 시선 처리가 잘못되어서 생길 수 있는데, 그냥 피곤하거나 바벨이 너무 무겁거나 해서 단단한 시작 자세가 풀리는 경우에도 생길 수 있다. 둘째 문제는 바벨의 궤적을 틀리게 만들어서 생긴다. 바벨을 위가 아닌 앞으로 미는 경우, 바벨을 들어올리며 자세를 고정하지 못하는 경우, 바벨이 이마를 지날 때 그 밑으로 몸을 집어넣지 못하는 경우가 여기에 해당한다. 각각의 실수가 일어나는 상황을 알아보고 이를 어떻게 예방할지 알아보도록 하자.

단단한 몸과 느슨한 몸

등 상부를 느슨하게 풀어 두면 프레스를 망치기 딱 좋다. 가슴을 무너뜨려 등 상부를 굽히는 방법이 여기 속한다. 사실 흔히 볼 수 있는 일이긴 하다. 이 경우 지지력을 제대로 만들 수 없다는 것도 문제지만, 프레스에서 고중량 자체가 부담으로 다가오는 게 더 문제다. 가슴을 들어올리고 있으면 흉추가 정상 해부학적 자세로 고정되는데, 이 자세는 주로 등 상부의 근육과 호흡 패턴에 의존한다. 상부 척주기립근의 수축은 어깨 위의 중량을 받을 수 있도록 흉곽을 감아올려 고정시킨다. '체스트 업'도 물론 기억해야겠지만, 동작을 시작하기 직전에는 지금 이야기하는 내용을 음미할 수 있도록 잠깐의 공백을 두어야 한다. 그러나 바벨이 무거워지면 기법에 집중하는 것도 어려워지기

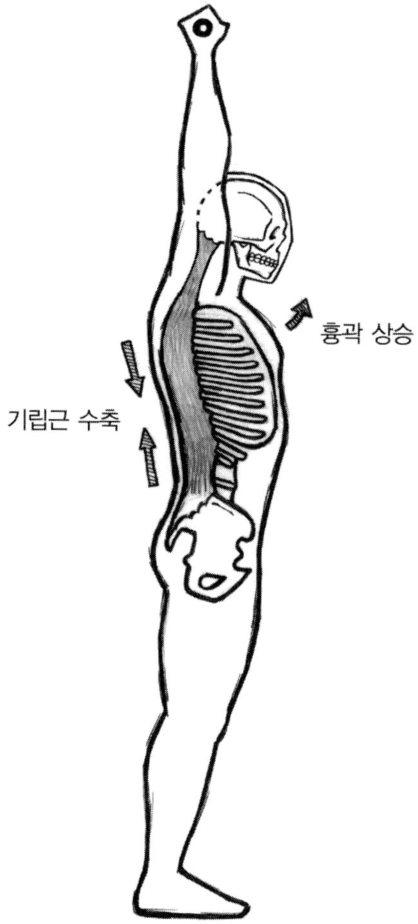

그림 3-20. 가슴을 드는 것은 주로 등 상부 근육의 역할이다.

때문에 이런 내용을 음미할 시간적 공백을 갖기 어렵다. 숨을 깊이 들이쉬고 멈추는 발살바법은, 그래서 프레스의 강력한 동반자가 된다. 이때는 공기가 흉곽과 척추를 동시에 지지하게 되므로, 몸을 단단히 굳히고 가슴을 들어올리는 일이 하나로 섞이게 되고, 따라서 고중량도 너끈히 버티게 해 준다. 이 과정은 동시에 일어날 뿐만 아니라 서로가 서로를 유도한다.

매 반복마다 짧게라도 호흡을 고치지 않는 경우 고중량에서 '눈앞이 캄캄해지며' 쓰러질 수 있다. 1) 바벨이 목에 가하는 압력, 2) 슈러그 상태로 락아웃한 자세, 3) 목 안쪽 경동맥동carotid sinus에 실린 바벨의 부하 같은 여러 가지 자극에 교감신경과 부교감신경의 반응함으로써 이러한 혈관미주신경성 실신vasovagal syncope이 유발된다. 이 세 가지 기전에 의해 경동맥동에 압력이 작용하면 이상한 타이밍에 심박수가 떨어지므로, 예민한 사람들은 실신하기도 한다(흥미롭게도 여자들에게는 거의 일어나지 않는다). 고중량에서 발살바법을 쓰면 뇌로 가는 혈류가 증가되므로, 건강한 사람이 스쿼트, 벤치프레스, 데드리프트를 할 때는 문제가 되지 않는다. 즉 이 현상은 발살바법과 직접적으로 관련이 없다. 그러나 반복마다 호흡을 고쳐서 압력을 떨어뜨리지 않으면 실신을 당할 확률이 크게 올라간다.

바벨과 원판 무더기로 넘어지려고 안달 내는 사람은 없겠지만, 바벨을 든 채로 실신하면 진짜 위험할 수 있다. 바벨을 들고 실신했을 때 문제가 되는 건 클린의 랙 자세와 프레스뿐이므로, 확실한 대비책을 세워둘 필요가 있다. 실신하기 전에는 이거다 싶은 느낌이 반드시 오는데, 그러면 즉시 바벨을 랙에 돌려놓고, 여의치 않으면 그냥 바닥에 떨어뜨린다. 무릎이 떨리는 느낌이 사라지지 않거나 더 심해지면, 넘어질 때의 높이를 줄일 수 있도록 몸을 낮추어 무릎을 잡는다. 실신은 몇 초면 회복되고 그 자체만으로 해가 되지는 않지만, 넘어지는 건 또 다른 문제이니만큼 각별히 조심해야 한다.

팔꿈치와 어깨를 아래로 미는 경우, 혹은 아예 들어올리지조차 못하는 경우도 등 상부의 느슨함을 유발할 수 있다. 팔꿈치를 들지 않으면 어깨는 따라서 떨어진다. 이 두 가지 문제가 뒤섞이면 팔꿈치가 역학적으로 나쁜 위치에 놓이게 될 뿐만 아니라, 바벨이 가슴 쪽으로 더 내려앉기 때문에 결과적으로 들어올릴 거리가 늘어난다. 가뜩이나 나쁜 자세에서 궤적까지 길어지면 바벨에 들여야 하는 일은 늘어날 수밖에 없고, 들어올릴 수 있는 무게는 줄어들 수밖에 없다. 어깨를 들고 팔꿈치를 바벨 앞으로 놓아서 바벨이 짧고 효율적인 궤적을 그릴 수 있도록, 매 반복의 하단 자세에서 더 나은 지지력이 생길 수 있도록 하자.

비효율적인 궤적

둘째로 꼽을 수 있는 문제는 비효율적인 바벨의 궤적이다. 바벨은 수직으로 움직이려 하며, 우리는 몸의 움직

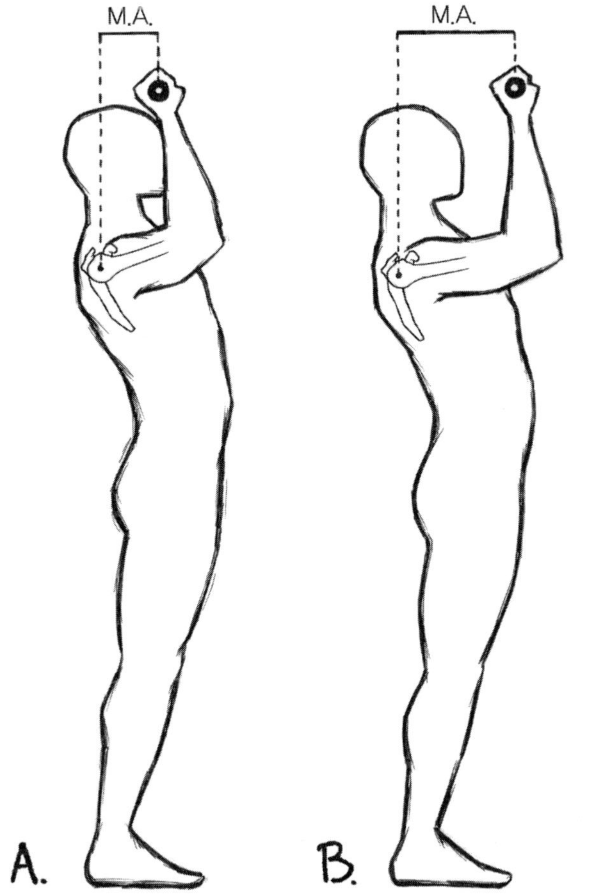

그림 3-21. 프레스에서의 효율은 자세의 기법 측면에 크게 영향을 받는다. 바벨과 어깨가 가까울수록 모멘트 암은 줄어든다. (A) 바벨을 얼굴에 바짝 붙여 들어올리는 동작은 역학적으로 유리한 자세를 만들지만, (B) 몸이나 바벨의 잘못된 움직임 때문에 모멘트 암이 늘어나면 프레스의 효율은 나빠진다. (M.A. = 모멘트 암)

임을 정렬해서 바벨이 그렇게 움직이게 해야 한다. 프레스를 시작하기 전에는 몸을 뒤로 기울여야 하는데, 몸을 충분히 기울이지 않아서 바벨로 턱을 때리는 사람이 아무리 적게 잡아도 스무 명에 한 명은 된다. 몸을 뒤로 기울이면 프레스를 효율적으로 수행할 수 있다. 매 반복을 시작하기 전에 몸을 뒤로 기울인다는 마음가짐을 굳히자.

중량이 무거워질수록 바벨의 궤적은 어깨 관절에서 멀어지려고 한다. 고중량에서만 그런 게 아니다. 어깨 관절과 바벨 사이의 모멘트 암이 만든 레버리지가 스트렝스보다 커진 상태에서는, 바벨이 가벼워도 들어올릴 수 없다. 그러니 바벨은 가까이 두어야 한다. 바벨을 앞으로 밀어내거나, 이마를 지난 바벨 밑으로 못 들어가거나, 바벨에서 너무 뒤로 물러가는 경우 이처럼 바벨의 궤적이 나빠진다. 겉보기에는 달라 보이는 세 가지 문제는, 그러나 프레스에 똑같은 방식으로 영향을 미친다.

바벨을 앞쪽으로 멀리 밀어내는 문제는 저중량 프레스에서 흔히 볼 수 있다. 이때 바벨의 궤적은 곡선을 그린다(그림 3-22). 휘어진 궤적보다는 수직 궤적의 에너지 소모가 적기 때문에, 무거운 바벨은 수직 방향으로만 움직이려 한다. 이 원리는 단순한 프레스는 물론이고, 움직임이 복잡한 역도의 인상(스내치)이나 용상(클린 앤 저크)에서도 똑같이 적용된다. 무거운 바벨은 곡선 궤적을 그리기 어렵고, 따라서 프레스에서도 바벨은 수직으로만 움직인다. 바벨이 앞으로 움직이면 바벨과 리프터로 이루어진 계는 미드풋 위에 질량중심을 높으려고 몸을 뒤로 보낸다. 팔을 들어올릴 때 삼각근과 삼두는 팔꿈치를 몸 가까이 붙임으로써 지렛대를 짧게 만들어 역학적 효율을 높이고, 높아진 효율은 강력한 프레스 동작을 만들지만, 몸이 뒤로 움직여 버리면 이 자세는 무너질 수밖에 없다. 팔꿈치를 내리면 전완이 수직에서 벗어날 수도 있는데, 일찍 파악하면 고치는 건 쉽다. 팔꿈치가 바벨 앞에 오도록 들어올리고 코를 조준하며 올려 보자. 상단 락아웃 자세에서 바벨을 내릴 때도 코를 조준한다. 이러면 바벨을 몸에 붙이는 연습을 5회 반복 세트에서 무려 열 번이나 할 수 있다.

반면 바벨을 몸 앞에 둔 채 그 밑으로 '들어가지 않는' 문제는 대개 고중량에서 생긴다. 바벨이 완벽하게 수직으로 움직여 머리 위로 올라간 뒤에도 몸을 앞으로 움직여 그 밑으로 들어가지 않으면 앞에서 본 것과 똑같은 문제가 생긴다. 바벨이 이마를 지나자마자 몸을 앞으로 밀어 그 밑으로 들어가는 습관을 들여야 한다. 이러한 패턴은 운동을 막 배우기 시작할 때부터 제대로 익혀서 바벨을 들어올리는 순간마다 의식적으로 되새길 수 있어야 한다.

신장반사로 수평 방향의 반동을 만들면 이 문제를 해결할 수 있다. 엉덩이를 빠르게 앞쪽으로 밀면 무릎과 몸통 앞쪽으로 장력이 생겨나는데, 이로 인해 생겨난 반동은 엉덩이를 뒤쪽으로 튕겨낸다. 바벨을 앞에 두는 문제는 이렇게 엉덩이를 뒤쪽으로 움직여서 해결할 수 있다. 바벨이 어깨 뒤쪽으로 넘어가면 레버리지가 0에 수렴하고, 따라서 고중량 프레스에서도 효율적으로 락아웃까지 다다를 수 있는데, 그런 관점에서 보면 가슴과 어깨를 앞으로 움직이나 엉덩이를 뒤로 움직이나 전혀 다를 게 없다. 이 책의 예전

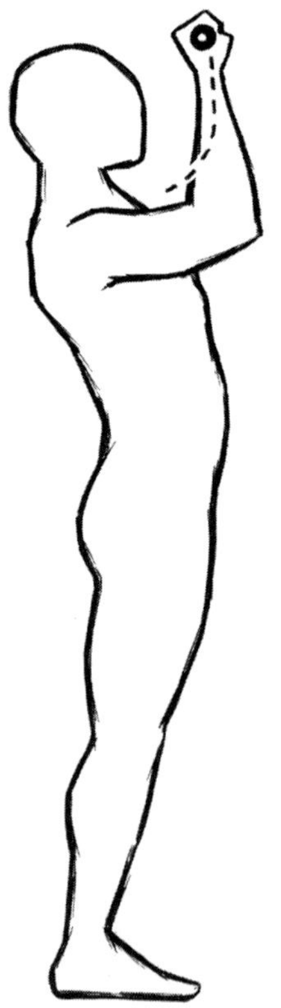

그림 3-22. 첫째 문제. 바벨을 얼굴 멀리 밀어내면 프레스의 효율이 떨어지고 궤적이 휜다. 흔한 실수이긴 하지만, 등을 충분히 기울이지 않은 상태에서는 턱을 얻어맞기 싫어서라도 바벨을 앞으로 밀 수밖에 없다.

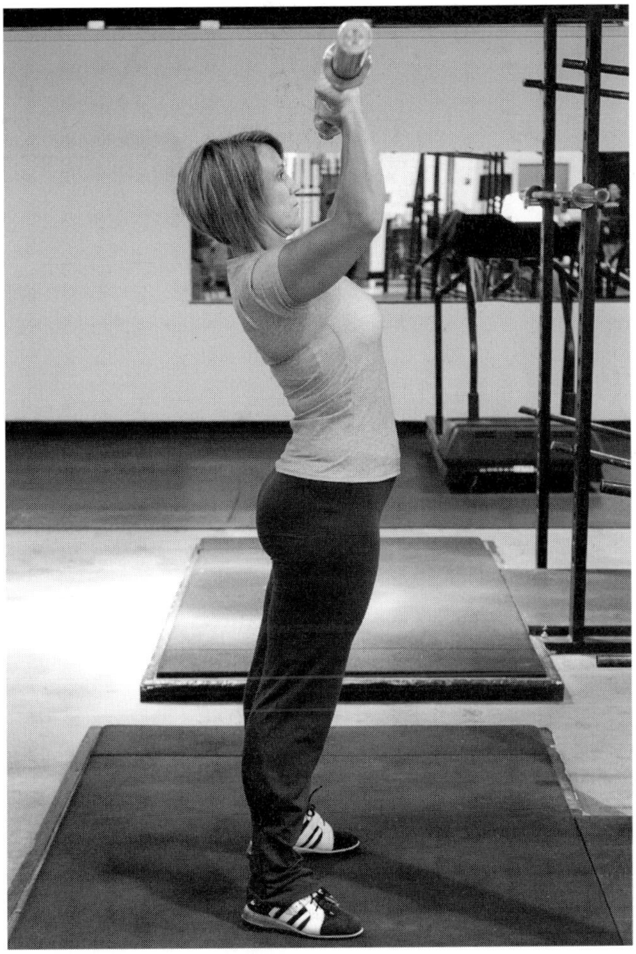

그림 3-23. 둘째 문제. 바벨이 머리 꼭대기를 지났는데도 몸을 집어넣지 못하면, 바벨과 어깨 사이에 수습하기도 어려울 만큼의 모멘트 암이 생겨난다. 상체를 앞으로 밀면 팔꿈치 락아웃이 쉬워졌을 텐데, 이 자세에서는 그마저도 어려워진다.

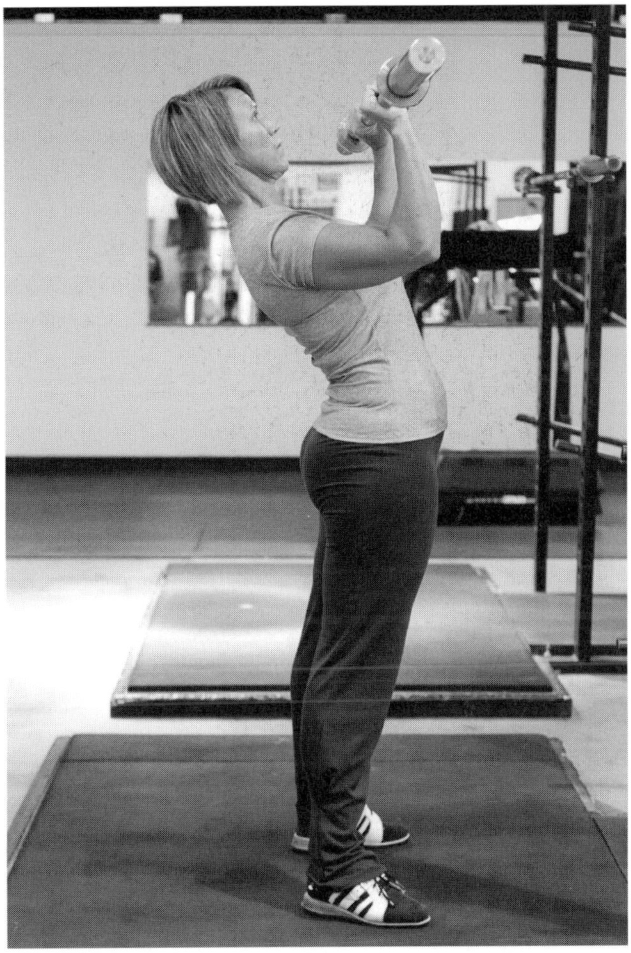

그림 3-24. 셋째 문제. 바벨을 앞으로 미는 동작은 몸을 뒤로 과하게 기울이는 동작과 다르다. 이 자세에서는 바벨이 미드풋 위에 있긴 하지만, 몸통이 바벨에서 너무 멀리 있다. 때문에 모멘트 암도 길어져 있고, 락아웃까지 움직여야 할 거리도 늘어나 있다.

판에서는 엉덩이를 의식적으로 빼라 했는데, 내가 틀렸다. 가만히 보니 바벨을 위로 들어올릴 때도 비효율적이었고, 미드풋 균형점을 유지하기도 어려웠다. 팽팽한 '앞면사슬'로 제대로 만든 반동만 있어도 엉덩이를 뒤로 빼며 바벨 밑으로 들어가기에 충분하다.

몸을 바벨 밑으로 집어넣으라고 강조했더니 바벨을 들어올리면서 발끝에 무게중심을 싣는 경우도 있었다. 지면과의 접촉을 유지하려면 (바벨이 미드풋에 있다 해도) 발 전체에 무게가 고르게 분배되어야 한다. 프레스에서는 바벨 밑의 몸 전체가 균형을 유지하는 선에서만 앞으로 움직여야 한다. 리프터/바벨 계의 질량중심이 흔들릴 정도로 몸을 크게 움직이면, 균형을 유지하기 위해서라도 발을 내밀어야 한다. 바벨 밑으로 들어가라는 건 상체를 쓰라는 말이지, 절대 몸 전체의 질량중심을 움직이라는 말이 아니다. 움직임이 지나치면 운동사슬도 깨지고 동작도 망가진다. 엉덩이를 앞으로 내밀게 하려고 몸무게를 발끝에 두고 둔근을 쥐어짜라는 큐를 주는 경우도 있는데, 바벨을 위로 밀어올리기 시작하는 순간에 미드풋 균형점을 회복해야 하는 건 다르지 않다. 바벨과 미드풋이 맺는 관계를 감안하면 스미스 머신처럼 바벨을 수직으로 움직이게 하는 슬롯을 떠올리는 게 낫다. 균형 문제를 바로잡을 때는 이런 큐가 최고다.

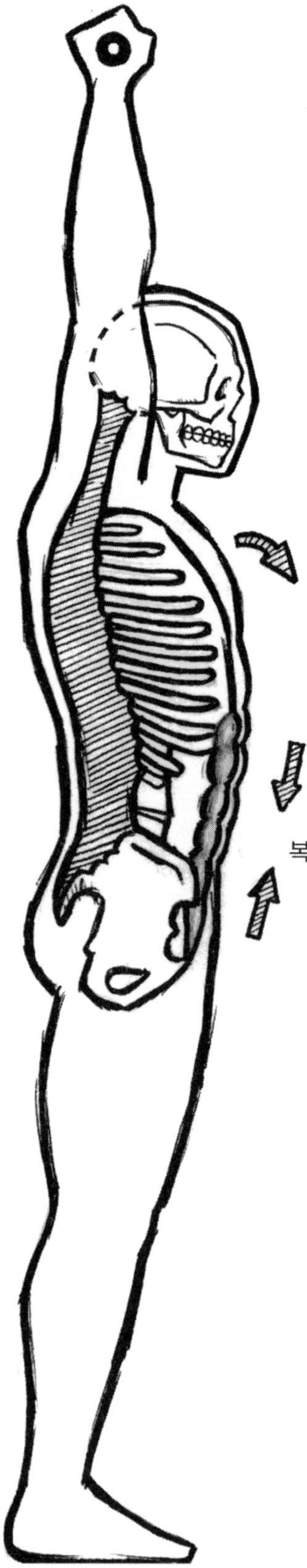

그림 3-25. 몸을 과하게 뒤로 기울이는 건 약한 복근 때문이다. 프레스를 고중량으로 치는 사람들을 보면 하나같이 두꺼운 복직근을 가지고 있다.

몸을 바벨 멀리 밀어내는 일을 셋째 문제로 꼽을 수 있다. 프레스에서 몸을 뒤로 기울이는 현상은 바벨이 무거울수록 심해진다. 어깨를 '젖혀서' 밀어올리려면 고관절 신전이 있어야 하고, 따라서 고관절은 프레스에서 매우 중요한 비중을 차지한다. 타이밍을 못 맞추면 몸을 뒤로 기울이고 바벨을 드는 것이 아니라, 바벨을 든 다음에야 몸을 뒤로 기울이게 된다. 이 때문에 바벨과 어깨는 멀어진다. 처음에야 별 것 아닐지 몰라도, 고중량에서는 프레스를 망쳐 놓는다. 시작할 때는 수직이었을 바벨의 궤적은, 레버리지가 줄어들며 앞쪽으로 흘러가게 된다.

몸을 뒤로 기울일 때 고관절을 쓰지 않고 요추를 과신전시키면 이런 문제가 발생하는데, 이는 등 하부를 제대로 제어하지 못한다는 말과 같다. 극도의 부하를 받으며 요추를 과신전하는 것은 위험하므로, 등에 대한 통제를 절대 잃지 않는 것이 최선이다. 복근의 통제능력이 문제인 경우도 있다. 쉽게 말해 복근이 약한 것이다. 복직근은 흉곽과 치골에 걸쳐 장력을 제공함으로써 직접적으로 요추 과신전에 대한 반작용을 일으키고, 복강내압을 상승시킴으로써 올바른 요추만곡이 유지되게 한다(그림 3-25). 강한 복근을 만들고 싶으면 웨이티드 싯업을 하는 게 좋지만, 보통은 프레스 자체만으로도 복근을 단련시킬 수 있다.

해본 사람은 알 테지만, 고중량에서는 정밀한 기법과 자세에 집중하기 어려울 때가 많다. 훈련을 통해 제대로 입력된 운동신경로의 동작 패턴은 이때 필요하다. 가능하다면 코치가 옆에 붙어서 효율적으로 자세를 바로잡아 주는 것도 좋다. 앞서 잠깐 이야기했지만, 고중량 프레스에 실패한 사람들은 자기가 왜 실패했는지 잘 모른다. 고중량에서는 이탈의 범위가 10cm를 넘어서도 느끼기 어렵고, 따라서 바벨 밑으로 못 들어갈 가능성이 높아진다. 바벨을 들 때나 내릴 때나 이 동작 패턴을 연습하라는 이유가 여기에 있다. 웜업 세트부터 연습해 두면, 워크 세트에서도 별 생각 없이 같은 동작을 만들어낼 수 있다.

계속 말해서 지겨울 수도 있겠지만, 바벨과 어깨는 가까워야 한다. '코에 붙여' 같은 큐를 주는 것도 잊지 말자. 고중량 프레스를 치고 싶다면 몇 가지만 기억하자. 첫째,

심호흡. 공기는 몸을 떠받들어 준다. 둘째, '엉덩이 크게.' 엉덩이를 앞쪽으로 크게 내밀면 앞면사슬에 걸리는 장력이 커지고, 따라서 어깨의 반동도 최고조로 키울 수 있다. 셋째, 바벨은 코에 가까이. 고중량 프레스에서 힙 드라이브가 제대로 나오려면 사두와 복근은 거의 쥐가 날 정도로 강하게 수축시켜야 하는데, 심호흡을 하면 이 과정이 엄청나게 편해진다. 무게중심의 경우, 엉덩이를 앞으로 밀어낼 때 발끝에 실었다가 프레스가 시작되며 엉덩이가 원래의 자리로 돌아갈 때 미드풋 위로 실어야 한다. 어깨 위의 바벨을 잘 떠나게 하려면 반동을 키워야 하고, 장력을 높이려면 엉덩이를 앞으로 더 밀어야 한다.

프레스에서 바벨은 어깨와 가까울수록 수직에 가깝게 움직인다. 바벨을 가까이 둔다는 생각은 매 반복마다 절대 빼먹지 말고 꼭 하자. 반복마다 바벨이 수염에 닿게 하면 궤적을 통제하기 쉬워지니, 수염을 기르자. 여성분들을 포함해 수염이 없는 분들께는 죄송한 말씀이지만.

시선은 앞서 이야기했듯 몸의 자세를 바로잡는 역할도 하지만, 목을 제 위치에 가져다 두기 때문에 경추에도 좋다. 프레스를 하는데 뭔가 이상하다면, 특히 바벨 궤적이나 락아웃이 이상하다 싶으면 시선부터 점검하자. 바벨을 랙에 돌려놓고 혼자서 판단하는 건 한계가 있으니, 여의치 않으면 아무나 불러서 시선이 어떤지 봐 달라고 부탁하자. 이 책에서 다루는 운동에서 생길 수 있는 문제들은, 사실 눈깔만 멀쩡해도 해결되는 것들이다.

푸시 프레스와 치팅

고중량 프레스를 할 때 무릎을 굽혔다가 밀면서 바벨을 들어올리는 사람들이 많다. 푸시 프레스다. 엉덩이와 다리가 어깨나 팔보다는 강하기 때문에 작고 빠른 하체의 반동도 엄청난 파워를 만들어낸다. 치팅 주제에 말은 된다. 처음부터 푸시 프레스를 하고 싶었던 거라면, 최소한 제대로는 하자. 파워가 온전히 전달되도록 바벨을 삼각근에 단단히 붙이고, 무릎과 고관절을 재빨리 내렸다 올리면서 추진력을 만들라는 소리다. 푸시 프레스로 쳐낼 수 있는 중량이 프레스보다 큰 건 맞다. 그렇지만 애당초 프레스를 하고 싶었던 거라면, 사두를 수축해 무릎을 락아웃시킨 채 엉덩이를 앞으로 밀어 반동을 일으키는 진짜 프레스 기술만 써야 한다. 무거워서 기술이 이상하게 나온다고? 그럼 중량을 내려야지.

가끔 보면 감당하지도 못하는 중량을 걸어 놓고 할 수 있다고 우기는 친구들이 있다. 중량을 매번 너무 큰 폭으로 올리다가 제대로 들지도 못할 무게까지 온 건데, 이쯤 되면 자의식 때문에 뇌가 근육이 된 건지도 모르겠다. 어느 운동에서든 안전한 성장은 올바른 자세에서 시작된다. 고중량을 칠 수 있는 게 사실이기는 하나, 푸시 프레스에서는 삼두가 락아웃되는 동안 어깨가 논다. 보조운동 정도로 쓰면 몰라도, 대신할 만한 운동은 아니다. 엄격하고 좋은 자세로 실시한 운동은 원하는 근육의 스트렝스를 키워주지만, 그보다 중요한 점이 있다. 힘겨운 반복을 이겨내고 치팅 없이 성공하는 과정에서 우리는, 힘든 과제를 마주했을 때 도망치지 않고 끝까지 살아남아 멋지게 마무리하는 방법을 깨달을 수 있다. 단련한 건 몸이지만, 얻은 것은 정신인 셈이다. 마지막으로 하나 더. 훈련을 해도 달라지는 게 없었다면, 당신 생각보다 당신의 한계가 높이 있어서일 수도 있다.

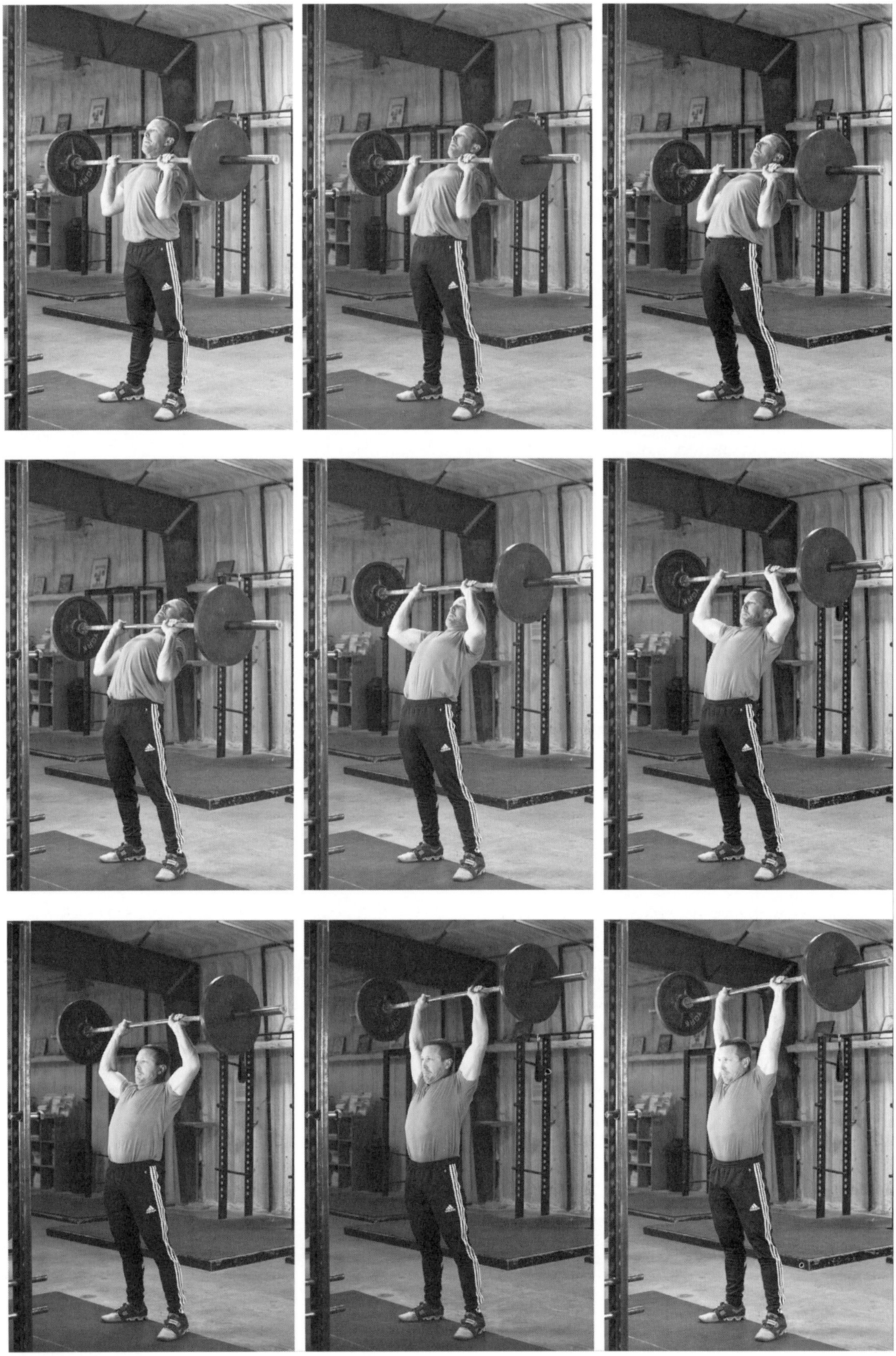

그림 3-26. 프레스.

제4장

데드리프트

등 하부의 스트렝스는 스포츠 컨디셔닝에 있어 매우 중요한 요소이다. 부하를 받은 상황에서 요추를 단단히 유지하는 능력은, 파워를 전달하고 안전을 확보하는 과정에 결정적인 역할을 한다. 등의 스트렝스를 만드는 운동 가운데 데드리프트만한 것은 없고, 데드리프트로 만든 스트렝스는 써먹을 곳이 많다. 바벨이 인체공학적으로 고중량 리프팅에 최적화되어 있다는 점을 감안해도, 200kg으로 바벨 데드리프트를 할 수 있으면 40kg짜리 박스 정도는 쉽게 들 수 있다.

허리 근육이 하는 일은 등 하부를 원위치시키는 것인데, 이 덕분에 파워가 몸통을 거쳐 전달될 수 있다. 이 과정에서 복근, 복사근, 늑간근과 등 위아래를 포함한 몸통의 모든 근육들이 등척성 수축을 하며 허리 근육을 보조한다. 우리 몸의 뼈는 저마다 떠받들고 있는 구조물이 있는데, 등과 몸통의 근육들 덕분에 이러한 구조물 사이에서 뼈가 움직이지 않을 수 있는 것이다. 단단하게 굳은 몸통은 엉덩이와 다리가 만든 힘을 바벨로 전달하는 막대기 역할을 맡는다. 스쿼트나 프레스에서는 그 힘이 어깨로 가는 반면, 데드리프트는 바벨을 잡고 일어서는 운동이고, 여기에 쉬운 방법 같은 게 있을 리가 없다. 인기가 없는 건 어

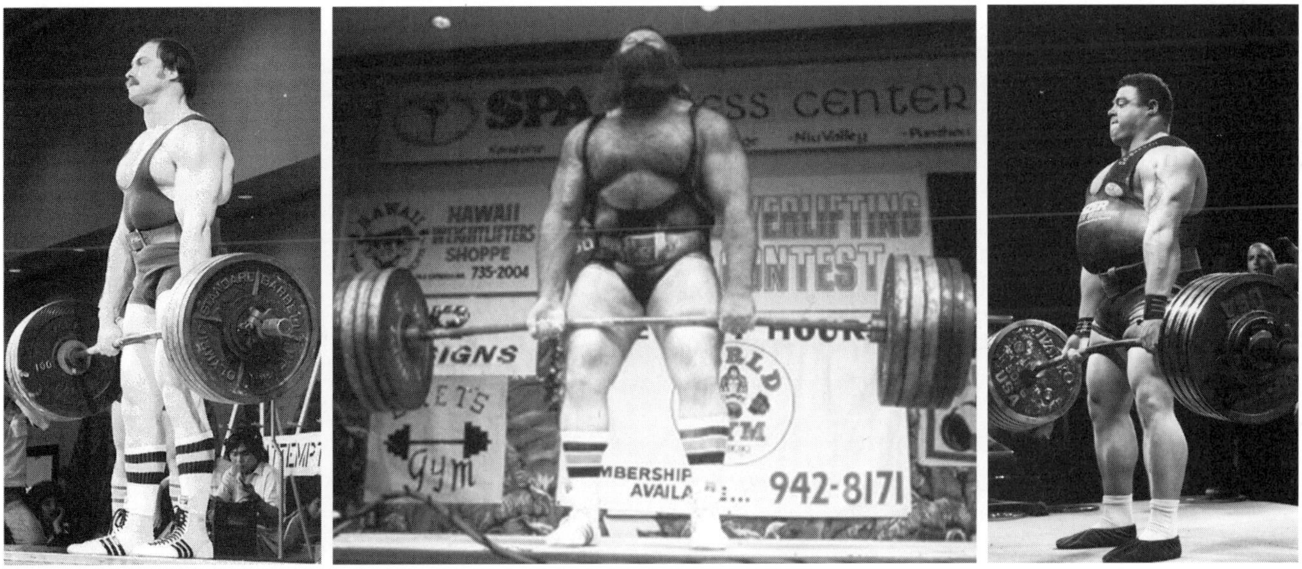

그림 4-1. 지구 최강의 사나이들이 선보이는 데드리프트. 왼쪽부터 각각 존 쿡, 도일 케나디, 앤디 볼튼.

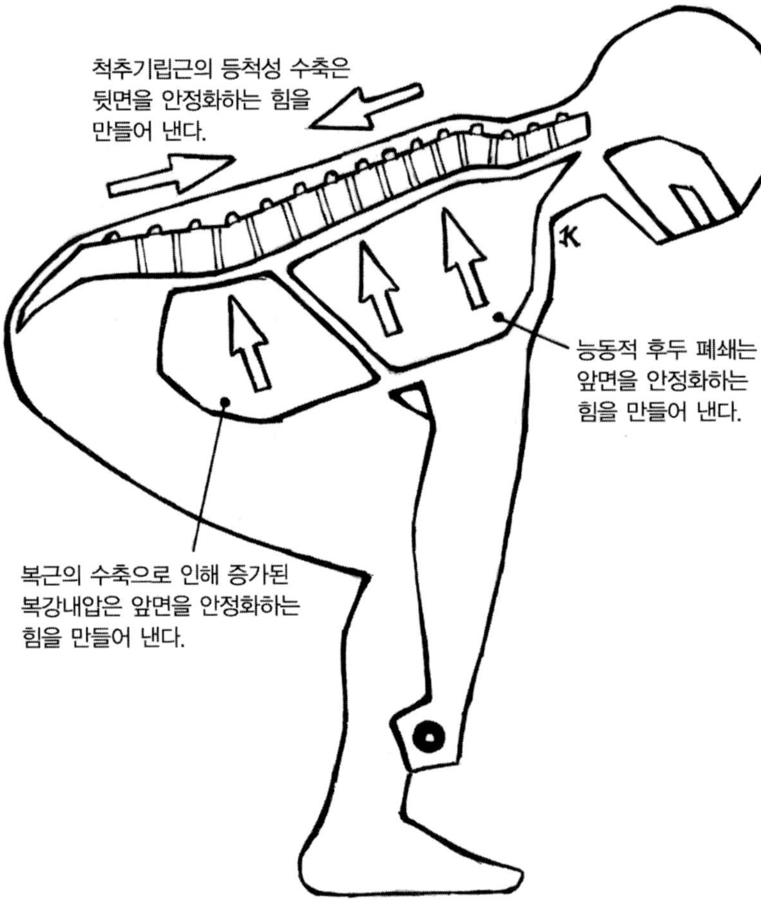

그림 4-2. 데드리프트에서도 스쿼트처럼 척추 안정화가 필수적이다. 발살바법으로 유도된 몸통 근육의 수축은 복강과 흉강의 압력을 상승시킨다.

찌 보면 당연하다.

데드리프트는 단순한 운동이다. 팔을 편 상태로, 무릎과 고관절과 어깨가 락아웃될 때까지 바닥에 놓인 바벨을 당기면 끝이다. 아주 강한 사람들도 이 방식으로 엄청난 무게를 들어올려 왔다. 파워리프팅 경기 마지막 종목이었던 탓에, 데드리프트는 '바벨이 바닥에 있어야 진짜 경기지!'라는 말을 만들어내기도 했다. 스쿼트 수트와 벤치프레스 셔츠가 없던 시절에는 데드리프트로 결과가 뒤집어지기도 했는데, 대개는 스쿼트 중량보다 데드리프트 중량이 더 큰 선수가 이기곤 했다. 400kg으로 데드리프트를 하는 엘리트 선수들의 스트렝스가 과대평가되었다고는 생각하지 않는다. 요새는 더 많은 선수들이 450kg 데드리프트를 한다. 악력을 보조하는 손목 스트랩을 쓰고 있긴 하지만 말이다.

데드리프트는 제대로 하지 않으면 훈련을 통째로 망칠 수도 있을 만큼 강도가 높다. 인간적으로 너무 고되다. 쉽게 틀리는데, 틀리면 위험하다. 다친 적이 있거나 동작이 제대로 안 나와서 고중량을 안전하게 치지 못하는 사람도 분명히 있다. 오버트레이닝(과훈련)을 하기도 쉽다. 고강도 훈련을 하고 나서는 회복 기간을 길게 잡아야 하는 만큼, 앞으로 훈련 일정을 잡을 때는 이 점을 반드시 유의하자.

그럼에도 데드리프트는 반드시 훈련에 포함되어야 한다. 데드리프트는 등의 스트렝스를 키우는 운동이기도 하지만, 스쿼트와 클린을 위한 중요 보조 운동이기도 하다(특히 클린의 기본자세와 풀을 배울 때 중요하다). 고된 일을 견디게 하는 정신력도 데드리프트로 얻을 수 있다.

경기에서 볼 수 있는 스타일로, 손 사이에 발을 놓는

컨벤셔널 데드리프트와 발 사이에 손을 놓는 스모 데드리프트를 꼽을 수 있다. 스모 스타일의 넓은 스탠스는 다리를 짧게 만드는 효과를 내므로 후면각을 더 수직으로 세울 수 있으며, 몸통 분절의 모멘트 암을 줄임으로써 몸통에 가해지는 부담도 줄일 수 있다(그림 4-3). 이러한 방식은 역도의 스내치에서 락아웃 지점까지 바벨이 이동하는 거리를 줄이려고 일부러 '짧은' 팔을 만드는 것과 비슷한 원리를 지니고 있다. 그러나 이 책에서 다루는 운동은 등 하부 근육의 스트렝스를 효과적으로 키워주는 것이어야 하므로, 스모 데드리프트는 제외한다.

일단 데드리프트와 관련된 일반론을 순서 없이 나열해 보겠다. 부상 때문에 스쿼트를 할 수 없다면 데드리프트가 대안이 될 수 있다. 물론 시작 자세에서 엉덩이가 깊게 내려가지 않기 때문에, 스쿼트만큼의 하체 운동 효과를 보기는 힘들다(그림 4-3). 그러나 이 말은 다른 관점에서 보면 무릎이나 고관절을 다쳐서 스쿼트를 하기 어려운 사람도 데드리프트를 할 수 있다는 뜻을 담고 있다. 사타구니 염좌나 가벼운 사두근 파열 때문에 고중량 저반복 데드리프트를 할 수 없는 경우에도, 다리의 컨디션 유지 목적으로 고반복 데드리프트를 활용할 수 있다.

데드리프트 시작 자세의 깊이는 기본적으로 하프 스쿼트 깊이에 불과하기 때문에 하체의 파워를 크게 끌어다 쓸 수 있다. 따라서 바벨이 바닥과 떨어지는 순간까지 등에 실린 긴장을 유지할 수 있는가가 관건이다. 햄스트링과 달리 사두근의 스트렝스는 데드리프트의 제한 요인이 되지 않는다. 등을 곧게 유지한 채 바벨을 무릎 위까지 올릴 수만 있다면, 등이 끌어올린 바벨을 다리로 락아웃 하기는 어렵지 않다. 힘을 들이는데도 바벨이 땅에서 떨어지지 않으면 몇 가지 원인을 생각해 볼 수 있다. 그립 문제일 수도 있고, 부상을 당한 부위가 너무 아파서 집중을 하지 못하는 경우일 수도 있고, 고중량을 당겨 본 경험이 없어서일 수도 있고, 아니면 그냥 바벨이 너무 무거워서일 수도 있다.

데드리프트는 이름대로 데드 스톱dead stop, 즉 정지 상태에서 시작된다. 스쿼트와 비교해 보면, 하단 자세에서의

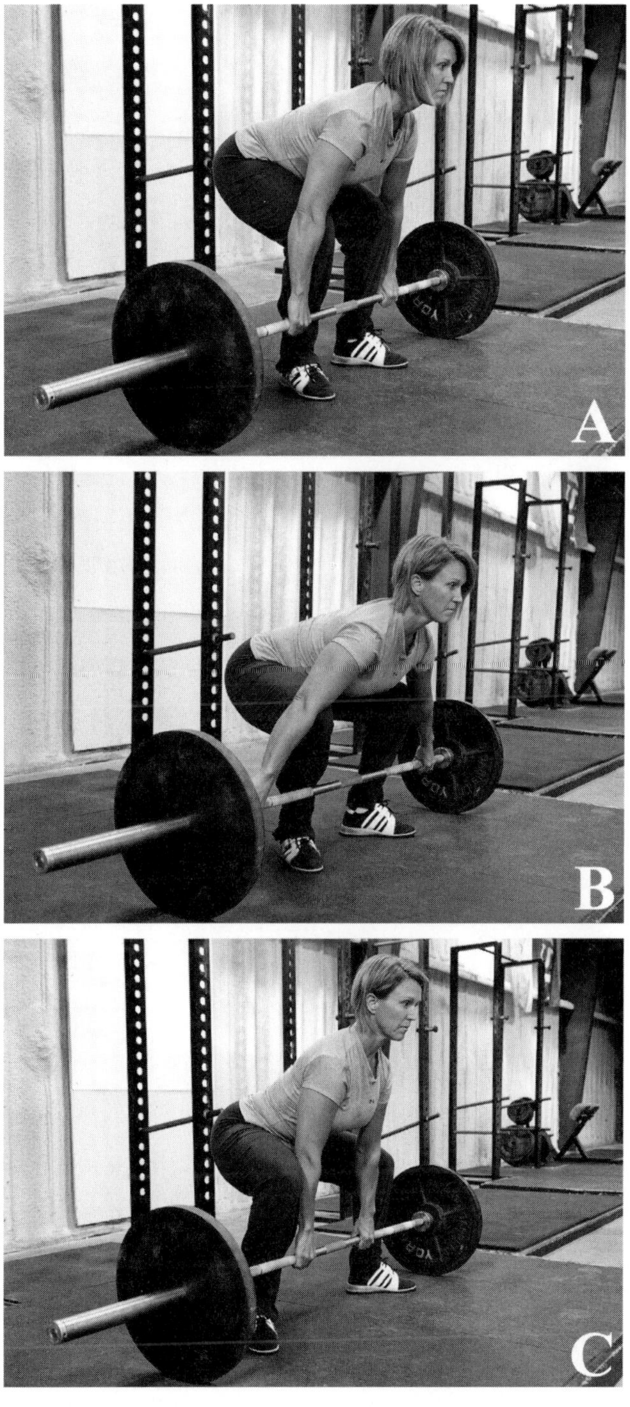

그림 4-3. 스탠스와 그립이 만드는 역학적 효과는 바벨과 몸의 관계를 결정한다. (A) 컨벤셔널 데드리프트의 시작 자세. (B) 스내치 스타일의 넓은 그립은 바벨이 움직여야 할 거리를 줄이지만, 그만큼 팔을 짧게 만들기 때문에 후면각도 변한다. (C) 넓은 스탠스 안쪽으로 그립을 쥔 스모 데드리프트는 비슷한 원리로 다리를 짧게 만든다.

깊이도 다르지만, 단축성 수축에서 시작해 신장성 수축으로 끝난다는 점도 다르다. 스쿼트는 벤치프레스처럼 락아웃 상태에서 바벨을 내리며 신장성 구간에 접어들었다가, 단축성 수축을 거치며 락아웃 상태로 들어간다. 복습 차원에서 이야기하자면 신장성 수축은 근육에 장력이 걸린 상태로 늘어나는 것을 가리키고, 단축성 수축은 근육에 장력이 걸린 상태로 줄어드는 것을 가리킨다. (근육은 '굽혀지는' 것이 아니다. 굽혀지고 펴지는 것은 관절이다.) '네거티브'라고도 하는 신장성 구간에서는 바벨을 내리고, 단축성 구간에서는 바벨을 들어올린다. 신장반사는 하강과 상승의 전환점에서 일어나는 현상으로, 신장성 수축이 단축성 수축보다 먼저 일어나면 더욱 강한 근수축이 유도된다. 수직 점프를 하기 전에 무릎을 굽히지 않고 뛰어 보면 신장반사의 효과를 느낄 수 있다. 굳이 바벨 운동에서 체험해 보고 싶다면 바벨 컬을 할 때 하단이 아니라 상단에서 시작해 보는 방법도 있다. 노련하게 활용하면 하강 구간은 상승 구간을 수월하게 만들어 준다. 그렇지만 데드리프트에서는 바벨을 들어올리기 전에 아무리 몸을 써도 신장반사를 일으킬 수 없다. 단축-신장의 전환 과정에서 일어나는 현상은, 가동범위 아래쪽까지 부하를 받으며 늘어나는 근육과 힘줄에 저장되는 점탄성 에너지에서 오는데, 이 과정이 없으니 저장되는 에너지도 없다. 데드리프트는 이처럼 네거티브의 도움조차 없이 역학적으로 가장 힘든 자세에서 시작되기 때문에, 바벨을 바닥에서 들어올리려면 전신에서 폭발적인 힘을 내야 한다.

악력(그립 스트렝스)은 데드리프트에 필수적이고, 반대로 악력을 키우는 데에도 데드리프트만한 운동이 없다. 손이 작거나, 손가락이 짧거나, 스트랩을 너무 많이 써 왔다면, 악력은 데드리프트의 제한 요인이 된다. 데드리프트는 이제까지 얼터닛 그립으로 하는 운동의 대표주자 취급을 받아 왔고, 데드리프트는 당연히 얼터닛 그립으로 해야 한다는 사람도 많았다. 그러나 악력을 키우고 어깨에 고른 부하를 가하기 위해서라도 가급적 더블 오버핸드 그립을 사용해야 한다. 얼터닛 그립에서는 양손을 반대방향으로 쥐기 때문에 바벨이 손에서 돌지 않지만, 더블 오버핸드 그립

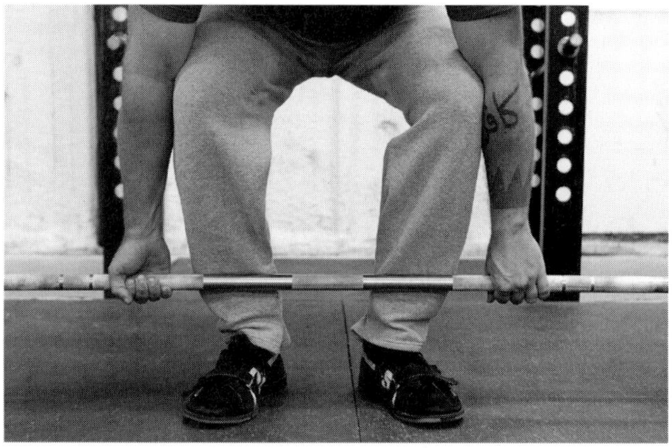

그림 4-4. 얼터닛 그립. 잘 쓰지 않는 손을 언더핸드로 잡는다.

에서는 손을 쥐어짜야 바벨이 돌지 않는다. 그러니 웜업 때 더블 오버핸드 그립을 잡을 수 있었다면, 얼터닛 그립은 가급적 워크 세트를 위해 남겨 두자. 그 편이 악력에도 좋다. 초보자들은 손이 등보다 강하기 때문에 워크 세트에서도 더블 오버핸드 그립을 쓸 수 있지만, 어느 정도 경험이 쌓인 사람들은 중량이 늘수록 얼터닛 그립이 간절해질 테다. (얼터닛 그립을 잡을 때는 오른손잡이는 왼손을, 왼손잡이는 오른손을 언더핸드[회외]로 하는 것이 보통이다.)

대회를 준비하는 사람이 아니라면 고중량 세트에서 손목 스트랩을 쓰는 것도 나쁘지 않다. 얼터닛 그립을 고집할 경우 어깨에 비대칭적인 부하가 가해질 뿐만 아니라,

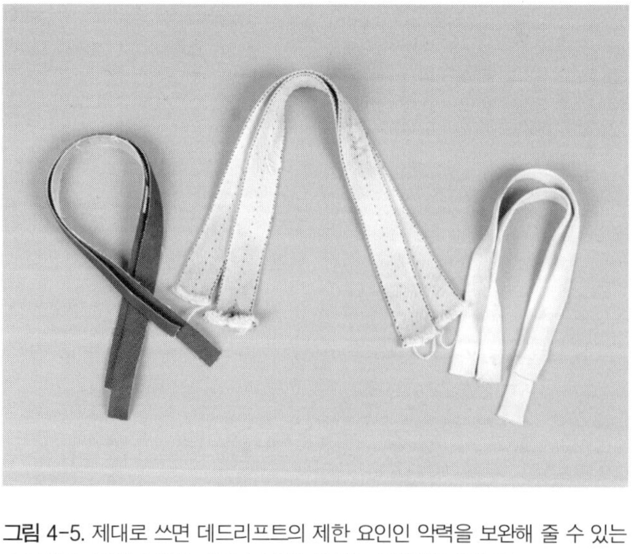

그림 4-5. 제대로 쓰면 데드리프트의 제한 요인인 악력을 보완해 줄 수 있는 스트랩은, 그러나 잘못 쓰면 도리어 악력에 악영향을 미친다.

언더핸드로 잡은 팔의 이두근에 강한 장력이 걸리기 때문에, 언더핸드 쪽 바벨이 미드풋을 벗어날 수 있을 뿐만 아니라, 이두의 힘줄에도 문제가 생길 수 있다. 고중량 세트에서는 개인의 선호도, 유연성, 훈련 목표 같은 요인에 따라 스트랩을 쓸 수도 있고 안 쓸 수도 있다. 물론 스트랩이나 얼터닛 그립 없이 데드리프트를 할 수만 있다면, 악력도 그만큼 늘어날 것이다.

데드리프트를 몇 달 해 본 사람은 알 테지만, 더블 오버핸드 그립으로는 꿈쩍 않던 바벨도 얼터닛 그립을 쥐면 어이없을 정도로 쉽게 들린다. 바벨이 너무 무거워 손에서 미끄러지고 있다는 고유수용성 피드백이 전해지면, 등은 바벨을 당기지 않는다. 하지만 얼터닛 그립으로 바꾸면 바벨이 손에서 미끄러지지 않고, 따라서 당기지 말라는 신호 또한 등으로 전해지지 않는다. 물론 고중량 데드리프트에서는 그립과 상관없이 다리까지 들어올린 바벨을 그대로 놓아버리는 경우도 흔히 볼 수 있지만, 그보다는 땅에서 떼어놓지도 못하고 그립이 풀리는 경우를 훨씬 많이 볼 수 있다. 스트랩이 데드리프트에서 나름의 지분을 차지할 수는 있겠지만, 쓰기 전에는 무엇이 득이고 무엇이 실인지 잘 파악해야 한다. 악력이 제한 요인이라면 강도 높은 등 훈련에 스트랩의 도움을 받을 수 있지만, 너무 가벼운 중량에서 쓰거나 너무 자주 쓰면, 오히려 악력을 제한 요인으로 만드는 원흉이 되기도 한다.

굳은살은 훈련의 일부이다. 운동하는 사람은 누구나 굳은살을 가지고 있으며, 물집이나 찢어짐을 방지하기 위해서라도 굳은살은 필요하다. 다른 조직과 마찬가지로 피부도 스트레스에 적응하는데, 마찰이나 쓸림은 피부를 두껍게 만든다. 하지만 굳은살도 많으면 문제다. 과도한 굳은살의 원인은 대개 잘못된 그립이지만, 이렇게 생각하기가 쉽지는 않다. 먼쪽가로주름(손가락 쪽에 가까운 가로주름)의 굳은살은 자주 찢어지는데, 반지를 끼고 지냈다면 약지에는 굳은살이 생겨 있었을 것이고, 따라서 먼저 찢어질 것이다. 대회 중에 굳은살이 벗겨지면 리도카인 같은 국소마취제를 쓰지 않는 이상 눈물을 머금고 남은 경기를 포기해야 한다. 하지만 굳은살은 그립을 제대로 쥐면 거의 생기지 않을 것이고, 따라서 찢어지지도 않을 것이다.

그립을 잡을 때 손바닥 중앙에 바벨을 놓은 채로 손가락을 말면 손바닥 끝이 접히게 된다. 바벨을 들어올릴 때 중력이 바벨을 손가락 쪽으로 밀어내면 피부에 가해지는 접힘 스트레스는 늘어난다. 따라서 이 부분에 굳은살이 생

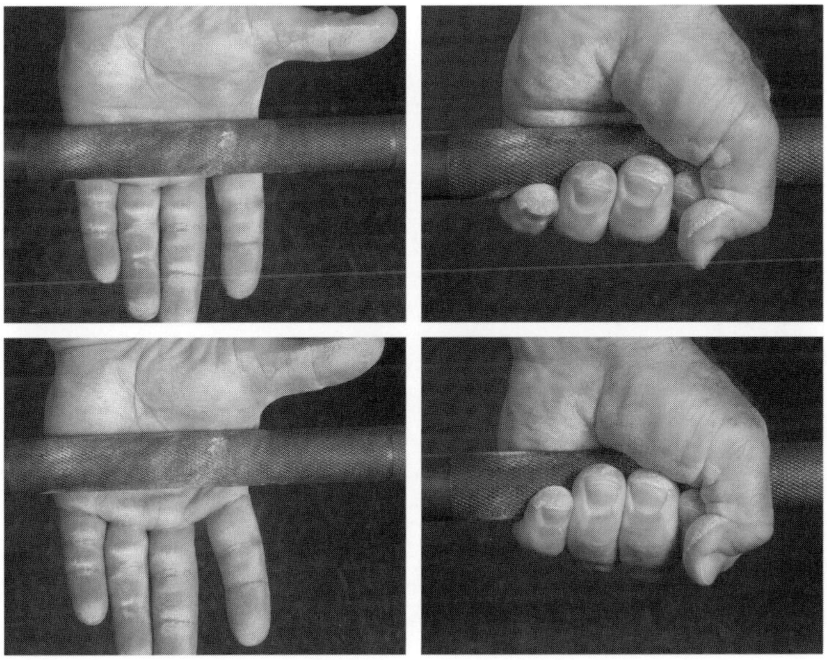

그림 4-6. (위 2장) 손가락과 손바닥이 만나는 지점에 올바르게 그립을 잡으면 굳은살이 덜 생긴다. (아래 2장) 손바닥 쪽으로 바벨을 너무 붙여 잡으면 손가락 쪽으로 바벨이 미끄러지면서 손바닥 피부가 접힌다. 이러면 먼쪽가로주름과 몸쪽손가락주름 사이에 굳은살이 팍팍 박힐 텐데, 이렇게 두꺼워진 굳은살은 고중량 세트에서 찢어지기 쉽다.

기고, 굳은살 때문에 피부가 더 접혀서 다시 굳은살이 두꺼워지는 악순환이 생긴다. 그러나 손가락 쪽으로 바벨을 바짝 내려 잡게 되면, 더 이상 내려갈 공간이 없어진 바벨은 더 이상 미끄러지지 않는다. 바벨은 바로 이 자리에 있어야 한다. 어차피 중력이 바벨을 끌어당겨 그 위치에 갖다 놓을 테니, 애초에 그 자리에 그립을 잡는 편이 낫다. 이렇게 잡으면 바벨이 움직여야 할 거리가 줄어든다는 또 하나의 장점이 생긴다. 바벨이 손가락 쪽으로 바짝 붙으면 가슴이 더 올라가고, 바닥에서 바벨을 들어올리기 쉬워지며, 바벨이 더 아래쪽에서 락아웃 되므로, 결과적으로 락아웃 시점까지의 거리가 줄어든다.

어떤 바벨 운동에서나 마찬가지겠지만, 장비도 굳은살과 연관이 있다. 널링이 필요 이상으로 날카로운 바벨은 잘 쓰기가 쉽지 않다. 보통은 오래 묵은 바벨이 새로 산 것보다는 나은데, 오래된 바벨의 널링이 여러 사람의 손을 거치면서 부드러워졌거나 더 제대로 만들어졌기 때문이다. (톱질도 할 수 있을 만한 널링은 아마 1990년 즈음부터 시장에 풀렸던 것 같다.) 날카로운 널링도 연마기나 사포로 한 시간 정도 갈아내면 그럭저럭 괜찮아진다.

초크도 손의 안전에 중요하다. 초크는 피부를 건조하고 팽팽하게 만들기 때문에 손이 접히는 문제를 줄여 준다. 그러므로 훈련을 시작하기 전에는 초크를 손에 발라두어야 한다. 지저분해진다거나 모양이 빠진다는 이유를 대면서 초크를 쓰지 못하게 하는 체육관에 다닌다면, 다른 곳으로 옮기자.

장갑은 아무 짝에도 쓸모가 없다. 손과 바 사이의 밀착력을 줄일 뿐만 아니라, 그립의 안정성을 떨어뜨리고, 실질적으로 바벨의 지름을 증가시키기 때문이다. 따라서 장갑을 끼면 바벨을 잡고 있기가 더 어려워진다. 게다가 손목 보호대가 달린 장갑은 손목이 훈련에 적응할 수 없도록 만든다. 물론 장갑이 필요한 경우가 없지는 않다. 굳은살이 떨어져 나갔는데도 훈련을 해야 하는 경우, 또는 상처를 덮지 않고선 도저히 훈련을 할 수 없는 경우가 그렇다. 본인이 다니는 체육관에서 비싼 장갑을 강매하고 있다면 다른 곳으로 옮기자. 여기까지 읽고도 굳이 장갑을 써

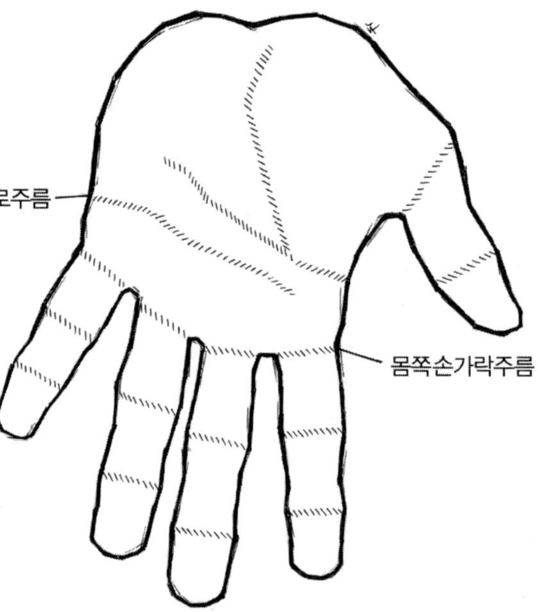

그림 4-7. 손의 표면해부도. 바벨은 먼쪽가로주름과 몸쪽손가락주름 사이에 있어야 한다.

야겠다 싶으면 알아서 고르도록.

데드리프트는 이 책에 소개된 다섯 가지 운동 중에 가장 배우기 쉽지만, 가장 힘든 운동이기도 하다. 좋아하는 사람도 별로 없다. 보통 사람들은 말할 것도 없거니와, 각이 잘 잡힌 고중량 스쿼트를 수시로 하는 사람조차도 데드리프트를 하는 날에는 온갖 핑계를 댄다. 파워리프터가 '시간이 없어서' 스쿼트보다 데드리프트를 적게 한다면 믿을 수 있나? 데드리프트를 해야 등의 스트렝스가 향상된다. 이렇게 향상된 등의 스트렝스는, 다른 운동뿐만 아니라, 스포츠를 즐기고 일을 하고 인생을 살아가는 데 있어서 필수적인 요소이다. 그러니 군말 말고 어떻게 하는지 배워 보자.

배워봅시다, 데드리프트

일단은 자신이 들 수 있는 중량보다 가벼운 무게로 바벨을 세팅한다. 운동이 처음인 55세 여성과 100kg짜리 18세 운동선수의 '가벼운 무게'는 다를 수밖에 없다. 체육

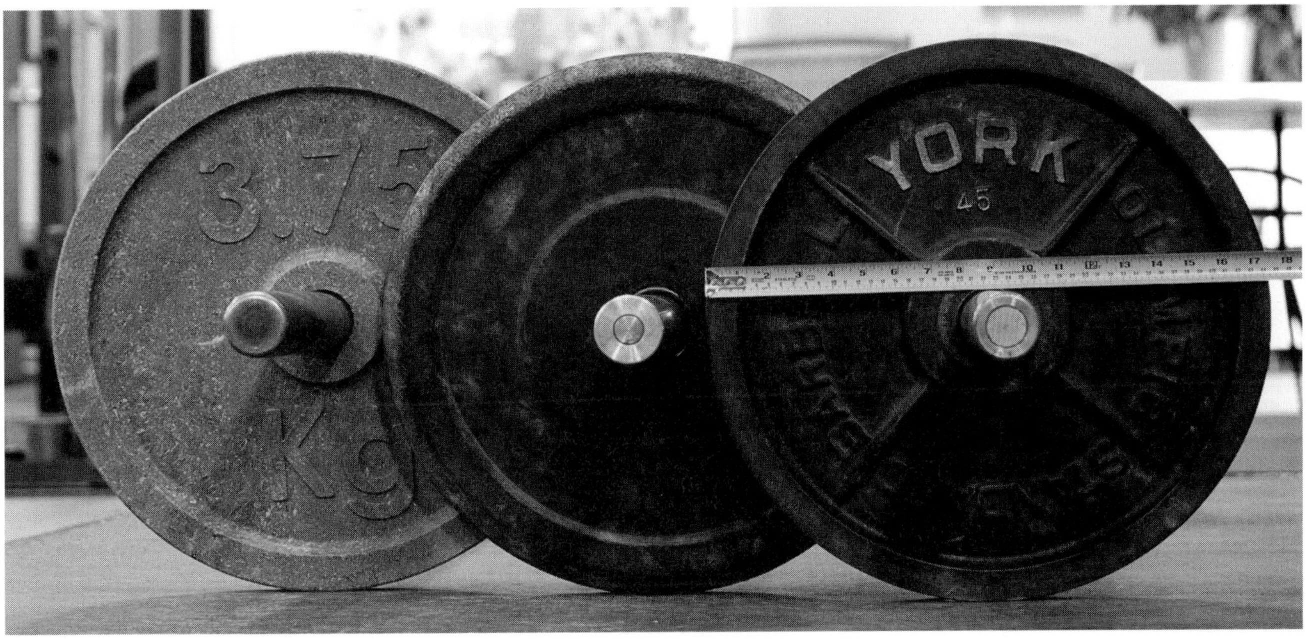

그림 4-8. 바벨과 바닥 사이의 거리는 표준 원판을 기준으로 잡는다. 원판마다 무게는 다를 수 있겠지만, 지름이 같으면 표준적인 높이에서 당기는 동작을 시작할 수 있다. 참고로 바벨과 바닥은 20cm 정도 떨어져 있다.

관에는 모든 사람의 수준에 맞출 수 있도록 25kg 이하의 원판이 갖춰져 있어야 한다. 이때 바벨의 무게는 딱히 중요하지 않으나, 지름 45cm짜리 표준 원판과 높이가 같은 2.5~5kg짜리 플라스틱 원판은 있어야 한다. 이런 원판이 없다면 5~10kg짜리 철제 원판 밑에 블록을 대거나 파워랙의 핀 높이를 조절하여 올바른 위치에 바벨을 가져다 놓아야 한다. 이런 조치 없이 소형 원판만 끼고 시작하면, 바벨이 너무 내려간 나머지 어지간한 유연성으로는 제대로 된 시작 자세를 잡기조차 힘들다. 자, 이제 중량을 결정할 시간이다. 말을 안 들어서건 자세나 나빠서건 간에, 다치기 싫으면 일단은 가벼운 중량으로 시작해야 한다. 몸무게가 가벼운 초보자나 여자는 40kg 정도가 좋고, 운동 경험이 어느 정도 있는 사람은 60kg 정도가 적당하다. 그 이상의 중량은 대회를 준비하는 게 아니라면 권하고 싶지 않다.

데드리프트는 총 다섯 단계로 나누어 배워 보겠다. 각 단계마다 최선을 다해 집중해 주기 바란다. 충분한 연습을 거쳐 각 단계의 동작이 몸에 배면 연속동작으로 합쳐 보겠다.

1단계 : 스탠스

데드리프트에서의 스탠스는 제자리높이뛰기에서와 거의 비슷하다. 체형에 따라 차이는 있겠지만, 뒤꿈치를 20~30cm 정도 벌리고 발끝은 약간 밖으로 벌린다. 덩치가 크고 골반이 넓으면 몸에 맞게 스탠스를 넓힐 수도 있다. 데드리프트와 스쿼트는 다른 운동이고, 따라서 스탠스도 다르게 잡아야 한다. 스쿼트는 상단에서 시작해 아래로 엉덩이를 내렸다가 솟아오르는 운동이지만, 데드리프트는 하단에서 시작해 발로 바닥을 밀며 등을 세우고 다리를 써서 바벨을 들어올리는 운동이다. 고관절과 무릎도 역학적으로 다르게 쓰이고, 당길 때의 효율을 높이기 위해 그립도 좁아졌으니, 스탠스도 달라질 수밖에 없다(그림 4-9).

바는 정강이에서 2~3cm 정도 떨어뜨려 놓는다. 이 정도 폭이면 외계인이 아닌 이상에야 누구나 미드풋 위에 바벨을 올릴 수 있다. 락아웃 될 때까지 바는 이 자리의 수직선상에서만 움직여야 한다. 데드리프트에서 당길 때나 내려놓을 때는 물론이고, 시작 자세에서부터 바벨을 다리에서 떨어뜨려 놓으려는 사람이 많다. 정강이나 허벅지가

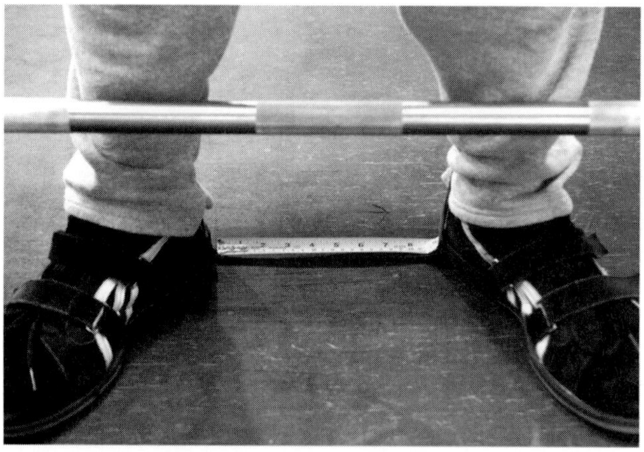

그림 4-9. 데드리프트의 시작 스탠스에서는 뒤꿈치 간격을 20~30cm 정도로 두고 발끝을 약간 벌려야 한다.

쓸릴 것 같아서, 아니면 당기는 과정에서 균형이 얼마나 중요한지 몰라서 이러는 것이다. 효율적인 바벨의 궤적은 수직선을 그리며, 따라서 바벨이 미드풋 위에서 출발해 락아웃 시점까지 미드풋 수직선상에 놓여 있다면 가장 효율적으로 당겨 올린 셈이 된다. 이때 미드풋의 위치를 착각하면 안 된다. 꽤 많은 사람들이 발 앞쪽, 그러니까 경골과 발가락 사이의 영역을 발 전체로 착각한 채 그 중심을 미드풋으로 간주하는데, 미드풋은 발 전체의 중간지점을 가리키는 용어이다. 바벨을 중심으로 발은 정확히 반으로 나뉘어야 하며, 이때 바벨은 발바닥의 오목한 아치의 중앙에 있어야 한다. 여기야말로 지면에 닿아 있는 발이 바벨/리프터 계의 중량을 고루 분산시킬 수 있는 지점이다.

바벨의 위치를 제대로 잡았으면, 이제 발가락을 바깥으로 벌린다. 최소 10도에서 최대 30도까지 벌릴 수 있다(그림 4-39에 있는 조지 헥터의 스탠스를 참고하기 바란다). 생각보다 더 벌어질 수도 있다. 이 스탠스에서 고관절은 외회전하여 스쿼트에서와 동일한 효과를 만들어낸다. 즉 동작 과정에서 내전근과 외회전근을 더 많이 개입시키고, 대퇴골과 상체를 어긋나게 하여 더 좋은 시작 자세를 만드는 것이다.

2단계 : 그립

스탠스를 제대로 잡았다면, 이제 엄지손가락을 빙 두르는 섬어라운드 더블 오버핸드 그립으로 바벨을 잡는다. 손은 최대한 다리 쪽으로 붙여야 하지만, 그렇다고 올라올

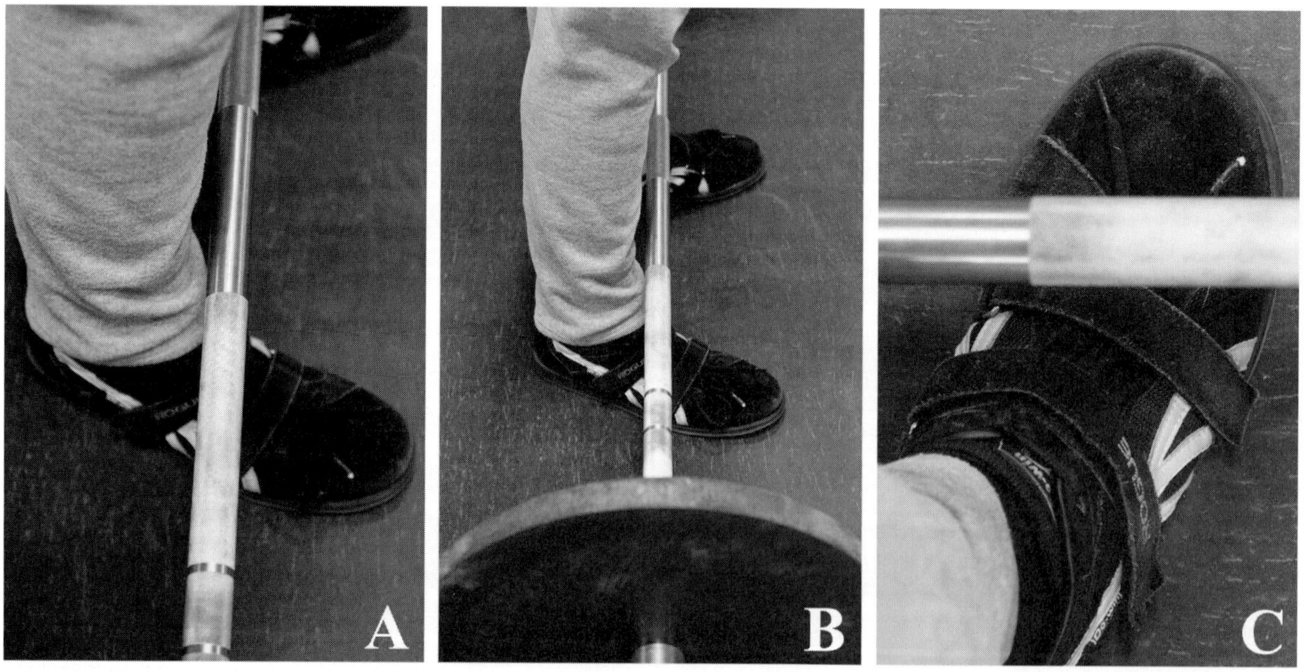

그림 4-10. 올바른 미드풋의 위치. (A) 옆에서는 이렇게 보이고, (B) 코치의 눈에는 이렇게 보인다. (C) 반면 데드리프트를 하는 사람의 눈에는 이 자리가 발 중앙으로 보이기 쉽다. 차이가 보이는가?

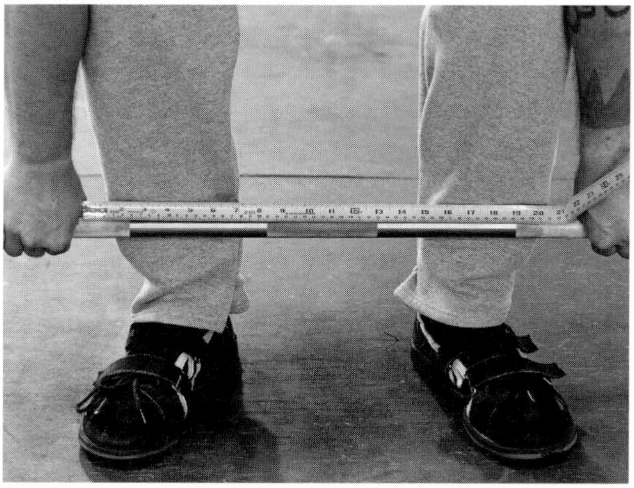

그림 4-11. 발이 제 위치에 있을 때 손은 다리 바로 바깥쪽에 있어야 한다. 이래야 바벨을 들어올릴 때 엄지손가락이 다리에 닿지 않는다. 사진의 주인공인 라이언은 덩치가 큰 편이니, 당신의 스탠스와 그립은 이보다 좁을 수도 있다.

때 엄지가 다리에 닿을 정도로 가까우면 안 된다. 스내치 그립을 설명할 때도 얘기했지만, 이런 그립을 잡아야 최단 거리로 락아웃에 도달할 수 있다. 표준 올림픽 바벨에서 널링은 기준점 역할을 한다. 표준 올림픽 바벨은 양쪽에 널링이 있고 가운데 매끄러운 면이 있는데, 그 폭은 중심부의 12cm 널링까지 쳤을 때 42cm이다. 이 길이를 생각하면서 그립을 잡자. 대개는 양손의 간격이 45cm쯤 되므로, 바깥쪽 널링이 1.5cm 정도 보이는 곳에 그립을 잡게 될 것이다. 몸집이 크면 스탠스에 맞게 그립을 넓힐 수도 있고, 덩치가 작은 여자들은 검지가 널링의 경계선에 닿을 정도로 그립의 너비를 좁힐 수도 있다. 스탠스와 그립이 넓어지지 않도록 각별히 신경써야 한다. 검지 안쪽으로 널링이 10cm쯤 보이는데도 자꾸만 다리가 닿는다면, 스탠스가 너무 넓은 것이다.

다리를 곧게 편 상태로 엉덩이를 내리지 말고 허리를 굽혀 바벨을 잡는다. 이제부터 계속 머릿속에 새겨둬야 할 사항이 있다. **바벨 움직이지 마라.** 효율적인 당기기만을 바라보며 갖은 애를 써서 미드풋 위에 바벨을 올려뒀는데, 이제 와서 바벨을 움직이면 지금까지 들인 노력이 모두 헛수고가 되지 않겠나.

3단계 : 무릎은 앞으로

그립을 단단히 굳혔으면, 이번에는 정강이가 무릎에 살짝 닿을 정도로만 무릎을 앞으로 굽힌다. 다시 말하지만 지금 바벨은 원래 있어야 할 자리에 있다. **바벨 움직이지 마라.** 지금은 엉덩이가 아니라 오로지 무릎과 정강이만 움직인다. 일단 정강이가 바벨에 닿으면 엉덩이를 그 위치에 고정한다. 엉덩이가 더 내려가면 안 된다. 이제 무릎을 약간 벌려서 발끝과 같은 방향을 보게 만든다. 그러다 보면 무릎에 팔꿈치가 닿을 수도 있지만, 신경 쓸 필요 없다. 올바른 너비로 그립을 잡았다면 당겨 올릴 때 손과 다리 사이의 공간이 거의 없어질 것이며, 그립도 제대로 잡고 허벅지도 약간 외회전한 상태에서 무릎은 팔꿈치를 건드릴 수밖에 없다. 이때 엉덩이를 내리는 사람이 많다. 그러면 무릎이 앞으로 튀어나갈 테고, 바벨은 여기 떠밀려서 굴러갈 것이다. 바는 정강이에 살짝 닿게만, 무릎은 밖으로 약간만 벌려야 한다.

4단계 : 체스트 업

특별한 경우가 아니라면 가슴을 쥐어짜서 데드리프트 시작 자세로 들어가는 이 단계가 가장 어려울 것이다. 체스트 업, 즉 가슴을 들어올리는 일은 등 상부의 근육을 동원하는 일이며, 동시에 골반까지 길게 이어진 척추를 하나하나 펴는 첫걸음이기도 하다. 주의하자. **바벨 움직이지 마라.** 바벨을 잡은 채 흉곽을 밀며 팔 사이로 가슴이 돌아가게 한다. 요추가 단단해지는 순간까지 수축을 지속한다. 이렇게 하면 엉덩이를 낮추지 않고도 바벨을 잡아당길 올바른 등의 자세를 만들 수 있다. 엉덩이를 내려서 바벨을 앞으로 움직일 염려 없이, 엉덩이 위쪽의 곧은 등으로만 바벨을 당길 수 있게 된 것이다. 단, 등을 편답시고 견갑골을 안쪽으로 당기는 짓은 **하지 마라.** 견갑골을 내전시키면 몸이 바벨 쪽으로 끌려 내려가는데, 이 위치는 당기는 과정에서 견갑골이 있어야 할 자리가 아니므로 고중량을 견딜 수 없다. 올바른 자세를 취했으면, 이제는 목이 정상 해부학적 자세에 놓일 수 있게 3~4m 전방의 바닥을 바라본다. 이때 턱을 잡아당긴다고 생각해도 무방하다.

햄스트링에 걸리기 시작한 장력이 등 하부의 적당한 신장을 방해하기 때문에 이 단계가 어렵게 느껴질 수도 있다. 하나만 기억하자. 등 근육과 햄스트링은 골반의 주도권을 가져가려고 다투는데, 승자는 언제나 등 하부여야만 한다. 이 단계에서 엉덩이를 내리라는 유혹에 넘어가면 안 된다. 그랬다가는 미드풋에 놓은 바벨이 앞으로 굴러갈 것이다. 올바른 자세에서는 엉덩이가 생각보다 높이 있다는 느낌이 들 수 있는데, 데드리프트를 다른 방식으로 해 왔다면 더더욱 그럴 수 있다. 엉덩이는 항상 높이 두어야 한다. 어색한 느낌을 줄이고 싶다면 가슴을 더 들어올리자. 몇 번 반복해서 햄스트링이 풀리고 나면 조금 더 자연스럽고 편안하게 느껴질 것이다.

5단계 : 당기기

숨을 깊게 들이마신 다음, 바벨을 다리까지 끌고 간다. 분명히 '끌고 간다'고 했다. 무슨 뜻이냐고? 락아웃 시킬 때까지 바벨은 다리에 찰싹 붙어 있어야 한다. 절대 떨어지면 안 된다. 이 단계에 이르러서야 바벨이 실질적으로 움직인다. 제대로만 했다면 바는 미드풋 위에서 시작해 완벽한 수직선을 그릴 것이다. 완료 시점에 체스트 업, 무릎과 고관절의 신전, 정상 해부학적 자세의 척추, 바닥과 밀착된 발 같은 사항을 점검할 수 있어야 한다. 이때 당겨 올리는 바벨이 다리에서 떨어지면 균형이 깨지기 때문에 바벨은 미드풋을 벗어날 수밖에 없다(무릎부터 허벅지 사이에서 흔히들 이렇게 한다).

당길 때 정강이에서 떨어져도 바벨은 앞으로 움직인다. 물론 정강이에 상처를 내기 싫으면 바벨을 떨어뜨리는 것이 자연스럽겠지만, 균형을 유지하고 싶다면 바벨과 다리는 최대한 붙여 두어야 한다. 정 필요하다면 긴 바지를 입어도 좋고, 정강이 보호대를 해도 된다. 젖먹던 힘까지 들여서 가슴을 올렸는데도 바벨이 앞으로 굴러간다면, 운동을 시작할 때부터 바벨이 미드풋 바깥에 있었을 가능성이 높다. 키가 크고 다리가 길고 상체가 짧은 사람이 역도화를 신었을 때 이런 문제가 생기기 쉽다. 이런 문제를 겪고 계신 분은 4단계와 5단계 사이에서 하나만 더 하자.

4.5단계 : 바벨을 당기기 전에 발끝에 실린 무게를 뒤로 분산시킨다. 노파심에 하는 말인데, 무게중심을 발뒤꿈치에 모조리 갖다 박는 사람은 없으리라 믿는다. 그저 발가락에 실린 무게를 미드풋 위에 올릴 수 있을 정도로만 몸을 기울여 주자. 미드풋이 잡힌 다음에 바닥을 밀어도 늦지 않다.

상단 자세에서는 가슴을 들어올린다. 제발 부탁인데, 시키는 것만 하자. 어깨를 뒤로 조이거나 등을 기울이지 말자. 가슴만 들어올려야 한다. 이 자세는 옆에서 보면 요추전만과 흉추후만이 과도하지 않은 정상 해부학적 자세인데, 이때 시선은 약간 아래를 향해 있고, 고관절과 무릎은 완전히 신전되어 있으며, 어깨는 등 쪽으로 붙어 있을 것이다. 중량 부하를 안전하게 견디려면 몸은 이 자세를 취해야 한다. 바닥에 있는 바벨을 들어서 똑바로 설 때도 이때 만들어진 등의 자세를 계속 유지해야 한다. 그림 4-12의 5d를 보면 이 자세를 확인할 수 있다.

내리는 과정은 드는 과정의 반대이다. 내리는 동작이 드는 동작보다 빠르다는 게 차이라면 차이일 테다. 들 때는 똑바로 들었으면서 내릴 때 등을 구부리거나 무릎을 앞으로 내미는 일이 벌어지기도 하는데, 들 때나 내릴 때나 자세가 안 좋으면 다치기 쉽다. 사실 수직으로 못 내리는 게 더 말이 안 된다. 바벨을 내릴 때는 고관절과 무릎의 락아웃을 푼 다음, 고관절을 뒤로 보내면서 바벨을 허벅지에 밀착시켜 수직으로 내린다. 이때 등 하부가 신전 상태를 유지하고 있는지 확인한다. 무릎은 바벨이 지나가자마자 굽히는데, 이때도 등은 신전 상태로 있어야 한다. 바벨이 내려오기도 전에 무릎을 굽히면, 바벨은 무릎을 돌아가야 하므로 미드풋 균형점에서 멀어질 수밖에 없다. 등의 긴장이 풀리는 것은 덤이다.

목이 정상 해부학적 자세에 놓일 수 있도록, 시선은 세트 내내 전방 3~4m 아래의 한 지점에 고정해 둔다. 언제나 자세에 면밀한 주의를 기울여야 한다. 특히 등의 자

그림 4-12. 완벽한 데드리프트를 위한 다섯 단계. 1) 스탠스를 잡는다. 2) 그립을 잡는다. 3) 정강이를 내려 바벨에 닿게 한 뒤, 엉덩이는 내리지 말고 무릎을 벌린다. 4) 미드풋에 바벨을 올려놓고 가슴을 쥐어짠다. 5) 바벨을 다리 위로 끌고 간다.

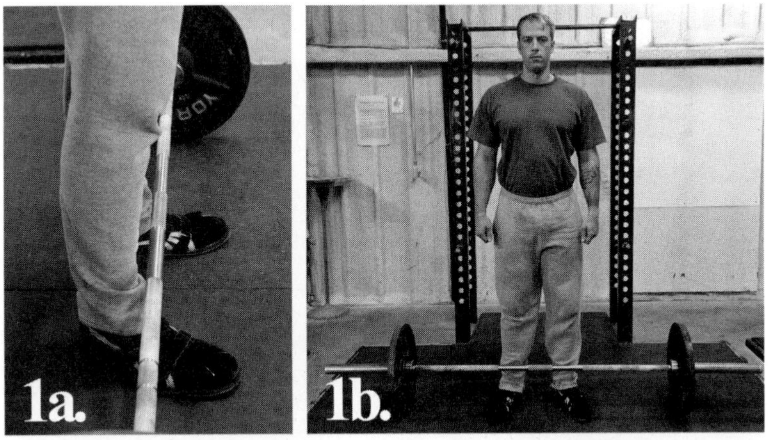

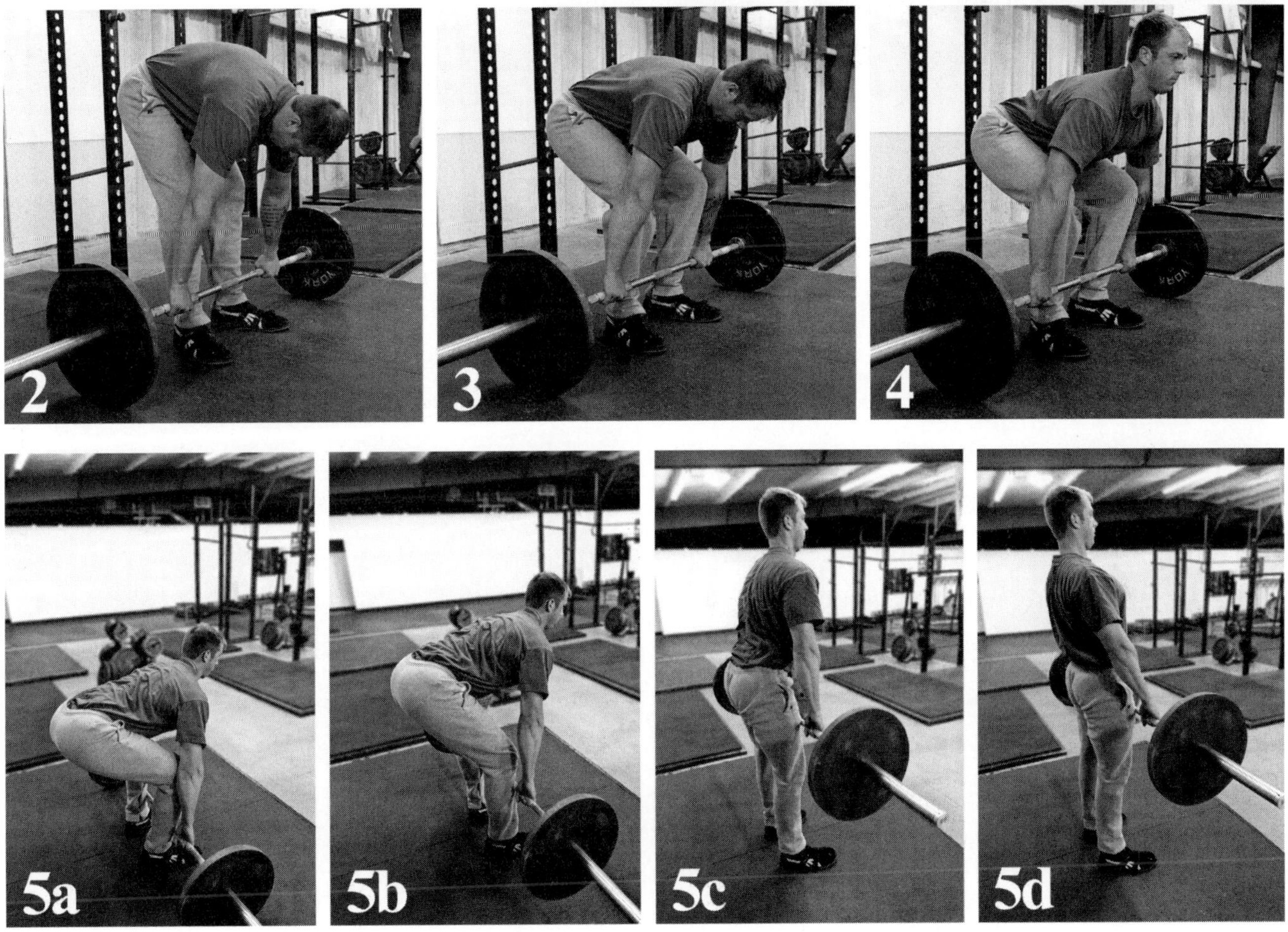

세가 올바른지, 다리에 바벨을 붙이고 있는지 점검한다. 자세가 충분히 좋다고 생각하면 다음 세트에 중량을 올린다. 자세를 유지하기 버겁다 싶을 때 세트가 끝나면, 그 무게를 워크 세트 중량으로 삼는다.

올바른 등의 자세

데드리프트에서는 틀린 자세를 많이 관찰할 수 있지만, 실제로 문제를 일으키는 경우는 별로 없다. 하지만 고

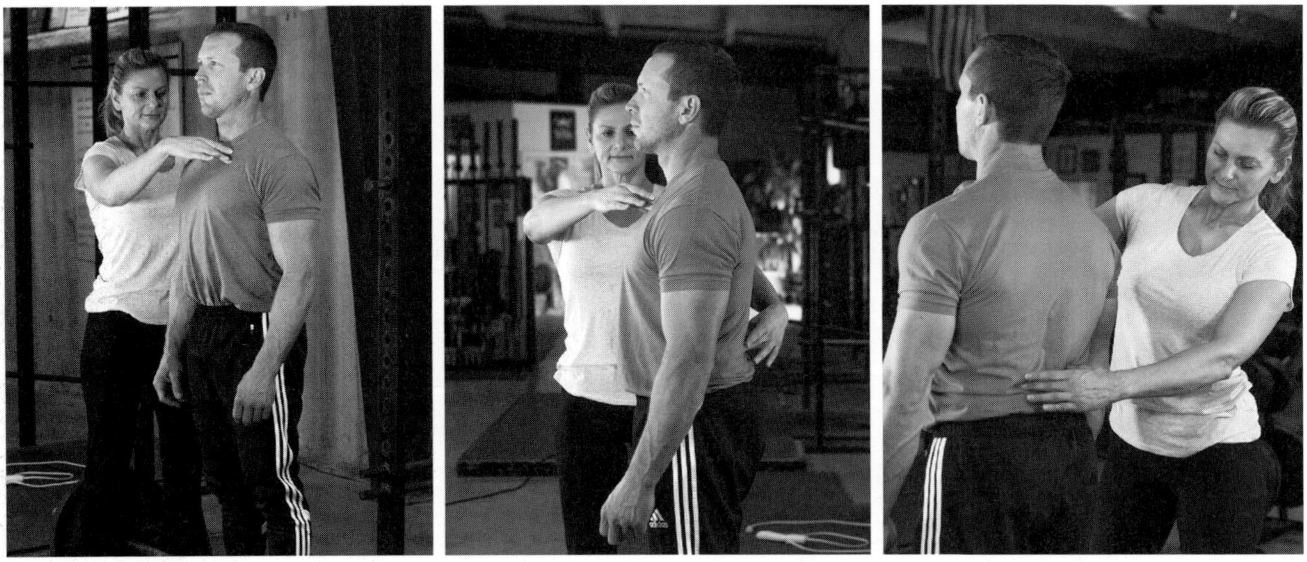

그림 4-13. 데드리프트에 필요한 등의 자세를 몸에 익혀 보자. 코치의 손 쪽으로 가슴을 올리면 등 상부가 신전되며, 손이 닿은 허리 쪽에 아치를 만들면 척주기립근이 등 하부를 신전시킨다.

중량에서 허리가 둥글게 말리는 건 안전에 큰 위협이 된다. 데드리프트에서 가장 중요한 자세, 올바른 등의 자세를 배워보도록 하자. 바벨을 땅에 내려놓고 똑바로 서서 가슴을 들어올리면서, 엉덩이를 뒤로 빼며 등 하부에 아치를 만든다. 그림 4-13을 참고하여, 가슴에 체스트 업 큐가, 등의 잘록한 부분에 아치 큐가 들어온다는 이미지를 그려본다. 등 하부에 손을 댄 부분은 엉덩이를 밖으로 뺄 때 실질적으로 '굽혀야' 할 지점이며, 이러한 의식적인 지시를 통해 척주기립근이 수축한다.

척주기립근의 수축에 따라 등 하부에 아치가 생기는 것을 요추 신전이라고 한다. 유연성에 따라 차이는 있겠지만, 바벨이 바닥에 놓인 시작 자세에서는 햄스트링의 장력이 골반과 요추를 어느 정도씩 잡아당기기 때문에, 올바른 각도의 요추 신전을 유지하기 어려울 수 있다. 여자들이나 몸무게가 적게 나가는 남자들의 경우, 유연성이 너무 좋은 나머지 하단 자세에서 요추에 과신전을 만들어내기도 한다(그림 4-14). 요추의 추간판이 정상적으로 중량을 견딜 수 있는 구조에서 벗어나면 등을 둥글게 만 것보다 더 나쁜 결과를 초래할 수 있으므로, 등 하부에 이렇게 과도한 아치를 만드는 것은 바람직하지 못하다. 중량 부하를 가한 상태에서의 요추 과신전은 추간판에 악영향을 미칠 뿐만 아니라, 척추관절면과 인접 신경로를 손상시킬 수 있다. 바람직한 자세는 해부학적으로 정상인 전만 상태, 정상 아치이다. 하지만 이 자세에 다다르려면 과도한 신전을 만들겠다는 생각을 할 필요가 있다. 올바른 아치도 평범한 사람에게는 유연성의 한계를 시험하는 수준이기 때문이다. 등의 자세를 익히는 과정에서, 자세 유지에 필요한 근육을 선별하고 제어하는 법을 익혀서 최대한 빨리 올바른 자세에 다다르는 것이 요점이다. 이해를 돕는 차원에서 다시 한 번 말한다. **데드리프트의 시작에 필요한 것은, 과신전된 허리가 아니라 정상 해부학적 자세이다.** 하지만 정상 해부학적 자세를 취하기 위해 과신전을 시도해 볼 필요는 있다.

데드리프트에서 생기는 대다수의 문제는 등 하부의 틀린 자세와 연관되어 있다. 초보자들의 경우 등을 둥글게 마는 실수를 흔히 겪는데, 등의 자세가 어떤지 신경쓰지 않으면 이런 일이 벌어진다. 이런 사람들은 올바른 자세건 틀린 자세건, 아니면 이도 저도 아닌 어중간한 자세건 간에, 자신이 어떤 자세를 취하고 있는지를 판별하지 못한다. 데드리프트 자세로 몇 주씩 애를 먹고 있다면, 본인의 얘기는 아닌지 진지하게 생각해 보자. 이런 사람들은 올바른

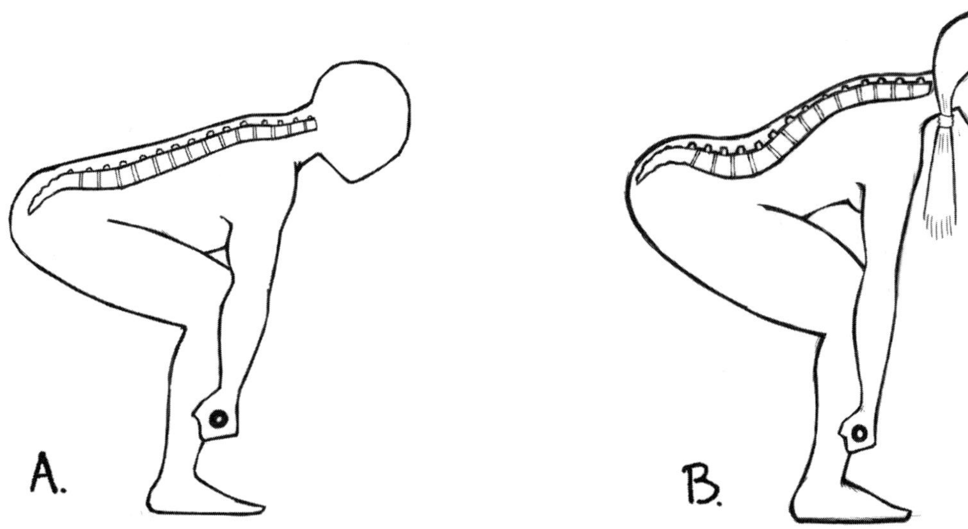

그림 4-14. (A) 올바른 시작 자세에서 등 하부는 정상 해부학적 자세에 놓여 있다. (B) 과신전된 요추전만은 일반인의 유연성으로는 만들어내기도 어려울뿐더러, 필요도 없고 생산적이지도 않다. 전만이 눈에 보일 정도로 요추를 신전시켜야 한다는 발상은, 깡마른 사람들의 자세 때문에 생긴 오해이다. 근육질 남성의 경우 척주기립근의 부피가 크기 때문에 올바른 자세를 유지해도 등 하부가 평평하게 보일 것이다. 과신전된 자세가 바람직하지 않다는 사실과 별개로, 유연성이 부족한 사람은 올바른 요추전만을 만들기 위해 요추 과신전을 시도해 볼 수 있다.

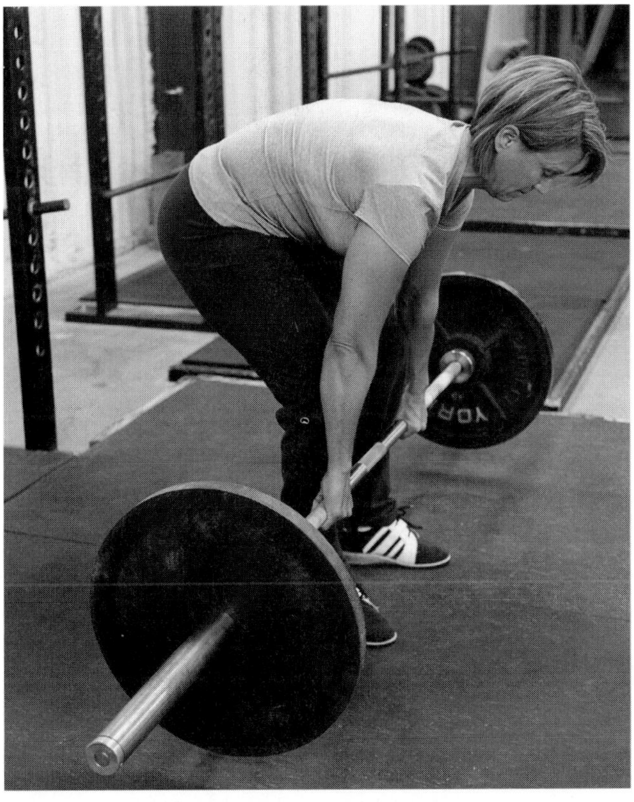

그림 4-15. 등 하부가 둥글게 말리는 것은 데드리프트를 배우는 사람들이 마주칠 수 있는 가장 흔한 문제이다. 앞서 배운 다섯 단계 중 4단계를 복습하기 바란다.

동작을 수행하는 데 필요한 운동감각, 즉 몸과 사지가 어디에 있는지 판단하는 능력이 낮을 가능성이 있다. 이 문제는 시각적 인지와 연관되어 있을 수도 있다. 즉 자기 눈으로는 등 하부를 볼 수도 없거니와 보려고 했던 적도 없기 때문이다. 팔꿈치는 굽혔는지 폈는지 눈에 보이지만 등은 그렇지 않고, 눈에 안 보이기 때문에 생각에서도 멀어졌을 테니 구부러졌는지 펴졌는지 알 턱이 없다. 육안으로든 거울로든 팔은 눈에 보이기 때문에, 동작을 수의적 통제 하에 둘 수 있다. 하지만 등은 몸 뒤에 붙어 있기 때문에, 설령 거울이 옆에 붙어 있다 해도 그 움직임을 보기가 상당히 까다롭다.

이 문제를 해결하려면 허리 근육이 무슨 일을 하는지, 그때 어떤 느낌이 드는지, 그러려면 어떻게 해야 하는지를 매번 점검해야 한다. 여러 차례에 걸쳐 가슴을 들고 엉덩이를 빼 보면서, 이때 쓰이는 근육의 수의적 수축을 몸에 새기도록 하자. 좀 더 확실히 알고 싶다면 플랫폼에 배를 깔고 스쿼트 챕터의 '등' 꼭지에 수록된 훈련을 몇 번 해 볼 수도 있다. 이 동작에서는 척추가 능동적으로 신전되는데, 능동적인 척추 굴곡을 만들어내는 싯업과 완전 반대라고 생각하면 된다. 몸통 반대편에 붙은 근육을 활성화한다고 이해하면 쉬울 것이다.

일단 등 하부가 신전되는 느낌을 알면 바벨 앞에서 올바른 자세를 취할 수 있다. 올바른 시작 스탠스를 잡고 등을 제대로 만든 뒤, 엉덩이를 뒤로 밀고 무릎을 약간 빼며 어깨를 앞으로 둔 채, 자세를 조금씩 낮춰 등 하부의 신전이 풀릴 때까지 내려간다. 그렇게 했으면 다시 신전이 될 수 있을 만큼만 올라오고, 그 다음에 아까보다 조금 더 내려간다. 이런 점진적 시도를 통해 좋은 데드리프트 시작 자세를 만들 수 있다.

등은 운동을 하다 보면 흔히 다칠 수 있고, 고중량 훈련을 하다 보면 부득이하게 한 번쯤은 부상을 당한다. 고통스럽고 불편하고 시간도 많이 잡아먹는 이런 부상은, 클린 같은 당기기 운동뿐만 아니라 스쿼트와 데드리프트에서도 종종 생긴다. 하지만 등 부상의 실질적인 원인이 무엇인지 알고 나면, 올바른 자세를 취하는 것이 얼마나 중요한 것인지 새삼 깨닫게 될 것이다.

등을 다쳐서 병원에 가면, 의사는 십중팔구 "등 근육이 파열됐네요. 약을 좀 드셔야겠어요. 웨이트 트레이닝은 그만 하시구요." 따위의 말을 할 것이다. 그러나 이런 진단과 충고는 의사가 근육의 파열과 치유를 얼마나 모르는지, 이런 부상을 얼마나 안 다뤄봤는지를 드러낼 뿐이다.

근복은 찢어지면 피가 난다. 이 조직에는 혈관이 발달해 있으며, 일단 찢어지면 근복 결합조직의 수축요소와 혈관요소도 같이 터진다. 찢어진 곳에는 피가 고여 혈종이 만들어진다. 혈종은 커다란 멍처럼 보이고, 멍처럼 재흡수의 과정을 거쳐 치유된다. 심한 경우에는 피부 표면에서도 근복의 찢어진 자리가 보인다. 조금 찢어져도 죽을 듯이 아프지만 눈에 띄는 멍이 생길 정도로 피가 나지는 않는다. 많이 찢어졌다면 낫기까지 몇 주가 걸리기도 하지만, 경미하게 찢어졌다면 금방 낫는다.

벤치프레스에서 흉근 파열이 생기기도 하지만, 대부분의 근육 파열은 허벅지와 다리에서 발생한다. 이러한 근육들은 긴뼈[長骨]에 붙어 넓은 가동범위로 고중량의 이동과 가속을 담당한다. 벤치프레스와 스쿼트에서의 근육 파열은, 근육이 일시적으로 감당할 수 있는 저항보다 큰 부하가 주어짐으로써 수축성 조직의 파열 인장강도를 넘어설 때 발생한다. 이러한 파열은 동작의 속도와 관계가 없고, 충분한 준비운동을 한 다음에도 일어날 수 있다. 반면 달리기에서 발생하는 부상은, 주동근의 수축능력이 길항근의 파열 인장강도를 넘어서면서 발생한다는 특징을 가진다. 햄스트링, 사두근, 종아리 근육의 파열의 경우 노화로 인해 근육과 결합조직의 탄력성이 줄어들면서 발생한다.

근복 파열이 자주 생기는 근육은 역할상 공통점이 있다. 긴뼈를 가속한다는 점이다. 이러한 근육들은 큰 가동범위와 상대적으로 큰 각속도를 만들어낸다. 척추에 붙은 근육과 비교해 보면 차이를 알 수 있다. 척추 근육은 자세를 유지하는 근육으로, 등척성 수축을 통해 척추의 작은 뼈들이 제자리를 찾게 한다. 이러한 특질은 발생학적인 근거에 뿌리를 두고 있다. 척추의 근육이 긴 것은 맞지만, 팔이나 다리처럼 공간을 헤집고 다니는 사지의 근육과 달리, 잘게 나뉘었으나 유격은 작고 제자리에 붙어 있어야 하는 여러 개의 골성(뼈) 구조물에 기시와 정지가 놓여 있다. 요컨대 척추의 구조적인 본질은 안정성에 있으며, 굴곡 범위는 제한되어 있지만 부하를 받을 수 있을 만큼의 견고함이 그 자리를 대신한다. 웨이트 트레이닝에 필요한 척추의 견고함은 몸통의 자세유지근이 만들어낸다.

등 부상은 바벨 훈련을 할 때, 특히 잘못된 방법으로 할 때 자주 발생한다. 그러나 이러한 부상은 햄스트링 파열과 완전히 다르다. 다리 근육의 파열은 넓은 가동범위에 걸쳐 근복의 길이가 크게 변하는 광범위 각운동 과정과 연관되어 있지만, 척추 사이의 좁은 가동범위에서 거의 움직이지 않는 척추기립근의 근복이 과연 등 부상과 연관이 있는지는 의문이다. 완전히 이완시켰을 때나 전력질주를 하고 있을 때나, 요추에 붙은 근육의 길이는 크게 달라지지 않는다. 장바구니를 들고 산보를 나갈 때처럼 힘이 적게 들고 속도가 느린 활동에서 대다수의 등 부상이 일어나는 건 사실이지만, 이와 별개로 등 근육의 근복은 둔상(鈍傷)을 입었을 때 말고는 파열되기가 진짜 어렵다.

등 부상은 불행히도 대개 척추의 손상이다. 무릎 부상처럼 관절의 부상으로 간주할 수 있는 것이다. 부하가 걸린 상황에서 추간판과 척추관절면은 비정상적 척추간 움직임에 상당히 취약한데, 등 근육의 수축을 통해 이를 방지할 수 있다. 바른 자세로 운동을 해서 강해진 등 근육이야말로 최선의 등 부상 예방책이다. 기술도 스트렝스도 척추의 안정성에 필요하다는 사실을 알아 두면 좋겠다. 그러니, 바닥에서 바벨을 들어올릴 때 자세에 조금만 더 신경쓰자. 그래야 편해진다. 진짜로.

당기기 기법

본론에 들어가기 앞서, 우리가 다루고 있는 물리적 계의 행동에 관해 알아보자. 모멘트(돌림힘, 토크torque)는 회전축에 고정된 단단한 막대를 따라, 회전축을 중심으로 물체를 돌리는 힘을 가리킨다. 모멘트는 회전하는 물체에 대해 90도로 작용할 때 최대가 된다. 스패너로 너트를 조인다고 생각해 보면 쉽다. 스패너를 이상하게 잡으면 힘이 제대로 전달되지 않지만, 스패너에 대해 직각으로 힘이 들어가도록 잡으면 최대의 힘이 발휘된다. 정비공들이 꽉 조여진 볼트로 작업을 할 때 충분한 공간을 확보하려는 건, 스패너를 직각으로 잡아야 하기 때문이다.

모멘트는 회전축으로부터 멀어질수록 증가한다. 손으로 스패너를 돌릴 때, 볼트를 같은 각도로 돌리기 위해 필요한 스패너 끝의 이동 거리는 늘어나며, 수식으로 표현하면 볼트에 가해지는 힘은 손에 가해지는 힘과 스패너의 길이를 곱한 것과 같다. 다시 스패너를 예로 들자. 스패너가 길수록 볼트를 돌리기 쉬워진다. 이때 모멘트 암은 볼트와 스패너를 잡고 있는 손 사이의 거리를 돌리는 방향에 대해 직각 성분으로 분리한 값이다. 똑같이 직각 방향으로 돌렸을 때 스패너의 길이가 길수록 일이 편해지는 것은 긴 스패너의 모멘트 암이 더 길기 때문이다. 요컨대 모멘트 암의 길이는, 회전축과 작용점 사이의 길이와 각도가 동시에 고려된 값이다. 긴 스패너를 써도 이상한 각도로 당기면 볼트와 당기는 힘 사이의 수평 길이가 스패너의 길이보다 짧아지므로 볼트가 잘 돌아가지 않는다. 짧은 모멘트 암을 만들었기 때문이다. 90도로 돌렸다 해도, 스패너의 길이가 짧다면 모멘트 암이 짧은 상태이므로 볼트가 효율적으로 돌아가지 않는다.

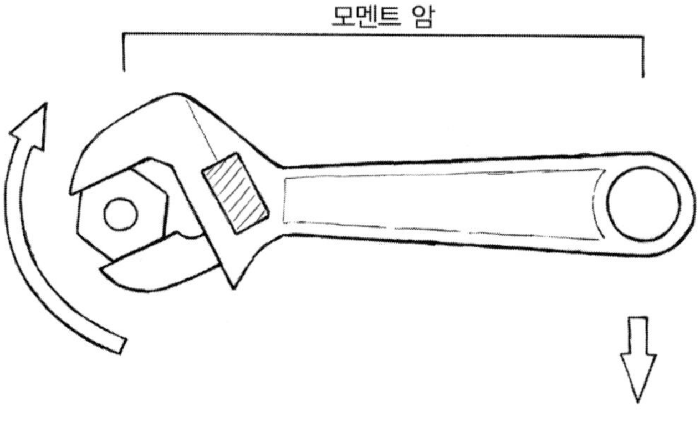

그림 4-16. 스패너와 볼트로 표현한 중요 역학 개념인 모멘트 암의 모식도.

이러한 원리는 당기기나 스쿼트처럼 바벨을 등으로 들어올리는 모든 상황에 적용된다. 중력은 우리가 '아래쪽'이라 부르는 수직 방향으로 작용한다. 따라서 바는 항상 수직 아래로 당겨지고 있으며, 그렇기 때문에 이 상황에서 모멘트 암은 바벨에 대해 수평 방향으로 측정되어야 한다. 짧고 수평에 가까운 등의 각도는 길고 수직에 가까운 등의 각도와 모멘트 암이 같을 수 있다. 이렇게 보면 짧고 수직인 후면각이 최적의 준비자세로 보일 수 있지만, 불행히도 후면각만 우리 몸에 물리적 제약으로 작용하는 것은 아니다. 다리에 비해 등이 짧으면 등을 수직으로 만들 때 엉덩이가 내려가는데, 이렇게 되면 무릎이 앞으로 밀리고, 이로 인해 정강이가 앞으로 굽어지고, 결국 바벨이 앞으로 밀린다. 이 과정에서 바벨은 미드풋을 벗어나 어깨보다 앞에 놓이는데, 앞으로 살펴볼 몇 가지 이유 때문에라도 이러한 변형은 고중량 훈련에 방해만 된다.

스패너-볼트 모델은 모멘트 암을 쉽게 설명할 때는 그럭저럭 괜찮지만, 데드리프트에서 고관절에 무슨 일이 일어나는가를 정확히 설명하지는 못한다. 그러니 새로운 모델로 설명하겠다. 바로 1종지레다. 몸통 근육에 의해 단단해진 척추와 엉덩이는 1종지레를 만든다. 중학교 때 배워서 가물거리는 사람들을 위해 부연하자면, 1종지레는 단단

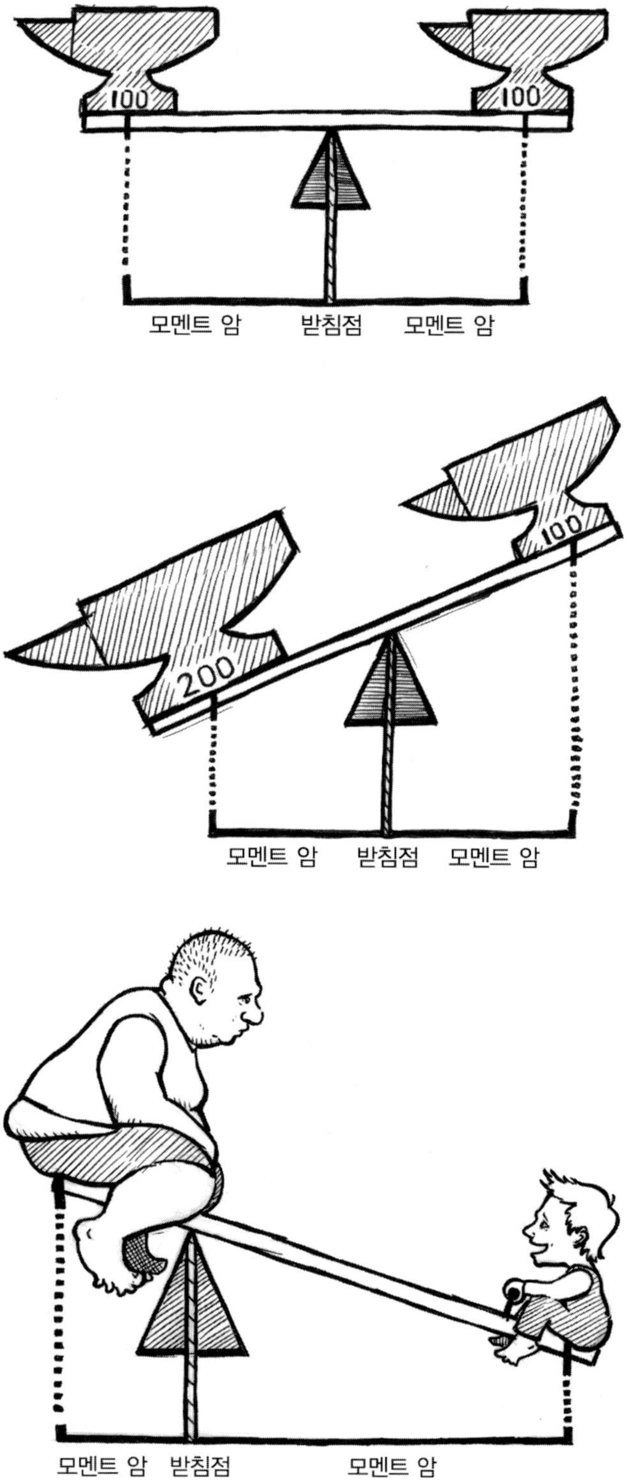

그림 4-17. 1종지레.

한 막대 양 끝에 힘점과 작용점이 있고 그 사이에 받침점을 둔 지레로, 시소와 유사한 방식으로 힘을 전달한다(그림 4-17). 이때 모멘트 암은 받침점을 중심으로 양쪽의 힘점과 작용점 쪽으로 각기 발생한다. 만일 양쪽의 길이가 서로 같고 무게도 같다면 계는 균형을 이룬다.

그러나 양쪽의 길이가 다르면 짧은 쪽은 긴 쪽보다 더 느린 속도로 더 짧은 직선거리를 움직이고, 긴 쪽은 긴 거리를 더 빠르게 움직인다. 즉 늘어난 힘을 늘어난 거리로 맞바꾼 셈이다. 달리 말하면 긴 쪽의 높은 속도가 짧은 쪽의 큰 힘으로 전환되는 셈인데, 이때 짧은 쪽은 긴 쪽의 길이 성분이 곱해진 것만큼의 힘을 받는다. 따라서 1종지레에서는 이른바 '빠루'라고도 하는 크로우바로 못을 뽑아낼 때처럼, 긴 쪽을 밀거나 당김으로써 짧은 거리와 느린 속도로 큰 무게를 다룰 수도 있고, 반대로 농기구를 밟거나 투석기로 돌을 던질 때처럼 짧은 쪽을 밀거나 당김으로써 가벼운 무게를 멀리 빠르게 움직일 수도 있다(그림 6-32).

우리의 근육은 그 자체로는 수축에 의한 길이 변화가 크지 않기 때문에, 골격계는 큰 힘을 제물로 수축 거리를 늘리는 지레로 이루어져 있다. 그 중 고관절은 1종지레의 원리를 따른다. 등과 골반이 지렛대 역할을, 고관절이 받침점 역할을, 뒷면사슬의 햄스트링-둔근-내전근이 고관절 후방을 잡아당기는 힘(지레의 짧은 팔)의 역할을, 손에 쥔 바벨이 고관절 전방을 잡아당기는 힘(지레의 긴 팔)의 역할을 담당한다(그림 4-18). 뒷면사슬의 힘이 충분하다면, 즉 뒷면사슬이 충분히 강하다면, 고관절 후방의 짧은 팔은 전방의 긴 팔에 걸린 무거운 바벨을 들어올릴 수 있다. 물론 무릎이 동시에 펴지기 때문에 계의 복잡성이 증가하긴 하지만 무시해도 괜찮은 수준이다. 고중량 데드리프트를 할 때 우리가 우리 자신의 몸을 마음대로 디자인할 수 있었다면, 고관절에 걸리는 모멘트 암이 짧아질 수 있도록 고관절을 최대한 바벨에 가깝게 두었겠지만, 실제로 그렇게 할 수는 없으므로 우리 몸의 구조가 허락하는 선에서 최대한의 역학적 이점을 얻을 수 있도록 운동 방식을 설계해야 한다. 바벨을 최대한 엉덩이에 가깝게 붙이는 이유가 여기에 있다. 노련한 리프터는 의도적으로 등 상부를 둥글게 말아서 고관절과 바벨의 간격을 좁히기도 한다.

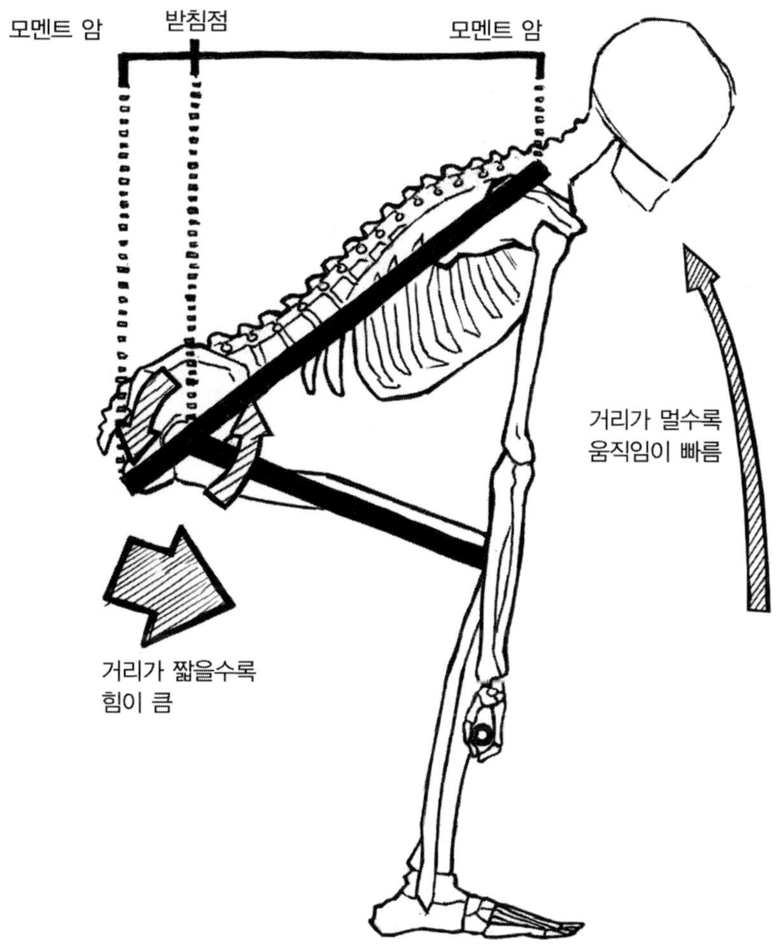

그림 4-18. 인체의 1종지레인 고관절.

나중에 보겠지만 광배가 이 기능을 담당한다.

앞서 살펴본 지레의 원리는 데드리프트에서도 동일하게 적용되지만, 스트렝스가 충분하다면 모멘트 암이 반대 방향으로 작용할 수도 있다. 즉 짧은 팔이 짧은 거리를 움직일 때 충분한 힘을 가하면, 긴 팔 쪽의 중량을 먼 거리에 걸쳐 가속할 수 있다. 클린과 스내치에서 이러한 현상을 관찰할 수 있다.

공간 안에서 물체가 움직일 때는 직선 경로가 가장 짧고 효율적이기 때문에, 동시에 바벨에 미치는 중력에 맞선 반대방향의 힘이 필요하기 때문에 이론적으로 고중량 데드리프트에서 바벨의 궤적은 연직 상방이어야 한다. 일은 힘과 거리의 곱으로 정의되며, 따라서 힘의 단위인 뉴턴(N)과 거리 단위인 미터(m)의 곱인 줄(J)로 표현된다. 바벨 훈련에서 힘은 바벨의 질량에 작용하는 중력의 크기, 거리는 바벨이 이동한 거리이다. 어쨌거나 중력은 연직 아래로 작용하기 때문에 중력에 대항하는 일의 방향은 연직 상방이며, 다른 방향으로의 움직임은 일이 아니라 단순한 에너지 소모일 뿐이다. 사람이 바벨을 앞이나 뒤, 그러니까 수평 방향으로 움직이는 데 힘을 사용할 수도 있겠지만, 이런 수평적인 힘이 중력에 대항하는 일을 만들어내지는 못한다. 요컨대, 바벨을 들고 여기저기 기웃거리며 돌아다니는 것은 본인 자유라 쳐도, 데드리프트에서는 바벨이 바닥에서 락아웃 위치에 도달하기까지의 수직 거리 변화만 일로 반영된다. 데드리프트에서의 최단거리는 수직선을 그리며, 바벨의 궤적이 길어질수록 효율은 떨어진다. 유도, 스키, 원반던지기 같은 스포츠 상황에서의 움직

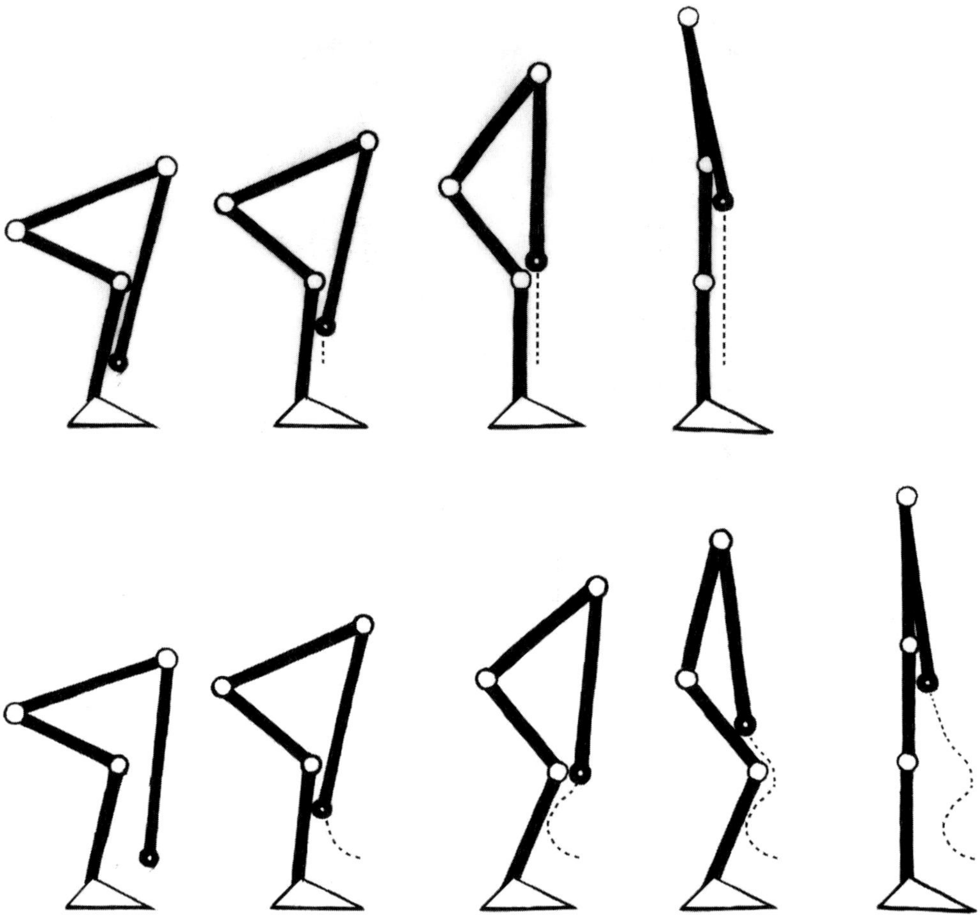

그림 4-19. 중력이 수직 방향으로 작용하고 있기 때문에, 중력에 대항하는 일 또한 완전한 수직 방향으로 이루어져야 한다. 다른 방향으로의 움직임은 수평 방향 이동 성분을 나타낼 뿐이지 중력에 대항하는 일이 아니며, 따라서 비효율적인 헛수고에 그치게 된다.

임은 대개 복잡하지만, 바벨 리프팅에서는 움직임이 간단한 수직선을 만들 수 있고, 당연히 그래야만 한다.

데드리프트에서는 바벨이 다리 앞에 놓이는데, 이때 스쿼트나 프레스에서와는 다른 상황이 연출된다. 프레스나 스쿼트에서처럼 바벨이 어깨 위에 있지도 않고, 미드풋 위에 있는 바벨을 중심으로 봤을 때 몸의 질량이 앞뒤로 완전히 다르게 배분된다. 데드리프트에서는 몸의 대부분이 바 뒤쪽에 있는 상태에서 균형이 이루어진다. 이러면 리프터/바벨 계의 질량중심을 어디에 두어야 할지 생각해야만 한다. 데드리프트를 하는 동안 질량중심은 약간씩 움직일 텐데, 스내치나 클린은 가동범위가 크고 근골격계의 복잡성이 늘어나기 때문에 데드리프트에서보다 모양새가 번잡해진다. 사실 저중량 데드리프트에서 균형을 잡는 일은 고중량에서와 다르다. 중량이 무거워질수록 몸/바벨의 질량중심은 바벨 쪽으로 쏠리게 마련이고, 따라서 바 뒤쪽에 있는 몸의 중요성은 줄어든다. 뒤집어 보면, 저중량 데드리프트에서는 바벨을 들어올릴 때 미드풋 앞쪽에서 시작할 수 있다는 말이 된다. 스내치와 클린도 마찬가지다.

무거운 물체가 몸 앞으로 저만치 떨어져 있으면 당연히 들기 어렵다. 같은 원리로 바벨이 몸의 질량중심에 가까울수록 몸과 바벨 사이의 모멘트 암은 짧아지고, 그만큼 고관절에 걸리는 레버리지도 작아진다. 미드풋 뒤로 바벨이 치우치지 않도록 하면서 몸의 질량중심 쪽으로 바벨을 밀착시킬수록, 바벨을 들어올릴 때 이겨내야 할 레버리지가 작아진다는 말이다. 바와 미드풋 균형점 사이에 거리가 벌어지면 모멘트 암은 길어질 수밖에 없고, 차차 알아보겠

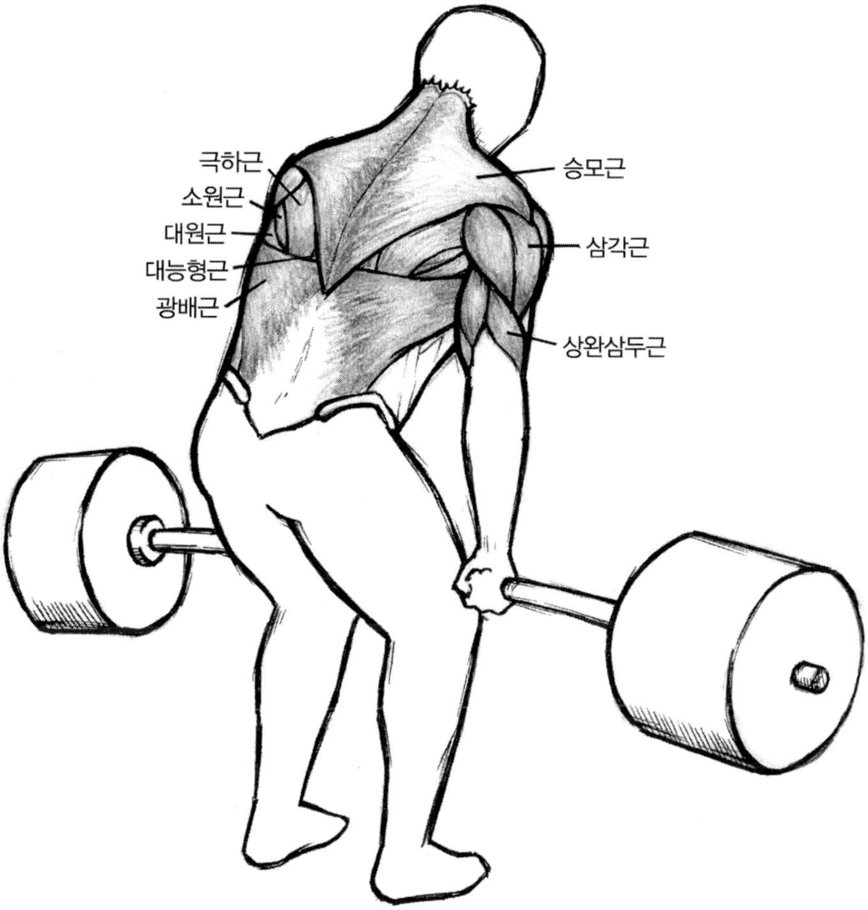

그림 4-20. 뒤에서 바라본 척추와 팔 사이의 힘 전달에 관계된 근육들.

지만 당기기의 효율에 엄청난 영향을 미칠 수밖에 없다(그림 2-32). 앞에서 알아보았다시피 바벨과 고관절이 멀어질수록 고관절을 축으로 한 모멘트 암은 길어진다. 따라서 바벨을 손이나 등에 얹고 서서 하는 다른 모든 바벨 운동들과 마찬가지로, 데드리프트에서도 바벨이 미드풋 위에 있어야 이상적인 레버리지를 얻고 균형을 찾을 수 있게 된다. 바벨이 오르내릴 때도 균형을 이루고 있는 미드풋 위의 수직선을 벗어나면 안 된다. 이러한 바벨의 궤적이 우리가 추구하는 이상적인 물리적 모델임을 다시 한 번 새겨두자. 데드리프트를 잘 한다는 말은, 이 모델에 근접해 있다는 말이나 다름없다.

데드리프트에서 바벨을 바닥에서 추진시켜 올리는 힘은 무릎과 고관절의 신전에서 나온다. 이 힘은 고관절을 축으로 고관절 신근과 바벨의 중량에 대해 모멘트 암 노릇을 하는 척추를 타고 전달된다. 이러한 모멘트 힘은 견갑골을 타고 팔로 전달되어 바벨까지 내려간다. 상대적으로 표면적이 넓은 견갑골은 흉곽 반대편에 붙어 단단한 등의 기능을 돕는데, 강한 근육인 승모근뿐만 아니라 대/소능형근, 견갑거근 같은 여러 근육에 의해 그 위치가 고정된다. 승모근은 두개골 하부의 목덜미 인대 근방의 7번 경추(C7) 극돌기에서 시작해 12번 흉추(T12)의 극돌기까지 기시점을 두기 때문에 인간의 신체에서 가장 긴 영역에 걸쳐 기시점을 둔 근육으로 분류된다. 승모근은 견갑골의 골성 융기부인 견갑극과 쇄골 상부에 붙어 있다. 따라서 승모는 척추의 기나긴 기시점에서 발생한 힘을, 어깨로 이어지는 근섬유를 통해 전달할 수 있다. (데드리프트가 승모근 발달에 좋은 이유가 이것이다. 데드리프트를 잘 하는 사람은 남보다 도드라진 승모근을 가지고 있다.) 물론 승모근의

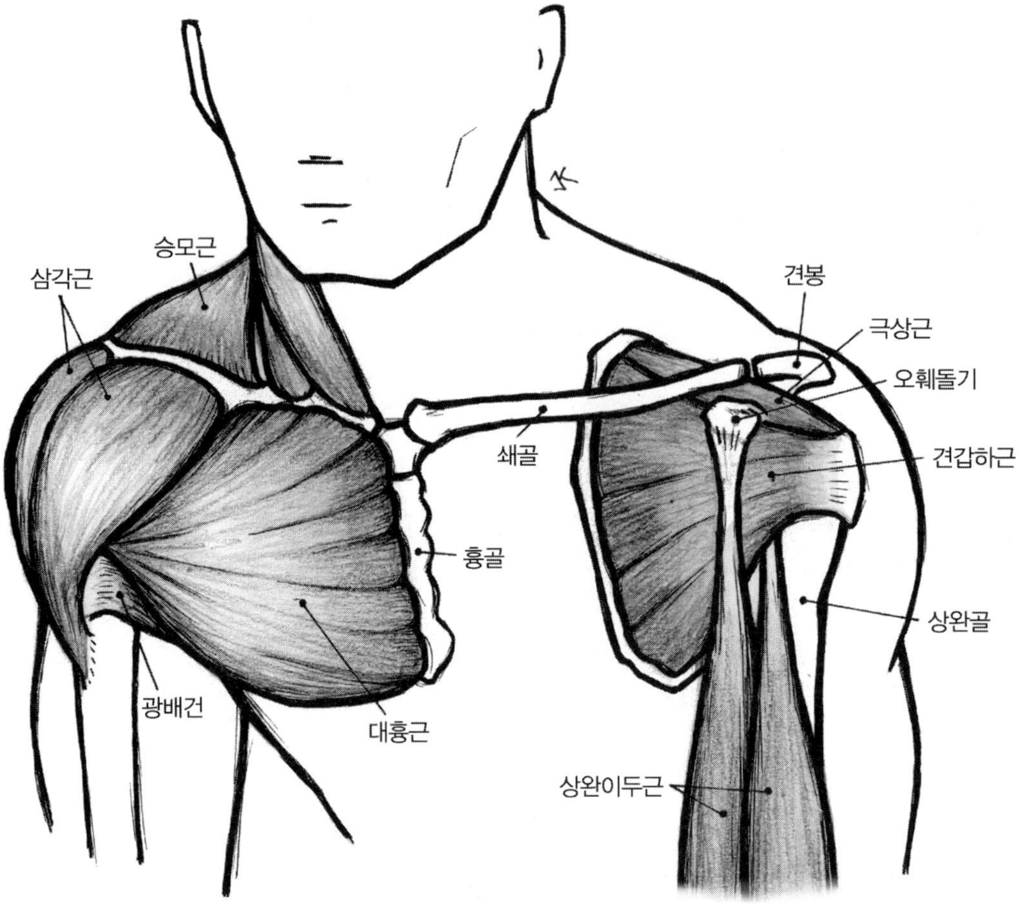

그림 4-21. 앞에서 바라본 데드리프트 관련 상체 근육들.

수축은 어깨의 슈러그, 견갑골의 내전과 하강을 일으킬 수 있지만, 데드리프트에서만은 등척성으로 수축하여 견갑골을 제자리에 붙잡아 둔다. 20~30도의 후면각을 유지하고 바벨을 바닥에서 당겨 올릴 때, 발살바법으로 지지되는 흉곽에 대해 양쪽 견갑골은 거의 평행이 된다. 승모근과 능형근이 고정한 견갑골은, 따라서 고관절과 무릎의 신전에서 태어나 단단한 몸통을 타고 올라오는 힘을 받아들이는 안정적인 위치를 확보하게 되는 것이다.

한편 상완골은 주변의 인대, 삼각근, 회전근개의 힘줄과 근육, 삼두근의 장두, 이두근, 대원근에 의해 견갑골의 관절와(어깨 관절)에 단단하게 붙어 있다. 삼각근은 견갑극 하부에 걸쳐 긴 기시점을 가지는데, 승모근이 붙어 있는 뼈를 가로질러 쇄골의 1/3과 견봉의 앞쪽을 덮는 모양을 하고 있으며, 그 부착점은 막대 모양 상완골의 바깥쪽 1/2 지점에 있는 삼각근조면deltoid tuberosity이다. 척추-승모근-견갑대-삼각근으로 이어지는 사슬은 매우 강력하고 효과적으로 힘을 전달한다. 대원근은 관절와 근처에서 견갑골 하단과 상완골 전면에 붙어 두 뼈의 연결을 맡는다.

여기에 광배근이 빠질 수 없다. 광배근은 등 하부의 매우 광범위한 지역에 걸쳐 기시하는데, (사람마다 차이는 있겠지만) 7번 흉추(T7)의 극돌기에서 시작해, 아래로는 천골과 장골능을 덮는 넓은 섬유성 결합조직인 흉요근막thoracolumbar fascia에까지 이른다. 광배근의 부착점은 대흉근의 부착점과 매우 가까운 상완골 상부이다. 당기는 운동의 기법적인 측면에서 보면, 상완골을 다리 뒤쪽으로 잡아당기는 광배근의 역할이 매우 중요하다. 이렇게 보면 상완골은 T7~T12에서 기시점이 겹치는 광배와 승모를 통해 견갑골뿐만 아니라 두개골부터 천골에 이르기까지 척주의

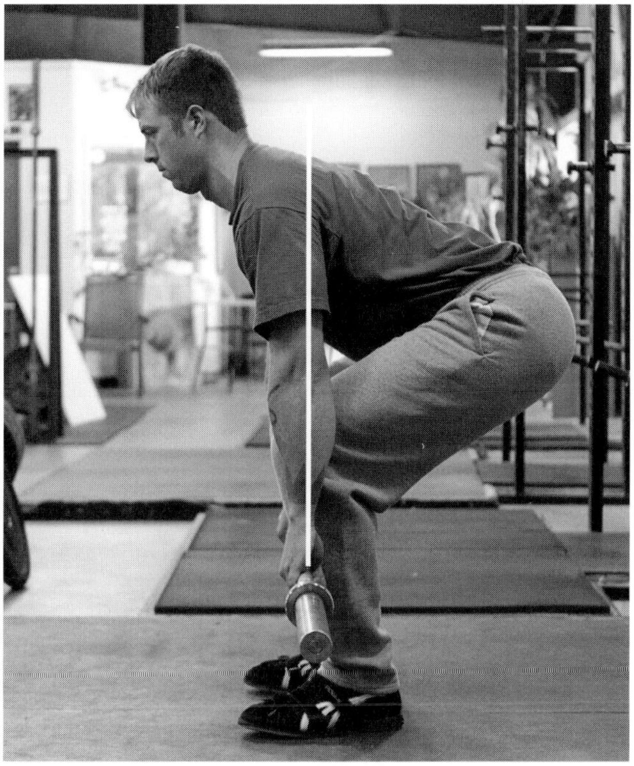

그림 4-22. 보편적인 당기기 모델에서의 올바른 시작 자세. 바벨이 매달려 있는 팔의 각도가 수직선과 비교해 어떤지 눈여겨보기 바란다.

모든 극돌기와 연결되어 있는 셈이다. 이를 통해 등과 팔은 견고하고 효과적으로 이어진다.

올바른 당기기 자세에서는 견갑골, 바, 미드풋이 수직선상에 정렬되어 있어야 한다. 이때 등은 정상 해부학적 자세로 고정되어 있어야 하며, 팔꿈치는 곧게 펴져 있어야 하고, 발바닥은 전체가 지면에 붙어 있어야 한다. 무릎과 고관절을 신전시키는 근육에 의해 발생한 힘이, 가장 효율적이고 효과적으로 골격을 타고 등으로 올라가 팔을 타고 바벨로 전달되려면 이 자세가 필요하다. 이 원칙은 그립이나 스탠스와 상관없이 바닥에서 중량을 당겨 올리는 모든 활동에 적용될 수 있다. 이러한 정렬을 통해 리프터/바벨계가 미드풋 균형점 위에서 최적의 균형을 찾게 된다.

다른 자세에서는 크게 두 가지 문제가 발생할 수 있다. 첫 번째 문제로 미드풋 앞에서 바벨을 당겨 올릴 때 바벨과 균형점 사이에 발생하는 모멘트 암을 들 수 있다. 리프터는 이 과정에서 발생한 모멘트 암을 어떤 방식으로든 보완해야 한다. 바벨을 균형점 쪽으로 옮길 수도 있고, 모멘트 암의 효과와 바벨의 중량을 동시에 해결할 만한 힘을 추가로 들일 수도 있다. 그러나 두 방법 모두 바의 궤적을 곡선으로 만든다는 점은 다르지 않기 때문에, 클린이나 스내치에서와 마찬가지로 효율이 최대치를 밑돌게 된다. 모멘트 암은 또한 무릎각, 고관절각, 후면각에 좋지 않은 영향을 만들기 때문에, 결국 각각의 각도를 이루는 요소와 바벨 사이의 관계를 엉성하게 만들어 버린다. 제자리에서 두 발자국 앞에 있는 바벨을 들어올린다고 상상해 보면 직관적으로 이해할 수 있다. 거리는 매우 큰 문젯거리인 만큼, 이렇게 부풀려야 명확히 이해되리라 생각한다. 이번에는 두 발자국이 아니라 한 발자국이 되었다고 생각해 보자. 맞는 자세는 아니지만 들기는 수월해질 것이다. 이런 식으로 절반씩 줄여 보면, 바벨이 몸에 가까워질수록 당기기 쉬워지는 경향을 파악할 수 있을 것이다. 거리가 레버리지에 영향을 미치기 때문이다.

얼핏 봐도 알 수 있겠지만 고중량 데드리프트, 클린, 스내치의 바 궤적은, 시작 자세에서 바벨이 미드풋 앞에 있으면 균형을 맞추려고 뒤로 돌아오기 때문에, 결과적으로 곡선을 만드는 경향이 있다. 데드리프트에서는 중량이 무거워지면 곡선의 길이와 폭이 줄어든다. 반면 스내치처럼 중량이 가벼운 경우 수평 방향의 이탈을 조금 더 감당할 수 있고, 동시에 미드풋 위에 바벨이 균형을 잡고 안착하기 전에 더 높이 올라갈 수 있다. (스트렝스에 비해 중량이 턱없이 가벼울 경우에는 바벨의 궤적 전체가 균형점을 완전히 벗어나기도 한다.) 균형점이 미드풋 위에 있다는 사실을 이제는 알았을 테니, 이러한 물리적인 현실에 맞게 바벨의 궤적이 수직선을 그릴 수 있도록 당기기 기법을 보완해 나가야 한다.

두 번째 문제는 바벨이 어깨보다 뒤로 가지 않았을 때 발생한다. 바벨-팔-척추 사이의 평형이 깨지는 것이 이 상황에서의 문제인데, 사람들은 평형 상태를 맞추기 위해 당기는 중에도 올바른 자세를 찾아 움직이려고 한다. 그 때 어깨는 바보다 약간 앞에 위치하게 되고, 따라서 팔은 바닥에 대해 수직을 이루지 않을 것이다. 이것은 바닥에

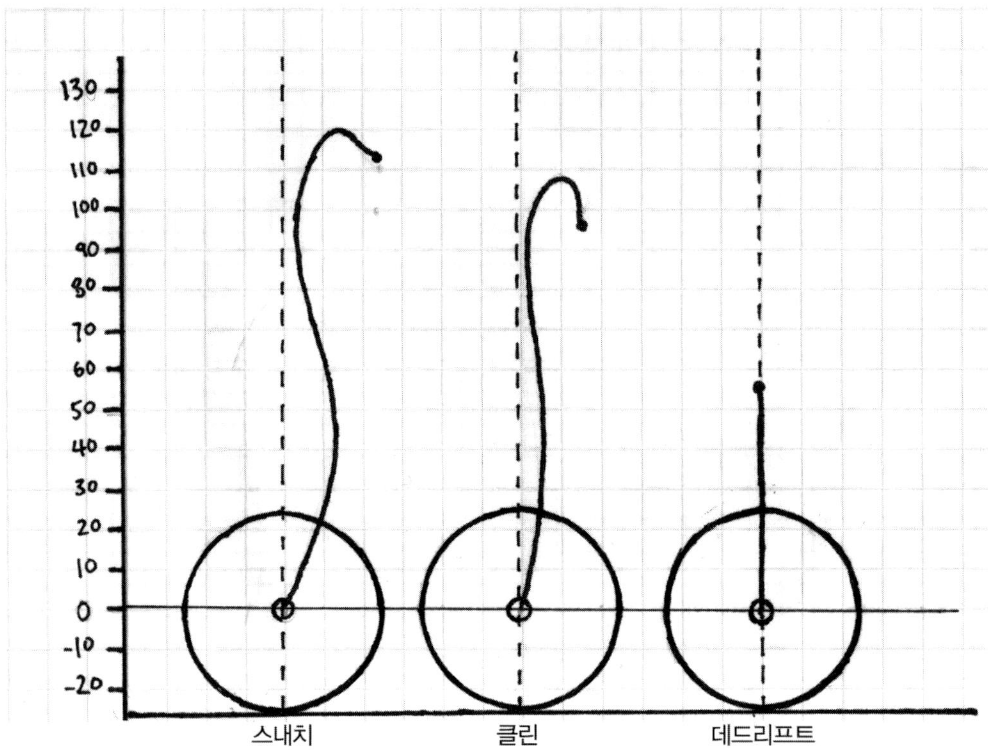

그림 4-23. 전형적인 스내치, 클린, 데드리프트의 궤적

서 바벨을 당겨 올리는 운동에서 후면각의 변화가 멎었을 때 공통적으로 볼 수 있는 현상이다. 당기기의 하단 자세에서 무릎과 고관절이 신전되어 등이 안정된 각도에 접어들면, 팔은 수직으로 매달려 있지 못하게 된다. 이때 팔이 수직에서 7~10도 가량 뒤로 기울어지므로 어깨는 바벨 앞에 놓이게 되는데, 그 자리는 우연찮게도 견갑골 바로 아래이다. 올림픽 역도 코치들은 대다수가 이렇게 어깨를 바 앞에 둔 자세를 가르치는데, 인터넷에서 데드리프트와 클린과 스내치 영상을 구해다가 프레임 단위로 끊어서 보면, 바벨을 당겨 올릴 때 어깨가 앞으로 나와 있지 않은 사람을 찾을 수 없다는 사실을 깨닫게 될 것이다.

저중량에서 고중량까지 연속적으로 살펴보자. 데드리프트보다 가벼운 중량으로 수행하는 스내치에서는, 효율이 떨어짐에도 불구하고 위에 제시한 모델이 잘 지켜지지 않음을 볼 수 있다. 데드리프트보다 가볍지만 스내치보다 무거운 중량을 다루는 클린에서는 이 모델이 좀 더 잘 지켜지고, 고중량 데드리프트에서는 바벨이 바닥에서 떨어지는 순간부터 거의 예외 없이 이 자세가 지켜진다. 어깨를 앞으로 내민 자세에서 리프터/바벨 계의 평형을 찾고자 하는 경향은 굉장히 본능적이기 때문에, 시작하기 전이든 이제 막 시작했든 간에, 팔을 수직이나 그 뒤로 둔 채 당기기를 시도하면, 본래의 자세를 만들기 위해 후면각이 바뀐다. 이러한 변화는 바벨이 미드풋 균형점으로 옮아가는 것과 마찬가지로 중량의 변화를 따라간다. 스내치에서는 당기는 과정 전반에서 후면각의 변화가 큰데, 클린은 그보다 덜하고, 데드리프트에서는 바닥에서 바벨을 들어 무릎 근처로 올리기 전까지 후면각이 거의 같게 유지된다.

중력이 작용하는 틀 안에서 물리적으로 가장 효율적인 바벨의 움직임은 수직의 궤적을 그린다. 시작 자세에서 바벨이 미드풋 앞에 놓이거나 팔이 수직으로 떨어지면, 바벨이 수직 이외의 궤도로 당겨지거나 후면각이 변할 텐데, 어느 쪽이든 몸과 바벨에 불필요한 에너지를 쓴다는 점에서는 좋게 봐 주기 어렵다. 바벨과 고관절이 멀어지면 모멘트 암이 길어져서 당기기가 힘들고, 이 상황에서는

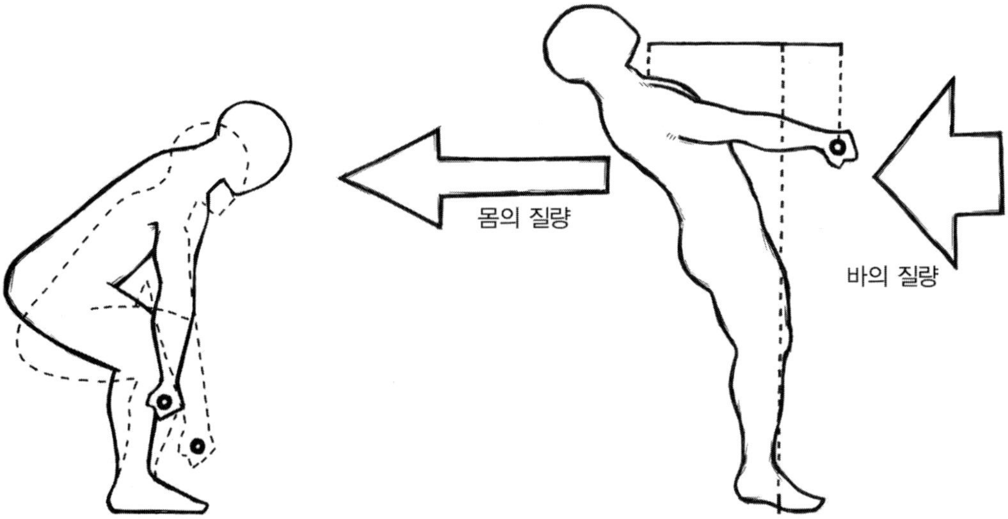

그림 4-24. 바벨 궤적의 수평 성분을 만들어내려면 체중을 이용해야 한다. 몸의 기계적 요소들은 효율적으로 바벨을 위로 당겨 올릴 수 있는데, 이러한 수직 지향적 리프터/바벨 계는 바벨을 수평 방향으로 이동시키는 데에 그리 효율적이지 않다. 이렇게 하려면 바벨의 질량에 대해 체중을 수평으로 이동시켜야 한다. 고중량 바벨의 경우 사람보다 많이 무거울 수 있는데, 바벨에 대해 효율적으로 반응하려면 몸을 수평으로 훨씬 더 많이 움직여야 한다.

바벨을 수직의 궤적으로 들어올릴 수도 없기 때문에, 결국은 일을 낭비하는 결과를 낳기도 한다. 몇몇 우수한 리프터들이 비효율적인 리프팅으로 좋은 성과를 낸다고 해서 그 방식이 효율적이라고 말할 수는 없지 않겠나. 데드리프트에서 최대한 엉덩이 쪽으로 바벨을 붙여서 수직으로 당기면, 그때 들어가는 에너지는 중력에 대항한 일과 같은 값을 가지게 되므로, 따라서 수직 바 궤적을 만드는 것은 바닥에 놓인 바벨을 들어올리는 가장 효율적인 방법이라 할 수 있다.

앞에서 살펴보았던 질량중심은 이와 같은 곡선 궤적을 보다 논리적으로 설명할 수 있는 도구가 될 수 있다. 바벨이 움직일 수 있는 방향이라고 해 봐야 수직 아니면 수평이다. 상식적으로 생각해 볼 때, 수직 방향의 움직임은 근육에서 생성된 힘이 단단한 신체 분절을 따라 바벨에 미쳤을 때 나올 수 있고, 수평 방향의 움직임은 바벨에 대해 몸의 질량 위치를 조절함으로써 이루어낼 수 있다. 그러므로 당길 때의 힘은 무릎과 엉덩이를 신전시키는 근육과 함께, 등을 단단히 굳히고 바벨을 손에 고정시켜 척추 아래의 올바른 지점에 두는 근육에서 나온다고 할 수 있다. 반면 수평 방향의 움직임은 몸/바벨 계가 균형점에서 벗어나 부정확한 자세가 되었을 때 바벨의 위치에 영향을 주려는 체중 이동을 유도한다.

어떤 코치들은 엉덩이를 밑으로 내리고 어깨를 바벨 뒤에 놓아서 등을 최대한 수직으로 만들어야 한다고 가르친다. 그러나 이러한 시작 자세에서는 바벨이 바닥에서 떨어지기 전부터 몸과 바벨에 많은 움직임이 생기게 한다. 엉덩이가 내려가면 무릎이 앞으로 나오면서 정강이가 밀리고, 그렇게 밀린 정강이가 밀어낸 바벨은 미드풋 앞으로 굴러가 고관절로부터 떨어질 뿐만 아니라, 리프터의 질량중심이 바 뒤쪽으로 몰리기 때문이다. 고중량에서는 바벨의 중량이 리프터 체중의 300%를 넘어가는 경우도 있다. 이런 경우 리프터는 클린이나 스내치의 상단 자세에서 바벨이 균형점보다 앞에 있을 때 몸을 뒤로 젖히는 동작(layback, 이하 레이백)에서 볼 수 있는 것처럼, 바벨에 대해 몸을 이동시킴으로써 실질적인 바벨의 수평 이동을 이끌어 낼 수 있다. 바벨 뒤쪽에 있는 체중보다 바벨의 중량이 크기 때문에, 바벨과 리프터의 자세 또한 질량에 비례해 반응이 결정된다. 가령 클린에서 바벨이 고관절을 지날 때 균형점보다 10cm 정도 앞으로 나가 있다면, 몸이 바벨보다 가볍기 때문에 그보다 훨씬 많은 레이백을 취해야 한다. 이때 레이백이 앞으로 치우친 바벨의 움직임을 상쇄할 만큼 크지 않다면 리프터는 바벨을 잡아내기 위해 앞쪽으로 뛰어야 한다.

바벨이 바닥에 있을 때도 마찬가지다. 바벨을 앞으로 밀면 미드풋 균형점과 고관절 쪽으로 바벨을 가져가기 위한 수평 이동이 필요해지므로, 뒤쪽에 있는 체중이 캔틸레버의 역할을 맡는다. 하중으로 인해 발이 고정되어 있기 때문에, 바벨을 당길 때는 뒤쪽의 체중이 균형점 앞쪽의 바벨과 반대 방향으로 움직인다. 이 때문에 바는 뒤쪽으로 굴러가면서 바닥에서 떨어지고, 몸은 손을 축으로 하여 앞으로 이동하면서 평형을 유지하게 되며, 자연히 어깨는 바벨 앞에 놓인다. 자세가 안정되면 바벨의 궤적은 수직선을 그린다. 당연한 말이겠지만, 이상적인 평형상태에 놓인 바벨이 균형을 잡은 채로 수직 궤적을 그리고 있다면 이러한 움직임은 불필요해진다.

역도에서 벌어지는 여러 현상 가운데 가장 설명이 부실하게 된 의문은, 아마도 '왜 팔이 수직으로 내려오지 않는가'일 것이다. 당기기를 시작할 때 어깨가 바벨의 앞쪽에 위치하고 팔이 수직에서 7~10도 가량 기울어졌을 때 후면각이 안정화되는 이유는 대체 무엇일까? 어깨가 바 앞쪽으로 나가는 정도와 엉덩이가 바 뒤쪽으로 나가는 정도에 따라 평형에 극명한 차이가 나는 이유는 무엇일까? 우리는 이 결정적인 관계가 광배, 상완골, 허리 간의 상호작용과 연관이 있다는 가설을 제시해 왔다. 요컨대, 광배로 하여금 팔과 고관절의 자세를 안정화시키는 한편, 수직 바 궤적이 만들어질 수 있도록 고관절과 바벨 사이를 좁히는 특정한 후면각이 있는데, 다른 방법으로는 고중량 데드리프트를 쳐낼 수 없기 때문에 이 각도가 유지된다.

상완골은 수많은 근육과 인대에 의해 견갑골에 매달려 있는데, 얼핏 보면 천장에 끈으로 매달려 있는 추처럼 수직으로 매달려 있다고 생각할 수 있다. 하지만 팔과 등에 힘을 줘야 할 정도로 무거운 중량이 매달려 있지 않은 평소 상태에서, 팔은 수직으로 매달려 있지 않다. 생각해 보자. 천장에 매달린 줄에 수직이 아닌 각도를 주고 싶으면 반드시 다른 방향에서 힘을 가해야 한다. 추에 또 다른 줄을 매달아야 한다는 소리다. 이 두 번째 줄이 가하는 힘의 효율을 최대로 높이려면 스패너로 볼트를 조일 때 90도를 만드는 것과 같은 원리로, 첫 번째 줄에 대해 두 번째 줄이 이루는 각도가 직각이 되어야 한다. 그 이외의 각도에서는 최대의 돌림힘을 만들어 낼 수가 없다. 여기에서 첫 번째 '밧줄'은 상완골, 두 번째 밧줄은 광배근이다.

즉, 밧줄은 여러 개가 달려 있다. 대원근과 삼두근은 견갑골과 상완골의 각도를 조절한다. 등 하부를 따라 긴 부위에서 기시하는 광배근은, 상완골과 직접적인 연관을 가질 수 있도록 겨드랑이 바로 밑에 부착되어 상완골을 전체적으로 당긴다. 따라서 광배근의 등척성 수축에서 비롯된 장력은, 바벨을 바닥에서 당길 때 위팔과 허리의 위치를 잡아 주는 동시에 안정성을 제공한다. 이런 근육들이 어깨에 붙어서 동시에 쓰이기 때문에 몸통에서 팔로 힘이 전달될 수 있다.

광배근의 장력과 고관절의 위치 덕분에 팔은 어깨에 매달려 있음에도 수직이 되지 않는다. 어깨의 신전은 광배가 상완골을 뒤로 당기면서 만들어진다. 이 힘은 바벨이 팔을 앞쪽으로 돌리려는 힘의 양과 같아야 하며, 고관절은 광배근의 근복이 길이에 알맞은 최대의 힘을 낼 수 있도록 자리를 잡는다. 만일 팔이 앞으로 돌아가면 바벨은 미드풋 앞으로 움직여 균형점을 벗어나므로, 최대 능력에 맞는 고중량을 소화하기 힘들어진다. 레버리지에 미치는 영향이 작기 때문에 삼두와 대원근은 이 상황에 크게 기여하지 않고, 광배근, 대원근, 삼두근의 기여도를 모두 합쳐도 광배근 하나의 기여도와 크게 다르지 않다. 바벨 앞에 어깨가 있고 등이 안정된 각도를 만들었을 때 광배와 상완골은 거의 90도를 이루는데, 바벨의 중량이 만들어내는 힘과 반대방향으로 어깨를 신전시키고자 할 때 힘을 가장 적게 들이려면 이 각도가 최적이다. 바벨이 줄곧 미드풋 위의 자리를 유지하면서도 고관절에 접근할 때 안정적으로 '매달려' 있기 위해 필요한 상완골 주변 근육의 최고 효율과 최대 힘 전달 및 안정성은 이 각도에서 나온다(그림 4-25). 허리에 들어가는 광배의 장력은 어깨와 고관절 사이에서 광배가 평형점을 이루는 직각을 만들 수 있도록 후면각을 바꾸어 놓는다.

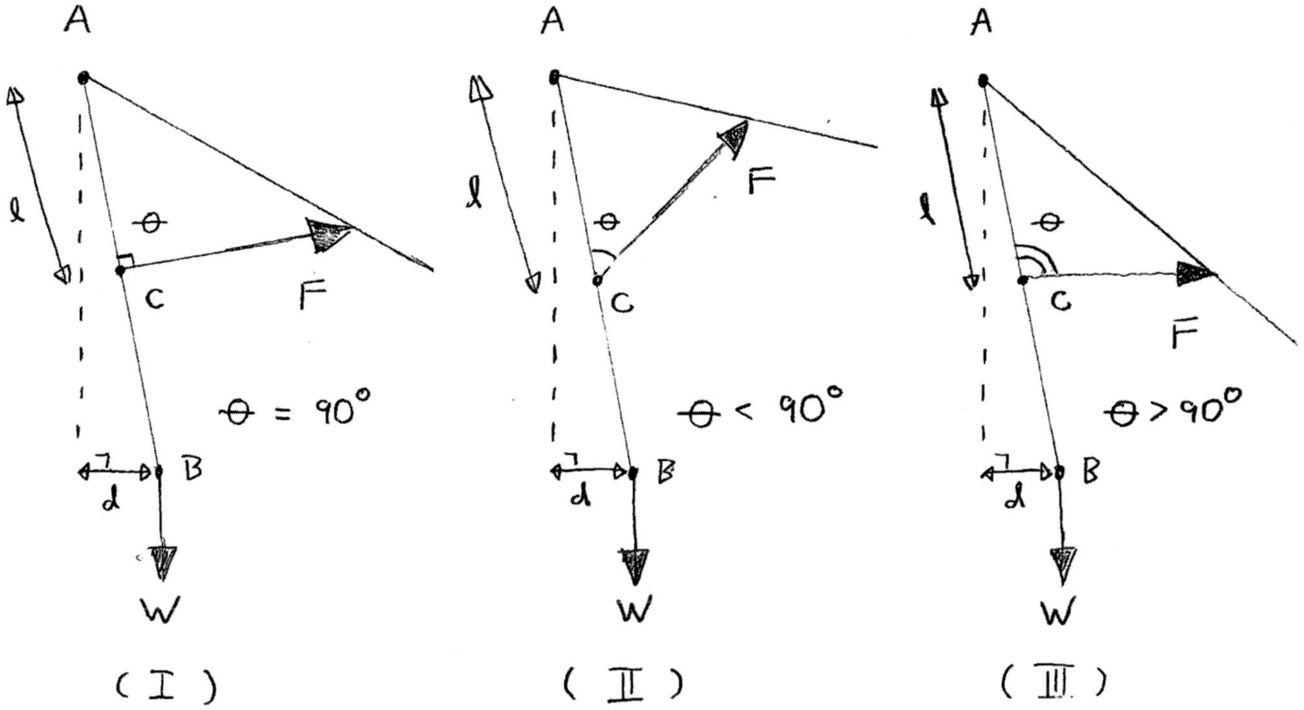

위의 그림은 각각 어깨에 대해 팔이 매달린 각도(A 지점), 중량에 대한 수평 거리(d), 중량이 매달린 지점(B)을 가리킨다. 중량은 B 지점에서 W의 힘으로 팔을 잡아당겨 A지점에 시계방향의 모멘트를 만들어 낸다. 이때 모멘트의 값은 W · d이다.

광배는 팔의 C 지점에 붙어서 F의 힘으로 팔을 잡아당긴다. 이 힘은 A 지점에 대해 반시계방향의 모멘트를 만들어 낸다. 이때 모멘트의 값은 l · F · sinθ이다. 등의 각도는 sinθ를 조절한다.

A 지점을 중심으로 팔이 돌아가지 않게 하려면 두 모멘트의 크기가 같아야 한다.

$l \cdot F \cdot \sin\theta = W \cdot d \Rightarrow F = W \cdot d/(l \cdot \sin\theta)$

따라서 F는 sinθ가 최대일 때 최소이며, 이때 $\theta = 90°$이다. 이외의 각도에서는 더 큰 F가 요구된다(Ⅱ와 Ⅲ의 경우).

– 맷 로릭(Matt Lorig)

그림 4-25. 친애하는 맷 로릭 박사께서 광배가 최고 효율로 상완골을 안정화 시키는 각도가 90도라는 가설을 증명했다. 물리학자에게 바벨 훈련에 대해 물어보면 이런 분석도 나올 수 있다.

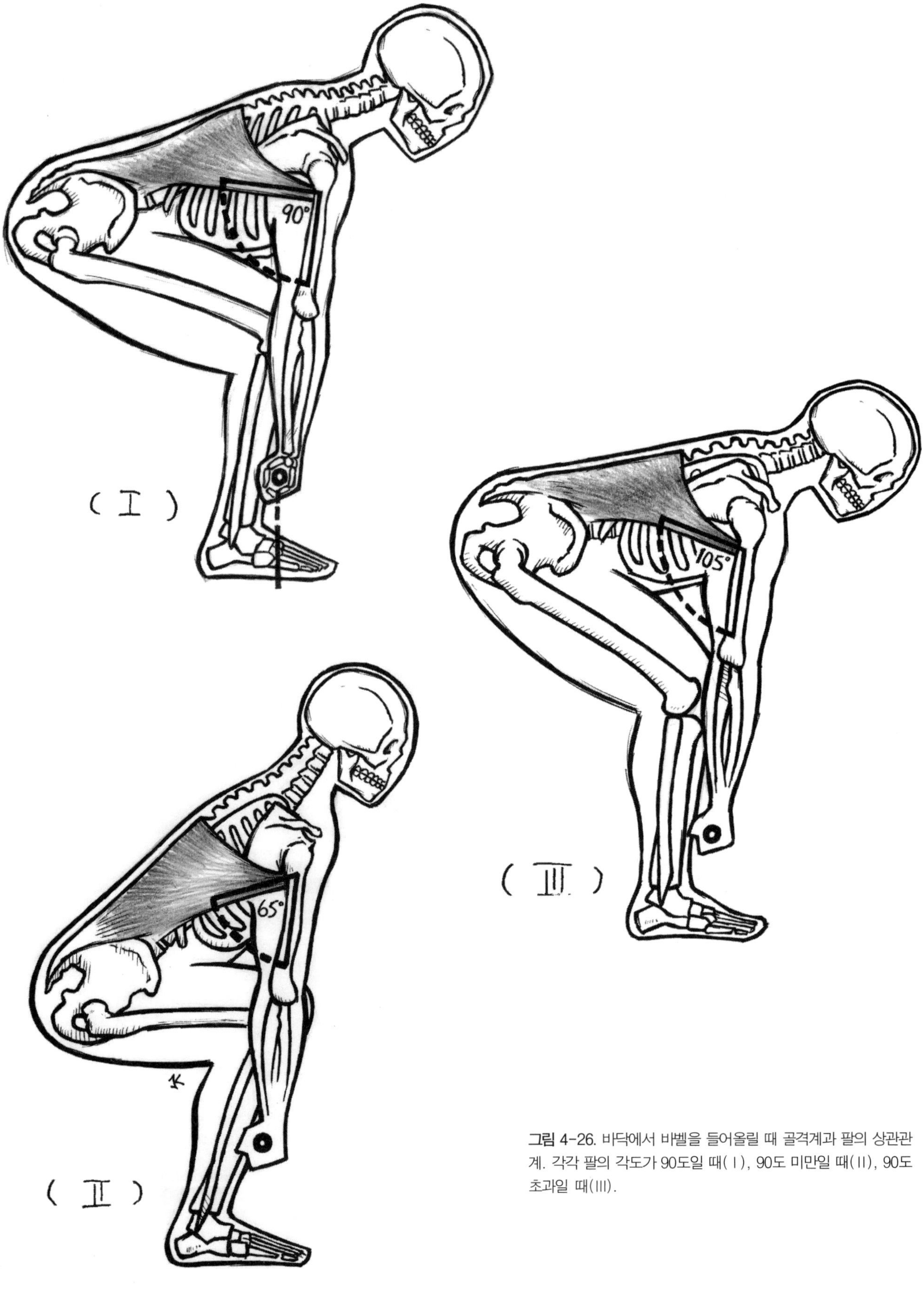

그림 4-26. 바닥에서 바벨을 들어올릴 때 골격계과 팔의 상관관계. 각각 팔의 각도가 90도일 때(Ⅰ), 90도 미만일 때(Ⅱ), 90도 초과일 때(Ⅲ).

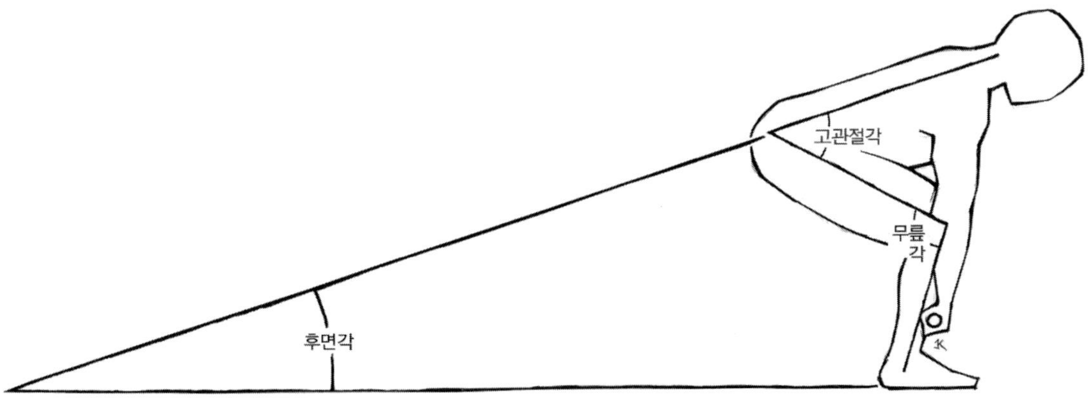

그림 4-27. 세 가지 기준각 : 무릎각, 고관절각, 후면각.

이런 후방 당기기에는 몇 개의 근육이 동시에 관여하고, 사람마다 몸의 치수가 다르기 때문에 정확한 계산이 어렵지만, 전체적으로 광배근이 차지하는 비중이 크기 때문에, 안정적인 부착 각도는 90도에 거의 근접한다고 볼 수 있다. 분명한 것은 당기기의 하단 자세에 있어 팔이 수직으로 내려왔을 때보다, 어깨가 바벨 앞으로 나가며 팔이 수직으로 떨어지지 않았을 때 고관절이 바벨에 더 가까이 붙을 수 있는 후면각이 존재한다는 점이며, 이 자세에서 바벨을 당겼을 때 수직 바 궤적을 만들 수 있다는 점이다. 이러한 궤적을 통해 우리는 효율적으로 미드풋 위의 균형점을 사수할 수 있고, 이 궤적을 유지함으로써 광배근을 비롯한 관련 근육을 더 사용할 수 있게 된다.

좀 더 간결히 말하자면, **팔이 수직이면 광배근이 팔에 직각으로 붙지 않고, 따라서 데드리프트에서 팔은 수직으로 내려가지 않는다.** 팔은 어깨에 매달려 있을 때 안정적인 위치를 확보하기 위해 반드시 뒤로 경사져 있어야 한다. 그렇게 해야만 광배가 팔에 대해 직각을 만들고 바벨을 수직으로 끌어 올릴 수 있는 자세를 취할 수 있기 때문이다. 엉덩이가 너무 낮으면 광배의 부착 각도는 90도보다 작아지므로 등이 안정된 각도를 찾아갈 때 엉덩이는 다시 올라가게 된다. 반대로 엉덩이가 너무 높으면 각도가 90도보다 커지므로, 리프터는 바벨이 앞으로 움직이는 것을 효율적으로 통제할 수 없게 된다.

데드리프트 분석에 사용하는 기준각은 스쿼트에서의 기준각과 같다. 고관절각은 대퇴골과 몸통 평면이 이루는 각도이다. 후면각은 몸통평면의 선분과 바닥의 선분이 직선이라고 가정했을 때 나오는 각도이다. 올바른 데드리프트에서는 바벨이 바닥에서 떨어질 때 무릎이 신전되는데, 이는 곧 중량이 실린 무릎을 사두근이 신전시킨다는 말과 같다. 후면각은 바벨이 무릎에 다다를 때까지 변하지 않는데, 이렇게 하려면 햄스트링이 골반을 '붙잡아 놓아야' 한다(자세한 이야기는 뒤에서 마저 하겠다).

고관절각은 경골과 등이 수직일수록 커진다. 바벨이 무릎 하단에 가까워지면 후면각과 고관절각은 크게 바뀌기 시작한다(그림 4-28). 몸을 이루는 구성요소의 길이 차이가 여기서 가장 중요한 변수로 작용한다. 가령 팔의 길이는 이러한 균형 관계에 확실히 영향을 미친다. 역량이 뛰어난 선수들에게서는 이러한 후면각의 전환이 무릎 근처에서 이루어지지만, 보편적으로 스내치와 클린의 경우 데드리프트에서와 달리, 경골보다 약간 높은 곳에서 이러한 전환이 시작되는 것으로 보인다. 바벨을 당기는 동작의 중간 부분까지 가속시키려면 모멘트 암을 길게 유지시킬 필요가 있기 때문이다. 이 개념은 제6장에서 다시 살펴보겠다. 이때는 후면각이 수직으로 치닫는 동시에, 리프터/바벨 계가 미드풋 위에서 균형을 잡는 행위가 후면각을 크게 만들기 때문에, 광배근 장력에 대한 의존도가 낮아지고, 따라서 광배근의 역할도 바뀌게 된다. 바닥에서 시작하는 모든 당기기에서는 이처럼 초반에 비효율적인

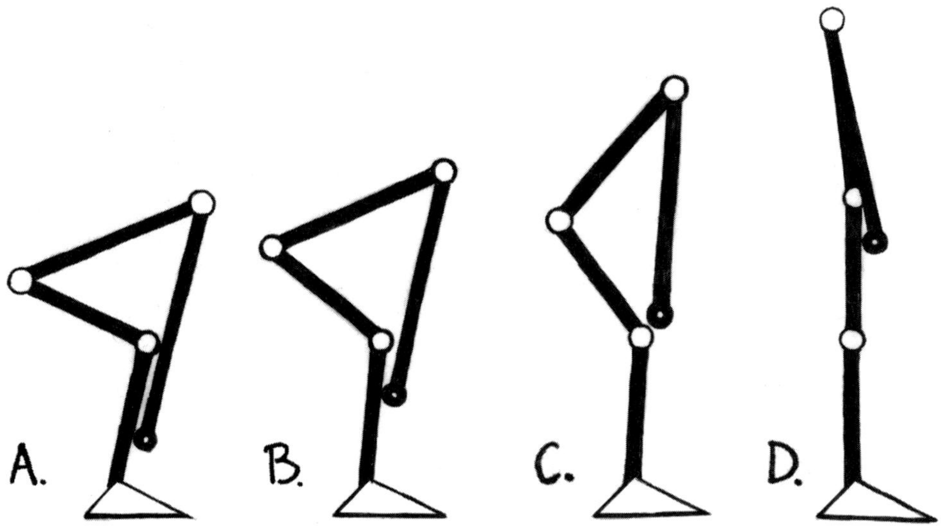

그림 4-28. 데드리프트의 올바른 순서. (A) 시작 자세. (B) 무릎이 신전되며 무릎각이 열림. (C) 고관절각이 열림. (D) 바벨을 완전히 올린 마무리 자세.

방식으로 출발했더라도 결국은 미드풋으로 돌아오는 바 궤적을 관찰할 수 있다.

고관절이 점차 신전되면서, 둔근, 내전근, 햄스트링 같은 고관절 신근이 주동근 역할을 맡기 시작한다. 사두근은 바벨이 무릎에 도달하기 전에 이미 무릎을 신전시키는 본연의 임무를 마친 상태이다. 당기기에서 등의 근육은 몸통을 단단히 굳히는 한편, 견갑골을 정상 해부학적 위치에 잡아둠으로써 무릎과 고관절 신전으로 발생한 힘이 등을 지나 팔을 타고 바벨에 전달될 수 있도록 한다. 상단에서의 락아웃은 고관절과 무릎이 동시에 신전된 상태로, 이때 가슴은 들려 있고 어깨는 뒤로 젖혀져 있다. 올바른 순서를 따라 당겼으면 바는 수직 궤적을 그리며 다리까지 올라올 것이다. 이 과정에서 등을 구부리고 있었다면, 기립근의 신장은 바벨에 갔어야 할 힘의 일부를 집어삼킨다.

당기는 동작에서 등 하부가 말리면 바벨을 들어올려야 했을 힘의 일부가 기립근을 늘리느라 허비된다. 데드리프트에서 중량이 너무 무거울 경우, 구부러진 등은 중간에 다시 펼 수 없으므로 락아웃이 불가능해진다. 척주기립근은 신장된 자세를 등척성으로 유지하도록 디자인되었을 뿐, 압축성 부하를 받고 있는 굴곡된 척추를 능동적으로 신전하지는 못한다. 흉추가 구부러졌다 해도 강한 승모가

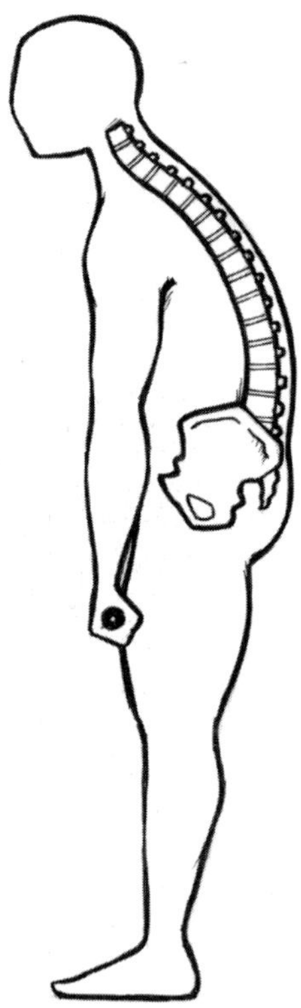

그림 4-29. 중량이 무거울 때는 둥글게 말린 등 하부를 펴기가 쉽지 않다. 요추를 신전 상태로 잡고 있는 근육은 자세 유지근으로서, 척추의 상대적 위치를 변화시키는 기능이 없다. 이 근육들의 주된 임무는 신전의 유지이지, 압축성 부하가 주어진 상황에서 수축해서 척추를 신전시키는 것이 아니다. 척추가 굴곡되면 고관절도 굴곡된다. 고관절 신근이 제 할 일을 다 하면 당기기는 실질적으로 끝난 셈인데, 이때 당기기를 더 지속할 수 있는 방법은 엉덩이의 위치를 재정비할 수 있도록 무릎을 약간 굽혀 바벨을 '낚아채는' 것이다. 고중량 데드리프트에서 그랬다가는 바벨을 놓쳐버릴 뿐이겠지만.

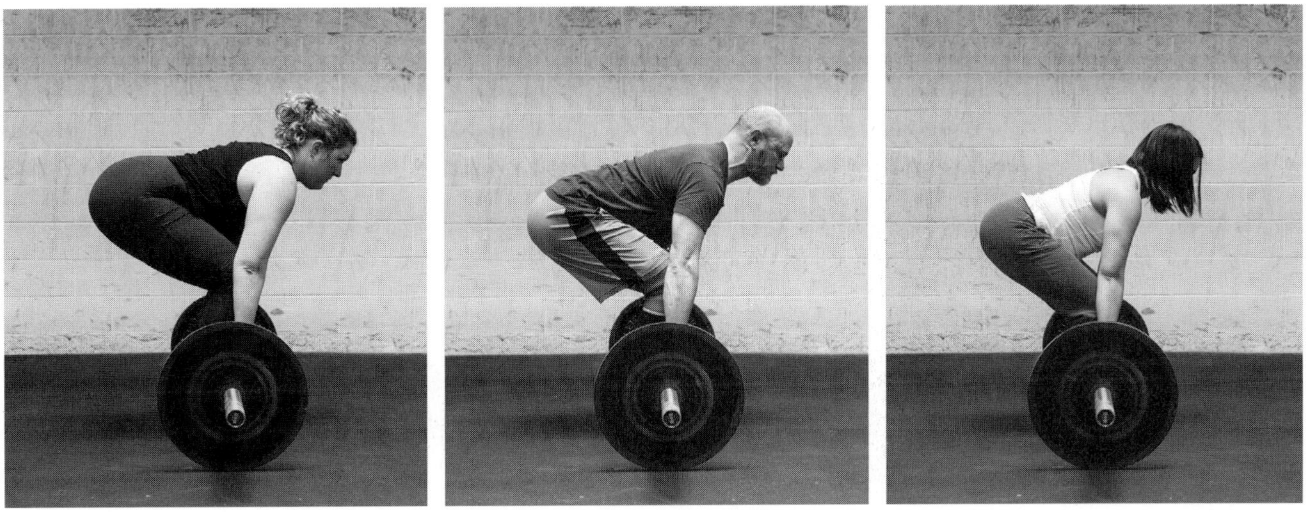

그림 4-30. 몸을 이루는 구성요소들의 길이 차이가 데드리프트의 시작 자세에 어떤 영향을 미치는지 살펴볼 수 있다.

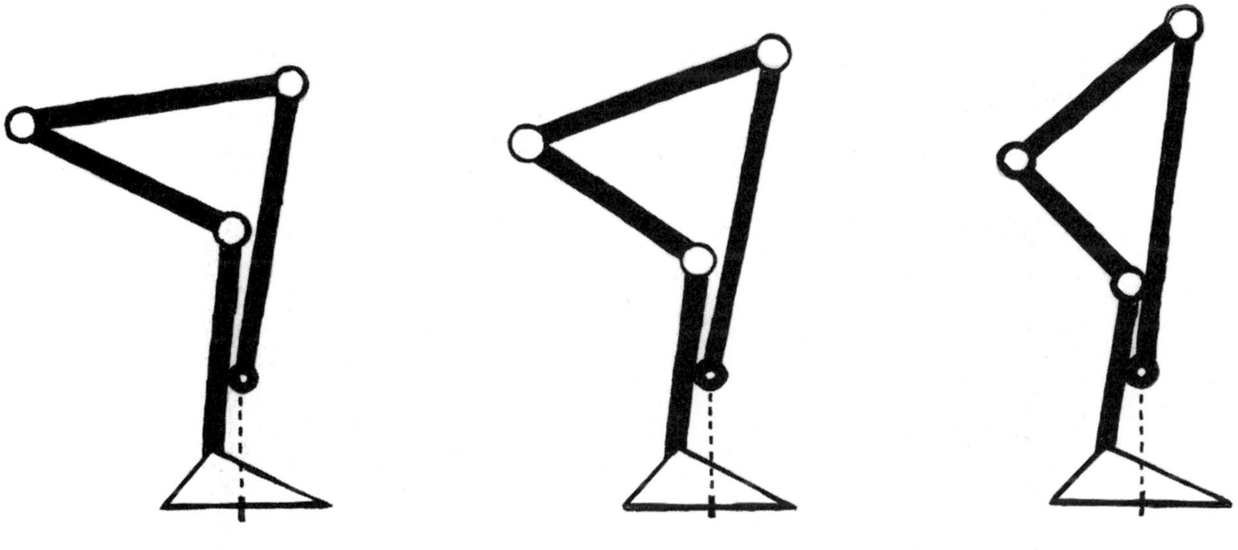

그림 4-31. 등과 다리 길이가 시작 자세의 후면각에 미치는 영향. 왼쪽에서 오른쪽 순으로 등의 길이는 길어지고 다리 길이는 짧아진다.

있다면 펼 수 있겠지만, 요추는 얘기가 다르다. 무릎이 곧게 펴져 있고 골반이 대퇴골과 일직선상에 놓여 있는 무릎/고관절의 완전 신전 상태에서는 무릎과 고관절의 신근이 이미 최대로 수축해 있기 때문에 이 상황을 해소할 수가 없다.

누구나 몸을 이루는 부위의 길이가 다르기 때문에, 세 가지 기준각이 정확히 몇 도여야 하는가에 대한 모범답안은 사실상 없다고 보는 편이 맞다. 대퇴골과 경골이 길고 상대적으로 몸통이 짧은 사람은 수평에 가까운 후면각과 더 작은 고관절각을 갖는다. 몸통이 길고 다리가 짧은 사람이 수직에 가까운 후면각과 열린 고관절각을 갖는 것과 반대이다. 이렇게 사람마다 세 가지 기준각은 조금씩 차이가 있지만, 앞서 이야기했듯이 올바른 자세에는 공통점이 있다. 어깨가 바보다 약간 앞에 있고, 바벨은 미드풋 위에서 정강이에 닿아 있으며, 그 결과 견갑골-바벨-미드풋이 일직선상에 가지런히 놓이는 것이다. 정렬이 제대로 이루어져 있고, 팔이 구부러짐 없이 펴져 있으며, 발이 지면에 밀착되어 있고, 등의 흉추와 요추가 제대로 신전되어 있다면, 세 가지 기준각은 본인의 몸에 맞게 설정될 것이다. 눈썰미가 좋은 사람이라면 개인간 편차가 가장 큰 기준각이 후면각이라는 사실을 눈치 챌 수 있을 것이다.

기준각을 분석할 때 팔의 길이는 반드시 고려되어야 한다. 다른 신체 분절의 길이가 같다고 가정할 때, 팔의 길이가 짧을수록 후면각은 수직이 아니라 수평 쪽으로 치닫는다. 몸통이 짧은 경우 팔이 길면 그 효과가 상쇄되지만, 몸통과 팔이 모두 짧다면 후면각은 거의 수평으로 눕는다. 이런 드문 체형을 가진 사람들은 짧은 팔과 몸통 때문에 발생하는 불균형을 해소하기 위해 스모 데드리프트를 할 필요가 있다. 스탠스가 넓을수록 후면각이 수직에 가까워지기 때문이다.

당기기 기법을 충분히 이해한다면 데드리프트와 관련된 많은 문제들을 분석할 수 있다. 가령 바벨을 내릴 때 무릎의 잠금을 먼저 풀어서 등 하부가 굽는 문제를 생각해 보자. 내리는 과정은 당기는 과정과 정반대이다. 데드리프트의 상단에서 마지막으로 일어난 일이 등을 잠그고 가슴을 올린 채 무릎과 고관절을 동시에 신전시키는 것이었다면, 하강에서의 첫 번째 단계는 등을 잠그고 가슴을 올린 채 무릎과 고관절의 '신전을 푸는' 것이어야 한다(그림 4-32). 무릎과 고관절의 잠금을 동시에 풀되, 햄스트링의 긴장은 유지한다. 등 하부는 계속 잠가 놓은 상태에서, 햄스트링과 둔근의 신장성 수축으로 고관절각이 작아짐에 따라 엉덩이는 뒤로 빠진다. 바벨이 허벅지를 미끄러져 내려옴에 따라 고관절각은 더 좁아지며, 바벨이 무릎을 지나면 무릎각 또한 고관절각처럼 작아지기 시작한다. 바벨이 무릎을 지나 내려옴에 따라 무릎이 굽으면서 대퇴사두근이 신장성 기능을 거들고, 결국 바벨은 바닥에 닿는다. 당겨 올리는 순서의 역순으로 동작을 수행해 나가면 바는 수직선을 그리며 내려온다(그림 4-32).

이 순서에서 벗어나면 제대로 바벨을 내릴 수 없다. 초반에 무릎을 먼저 앞으로 내밀면 바벨의 경로가 막히는데, 이로 인해 무릎을 돌아서 내려가야 하는 바벨은 수직 궤적을 그리지 못하게 된다(그림 4-33). 뒤꿈치가 들어올려

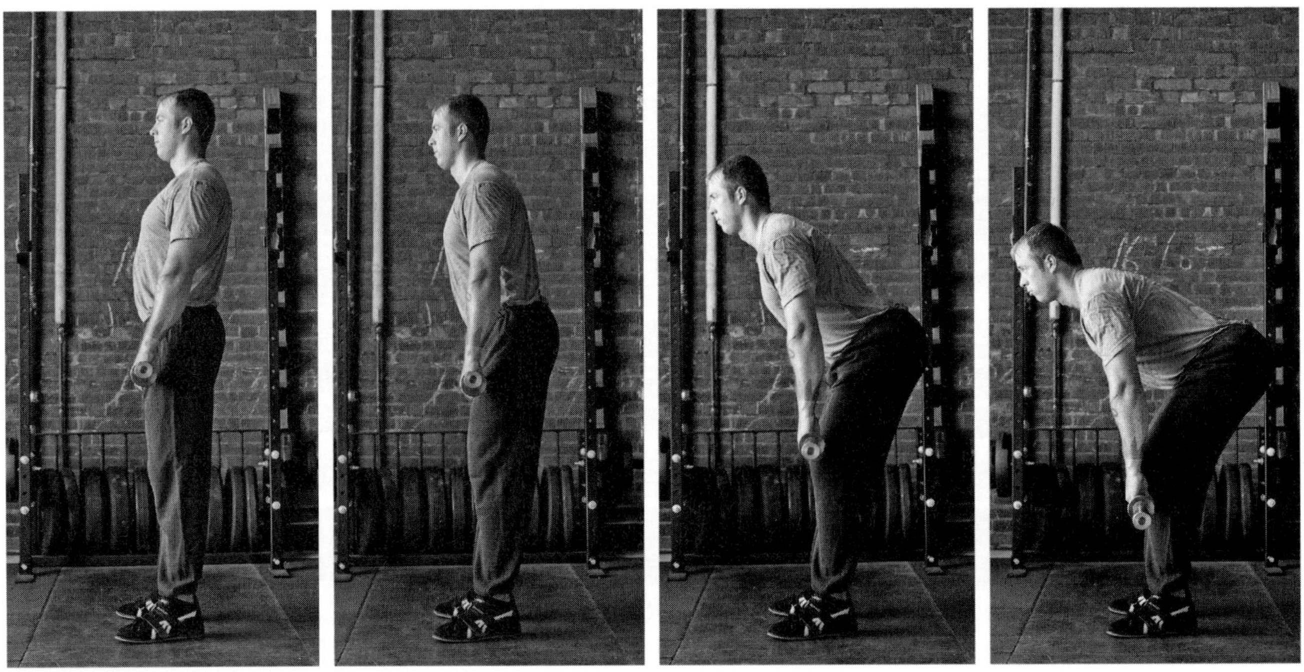

그림 4-32. 올바른 하강 순서는 상승 순서(그림 4-28)의 정반대이다. 즉 올릴 때 마지막으로 했던 동작이 내릴 때의 첫 동작이 된다. 고관절과 무릎의 잠금을 동시에 푼 다음, 고관절을 뒤로 빼며 바벨을 무릎 아래로 내리고, 그 다음 무릎을 구부려 바벨이 땅에 닿게 한다.

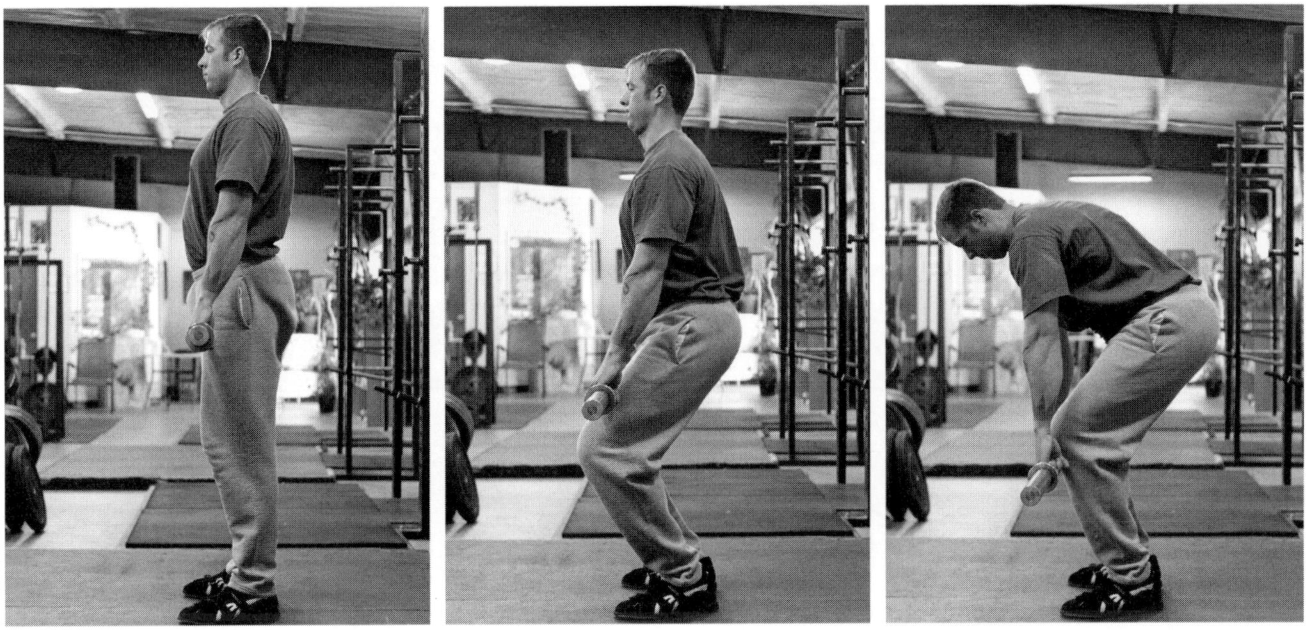

그림 4-33. 이 사람은 잘못된 방법으로 바벨을 내리고 있다. 무릎을 굳이 먼저 앞으로 내밀어야겠다면 일단 쓸데없이 무릎이 깨진다는 것 정도는 알아두자. 운이 좋아서 무릎이 멀쩡하다고 쳐도 등허리까지 멀쩡하지는 않을 것이다.

지지 않은 이상 무릎이 이처럼 앞으로 나올 일은 없으니, 결국 바벨이 무릎을 때리지 않게 하려면 등을 둥글게 말아 바벨을 앞으로 보내야 한다. 이러한 행동은 바벨을 미드풋 앞으로 밀며 균형에서 벗어나게 한다. 데드리프트를 한 세트 하면서 몸이 점차 앞으로 나가고 있다면 이게 원인일 수 있다.

바벨을 바닥에서 당겨 올릴 때, 무릎과 고관절은 등이 수직이 되는 과정에서 함께 펴져야 한다. 햄스트링이 등척성 장력으로 경골과 골반을 붙들어 매는 동안 사두근은 바닥을 밀어내는 동작을 개시하며, 이로 인해 무릎각과 고관절각은 바벨이 올라가는 동안 열리게 된다. 고관절을 먼저 신전시키려고 들면 수직 바 궤적을 얻을 수 없다. 이런 현상은 가슴을 먼저 올리면서 발생하는데, 이 경우 무릎각은 변함이 없고 고관절각만 먼저 열린다. 이렇게 되면 무릎을 비켜가려고 바벨이 무릎 앞을 돌아간다. 물론 이런 일이 실제로 일어나는 것은 중량이 적을 때뿐이다. 고중량 바벨은 수직으로 움직이려 한다. 만일 고중량을 들 때도 가슴부터 움직인다면 바벨이 정강이를 푹 쑤실 텐데, 바벨에 피가 묻은 것을 보면 뭔가 잘못되었다는 것쯤은 단번에 알 수 있을 것이다. 애당초 고중량에서는 무릎을 돌아서 바벨을 움직일 수가 없다. 앞으로 쏠린 무게중심을 당길 도리가 없기 때문이다.

무릎각과 고관절각이 함께 열리는 동안 정강이는 수직에 가까워지는데, 이렇게 전체적으로 뒤쪽으로 이동한 정강이 덕택에 바벨은 수직 궤도로 올라갈 수 있게 된다. 앞서 무거운 물체일수록 수직으로만 움직인다고 말했는데, 무릎과 고관절이 동시에 펴지면 바벨은 이와 같은 수직 궤적을 그리며 올라간다. 발가락에 무게감이 느껴진다거나 발뒤꿈치가 바닥에서 떨어진다는 지적을 받은 적이 있다면, 이제는 뭐가 문제인지 알 것이다. 발가락에 실린 무게를 뒤로 보내고 가슴을 올린 채 바닥을 발로 밀면서 정강이를 따라 바벨을 당겨 올린다. 이렇게 하면 무릎을 펴는 대퇴사두근의 수축이 데드리프트의 시작을 유도하면서, 바벨이 올바른 궤도로 돌아온다. 광배근을 이용해 바벨을 다리 쪽으로 민다고 생각하면, 정강이에 바짝 붙이기 쉬워진다(그림 4-34).

중량이 무거워지면 바벨이 땅에서 떨어지기도 전에 정강이 앞으로 이동하는 실수를 저지를 수 있다. 이렇게

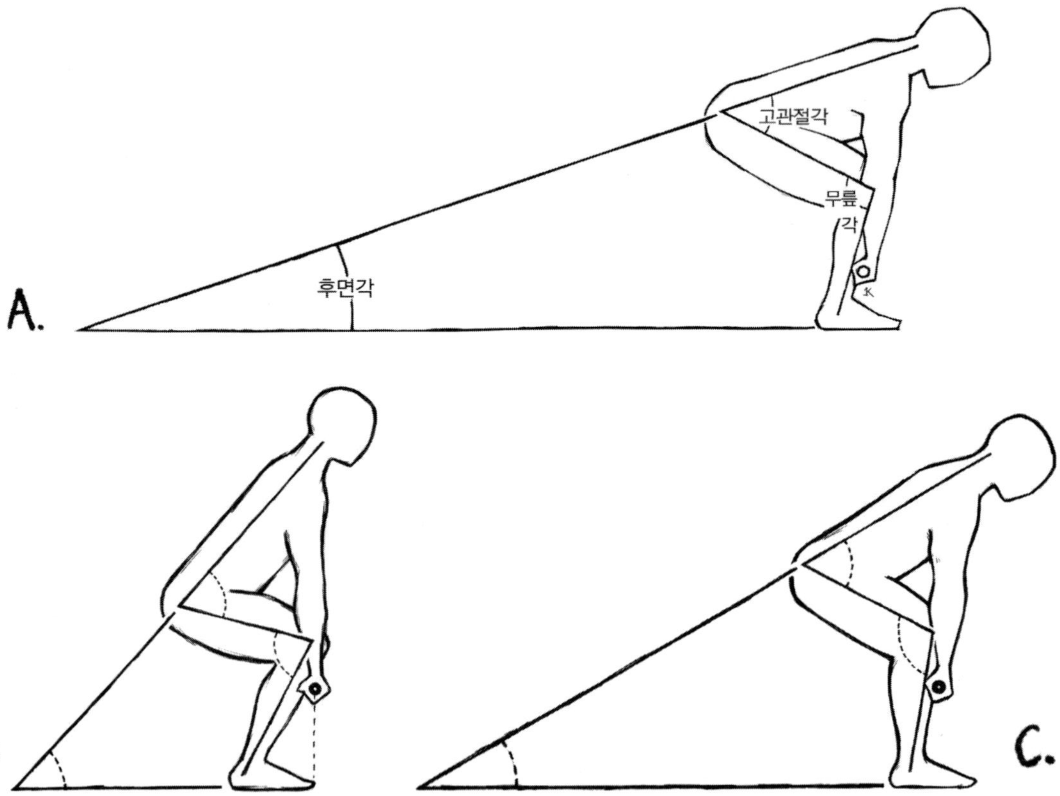

그림 4-34. 바닥에서 바벨을 들어 올릴 때 기준각이 어떤 순서로 열리는가가 중요하다. (A) 시작 자세에서의 기준각. (B) 고관절각이 먼저 열리면 무릎을 치지 않기 위해 바벨이 앞으로 이동하는데, 이러면 보통 정강이가 심하게 쓸린다. (C) 무릎각을 연 다음에 고관절각을 여는 것이 올바른 순서이다. 이렇게 함으로써 수직 바 궤적을 얻을 수 있다.

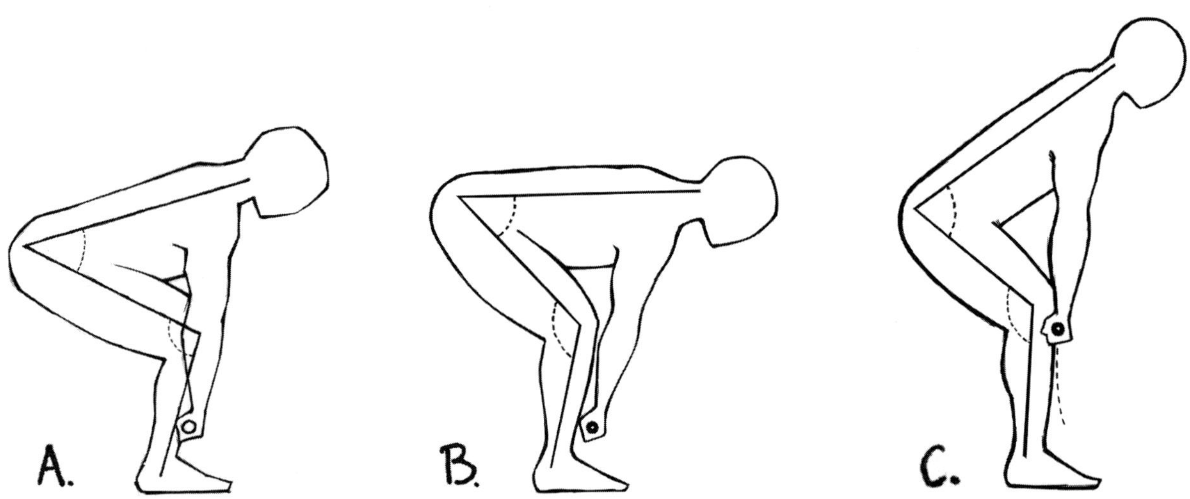

그림 4-35. (A) 시작 자세. (B) 바벨을 바닥에서 들어올리기 전에 무릎각이 열리면 사두근을 중량 이동에 써먹을 수 없다. 햄스트링 원위부가 무릎각 조절에 실패하게 되면 후면각은 수평으로 치닫는다. (C) 이는 바벨을 정강이에서 떨어뜨리므로 바벨을 들어올리는 일은 전적으로 고관절 신전에 의존하게 된다. 바벨 훈련에서는 이처럼 고작 근육 하나 때문에 운동 전체가 영향을 받는 일이 흔하다.

되면 중량을 움직이기도 전에 엉덩이가 올라간다. 지금까지 우리가 알아본 바에 따르면, 이러한 모델에서는 바벨이 움직이기도 전에 이미 무릎각이 열려 있을 것이고, 고관절각은 아마 그대로일 것이며, 후면각은 거의 수평에 가까울 것이다(그림 4-35). 사두근이 중량에는 아무런 힘도 가하지 않은 채 무릎의 신전을 끝마친 것이다. 바벨을 움직이지 않은 채로 궁둥이를 밀며 무릎각을 열면, 사두근은 리프팅에서 쏙 빠진 채 고관절 신근이 모든 책임을 떠맡아 원래보다 더 커진 각을 열어야 한다. 게다가 후면각이 바닥과 거의 평행해짐에 따라 등 근육은 원래대로라면 얻을 수 있었을 역학적 이점을 잃는다. 역학적으로 등 근육이 놓일 수 있는 최악의 자세는 바닥과 평행할 때인데, 이 경우 등 근육은 커진 후면각을 좁히기 위해 더 오랜 시간 등척성 수축 상태에 놓여 있어야 한다.

한눈에 원인을 알아차리기는 힘들다. 데드리프트와 클린을 비롯해, 바닥에서 바벨을 당겨 올리는 모든 운동에서는 가슴보다 엉덩이가 먼저 올라가는 문제를 쉽게 찾아볼 수 있다. 그러니 일단은 여기에서 분석을 시작하자. 대퇴사두근은 무릎을 펴는데, 이때 후면각이 변하지 않고 유지된다면 바벨은 정강이를 따라 수직으로 올라간다. 그러나 당기는 동작의 초반 구간에서 안정근의 역할을 맡아 골반과 무릎과 좌골 사이에서 장력을 제공해 후면각을 조절하는 것은, 둔근과 햄스트링과 (일부 내전근을 포함한) 고관절 신근이다. 즉 척주기립근이 등을 평평하게 만드는 동안 고관절 신근은 골반의 바닥을 잡아당김으로써 후면각을 유지시킨다. 기립근이 골반과 척추를 일직선상에 정렬하기 때문에, 햄스트링은 사실상 가슴을 들어올리고 후면각을 유지해, 사두근이 무릎을 펴면서 바벨을 바닥에서 들어올릴 수 있게 해 준다. 이 과정에서 고관절각이 조금씩 열리고 후면각이 수직으로 치달으면서, 고관절과 바벨 사이의 직선거리는 줄어든다. 고관절과 바벨 사이의 수평 거리가 줄어든다는 말은 곧 등과 허벅지에 걸리는 모멘트 암이 점차 줄어든다는 뜻이기도 하다. 데드리프트 같은 고중량 당기기에서는 모멘트 암을 짧게 가져갈수록 유리하다(그림 4-36). 물론 클린이나 스내치처럼 가속이 필요한 저중량의 당기기에서는 다른 설명이 필요하지만.

만일 햄스트링이 후면각을 제대로 유지하지 못하면, 궁둥이가 올라오고 어깨가 앞으로 미끄러지기 때문에, 사두근은 무릎만 펴고 나머지 일은 하지 않는다. 그러나 바벨이 아직 그 자리에 있기 때문에 나머지 일은 모두 고관절 신근이 떠맡게 된다. 더 비효율적인 방식으로 말이다. 고관절 신근이 당기기 초반에 사두근과 같이 움직이지 않으면, 후반부에는 수평에 가까운 후면각을 여느라 온갖 고생을 해야 한다. 어떤 방식으로든 간에 고관절 신근이 쓰이는 것은 맞지만, 데드리프트를 고관절 신근의 험난한 여정으로 만들기보다는, 초반에 후면각을 유지했다가 나중의 수축에서 능동적으로 고관절을 신전시키는 편이 훨씬 낫다. 이 문제에서 책임을 져야 할 것은 약한 햄스트링이 아니라 적시에 제 순서대로 근육이 뼈를 올바르게 움직일 수 있도록 하는 운동 학습 능력이다. 이 문제를 해결하려면 바에서 원판을 빼고 기준각을 전부 바로잡은 상태에서 적절한 데드리프트 자세를 취해, 관련된 근육계가 당기기의 순서를 올바르게 익힐 수 있도록 해야 한다. 이쯤 되면 알아들었겠지만, 바벨을 당기기 전에 햄스트링과 둔근을 쥐어짜 팽팽하게 만들면, 궁둥이를 아래로 당겨 고정시키는 원래의 역할을 수행하게 만들 수 있으므로 문제를 해결할 수 있다. 그래도 달라지는 게 없다면 가슴을 먼저 위로 움직인다고 생각해 보자. 그러면 그 근육들이 제 역할을 할 수 있도록 수축 신호가 주어지므로 햄스트링과 둔근이 가슴을 들어올리려 할 것이고, 따라서 고관절은 낮은 위치에 고정된다.

당기기에 관련된 역학적 쟁점을 모두 바로잡으면 재미난 일이 일어난다. 틀린 자세로 엉성하게 할 때에 비해, 마치 바벨이 이동해야 할 거리가 줄어든 것처럼 데드리프트가 '더 짧게' 느껴지는 것이다. 물론 어떻게 들든 간에 바벨이 이동해야 하는 실제 거리가 변하지는 않았겠지만, 기법이 좋아짐에 따라 효율이 좋아지면서 체감상 이동 거리가 짧아졌다고 느끼는 것이다. 대개는 불필요한 고관절과 무릎의 움직임이 줄어드는 과정에서 실제로 리프팅에 들어가는 시간이 짧아졌기 때문에 이런 느낌을 받는다. 사실

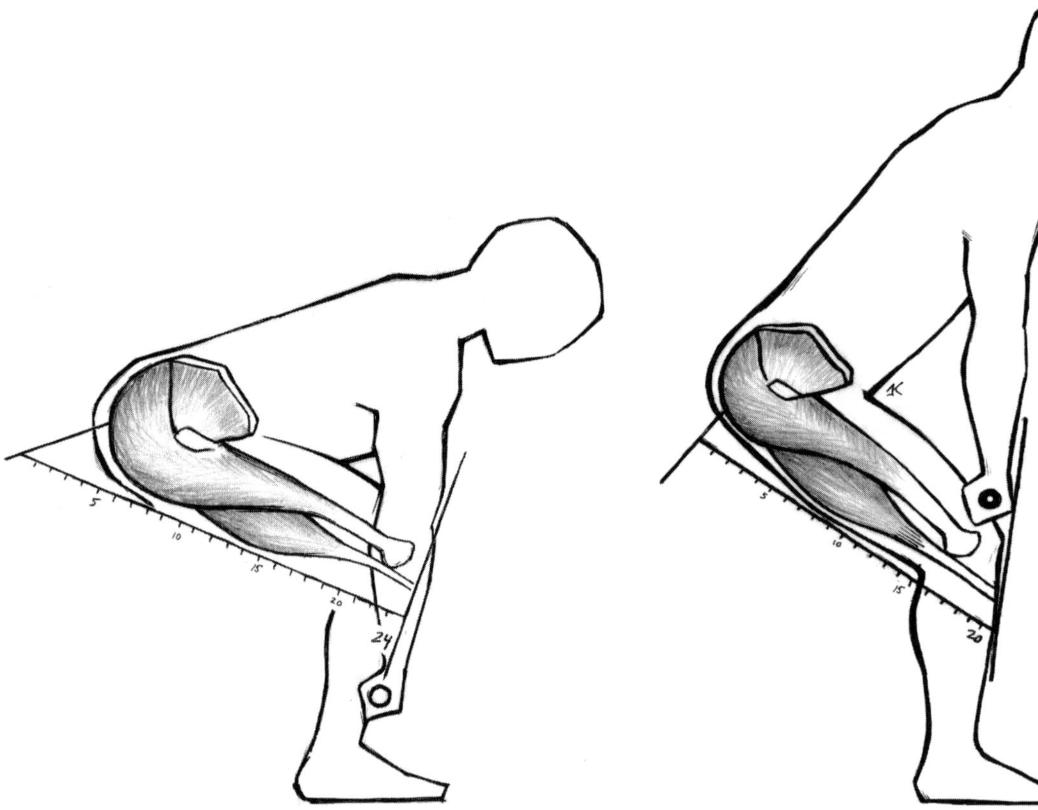

그림 4-36. 고관절 신근(둔근, 햄스트링, 일부 내전근)은 바벨이 바닥에서 떨어지는 시점에 후면각을 유지하는 기능만 수행한다. 고관절 신근은 계속 수축하다가, 바벨이 무릎에 접근할 때부터 능동적으로 고관절각을 열기 시작한다.

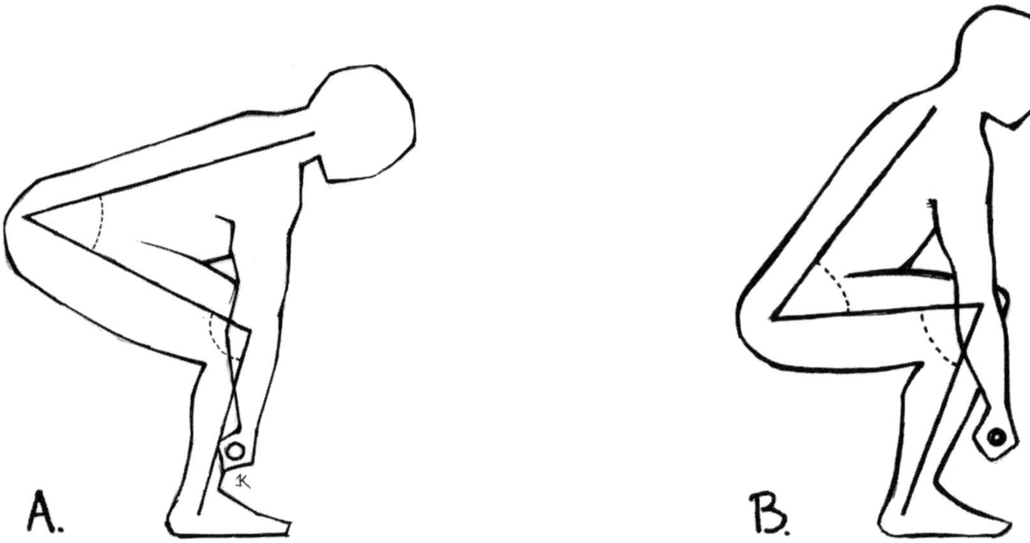

그림 4-37. 올바른 시작 자세(A)와 종종 사용되는 다른 자세(B). 올바른 자세에는 적절한 당기기 기법이 반영되어 있다. 이 자세에서 시작했을 때 바벨은 바닥에서 떨어지는 순간부터 락아웃에 이를 때까지 수직으로 움직인다. 틀린 자세에서는 바닥에서 고중량을 뽑아낼 수 없지만, 많은 사람들이 이 자세가 옳은 시작 자세라 믿는다. 살면서 물건을 한 번이라도 들어 보았던 사람들은 직감적으로 알 텐데, 무거운 물건이 몸 앞 멀찍이 놓여 있으면 들어올리기 어렵다. B와 같은 시작 자세를 잡는 사람들은 그 자세에서 바벨을 들어 올린다고 생각하지만, 실제로는 바벨이 바닥에서 떨어지기도 전에 엉덩이가 올라가 A와 같은 자세가 된다. 고중량 데드리프트를 비디오로 분석하면, 아무리 대충 해도 이 현상을 보지 않을 수가 없다. 이처럼 당기기를 시작하자마자 자세가 바뀌면 무릎이 뒤로 빠지는 동안 바벨이 정강이 앞쪽 먼 곳에 놓여 있을 수밖에 없다. 당기기에서 최고의 효율을 내려면 미드풋의 수직선상에 바벨을 두어야 하고, 이때 어깨는 바벨보다 약간 앞쪽에 있어야 한다.

바벨은 예전과 똑같이 움직였다. **당신이** 덜 움직였을 뿐.

올바른 자세에서 시작된 올바른 데드리프트에서는 시작과 함께 후면각이 점차 수직으로 치닫는 것을 관찰할 수 있다. 반면 올바른 클린이나 스내치에서는 당기기가 진행되고 나서도 후면각이 한참 동안 유지되는 것을 알 수 있는데, 길게 유지한 모멘트 암으로 붙인 가속도가 더 빠르고 가벼운 당기기를 가능케 하기 때문이다. 데드리프트에서 범할 수 있는 가장 흔한 기술적 실수 가운데 하나는, 시작 자세에서 등을 너무 수직에 가깝게 하는 것이다. 이 문제를 해결하는 방법은 이미 앞에서 자세히 살펴보았지만, 더 알려고 하는 사람들을 위해 추가적인 설명을 하겠다. 시작 자세와 관련된 오해에는 여러 가지 원인이 있을 수 있다. 데드리프트에서 등 근육이 무슨 역할을 하는지 모르는 것도 그 원인 중 하나일 것이다. 스트렝스보다 건강에 초점을 둔 주요 자격 협회에서 배부하는 자료를 보면, 고중량 데드리프트에서 볼 수 있는 것보다 후면각을 세워야 한다고 되어 있다. 등을 수직으로 만들어야 힘을 압축력으로 전환시킬 수 있고, 척추 분절 사이에 걸리는 전단력도 이 자세에서 줄어든다는 논리가 여기 깔려 있다. 그러나 척추는 면관절끼리 포개어져 있기 때문에, 해부학적으로 이러한 전단이나 미끄러짐이 발생할 수 없다. 기립근과 복근이 척추의 견고함을 유지하는 본연의 임무를 다하면 어떠한 움직임도 일어나지 않으며, 중량이 무거워져 기립근이 신전을 더 이상 유지하지 못하게 되었을 경우에도 척추는 굴곡할 뿐이지 전단되지 않는다. 등은 하나의 분절 역할을 하는 동시에 평평해져 있어야 한다. 물론 잘 안 될 때도 있다. 괜히 데드리프트를 어렵다고 하는 게 아니다.

데드리프트는 손에 바벨을 들고 하는 스쿼트이기 때문에, 스쿼트와 비슷한 시작 자세를 취해서 다리로 추진력을 만들어내야 한다는 주장도 혼란의 주범이다. 데드리프트는 손에 바벨을 들고 하는 스쿼트가 아니다. 데드리프트는 스쿼트와 완전히 다른 기법으로 이루어진 당기기 운동이다. 딥 스쿼트보다 하프 스쿼트의 이동거리가 짧아서 더 많은 중량을 들 수 있으니 엉덩이를 들라는 소리와 다를 게 뭔가.

바벨이 몸을 앞으로 당기게 내버려두면 안 되므로 바벨을 당기는 올바른 방향이 뒤쪽이어야 한다는 주장도 있다. 당연한 말이지만 다시 한 번 부연한다. 몸 앞 멀찍이 놓인 무거운 물체를 드는 건 어렵다. 하지만 바벨을 뒤쪽으로 옮겨놓는답시고 다리를 뚫고 지나가게 둘 수도 없다. 어쩌면 등 각도와 관련된 문제는, 뛰어난 파워리프터의 스모 데드리프트 시연을 보면서 컨벤셔널 데드리프트의 후면각이 정확하지 않다는 인상을 받았기 때문에 생겼을 수도 있다. 스모 데드리프트에서는 스탠스가 넓기 때문에 올바른 당기기 자세에서 후면각은 보다 수직에 가까워진다. 똑같은 사람이 스탠스를 좁히면서 후면각을 그대로 유지하려면 각도가 나올 때까지 엉덩이를 내려야 하는데, 그러다 보면 어깨가 바 뒤로 빠질 뿐이다. 이 자세에서는 바벨이 바닥에서 떨어지지 않으므로, 당기기를 시작하려다 보면 엉덩이는 올라가고 후면각은 어깨를 바 앞으로 내보낼 수 있을 만큼 조정된다. 그렇게 되어서야 비로소 바벨이 바닥에서 떨어진다.

등, 팔, 바벨의 물리적인 관계에서 용인되는 것보다 등을 수직으로 만들려고 애쓰는 것 역시 시작 자세에 관한 오해에서 비롯된다. 바벨이 땅에서 떨어질 때 어깨는 그 앞에 있게 되며, 이로 인해 인위적으로 수직이 된 등은 당기기를 시작하면서 각도가 줄어들고, 바벨은 정강이 앞으로 밀려남에 따라 균형이 깨지기 시작하는데, 이를 수복하기 위해 바벨은 지면에서 떨어지기 전에 수평으로 이동하게 된다. 이미 앞에서 설명했듯, 바벨과 견갑골이 미드풋 위에 있을 때가 시작에 있어서 최선의 자세이다. 이렇게 정렬하고 나면 바벨을 더 쉽게 당길 수 있다.

바벨을 바닥에서 들어올리기 전에 피부나 양말에 닿아 있는지 확인하자. 물론 올라가는 과정에서 바벨을 정강이에 들이받거나 피부에 상처를 낼 필요는 없다. 정강이를 긁어버리면 오랫동안 상처를 달고 살 수도 있으니, 바벨을 세심하게 통제해야 할 것이다. 자칫하다가는 데드리프트를 할 때마다 매번 상처가 찢어져서 양말이나 바벨이 피범벅이 될 수도 있다. 이미 상처가 났다면, 완전히 나을 때까지 1리터짜리 페트병을 반으로 잘라 양말에 앞쪽에 집어넣어 보호대 용도로 쓸 수 있다. 애초에 긴 바지를 입으면 정강이를 긁힐 일도 없고 바벨이 허벅지까지 더 잘 미끄러져 올라갈 수 있으니 참고하기 바란다.

바벨의 널링이 중앙으로 너무 치우쳐 있어도 정강이 문제가 생길 수 있다. 표준 올림픽 역도 바와 대부분의 파워리프팅 바는 널링과 널링 사이에 42cm 정도의 매끈한 면이 있으며, 덩치가 아주 큰 사람이 아니면 이 부분의 너비는 데드리프트 스탠스에 잘 들어맞는다. 그러나 몇몇 업체에서는 데드리프트를 전혀 염두에 두지 않은 채 매끈한 면이 없는 바벨을 만들어내기도 한다. 그런 바는 쓰지 마라.

발을 놓는 위치에 대해서는 이미 앞에서 이야기했다. 데드리프트에서는 스쿼트에서처럼 엉덩이를 낮추는 것이 아니라 발로 바닥을 밀어야 하기 때문에, 반드시 제대로 된 스탠스를 잡아야 한다. 스탠스가 너무 넓으면 바벨을 올릴 때 다리가 엄지를 문지를 수 있으며, 이를 피하려다가 그립을 더 넓게 잡는 불상사가 벌어지기도 한다. 그립이 넓어지면 상단의 락아웃에 도달하기까지 바벨이 움직여야 할 거리가 늘어난다(그림 4-38). 그립과 스탠스는 불가분의 관계이기 때문에, 최고의 그립을 잡을 수 있는 스탠스를 취해야 한다. 앞에서 봤을 때 팔이 어깨에서 수직으

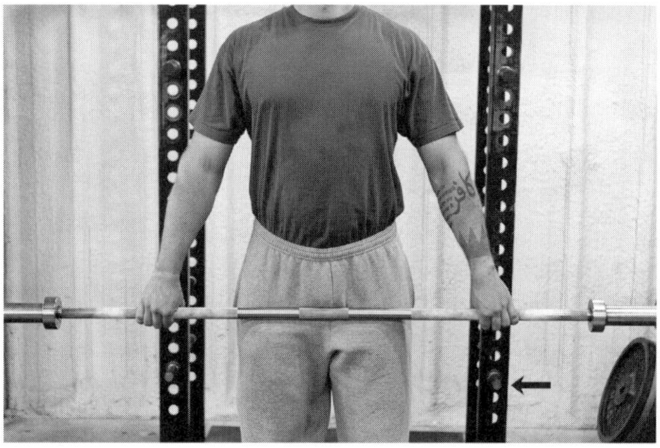

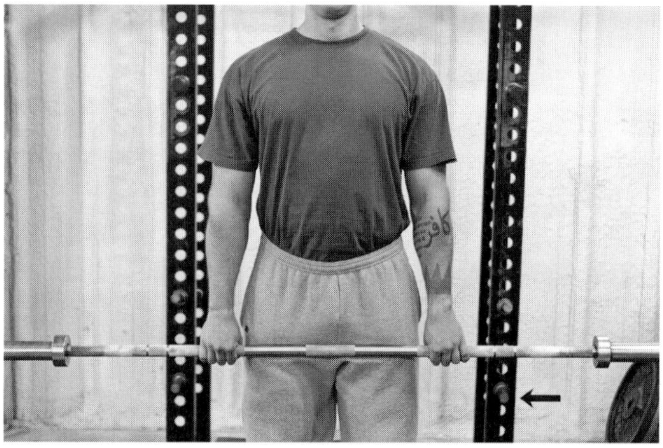

그림 4-38. 그립 너비에 따라 달라지는 바벨의 높이. 좁은 그립은 바벨이 이동해야 할 거리를 줄인다. 화살표로 표시된 랙의 핀과 바벨의 상대적인 높이를 눈여겨보라.

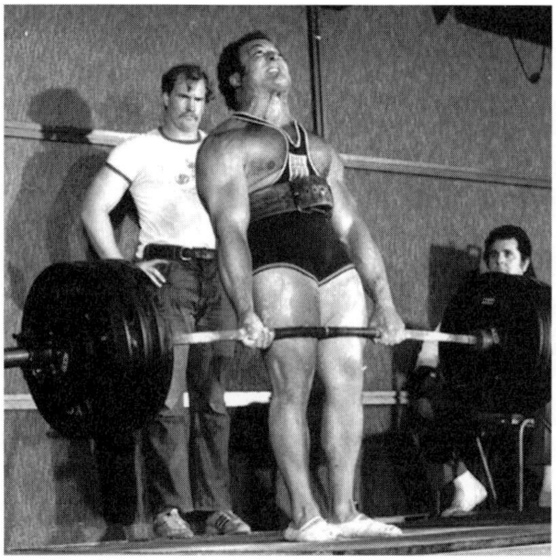

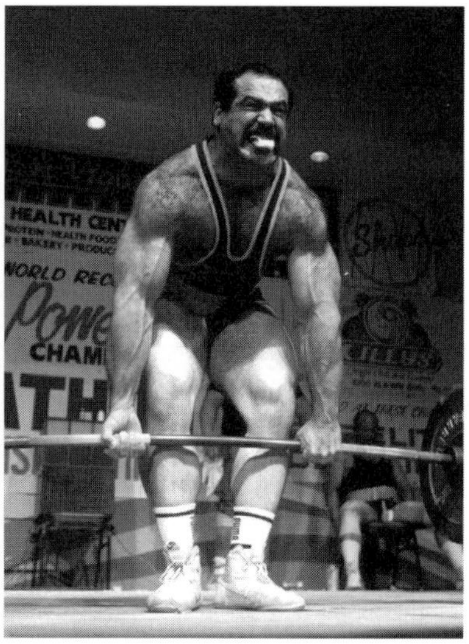

그림 4-39. 빈스 아넬로와 조지 헥터. 두 사람 모두 발가락을 밖으로 벌린 스탠스를 취하고 있다. 무릎을 밖으로 한 이 스탠스는 이들처럼 무지막지하게 강한 사람들에게 더 많은 중량을 들어 올릴 수 있게 했다.

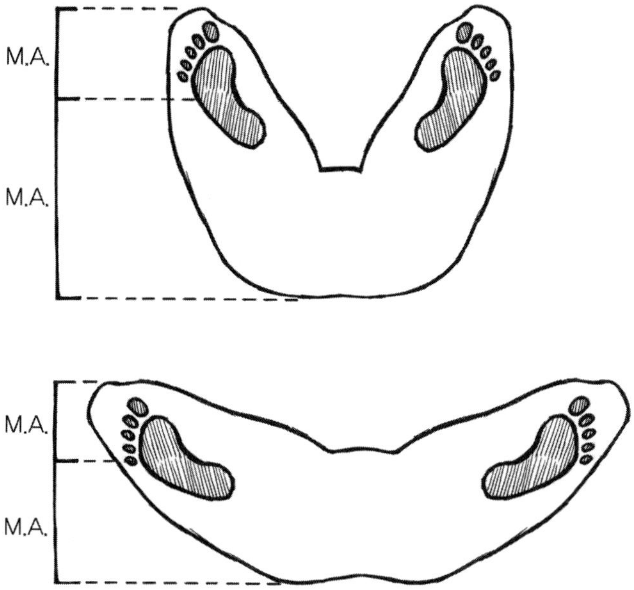

그림 4-40. 스탠스 각도는 무릎과 엉덩이 사이의 수평 거리에 영향을 미친다. 발가락이 정면을 향하는 스탠스는 고관절과 바 사이의 모멘트 암을 증가시키고, 발가락이 바깥쪽으로 향하는 스탠스는 고관절과 바 사이의 실제 거리를 줄이므로 모멘트 암도 짧아진다. 이러한 효과는 발을 스모 스탠스로 벌리면 더 커진다. (M.A = 모멘트 암)

로 곧장 내려왔을 때가 데드리프트에서 최고의 그립 폭이고, 바벨이 지면에서 락아웃까지 이동해야 할 거리는 이 그립을 잡았을 때 가장 짧아진다. 너무 넓은 스탠스는 너무 넓은 그립을 유도하는데, 여기에는 어떠한 역학적 이점도 없다. 스쿼트 스탠스가 넓으니까 데드리프트 스탠스도 넓어야 한다는 생각이라면 번지수를 잘못 찾았다. 우리는 지금 스쿼트가 아니라, 발로 바닥을 밀어내는 전혀 다른 운동을 하고 있다.

스탠스가 너무 좁다고 해서 큰 문제가 되지는 않는다. 게다가 흔히 마주칠 수 있는 상황도 아니다. 데드리프트 하면 떠오르는 빈스 아넬로나 조지 헥터의 경우 무릎을 바깥으로 하고 뒤꿈치를 거의 밀착시킨, 극도로 좁은 스탠스를 잡았다. 통칭 '프로그 스탠스'로 알려진 이 스탠스를, 많은 리프터들이 효과적으로 이용해 왔다. 무릎이 바깥을 향하는 자세는 앞서 데드리프트의 수업의 3단계에서 배웠다. 대퇴골의 외회전이 동작의 깊이, 골반과 등 하부의 락아웃, 신장반사에 미치는 영향에 대해서는 이미 스쿼트 챕터에서 꽤 많은 페이지에 걸쳐 다루었다. 하지만 이 개념은 신장반사 없이 바닥에서 당기는 동작에도 똑같이 적용할 수 있다. 고관절 신전만 있는 동작에서는 등 하부와 골반을 확실히 잠그고 신전시켜야 하는데, 이때 내전근과 외회전근은 놀고만 있다. 그러나 이때 무릎을 밖으로 벌리면 내전근에 장력이 걸리기 때문에, 고관절 신근이 제 할 일을 훨씬 잘 할 수 있게 해 준다. 모든 당기기 운동에는 고관절 신전이 포함되어 있기 때문에, 무릎을 밖으로 벌리면 고관절 신근의 참여도를 높일 수 있다. 올림픽 역도 선수들도 바닥에서 바벨을 들어올리거나 후면각이 안 좋을 때 이렇게 무릎을 벌린 시작 자세를 잡아서 문제를 해결하곤 했다.

무릎을 벌리면 무릎이 밖으로 밀려나가는 만큼 고관절과 바 사이의 거리를 효과적으로 줄일 수 있다. 스내치나 스모 데드리프트의 그립에서 각도의 변화가 고정된 분절의 실제 길이를 줄이는 것처럼, 이러한 조율 또한 허벅지의 실제 길이를 줄이기 때문에 바벨이 수직 궤도에서 움직일 수 있게 한다. 대퇴골이 길어서 더 나은 시작 자세를 찾고자 애쓰고 있다면, 이 조율이 얼마나 중요한지 알 수 있을 것이다. (아주 뛰어난 리프터의 경우 데드리프트를 할 때 고관절과 바벨의 거리를 줄이고 고관절에 더 나은 역학적 효과를 주기 위해 등 상부를 둥글게 말기도 한다. 초보자들은 **하지 마라.**) 그렇지만 몸의 비율이 평균에 가깝다 해도 대퇴골을 약간 외회전시키면 고관절 주변 근육 활동의 균형이 생산적인

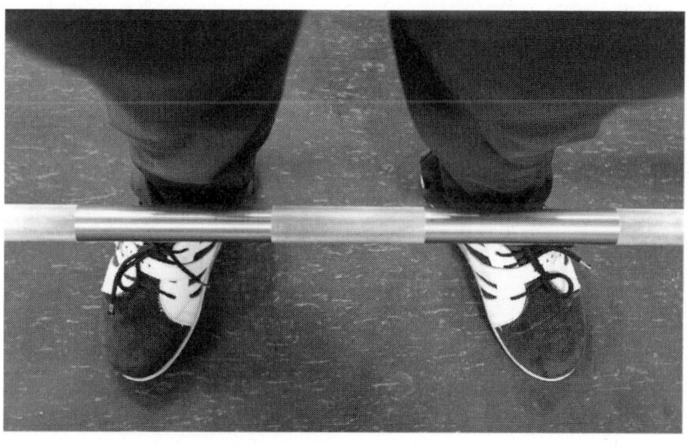

그림 4-41. 내려다보았을 때 신발끈을 묶은 자리를 기준점으로 두면 같은 스탠스를 잡기가 쉬워진다.

방향으로 바뀌게 되므로, 더욱 효과적인 고관절 신전을 만들어 낼 수 있다.

매번 올바른 스탠스를 똑같이 만들어내는지 확인하고 싶다면 아래를 내려다봤을 때 바벨, 널링, 신발끈의 배치를 기억하도록 한다. 신발을 통해 이들 서로 간의 위치를 확인하게 된다면 언제 어디서나 동일한 스탠스를 잡을 수 있을 것이다.

여러 가지 세부사항

물론 그럴 일은 없겠지만, 데드리프트에 까다로운 세부 사항이 없다고 생각하는 사람이 혹시나 있을까봐 몇 가지 준비했다.

호흡법은 가르치다 보면 흔히 빼먹게 된다. 발살바법에 관련된 상세한 내용과 척추 지지에 있어서의 중요성은 제2장에서 다루었다. 이를 당기기에 적용해 보면, 숨을 들이쉬는 시기는 상단에서 고중량을 붙잡고 있을 때가 아니라 당기기를 시작하기 전, 바벨이 아직 땅에 있을 때이다. 숨을 내쉬는 때는 각 반복을 마쳤을 때, 즉 바벨이 땅에 내려왔을 때이다. 데드리프트의 상단 자세는 등의 지지력을 해제하기에 좋지 않을뿐더러, 바벨을 내려놓기까지 걸리는 시간이 길지 않기 때문에 필요도 없다. 상단 자세에서 등이 전체 부하를 떠받들고 있을 때보다, 바닥이 바벨을 떠받들고 있을 때 숨을 쉬는 편이 훨씬 더 안전하지 않겠는가.

데드리프트는 바닥에서 시작해야 한다. 즉 각각의 반복은 바닥에서 시작해 바닥에서 끝나야 하며, 이때 바벨이 바닥에 있는 동안 등의 자세를 고르고 호흡을 해야 한다. 많은 사람들이 각 세트의 첫 번째 반복을 할 때 상단의 락아웃 자세에서 숨을 쉬고 다음 반복 때는 바벨을 바닥에 튕겨 올리는 방식으로 전체 세트를 끝마치려 한다. 이런 방식으로 하는 게 쉬운 건 맞지만, '쉽다'와 '강하다'는 보통 반대 개념인 경우가 많다. 데드리프트를 통해 계발하고자 하는 기술과 근육을 정확하게 사용하기 위해서라도, 바벨을 당길 때마다 등의 모양을 바로잡고 자세를 제어하는 능력을 길러야 한다. 바벨을 들었다 놓는다고 해서 전부 데드리프트는 아니니다. 강해지는 데드리프트, 스트렝스를 극대화하는 데드리프트를 하는 게 중요하다. 되는 대로 할 게 아니라, 제대로 해야 한다.

반동은 피한다

데드리프트의 가장 큰 특징 중 하나는 데드 스톱상태에서 힘을 만들어낸다는 것이다. 효율적인 스쿼트가 통제된 '반동', 즉 단축성 수축과 신장성 수축의 전환 시점에 발생하는 신장반사를 특징으로 하고 있는 것과 대조적이다. 점프를 할 때도 그렇지만, 근육이 늘어나자마자 수축하면 더 강한 힘이 발생한다. 스쿼트에서는 힘이 아래쪽으로 갔다가 위쪽을 향하기 때문에 반동의 이익을 얻을 수 있지만, 데드리프트는 하단 자세에서 시작하기 때문에 반동의 도움을 받을 수 없다. 고중량 데드리프트가 힘든 이유가 다 있다. 반동 없이 올라갔다 내려오는 일은 정말 힘들다. 하지만 세트의 반복 사이사이에 반동을 끼워 넣으면 손해가 훨씬 크다.

당기기의 초반에 척추를 신전시켜 고정시킬 때 드는 에너지는 데드리프트에서 큰 비중을 차지한다. 일은 바벨에 가해지고, 따라서 가동범위를 총동원해서 바벨을 움직였을 때 데드리프트에서의 일이 끝났다고 말할 수 있다. 일은 힘과 거리의 곱으로 정의되므로, 전체 일은 바벨이 중력을 거슬러 이동한 거리만으로 계산할 수 있다. 그러나 데드리프트에서의 총 에너지 소모량은 단순히 바벨에 가해진 일로만 계산할 수가 없다. 데드리프트는 리프터/바벨계에서 이루어지는데, 이때 바벨에 힘을 전달하는 골격 요소의 위치를 통제하려면 등척성 수축에 의한 힘이 반드시 필요하다. 척주를 단단하게 유지해 효율적으로 힘을 전달하게 하는 등척성 수축의 효과는 데드리프트에서 빼놓을 수가 없다. 고중량 데드리프트에서 허벅지 높이에 바벨이

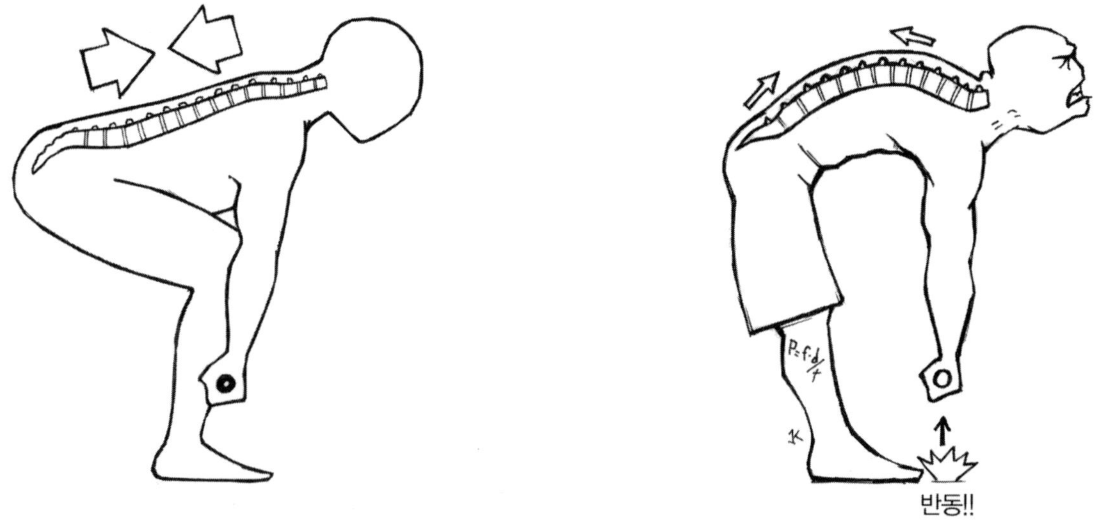

그림 4-42. 데드리프트에서는 요추를 신전시키는 과정에서 척추의 정렬을 올바르게 유지하는데 드는 힘도 계산해야 한다. 이렇게 해야만 당기는 힘이 바벨로 전달되기 때문이다. 등이 할 일을 원판의 반동에 떠맡기면 당기는 운동에서 등을 평평하게 유지하는 힘을 키우는 데드리프트의 트레이닝 효과를 하나 잃는 셈이다.

당기도 전에 등 하부가 굽고 고관절이 신전되면, 바벨에 힘을 전달하는 능력에 손실이 생기므로 반복을 제대로 끝마치지 못할 수도 있다. 물론 일을 계산할 때 쓰는 공식인 '힘×수직거리'처럼 간단하게 산출할 수 있는 것은 아니지만, 적어도 고중량 데드리프트를 하는 사람이라면 등의 등척성 수축에 소모되는 ATP가 적다고 하지는 않을 테다. 세트의 첫 번째 반복만 데드 스톱 상태에서 출발하고 나머지 반복 사이에 반동을 끼워 넣은 데드리프트는, 사실상 RDL(루마니안 데드리프트)과 다를 게 없다(RDL은 뒤에 다룬다). 데드 스톱 상태에서의 당기기 스트렝스 대신에, 늘어난 근육과 근막에 저장된 탄성에너지와 원판의 튕김에 의존하는 방식 따위로는 고중량에서 요추의 자세를 유지하는 데에 필요한 스트렝스를 절대 계발할 수 없다. 치팅으로 얻는 얻는 당장의 만족감과 장기적인 스트렝스 계발 능력을 부디 맞바꾸지 말기를.

반복 사이에 반동을 넣었을 때 생길 수 있는 또 다른 문제는 중간에 생길 수 있는 등의 자세 문제를 효과적으로 바로잡을 수 없다는 것이다. 세트 중에 등이 구부러지기 시작할 때 바로잡지 않으면 등은 다시 펴지지도 않고 오히려 더 굽어질 수도 있는데, 다시 자세를 바로잡으려면 바벨이 바닥에 놓인 하단 자세에서 교정을 시도해야 한다.

당기기를 시작하기에 앞서 등의 자세를 잡는 몇 가지 방법이 있다. 자세에 신경을 쏟아야 한다는 건 앞에서 얘기했고, 때로는 등 하부에 아치를 만든다고 생각하는 것만으로도 충분할 수 있다. 어쨌거나 등의 자세에서는 그게 거의 전부이니. 하지만 당기기를 시작하기 전에 몸통 전체에 대한 준비를 정말 제대로 끝마치는 방법이 하나 더 있다. 숨을 크게 들이쉴 때 등 하부, 복부, 가슴을 하나의 근육이라고 생각하면서 쥐어짜는 것이다. 이러한 접근을 통해 발살바법의 효과를 높이면서도 모든 근육을 강하게 수축시킬 수 있으므로, 추가적인 안정성을 얻을 수 있다.

시선은 제대로

시작 자세에서 눈알을 어디에 두는지 잊는 경우도 많다. 데드리프트에서 바로 밑의 바닥을 바라보면 바벨이 다리에서 출렁거리며 앞으로 굴러간다. 목이 해부학적 중립 자세에 놓이게 시선을 두면, 체스트 업 상태를 유지하기도 쉽고 등 상부를 단단하게 굳히기도 수월해진다. 시선이 꽂히는 곳은 (체육관이 넓으면) 바닥일 수도 있고, 아니면 플랫폼 맞은편의 벽일 수도 있다. 시선을 바닥에 두고 싶다면 3~4m 정도 앞이 좋다. 앞쪽 챕터에서도 이야기했지만,

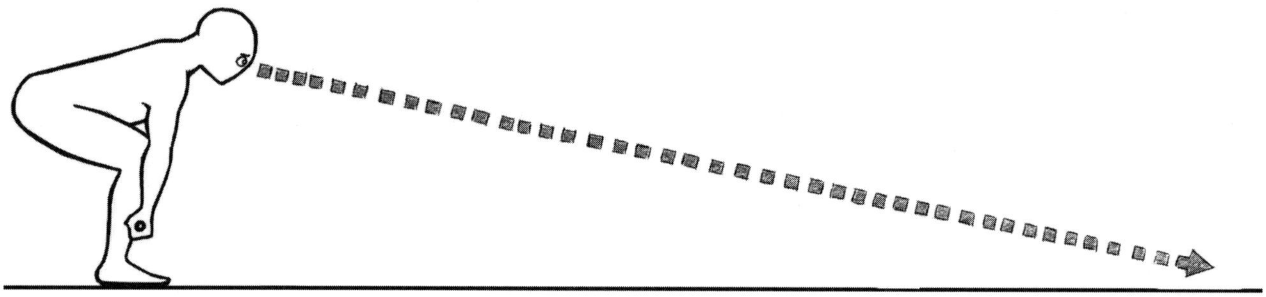

그림 4-43. 목의 안정성과 균형을 위한 데드리프트에서의 시선.

스쿼트에서나 데드리프트에서 위를 올려다보는 것은 전혀 도움이 안 된다. 게다가 바로 밑을 바라보는 것이 스쿼트에서는 그리 나쁘지 않을 수도 있으나, 데드리프트에서 그렇게 했다가는 동작 내내 고생할 것이다. 시선을 올바르게 두면 동작 중에 목을 안전한 자세로 유지할 수 있으므로 당기기 기법에 알맞은 후면각을 만들기도 쉬워지고, 균형을 잡기 위한 시각적 기준점도 확보할 수 있다. 벤치프레스가 아니면 위를 보는 것은 전혀 쓸모가 없다.

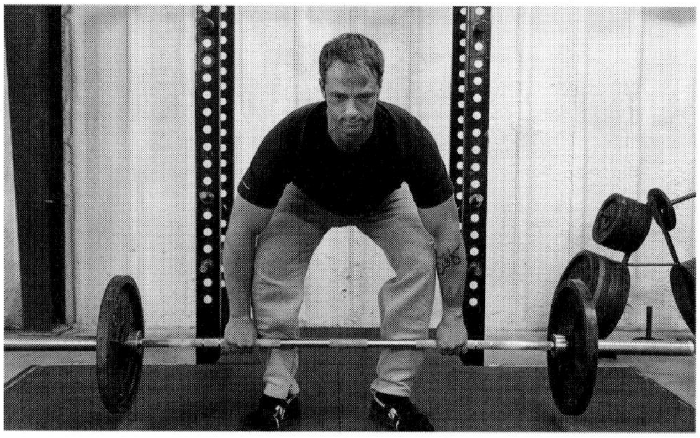

그림 4-44. 데드리프트에서 팔꿈치를 굽히는 것은 '물건은 팔로 드는 거야' 라고 명령하는 뇌의 착오 때문이다. 팔이 데드리프트에서 하는 역할은 바와 어깨를 연결시키는 것뿐이다. 팔을 펴야 한다는 사실을 최대한 빨리 몸에 익혀서 이런 나쁜 습관이 생기지 않도록 하자.

팔은 곧게

데드리프트를 하는 동안 팔은 곧게 펴져 있어야 한다. 250kg짜리 바벨이 굽힌 팔을 강제로 펴 버리면, 팔꿈치를 심하게 다칠 수 있다. 원리는 간단하다. 엉덩이와 다리에서 발생한 힘은 단단한 몸통을 따라 견갑골을 거쳐 팔을 지나 바까지 내려간다. 옆에서 보면 어깨는 바벨 앞에 있고 팔은 수직으로 내려오지 않은 것처럼 보이지만, 어쨌거나 곧게 펴져는 있다.

힘을 원활히 전달할 목적으로 등을 잠가 놓는 것처럼, 팔꿈치도 동작 내내 반드시 펴져 있어야 한다. 굽힌 팔꿈치는 고중량을 다룰 때 스프링처럼 늘어나는데, 이렇게 팔을 늘릴 때 들어가는 힘은 원래 바벨에 전달되었어야 할 힘이다. 팔꿈치를 굽히고 하는 데드리프트는 체인이 아니라 스프링으로 차를 견인하는 것과 같다. 체인은 당기는 힘을 전부 차에 전달하지만, 스프링은 길이가 변하면서 힘의 일부를 흡수한다. 팔꿈치는 전완근, 상완근, 이두근이 굽힌다. 팔꿈치가 굽을 경우 이 근육들은 실질적으로 리프팅에 기여하지 않기 때문에 사실상 불필요한 일을 한 셈이 된다. 게다가 이렇게 굽힌 팔꿈치는 락아웃 시점에서 바벨을 쓸데없이 높은 위치에 가져다 놓기 때문에 결국 바벨이 이동해야 할 거리를 실제로 늘리는 결과를 초래한다. 혼잣말로 계속 되뇌어도 좋으니 데드리프트에는 팔이 쓰이지 않는다는 점과 당기기에서 팔을 쭉 펴는 것이 최선임을 명심하자. 이 원칙은 클린을 배울 때도 똑같이 적용되니 참고하도록 한다.

마무리도 확실히

긴 여정 끝에 바벨을 다리 위로 올린 후에 데드리프

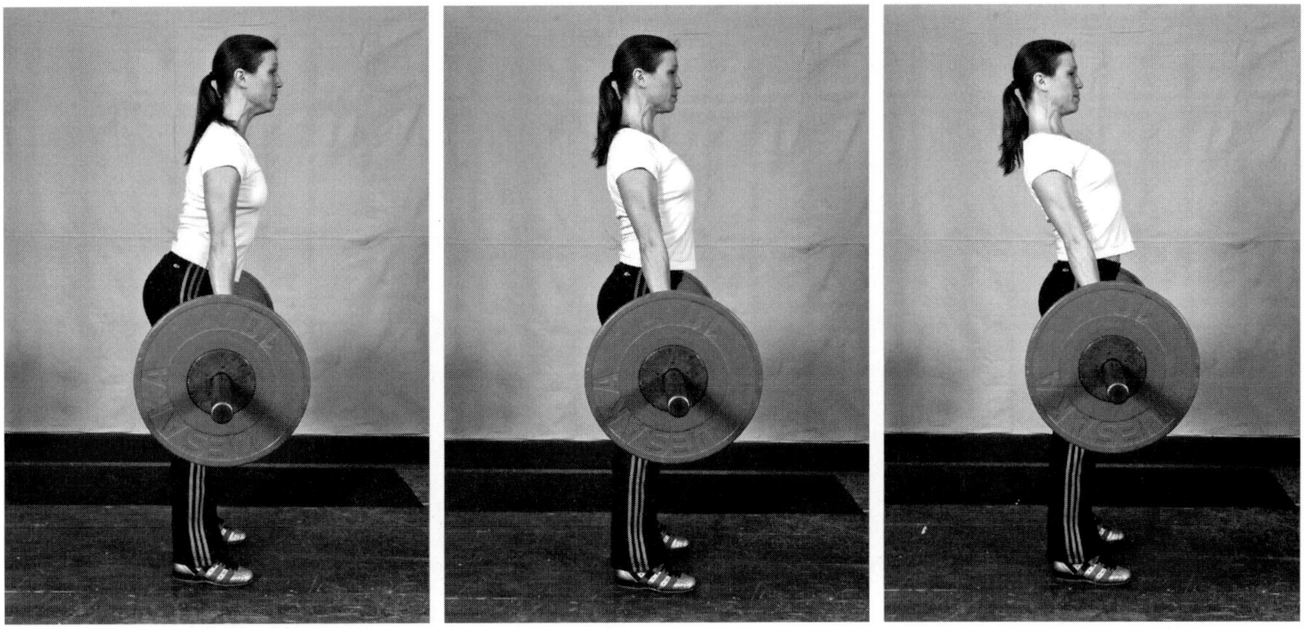

그림 4-45. 열정이 넘치는 건 좋은데, 요추 과신전을 하지는 말자. 위험하고 쓸모없다.

트를 완료하는 여러 가지 방법이 있을 수 있는데, 그 중에 하나만이 옳다. 가슴을 들고 무릎, 고관절, 요추를 동시에 신전하면서 바벨을 락아웃 하는 것이다. 동작의 일부를 더 크게 강조하라는 사람들이 있기도 한데, 그렇게 하면 동작이 비효율적으로 변할뿐더러 지나치게 과장된 동작은 안전하지도 않다. 즉 상단 자세에서 등과 어깨를 들어올리며 능동적으로 슈러그와 같은 수축을 만들어 낼 필요가 없다. 물론 어깨를 뒤로 빼고 가슴을 들어올리는 것이 데드리프트의 마무리 동작이고, 이 단계가 가장 중요한 동작임은 부정할 수 없다. 그러나 승모근은 고중량 데드리프트에서 굳이 과장된 슈러그를 할 필요 없이 등척성으로도 충분한 일을 수행할 수 있을 뿐만 아니라, 이렇게 했다가는 동작 중에 목이 다칠 가능성이 생긴다. 고중량 바벨 슈러그는 숙련된 사람이 제대로 할 때는 좋은 보조 운동이 될 수 있지만, 데드리프트 자체만으로도 충분한 초보자들에게는 쓸모가 없다.

락아웃 단계에서 요추 과신전을 일으키는 과도한 고관절 신전 또한 불필요하고 멍청한 짓이다(그림 4-45). 무거운 바벨을 허벅지 앞쪽에 놓고 서 있을 때 고관절을 과신전시키는 것은 실제로 불가능하며, 따라서 이때 실제로 일어나는 일은 고관절이 아니라 요추를 과신전시키는 것이다. 이는 데드리프트의 완료 동작과 무관한 별개의 동작일 뿐이다. 이렇게 하다 보면 요추의 추간판 앞뒤로 불균형한 부하가 실리게 된다.

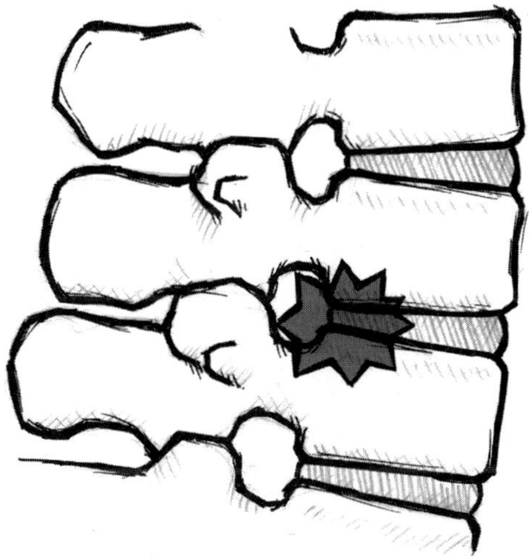

그림 4-46. 그림 4-45에서 볼 수 있는 불필요한 아치는 척추 후방에 불균형한 부하를 가하므로 추간판이나 척추면관절의 손상 가능성을 높인다.

엉덩이만 올려서 잽싸게 락아웃을 하면 무릎을 잊어버릴 수 있다. 데드리프트 경기에서는 무릎을 락아웃하지 않아서 실격당하는 사람이 상당히 많다. 물론 280kg 데드리프트를 락아웃 할 수 있는 사람이 무릎을 5도쯤 더 펴는 것은 일도 아니니, 실격을 당한 선수가 욕을 퍼붓는 것도 이해는 된다. 일단 데드리프트가 상단 자세에서 끝났으면 추가적인 일을 들일 필요는 없다. 그저 무릎 락아웃만 기억하자. 무릎의 락아웃으로 데드리프트를 끝낸다는 사실을 잊지 말고, 수시로 자신에게 그렇게 하라고 말해야 한다. 파워리프팅 경기에 나갈 일이 없다 해도 마지막의 작은 움직임이 중요한 건 똑같다.

안정적인 자세를 확보할 수 있도록, 바벨을 내리기 전에 상단 자세에서 락아웃 상태로 잠깐 정지하는 습관을 들여 보자. 바벨을 내려놓다가 뒤로 넘어지는 것만큼 볼썽사나운 것도 없다. 바벨을 락아웃 한 뒤 내리기 전에 1초 정도 정지한다는 말은, 바벨을 완전히 통제하면서 데드리프트를 마무리했음을 뜻한다. 이때 숨을 내뱉지는 마라. 그냥 멈췄다가 바벨을 내리는 것이다.

데드리프트에서 바벨을 빠른 속도로 내리는 것 자체는 괜찮다. 앞서 언급했던 것처럼 데드리프트는 단축성 동작으로 시작하기 때문에 그 훈련 효과는 대부분 힘든 초반 자세와 신장반사의 결여에서 나온다. 바벨을 느리게 내리면 힘들어지고, 이런 추가적인 일을 좋아하는 사람도 어딘가 있을 테지만, 어쨌든 데드리프트는 무거운 바벨을 들어서 올리는 데에 방점이 찍혀 있다. 중량이 늘어나고 리프팅이 어려워질수록 바벨을 위로 올리는 속력은 줄어든다. 이때 바벨을 너무 느리게 내리면 다음 반복에 써야 할 에너지가 너무 많이 낭비된다. 훈련을 통해 약간의 통제력만 갖출 수 있으면, 앞에서 분석한 내용을 따라 좋은 등의 자세를 확보하면서 안전한 한도 내에서 최대한 빨리 바벨을 내려놓을 수 있다. 물론 제어가 안 된 채로 빨리 내려놓으면 무릎과 정강이를 다치기 쉽다. 바벨을 제대로 통제하지도 못한 상태에서 원판이나 플랫폼에서 반동까지 생기면 문제가 생길 수는 있다. 그렇지만 데드리프트에서는 바벨을 올릴 때보다 내릴 때의 속도를 더 빠르게 할 수 있고, 또 빠르게 해야만 한다.

플랫폼

플랫폼이 있으면 좋다. 플랫폼은 여러 층의 합판이나 널빤지를 붙이고 나사로 조인 다음, 원판이 닿는 부분이나 전체 표면에 고무 매트를 씌워 사용한다. 마필 운송용 매

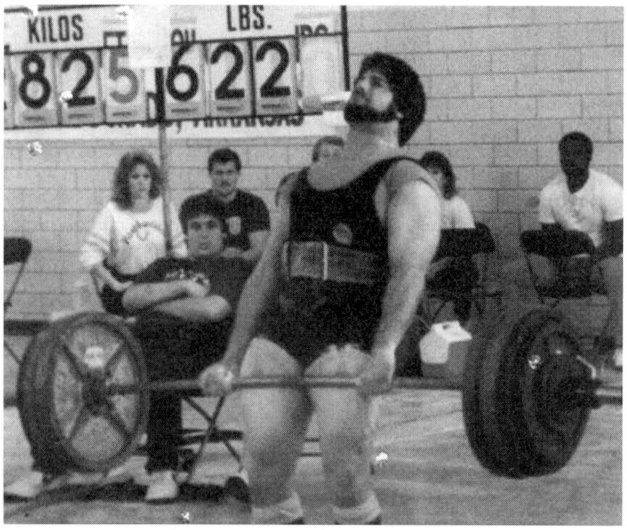

그림 4-47. 상단 자세에서 무릎 락아웃을 잊어버린 필 앤더슨. 좋은 코치를 만나 '일어나!'라는 큐를 받음으로써 이 문제를 해결할 수 있다. 여담이지만 필은 무릎 인공관절 삽입 수술을 받았고, 이후 11개월간의 재활을 거쳐 272kg의 데드리프트를 선보일 수 있었다.

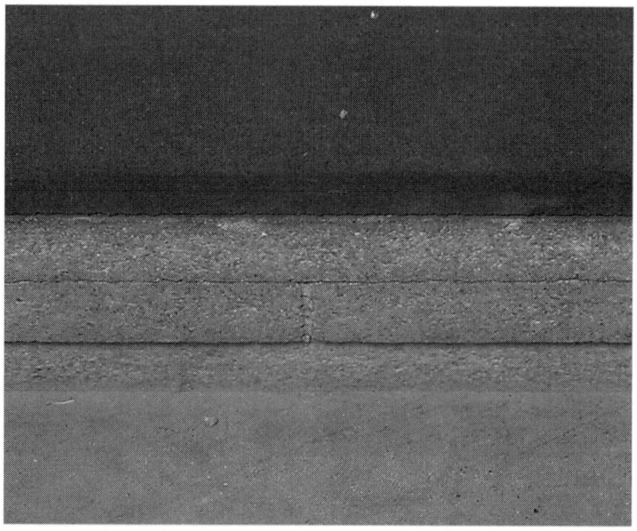

그림 4-48. 싸고 내구성이 좋은 훈련 플랫폼의 기본 재료. 10×20×2cm짜리 합판을 세 층을 가로세로로 교차해서 쌓은 뒤 마필 운송용 매트로 덮으면 튼튼하고 저렴한 플랫폼이 완성된다. 이렇게 만든 플랫폼은 콘크리트 바닥에 올려놓고 쓰면 안성맞춤이다. 사진 속 플랫폼은 우리 체육관에서 1995년부터 지금까지 현역으로 쓰이고 있다.

트가 값도 싸고 쓰기에도 괜찮다(그림 4-48). 여의치 않다면 플레이트가 닿는 부분에만 고무매트를 대는 것도 나쁘지 않지만, 그럴 경우 다른 설비가 정말 잘 갖춰져 있어야 한다. 클린이나 스내치에 필수적인 범퍼 플레이트를 데드리프트에 사용할 수도 있지만, 값이 싼 범퍼 플레이트는 폭이 넓어서 바벨에 끼울 수 있는 무게에 한계가 있고, 다루는 중량을 늘리다 보면 철제 원판으로 돌아갈 날이 오고야 만다. 만일 다니는 체육관에서 데드리프트를 못 하게 한다면 다른 체육관을 알아보자. 계속 이런 식으로 말해서 미안하지만, 언젠가는 안 좋은 시설을 택한 어떤 이유보다도 자신의 훈련이 중요해지는 시점이 온다.

스트랩과 벨트

스트랩이 유용한 때도 있다. 자동차 안전벨트나 나일론 재질의 폭 4cm짜리 벨트를 사용하면 된다(그렇다고 자동차에서 잘라오지는 말자). 면 소재는 안 된다. 겉보기에 두껍고 질겨 보이는 녀석들도 결정적인 순간에 찢어진다. 스트랩의 길이는 보통 60cm인데, 그냥 써도 좋고 양끝을 박음질해서 쓸 수도 있다.

스트랩은 손목이 아니라 손에 감겨야 한다. 한쪽에 박음질 해 놓은 고리에 반대편 끝을 통과시키는 스트랩은 쓰지 마라. 이런 스트랩은 세트 내내 손목을 조르고, 고중량 세트를 수행할 때 안전을 보장해주지도 않을뿐더러, 빨리 해지거나 찢어지고, 바벨에 착착 감기지도 않는다.

데드리프트에서 벨트는 스쿼트에서와 다르게 착용해야 할 수도 있다. 만일 허리의 자세를 제대로 잡기도 전에 벨트 아랫단이 허벅지에 걸리면 올바르게 시작하기 어려워진다. 데드리프트의 시작 자세를 쉽게 잡으려는 목적으로 좀 더 얇고 좁은 벨트를 하나 더 구비해 두는 사람도 생각보다 많다. 스쿼트에서는 하중을 받으며 내려간 후에 하단 자세에 다다르지만, 데드리프트에서는 중량 부하 없이 시작 자세를 잡을 수 있다. 같은 벨트가 스쿼트에서는 자세 유지에 도움이 되면서도, 당기기의 시작 자세에서는 방해가 될 수 있다. 요컨대 데드리프트에서는 가벼운 벨트를 새로 구비해야 할 수도 있으며, 만일 시작 자세에서 요추를 제대로 잡는 데 방해가 된다면 벨트 없이 할 수도 있다. 벨트 없이도 수많은 사람들이 고중량 데드리프트를 해 왔고, 어쩌면 당신에게도 최선일 수 있다.

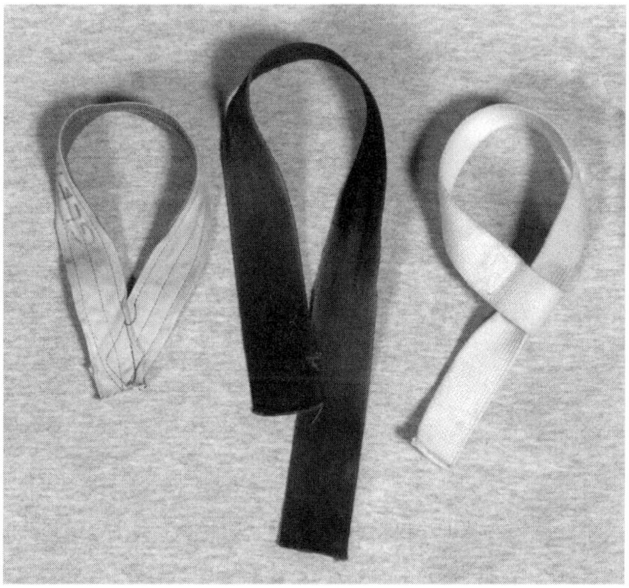

그림 4-49. 체육관에서 흔히 볼 수 있는 스트랩을 종류별로 나열해 보았다. 시중에서 흔히 판매되는 (오른쪽) 스트랩은 쓰레기다. 디자인도 나쁘고 오래 쓸 수도 없으며 손을 다치게 하고 고중량에서는 쉽게 끊어진다. 중앙에 있는 검정색 스트랩은 1984년부터 지금까지 한 번도 나를 실망시킨 적이 없다.

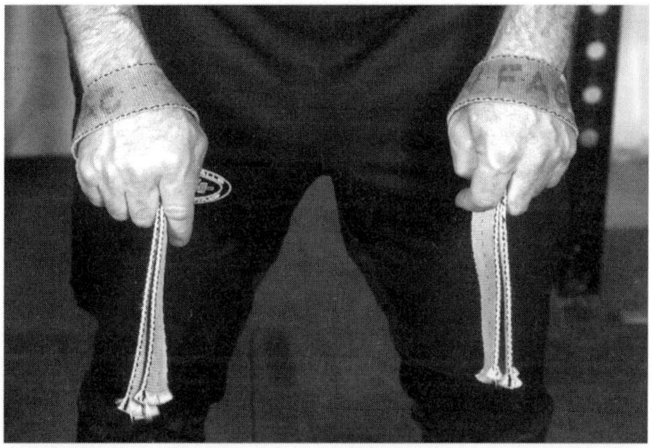

그림 4-50. 안전벨트 같은 재질의 폭 4cm짜리 단순한 스트랩이 가장 좋다. 길이는 60cm여야 하는데, 면 소재는 안 된다. 착용할 때는 손목이 아니라 손을 타고 내려오게 한다.

1단계 : 잘 안 쓰는 손

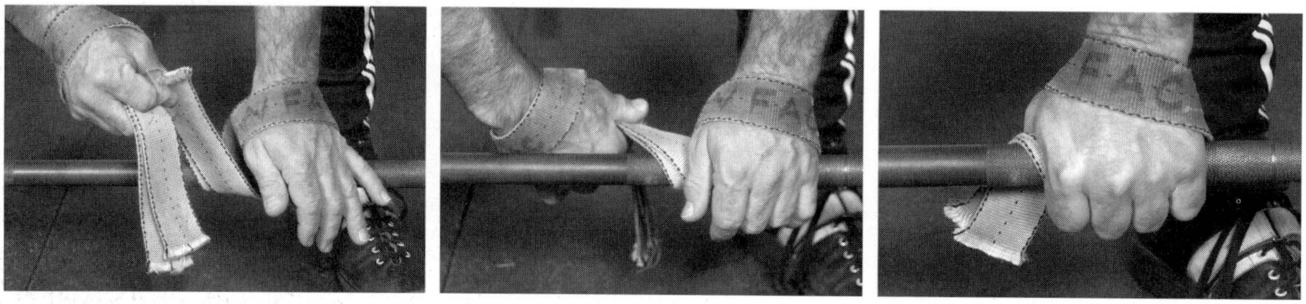

2단계 : 잘 쓰는 손

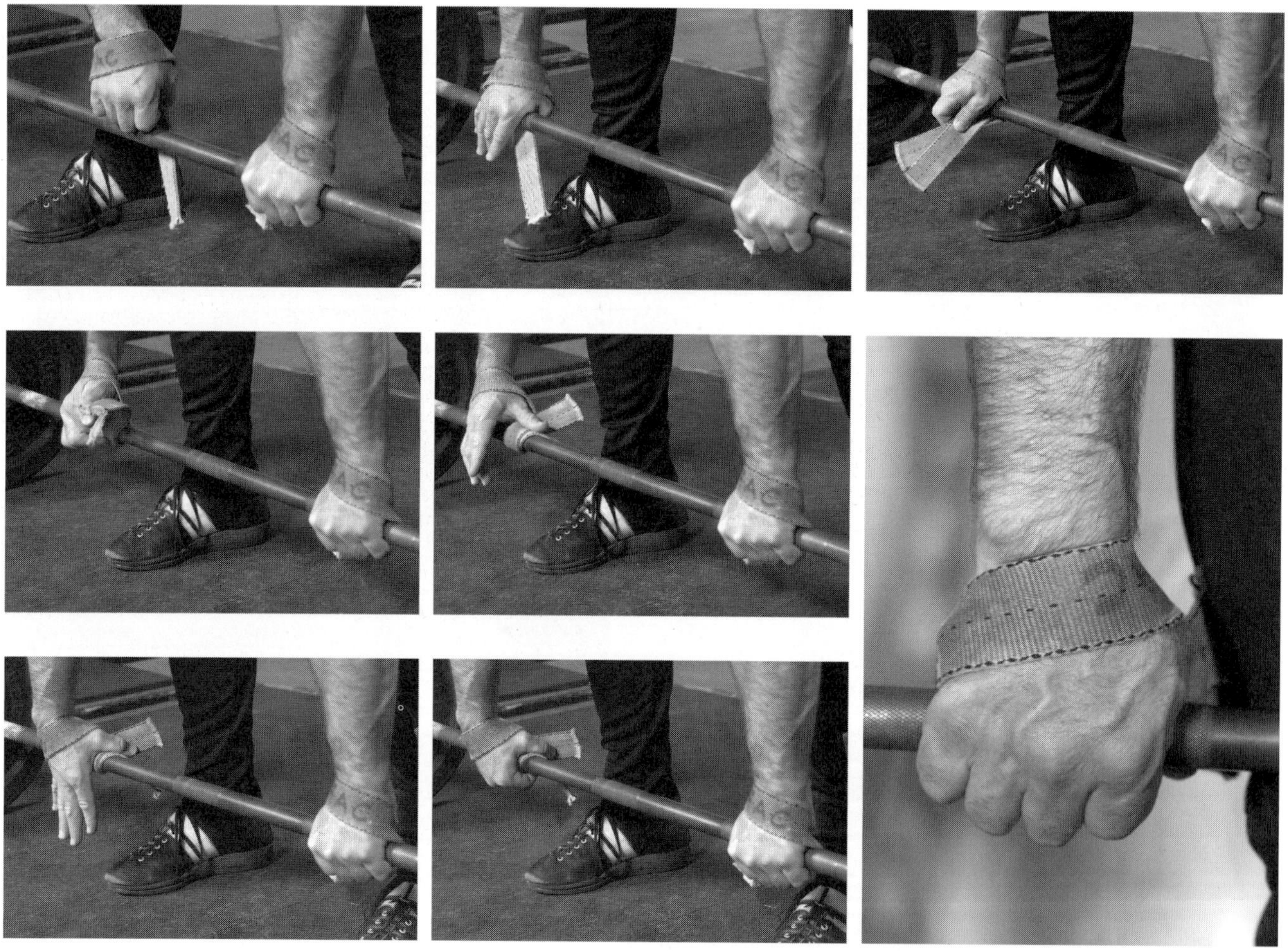

그림 4-51. 초보자들은 스트랩을 감는 것조차 버거울 때가 있다. 보고 따라하자.

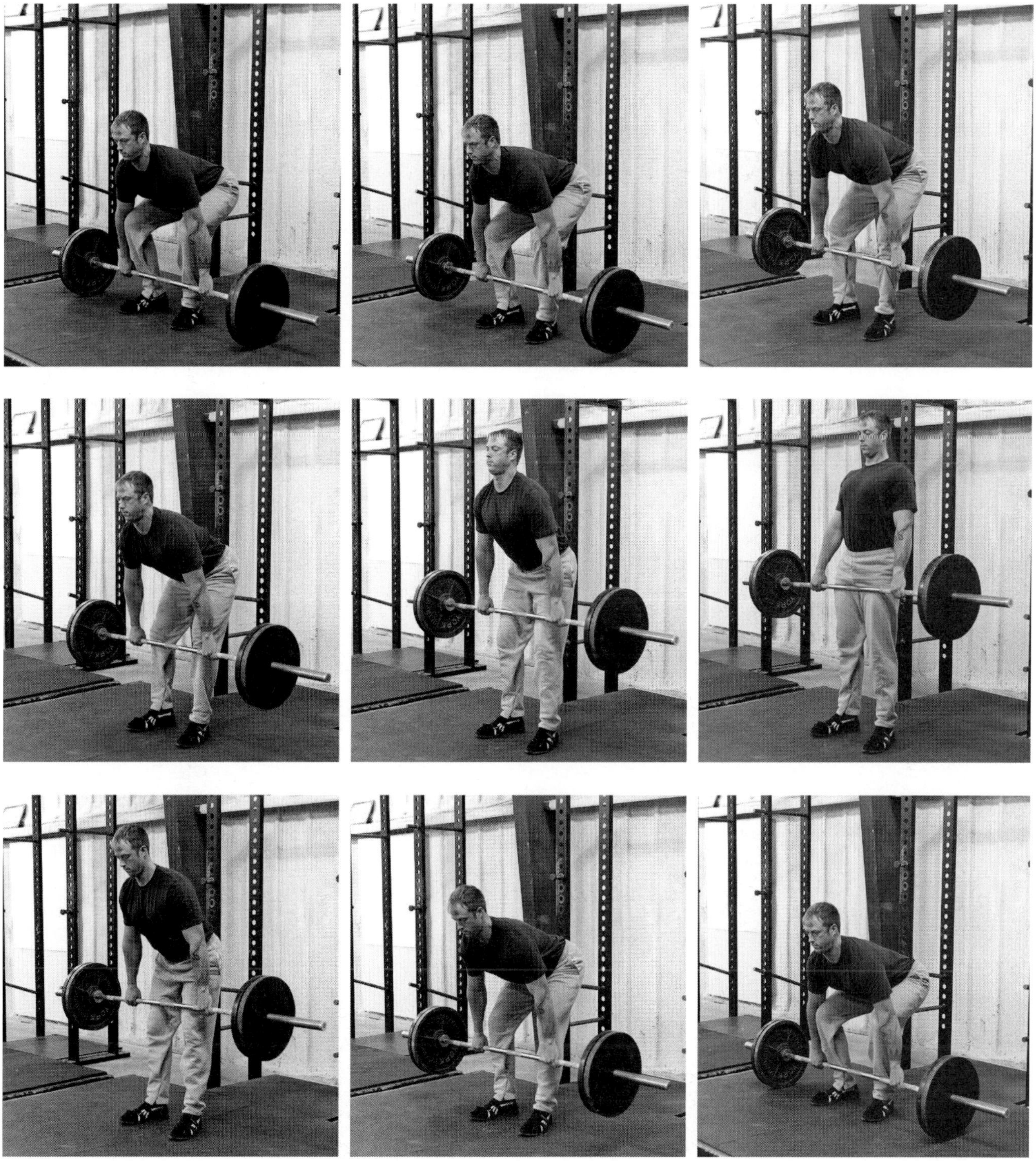

그림 4-52. 데드리프트.

주의사항

마지막으로 한 마디만 더 하자. 나는 이 책을 쓰기 전에 잘 나가는 데드리프트 선수 시절을 보냈고, 그 시기에 당기기와 스트렝스에 관한 귀중한 가르침을 많이 받았다. 그 가르침 중의 하나는 '모두가 고중량 1RM 데드리프트를 할 필요는 없다'는 것이었다. 재발 가능성이 있는 등 부상이 있거나 올바른 동작 수행법을 익힐 수 없는 사람은, 최대 중량으로 데드리프트를 할 필요가 없다. 물론 기능적인 스트렝스는 기능적인 훈련을 통해 얻을 수 있고, 무거운 중량을 당길수록 더 강해질 수 있으니 어지간하면 하는 편이 좋다. 그러나 파워리프팅 선수가 되려는 게 아니라면 한 번 들기에도 버거운 중량을 쓸 필요는 없다. 훈련 관점에서 보면 1RM으로 얻을 수 있는 것은 거의 없고, 1RM은 5RM을 통해 충분히 유추할 수 있다. 삼천포로 좀 빠졌지만, 어쨌거나 데드리프트가 쓸모 있는 등의 스트렝스를 키울 수 있는 최선의 방식임에는 틀림없다. 그러니 올바르게 배울 수 있기를 바란다.

제5장

벤치프레스

벤치프레스 벤치가 없는 체육관은 이제 찾아보기조차 힘들다. 1950년대 이후 벤치프레스는 가장 유명한 저항운동이 되었고, 일반인들 사이에서 바벨 훈련의 대명사가 되었을 뿐만 아니라, 훈련을 시작한 사람들이 가장 하고 싶어 하는 운동으로 손꼽히고 있으며, 남들이 얼마나 강한지 물어보는 척도가 되었다.

현대적인 벤치프레스 셔츠와 벤치가 발명되기 한참 전부터, 강한 힘을 지닌 이들은 고중량 벤치프레스를 해 왔다. 더그 헵번, 팻 케이시, 멜 헤네시, 돈 라인하우트, 짐 윌리엄스(얇은 싸구려 티셔츠만 입고 350kg을 들었다), 로니 레이 같은 초기 파워리프팅 선수들이 그렇다. (21세기가 된 오늘날, 그 시기의 최고 중량은 국내 대회에서도 비비기 힘든 수준이 되었다.) 래리 퍼시피코, '괴물' 마이크 맥도널드, 조지 헥터, 존 쿡, 마이크 브리지스, 빌 카츠마이어, 리키 데일 크레인, 최근에 작고한 더그 영 같은 1980년대의 노련한 파워리프터들은 벤치프레스의 달인으로서, 가능한 모든 방법을 동원해 국내 기록과 세계 기록을 갈아치웠다(그림 5-1).

스쿼트와 마찬가지로 현대판 벤치프레스는 추가적인 장비에 의존하고 있다. 1950년대에 이르러 널리 보급되기 시작한 수직 보조 벤치가 없었을 때 사람들은 바닥에 누워 바벨을 당겨 오거나, 평평한 벤치에 누워 바닥에 있는 벤치를 머리 쪽으로 들어올린 다음 가슴 위에 가져다 놓을 수밖에 없었다. 기법의 발전에 따라 논란도 가중되었는데, 바벨을 시작 자세에 올려둘 때 옆에서 보조하는 것이 타당한지, 배를 들어올려도 되는지, 심지어는 등 하부에 아치를 만들어도 되는지에 이르는 광범위한 질문이 쏟아졌고, 세계 각지의 운동꾼들은 제발로 여기 뛰어들었다. 이제는 평범한 벤치와 다른 수직 보조 벤치가 체육관의 표준 장비로 자리 잡았으며, 파워리프팅 커뮤니티 내에서도 소수의 혁신가들만이 오래되고 힘들지만 (어쩌면) 더 나은 방법을 고수하고 있다. 어찌됐건 복잡한 운동일수록 근육, 신경, 통제력이 끼어들 여지가 많으니.

덤벨로 하는 벤치프레스는 특수 장비를 요구하는 바벨 벤치프레스보다 먼저 실시되었지만, 가슴 위에서 따로 노는 쇠뭉치를 휘둘러야 한다는 태생적인 한계 때문에 극도의 불안정성과 직결되었다. 이러한 불안정성은 워크 세트에 가까울수록 몸서리치게 와 닿았다. 사람들이 덤벨 벤치프레스를 강함의 척도로 쓰거나 고중량에서 얼마나 유용할 수 있는지 시험하는 용도로 쓰지 않고 보조 운동으로만 사용하는 건 이 때문이다. 덤벨 벤치프레스는 보통의 평평한 벤치에 누워서, 덤벨을 랙에서 빼거나 바닥에서 들어올려 시작 자세를 잡은 다음, 세트를 수행하고 나서 벤치에서 내려오는 순서로 진행된다. 거울에 비친 팔을 확인하는 것도 중요하겠지만 이 순서도 중요하다. 바벨처럼 손과 손 사이가 이어진 것이 아니기에 덤벨 벤치프레스에서는 능동적이고 의식적인 제어가 필요했고, 까다롭다 보니 점차 사람들의 관심에서 멀어져 갔다. 덤벨 벤치프레스에서는 장

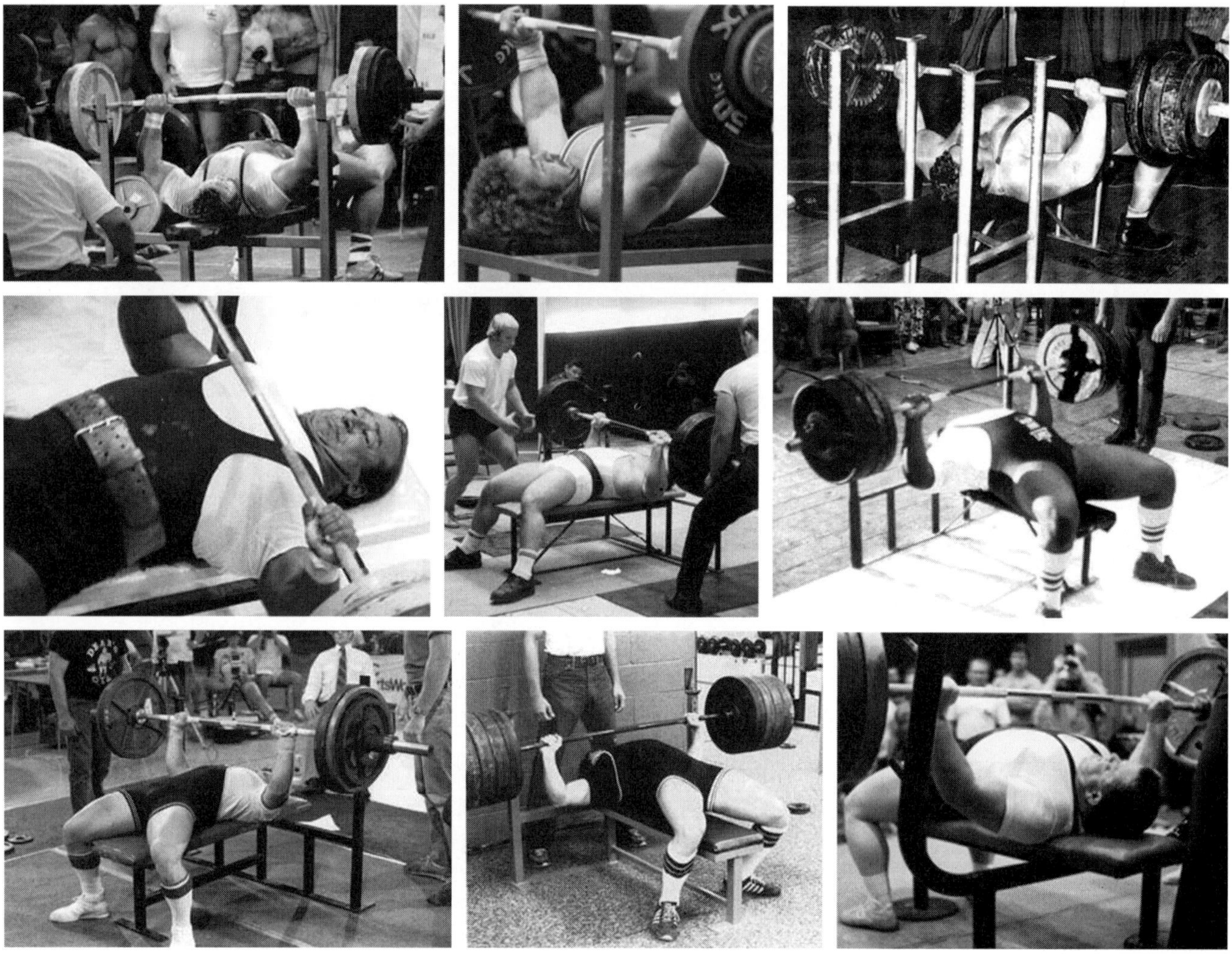

그림 5-1. 벤치프레스의 역사는 길고도 화려했다. 좌에서 우, 위에서 아래 순으로 : 빌 카츠마이어, 리키 데일 크레인, 팻 케이시, 더그 영, 멜 헤네시, 짐 윌리엄스, 마이크 브리지, 마이크 맥도널드, 로니 레이.

비 자체가 한계가 되었다. 중량 간격을 아주 세밀하게 두려면 덤벨을 두 배로 사와야 했는데, 대개의 체육관은 그럴 만한 돈도 공간도 없었다. 원판을 갈아 끼울 수 있으면서 고중량에서도 안전이 확보되고 보조자가 옆에 달라붙을 필요도 없는 원판 교체식 덤벨은 널리 쓰이지 않는다. 게다가 고중량에서는 덤벨을 벤치로 올리고 내리는 일이 점차 부담스러워질 수밖에 없었다.

따라서 덤벨 벤치프레스가 좋은 운동이라고 쳐도, 수요와 역사를 감안할 때 바벨로 벤치프레스를 해야 한다. '수파인 프레스supine press'라고도 하는 벤치프레스는 대중적이고 유용한 운동이다. 벤치프레스는 날것 그대로의 상체 스트렝스를 계발하는 최고의 방법이며, 올바르게 수행할 수만 있다면 스트렝스와 컨디셔닝 프로그램에 추가해도 손색이 없다.

벤치프레스는 견갑대 전면과 삼두뿐만 아니라 전완, 등 상부, 광배까지도 능동적으로 단련시킨다. 주동근으로는 바벨을 가슴에서 떼어 놓는 대흉근과 전면삼각근이 있고, 락아웃에서 팔꿈치 신전을 맡는 삼두가 있다. 승모근이나 능형근 같은 큰 근육과 경추, 흉추를 따라 붙어 있는 작은 근육들은 견갑골을 내전시키고 벤치에 대해 등을 안정시키며 등척성으로 수축한다. 견갑골이 승모근과 능형근에 의해 고정되어 있을 때, 소흉근은 흉곽이 안정적인

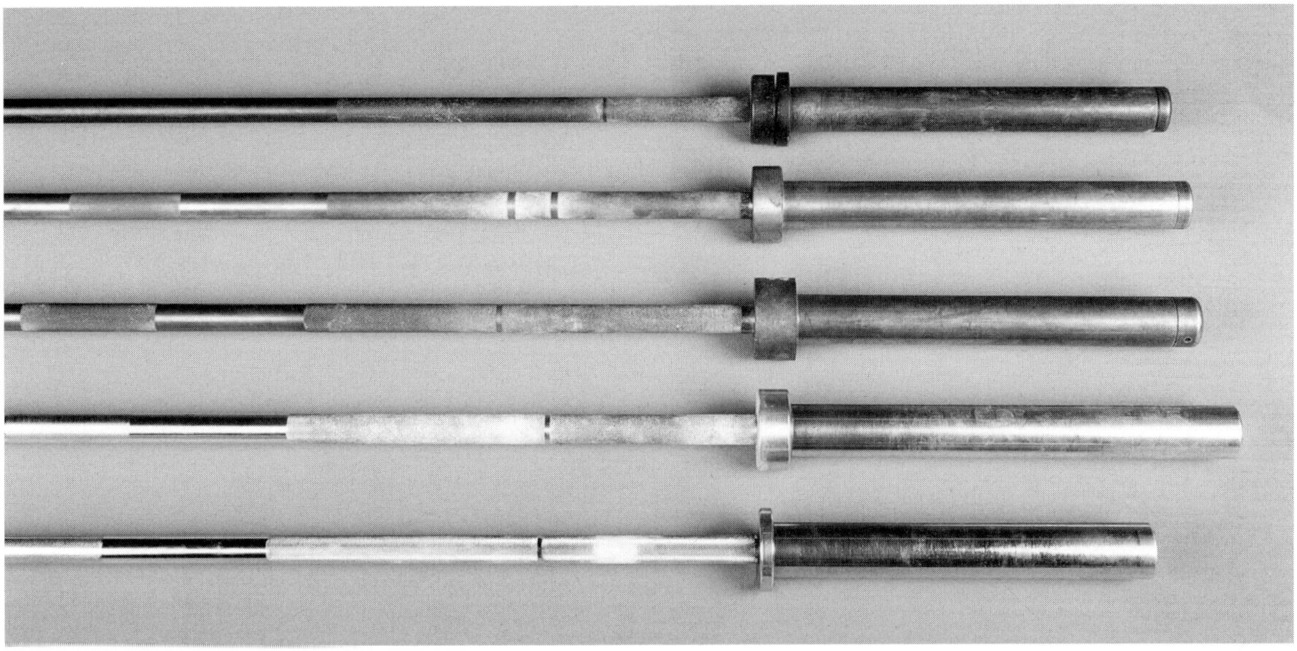

그림 5-2. 웨이트 트레이닝에는 여러 종류의 바벨이 쓰일 수 있다. 우리에게는 '파워봉'이 가장 어울리는데, 훈련 프로그램에서 비중이 큰 운동에 써먹을 만한 표식이 잘 들어가 있기 때문이다. 품질이 좋은 바벨은 규격이 같고 성질도 비슷하지만, 사기 전에 몇 가지 차이점은 알고 가야 한다. 운동에 따라 알맞은 직경과 탄성의 바벨이 따로 있기 때문이다. 클린이나 프레스에서는 탄력봉이, 스쿼트나 데드리프트에 벤치프레스에서는 (탄력 없는) 일반봉이 낫다.

아치를 만들 수 있게 한다. 회전근개 후면의 근육들은 동작 중에 상완골의 회전을 막고 안정화시킨다. 요즘은 '넓은등근'이라고도 하는 광배근은, 흉곽을 젖히고 등 하부에 아치를 만들어서 바벨이 움직일 거리를 줄이고 자세의 안정성을 높인다. 광배근은 또한 삼각근과 길항작용을 하여, 상완골이 하단에서 추진해 올라올 때 팔꿈치가 내전되거나 머리 쪽으로 올라오는 것을 막기 때문에, 상완과 몸통이 이루는 각도가 가동범위 아래쪽에서 변하지 않게 한다. 등 하부, 엉덩이, 다리의 근육은, 가슴과 팔이 바와 씨름하는 동안 상체와 지면을 이어주는 다리 역할을 맡아 이들을 고정하고 안정화시킨다. 목 근육은 뒤통수로 벤치를 힘줘 누르지 않는 이상 등척성으로 경추의 안정화에 기여한다. 벤치프레스 때문에 목이 굵어져서 새 와이셔츠를 사야 한다는 말이 사실이었던 것이다. 벤치프레스는 프리웨이트 운동이기 때문에 바벨을 통제하는 것도 동작 과정에서 필수이며, 따라서 벤치프레스를 통해 제어 능력을 키울 수 있다.

벤치프레스에서는 표준 파워 바와 벤치프레스용 벤치를 사용한다. 표준 파워 바는 굉장히 많은 곳에서 쓰이고 있으며, 특수목적 체육관이 아닌 곳에서도 수년간 사용되며 쓸모를 증명한 바 있다. 올림픽 역도 바벨에 비해 값이 싸서 개인이나 체육관이 구비하기에도 쉬웠으니, 어디에서나 볼 수 있는 것은 어찌 보면 당연한 일이다. 바벨의 스펙은 지름 28~29mm, 길이 220cm, 날카롭지 않은 널링, 11~15cm의 중앙 널링을 가운데 낀 42cm 가량의 매끄러운 면 등으로 단순하다. 널링은 바벨의 양쪽 끝에 걸린 링 앞까지 이어져 있고, 표식은 경기에서 허용되는 최대 그립 폭인 약 80cm 정도의 너비를 두고 떨어져 있다. 이런 표준 바가 없다 해도 굳이 연연할 필요는 없다. 표준 규격이 아닌 바를 사용해야만 하는 상황이라면, 그 바에 있는 표식의 위치를 잘 파악해서 융통성 있게 그립을 잡을 수 있어야 한다. 하지만 개인 용도로든 체육관용으로든 바벨을 구입할 생각이라면, 절대 돈은 아끼지 마라(그림 5-2).

강제된 규격은 없지만 벤치프레스용 벤치에도 표준 규격이 필요하다. 벤치 상판까지의 높이는 약 40cm여야 하며, 키가 작은 사람은 여기에 맞춰 발밑에 블록이나 원판

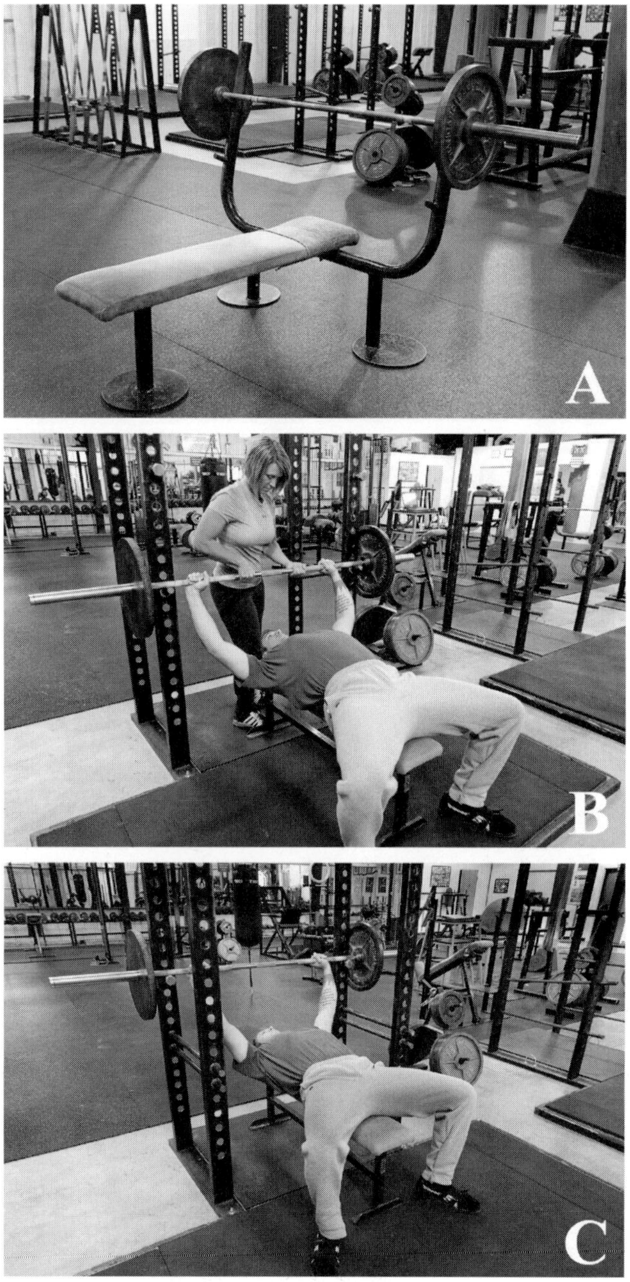

그림 5-3. 벤치프레스 장비를 사용하는 세 가지 방법. (A) 보통은 벤치프레스용 수직 보조 벤치가 널리 쓰인다. (B) 파워 랙은 높낮이도 조절할 수 있고, 공간과 장비에 제약이 있을 때 대안이 될 수 있다. (C) 파워 랙은 보조자 없이도 안전하게 벤치프레스를 할 수 있게 해 준다.

을 놓을 수 있다. 수직 보조대 사이의 간격은 112cm이며 높이 조절 기능은 있어도 그만이고 없어도 그만이다. 아니면 아예 40cm 높이의 벤치와 파워 랙을 대신 쓰는 수도 있다(그림 5-3). 대개의 벤치 표면은 비닐 재질로 씌워져 있지만, 지난 수 년 동안 시험해 본 결과 자동차 좌석용 천이 내구성도 좋고 등에 더 큰 마찰력을 제공할 수 있음이 증명되었다. 멍청하기 짝이 없는 제조사들은 지난 수십 년에 걸쳐 수직 보조 벤치와 일반 벤치를 모두 망쳐 놓았다. 상업 체육관은 안전뿐만 아니라 훈련이나 경기의 통일성을 위해서라도 표준 벤치프레스 장비를 갖춰 놓을 의무가 있다. 벤치에 돈을 아끼는 머저리 짓은 하지 말자.

배워봅시다, 벤치프레스

벤치프레스를 배울 때는 가능하면 보조자를 곁에 두는 것이 좋다. 벤치프레스에서의 보조는 뒤에 다룰 텐데, 보조자는 리프터를 도와 안전하게 바벨을 랙에 걸고 빼는 역할을 맡는다. 바벨이 어깨보다 뒤에 있어서 발생하는 레버리지는, 저중량일 때는 딱히 문제될 게 없지만, 중량이 늘어나면 심각한 문제가 되기 시작한다. 물론 알맞게 세팅이 된 파워 랙처럼 제대로 된 장비가 있다면 보조자는 필요없다. 심지어 안전핀이 없는 벤치에서도, 아주 가벼운 중량으로 벤치프레스를 배워 나간다면 보조자에게 중량을 분담시킬 필요가 없다. 훈련 내내 근처에서 알짱거리는 보조자야말로 쓸모가 전혀 없고, 실제로 이런 놈들 때문에 생기는 문제가 훨씬 많다. 벤치프레스를 배울 때 바벨을 제대로 못 다루고 있다는 생각이 들면, 중량이 너무 무거운 것은 아닌지 확인해야 한다. 만일 20kg짜리 빈 바가 너무 무겁다면(사람에 따라 그럴 수도 있다) 가벼운 바를 쓰도록 한다. 그래도 걱정이 된다면 보조자를 동원하되, 반드시 경험이 많고 능력이 있으며 '돕겠다'는 말로 자꾸 끼어들려 하지 않을 만한, 인내력이 있는 사람으로 구해라. 미숙한 보조자를 어쩔 수 없이 써야 한다면 이 장의 후반부에 있는 보조자의 임무에 관해 최대한 상세히 안내해 주어야 한다.

앞에서도 그랬던 것처럼 시작은 빈 바로 한다. 벤치프레스를 처음 하는 사람이든 웜업을 목적으로 하는 사람이

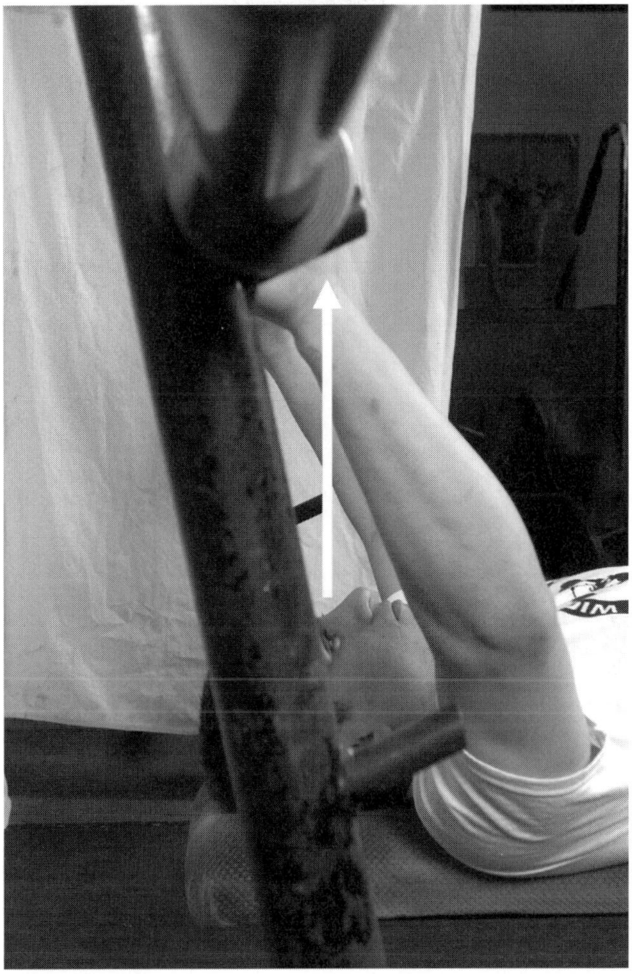

그림 5-4. 준비 자세에서 시선. 바벨의 아래쪽을 볼 수 있도록 몸을 벤치 아래 적당한 자리에 놓는다.

든 간에, 시작은 **반드시** 빈 바로 해야 한다. 벤치에 등을 대고 누워 수직 위를 바라본다. 이 자세에서 몸은 바벨에 대해 최대한 아래로(여기서 '아래'는 항상 벤치의 발쪽 끝을 뜻한다) 두어서 수직 위를 바라보았을 때 시선이 바벨의 아래쪽에 꽂히도록 한다(그림 5-4). 그렇다고 몇 인치씩 내려가라는 소리는 아니다. 그랬다가는 바를 랙에서 꺼낼 때 힘들어질 수 있으니 조금만 내려간다.

발은 스쿼트 스탠스보다 편안히 지면에 밀착시키되, 이때 정강이는 거의 수직이어야 한다. 등 상부는 벤치에 납작하게 달라붙어 있어야 하고, 등 하부는 일단 해부학적으로 정상인 아치가 만들어지도록 한다. 아치는 나중에 수정할 것이다.

자세를 다 잡았으면 오버핸드 그립으로 바벨을 잡는다. 사람마다 어깨 폭에 차이가 있으니 그립의 너비는 양손 검지 간격을 기준으로 55~60cm 사이에서 결정한다. 그립을 이렇게 잡으면 대부분 바벨이 가슴에 닿았을 때 전완을 수직으로 만들 수 있으므로, 동작 중에 어깨 관절의 가동범위를 거의 최대로 활용할 수 있다. 이때 바는 손가락 쪽이 아니라 손바닥 아래쪽의 이른바 '손꿈치'에 두어서 전완의 뼈 바로 위에 놓일 수 있도록 한다. 이렇게 해야 힘이 손목을 경유하지 않고 직접 팔을 지나 바벨에 전달된다. 바벨을 손꿈치에 제대로 올린 **다음에** 손가락을 말

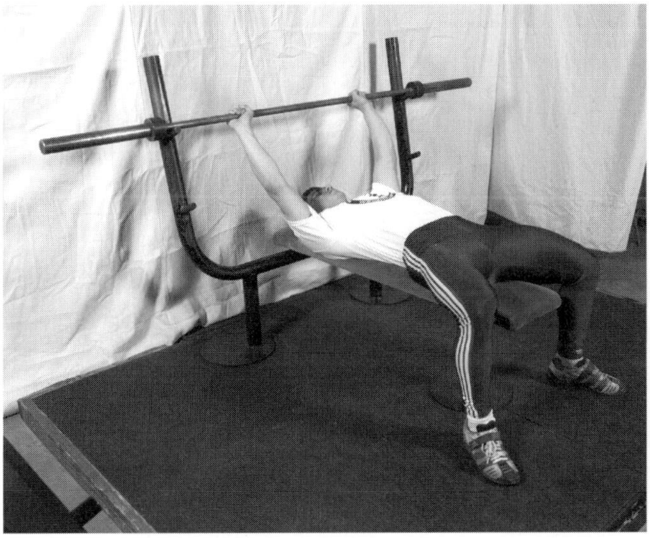

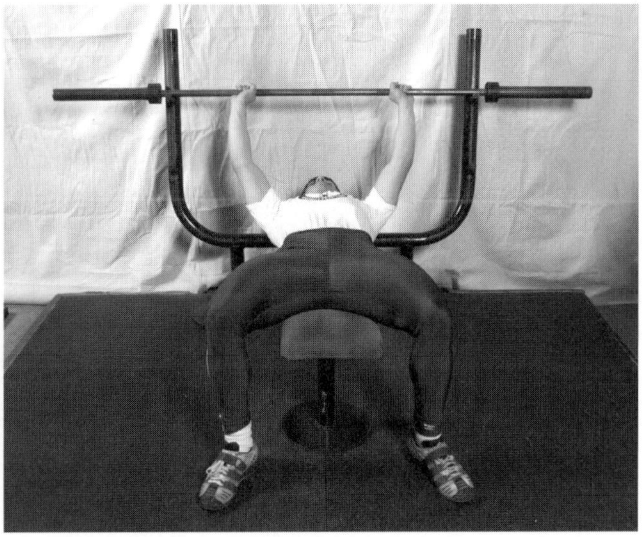

그림 5-5. 벤치에서 발과 다리의 위치.

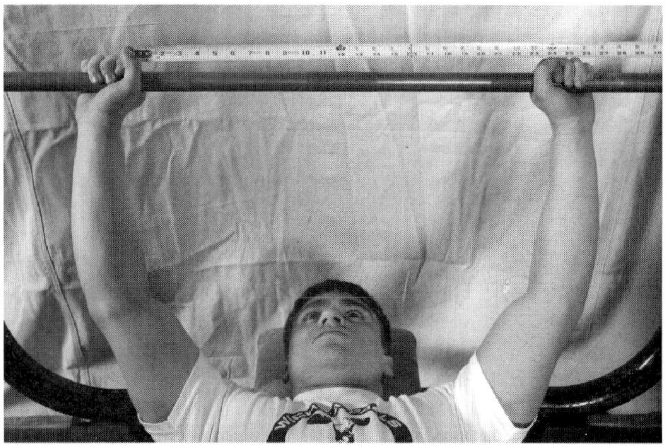

그림 5-6. 벤치프레스에서 그립의 너비.

아 쥔다. 이때 팔을 약간 내회전시키고 손을 회내시키면 최고의 그립을 얻을 수 있다.

이제 바벨을 랙에서 들어올린다. 벤치에 누운 자세 그대로 천장을 똑바로 바라보며 바벨을 밀어 팔꿈치를 락아웃 한다. 팔꿈치가 락아웃 된 상태에서 바벨을 어깨의 관절인 GH관절 위로 이동시켜, 바와 관절이 바닥에 대해 직각으로 놓일 수 있도록 한다. 이때 바는 턱이나 목 위

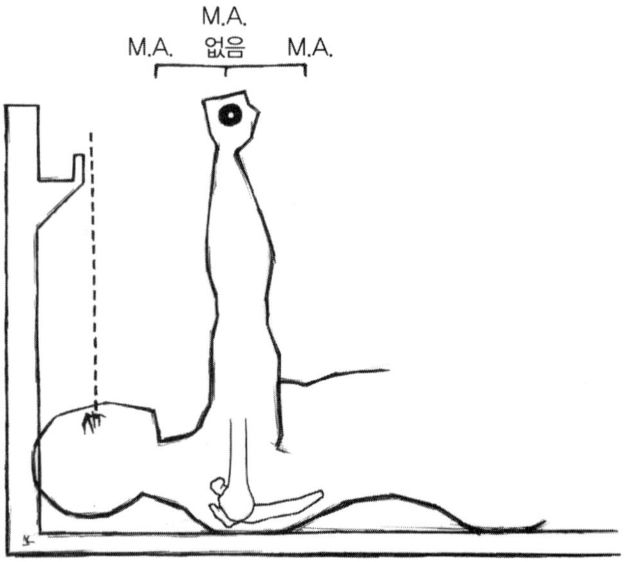

그림 5-7. 바는 GH관절에 대해 수직으로 정렬되었을 때 균형이 맞는다. 균형점에서 바벨이 수평 방향으로 벗어나면 추가적인 일을 필요로 하는 모멘트 암이 생겨난다. 고중량일 경우 시작 자세에서 랙이 멀리 떨어져 있으면 상당히 긴 모멘트 암이 생기는데, 보조자는 이러한 역학적 취약점을 극복할 수 있게 해 준다. (M.A. = 모멘트 암)

가 아닌 가슴 위에 둔다. 바벨이 있을 곳은 관절 위쪽이다. 바벨이 락아웃 되었을 때 어깨 관절과 바 사이의 모멘트 암을 최소화하는 균형점이 여기다. 바벨을 올려 락아웃을 할 때에는 일말의 주저도 없이 빠르게 이 위치에 가 닿을 수 있도록 한다. 처음 몇 번은 보조자의 도움을 받아 바벨이 얼굴과 목을 지나 가슴 위에 올라오게 할 수도 있다.

락아웃 자세에서 바벨이 안정되면, 눈앞에 펼쳐진 풍경을 제대로 기억하자. 이 순간에는 바벨 위쪽으로 천장이 눈에 들어올 것이다. 시야에는 오로지 천장과 바벨만 있는데, 동작을 실시할 때 이 풍경을 기준으로 삼을 수 있다. 시야를 절반으로 나누면 아래쪽에 바벨이 보인다. 바벨이 천장의 무늬 어디쯤에 있는지 잘 살펴보기 바란다. 바벨을 쳐다보라는 말이 아니다. 천장에 시선을 집중했을 때 바는 그저 시야에 들어올 뿐이다. 그 상태로 바벨을 약간 움직여 본다. 천장을 기준점으로 삼았으니 바벨이 아주 조금만 움직여도 움직임을 바로 파악할 수 있을 것이다. 바는 움직일 수 있고 천장은 움직이지 않으므로, 앞으로 천장을 바 이동의 기준점으로 삼을 것이다.

바벨이 천장 어디쯤에 있는지 주의 깊게 살펴보면서 바벨을 가슴까지 내리고, 가슴에 바벨을 댄 뒤에 바벨을 추진시켜 아까와 똑같은 위치에 올려놓는다. 천장을 쳐다보면서 바벨의 원래 위치를 찾아야 한다. 바벨이 움직이는 것을 보면 **안 된다.** 눈이 바벨을 따라가게 하지 **말고,** 그냥 천장만 바라보자. 매 반복마다 같은 자리에 바벨을 둘 수 있도록 한다.

바벨을 어깨 위에서 락아웃 했다면, 보조자에게 바에서 밑으로 수직선을 그었을 때 가슴에 닿는 부분보다 약간 아래인 흉골 중앙 부근을 누르도록 지시한다. 손가락을 뗀 후에도 느낌이 남아있을 정도로 강하게. 촉감을 이용한 큐는 바벨이 가슴의 어디에 닿아야 하는지 효과적으로 알려준다. 보조자 없이 혼자 랙에서 벤치프레스를 하고 있다면, 팔꿈치의 잠금을 풀고 양쪽으로 벌리면서 바벨을 '아래'쪽으로 약간 내려 가슴에 닿을 수 있게 한다. 아주 약간이면 된다. 제대로만 하면 보조자가 누르는 것과

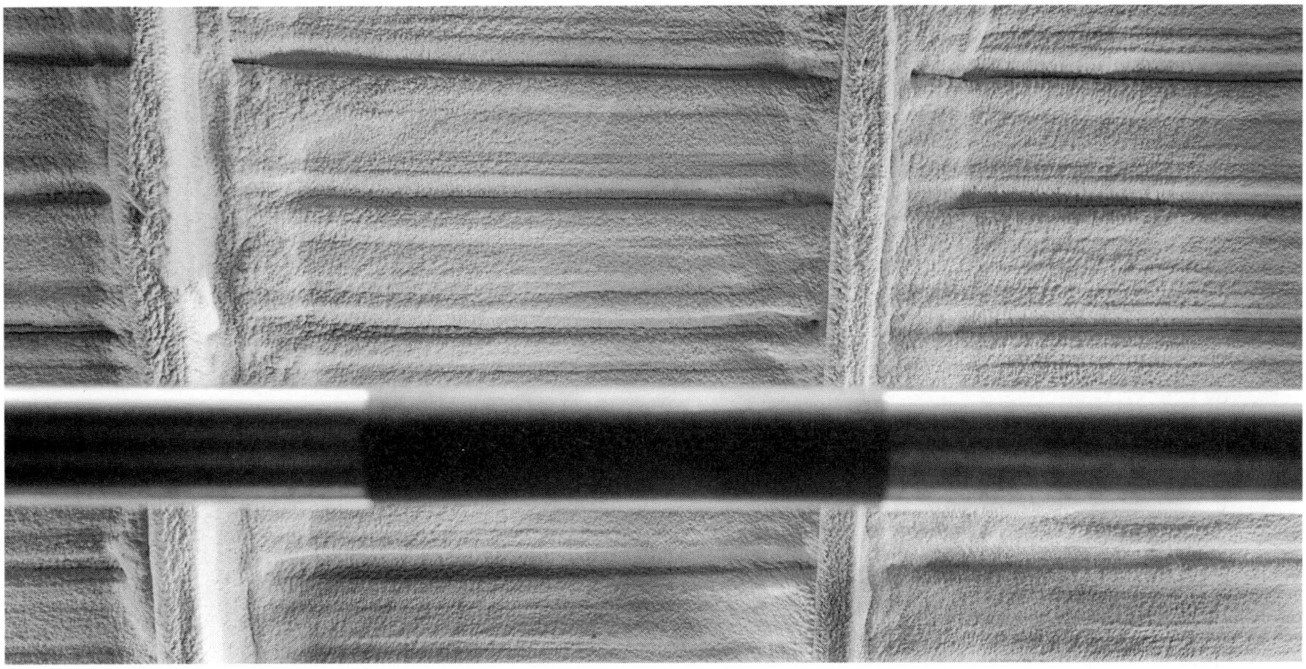

그림 5-8. 누운 사람의 시각에서 본 풍경. 천장을 기준으로 바벨의 위치를 알 수 있다. 시선을 집중하는 곳은 천장이지 바벨이 아니다.

동일하게 흉골에 닿는데, 이 위치는 쇄골에서 몇 인치 정도 아래, 어깨 관절보다는 아주 약간 아래일 것이다. 바벨이 닿는 정확한 위치는 체스트 업 정도에 따라 약간씩 달라지기는 하나, 쇄골에서 몇 인치 아래인 흉골 중앙 정도면 처음에 기준점으로 삼기 좋다. 나중에 자세히 이야기하겠지만 여기에서는 수직이 아닌 바벨의 궤적을 만드는 것이 목적이다.

지금까지의 내용을 명심하면서 천장을 바라보고, 팔꿈치의 잠금을 풀고, 가슴으로 바벨을 내리면서, 중간에 멈추지 말고 가슴에 바벨을 댄 다음, 시야에 있었던 곳으로 바벨을 추진시켜 올린다. 이렇게 다섯 번만 해 본다. 시선을 고정하고 눈을 움직이지 않으면 바벨이 매번 같은 자리로 돌아간다는 사실을 즉시 알아차릴 수 있다.

이렇게 시선을 고정하면 열에 아홉은 처음부터 올바른 바벨의 궤적을 만들어낼 수 있다. 아무리 '몸치'라고 해도, 이 기법을 이용해서 몇 세트 정도를 수행하면 벤치프레스를 꽤 그럴싸하게 할 수 있을 것이다. 보통 초보자들이 처음부터 겪는 문제인 '출렁거림'은 시선이 바벨을 좇아가기 때문에 발생한다. 시선을 천장에 고정하면 이 문제는 거의 사라진다. 이렇게 했는데도 바벨이 계속 출렁거린다면 다른 부분에 문제가 있는 것은 아닌지 주의를 기울여 살펴야 한다.

움직이는 바벨이 아니라 고정된 지점에 시선을 두는 것이 핵심이다. 기준점이 있으면 바벨을 항상 같은 곳에 가져다 둘 수 있으며, 따라서 매 반복마다 같은 궤적으로 바벨을 움직일 수 있게 된다. 시선이 바벨을 좇으면 고정된 지점이 아니라 움직이는 물체에 신경을 쓰게 되므로, 당연히 바벨을 같은 자리에 돌려놓을 수 없다. 골프나 테니스를 생각하면 이해가 빠를 것이다. 클럽이나 라켓이 목표물(공)을 향해 움직일 때도 시선은 목표물에 고정되어 있다. 물론 테니스공은 움직이고 골프공은 움직이지 않는다는 차이가 있지만, 원리는 같다. 목표물을 시선의 기준점으로 삼으면, 우리의 두뇌는 잡고 있는 도구(클럽, 라켓, 당구 큐대, 배트, 칼, 슬레지해머, 도끼, 바벨)가 목표물로 향할 수 있도록 손의 협응을 유도한다. 따라서 테니스공이 움직여도 머리와 눈이 따라가면서 공을 고정된 물체처럼 받아들이는 것이다. 다행히 웨이트 룸의 천장이 움직일 일은 없으므로 테니스보다 쉬울 수도 있겠지만, 실제로 바라

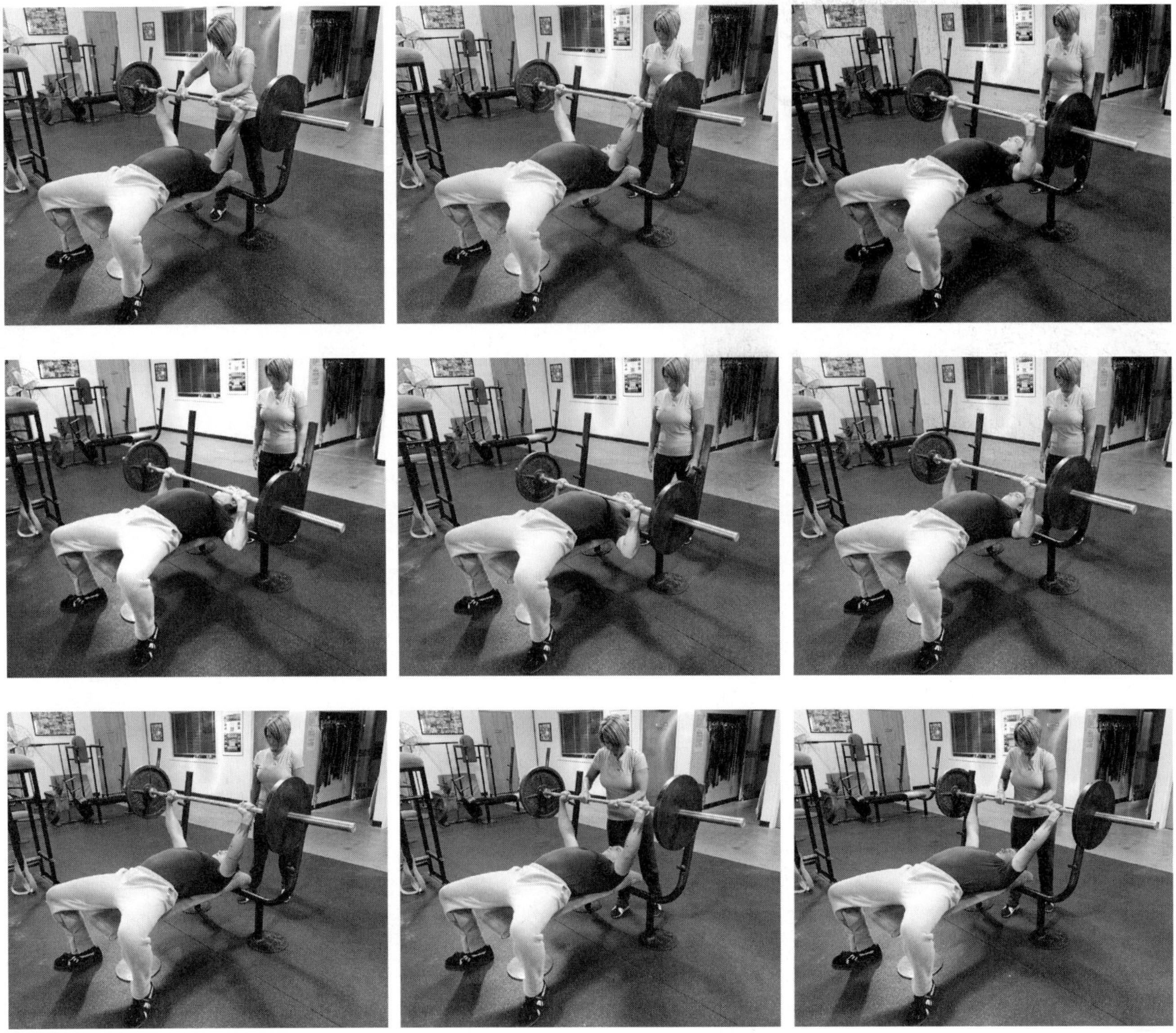

그림 5-9. 벤치프레스.

보고 있는 지점을 향해 손에 쥔 물체를 움직인다는 원리는 동일하다. 얼핏 달라 보이는 활동 사이에서 보이는 이러한 공통점은, 모두 시선의 이동에서 나온다. 목표물이 움직이든 정지해 있든 간에 손에 쥔 도구는 시선이 향하는 곳으로 움직이게 마련이다.

시선을 확실히 익힐 수 있도록 5회짜리 세트를 한 번 더 해 보고 바벨을 랙에 얹어 놓는다. 세트를 마무리할 때는 마지막 반복을 마친 상태로 팔꿈치를 잠그고, 수직 보조 프레임에 닿을 때까지 바벨을 뒤로 움직여 걸쇠에 얹는다. 보조자가 있으면 이 과정을 맡긴다. 다음 세트를 시작하기 전에 중량을 약간 올린다. 청소년이나 여성은 5kg, 덩치가 좀 있는 사람들은 10kg에서 15kg까지도 올릴 수 있다. 중량을 올리다 보면 바벨의 속도가 느려지고 자세가 흐트러지는 시점이 오는데, 이 중량으로 5회씩 두 세트만 더 하자. 그러면 첫 번째 벤치프레스 워크아웃이 끝난다.

벤치프레스와 흔한 실수들

벤치프레스는 체육관에서 가장 인기가 많은 운동이다. 많은 사람들이 하는 만큼 가르치려 드는 사람들도 많은데, 그러다 보니 물리적으로 오류투성이에다가 굉장히 위험할 수도 있는, 아주 잘못된 방식으로 가르치는 사람들도 엄청 많아졌다. 벤치프레스를 할 때는 몸이 바와 벤치 사이에 끼어 있고, 바벨을 놓치면 빠져나갈 수 없기 때문에 위험성만 따지면 절대 밀릴 리 없는 왕 중의 왕이다. 효율성을 추구하면 안전이 부산물로 따라온다고 생각하기 쉽지만, 적어도 벤치프레스에서는 바벨에 깔려 죽지 않기 위해서라도 더 많은 주의를 기울여야 한다.

손과 그립

벤치프레스에서 바는 머리, 얼굴, 목을 지나기 때문에 상식적으로 지켜야 할 사항을 준수하지 않으면 심각한 안전사고가 발생할 수 있다. 보조와 보조자에 대해서는 나중에 상세히 다룰 테니 여기서는 당신이 해야 할 일만 따지고 넘어간다.

손과 관련해서 가장 심각하고, 멍청하고, 동시에 가장 보편적인 문제는 섬리스 그립과 연관되어 있다. **스쿼트를 제외한 바벨 훈련에서 섬리스 그립은 꿈도 꾸지 마라.** 섬리스 그립은 안전뿐만 아니라 수행능력 관점에서도 최악이다. 바벨을 전완 끝에 걸쳐 손목에 가해지는 레버리지를 줄이려는 의도로 섬리스 그립을 쓰는 것 자체는 이해할 수 있다. 하지만 엄지손가락을 바벨에 걸어도 같은 효과를 얻을 수 있는데 굳이 섬리스 그립을 쓸 필요는 없다. 불안정한 바벨을 얼굴과 목 위에 갖다 놓는 건 너무 위험한 짓이다. 스쿼트에서는 바벨이 아니라 사람이 움직이기 때문에 섬리스 그립을 쓸 수가 있다. 그러나 벤치프레스에서 바벨을 잡은 그립의 안정성을 확보하는 것은 엄지손가락이고, 이 상황에서 섬리스 그립을 쓰면 전완 끄트머리에서 바벨이 균형을 잡을 가능성은 0으로 추락한다.

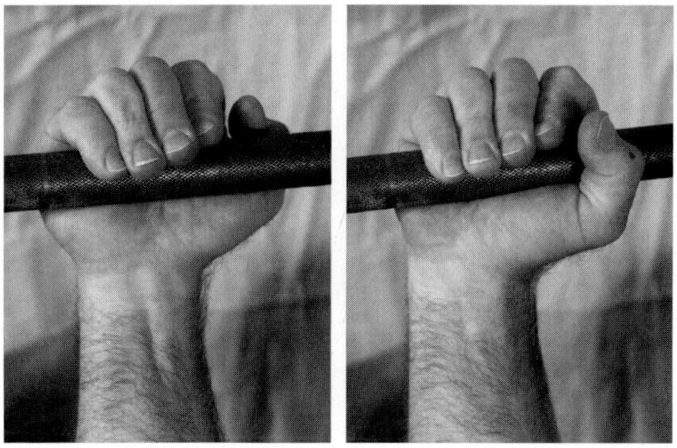

그림 5-10. 섬리스 그립(A)과 섬어라운드 그립(B). 운동 중에 심각한 부상을 일으키는 원인은 많지 않은데, 섬리스 그립이 여기에 속한다. 섬어라운드 그립으로도 똑같이 전완 끝에 바벨을 놓을 수 있으며, 이때는 바벨을 얼굴, 목, 가슴에 떨어뜨릴 위험성을 껴안고 있을 필요도 없다.

아무리 능력이 좋은 보조자라도 떨어지는 바벨을 잽싸게 받아 당신의 목숨을 구할 수는 없다. 바벨이 떨어졌을 때 무슨 참사가 벌어지는지 본 적이 없으니 모르는 것도 당연하다. 미국에서는 연평균 11명이 웨이트 트레이닝 중에 사망하는데, 한 명도 빠짐없이 전부 벤치프레스를 하다가 죽었다. 물론 수백만 명이 지금 이 순간에도 완벽하고 안전한 벤치프레스를 하고 있지만, 당신이 11명 중에 하나가 되지 않으리라는 보장은 없다. 여기까지 이야기했는데도 굳이 섬리스 그립을 고집하겠다면 남들한테 험한 꼴 보여주지 말고 조용히 집에서 혼자 해라.

섬리스 그립의 또 다른 문제는 바로 리프팅의 효율이 감소된다는 것이다. 손으로 꽉 쥐지 않으면 어깨는 추진력을 효율적으로 내지 못한다. 직경이 큰 바벨이나 핸들이 두꺼운 덤벨을 쓸 때도 이런 현상을 볼 수 있다. 가령 직경 50mm짜리 바로 프레스를 하면 직경 28.5mm짜리 표준 바벨과 중량이 같아도 두 배는 힘들다. 보통 크기의 손으로는 굵은 바벨을 쥐어짤 수 없기 때문에 이런 차이가 생긴다. 손을 쥐어짠다는 것은 엄지와 나머지 손가락을 바벨에 완전히 감아 만든 압력으로 전완을 등척성 수축시킨다는 말인데, 이로 인해 팔꿈치 원위부 근육의 긴장이 증가하기 때문에 효율적으로 바벨을 튕겨 올릴 수 있을 뿐만 아니라, 팔과 상체 전반의 운동단위 동원도 증가된다. (원위부는 몸

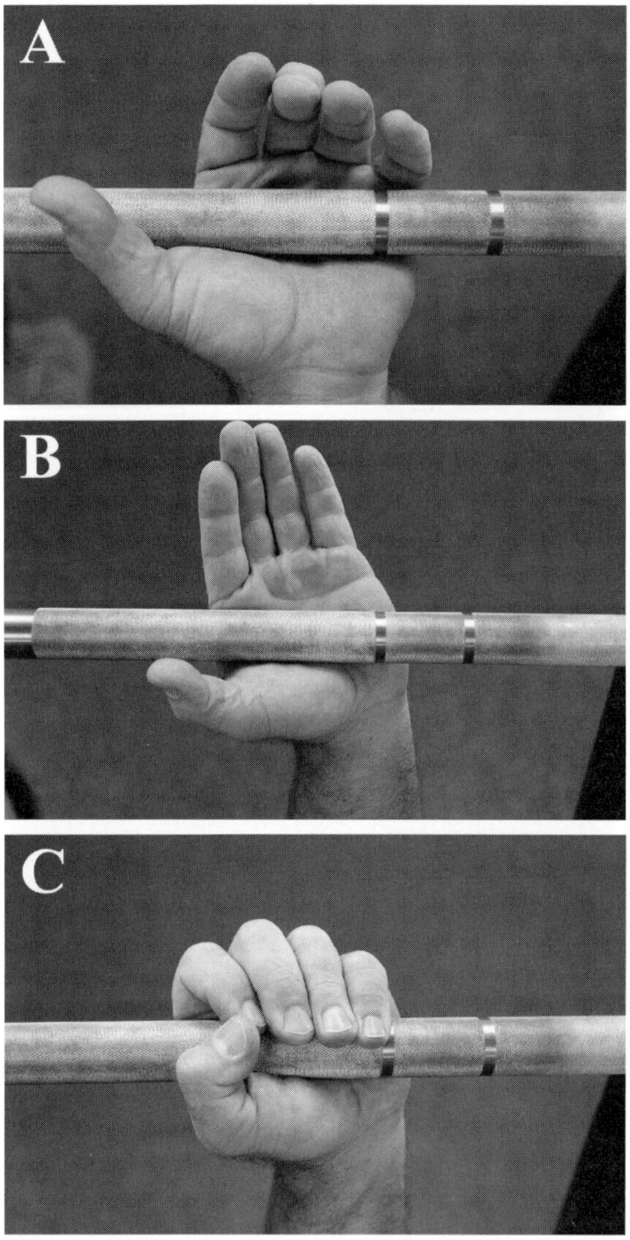

그림 5-11. 보통 그립을 쥘 때 손가락 마디가 바 위의 선과 수직이 되도록 잡곤 한다(A). 하지만 손을 회내시켜 돌리고(B) 그 다음에 바를 잡아야(C) 최고의 그립을 얻을 수 있다. 손이 바벨에 어떻게 붙어있는지 잘 살펴보라.

의 중심에서 먼 쪽을 가리킨다. 반대말인 근위부는 몸의 중심 쪽을 가리킨다.) 어떤 리프터들은 쥐어짜는 힘을 높일 요량으로 바벨의 널링에 지문을 박아 넣겠다는 자기암시를 하기도 한다. 그런데 바벨을 쥐어짜는 능력을 감소시키는 데에 섬리스 그립만한 것이 또 없다. 가벼운 중량으로 직접 한번 해 보라. 부탁이다. 사실 고중량 스쿼트를 비효율적인 기법으로 하는 사람들이 많은 것처럼, 섬리스 그립으로도 고중량 벤치프레스를 하는 사람이 많다. (어쨌거나 비효율적인 방법으로도 잘 하는 사람들은 어디에나 있으니.) 그렇지만 중요한 것은 표준 그립을 잡았을 때만 안전과 효율을 한꺼번에 챙길 수 있다는 점이다. 따라서 엄지손가락이 손에 붙어 있는 사람이라면 반드시 섬리스 그립을 멀리 하고 표준 그립을 잡아야 한다.

앞서 말했듯 섬리스 그립은 바벨을 손에서 더 나은 위치에 갖다 놓으려고 하는 전략이다. 어깨와 삼두근에서 발생한 힘은 전완의 뼈를 거쳐 바벨에 전달된다. 바벨에 가장 효율적으로 파워를 전달하려면, 전완이 수직인 상태로 바벨이 손꿈치에 놓여서 손목과 바 사이에 어떠한 모멘트암도 생기지 않아야 한다. 대부분은 바벨을 보고 기준선을 잡은 뒤, 손가락 마디가 바와 평행이 되도록 그립을 잡는다. 이렇게 되면 바와 손목 사이에 2~5cm 정도의 모멘트암이 발생하므로, 결과적으로 불필요한 레버리지가 관절에 상당히 많이 걸리게 되며, 따라서 힘이 비효율적으로 전달된다.

프레스 챕터에서 이야기했듯 그립을 효율적으로 잡기 위한 최고의 방법은 검지로 너비를 잡은 뒤 손을 회내시켜 엄지가 발을 가리키게 하는 것이다. 이 동작을 통해 바는 '노쪽세로주름'과 '엄지두덩' 및 '소지두덩' 사이에 정렬된다(그림 3-10을 보고 오자). 그 다음에 손가락을 바벨에 감아 꽉 잡는다. 이렇게 바벨을 랙에서 들어올리면 그림 5-11처럼 전완 뼈 바로 위의 손꿈치에 바벨을 놓을 수 있다.

이 그립에서는 엄지손가락을 바벨에 걸어 쥘 수 있고 운동사슬에서 손목을 배제시킬 수 있다. 일단 손의 위치를 제대로 잡았으면, 동작 중에 바벨이 제대로 지지를 받을 수 있도록 손바닥을 조인다. 이 과정에서 엄지손가락은 전혀 방해가 되지 않는다. 중력이 손가락 쪽을 향하는 자세가 아니기 때문에, 데드리프트에서 했던 것처럼 손가락 쪽으로 바짝 붙여서 잡을 필요는 없다. 벤치프레스와 프레스에서 바벨은 손을 잡아당기는 녀석이 아니라 손 안에서 압축되는 녀석임을 명심하자. 데드리프트에서 잡았던 그립을

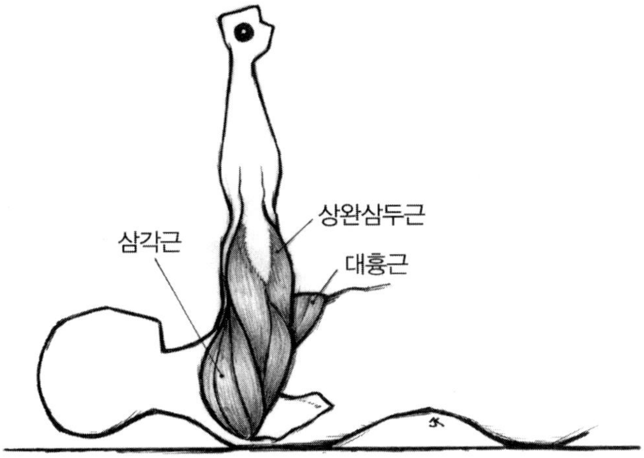

그림 5-12. 벤치프레스에 관여하는 주요 근육들.

벤치프레스와 프레스에 그대로 가져오는 것은 그리 생산적인 발상이 아니다.

한 세트를 수행하다 보면 바벨이 손 뒤쪽, 그러니까 손가락 쪽으로 미끄러져서 처음 시작했던 자리에서 벗어나는 일이 종종 생긴다. 그립을 단단히 잡고 있지 않으면 이렇게 된다. 바벨이 너무 많이 이동하면 움직이는 근육에 대한 중량의 위치가 바뀌게 되어 기법에 영향을 미치게 되므로, 동작 중에 팔꿈치나 어깨의 자세가 변할 수도 있다. 즉 바벨이 손 뒤쪽으로 굴러가는 것은 바벨이 팔꿈치나 어깨에 대해 뒤쪽으로 굴러가는 것과 같고, 팔꿈치와 어깨는 이로 인해 발생하는 효과를 보정하려 한다. 따라서 바벨은 동작 중의 효율과 안전을 위해 단단히 고정되어야 한다.

특정 범위 내에서 그립을 얼마나 넓게 잡는가는 개인적인 선호의 문제이다. 전반적인 상체 스트렝스의 향상이 목적이라면, 특정 근육에 대한 강조보다는 관련된 모든 근육이 고루 관여되는 일반적인 자세가 필요하다. 벤치프레스에서 최대 가동범위는 바벨이 가슴에 닿았을 때 전완이 수직이 되도록 하는 그립을 잡았을 때 나온다. 넓은 그립(이하 와이드 그립)에서는 바벨이 락아웃에 도달할 때까지 이동해야 할 거리가 짧아 삼두가 해야 할 일이 적은데, 대신 그만큼의 일이 흉근과 삼각근에 추가된다. 하지만 검지 기준 55~70cm 너비로 그립을 잡으면 우리의 목적을 이룰 수 있다. 이 범위 내에서라면 어깨너비와 관계없이 모든 사람들이 최대의 가동범위를 만족하면서도 강한 그립을 만들어낼 수 있다. 잠깐 다른 이야기를 하자면, 어지간한 사람이라면 좁은 그립으로도 표준 그립의 최대 중량으로 벤치프레스를 할 수 있다. 그러나 너무 좁은 그립에서는 상대적으로 크기가 작은 삼두근이 락아웃의 많은 부분을 담당하므로 중량을 낮출 수밖에 없다. 다시 하던 이야기로 돌아와서, 와이드 그립을 쓰면 손과 어깨 관절 사이에 긴 모멘트 암이 생길 뿐만 아니라 가동범위가 극도로 줄어들고 삼두가 할 일이 너무 없어진다. 물론 가동범위가 줄어들기 때문에 와이드 그립으로 더 많은 중량을 다룰 수는 있다. (그래서 파워리프팅 경기에서는 검지 사이의 너비를 32인치, 81cm로 규정하고 있다.)

그러나 벤치프레스를 통해 더 많은 스트렝스를 얻으려는 우리의 목적이, 꼭 고중량 벤치프레스에 대한 집착으로 귀결될 이유는 없다. 어쨌거나 대부분은 운동을 처음 시작할 때 중간 정도 너비의 그립(이하 미디엄 그립)을 알아서 고른다. 생산적인 효과를 내려면 엄청난 연습을 해야 하는 와이드 그립에 비해 자연스럽게 느껴지기 때문이다. 이러한 미디엄 그립은 견갑대의 근육에 일을 분담시킴으로써, 우리가 애초에 얻고자 했던 어깨와 팔의 전반적인 스트렝스를 향상시킨다.

팔꿈치

다시 한 번 말하지만 팔꿈치 위치에 대한 이해는 리프팅에서의 효율과 안전에 있어 필수적이다. 팔꿈치 관절은 상완골 원위부가 요골 및 척골과 만나는 부분에 있다. 많은 사람들이 '팔꿈치'라고 생각하는 척골 끝의 뼈 덩어리는 삼두건이 붙는 주두돌기이다. 흉근과 삼각근은 어깨 옆 상완골의 앞쪽에 붙어 있다. 벤치프레스에 쓰이는 근육들이 만드는 힘은 팔꿈치를 위아래로 움직이며, 평행한 양팔의 전완은 바벨에 대해 팔꿈치를 수직 아래로 위치시켜 바와 팔꿈치 사이에 모멘트 힘이 생기지 않도록 한다. 이와 같은 어깨 관절 주변의 움직임은 팔꿈치의 움직임에 기여

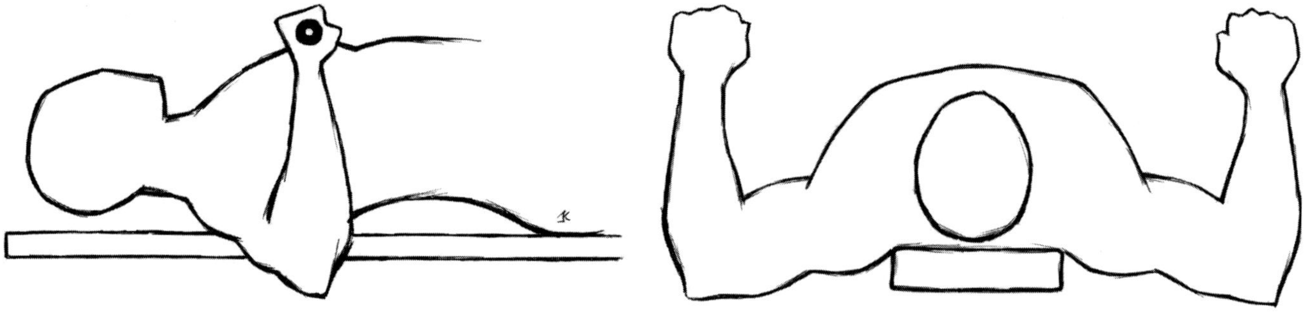

그림 5-13. 회전력 발생을 막고 바벨에 최적의 힘이 전달되도록, 전완은 반드시 어떤 각도에서든 수직이어야 한다.

하지만, 어깨는 상완이 움직이는 동안 벤치에 대해 위치가 변하지 않아야 한다. 즉 팔꿈치는 움직이지만 어깨는 움직이지 않는다고 생각해야 한다(물론 실제로 그런 것은 아니지만 말이다).

바벨을 움직일 때 상완골의 위치는 성공적인 동작의 핵심이라고 할 수 있다. 이 위치는 락아웃 자세에서 시작해 바벨이 가슴으로 되돌아올 때 상완골과 몸통이 이루는 각도로 결정된다. 벤치프레스 동작은 어깨 관절 바로 위에서 바벨이 락아웃 된 상태에서 시작된다. 이 자세에서는 바와 회전축 사이에 모멘트 암이 없다. 상완과 전완을 곧은 기둥처럼 지지하는 데에 들이는 노력을 빼면, 이 상황에서는 바벨이 균형을 유지하고 있기 때문에 추가로 공을 들일 필요가 없다. 하단, 그러니까 가슴 위에서 상완골이 몸통에 대해 직각을 이룬 자세는 완전히 '외전'된 자세라 할 수 있는데, 이때 상완골은 벤치와 직각, 바와 평행을 이루고 있으며, 바는 어깨 관절 바로 위에 있게 된다. 이 자세에서는 이상적인 바벨의 궤적이 만들어지고, 가동범위 전체에서 바와 관절 사이의 모멘트가 0이 되며, 바와 어깨 사이에도 레버리지로 인해 발생하는 힘이 0이 되므로, 만일 역학적인 부분에만 관심이 있다면 이 자세를 가장 이상적인 하단 자세로 채택할 수 있다.

하지만 역학이 전부는 아니다. 우리는 어깨 부상 없이 벤치프레스 훈련을 해야 한다. **어깨 수술은 정말로 심각한 사건이다.** 진지하게 하는 말이다. 벤치프레스의 기법에 있어서 해부학적 요인을 매우 중요하게 고려하는 것은 그 때문이다.

프레스는 일단 서서 수행하기 때문에, 바벨을 추진시켜 올릴 때 견갑골이 자유롭게 회전하거나 척추 쪽으로 움직이므로 어깨 건강에 문제가 될 일이 없다. 견갑골의 자유로운 특성 덕분에, 상완골이 전완과 일직선이 되어 잠길 때 견갑골 측면의 견봉과 오훼돌기 사이에 회전근개와 이두건이 낄 가능성은 낮아진다. 견갑골은 자기 위치에서 '떠다닐' 수 있기 때문에 아무 것도 망가뜨리지 않고 상완골의 움직임을 따라 비켜난다(그림 3-5). 보다 정확히 말하자면 어깨를 으쓱 올려 바벨을 락아웃 시키는 과정에서, 승모근이 견갑골을 잡아당김으로써 이러한 현상이 일어난다.

이와 반대로 벤치프레스에서는 가슴을 위로 밀고 등에 아치를 만들기 위해 승모근이 견갑골을 흉곽과 벤치 사이에 잡아 끼워 단단한 판처럼 만들어 놓는다. 이때 견갑골은 내전되어 서로 맞닿거나 등 안으로 파고든다. 위치가 제대로 잡혔다면 견갑골은 몸과 벤치 사이의 접점 역할을 하기 때문에 움직이지 못한다. 따라서 상완골이 앞서 말한 뼈 돌기로 다가갈 때도 가만히 있는다. 견갑골이 상완골의 움직임에 발맞출 수 없는 상황이기 때문에, 이번만큼은 상완골이 견갑골에 맞춰 줘야 회전근개 한복판에 구멍이 뚫리는 사태를 막을 수 있다.

따라서 리프터는 이렇게 고정된 상완골이 견갑골을 비켜갈 수 있도록 90도로 외전한 팔꿈치를 75도 정도로 조정할 필요가 있다. 락아웃에서 시작해 바벨을 가슴에 대고 다시 락아웃 상태로 되돌리는 가장 긴 가동범위 내에서, 상완골이 어깨 충돌 문제를 일으키지 않게 하려면 이게 최

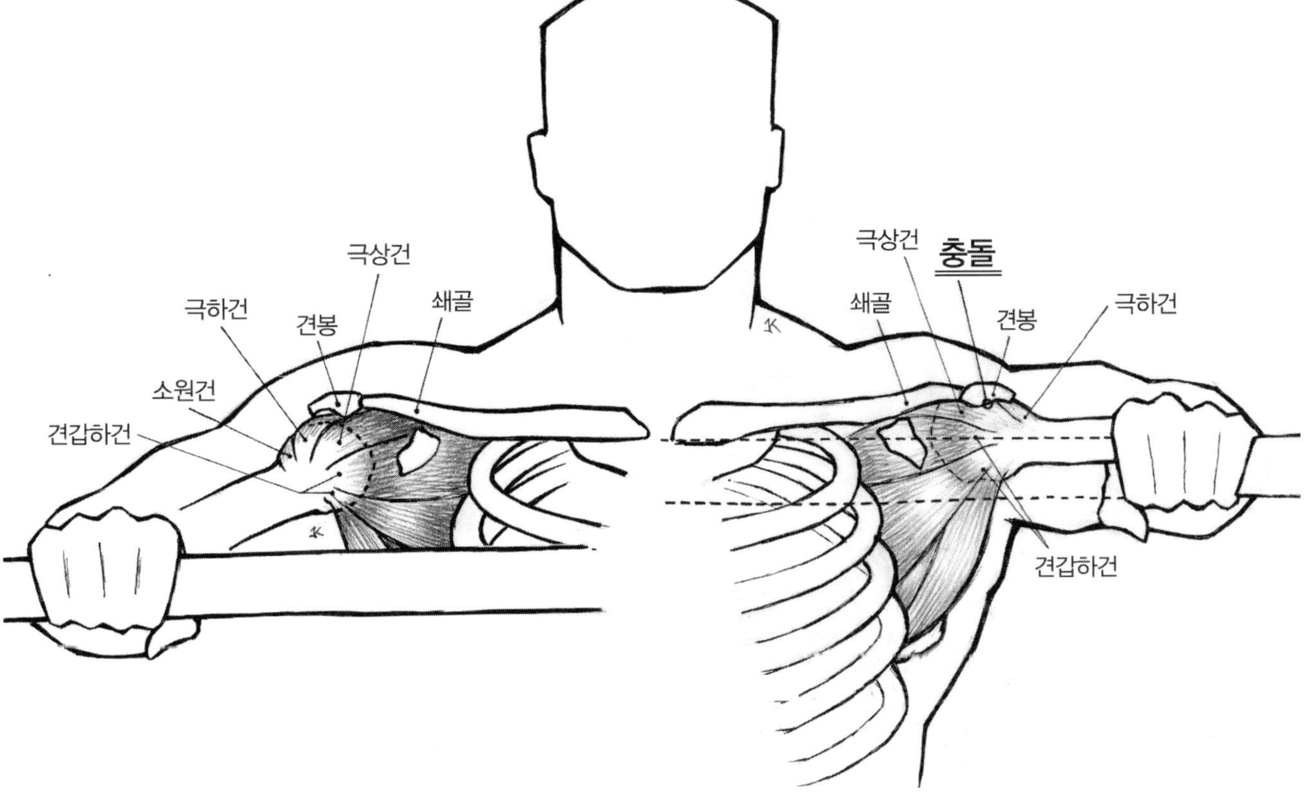

그림 5-14. 벤치프레스는 어깨충돌을 일으킬 수 있다.
우측 : 90도 외전상태. 상완골두와 AC관절 사이에서 회전근개의 힘줄(건)이 짓이겨진다.
좌측 : 이 문제를 해결하기 위해 팔꿈치를 평행하게 내려 GH관절에 대해 팔꿈치가 75도의 외전각을 보일 수 있게 한다.

선이다. 그렇지만 앞서 말한 것처럼 역학적인 효율 또한 고려해야 한다.

역학적으로 가장 효율적인 바벨의 궤적은, 팔꿈치를 90도로 외전해 어깨 관절 바로 위에 바벨을 올려둔 뒤, 수직으로 바벨을 올리고 내리는 것이다. 그러나 이는 어깨충돌을 유발할 수 있기 때문에, 우리는 약간의 비효율을 감수하고서라도 팔꿈치를 90도 미만으로 외전하며 바벨을 위아래로 움직이는 비수직적 바벨의 궤적을 만들어 내야 한다. 이러한 비수직 궤적은 하단 자세에서 바와 어깨 관절 사이에 모멘트 암을 만들어 내는데, 이 모멘트 암은 시상면에서 봤을 때 바에서 어깨 관절에 이르는 거리에 비례해 증가한다. 요컨대 팔꿈치의 외전을 줄여 바벨이 가슴 전체를 지나가면서 내려오면 어깨 관절에 더 긴 모멘트 암이 생긴다. 한편, 바는 팔꿈치를 따라 움직인다. 팔꿈치를 흉곽에서 멀리 떨어뜨리면 바는 가슴에서 목 쪽으로 올라가고, 반대로 팔꿈치가 흉곽 쪽으로 붙으면 바는 배 쪽으로 내려간다(그림 5-15).

팔꿈치의 위치는, 따라서 바벨의 위치 및 몸의 길이와 연관된다. 가령 등 상부의 유연성이 좋은 상급 리프터는 가슴을 높이 들어올려 바벨이 오르내리는 거리를 줄일 수 있다. 이 기법에서는 흉곽을 돌려 올리기 때문에 바벨이 가슴에 올 때 흉골 하단에 닿는다. 반면 척추 상부의 유연성이 떨어지는 사람이 같은 위치에 바벨을 갖다 대려면 몸통과 상완의 각도가 45도쯤 되도록 팔꿈치를 내려야 한다. 그러나 전자의 경우 가슴을 높이 들었기 때문에 옆에서 보면 어깨와 흉골이 거의 수직선상에 놓여 있다. 등 상부의 유연성이 가슴에 이런 가파른 경사를 만들었으며, 이 경사 덕분에 뻣뻣한 사람보다 팔꿈치를 어깨에 가깝게 둘 수 있

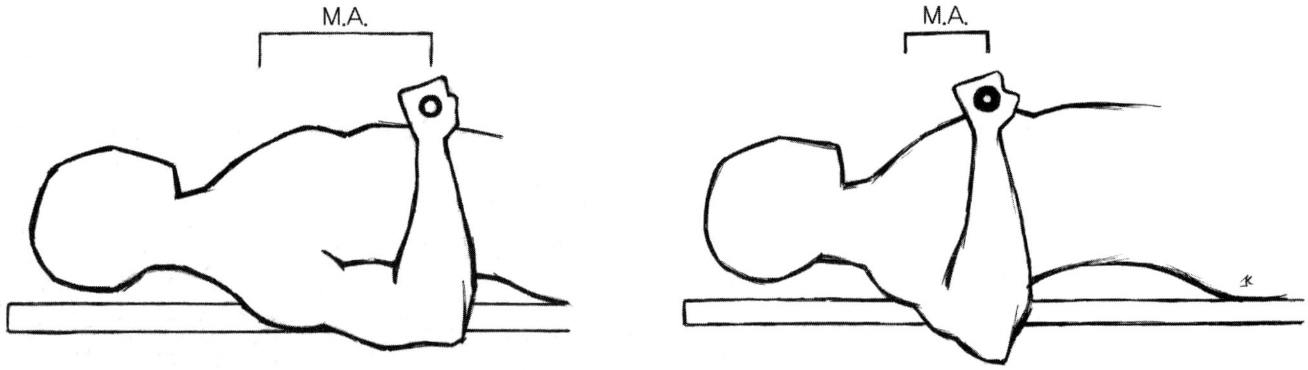

그림 5-15. 바벨이 가슴에 닿는 지점은 상완의 각도에 따라 결정된다. 팔꿈치를 내리면 바도 내려가고, 팔꿈치를 올리면 바도 목 쪽으로 올라간다. 모멘트 암은 바와 어깨 관절 사이의 거리이며, 팔꿈치의 위치에 따라 그 길이가 결정된다. (M.A. = 모멘트 암)

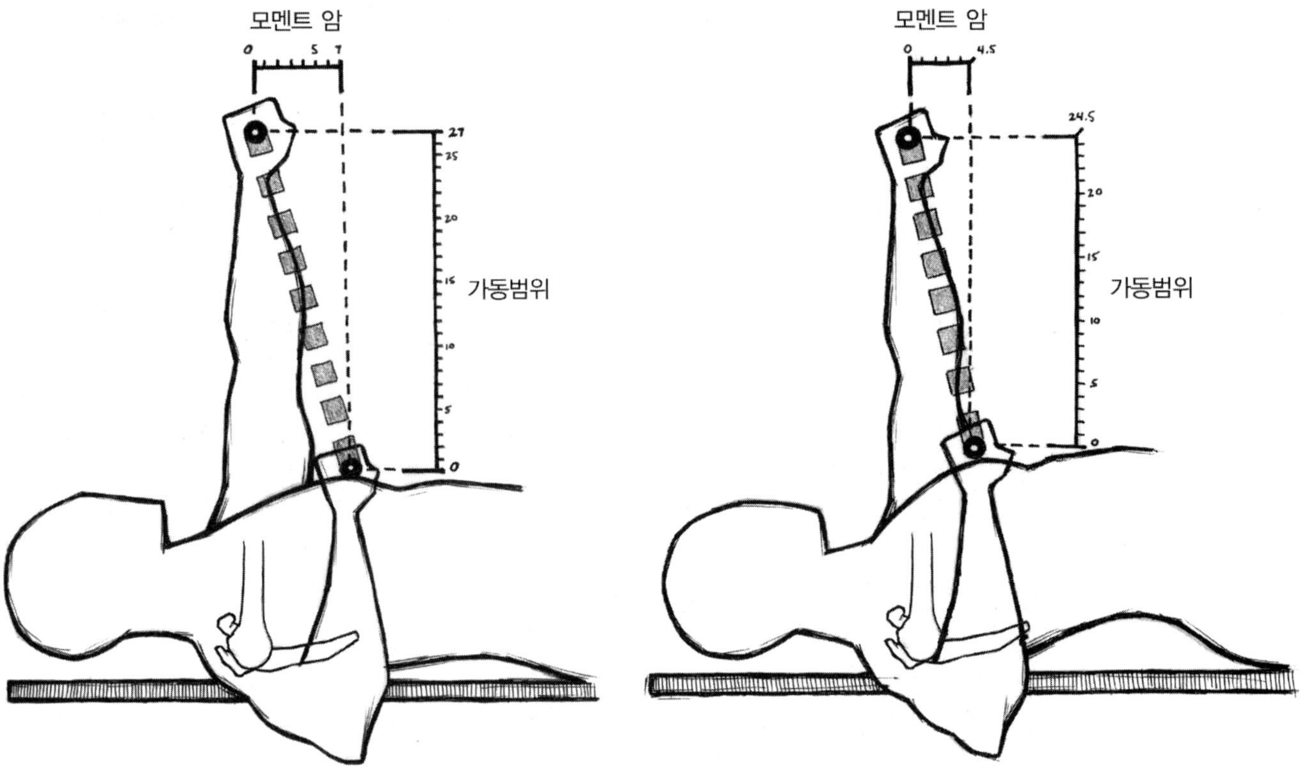

그림 5-16. 바벨을 가슴께로 내린 다음, 가슴을 들어올려 어깨 관절을 바 밑에 가깝게 두면 짧은 모멘트 암을 통한 역학적 효율의 회복을 기대할 수 있다. 요컨대 수직이면서 짧기까지 한 바 궤적을 만들 수 있다.

는 것이다.

그러나 더 중요한 사실이 있다. 가슴을 돌리게 되면 어깨 관절이 가슴 위의 바와 일직선이 되면서, 상완의 외전각이 앞서 말한 75도가 된다. 즉 바벨이 움직여야 할 거리를 줄임으로써 바벨의 수직 궤적을 확보하는 동시에, 바와 어깨 관절 사이의 모멘트 암을 줄이는 역학적인 이점도 얻게 되는 셈이다(그림 5-16).

올바른 상완의 각도는 등 상부의 유연성과 아치를 만드는 능력에 개인차가 있으므로 75도부터 45도에 이르기까지 매우 다양할 수 있다. 간혹 상완이 몸통과 평행하게 놓이도록 팔꿈치를 써서 바벨이 어깨로부터 한참 떨어진 가슴 아래쪽에 닿게 하는 사람들이 있다. 이 자세는 바와 어깨 사이에 상당히 긴 모멘트 암을 만들 뿐만 아니라, 이때의 상완 각도로는 흉근이 원래 역할을 전혀 못하므로, 상체 전체의 운동이라는 원래 목적에서 완전히 벗어난다. 가슴이 해야 할 일을 크게 줄여주는 벤치프레스 셔츠를 입은 파워리프터들에게야 이런 기술이 유용할지 몰라도, 전반적인 스트렝스 훈련이라는 관점에서는 전혀 쓸모가 없다.

가슴

벤치프레스에서 '가슴'은 흉곽 앞쪽과 여기 붙은 근육들을 가리킨다. 흉근이라고 줄여 부르는 대흉근은 가슴에서 가장 큰 근육으로, 상완골 상부 1/3쯤에 넓게 붙어 있다. 또한 흉골의 하단부터 쇄골의 몸쪽 2/3에 이르는 넓은 부분에 기시점이 있는 근섬유는 넓은 각도로 퍼진 모양으로 흉곽을 덮는다. 전면삼각근은 다른 삼각근들과 함께 상완골 바깥쪽 중간 높이쯤에 있는 융기부인 삼각근조면에 붙은 채 부채꼴로 어깨에 퍼져서, 앞으로는 쇄골의 먼쪽 1/3에, 뒤로는 견갑극에 붙는다. 흉근과 삼각근의 기시점이 이처럼 매우 넓게 퍼져 있기 때문에 부착점 전체에 걸쳐 상완골에 힘을 작용할 수 있고, 따라서 벤치프레스에서 효과적으로 팔꿈치의 위치를 조절할 수 있다.

대흉근과 전면삼각근의 상완골 부착점 및 부착점이 이루는 각도 사이의 관계를 아는 것은 중요하다. 횡단면(척추

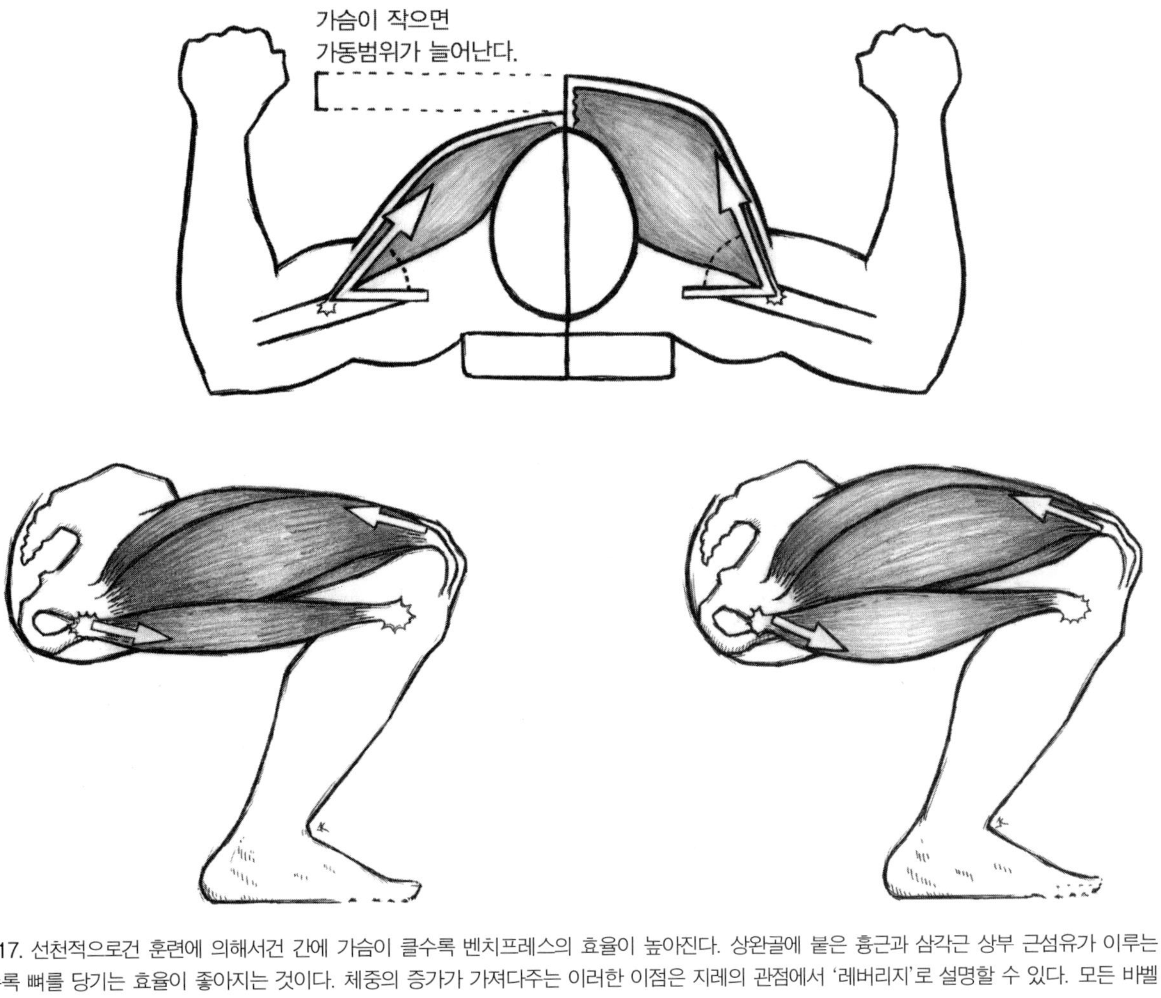

그림 5-17. 선천적으로건 훈련에 의해서건 간에 가슴이 클수록 벤치프레스의 효율이 높아진다. 상완골에 붙은 흉근과 삼각근 상부 근섬유가 이루는 각도가 가파를수록 뼈를 당기는 효율이 좋아지는 것이다. 체중의 증가가 가져다주는 이러한 이점은 지레의 관점에서 '레버리지'로 설명할 수 있다. 모든 바벨 운동에 이 원리가 적용된다.

수직 방향으로 가슴을 자른 면)에서 볼 때 흉근/삼각근의 부착점이 만드는 각도는 가슴의 자세에 따라 변한다. 그림 5-17을 보자. 벤치를 기준으로 흉곽에서 가장 높은 위치인 가슴의 상단부가 높아질수록 상완골에 붙은 흉근과 삼각근의 각도가 급해진다. 상완골 부착점에서의 각도가 커질수록 수축의 역학적 효율이 커지기 때문에, 경사는 급할수록 좋다. 지레에서는 힘과 모멘트 암이 수직에 가까울수록 효율이 높아진다. 즉 가슴 상단이 높아질수록 흉근과 삼각근이 팔을 더 잘 잡아당길 수 있다. 앞서 바와 어깨 사이의 관계를 다룰 때 이야기했던 체스트 업 자세의 역학적 이점에 이 효과가 더해지게 되는 것이다. 간단히 말해, 벤치프레스를 할 때는 가슴을 높이 들어야 한다.

벤치프레스에서의 동작을 이야기할 때 광배근의 기능을 빼놓을 수 없다. 벤치프레스에서는 그 방법과 관계없이 광배근이 동원되지만, 무슨 일을 하는지 알기 위해서는 그 실질적인 기능을 파악할 필요가 있다. 광배근은 7번 흉추부터 흉요근막을 거쳐 장골능에 이르는 광대한 기시점을 두고 등 하부 전체를 덮는다. 이 기시점에서 나온 광배근은 넓고 평평한 근복을 이루며 굵고 납작한 건에 의해 상완골의 몸쪽 앞면에, 겨드랑이 아래에 붙은 흉근의 건과 평행하게 붙는다. 따라서 흉근이 상완골을 당기는 것과 반대로 광배는 상완골을 뒤로 당기는 역할을 맡는다. 친업이 광배를, 벤치프레스가 흉근을 단련시키는 이유가 여기에 있다.

그런데 이것이 사실이라면 대체 광배가 벤치프레스에서 무슨 기능을 한다는 말인가? 광배가 수축하면 바는 뒤(아래)로 당겨질 뿐이지 앞(위)으로 나가지 못한다. 하단 자세에 근접할 때 넓은 광배의 근복이 삼두근을 튕겨 올리는 표면의 역할을 한다고 말할 수도 있다. 하지만 수축한 광배가 등 하부를 어깨 쪽으로 잡아당긴다는 점에 비추어 보면, 광배의 수축이 등에 아치를 만드는 다른 여러 근육들과 함께 체스트 업 자세를 강화할 수 있다는 논리적인 결론에 다다를 수 있다. 결론적으로 광배는 벤치프레스에 동원되지만, 기능상 바벨을 위로 올리는 데에는 사용되지 않는다. 다만 광배는 우리가 살펴본 것처럼 체스트 업 자세를 보조하는 매우 중요한 역할을 수행할 뿐이다(그림 5-18).

가슴과 관련되어 있는 가장 흔한 문제 중 하나가 바로 하단에서 바벨을 가슴에 대지 않고 반복을 수행하는 것이다. 대려고 했는데 어쩌다 안 닿은 것 정도는 실수로 봐줄 수 있다. 벤치프레스를 배우다 보면 초반 몇 번은 이런 실수를 할 수 있고, 실수였다면 다음 반복 때는 제대로 할 테니. 하지만 의도적으로 바벨을 가지고 장난질을 한다면 그건 그냥 실패일 뿐이다. 같은 중량이라면 긴 거리보다 짧은 거리를 왕복하는 편이 당연히 쉽겠지만, 그런 방식으로 고중량을 들어 봐야 바벨이 가동범위 전체에 걸쳐 움직일 기회를 빼앗을 뿐이다. 벤치프레스에서의 일은 바벨에 작용하는 중력과 바벨이 수직으로 이동하는 거리의 곱과 같다. 세 달 동안 피나게 훈련해서 두 배의 중량을 다루게 되었는데 정작 바벨의 이동 거리가 첫날의 반으로 줄었다면 일의 총량은 석 달 전과 같으므로, 부분 가동범위로 훈련한 지난 3개월을 날려먹은 셈이다.

가끔 뚜렷한 의도를 가지고 부분 벤치프레스를 하는 경우도 있다. 최대가동범위를 사용하지 않는 방식을 정당화하는 사람들은, 상완골이 전완과 직각이 되는 순간부터 흉근이 동작에 기여하지 않는다는 주장을 하기도 한다. (같은 '분석'의 논리를 그대로 따르면, 대퇴골이 경골과 직각을

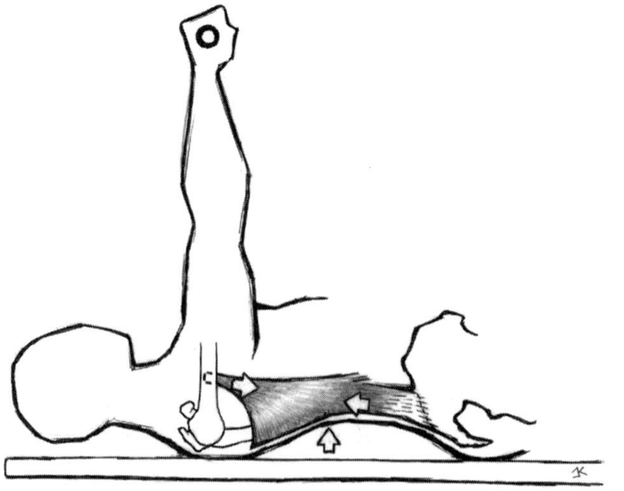

그림 5-18. 벤치프레스에서 광배근과 그 역할. 광배근은 바벨을 올리지 못하지만, 역학적 효율에 아주 중요한 체스트 업 자세를 상당히 많이 강화한다.

이루는 순간부터 사두근이 개입하지 않기 때문에 하프 스쿼트나 쿼터 스쿼트를 해야 한다.) 그러나 이 모델에서는 최대가동범위의 복합관절 운동이 특정 근육을 고립시키지 않는다는 문제를 찾을 수 있다. 우리는 넓은 가동범위를 통해 더 많은 근육을 단련하려고 이런 운동을 선택했다. '좋아하는 근육'을 훈련하는 것이 아니라, 크고 일반적인 동작 패턴에서 우리가 만들어낼 수 있는 힘을 늘리려는 스트렝스 훈련을 하고 있으며, 그렇기에 한 무리의 근육이 역할을 다하면 다른 근육이 끼어들기를 바라고, 그 근육들이 운동의 여정에서 시시때때로 역할을 변모시킬 수 있기를 바라고 있다. 남들이 좋아하는 근육 따위에는 관심이 없다. 우리는 그러려고 훈련을 하는 게 아니다.

다음 두 가지 이유 때문에라도 최대 가동범위를 써야 한다. 첫째, 운동하는 내내 가동범위를 일정하게 유지할 경우 일을 구하는 방정식에서 거리 항을 상수로 둘 수 있으므로 일의 총량을 계산할 수 있다. 이때 중량이 늘어나면 중량에 가할 수 있는 힘도 늘어나므로, 반복수가 같을 때 얼마만큼의 일이 증가되었는지 알 수 있다. 즉 바벨이 이동하는 거리가 같고 중량이 늘었으니 그만큼 강해졌음을 알 수 있다. 따라서 나와 남의 리프팅 경력과 비교해 그 수행능력의 편차를 가늠할 수 있다. 벤치프레스의 경우 바벨이 항상 가슴에 닿으면 기록의 향상이나 저하를 확인하기 쉬워진다. 이 원리는 가동범위가 정해진 모든 운동에 똑같이 적용된다.

둘째, 최대가동범위 운동은 관절이 움직일 수 있는 모든 범위에서 스트렝스를 향상시킨다. 스트렝스를 향상시키는 일은 아주 또렷한 특성을 지니고 있다. 근육을 강화하려고 훈련을 하면 근육은 딱 그 만큼만 강화된다. 관절은 둘러싼 근육에 의해 가동되는데, 이 근육들은 동작이 진행되는 동안 서로의 관계를 바꾸어 나가며 관절을 움직인다. 가령 레그익스텐션 머신에서, 가동범위 중 30도만 사용되는 대퇴사두근은 30도 범위에서만 강해지는 방식으로 훈련에 적응해 나갈 것이다. 가동범위 전체를 놓고 봤을 때 강해지지는 않는다. 또한 사두근 이외의 근육이 크게 개입되지 않는 짧은 가동범위의 스쿼트의 경우, 사두근을 제외한 나머지 근육들은 강해질 기회조차 없다. 즉 어떤 자세에서든 다리를 잘 쓴다는 말은 최대가동범위를 잘 활용한다는 말과 같고, 그렇게 되려면 훈련에서도 반드시 최대가동범위 전체를 동원해야 한다. 이때 훈련에 휘말리는 관절은 기능적으로 점차 나아지게 될 텐데, 그게 마침 움직임을 만들어내는 녀석이었다면 그 관절이 만들어내는 움직임도 좋아질 수밖에 없다. 지금까지 한 말을 일반화시켜보자. 관절을 끼고 있는 근육은 하나도 빠짐없이 단련되어야 한다. 한 번에 최대한 많은 근육을 동원하는 방식일수록 좋다. 물론 안전하고 효율적으로 해야 한다는 점이 먼저긴 하지만.

벤치프레스에서는 스쿼트에서 그랬던 것처럼 신장반사를 활용할 수 있다(그림 5-19). 이때 하단에서의 동작을 충분히 제어할 수 있어야 한다. 바벨이 가슴을 강하게 때리고 튀어오르게 하는 경우가 있는데, 가슴은 트램펄린이 아니다. 매 반복마다 반동을 제대로 만들어내려면 동작과 타이밍을 연습하는 과정이 필요할 수밖에 없다. 벤치프레스 경기에서는 바벨이 하단에 다다라 가슴에서 떨어져 올라가기 전에 움직임이 멈춰야 한다는 기술 규정이 있기 때문에, (적어도 서류상으로는) 반동을 쓸 수 없다. 이렇게 정지 동작이 있을 때보다는 가슴에 댔다가 올리는 스타일로 더 많은 무게를 들 수 있고, 가슴을 한껏 젖히고 엉덩이를 든 브리지 자세로 흉근에 바벨을 튕기는 스타일로는 이보다도 많은 무게를 들 수 있다. 가슴에 댔다가 올리는 스타일까지는 좋다. 그러나 튕기는 건 치팅이다. 왜일까? 일단 고중량 자체는 앞서도 몇 번 이야기했듯 우리 관심사가 아니긴 하지만, 그와 별개로 '댔다가 올리는' 스타일은 우리 몸의 자연스러운 신장반사를 활용하기 때문인데 정지 스타일보다 배우기가 쉽다. 하단에서 정지 자세를 단단하게 유지하는 건 대회에 나가는 파워리프터들에게도 어려운 일이다. 반면 가슴을 젖히고 꺾어서 엉덩이를 잔뜩 곧추세우고 통통 튕기는 스타일에서는, 흉곽의 탄성과 고관절 신전이 바벨을 올려 주기 때문에 원래 쓰였어야 할 근육이 빈둥거릴 수밖에 없다. 셋 중에 고르라면 엄격하게 가슴에 댔다가 올리는 스타일 아니겠는가. 근육이 할 일을 빼앗지 않

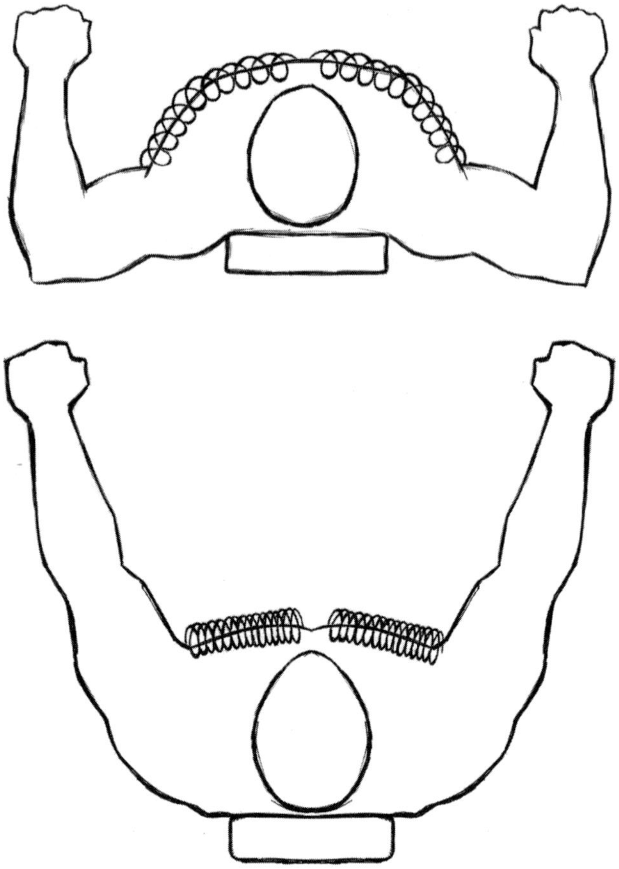

그림 5-19. 신장반사로 인해 더 강한 수축이 생기는 이유로 몇 가지 생리적/물리적 현상을 들 수 있다. 첫째, 점탄성 조직인 근육은 그 특성상 용수철(스프링) 같은 거동을 보인다. (탄성을 유지하는 선에서는) 늘리면 늘릴수록 강하게 복귀한다. 둘째, 근절의 길이는 근육의 수축력과 연관이 있는데, 근육이 약간 신장한 상태에서는 수축력이 극대화된다. 셋째, 근육의 신장은 근방추의 방추내 섬유가 매개하는 신장반사를 활성화하여 더 강한 수축이 이루어지게 한다.

으면서도 고중량을 칠 수 있으니.

그 전에, 과도한 반동은 무엇이고 언제 교정해야 하는지부터 알아보자. 벤치프레스나 스쿼트에서는 신장반사를 일으켜 효율적으로 추진력을 만들어 낼 수 있는 속도가 가장 좋다고 할 수 있다. 딱히 무겁지 않은 바벨이라도 너무 느리게 내리면 피로가 생긴다. 반면 바벨에 가속이 붙을 정도로 너무 빨리 내리면 체감 중량은 실제 바벨의 무게보다 커진다.

바벨이 가슴을 때리는 순간 거의 자세가 바뀔 정도로 충격이 크지만 얼마 못 올라가서 속도가 확 줄어든다면, 반동을 너무 심하게 주고 있는 것이다. 기계적인 반동을 늘리려고 바벨을 빠르게 내리면 이렇게 바가 튕겨오르는데, 상승 구간 초반의 속도는 이러한 물리적 반동 때문에 잠깐 빨라진다. 그러나 바벨을 빠르게 내리려면 자세가 풀려 있어야 하는데, 긴장이 풀린 광배와 삼각근이 선을 넘는 순간 팔꿈치의 위치가 바뀌면서 바벨의 궤적까지 변한다. 내릴 때 몸을 굳히지 않았을 뿐인데 완전히 망해버린 것이다. 물론 해결책이 없지는 않다.

가슴을 타이트하게 굳히면 바벨이 살짝만 닿게 할 수 있다. 살짝만 닿으면 반동이 없어지고, 반동이 없어지면 치팅도 사라진다. 바벨이 가슴이 아니라 셔츠에만 닿는다고 생각해 보자. 가슴에 유리판을 얹어 놓았다고 생각하는 것도 나쁘지 않다.

하지만 이런 방법도 근본적인 해결책은 안 된다. 다른 운동에서와 마찬가지로, 벤치프레스에서 반동 문제를 원천적으로 해결하려면 몸을 타이트하게 굳히는 방법을 익혀야 한다. 신장성 구간(네거티브)에서 탄성에너지를 저장하는 것도, 단축성 구간에서 이를 써서 바벨을 드는 것도, 이렇게 몸을 단단히 유지하는 법을 머릿속에 개념으로 박아 놓은 다음에야 가능하다. 이때 바벨을 내리는 것은 신경 쓰지 말고, 오로지 '올려야 한다'만 생각하라. 바벨이 가슴에 가까워질 때에도 하강이 아니라 상방 추진만을 생각해야 한다. 올리는 일에만 집중해라. 드는 순간을 준비하다 보면 내리는 속도가 줄어들어 바벨이 가슴에 오는 동안 몸을 더 단단히 굳힐 수 있으므로, 결과적으로 흉곽에서의 반동을 최소한도로 줄이면서 효율적으로 바벨을 들어올릴 수 있다. 드는 일만 생각하면서 바벨을 내리다 보면 곧 이어질 상방 추진구간, 즉 드는 동작을 최선의 지점에서 시작하기에도 수월해진다. 내리는 것 자체는 말도 안 되게 쉽지만, 한 수 앞을 생각하면서 능동적으로 바벨을 내리는 속도를 늦출 수 있을 것이다. 참고로 이 방법은 신장성 구간이 들어가 있는 어떤 운동에서나 써먹을 수 있다.

등 상부

등 상부의 근육은 두 가지 중요한 역할을 맡는다. 첫째, 등 상부는 벤치에 견고하게 박혀서 팔이 바벨을 들어올리게 하는 디딤판으로 사용된다. 제대로 하면 견갑골은 내전되거나 안쪽으로 잡아당겨지는데, 그 결과 등 상부에는 벤치를 미는 평평한 영역이 생겨난다. 벤치프레스의 운동사슬은 이 안정된 디딤판에서 시작된다. 어떤 관점에서 보면 벤치프레스는 벤치를 밀면서 바벨도 밀어내는 과정이다. 벤치는 그 자리에 있고 바벨은 움직이지만, 실제로는 양쪽을 동시에 미는 것이다(그림 5-20). 등 상부와 어깨는 벤치를 미는데, 이때 바벨을 쥔 손에 힘이 들어가 있는 것처럼 등 상부와 어깨도 팽팽하게 조여져 있어야 한다. 둘째, 어깨가 내전된 자세에서 등 상부의 근육은 등 위쪽을 돌리고 젖혀서 흉곽을 밀어내고, 이 과정에서 가슴이 높이 솟은 체스트 업 자세가 만들어진다. 앞서 언급했던 것처럼 이러한 접근을 통해 흉근/삼각근의 상완골 부착점 각도가 커지면 역학적 효율이 증가된다.

이것저것 신경 쓸 게 많다 보니 등을 단단히 굳히기가 어려울 수 있다. 이래서 신경을 덜 쓰는 방식을 배워야 한다고 얘기해 왔던 것이다. 먼저 '벤치를 밀어내는' 모델을 생각해 보고, 왜 체스트업이 필요한지 생각해 본 다음, 벤치에 앉아서 눕기 전에 취할 자세를 만든다. 눕기 전에는 그림 5-21처럼 견갑골 사이에 들어온 손을 꼬집는 이미지를 떠올린다. 이렇게 손을 꼬집음으로써 등 상부가 조여지면 가슴은 올라가고, 결과적으로 좋은 자세가 만들어진다. 이제 능동적으로 가슴을 들어올린다. 젖통을 까보인다는 느낌으로. (저질인 건 알지만, 이래야 어떻게 하는지 알지 않겠

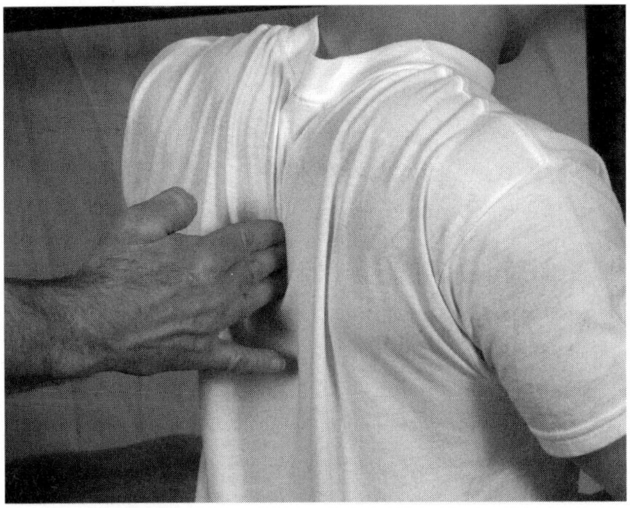

그림 5-21. 가운데 있는 손을 '꼬집는다'는 느낌으로 견갑골을 안으로 견인한다. 이렇게 하면 등 상부를 효과적으로 굳혀 벤치에 댈 수 있다.

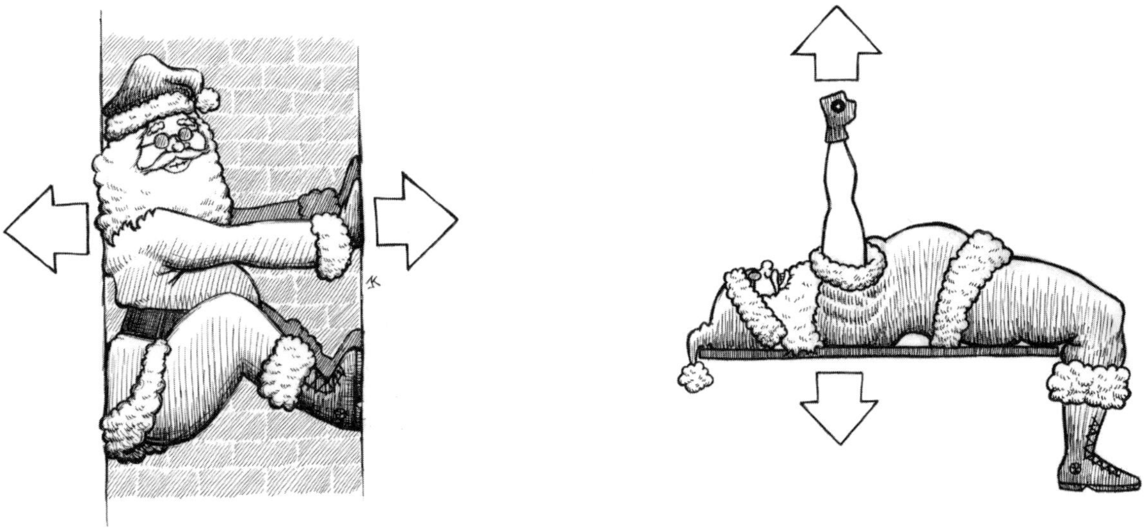

그림 5-20. 벤치프레스를 할 때는 중간에 낀 채 두 물체를 반대방향으로 민다. (요즘도 이런 도둑님이 계신가 싶지만) 굴뚝을 타는 사람과 비슷한데, 바벨이 움직인다는 것 정도가 차이일 테다.

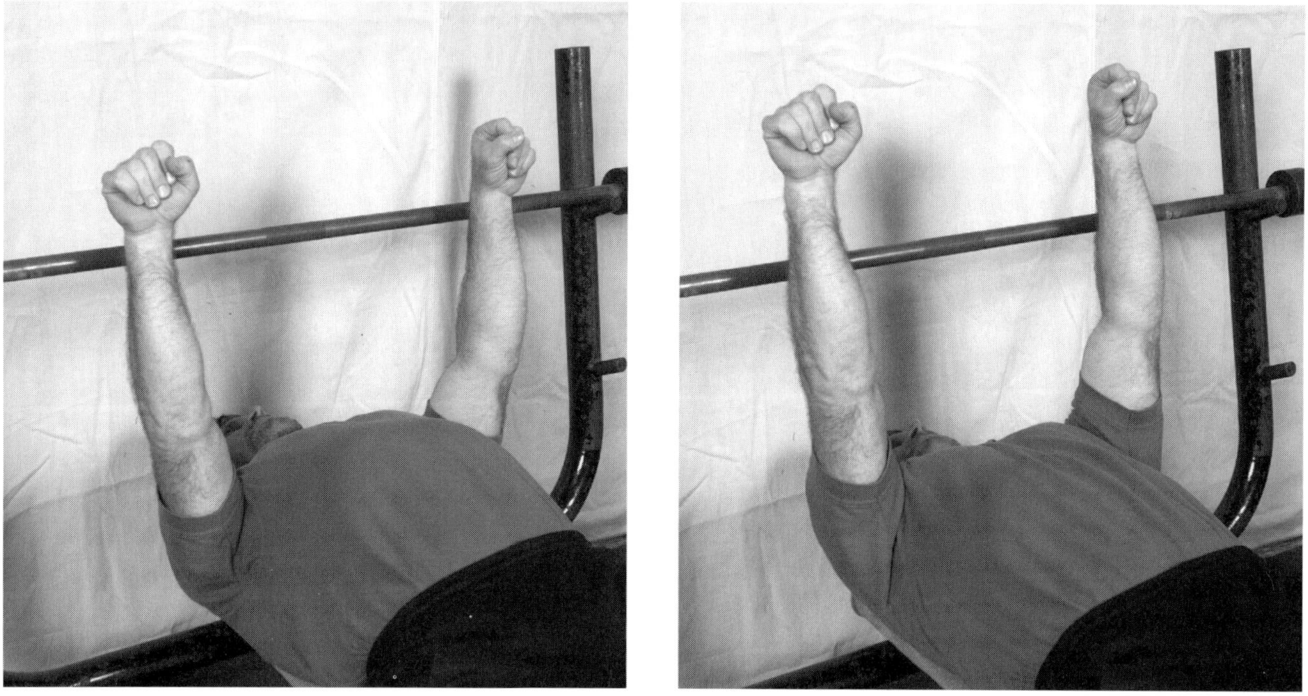

그림 5-22. 어깨를 앞으로 내밀면, 보시다시피 바벨이 움직여야 할 거리가 늘어난다.

나. 미안하다.) 이것이 벤치에서 취할 자세이다. 이제 누워서 바벨을 잡고, 견갑골은 모였는지, 가슴은 높이 들었는지 확인하면서 방금 배운 자세를 취한 채 벤치프레스 동작을 실시한다. 동작을 실시하면서 자세가 제대로 유지되는지, 제대로 된 자세에서는 어떤 느낌이 오는지에 집중한다. 시킨 대로 한참 하다 보면 이 자세가 점차 몸에 밸 것이고, 언젠가는 별다른 의식적 노력 없이도 이 자세를 취하는 날이 올 것이다.

어깨는 동작 중에 최소한으로만 움직여야 한다. 어깨가 움직인다는 말은, 등 상부가 풀려서 체스트 업이 흐트러졌다는 뜻이다. 벤치프레스에서 움직이는 관절은 팔꿈치뿐이어야 한다. 벤치프레스를 제대로 배우지 않은 초보자들은 대개 완료동작에서 어깨를 앞으로 으쓱 내미는데, 상완골이 GH관절의 가동범위 안에서 움직이기 때문에 견갑골이 약간씩 움직이는 건 사실 어쩔 수 없다. 그러나 정도가 지나치면 하단에서 락아웃까지의 거리가 늘어나므로 효율이 확 떨어진다. 어깨를 앞으로 보낼 때 무슨 일이 일어나는지, 이때 바벨이 얼마나 더 움직여야 하는지 직접 몸으로 알아보자.

벤치에 누워 올바른 체스트 업 자세를 취하고 등에 아치를 만든 뒤, 어깨를 뒤로 완전히 내전시킨다. 그러고 나서 벤치프레스를 할 때처럼 팔을 들고 팔꿈치를 쭉 편다. 이때 손의 높이를 확인한다. 이제 천장 쪽으로 어깨를 내밀며 견갑골의 내전을 줄인 자세에서, 다시 손의 높이를 확인한다. 어깨를 앞으로 내밀었을 때와 뒤로 당겼을 때 손의 높이는 10~15cm쯤 차이 날 것이다. 어깨를 뒤에 고정시키지 않으면 바벨을 이만큼이나 더 밀어야 한다.

당연히 초보자일수록 더하겠지만, 한 세트에 쳐낼 반복이 많으면 등 상부의 자세는 깨지기 쉽고, 자세가 풀릴수록 바벨이 오가야 할 거리는 늘어날 수밖에 없다. 그러니 다섯 번의 반복을 모두 마치면, 일단 견갑골의 위치와 체스트 업 자세를 가다듬는다. 가다듬는 정도가 클수록 자세가 많이 흐트러진 것이다. 준비 자세를 끝까지 유지하면서 세트를 마치는 것을 목표로 삼고 가자.

목

목 근육은 벤치프레스에서 머리의 위치를 잡아 주기도 하지만, 바벨이 내려오며 가슴과 등 상부에 하중을 실을 때 경추를 보호해 주기도 한다. 따라서 목 근육은 데드리프트에서 등 하부 근육과 마찬가지로 등척성으로 자세를 유지하는 역할을 한다. 하지만 목 근육은 등 근육과 달리 벤치프레스 동작 과정에서 힘을 전달하지 않는다. 즉 벤치프레스에서는 목을 쓰면 안 된다. 가슴에서 더 강한 반동을 만들 수 있다는 꼬드김에 넘어가서 머리로 벤치를 힘껏 누르는 분들이 있는데, 그 말이 맞다 쳐도 목을 다칠 확률이 훨씬 크다. 뒤통수로 벤치를 밀지 않으면서도 목을 단단히 굳힐 수 있는 방법을 배워야 한다. 써볼 만한 요령으로는 반복 때마다 머리를 벤치에서 0.5cm쯤 떼어 놓는 방법이 있다. 머리카락만 닿게 한다는 생각으로 머리를 벤치에서 들어올리면 목 근육에 긴장이 실린다. 목으로 벤치를 누르면 등 상부 근육을 단단히 수축시킬 수 있을 것 같겠지만, 초보자들이 들이기에는 위험한 습관일 뿐이다. 벤치 짬밥을 적당히 먹고 나서도 머리로 미는 게 이득이라 생각한다면, 그래서 기꺼이 위험을 감수하겠다면 내 알 바 아니니 알아서 해도 좋다. 하지만 이해득실을 따질 수준이 아닌 지금은 시키는 대로만 하자.

바벨을 랙에 되돌려 놓을 때 고개를 돌려 수직 보조대를 보지 말라는 것도 같은 이유에서다. 그렇게 하려면 중량 밑에서 지친 목을 돌려야 하는데, 무슨 멍청한 짓거리인가. 랙이 어디 있는지는 본인이 잘 알 테고, 그립을 제대로 잡았으면 팔꿈치는 펴져 있을 것이며, 보조자도 어느 정도는 교육을 받아 놓았을 테니 굳이 한쪽을 보지 않아도 바는 알아서 랙에 잘 들어갈 것이다.

허리, 엉덩이, 다리

벤치프레스는 상체 운동이지만, 리프터의 발이 지면에 닿아 있기 때문에 발과 상체 사이에 있는 모든 요소가 운동에 개입될 수 있다. 이렇게 지면과 등 상부를 잇는 요소가 허리, 엉덩이, 다리이다. 벤치프레스에서의 운동사슬은, 엄밀히 말하면 바벨에서 시작되어 벤치에 맞닿은 등 상부에서 끝난다. 발을 공중에 띄우고도서도 1RM 가까운 중량을 다룰 수 있다는 사실에서 알 수 있겠지만, 다리는 운동사슬에 포함되지 않는다. 스쿼트에서 팔이 그랬듯, 벤치프레스에 영향을 주지 않는 발과 다리는 운동사슬에 포함되지 않

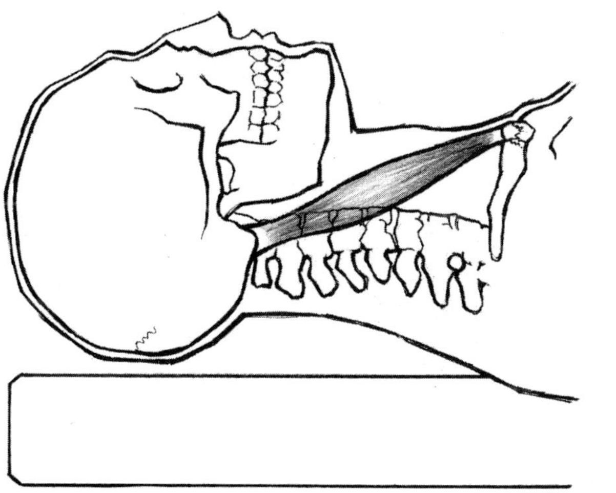

그림 5-23. 벤치프레스에서 취해야 할 목과 머리의 자세. 고중량에서 머리로 벤치를 밀다 보면 경추를 다칠 수 있는데, 이러한 자세를 통해 목 근육이 부적절하게 쓰이는 것을 예방할 수 있다.

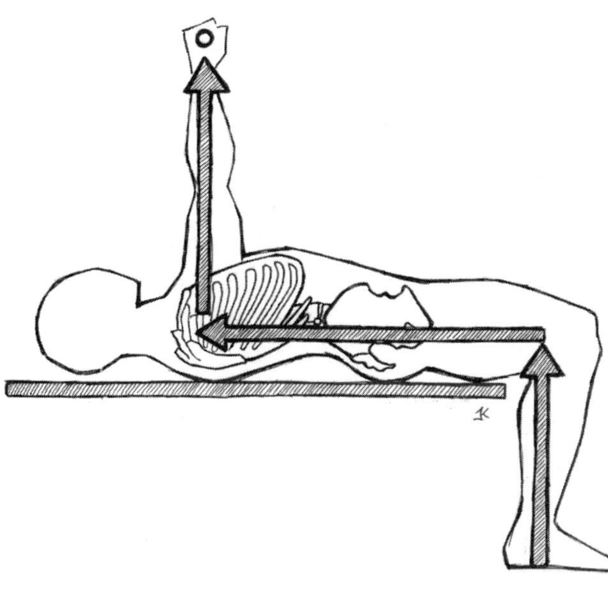

그림 5-24. 다리가 바닥을 밀며 내는 힘은 동작을 안정적으로 만들 뿐만 아니라 자세를 올바르게 만들어 주기도 한다.

는다(운동kinetic=움직임movement, 사슬chain=요소components).

그러나 지면과 제대로 연결되려면 등과 엉덩이와 다리를 잘 활용해야 한다. 스쿼트에서 팔을 어떻게 쓰는지 배웠을 때와 맥락이 같다. 팔은 바벨과 몸을 단단히 연결해 주기 때문에, 비록 운동사슬에 들어가지는 않지만 하체가 더 안정된 상태로 움직일 수 있게 해 준다. 벤치프레스에서 제대로 활용할 경우, 다리가 바닥을 밀면서 만들어낸 힘은 벤치와 고관절을 타고 등까지 전달되는데, 이 힘 덕분에 등의 아치와 체스트 업 자세가 더 잘 만들어지게 된다. 즉, 다리와 엉덩이는 가슴과 어깨의 버팀목 역할을 하며 상체와 지면을 잇는 하체는 이 과정에서 동작에 기여한다.

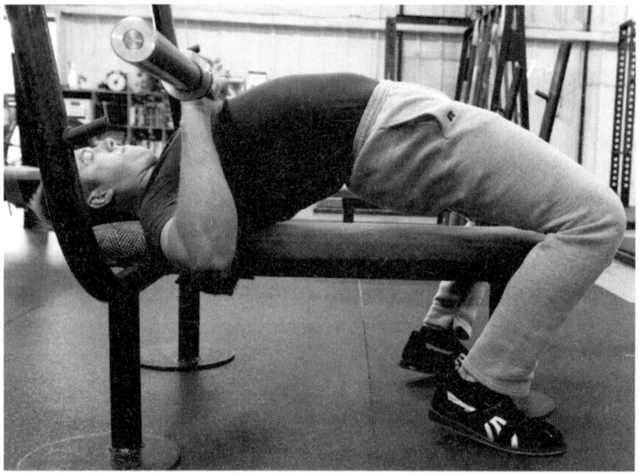

그림 5-25. 앞에서 보았던 자세와 이 사진의 브리지에 어떤 차이가 있는지 파악해 보자. 더러운 습관이니 들이지 말자.

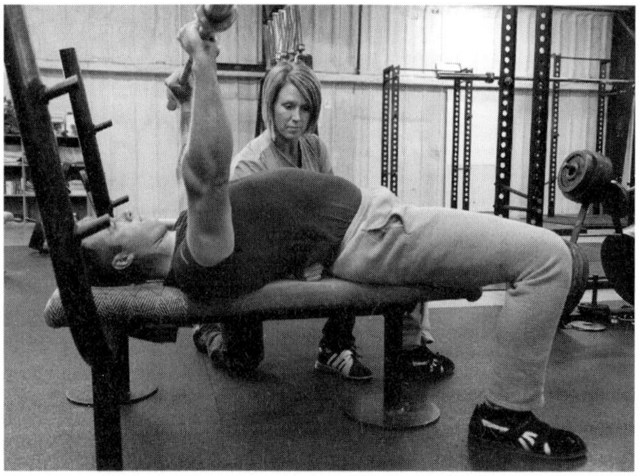

그림 5-26. 올바른 허리 아치를 만드는 법.

오해할까봐 미리 말해두지만, 이 동작은 브리지와 다르다. 그런 건 궁둥이가 벤치에서 떨어졌을 때나 가능하다. 다리와 엉덩이를 제대로 쓴다는 것은 수평 방향으로 힘을 전달해 가슴과 등을 떠받친다는 말과 같다. 처음에 들어 놓았던 가슴은 바벨을 올렸다 내리는 과정에서 밑으로 꺼지는 경향이 있고, 버팀목이 부실하면 허리의 아치마저 주저앉는다. 그러나 둔근과 햄스트링의 등척성 수축으로 만들어낸 약간의 고관절 신전과 함께 등척성으로 통제된 슬관절 신전을 활용하면서 발로 땅을 밀면, 벤치에서 몸을 지탱하기가 수월해진다. 바닥에서부터 등을 보강해 주는 이 과정을 통해, 가슴이 무너지고 아치가 주저앉는 일이 줄어든다.

하지만 벤치프레스에서 다리의 쓸모를 깨닫고 나면 반드시 뒤따르는 문제가 있으니, 바로 '브리지'이다. 고관절을 일부러 벤치에서 떼어 들어올리는 브리지 자세에서는, 등 상부의 각도가 수직으로 서기 때문에 가슴이 높이 올라간다. 말하자면 하체를 이용하여 바벨이 움직이는 거리를 줄이는 것인데, 가동범위가 줄어들기 때문에 목표로 했던 근육이 할 일도 줄어든다. (이러면 역학적 효율이 증가하기 때문에 더 많은 중량을 칠 수 있게 되는데, 디클라인 벤치프레스가 딱 이렇다.) 너무 순진하셔서 등에 아치만 있어도 치팅이라 믿는 분들이 간혹 계신데, 이 책에서는 합리적으로 스트렝스를 키워 주기만 한다면 어떤 방법이든 가져온다고 앞에서도 말했다. 그렇지만 브리지는 그런 방법이 아니다. 기웃거릴 생각도 하지 마라. 축구에서 손을 쓰는 게 반칙인 것처럼, 벤치프레스에서 브리지를 하는 건 반칙이다. 처음부터 습관을 잘 들이면 이따위 유혹에 넘어갈 일조차 없을 테지만.

허리에 아치를 만드는 건 배우기 쉽다. 먼저 벤치에 누워 자세를 잡고 엉덩이를 꼭 붙여 놓은 다음, 누가 허리에 손바닥을 밀어넣고 있다는 상상을 해 본다. 손바닥이 쉬우면 주먹을 상상한다. 잘 모르겠다면 그림 5-26을 참고한다. 엉덩이를 벤치에서 떼면 안 된다는 사실만 기억해도 아치를 만들기가 쉬워진다. 처음부터 치팅 없이 제대로 하고 있는지 확인하자. 브리지가 유혹해도 넘어가지 말고.

발

발은 땅바닥과 맞닿는 부위이다. 허리 아치와 체스트 업 자세를 포함하여 바벨을 밀어올리는 자세는 하체가 버팀목 역할을 하기 때문에 유지되는데, 만일 고중량에서 발이 미끄러지기라도 하면 이 모든 것이 한순간에 무너진다. 그러니 발은 반드시 올바른 자세와 위치로 바닥에 붙어 있어야 한다.

발을 놓을 때 고려해야 할 변수는 둘인데, 하나는 너비고 다른 하나는 고관절과의 상대적 거리이다. 발을 제대로 놓으면 고관절 양쪽의 안정성이 높아지기 때문에 몸통 근육을 단단히 굳힐 수 있고, 따라서 상체를 벤치에 잘 고정시킬 수 있다. 두 발을 너무 많이 벌려 놓아도 딱히 문제가 될 건 없지만, 편하지도 않고 유지하기도 어렵다. 스탠스를 좁게 잡아도 마찬가지다. 딱히 문제가 된다는 보장도 없거니와, 이런 스탠스를 좋아하는 선수도 많다. 벤치프레스에서 가슴을 가장 알맞은 자리에 올려놓을 정도의 능력이 되면 스탠스를 어떻게 잡아도 상관이 없다. 그러나 바벨을 제대로 움직이는 일조차 헤매고 있을 초보자들은, 기술적인 문제를 최소한으로 줄이기 위해서라도 적당한 스탠스를 잡아야 한다.

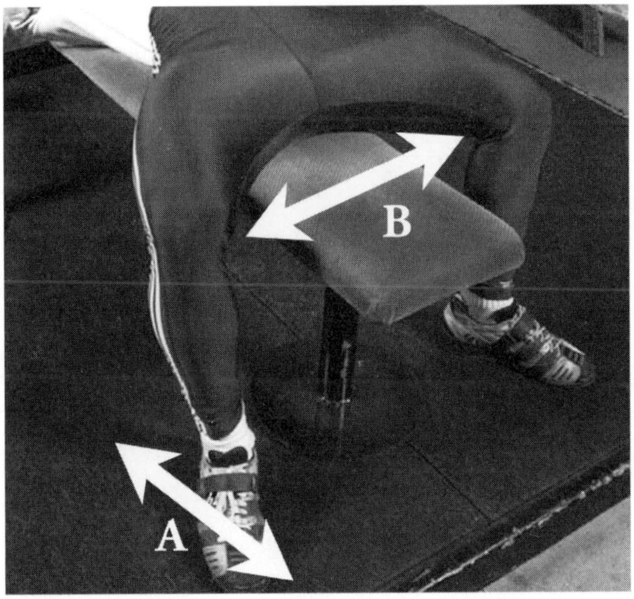

그림 5-27. 벤치프레스에서 발의 위치는 위/아래(A)와 안/밖(B)의 폭에 의해 결정된다.

무릎이 뾰족해질 정도로 발을 엉덩이 쪽에 갖다 붙이는 게 사실 더 문제다. 양발의 간격을 좁게 둔 채 엉덩이 쪽으로 가져가서 바닥을 밀면 자동으로 브리지 자세가 만들어지는데, 그 때문에 의도적으로 이 스탠스를 잡는 사람도 있기야 하겠지만 우리는 아니다. 양발은 적당히 벌려야 한다. 무릎각이 뾰족해질 정도로 양발의 간격을 좁혀서 위로 바짝 붙인 채 슬관절을 신전시키면 엉덩이가 뜰 수밖에 없다. 반면 적당한 무릎각에서는 상체로 가는 힘의 방향이 수평에 가까워진다(그림 5-28). 엉덩이와 다리를 쓰는 법을 못 배운 초보자들 한정으로, 무릎이 거의 펴질 정도로 발을 멀리 두는 경우를 볼 수도 있다. 엉덩이 위쪽의 요소에 긴장을 싣고 유지하려면 바닥이 발에 잘 물려 있어야 하는데, 이 스탠스로는 어렵다(그림 5-28). 발은 정강이가 어디에서 보나 수직이 되는 위치에 두어야 한다. 이렇게 해야만 대퇴골 내전 없이도 무릎이 발 위에 놓인다. 이 자세에서 다리는 아치를 강화해줄 뿐, 브리지를 만들지 않는다.

물론 엉덩이 쪽으로 발을 끌어올린다고 해서 전부 브리지가 되지는 않는다. 하지만 브리지에서는 백이면 백 이 자세가 된다. 약간 넓은 스탠스를 취하고 발을 바닥에 밀착시키면 고관절이 신전될 가능성이 줄어들고, 자연히 브리지 자세도 취하기 어려워진다.

자세를 제대로 잡았을 때 발바닥은 바닥에 잘 붙어 있어야 한다. 이때 발뒤꿈치는 하체에서 나오는 힘을 받아낼 수 있도록 다른 운동에서와 마찬가지로 바닥에 단단히 박혀 있어야 한다. 슬관절 신전으로 나오는 힘의 효율을 비교해 보면, 발가락만 닿아 있는 쪽은 브리지 자세가 아닌 이상에야 뒤꿈치도 닿아 있는 쪽보다 나쁠 수밖에 없다. 불완전한 발바닥이 불완전한 운동사슬을 만들어내기 때문이다. 그러니 발은 전체적으로 바닥에 붙여 두자. 무릎이 움직이거나 운동사슬이 풀리거나 지면과의 접촉이 약해지면 동작 중에 발이 움직이는 경우도 있다. 이때도 마찬가지로 뒤꿈치를 땅에 박아 발 전체로 바닥을 밀어내면 문제가 해결된다.

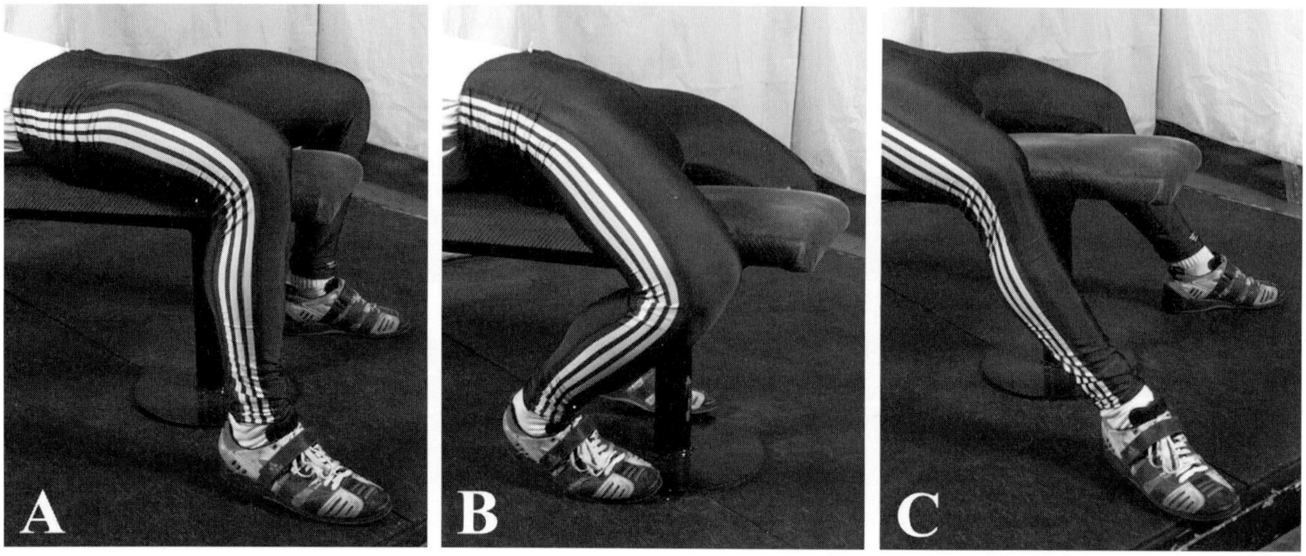

그림 5-28. 자세를 잘 잡는 법도 제대로 배워야 한다. 먼저 발목과 무릎의 위치부터 잡고, 엉덩이의 위치는 바벨 밑으로 머리를 집어넣을 때 잡는다. (A) 바른 자세에서는 골반이 평평하게 누워 있고, 발목과 무릎은 바닥을 밀면서 벤치에 닿은 어깨까지 힘이 전달될 수 있는 자리에 놓인다. (B) 이 자세는 브리지나 다름없다. 바른 자세에서는 발바닥이 땅바닥에 붙어 있어야 한다. (C) 무릎을 너무 펴고 있는 자세로는 버팀목 노릇을 할 수가 없다.

발을 바닥에 단단히 고정시킨 채로 고중량을 칠 때는 발이 미끄러질 가능성이 높아지는데, 상황이 상황이니만큼 진짜 위험할 수가 있다. 발이 미끄러지면 운동사슬에서 등 하부의 지지가 무너지고, 이 때문에 반복에 실패할 수도 있고, 더러는 바벨을 놓칠 수도 있는데, 고중량 바벨을 들고 있었다면 위험하기 짝이 없다. 체육관 바닥이 지저분하거나, 신발 밑창에 (데드리프트 경기나 스쿼트 수트를 입을 때 쓰는) 베이비파우더 같은 게 묻어 있으면 이렇게 발이 미끄러질 수 있다.

살다 보니 평범한 트레이너나 준 프로 운동꾼부터 시작해서 은퇴한 파워리프터에 이르기까지 많은 이들을 만나 왔는데, 발을 벤치에 올린다느니 공중에 띄운다느니 하는 사람들이 더러 있었다. 벤치프레스에서 하체는 버팀목 역할을 하는데, 하체를 안 쓰면 버팀목을 없애는 셈이니 둘 다 효율을 떨어뜨리는 건 마찬가지다. 물론 이런 방법이 필요한 사람도 없지는 않다. 가령 허리를 다쳐서 척추 신전을 하기 곤란한 상황에서도 벤치프레스를 해야 한다면 이 방법 밖에 없다. 그러나 요추가 뻣뻣하고 허리가 불편해서 벤치에 발을 올리게 됐다면, 이는 플랫 벤치프레스 자세에 필요한 척추 신전조차 만들지 못할 정도로 척추의 인대가 타이트하다는 뜻이다. 이런 분들은 순서상 스트레칭을 먼저 하는 게 맞다. 등에 문제가 없다면 발이 땅에 닿지 않는 게 이상하다. 유연성이 떨어지거나 다리가 짧다면, 발밑에 블록이나 원판을 놓아서 높이를 맞추는 방법도 있다. 하체를 사용할 줄 안다는 것은 더 많은 중량을 들어 올릴 수 있다는 말과 같은데, 이를 뒤집어 보면, 설령 운동 수행 능력에 큰 지장을 주지 않는다고 해도 발을 들었을 때 다룰 수 있는 중량은 줄어들 수밖에 없다. 발을 올려놓

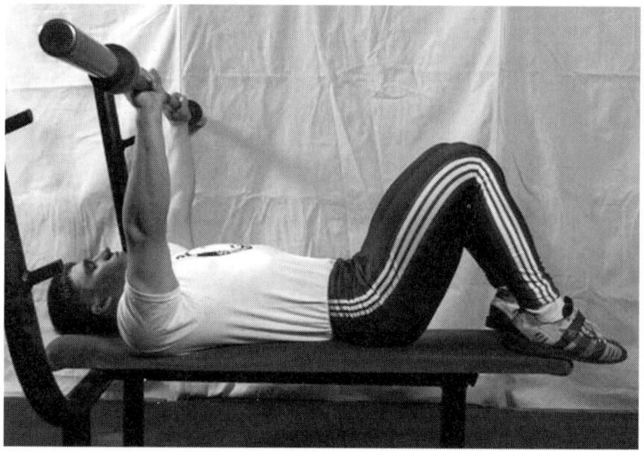

그림 5-29. 벤치에 발을 올리고 하는 벤치프레스는 발을 내리고 했을 때보다 자세가 불안정하다. 초보자들은 이 따위로 하면 안 된다.

을지 말지는 장단점과 다칠 가능성을 또렷하게 파악하고 나서 결정해도 늦지 않다.

호흡과 타이밍

바벨 운동에서는 공기압으로 지지력을 얻을 수 있고, 벤치프레스라고 예외는 아니다. (스쿼트 챕터에서도 보았듯) 스쿼트와 데드리프트에서는 발살바법을 통해 등의 지지력이 높아지는데, 벤치프레스에서는 이와 달리 가슴의 지지력이 높아진다. 숨을 크게 들이쉬고 참기 때문에, 흉곽의 압력이 올라가고 가슴이 단단해지는 것이다. 흉벽 바깥쪽에 기시점을 둔 흉근과 삼각근이 수축하는 동안 주변의 구조물들이 움직이지 않으면, 운동사슬 말단의 움직이는 부위에는 더 많은 수축력이 전달된다. 즉 흉곽이 단단히 조여져 있으면 가슴의 움직임이 줄어들기 때문에, 힘이 새거나 약해지지 않는다. 이러한 흉곽의 견고함은, 바닥에서부터 하체를 타고 올라온 지지력과 맞물려 벤치프레스의 효율을 급격히 높인다. 한편 벤치프레스에 필요한 아치를 만들기 위해 척추가 신전되면 복근은 효율적으로 수축하지 못한다. 이로 인해 복강내압은 흉강내압의 상승을 효율적으로 상승시키지 못한다. 심호흡이 가슴에 일차적인 지지력을 제공해 준다는 말은 이 정도면 이해될 것이다.

벤치프레스에서의 호흡 패턴은 세트의 길이와 개인의 능력에 따라 달라진다. 초보자의 경우 반복마다 호흡을 고친다. 바벨이 내려갔다 올라오는 동안 숨을 참았다가 락아웃을 하면서 숨을 내쉬는 것이다. 반복과 반복 사이에 숨을 고치면서, 자세가 제대로 되어 있는지 확인하는 것도 잊으면 안 된다. 그러나 가슴을 아무리 단단하게 굳혀도 숨을 쉬다 보면 조금씩 풀릴 수밖에 없는데, 그 때문에 경험이 좀 있는 분들은 한 세트에 한 번만 숨을 쉬기도 한다. 자세 유지가 중요하다고 믿는데 숨을 참을 능력까지 있다면, 이 방법이 잘 맞을 수도 있다. 숨을 멈추면 저산소증이 유발되어 집중력이 흐트러질 수도 있지만, 어지간하면 5회짜리 한 세트 정도는 숨을 참고 해낼 수 있다. 대신 세트 내 반복수가 많아지면 중간에 짧게라도 숨을 쉬어줄 필요가 있다.

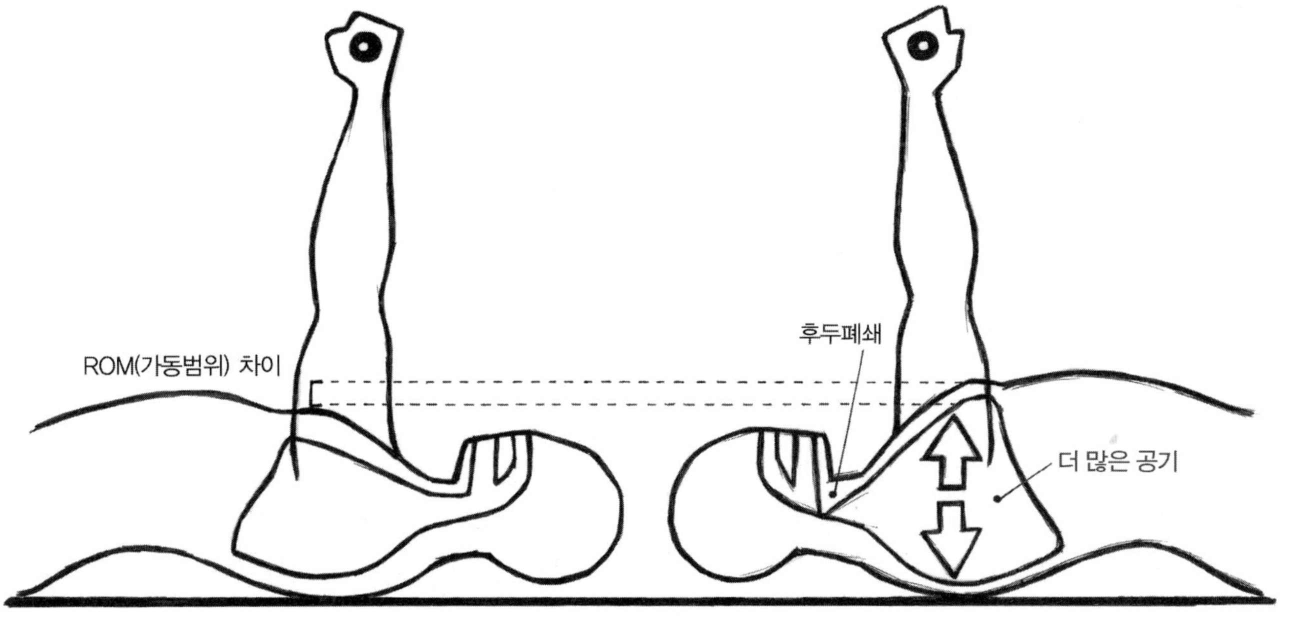

그림 5-30. 반복을 시작하기 전에 팔을 완전히 신전시킨 상단에서 숨을 들이쉬면 더 많은 공기가 폐로 들어오므로, 가슴의 각도도 좋아지고 안정성도 높아진다.

호흡은 반복과 반복 사이, 동작이 시작되기 전에 끝내야 한다. 동작 중간에 숨을 들이쉴 때는 흉근의 수축 때문에 흉곽에 부하가 걸려 있으므로 공기가 폐를 가득 채우기 어렵다. 그러나 팔꿈치를 편 상단 락아웃 자세에서는 흉근이 흉곽을 잡아당기지 않으므로, 공기로 폐를 꽉 채울 수 있다. 게다가 바벨이 내려가는 도중에는 발바닥에서 손끝까지 온몸이 타이트하게 조여져 있을 텐데, 이 상황에서 숨을 들이쉬는 건 말이 안 된다. 이때 숨을 들이쉬는 건 몸을 제대로 굳히지 않았다는 증거다.

세트가 끝날 때까지 숨을 쉬지 않으면 1회호흡량tidal volume의 들숨에 있던 산소를 전부 소모시킬 수도 있다. 그러나 굳이 그렇게 할 필요도 없고, 일부러 해 보고 싶어도 너무 오래 걸린다. 첫 번째 반복을 시작하기 전에는 보통 숨을 크게 들이쉰 상태일 텐데, 세트 중간에 이 숨의 10% 정도로만 빠르게 호흡한다. 이토록 짧은 숨만으로도 그 세트가 편안해질 수 있다. 그러나 이때 오가는 공기의 양은 너무 적고, 따라서 몸을 단단히 굳힐 요량이면 세트 내내 숨을 참는 게 차라리 나을 수 있다. 물론 연습은 해야겠지만.

랙에서 생기는 실수들

바벨을 랙에 걸고 빼는 일은 딱히 어려워 보이지 않고, 자연히 여기 신경 쓰는 사람도 많지는 않다. 하지만 벤치프레스에서는 무거운 바벨이 얼굴과 목 위에 있기 때문에 언제든지 위험에 처할 수 있다는 사실을 잊으면 안 된다. 벤치프레스가 위험한 운동이라는 악명도 따지고 보면 이렇게 바벨을 걸고 빼는 과정에서 나왔다. 배우기 시작할 때부터 걸고 빼는 과정을 제대로 익혀두라는 말을 괜히 하는 게 아니다. 안전을 위하여 다음의 **규칙**을 찬찬히 살펴보자.

1. **벤치프레스에서는 섬리스 그립을 쓰지 않는다.** 바벨이 불안하면 운동 전체가 불안한 것이다. 섬어라운드 그립이라고 해서 바벨을 떨어뜨리지 않으리라는 보장은 없지만, 섬리스 그립은 바벨을 떨굴 확률을 몇 배는 높인다.

2. 랙에서 꺼내고 넣을 때 바는 항상 목과 얼굴 위를 지난다. **따라서 바벨을 랙에서 넣고 뺄 때 팔꿈치는 항상 잠겨 있어야 한다.** 보조자가 있든 없든 지켜야 하는 규칙이다. 삼두근을 수축해 팔꿈치를 잠그면 팔에 있는 모든 뼈가 일직선으로 정렬되기 때문에, 뼈가 근육 대신 하중을 받는다. 바벨이 목과 머리를 지날 때도 마찬가지다. 랙에 걸린 바벨을 빼는 순간부터 이렇게 팔꿈치를 잠가야 한다. 랙에 바벨을 돌려놓을 때는 이와 반대로 바벨이 수직 보조대에 닿은 다음에야 팔꿈치를 풀 수 있다.

3. **시작 자세에서 그랬듯, 모든 동작은 어깨 관절 위에서 시작되고 끝나야 한다.** 바벨을 랙에서 꺼내자마자 어깨 관절이 아니라 목 위로 잡는 초보자들이 상당히 많다. 심지어는 랙의 걸쇠에서 바벨을 떼자마자 그대로 가슴까지 내리는 분들도 있다. 이 경우 첫 번째 반복에서는 바벨을 사선으로 움직여야 하고, 두 번째 반복을 앞두고서야 올바른 시작 자세를 취할 수 있게 된다. 그러나 이렇게 하면 천장에 기준점을 잡기도 어렵고, 바벨이 출발했던 자리와 도착하는 자리가 다르기 때문에 궤적 문제가 생길 수밖에 없다. 그러니 바벨이 올바른 시작 위치에 놓이기 전까지는 실수로라도 절대 동작을 시작하지 마라. 말 그대로 죽고 싶지 않으면. 바벨을 내려도 되는 시점은 오로지 바벨이 올바른 시작 위치에 놓인 상태에서 천장의 기준점 안에 들어왔을 때뿐이다.

4. **반복이 완전히 끝나기 전에는 바벨을 랙 쪽으로 밀어내지 마라.** 마지막 반복에서 바벨을 빨리 랙에 걸어놓으려다가 실수를 저지르는 사람들이 생각보다 많다.

그러나 바벨을 랙에 돌려놓기 전에는 항상 바벨이 시작 위치에서 균형 잡힌 채 락아웃 되어 있는지를 확인해야 한다. 바벨을 놓쳤는데 마침 보조자가 없는 상황을 가정해 보자. 그래도 얼굴보다는 가슴에 떨어지는 편이 낫지 않겠는가. 섣불리 바벨을 돌려놓으려다 랙에 제대로 걸지 못하면, 잠기지 않은 팔꿈치로는 고중량을 지탱할 수 없기 때문에 바벨은 그대로 얼굴에 떨어질 수밖에 없다. 저러고 있는 꼴을 보면 '난 참을성도 없고, 단 몇 초라도 바르고 안전하게 할 생각이 없고, 무거운 중량에 대한 경외심은 당연히 없고, 다치든 말든 알 게 뭐냐'는 말을 몸으로 하는 것 같을 때가 종종 있다.

5. **벤치프레스를 혼자 해야 한다면, 항상 파워 랙 안에 들어가서 해라.** 안전핀을 가슴 높이보다 약간 밑에 꽂아두면 실수로 바벨을 놓쳤을 때에도 바벨을 핀 위에 얹어놓고 안전하게 빠져나올 수 있다. **만에 하나 파워 랙이 없으면, 적어도 고중량 벤치프레스는 하지 마라.** 어떤 운동이든 멍청하게 하다가 죽는 사람이 있기야 하겠지만, 벤치프레스에서 객기를 부리다가 골로 가는 사람이 압도적으로 많다. 고중량 바벨에 깔리면 죽을 수도 있다. 진짜다. 진짜 죽는다.

6. 5번 규칙을 못 지키겠다면, **최소한 칼라(이른바 '마구리')는 쓰지 마라.** 혼자 벤치프레스를 하다가 깔리면 바벨을 기울여서 원판을 바닥에 떨어뜨리고 빠져나올 수 있는데, 안내문처럼 '안전을 위해' 칼라로 원판을 고정시킬 경우 그럴 기회조차 잃고 만다. 목숨값이 비싼지 파손 변상비가 비싼지 굳이 대볼 필요는 없으리라 믿는다.

7. **보조자가 바벨을 넘겨받아도 그립을 풀지 말고 도와라.** 고중량을 밑에서 받쳐주지 않고 보조자에게 전부 떠넘기면, 보조자가 등을 다치는 건 둘째치고 당신 얼굴이 아작난다. 보조자가 세심하게 제 할 일을 제대로 하고 있다면, 우리도 그에 보답해 바벨을 랙에 돌려놓는 노고를 줄여 주어야 한다. 보조자가 엄청나게 강하거나 바벨이 아주 가볍지 않은 이상, 중량이 실린 바벨은 보조자에게서 조금만 떨어져도 팔 스트렝스만으로 감당하기가 힘들어진다. 본인이 해결해야 될 문제를 떠넘기고 농땡이를 피우면, 다음번에 그 친구가 퍽이나 도와주겠다.

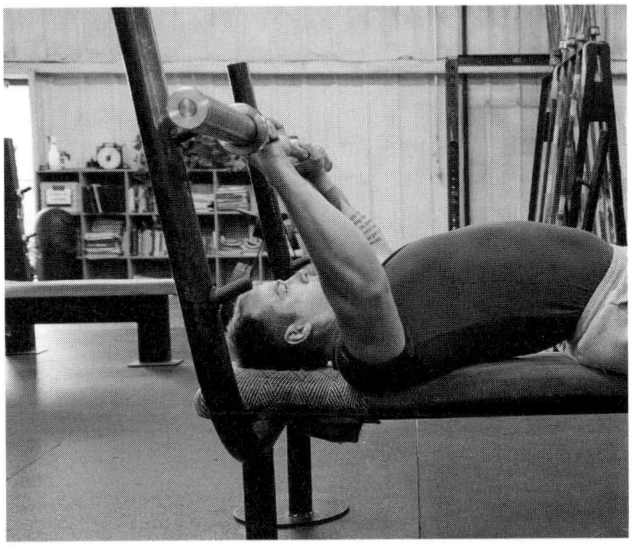

그림 5-31. 세트의 마지막 반복에서 바벨을 가슴 위로 추진시켜 제대로 락아웃 하지 않고 반복이 채 끝나기도 전에 바벨을 랙 쪽으로 밀어내는 경우가 많다. 마지막 반복에 실패하면(보통 마지막 반복이 실패하기 쉽다) 바벨이 어디로 떨어지는 게 나을까? 가슴? 얼굴? 정답은 굳이 이야기하지 않을 테니, 매 반복을 올바르게 마무리하는 습관을 들이도록 하자.

벤치프레스와 보조자

언제부터인가 벤치프레스는 팀 스포츠가 된 것 같다. 벤치에 누운 친구는 가슴을 '조지고' 머리맡에 있는 친구는 승모를 쓰는 스포츠 말이다. 둘이 함께 '조지는' 벤치프레스를 보면 중량부터가 어마어마하다. 벤치프레스로 오버하지 말라는 말은 오버가 아니었던 것이다. 그러면 여기서 질문 하나. 보조자가 첫 번째 반복부터 세트 내내 바벨에 손을 대고 있었다면, 대체 누가 얼마만큼을 왜 들어올린

건가?

보조자가 할 일은 정해져 있다. 남의 워크세트에 끼어드는 일은 여기 포함되지 않는다. 보조자가 보조해야 하는 건 세트 자체가 아니다. 맡은 선수가 랙과 어깨 사이의 긴 모멘트 암을 극복하고 바른 시작 자세를 취할 수 있도록 랙에서 바벨을 꺼내 선수의 어깨 관절 위에 올려 주면 보조자가 할 일은 거의 끝난다. 여기서 뭔가를 더 하려다가 꼭 문제가 생긴다. 벤치프레스 자체는 제대로 배우기 어렵지 않은 운동이지만, 상황이 이렇다 보니 보조자 때문에 어려워지는 경우가 많다.

안전사고가 생길 수 있는 경우라면, 보조자는 안전을 책임질 수 있도록 자기 자리를 지켜야 한다. 생초보가 아닌 이상 첫 번째 웜업 세트는 안전 문제가 생길 가능성이 낮고, 따라서 보조자가 코치 노릇까지 하는 게 아니라면 옆에 없어도 된다. 그러나 고중량에서는 얘기가 다르다. 마지막 웜업 세트나 워크 세트에서는 바벨이 무거울 수밖에 없으니 보조를 받아야 한다. 처음부터 끝까지 보조를 받아야 한다는 말도 있지만, 지나친 주장이다. 필요도 없고 효율도 떨어지는 소리에 애꿎은 체육관 사람들이 휘말리는 건 바람직하지 않다. 물론 필요할 때조차 보조자를 구할 수 없는 체육관은 또 다른 문제다. 필요할 때는 도움을 받아야 하니, 그때가 언제인지 알아보자.

파워리프팅 국가대표 선수 정도의 중량을 다루는 게 아닌 이상, 벤치프레스에서의 보조는 보조자 한 명으로 충분하다. 바벨에 손을 대는 행위인 핸드오프는 적절한 경우보다 그렇지 않은 경우가 많다. 보조자가 반복에 끼어들어서 타이밍, 균형, 시선, 집중력 같은 요소를 하나라도 망가뜨리면 나쁜 핸드오프로 간주한다. 반면 바벨을 적절한 횟수와 타이밍으로 잡고, 선수의 심리적 요구를 존중하고, 언제 얼마만큼의 도움을 주어야 하는지 잘 알고 있는 노련한 보조자에게서는 좋은 핸드오프를 받을 수 있다.

벤치프레스에서 보조자는 리프터의 머리맡, 바벨의 중앙에 서 있어야 한다(그림 5-32). 필요하다면 자리를 약간 바꿀 수도 있다. 이때 보조자는 바벨을 잡을 수 있을 만큼 가깝게, 그러나 핸드오프를 끝낸 뒤에는 리프터의 시야에 걸리적거리지 않을 만큼 멀리 있어야 한다. 이 위치에서 보조자는 세트가 끝날 때까지 유심히 지켜보거나, 수직 보조대에 닿는 바벨을 랙에 안전하게 걸어 주거나, 스티킹 포인트에서 바벨을 받쳐주거나 하는 식으로 필요한 도움을 제공할 수 있다.

바벨이 더 이상 위로 올라가지 않는 것을 스티킹 포인트sticking point라고 하며, 스티킹 포인트에 걸린 바벨은 얼마 지나지 않아 자세를 조금씩 무너뜨리며 추락하기 시작한다. 리프터가 반복 중에 스티킹 포인트에서 빠져나오지 못

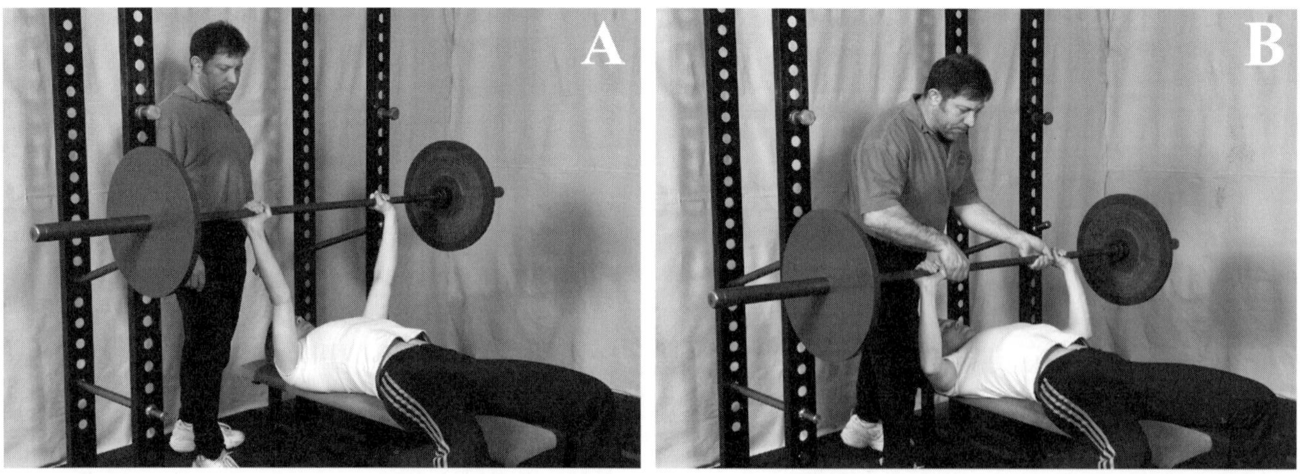

그림 5-32. 표준적인 벤치프레스 보조 자세(A)에서는 빠르고 안전한 대응을 할 수 있다. 이때 보조자는 보조자로서 해야 할 일과 하지 말아야 할 일들에 대해 잘 숙지하고 있어야 한다. 선수가 안전하다는 판단으로 자신있게 바벨을 밀 수 있게 하는 것도, 마지막 반복의 스티킹 포인트에서 도와주는 것도, 바벨을 안전하게 랙에 걸어 주는 것도 결국은 보조자의 일이다.

하는 경우, 보조자는 리프터가 바벨을 정말 못 움직이고 있는 건지 판단할 수 있어야 하고, 바벨을 잡을지 말지, 잡게 된다면 힘을 얼마나 들여야 할지도 판단할 수 있어야 한다. 이 상황에서 리프터가 바벨을 받쳐달라고 말할 수도 있지만 아닐 수도 있기 때문에, 보조자는 바벨의 속도를 정확히 파악해야 한다. 바벨이 아직 올라오고 있는데 받치거나 스티킹 포인트에 접어든 지 한참 지나서야 받치는 것은 보조자가 할 짓이 아니다.

바벨을 받기로 결정했다면 보조자는 현재 상황을 정확히 파악하여 얼마나 보조할지를 결정해야 한다. 마지막 세트의 마지막 반복을 수행하는 중급 리프터, 개인 최고기록에 도전중인 선수급 리프터, 처음으로 고중량 훈련을 하는 초보 리프터는 제가끔 다른 보조를 받을 수밖에 없다. 얼마나 빠르게 대응해야 하는지, 바벨을 얼마나 면밀히 따라가야 하는지, 얼마나 많은 중량을 분담해야 하는지, 바벨의 속도는 얼마로 유지시켜야 하는지, 랙에는 얼마나 빠르게 돌려놓아야 하는지 등등의 조건은 결국 그때그때 달라질 수밖에 없다.

여기까지 읽고 리프터와 보조자 간에 건설적인 관계를 만들어야겠다는 마음이 생겼다면, 보조자를 위한 다음의 **규칙**을 보도록 하자.

1. **워크 세트 중량에서 보조자는 매 반복을 줄곧 지켜보아야 하며,** 리프터의 상황에 맞게 즉시 반응할 수 있어야 한다. 웜업 세트부터 신경을 곤두세울 필요는 없지만, 중량 자체가 위험요소가 될 수 있는 고중량에서 보조자는 반드시 바벨을 지켜보고 있어야 한다. 리프터가 고중량을 다루고 있는데도 멍이나 때리고 있으면 보조자로서 실격이다.

2. 보조자가 리프터에게 바벨을 넘겨주고 나면, **보조자는 마지막 반복이 끝나거나 도움이 필요해지기 전까지 비켜나 있어야 한다.** 1번 규칙과 반대인 것처럼 보일 수 있지만, 뉘앙스가 다르다. '비켜 있으라'는 말은 리프터가 누워있을 때 천장과 바벨 말고는 아무 것도 보이지 않도록 시야에서 비키라는 뜻이다. 리프터가 천장의 기준점을 보고 있는데 보조자가 머리맡에서 알짱대거나 바벨에 손을 대면 집중력은 흐트러진다. '도움이 필요하다'는 말은 바벨이 실제로 1~2초간 위로 움직이지 못하고 정지해 있거나, 아래로 내려가기 시작했거나, 얼굴이나 발, 아니면 옆과 같이 이상한 방향으로 움직이는 것을 포함해서, 리프터가 반복을 완료할 수 없는 상황을 가리킨다.

3. 만일 보조자가 도와야겠다고 판단한 경우, 바벨을 손으로 잡아 랙의 걸쇠까지 데려간다. (이때 리프터는 손을 풀지 않고 보조자와 함께 바벨을 움직여야 한다.) 하지만 (규칙 2번에 나와 있는 것처럼) 실제로 도움이 필요하기 전에는, **절대 바벨을 만지면 안 된다.** 리프터 아닌 사람이 반복에 개입하면 리프터가 해낸 반복으로 보지 않기 때문에 이 규칙은 반드시 엄격하게 지켜져야 한다. 가령 5회짜리 세트에서 마지막 반복 때 보조자가 **바벨을 조금이라도 건드린다면** '보조'로 간주되기 때문에, 공식적으로는 4회로 그 세트를 마무리한 것이 된다. 리프터 입장에서는 이 규칙을 준수함으로써 정직하게 반복수를 셀 수 있다. 이렇게 하지 않으면 어떤 도움을 얼마나 받았는지 알 수가 없다. 알지도 못하는 주제에 보조 없이 몇 회를 했다고 말할 자격은 없다.

훈련일지에 기록한 숫자에 정직성이 담보되지 않는다면 훈련의 결과를 평가할 수 없다. 훈련에 있어서 자기 자신을 속일 이유가 없는 만큼, 보조를 받은 반복까지 기어코 일지에 기록하는 행태는 장기적으로 보면 의미가 없다. 이 원칙은 보조자를 쓰는 모든 훈련에 똑같이 적용된다. 보조자가 워크 세트에 끼어들게 내버려두면 얼마 지나지 않아 자신이 벤치프레스에서 얼마를 들고 있는지, 얼마만큼의 성장을 거두었는지 알 수 없게 되어 버린다.

4. 다시 한 번 말한다. **리프터 아닌 사람이 바벨을 건드렸으면 그 반복은 리프터가 한 것이 아니다.** 보조자는 세트에 끼어들려는 욕망을 절제할 책임이 있다. 보조자가 할 일은 남의 훈련과 기쁨을 나누는 것이 아니라 필요할 때 옆에서 돕는 것이다. 그러니 실제로 도움이 필요한 경우가 아니면 바벨에서 떨어져라. 리프터가 PR에 도전하고 있는데 괜히 끼어들었다면 뺨이나 얻어맞을 뿐이다.

바벨을 랙에 되돌려놓을 때는 리프터도 보조자도 바벨이 일단은 수직 보조대에 닿도록 해야 한다. 걸쇠에 곧장 바벨을 올려놓을 생각은 하지도 말자. 리프터가 팔꿈치를 잠근 채 바벨을 뒤로 움직여 수직 보조대까지 보낸 다음 걸쇠 쪽으로 떨어뜨리면 바벨이 랙에 제대로 들어갔는지 걱정할 필요조차 없다. 수직 보조대에 닿은 바는 항상 걸쇠 위에 있다. 랙에 걸린 바벨을 잡고 팔꿈치를 폈을 때 바벨이 걸쇠에서 들어올려진다면, 바벨을 랙에 걸어놓을 때도 팔꿈치를 폄으로써 걸쇠 위에 바벨을 띄워놓을 만한 높이를 확보할 수 있다. (팔이 짧으면 수직 보조대의 높이를 조절할 수 있는 벤치를 사용해야 한다.) 그러나 바벨을 바로 걸쇠에 얹어 놓으려 들다가는 수직 보조대는커녕 걸쇠 자체에도 얹어놓지 못한 채 놓쳐버릴 수 있다. 똑같은 이유 때문에 스쿼트에서도 같은 원칙이 적용된다.

파워리프팅 경기에서처럼 두 명의 보조자가 필요한 상황도 물론 있지만, 일반적인 경우 벤치프레스는 노련한 보조자 한 명으로 충분하다. 보조자가 두 명이면 필연적으로 양쪽 균형을 완벽하게 맞출 수가 없다. 특히나 빠르게 대응해야 하는 상황에서는 균형이 더 쉽게 깨질 텐데, 이로 인해 양쪽에 다르게 걸리는 부하는 리프터를 다치게 할 가능성만 높인다. 아무리 신중하고 노련해도, 두 사람이 양쪽에서 똑같은 힘을 만들어낼 수는 없다. 스쿼트에서도 비슷한 얘기를 했는데, 리프터 혼자만으로는 버거운 고중량에서 보조자 때문에 부하의 불균형이 생겨난다면 부상을 당할 뿐이다. 보조자를 한 명만 두면 이러한 문제를 해결할 수 있고, 중량을 제대로 설정한 대부분의 벤치프레스에서는 한 명만 있어도 완벽하고 합리적인 보조를 받을 수 있다.

제6장

파워클린*

파워클린은 느리게 할 수 없는 운동이다. 성격이 명확하기에 오해의 소지는 많지 않다. 바벨을 손에 쥐고 어깨로 받는 동작이 있기는 하지만, 파워클린은 본질적으로 점프이다. 스포츠 컨디셔닝에서 파워클린은 폭발력 훈련의 목적으로 사용된다. 제대로 실시한 파워클린은 다른 운동에서 기른 스트렝스를 파워로 전환하는 최고의 운동이 될 수 있다. 폭발력은 제자리높이뛰기처럼 쉬운 운동에조차 요구되는 특성인데, 스트렝스와 컨디셔닝 훈련에 플라이오메트릭 같은 운동이 도입되는 건 그러한 맥락에서 받아들일 수 있다. 하지만 클린과 스내치는 단계적으로 중량을 올릴 수 있다는 특성을 가지고 있고, 따라서 단순한 방식으로 강력한 폭발력을 얻을 수 있다. 폭발력은 몸이나 외부의 물체에 가속도를 만들어내는 능력인데, 거의 모든 스포츠에서 폭발력을 볼 수 있다는 점을 감안하면, 폭발력은 그 자체로 결과에 크나큰 영향을 미친다고 말할 수 있다. 파워클린은 이러한 관성과의 전쟁에 써먹을 수 있는 가장 중요한 도구이다.

빌 스타는 자신이 쓴 책인 『힘 센 놈만 살아 남는다』** 에서 '운동을 딱 하나만 해야 한다면 이게 최고다'라는 말과 함께 파워클린을 '빅 3'에 포함시켰다. 역도 선수들은 더 복잡한 운동인 클린에 대한 보조 운동으로 파워클린을 애용해 왔다. '클린'이라는 용어는, 수십 년 전에 만들어진 규칙에 따르면 바벨이 몸에 닿지 않고 바닥에서 어깨까지 깨끗하게 올라가는 것을 가리킨다. 한 번에 어깨로 올리면 그냥 클린으로 불렀는데, 벨트나 가슴에서 멈췄다가 올리면 '콘티넨탈(대륙 스타일) 클린'이라고 했다. 당시만 해도 유럽 본토 대회에 그런 스타일에 대한 규정이 없었기 때문이다. 현대에 이르러 '클린'은 풀 스쿼트 클린을 가리킨다.

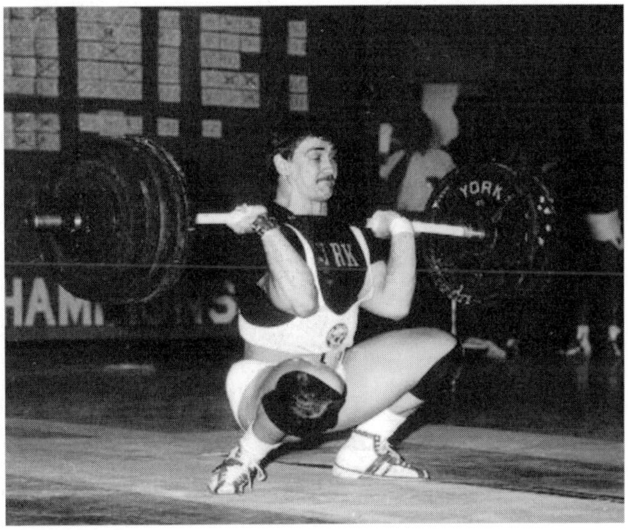

그림 6-1. 파워클린은 올림픽 역도에서 (보통 '클린'이라고 불리는) 스쿼트 클린의 변형이다. 빌 스타가 1969년 선수권대회에서 197kg으로 클린을 하고 있다.

* 역자 주 : 일러두기에서도 밝힌 바 있지만, 특히 6장에서는 일반에 널리 쓰이는 용어를 존중하여 한자어나 순우리말 번역어 대신 외래어를 번역어로 선정한 부분이 많다. 랙, 풀, 캐치 등 원어의 발음을 그대로 옮긴 용어가 대부분 여기에 해당한다. 가령 '랙'의 경우 2~5장에서와 6장에서 각기 가리키는 바벨이 다르므로, 이러한 부분에 유의하여 읽기 바란다.

** Strongest Shall Survive

하지만 항상 그랬던 것은 아니다. 프론트 스쿼트 스타일로 더 많은 중량을 들 수 있다는 사실이 알려지지 않았던 1960년대 이전의 올림픽 역도에서는, 다리를 앞뒤로 찢는 스플릿 클린이 표준이었다.

운동의 이름에 들어간 '파워'는 복잡한 동작이 축약되었음을 뜻하는데, 이때 없어지는 동작들은 더 많은 중량을 쉽게 다룰 수 있게 하는 기술이기 때문에 '파워' 버전은 더 어려울 수밖에 없다. 가령 바벨이 움직이는 거리를 줄일 때 쓰는 스쿼트나 스플릿 동작은 파워스내치power snatch에 없고, 용상의 저크가 변형된 파워저크power jerk에는 스플릿이 없다. 마찬가지로 파워클린은 스플릿과 프론트 스쿼트가 없다. 몸을 아래로 움직이는 동작을 줄였기 때문에 바벨을 더 높이 올려야 하는 파워클린은, 따라서 폭발적으로 더 많이 '당겨야' 한다. 이 챕터를 읽는 내내 '파워'라는 용어를 보게 될 텐데, 체육학에서 쓰는 것과 똑같은 뜻으로 사용했음을 밝힌다.

스타일과 상관없이, 클린에서는 바벨을 빠르고 높게 당겨야 어깨로 캐치할 수 있다. 이 과정에서 쓰이는 힘은 엉덩이와 다리에서 나온다. 일단 바닥에서 발이 떨어지고 나면 바벨에는 힘이 더 작용하지 않는다. 힘이 바벨과 지면 사이에서 작동하는 우리 몸의 구성요소에서 나오기 때문이다. 바벨의 속도는, 그래서 발이 땅에서 떨어질 때 가장 빠르다. 능동적인 풀(당기기)을 통해 모멘텀(운동량)을 얻은 바벨은 계속 위로 움직인다. 속도가 클수록 모멘텀도 커지기 때문에, 바벨은 빠르게 움직일수록 더 높이 올라간다. 반대로 바벨이 무거울수록 이렇게 하기는 힘들어진다. 즉 바벨에 가속을 잘 붙일수록 더 많은 모멘텀을 바벨에 전달할 수 있고, 따라서 더 많은 중량으로 클린을 할 수 있다.

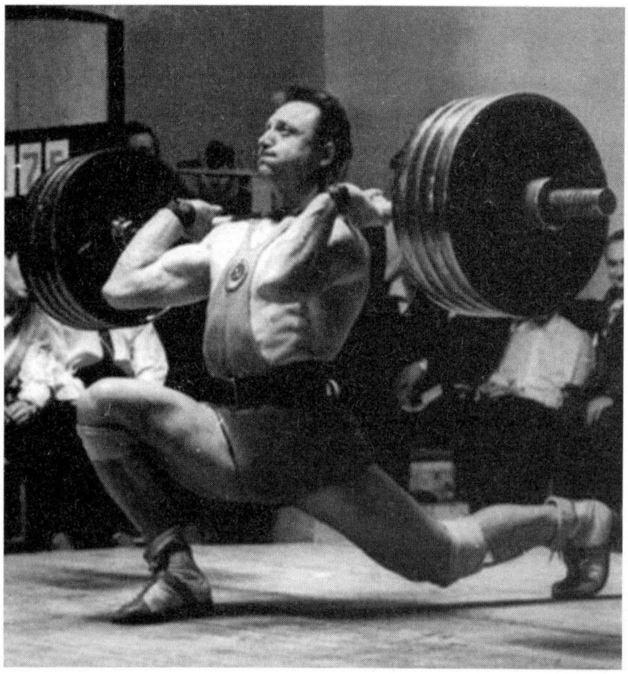

그림 6-2. 세계 챔피언 루돌프 플러그펠더가 스플릿 클린을 하고 있다. 스플릿 클린은 유연성이 모자라 스쿼트 클린을 할 수 없는 선수들에게 유용한 스타일로, 1960년대 이전까지는 흔했다.

당연한 말이겠지만, 클린에서 바벨을 똑같은 높이로 당길 수 있다면 그 밑으로 잘 들어갈수록 더 많은 중량을 다룰 수 있다. 스플릿과 스쿼트는 바벨이 낮은 곳에 있어도 그 밑으로 들어갈 수 있게 하므로 결과적으로는 바벨이 움직이는 거리를 줄여 주는 역할을 한다. 우리의 목적은 고중량 클린이 아니라, 스포츠 컨디셔닝의 관점에서 위쪽으로 가속도를 만들어내는 능력을 향상시키는 것이다. 괜히 '파워' 클린을 배우는 게 아니다.

프론트 스쿼트를 스쿼트 클린의 부분동작으로 가르치면 바벨 밑으로 들어가는 동작이 발의 움직임으로 더 많이 전환되기 때문에 더 많은 중량을 들 수 있다고들 하는데, 이 주장대로라면 스플릿 클린이 더 낫다. 스쿼트 클린을 하면 햄스트링과 내전근에 캐치의 충격이 분산되므로 무릎이 편해진다는 말도 있는데, 초보자들의 중량으로는 무릎에 무리가 가지 않는다. 그러나 함께 배우면 프론트 스쿼트는 백스쿼트에 방해가 된다. 못 배우거나 제대로 안 배워서 사두근 중심으로 스쿼트를 하는 습관이 일단 몸에 배어 버리면 고치는 데에 엄청난 시간과 노력을 들여야 한다. 클린에 프론트 스쿼트를 덧붙이면 애초에 얻으려고 했던 폭발력은 제대로 얻지 못한 채 동작만 꼬일 뿐이다.

프론트 스쿼트와 백스쿼트는 아주 다른 운동이다. 수준급 올림픽 역도 선수라면 프론트 스쿼트를 반드시 배우고 훈련해야겠지만, 전반적인 스트렝스와 컨디셔닝 향상이 목적이라면 백스쿼트가 훨씬 중요하다. 몇 달 동안 백스쿼트를 훈련해서 기술을 몸에 완전히 익힌 중급 리프터가 아니라면, 클린의 부분동작으로서 프론트 스쿼트를 배우고 싶다는 말은 의미가 없다. 동작의 범위만 봐도 파워클린이 길다. 초보자에게 파워클린으로 폭발력을 키우라는 말을 괜히 하는 게 아니다.

물리학에서 파워power는 '일률'이라는 매우 특수한 의미를 갖는다. 특정 거리를 이동한 물체에 가해진 힘의 총량은 일work이고, 일을 시간으로 나누면 일률이 된다. 수식으로 옮기면 (FD)/T=P이다. 여기서 P는 파워, F는 힘, D는 힘이 작용한 거리, T는 일을 행하는 데 걸린 시간이다. 5회짜리 1세트를 수행하는 것처럼 오랜 시간에 걸쳐 수행한 일의 양은 평균일률이라고 한다. 클린이나 스내치처럼 지속 시간이 매우 짧으면 순간일률이라고 한다. 물리학에서는 이것을 J/s 또는 와트Watt로 표시한다. 파워클린을 비롯해 폭발성 훈련이나 스포츠에서 관심을 가져야 할 것은 순간일률, 즉 순간 파워이다. 쉽게 말해, 순간 파워는 힘을 급속하게 발휘하는 능력, 스트렝스를 빠르게 내보이는 능력이라고 이해할 수 있다.

그 밖의 용어들도 정리해 보자. 속력은 단위 시간 동안 이동한 거리이다. 바벨이 윗방향으로 초당 2미터로 움직일 때와 같이, 속력에 방향이 포함되어 있으면 속도라고 부른다. 가속도는 단위 시간당 속도의 변화율이다. 다시 말해 가속도는 속도의 증가 (또는 감속이라고도 하는 속도의 감소) 또는 속도가 얼마나 빠르게 변하고 있는지를 나타낸다. 힘은 가속의 영향요인으로, 물체가 가속되려면 힘이 가해져야 한다. 스트렝스(근력)는 외부의 저항에 대항해 힘을 발생시키는 육체적 능력을 말한다. (등척성 수축을 스트렝스로 정의하기는 쉽지 않다. 등척성 수축에서는 힘이 물체에 움직임을 일으키지 않고 물리적 구조 안에 머물기 때문이다. 등척성 힘 생산이 바벨 훈련에 있어서 중요한 부분인 건 확실하지만, 스트렝스를 정의하고 싶다면 바벨의 움직임이 변수로 있어야 한다.)

파워는 힘을 빠르게 발생시킬 수 있는 능력이다. 몸이 움직일 때도 파워를 관찰할 수 있는데, 이때는 순발력이라는 용어를 쓸 수도 있다. 모든 스포츠에서 스트렝스가 능사는 아니다. 자신과 상대의 몸과 도구에 가속을 붙여야 하는 스포츠가 많고, 그러려면 스트렝스를 빠르게 발산하는 능력도 있어야 한다. 근력이 강한 사람은 무거운 중량을 움직이는 힘을 낼 뿐이지만, 파워가 강한 사람은 같은 중량도 더 빠르게 움직일 수 있다.

파워를 측정할 때는 보통 제자리높이뛰기를 쓴다. 제자리높이뛰기는 몸을 지면에서 가속시켜 주는 힘을 얼마나 빨리 만들어낼 수 있는지, 나아가 유전적 한계는 얼마인지 직접적으로 평가하는 도구로 아주 유용하게 쓰여 왔다. NFL(미국 프로 미식축구 연맹)에서는 수행능력 예측 목적으로 이를 컴바인 테스트에 포함시켰는데, 연구에 따르면 수직 점프 결과에서 스포츠 숙련도를, 파워클린 결과에서 수직 점프 수행능력과 스쿼트 스트렝스를 예측할 수 있다. 또한 스쿼트 결과에 따라 스쿼트 점프 수행능력을, 스쿼트 점프 결과에 따라 파워클린 수행능력을 예측할 수 있었다. 즉 스트렝스와 파워는 따로 떼어놓고 생각하기 어렵다. 이로 미루어볼 때, 고중량을 빠르게 움직이는 선수의 능력을 훈련시키는 파워클린은 스트렝스 훈련 프로그램을 스포츠 수행능력과 결부시키는 역할을 한다.

스트렝스 훈련이라는 특정 상황에서 파워의 개념을 이해하고 싶다면 파워클린과 데드리프트 성과를 비교해 보는 방법도 있다. 앞서 살펴본 대로 데드리프트는 리프터가 팔 길이의 높이에 정지한 바벨을 잡고 일어나는 동작인 반면, 파워클린은 바벨을 어깨 위에 캐치할 때까지 폭발적으로 당기는 동작이다. 파워클린에서 바벨이 움직이는 거리는 데드리프트의 2배 정도이고, 다루는 중량은 고중량 데드리프트의 50~75% 수준이다. 앞서 바벨을 움직일 때 드는 힘과 바벨의 수직 이동거리를 곱한 값이 일이라고 했는데, 파워클린이 데드리프트보다 절반 정도의 중량만 다루기 때문에 속도가 6배 정도 빠르다는 것을 감안하면, 고중량 파워클린에서의 일률은 데드리프트에 비해 5~7배까지 커진다. 데드리프트에서 더 많은 중량을 들어올릴 수 있는 것은 기본적으로 바벨을 가속시킬 필요

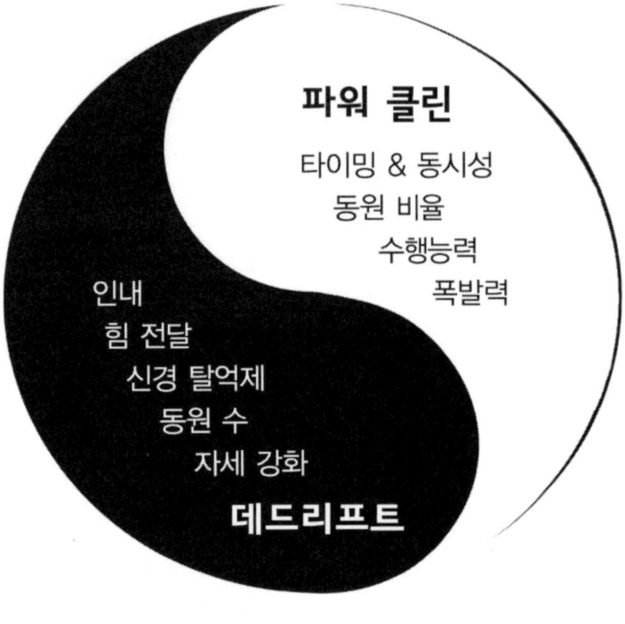

그림 6-3. 파워클린과 데드리프트는 상호보완적인 영향을 주고받는다. 파워클린에서는 타이밍을 익힐 수 있고, 여러 관절을 동시에 쓰는 법도 익힐 수 있다. 파워클린에서는 바벨 밑으로 들어가느냐 마느냐가 성공과 실패를 가르기 때문에, 데드리프트에서 보기 어려운 운동 수행능력을 향상시킬 수 있다. 뿐만 아니라 운동단위의 동원비율을 높여 근신경계의 효율을 증가시켜 주고, 나아가 고효율의 운동단위 동원에 필요한 폭발력과 여기 필요한 정신력까지 키워준다. 반면 데드리프트에서는 올바른 자세로 바벨을 잡고 있는 동안 단축성 스트렝스와 신장성 스트렝스를 모두 키울 수 있는데, 이 스트렝스는 클린의 느린 동작 구간에서 활용된다. 또한 수축에 동원되는 운동단위의 총량을 늘릴 수 있고, 오랫동안 자세를 유지하는 능력인 '인내력'을 배울 수도 있다. 게다가 고중량 데드리프트를 하다 보면 신경계가 탈억제되어 고중량 클린에서 가볍다는 느낌을 받을 수 있다. 힘을 생산하는 능력을 키우는 수단을 다 놓고 봐도 데드리프트만한 게 없다.

가 없고 짧은 거리를 움직이기 때문이다. 데드리프트에서는 아무리 느려도 계속해서 위로 움직일 수만 있다면 락아웃에 도달할 수 있다. 그러나 느린 파워클린은 세상에 없다. 고중량 데드리프트는 몇 초가 걸려도 데드리프트지만, 파워클린에서 동작이 느리면 어깨 위로 바벨을 올리지 못하고 실패할 뿐이다.

스트렝스가 됐건 파워가 됐건 뭐가 됐건 간에, 훈련을 할 때 반드시 알아두어야 할 사실이 하나 있다. **250kg으로 데드리프트를 하는 사람은 100kg으로 데드리프트를 하는 사람보다 언제나 더 많은 중량으로 클린을 할 수 있다.** 파워는 스트렝스에 의존한다. 힘을 생성하는 능력이 없으면 빠르든 느리든 없는 힘을 보여줄 수는 없다. 하지만 똑같이 250kg로 데드리프트를 하는 두 사람이 있다면 더 빠르게 움직이는 사람이 더 많은 가속을 만들어낼 수 있고, 이는 더 짧은 시간에 더 많은 힘을 발생시킬 수 있음을 뜻하므로 파워가 더 크다고 할 수 있다. 이 능력이야말로 강한 사람과 강한 선수를 구분짓는 절대적 기준이다. 파워클린은 이런 파워를 점진적으로 키워 주는 수단이다.

중견급 파워리프터의 데드리프트 중량은 파워클린 중량의 두세 배는 될 텐데, 이는 아마도 클린을 전혀 훈련하지 않았기 때문일 것이다. 파워리프팅이라는 스포츠가 막 생겨날 때만 해도 선수들 대다수가 역도 경험이 있었고, 대개는 역도 경력이 있는 코치에게 가르침을 받았다. 그러나 지금은 상황이 바뀌었다. 파워리프터의 파워클린 중량은 데드리프트의 절반도 안 된다. 반대로 데드리프트를 따로 훈련하지 않는 역도 선수의 클린 중량은 데드리프트의 85%까지도 올라간다. 이러한 차이는 유전적 특성이나 훈련의 특수성에 직결되어 있다. 어느 스포츠에서든 엘리트 선수 레벨쯤 되면 특정한 유전적 소인이 결정적인 차이를 만든다. 가령 엘리트 파워리프터는 고중량 당기기에 소질이 있고, 엘리트 역도 선수는 중간 정도의 중량을 빠르게 당기는 데에 소질이 있다. 역도 선수들은 비교적 가벼운 중량을 폭발적으로 드는 훈련을 하는 반면, 파워리프터는 비교적 무거운 중량을 느리게 들어올리는 훈련을 한다. 클린은 170kg으로 치면서 데드리프트는 고작 200kg 밖에 못 치는 역도 선수는, 절대 스트렝스absolute strength를 키워주는 고중량 훈련을 안 했다고 봐야 한다. 바벨을 바닥에서 당겨 올리는 절대 스트렝스를 향상시키면 클린 중량도 좀 더 늘어날 것이다. 170kg까지만 하고 클린을 그만둘 게 아니라면 굳이 데드리프트를 안 할 이유가 없다. 데드리프트는 300kg으로 치는데 클린은 고작 120kg인 파워리프터도 마찬가지다. 파워를 안 키울 이유가 없다. ('파워리프팅'은 이름과 실제가 다르다. 실제로는 '스트렝스리프팅'이라고 부르는 게 맞는데, 요새는 스쿼트, 프레스, 데드리프트로 구성된 경기에서 이러한 용어가 점차 받아들여지고 있다.) 이렇듯 역도와 파워리프팅이 서로의 훈련 방식을 갖다 쓰면 도움이 안 될 수가 없다.

지금까지 예로 들었던 내용을 바탕으로 절대 스트렝스와 파워가 어떤 관계를 맺고 있는지 생각해 볼 수 있다. 파워클린의 중량은 데드리프트 중량의 일부라고 생각할 수 있다. 즉 폭발적 스트렝스는 절대 스트렝스의 일부로 나타난다. 이 둘의 비율은 훈련과 유전적 소인에 달려 있는데, 제자리높이뛰기는 그 비율을 나타내는 지표가 될 수 있다. 훈련은 하면 할수록 지분이 높아질 테고, 유전적 소인은 훈련의 지분이 얼마 이상으로 커지지 않게 막아 주는 제한요인이 될 것이다. 그러나 확실한 것은 힘을 만들어내는 능력이 좋아질수록 그 힘을 파워로 바꾸는 잠재적 능력도 좋아진다는 점이다. 얼마나 좋아질지는 모르지만, 초보자가 데드리프트를 하면 클린도 좋아진다는 사실만은 확실하다.

이게 사실이라면 대체 왜 파워클린을 따로 해야 하는가? 틀린 질문은 아니다. 팔꿈치와 어깨와 손목이 시큰거리는 어르신들은 파워클린을 좋아할 리가 없다. 아이들, 운동 능력이 떨어지는 분, 중년 여자분이나 골다공증을 앓고 계신 분, 만성 슬개건염에 시달리는 분에 이르기까지, 파워클린을 해서 딱히 좋을 게 없는 분들도 마찬가지다. 그러나 여기에 해당하지 않는 분들, 특히 선수들은 파워클린을 해야 한다. 파워를 드러내는 능력인 폭발력을 키우는 데에는 파워클린 만한 것이 없으니.

근신경계와 파워클린

우리 몸이 파워를 만들어낼 때의 특성을 이해하려면, 먼저 신경계가 근육을 어떻게 제어하는지 알아야 한다. 근수축의 생리학적 기전을 전부 다루는 건 이 책의 방향과

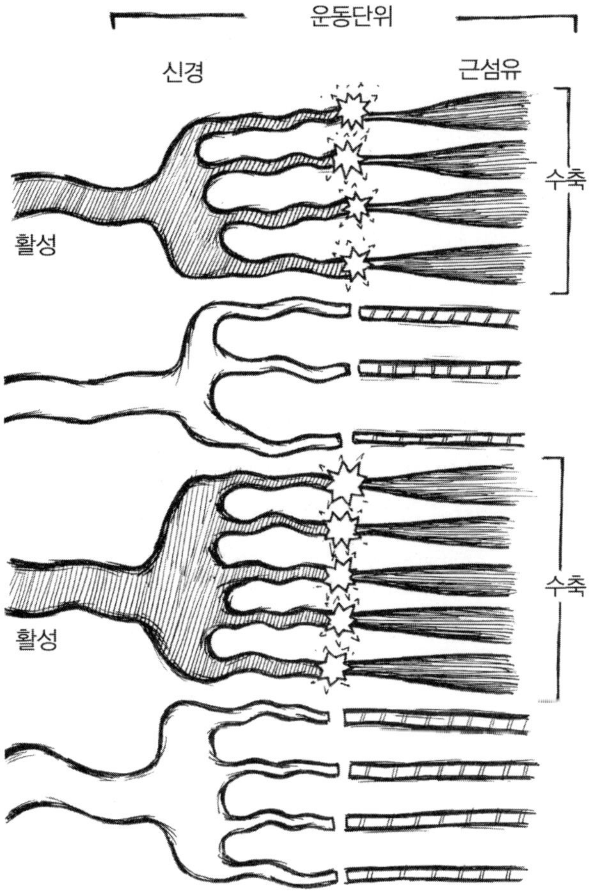

그림 6-4. 각각의 운동단위는 수축 신호를 받았을 때 아예 활성화되지 않거나 완전히 활성화된다. 이때 운동단위의 활성을 동원이라 한다. 즉, 동원된 운동단위는 완전히 수축하고, 동원되지 않은 운동단위는 수축하지 않는다.

어울리지 않기도 하고, 『스트렝스 트레이닝을 위한 현실적 프로그램』 3판 같은 자료도 널려 있으니, 여기에는 핵심만 간단히 나열하겠다. 근육은 근섬유로 이루어져 있고, 근섬유는 운동뉴런에 의해 제어되며, 근육계와 이를 제어하는 신경계를 하나로 묶어 근신경계라고 한다. 하나의 운동 뉴런은 여러 개의 근섬유를 제어하며, 운동단위라는 용어는 하나의 운동 뉴런과 여기 연결된 모든 근섬유를 합쳐서 가리킬 때 쓰인다. 근신경계를 통한 운동단위의 수축/발화를 가리킬 때는 동원이라는 용어를 쓴다. 이때 동원은 실무율 현상, 즉 100%와 0% 둘 중 하나만 고르는 법칙을 따르는 것으로 간주된다. 운동단위의 근섬유는 신경 자극의 발화를 통해 100%의 역량으로 수축한다. 근수축이 최대치 미만이라는 말은, 곧 운동단위가 최대 비율 미만으로 동원되

었다는 뜻이다. 더 큰 힘을 요구하는 작업일수록 더 많은 운동단위가 수축에 동원된다.

동원되는 운동단위의 효율성을 극대화하는 능력, 가령 즉각적이고 높은 수준의 힘 생산을 필요로 하는 일이 있을 때, 여러 개의 운동단위를 빠르게 동원하는 능력은 개인의 유전적 자질에 크게 의존한다. 이 능력은 근육 내 운동단위의 밀도, 신경조직의 질, 근섬유와 정보를 주고받는 신경계의 질, 근육 내 근섬유의 유형과 그 비율을 포함한 여러 가지 요인에 달려 있다. 이런 요소들 중에는 훈련 스트레스에 적응하는 것도 있고 아닌 것도 있다. 제자리 높이뛰기 검사는 근신경계의 질을 육안으로 확인할 수 있는 방법인 동시에, 선수의 최대 폭발력을 나타내는 지표인 셈이다.

운동 스트레스에 적응할 능력을 지닌 근신경계의 여러 요소를 더 높은 단계로 끌어올리려면, 고중량에서도 높은 수준의 운동단위를 동원해 폭발력을 내는 운동이 필요하다. 이와 달리 스트렝스는 어떤 상황에서도 비교적 쉽게 훈련할 수 있다. 수직 점프 기록이 좋은 선수가 나쁜 선수보다 더 큰 폭발력을 가지는 건 당연하다. 그러나 재능은 있는데 노력하지 않는 사람보다 재능은 없어도 스트렝스를 키우려고 불철주야 훈련하는 사람이 더 뛰어난 선수가 되는 것도 당연하다. 파워클린을 포함한 폭발성 운동은 이러한 능력을 점차적이고 점진적인 형태로 향상시킨다. 워크아웃 시간이 돌아올 때마다 중량은 조금씩 늘어갈 테고, 스트렝스는 이렇게 늘어난 중량과 비례해 향상된다. 스트렝스가 늘어나면 폭발적인 스트렝스인 파워 또한 늘어난다. 물론 켄 라이스트너가 수십 년 전에 관찰했던 것처럼, 폭발성 운동이 느리게 태어난 사람마저 아주 폭발적으로 바꿔놓지는 않을 테지만.

파워, 힘, 속도

파워와 힘 생산과 속도를 효율적으로 훈련하려면 이 요소들 간의 관계를 이해해야만 한다. 파워클린이 왜 효과적인지는 그 과정에서 알 수 있을 것이다. 그림 6-5는 속도-파워 그래프이다. 점선은 바벨의 속도를 나타낸다. 속도는 중량이 가벼울 때 높고, 최고 중량에 접근할수록 느려지다가 결국 멈춘다. 실선은 단시간에 드러나는 힘인 파워의 생산을 나타낸다.

(그래프 왼쪽) 중량이 낮을 때는 파워가 약하다. 저중량을 빠르게 움직일 때는 많은 힘이 필요하지 않기 때문이다. 가볍기 때문에 쉽고 빠르게 움직일 수 있다. (그래프 오른쪽) 중량이 아주 높은 경우에도 파워는 약해진다. 고중량은 빠르게 움직이지 않으려 하기 때문이다. 파워에는 속도도 필요하다. 파워가 최고인 순간의 중량은 1RM 대비 50~75% 수준인데, 이 지점에서는 무거운 중량도 상대적으로 빠르게 움직일 수 있다. 이렇게 범위가 주어지는 까닭은 (상체나 하체 같은) 다양한 운동의 성격, 기술, 스트렝스, 경험, 성별에 차이가 있기 때문이다. (가령 최대 폭발력을 내는 중량의 1RM 대비 %는 여성이 남성보다 크다) 동시에 이 범위(1RM 대비 50~75%)는 데드리프트 대비 파워클린의 중량 범위와도 같다.

스쿼트, 벤치프레스, 데드리프트 최대중량의 50~75% 무게만을 파워 생산 훈련에 쓰려던 '다이내믹 에포트'법의 핵심은 매 반복마다 최대치의 가속도를 활용하는 것이었다. 문제는 이 운동들이 태생적으로 스내치, 클린, 저크와 달리 폭발적이지 않다는 점이었다. 아무리 느려도 동작을 끝낼 수는 있었으므로. 당장 클린만 해도 바가 쇄골에 얹히는가 아닌가로 성공과 실패가 크게 갈리지만, 저런 운동은 그렇지 않기 때문에 수행능력을 수치로 평가하기 어려웠다.

그러면 논리적으로 캐물을 수 있다. 파워 훈련을 할 요량이라면 굳이 느린 속도로 스트렝스를 키우는 스쿼트와 데드리프트를 해야 할까? 두 가지 훈련은 상호보완적으로 영향을 미친다는 측면에서 필요하다. 다시 한 번 말하지만, 힘 생산 능력에서 엄청난 차이가 나기 때문에 **250kg으로 데드리프트를 하는 사람이 100kg으로 하는 사람보다 더 많은 중량으로 클린을 할 수 있다.** 하지만 둘 다 250kg으

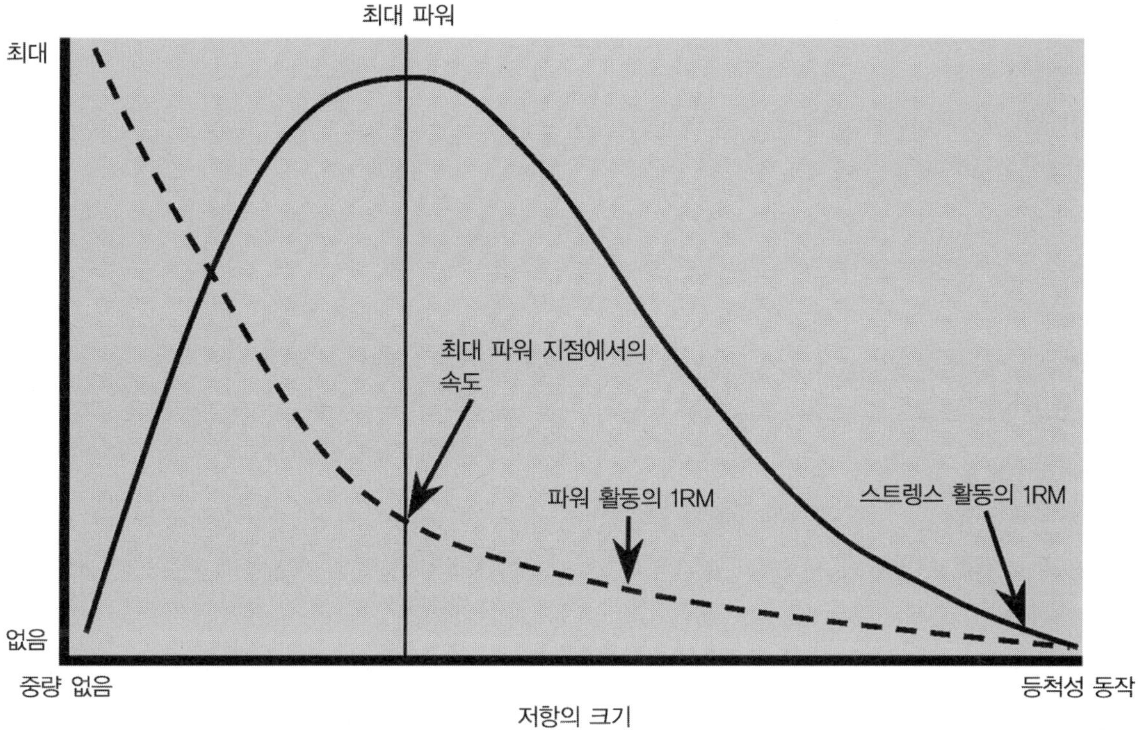

그림 6-5. 속도-파워 그래프. 점선은 속도, 실선은 파워 출력이다. 최대 등척성 힘의 30%, 최대 이동속도의 30% 지점에서 최대 파워를 볼 수 있다. 운동에 따라 다르지만 이때의 파워는 대개 1RM의 50~80% 수준이다. '스트렝스' 활동은 스쿼트, 프레스, 데드리프트처럼 스트렝스가 제한 요인인 활동을 가리킨다. '파워' 활동은 스내치, 저크, 클린처럼 파워가 제한 요인인 활동을 가리킨다.
출처 : 『스트렝스 트레이닝을 위한 현실적 프로그램』

로 데드리프트를 할 수 있다면 빠르게 하는 쪽이 더 많은 힘을 만들 수 있고, 이 말은 곧 근력이 더 강하다는 뜻이며, 따라서 250kg이 넘는 무게로 데드리프트를 할 수 있다는 말과 같다. 가속도에는 힘이 가해져야 하므로, 주어진 중량을 빠르게 움직이려면 더 많은 힘을 가해야 한다. 힘을 만들어내는 능력이 향상되면 더 큰 중량을 더 빠르게 들어올릴 수 있다. 즉 파워클린을 잘 하려면 데드리프트가 필요하다.

개개인의 능력을 막론하고 고중량 파워클린에서는 힘 생산을 향상시킬 수 있는 적절한 중량을 사용해야 한다. 파워클린에는 태생적으로 폭발력이 요구되는데, 당기는 것조차 어려운 중량으로는 당연히 수행할 수 없다. 상단 지점에서 바벨이 충분히 빠르지 않으면 어깨에 랙을 할 수조차 없다. 이렇게 기술에 의존한다는 점이 파워클린의 유일한 흠이다. 그럼 지금부터 하나하나 알아보자.

배워봅시다, 파워클린

파워클린은 풀(당기기)의 최고 지점에서 아래로 내려가면서 배우는 것이 가장 좋다. 바벨을 어깨로 받는 캐칭catching을 먼저 배우게 되면 어깨에 바벨을 얹어 놓는 랙rack 자세의 중요성을 마음에 깊이 새길 수 있을 것이다. 나중에 이 챕터에 나온 내용을 전부 익히고 나서 동작이 몸에 달라붙기 시작할 때, 그렇지만 완벽하지는 않은 단계일 때 기억할 말들을 몇 가지 덧붙인다. 바벨의 속도가 가장 빠른 지점은 바닥이 아니라 풀의 상단 지점이다. 바닥에서 허벅지 중간까지는 풀의 초반인데, 이 구간에서는 특정 위치까지 바벨을 끌고 가야 한다. 폭발력을 내어 상체에 바벨을 얹어 놓을 때도 알맞은 자리가 있다. 처음 배우기 시작할 때는 빠르게 하기보다 정확히 하는 게 중요하다. 바벨이 바닥에서 제대로 출발하지 않으면, 동작이 빨라지는 중간 단계의 풀을 올바르게 수행할 수 없다. 파워클린의 상단에서 일어나는 일을 먼저 익힌 다음 바닥에서 일어나는 일을 익히게 되면, 풀에서 가장 중요한 부분들을 자기도 모르게 순서대로 교정하고 있는 자신을 발견하게 될 것이다. 어쨌거나 파워클린의 초반부는 본질적으로 우리가 앞에서 어떻게 하는지 알아보았던 데드리프트와 같다. 풀의 최고 지점에서의 동작을 배운 다음 차차 한 단계씩 거쳐 아래로 내려오며 데드리프트 자세로 넘어가면 절반의 파워클린을 완전한 파워클린으로 완성할 수 있다.

보통은 20kg짜리 빈 바를 쓰면 되는데, 여성이나 청소년들은 15kg짜리 여성용 바처럼 더 가벼운 바벨을 써야 할 수도 있다. 아니면 체육관에서 자체 제작한 바벨을 사용할 수도 있다. 동작만 배우는 단계이니만큼 처음부터 바벨에 원판을 끼울 이유는 없다. 여기서 잠깐 짚고 넘어가자. 파워클린에서는 팔꿈치를 감아올리는 과정에서 어느 정도의 저항이 있어야 하므로, 스쿼트에서처럼 바 없이 동작을 배울 수 없다. 빗자루나 PVC 파이프는 턴을 하는 과정에서 관성을 적게 받아서 제자리에 머물지 않을 뿐만 아니라, 이제 막 배우는 단계에서부터 팔에 더러운 습관을 들이기 딱 좋다.

스탠스는 데드리프트에서와 같다. 제자리높이뛰기나 제자리멀리뛰기에서의 스탠스처럼 발 사이의 간격을 20~30cm 정도로 두고 발끝을 약간 밖으로 벌린다. 지면에 대해 최대의 파워를 만들어 주는 이 스탠스를 통해, 우리 몸은 파워클린이 본질적으로 점프라는 사실을 깨달아 갈 것이다. 착지를 할 때는 스쿼트 스탠스가 되어 있을 것이므로, 반복을 시작하기 전에는 반드시 스탠스를 고쳐 잡도록 한다.

올바른 스탠스와 적당한 무게의 빈 바가 준비됐다면 본격적으로 행 자세, 랙 자세, 점핑 자세를 차례대로 배워보자.

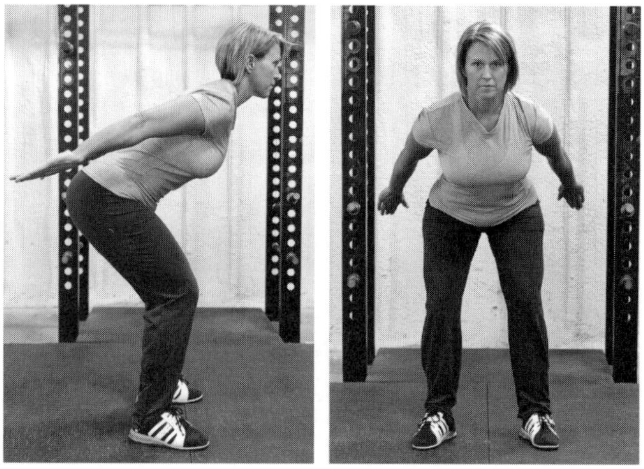

그림 6-6. 클린의 기본 스탠스는 제자리높이뛰기의 스탠스와 같다.

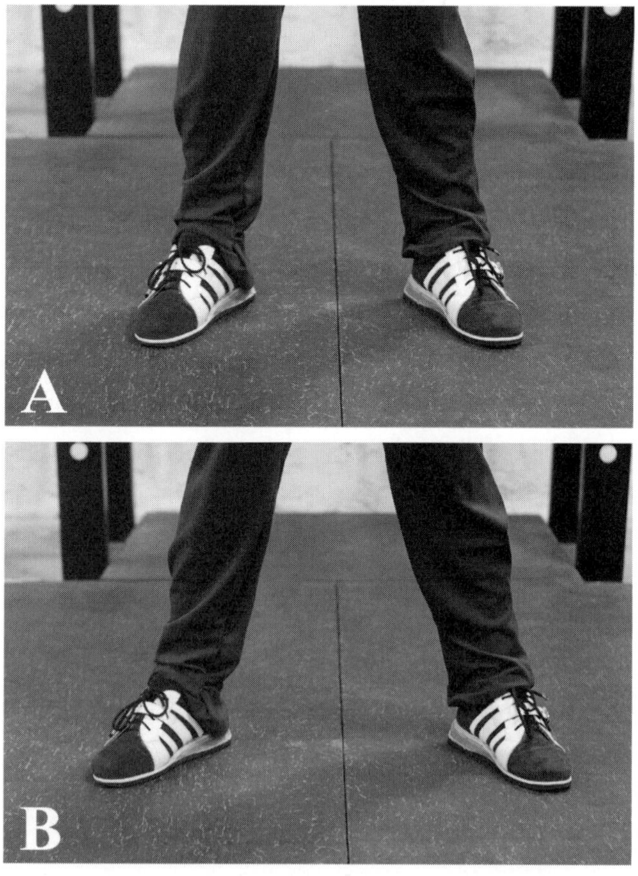

그림 6-7. 클린 시작 자세에서의 풀 스탠스(A)와 랙 스탠스(B). 랙 스탠스는 지면에서 떨어진 발이 반사적으로 취하는 스탠스로서, 본질적으로 스쿼트 스탠스와 같다.

행 자세, 랙 자세, 점핑 자세

풀의 상단 지점에서 팔꿈치를 펴서 바벨을 늘어뜨리고 무릎을 편 체스트 업 자세를 **행 자세**hang position라고 한다(그림 6-8). **빈 바**에 올바른 그립을 쥐고 데드리프트로 바닥에서 들어올려 행 자세로 가져간다. 파워클린에 알맞은 그립은 데드리프트에서보다 보통 양쪽으로 약 5~7cm씩 더 넓다. 뒤에서 자세히 다루겠지만, 파워클린에서 바람직한 그립은 랙 자세에 돌입할 때 팔꿈치가 자유로이 돌아갈 만큼 넓어야 하며, 어깨너비에 따라 달라질 수 있다. 이따 훅그립이 무엇인지 알아보겠지만, 일단 지금은 평범한 섬어라운드 그립인 더블 오버핸드 그립으로 바를 쥔다. 시선은 데드리프트에서처럼 몸에서 3~4m 떨어진 앞쪽 바닥의 한 지점에 둔다.

행 자세에서 팔은 오버그립을 잡을 때처럼 내회전되어 있어야 한다. 클린을 배울 때 가장 까다로운 일을 꼽으라

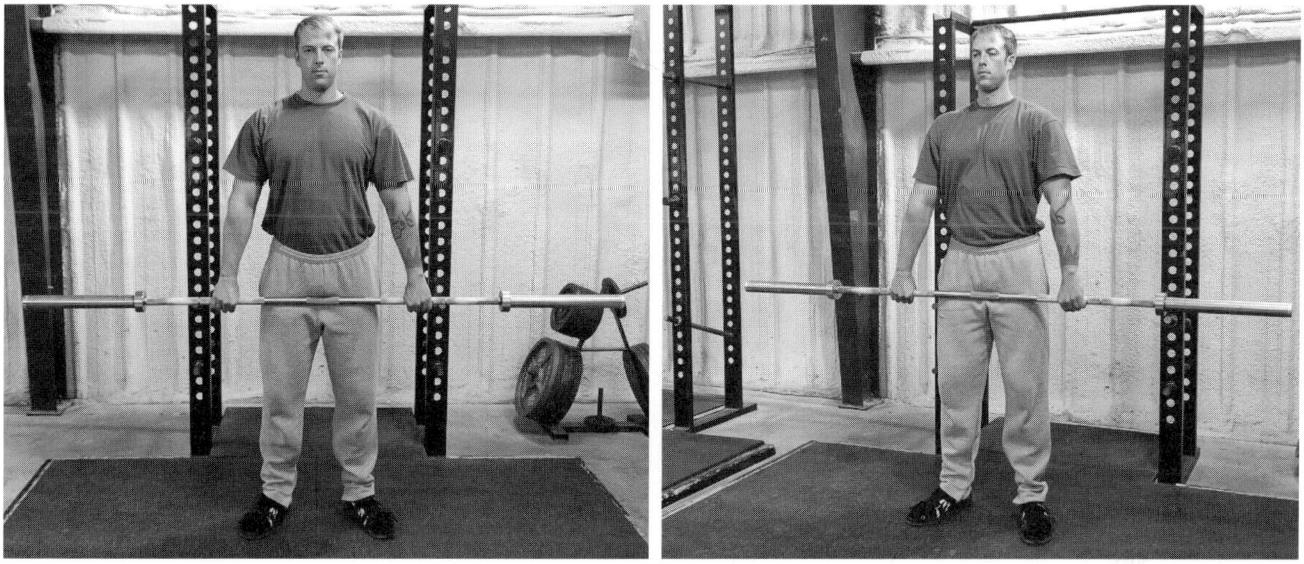

그림 6-8. 행 자세. 내회전되어 곧게 펴진 팔꿈치, 체스트 업, 약간 아래를 향한 시선, 풀 스탠스의 발을 각각 잘 살펴보자.

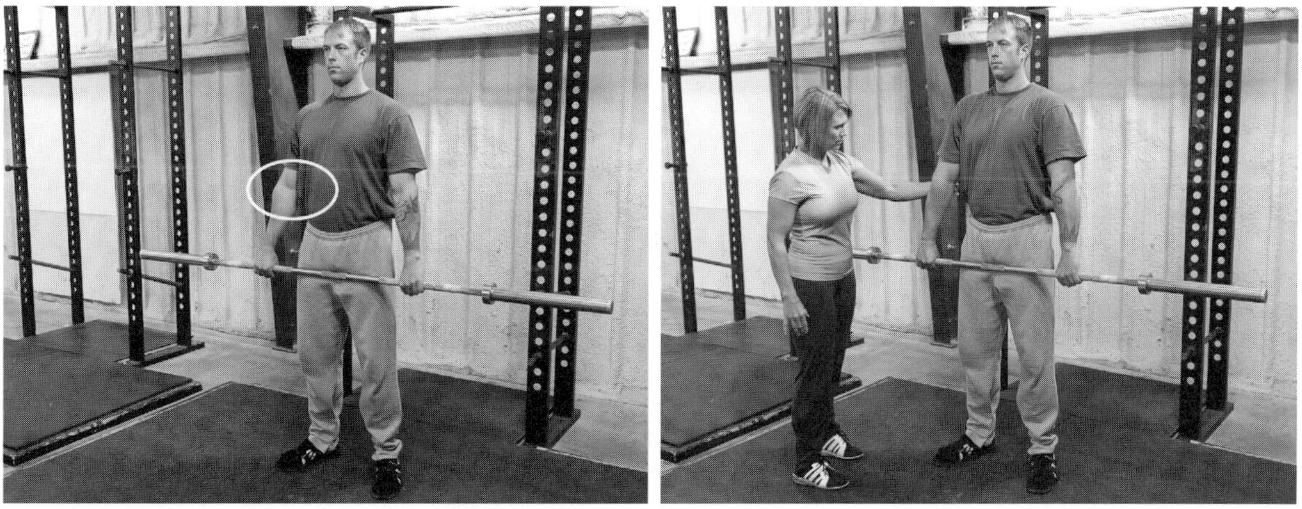

그림 6-9. 행 자세에서는 팔을 곧게 펴고 팔꿈치를 내회전시켜야 한다. 바벨을 손에 쥐고 있을 때도 마찬가지다.

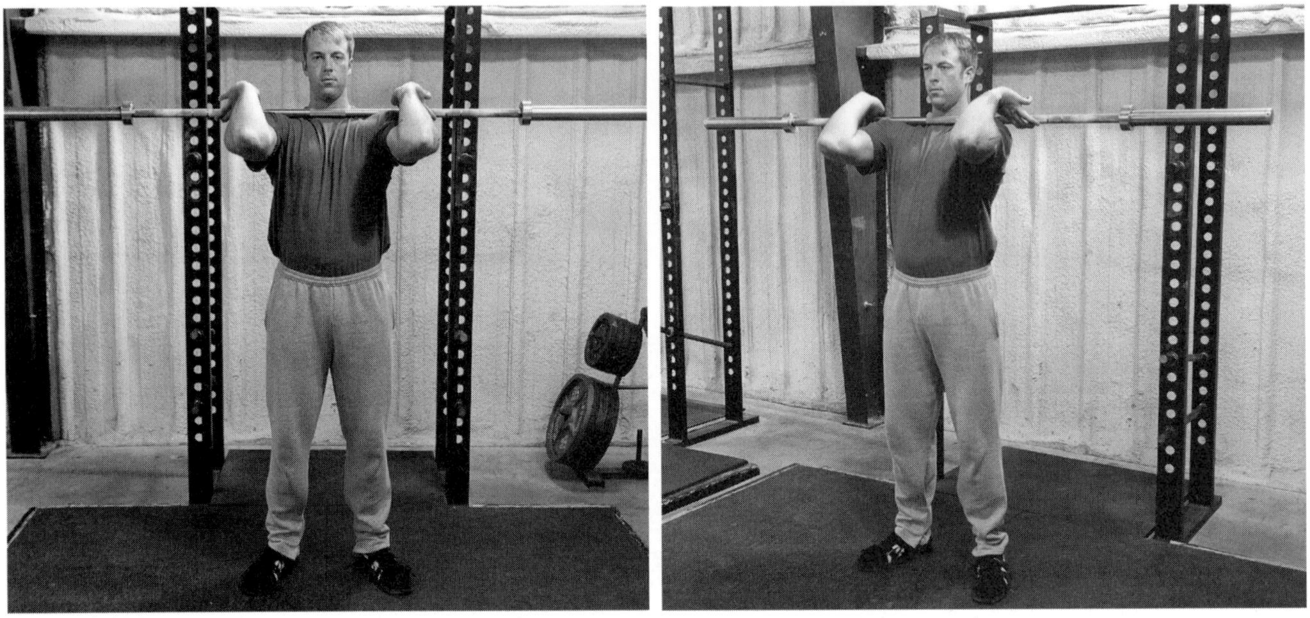

그림 6-10. 팔꿈치를 앞에 두고 체스트 업을 한 랙 자세.

면 팔꿈치를 곧게 펴는 일인데, 까다로운 만큼 중요한 일이라서 빼놓을 수가 없다. 클린을 시작할 때는 언제나 이 자세로 팔꿈치를 잠가 놓는 습관을 들이자.

다음 단계로 바벨을 어깨에 올려 보자. 그립을 바르게 잡은 행 자세에서, 일단은 하고 싶은 대로 어깨 위에 바를 올려 둔다. 이때 바벨은 흉골이나 쇄골이 아닌, (어깨의 육덕진 부분인) 전면삼각근 위에 얹혀 있어야 한다. 이 자세를 가리켜 **랙 자세**라고 한다(그림 6-10). 이 자세에서는 팔꿈치가 가장 중요하다. 상완골이 바닥과 평행해질 수 있도록 팔꿈치를 앞쪽으로 들어 올린다. 유연성이 모자라면 이 자세를 잡기 힘들 수도 있는데, 그럴 때는 (특히 전완이 상완보다 긴 경우) 그립을 넓히면 된다. 자세가 괜찮아질 때까지 그립을 조금씩 넓힌다. 팔꿈치를 충분히 들면 바는 뼈에 닿지 않고 삼각근의 근복에 안착한다. 이때 바는 손 위에 얹혀 있으면 안 되고, 손 또한 바벨의 무게를 받으면 안 된다. 바벨은 어깨에 놓여야 하며, 손은 스쿼트에서와 마찬가지로 팔과 어깨 사이에 바벨을 잡아주는 역할만 할 뿐이다. 이 자세가 안정적이지 않거나 통증이 느껴질 정도로 무거운 중량으로는 클린을 하면 안 된다. 가슴이나 손 위가 아니라, 바로 이 자리에 바벨이 있어야 한다. 팔꿈치가 바닥을 향해 있어서도 안 된다(그림 6-11).

바벨을 가슴 쪽으로 떨어뜨리며 행 자세로 캐치한다. 바벨을 행 자세로 내릴 때 리버스 업라이트 로우나 리버스 컬을 할 필요 없이, 문자 그대로 바벨을 떨어뜨리며 캐치하라는 뜻이다. 가르쳐 주기 전부터 이렇게 하는 사람도 더러 있다. 팔을 의도적으로 쓰는 것이 아니라, 떨어지는 바벨을 행 자세로 잡는 것이다. 이 단계에서는 크게 두 가지를 익힐 수 있다. 첫째, 클린에서 바벨의 궤적은 최대한

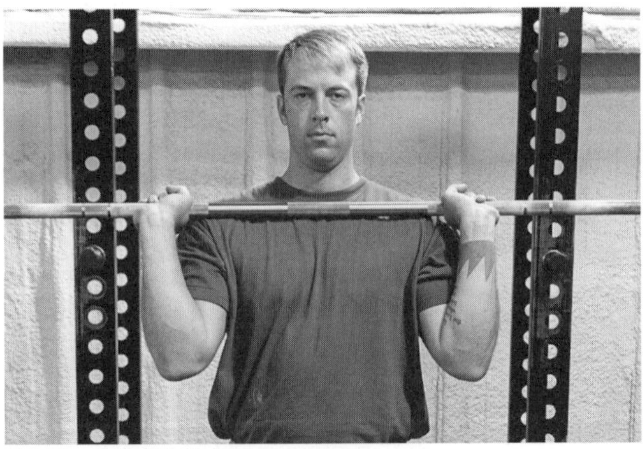

그림 6-11. 팔꿈치가 바벨 밑에 있으면 어깨가 아니라 팔과 손목에 무게가 실린다.

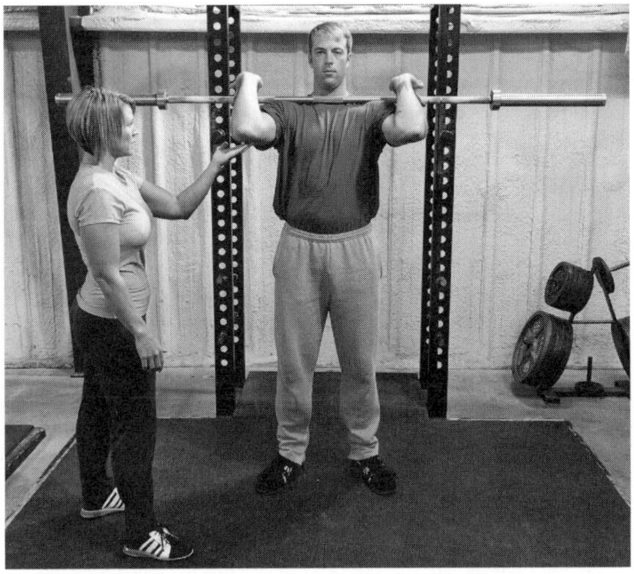

그림 6-12. 잘못된 팔꿈치를 교정하는 법. 어깨에 바벨을 틀리게 얹고 팔꿈치를 나중에 뒤늦게 드는 문제가 생기지 않도록, 처음부터 팔꿈치를 계속 드는 연습을 해야 한다. 그래야 반사적으로 바른 자세가 나온다.

수직이어야 한다. 물리적 효율을 높이려면 랙 자세에서 행 자세로 바벨을 떨어뜨릴 때 최대한 가슴에 붙여서 떨어뜨려야 한다. 이렇게 몸에 익힌 수직 궤적은 나중에 바벨을 올릴 때도 써먹을 수 있다. 리버스 컬을 하듯이 내리면 바벨이 균형점을 벗어날 테니, 바벨이 미드풋 위에 있을 수 있게끔 최대한 가슴에 붙여서 떨어뜨리자. 둘째, 클린에서 바벨을 띄울 때 팔꿈치를 의도적으로 굽히면 안 된다. 업라이트 로우가 아니라 점프로 바벨을 띄워야 한다는 뜻이다. 애초에 업라이트 로우처럼 잡스러운 운동을 여기 끼워 넣을 이유가 없다. 바벨을 올릴 때나 내릴 때나 마찬가지다. 나중에 팔을 써서 바벨을 당기는 문제에 시달리지 않으려면, 팔이 능동적으로 하는 일이 없다는 사실을 처음부터 익혀 두어야 한다. 게다가 이렇게 하면 바벨의 궤적을 올릴 때 한 번, 내릴 때 한 번씩 두 배로 연습할 수 있다. 처음부터 이렇게 연습하라고 한 이유가 다 있다. 떨어뜨리고 잡는 것만 생각하자.

이제 행 자세로 돌아와서 잠긴 무릎과 고관절을 푼다. 무릎을 굽히면서 엉덩이를 뒤로 빼라는 소리다. 바벨을 미끄러트리듯 허벅지 중간까지 내린다. 수직 점프를 하려고 내려가는 자세와 같기 때문에, 이 자세를 **점핑 자세**라고

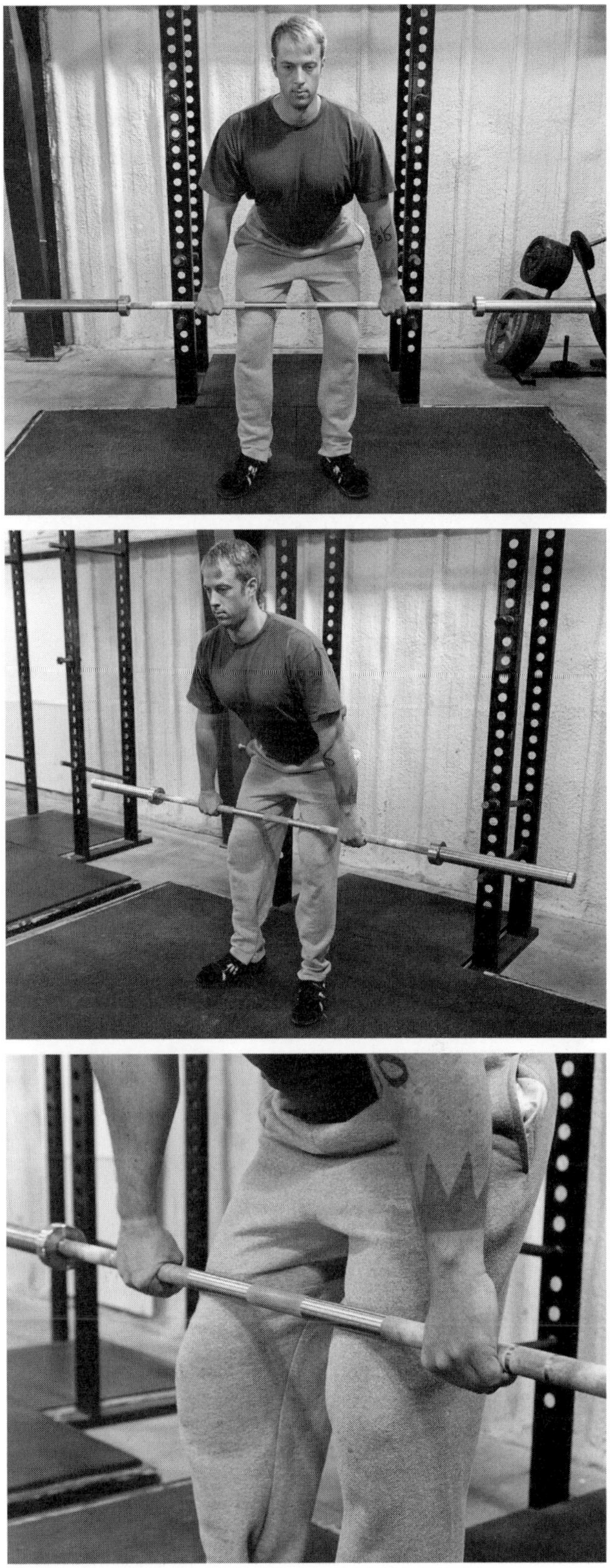

그림 6-13. 점핑 자세. 바벨이 허벅지에 닿아있다. 어떤 클린에서든 간에, 점프 직전에는 바가 지금 이 자리에 닿아 있어야 한다.

한다(그림 6-6). 팔꿈치는 행 자세처럼 내회전시킨 채 곧게 펴야 하며, 팔은 수직이어야 하고, 무릎과 고관절은 잠겨 있지 않아야 한다. 바벨이 너무 아래쪽에 있으면 안 된다. 팔의 길이에 따라 약간 달라질 수는 있지만, 바는 기본적으로 허벅지 중간쯤에 있어야 한다. 이때 바는 피부와 닿게, 말 그대로 허벅지에 붙어 있어야 한다(그림 6-13).

진짜 중요한 포인트니까 다시 강조한다. 무릎과 고관절의 잠금을 풀고 바를 허벅지에 붙이는 것이 점핑 자세에서 짚고 넘어가야 할 두 가지 결정적인 포인트다. 바벨을 쥔 채 제자리에서 뛰어오르기 직전의 자세를 취하면 바벨이 어디에 닿아 있어야 하는지 알 수 있다. 어깨로 바벨을 캐치하기 직전, 몸에 바벨이 붙어 있는 마지막 위치는 항상 같은 곳이어야 한다. **클린을 할 때 허벅지에 바벨의 감촉이 느껴지지 않았다면 제대로 못 한 것이다.**

다시 한 번 강조한다. 바벨이 허벅지에 닿는다는 것은 바벨이 미드풋 균형점에 있다는 뜻이며, 이 위치에서 점프하는 게 바람직하다는 뜻이기도 하다. 클린을 할 때마다 반드시 바벨이 허벅지에 닿게 하자.

이제 팔꿈치를 편 점핑 자세에서 바벨을 팔에 매달아 놓은 채 수직으로 점프를 한다. 팔꿈치는 굽히지 않는다. 점프를 하며 바닥에서 뜬다는 사실에 집중하자. 무릎과 고관절을 완전히 신전시킬 수 있을 정도로 최대한 높이 뛴다. 처음 몇 번은 점프에만 집중하고, 그 다음에는 팔꿈치가 신전되어 있는지 확인한다. 랙 자세에서 바벨을 안정적으로 받으려면 착지하면서 스탠스가 바뀌어야 한다. 이때의 **랙 스탠스**는 스쿼트 스탠스와 비슷할 것이다. 스쿼트를 하면서 이 스탠스가 익숙해진 것도 한몫하겠지만, 그보다는 스쿼트 스탠스로 무릎을 굽히면 낙하하는 몸과 바벨의 무게가 지면으로 잘 분산되기 때문이다. 발이 스쿼트 스탠스보다 너무 벌어지지만 않았다면, 지금은 스탠스에 너무 신경 쓰지 말자.

허벅지까지 바벨을 미끄러뜨려 점핑 자세로 돌입할 때 팔꿈치는 구부리면 안 된다. 남들이 팔꿈치를 구부린다고 해서 굳이 따라할 이유는 없다. 아직도 팔꿈치를 굽히는 버릇을 못 고쳤다면, 삼두근을 수축시켜 팔꿈치를 강하게

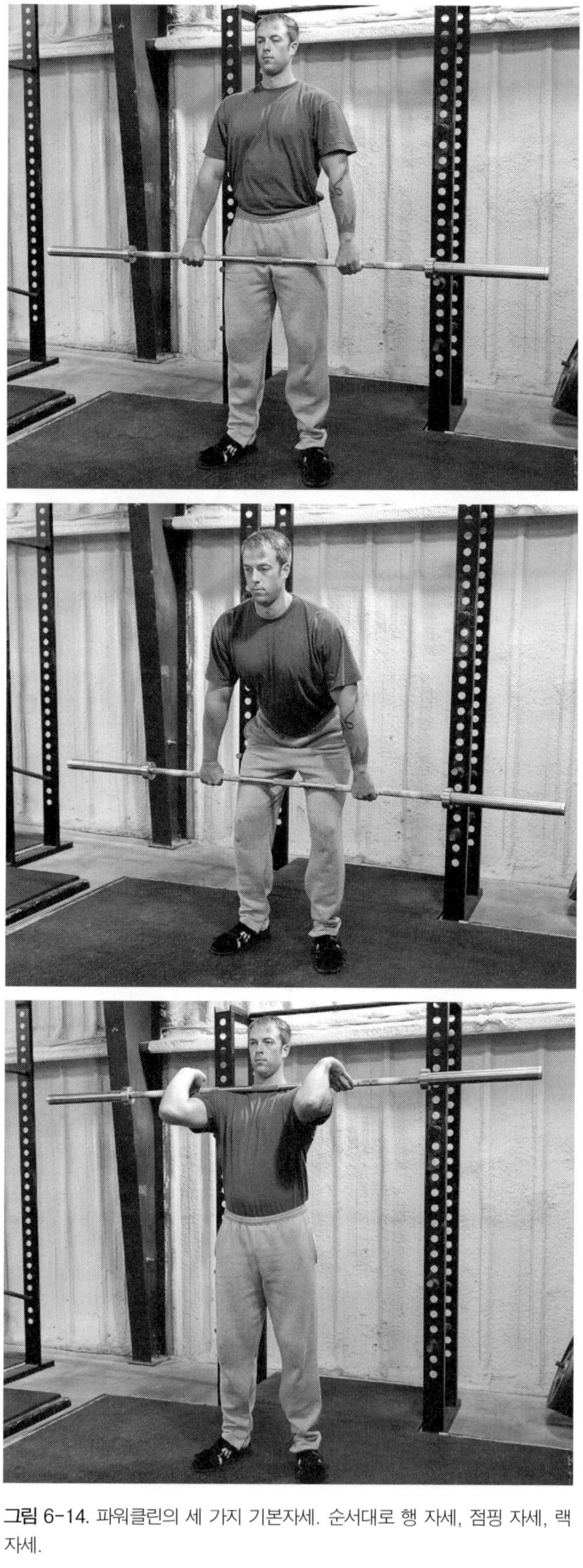

그림 6-14. 파워클린의 세 가지 기본자세. 순서대로 행 자세, 점핑 자세, 랙 자세.

신전시킨 상태로 점프 연습을 몇 번 더 해 본다.

팔꿈치를 편 채로 손에 바벨을 쥐고 점프를 하는 것이 몸에 완전히 뱄다면, 이번에는 점프해서 바벨을 어깨로 캐치해 랙 자세까지 가 보자. 캐치를 할 때는 팔꿈치를 앞으로 들고 아까와 같은 자리에 바벨을 놓는다. 바는 손이 아니라 어깨 위에 있어야 한다. 점프 최고 지점에서 랙 자세에 돌입할 때, 쭉 펴 둔 팔꿈치를 강하게 쳐내며 앞쪽 위로 들어올린다. 팔꿈치를 들어올린다고 생각하지는 말고, 팔꿈치와 앞을 보는 팔꿈치 사이에 중간 단계가 없다는 느낌으로 어깨 위에 바벨을 꽂아넣어야 한다.

핵심은 점프다. 파워클린은 절대 팔 운동이 아니다. 처음부터 팔을 펴고 점프하는 것이 중요하다는 사실을 깨달으면 바벨을 팔로 잡아당기는 일은 있고 싶어도 있을 수 없다. 점프는 바를 위쪽으로 띄워 올리는데, 나중에 자세가 좋아지고 나서는 이러한 점프 과정이 풀의 후반에서 만들어낸 가속의 결과물이라는 말을 이해할 수 있을지도 모른다. 그러나 지금은 그런 생각 말고 그냥 점프를 했다가 바를 어깨 위로 떨어뜨린다. 1) 팔꿈치를 펴서 바벨이 허벅지에 닿은 점핑 자세에서 출발해 2) 실제로 점프하고 3) 팔꿈치를 위로 높이 들면서 바벨을 어깨에 얹었는지 매번 확인하자. 바벨이 가슴께를 지날 때는 셔츠에 닿을 정도로 가까워야 하니, 이 부분에서 바벨의 위치도 확인해 보자.

이 과정에서 손에 피로감이 느껴지면 충분히 쉬자. 시선이 중요하다고 강조해도 연습을 하다 보면 잊어버리곤 한다. 다리 사이나 천장이 아니라 정면 3~4m 아래를 보고 있는지 확인하자. 피로 때문에 집중력이 떨어지거나 자세가 흐트러지면 좋을 리가 없다. 중요한 과정인 만큼, 여유와 시간을 충분히 두고 제대로 익히자.

점프와 랙을 계속 제대로 하고 있다는 말은 파워클린의 '클린' 부분을 제대로 하고 있다는 말과 같다. 이제 바벨을 바닥에서 허벅지 위쪽까지 끌어올리는 일만 남았다. 지금까지 배운 동작에 데드리프트를 끼워 넣는 정도로 이해해도 무방하다. 더 복잡하게 말할 수야 있겠지만, 그래 봐야 뭘 더 얻겠나. 데드리프트는 크게 세 단계에 걸쳐 끼워넣을 텐데, 이 또한 상단에서 시작해 하단으로 내려갈 것이다.

바벨을 몸에 붙이고 팔꿈치를 편 상태로 팔을 안으로 돌려 바벨을 점핑 자세까지 미끄러뜨린 다음, 점프하고 캐치한다. 여기까지가 첫째 단계이며 이미 몇 차례에 걸쳐서 연습했을 것이다. 이제는 점프를 할 때마다 랙 자세까지 가 본다.

둘째 단계는 바벨을 슬개골 바로 아래까지 내리는 것이다. 잠긴 무릎을 풀고 고관절을 뒤로 빼면서, 바벨을 슬개골 바로 밑, 경골 바로 위의 슬개건까지 미끄러뜨린다. 바벨을 내릴 때는 고관절과 어깨를 능동적으로 각각 뒤와 앞으로 움직이되, 무릎은 잠금만 살짝 풀린 정도를 유지한다. 바벨은 내려가는 동안 허벅지와 떨어지지 않아야 하는데, 접촉을 유지하려면 바벨을 허벅지 뒤쪽으로 민다고 생각해하는 방법도 있다. 다시 한 번 말하지만 팔꿈치는 펴고 있어야 하며, 이 상태로 바벨이 미드풋 위에 놓일 수 있도록 어깨를 앞으로 내민다. 바벨을 허벅지로 내릴 때 (점프할 때 써먹으려는 건지도 모르겠지만) 팔꿈치를 굽히고 싶은 마음이 들 수도 있겠지만, 일부러라도 펴 놓아야 한다. 필요하다면 삼두근을 써도 된다. 가슴은 '체스트 업' 되어 있어야 하고 등 하부는 제자리에 잠겨 있어야 한다.

이제 슬개골 바로 밑에서부터 점핑 자세까지 바벨을 끌어올린 다음, 그대로 뛰어올랐다가 바벨을 캐치하며 랙 자세를 잡는다. 점핑 자세에서 머물렀던 곳에 바벨이 닿으면 점프한다. 천천히 방아쇠를 당긴 총에서 갑자기 총알이 튀어나가듯, 느리게 끌고 오던 바벨이 여기 닿으면 주저하지 말고 폭발적으로 점프한다. 점프를 하기 전까지는 바벨이 허벅지에 착 달라붙어 있어야 한다. 바가 허벅지를 따라 미끄러져 올라가고 점프마저 최대 높이에 도달한 순간에 이르러서도 팔꿈치는 곧게 펴져 있어야 한다. 점프가 끝나고 몸이 아래로 내려오는 순간까지 팔꿈치는 굽히면 안 된다.

두 번째 단계는 풀의 두 구간, 즉 데드리프트 구간과 클린 구간이 전환되는 단계이므로 가장 어렵다. 클린은 점프해서 캐치하는 동작일 뿐이고, 데드리프트는 팔 길이만

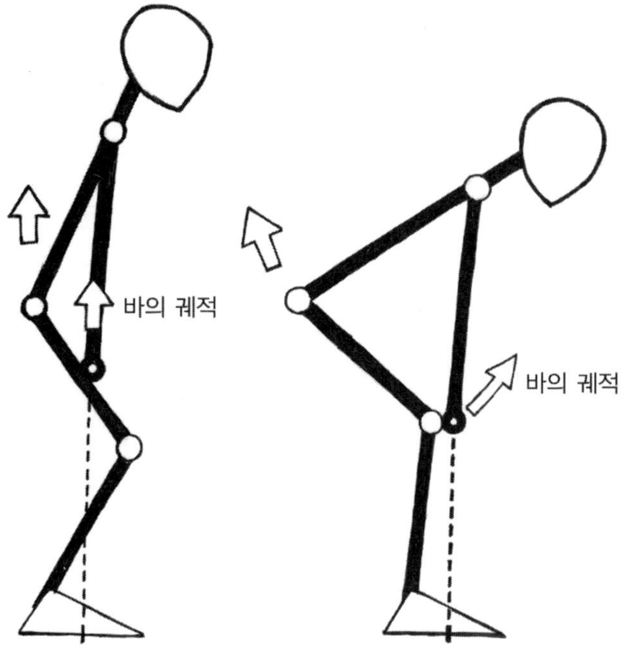

그림 6-15. 점핑 자세를 제대로 맞추면 바벨은 효율적인 수직 궤적을 그리며 공중으로 뜬다. 그러나 기다리지 못하고 점핑 지점보다 낮은 곳에 닿았을 때 점프를 하면 바벨은 앞쪽으로 날아간다. 점프력이 수직 방향으로 형성되려면 후면각도 그만큼 수직에 가까워야 하는데, 그렇지 않아서 이런 일이 생긴다.

큼 바벨을 당겨 올리는 동작일 뿐이라서, 보통은 이 단계에서 가장 많은 문제가 생긴다. 점프하기 전에 팔꿈치를 굽히는 것도, 캐치하기 전에 풀을 늦추거나 멈추는 것도 전환 구간에서 발생할 수 있는 흔한 실수이다. 팔꿈치는 속으로 '팔꿈치 펴!'라고 외치며 내회전 상태로 펴 놓아야 하며, 당기는 속도는 점핑 자세의 '방아쇠' 지점에 이를 때까지 유지되어야 한다. 바벨이 점핑 지점에 확실히 닿기 전까지는 **기다려야 한다.**

무릎 밑에서 시작되는 동작을 몇 번 해 보았다면, 이번에는 동작의 세 번째 단계를 배워보자. 행 자세에서 무릎을 지나 정강이 중간까지 바벨을 내린다. 원판을 끼운 바벨을 바닥에 두면 이 높이에 있을 것이다. 앞서 했던 것처럼 엉덩이를 뒤로 빼고 어깨를 앞으로 밀면서 바벨을 허벅지에 대고, 이번에는 정강이에 대면서 서서히 미끄러지듯 끝까지 내린다. 바벨이 무릎을 지나면 무릎을 살짝 구부려 데드리프트의 시작 자세를 만든다. 원판을 끼운 바벨 높이까지 충분히 내리는지 확인하자(대개는 충분히 안 내린다). 이제 그 위치에서 바벨을 정강이 위로 서서히 끌어 올리면서 무릎을 지나 점핑 지점으로 가져간 뒤 점프하고 바벨을 캐치해 랙 자세를 잡는다. 바벨을 바닥에서 다리까지 끌어올리는 속력은 느린 데드리프트와 비슷해야 한다. 속도는 나중에 얼마든지 올릴 수 있다. 지금 당장은 팔꿈치를 펴는 일과 바벨이 점핑 지점에 닿는 일에만 집중하자. 바벨이 점핑 지점에 도달하면 바로 점프를 하되, 그 전에는 기다리기만 하자.

이 구간을 연습하다 보면 자신의 인내심이 얼마나 얄아빠졌는지 새삼 깨달을 수 있다. 클린을 어떻게든 해 보려고 조바심을 내면 통제가 안 될 정도로 바벨이 빠르게 움직이기도 하고, 점핑 자세를 잡기도 전에 뛰어 버리기도 한다. 이 단계에서 바벨이 너무 빠르게 움직이면 바 궤적 문제가 생길 수밖에 없다. 바가 다리와 붙어 있지 않으니 미드풋에서 균형이 잡힐 리가 없다. 속도가 느린 지금 제대로 움직일 수 있어야 나중에 빠른 속도로 움직일 때도

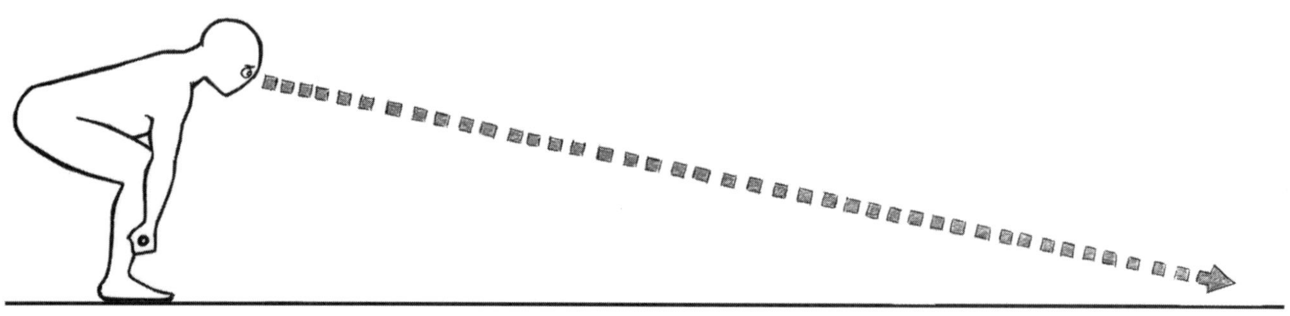

그림 6-16. 바벨을 당기는 동안 균형을 잡고 경추를 안전하게 위치시키려면 시선은 정밀하게 통제해야 한다.

제대로 움직일 수 있다. 너무 일찍 뛰면 바벨은 앞으로 날아가는데, 이러면 바벨을 캐치하려고 앞으로 점프해야 한다. 비효율적인 점프를 굳이 할 이유는 없으니, 끈기 있게 기다리자. 바벨이 점핑 지점에 도달하면 그때 폭발적으로 클린에 들어간다. 틀린 시선이 문제를 일으키는 경우도 많으니 체크하고 넘어가자. 잘 끝냈으면 빈 바를 가지고 처음부터 다시 해 본다.

원판을 얹다

점핑 지점, 무릎 아래, 정강이 중간에서의 동작이 바르게 되고 있다면 이제 다음 단계로 넘어가자. 규정 지름의 원판을 바벨에 끼운다. 이때 원판은 상단에서 문제없이 클린을 할 수 있을 정도로 가볍되, 중량이 실렸음을 인지할 수 있을 정도로는 묵직하게 끼워야 한다. 체육관 설비가 잘 갖춰졌다는 전제 하에 남자들에게는 바와 10kg짜리 범퍼 플레이트가, 아이들과 여자들에게는 좀 더 가벼운 플라스틱 원판이 알맞다. 이제부터는 여태까지 배운 동작을 순서에 맞게 다시 해 본다. 바벨을 데드리프트로 행 자세까지 가져가서 점핑 자세를 잡은 뒤, 점프해서 랙 자세로 바벨을 캐치한다. 이쯤 되면 이 운동의 전반적인 목적을 알 수 있을 것이다. 바벨이 무거워졌으면 뭘 해야 할까? 더 세게 뛰어야 한다. 그게 클린을 하는 이유다.

점핑 지점에서 클린에 성공했으면 바벨을 슬개골 아래까지 쭉 끌어서 내리고 거기서 다시 클린을 한다. 다시 한 번 강조하지만 천천히 미끄러뜨리거나 올리는 동안 바벨은 피부에 닿아 있어야 하며 1cm도, 0.1초도 서두르지 말고, 점핑 지점에 닿은 그 즉시 주저하지 말고 허벅지를 떠나야 한다. 동작이 끝난 뒤에는 바벨을 떨어뜨려 원판을 바닥에 놓은 다음, 긴장을 늦추지 말고 바벨을 정강이에 대고 점핑 자세까지 들어올린다. 이로써 첫 번째 파워클린 워크아웃이 끝났다. 지금까지 설명한 내용을 몇 번 정도 다시 해본다. 너무 많이 할 필요는 없고, 의미가 있을 정도로만 반복한다. 내가 직접 가르치는 상황이었다면 자세마다 한 번씩만 해 보라 했을 것이다. 자세 연습이 끝났다면 바벨을 내려놓고, 클린 그립으로 데드리프트 자세를 잡은 다음, 데드리프트로 바벨을 당겨서 클린까지 성공시킨다. 이것도 몇 번 반복해 본다. 이때 뒤꿈치가 높은 역도화를 신고 있다면 풀을 시작하기 전에 체중을 발가락 뒤로 분산시키는 것도 잊지 말자.

타이밍에 문제가 있거나 연습 과정을 되새겨야 할 다른 이유가 없다면, 지금 이 순간 이후로 파워클린은 바닥에서부터 시작한다. 이 챕터의 처음부터 지금까지 우리가 해 온 동작을 통해 클린은 점프로서의 특성이 부각되어 왔는데, 이 내용을 머리로 이해하고 몸으로 받아들였다면 완전한 풀을 할 수 있어야 한다. 간단히 내용을 요약하면 아래와 같다.

1. 바닥에서부터 당기는 동안 바는 다리에 붙어 떨어지지 않는다.
2. 팔꿈치는 점프할 때까지 펴져 있다.
3. 바벨이 점핑 지점에 도달하기 전까지는 점프를 하지 않는다.
4. 팔꿈치를 앞으로 한 자세에서 바는 손이 아니라 어깨 위에 놓여야 한다.
5. 지금 단계에서 빠른 속도는 점프에서 나온다. 바닥에서부터 빠르게 움직이면 안 된다.

느낌이 좋아지면 바닥에서 당겨 올리는 속력도 같이 올라갈 테지만, 일단 지금은 바닥에서 느리고 정확하게, 점프할 때 빠르게 정도만 생각해 두자. 다시 한 번 말하지만 시선은 정면 약간 아래에 두어야 한다. 시선이 정확하지 않으면 클린을 제대로 하기 힘들고, 반대로 이런 사소한 변화 덕분에 엉성한 자세가 고쳐지기도 한다.

무릎은 상단에서 잠금을 푼 다음에 바벨이 그 아래로 내려가기 전까지는 앞으로 나오지 않아야 한다. 바벨이 그 밑으로 내려간 다음에야 무릎이 앞으로 나온다. 즉 바벨을 무릎까지 내려 주는 건 고관절이고, 바닥까지 내려 주는 건 슬관절이다. 바벨을 들어올리는 동작은 이와 정확히 반대이다. 즉, 바닥에 있는 바벨을 무릎까지 데려가는 건 슬관절이고, 허벅지까지 데려가는 건 고관절이다.

훅 그립

워크아웃을 몇 번 돌려서 자세도 몸에 익고 여유도 생겼다면, 이제 훅 그립을 써 볼 차례다(그림 6-17). 고중량 파워클린에 훅 그립은 필수다. 부가서비스 나부랭이로 생각하면 곤란하다. 바벨이 너무 무거워지기 전에 배워야 하는 훅 그립은, 손가락으로 고리가 만들어지게끔 바벨을 쥘 때 엄지손톱 위로 중지를 말면 된다. 손을 꽉 쥐는 그립에서는 바벨이 손바닥 쪽에 있었지만, 훅 그립에서는 손가락에 있는 주름 쪽에 바벨이 놓인다. 엄지손톱과 중지 사이의 마찰이 그립의 안정성을 확보해 주므로 전완의 근육은 이완된다. 이러한 이완은 랙 자세로 들어가며 어깨에 바벨을 얹을 때 팔꿈치를 더 빨리 돌릴 수 있게 한다. 손목 유연성이 모자라 바벨을 어깨에 얹을 때 훅이 풀리는 사람들이 많다. 당신이라고 예외일 수는 없으니 매 반복마다 훅을 고쳐 잡도록 한다.

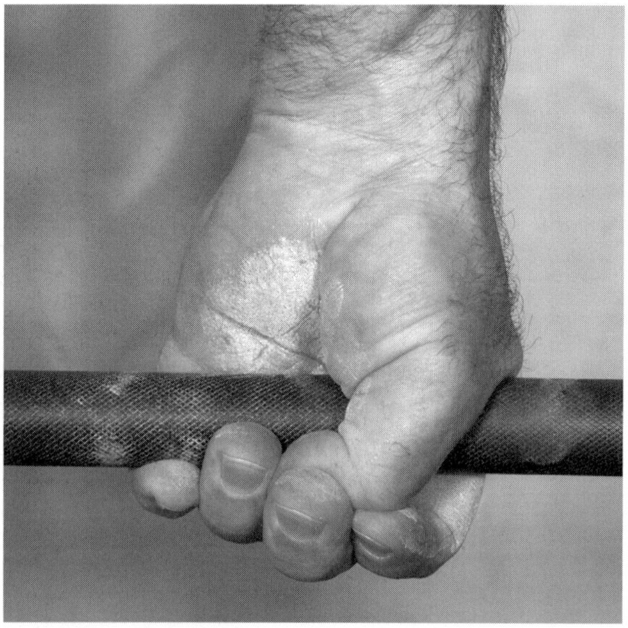

그림 6-17. 이것이 훅 그립이다. 중지가 엄지손톱을 물고 있다. 바벨의 무게가 손톱과 손가락 사이의 마찰을 증폭시키므로, 악력을 쓸 때보다 더 안정적인 그립을 쥘 수 있다. 훅 그립은 표준 그립보다 바벨의 위치를 약간 낮추어 주므로 팔의 길이를 약간 늘리는 효과를 가져온다.

훅 그립을 쥐고도 동작의 기법이 어느 정도 자리를 잡았다면, 바닥에서의 풀이 '성숙한' 단계에 다다른 셈이고, 따라서 좀 더 효율적인 동작을 만들어낼 수 있다. 우리가 첫 번째로 택한 모델은 점핑 자세까지는 느리게, 점프는 빠르게였다. 그러던 것이 풀이 점차 편안해지고 올바른 동작 패턴이 몸에 익어감에 따라 바벨이 올라갈수록 동작도 빠르게로 대체되었다. 이 방식을 통해 고중량을 랙 할 때 필요한 가속도를 얻을 수 있다. 미드풋을 따라 바닥에서 바벨을 올리고, 바벨이 올라올수록 빠르게 당긴다. 바벨이 허벅지에 도달했을 때 최대한의 속도로 당기는 것이 목표다. 발이 바닥에서 떨어지는 순간부터 바벨의 속력은 급격히 떨어지므로 바벨이 받는 운동량은 점프 직전까지 바벨에 전달되는 것이 전부인 셈이다.

고중량 클린에 필요한 폭발력을 만들어 내려면 집중력이 필요하므로, 웜업 세트부터 이를 염두에 두고 시작하자. 저중량에서는 바벨을 강하게 쳐내면서 랙을 해야 하는데, 이때 바벨이 흐릿한 잔상을 만들면서 가슴을 빨리 지나간다는 느낌을 받는 게 좋다. 풀의 여러 구간 가운데 이 구간에서 자신의 폭발력이 얼마나 되는지를 깨달을 수 있다. 앞으로 당신과 평생을 함께 할 폭발력이 어떻게 만들어지는지 깨닫고 싶다면 가속도에 적절히 집중해야 한다. 맞붙어야 할 상대, 때리고 잡을 공, 누벼야 할 경기장 같은 요소가 있는 다른 스포츠와 달리, 바벨에는 관심을 분산시킬 만한 다른 요소가 없기 때문에 놀라울 만큼의 집중력을 쏟아부을 수 있다. 여기에는 그저 지난번보다 빠르게 더 많은 무게를 당기는 당신과 바벨이 있을 뿐이다.

지도법과 포인트

복잡한 기술도 빠르고 효율적으로 배우는 방법이 있다. 이 책에서 다루는 기법 중에도 그런 것들이 더러 있다. 보통은 여러 동작을 쭉 나열하고 순서대로 가르치지만, 작은 포인트만 가르친 다음 이를 큰 패턴 안에 녹이면 가르쳤어야 할 동작이 알아서 구현되는 경우가 종종 있다. 그러한 관점에서 파워클린을 가르칠 때 가장 널리 사용되는

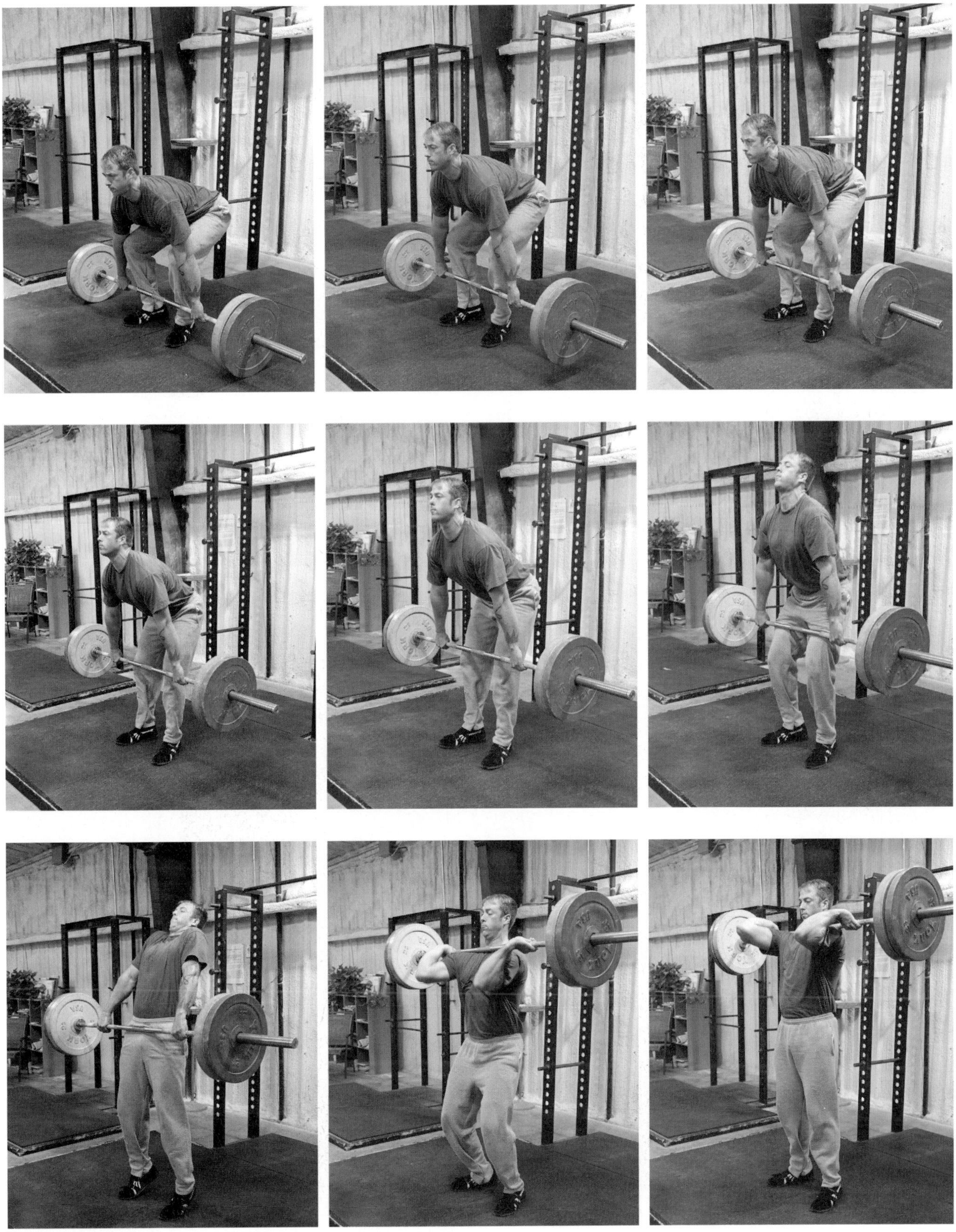

그림 6-18. 파워클린.

방식은 슈러그shrug일 것이다. 이 챕터에서 '슈러그'라는 낱말이 처음 나왔다는 사실에 주목하자. 슈러그는 중량이 실린 바벨을 손으로 잡고 점프할 때 생기는 반사적인 행동이다. 몸이 올라가면서 견갑골을 아래로 당기는 하중이 생길 때 승모근은 어깨를 보호하기 위해 으쓱하며 단축성 수축을 한다. 이제까지는 바벨을 들고 점프를 하면서 슈러그 동작이 발생해도 특별한 주의를 기울이지 않았을 것이다. 나중에 정말 무거운 중량을 얹을 때가 되면 슈러그의 역할을 진지하게 고민할 수도 있겠지만, 지금 당장은 슈러그가 동작에 들어가 있기 때문에 굳이 의식하지 않아도 된다. 초보자가 클린을 배울 때 팔꿈치를 펴고, 높이 점프하고, 바벨을 몸에 붙이는 것처럼 훨씬 중요한 일에 집중할 수 있는 것은 이 때문이다.

효율적인 클린에 있어 중요하게 취급되는 또 다른 동작으로 '더블 니 벤드double knee bend', 이른바 '세컨드 풀 second pull'이 있다. 그림 6-18을 보면 파워클린이 순서대로 나와 있다. 맨 앞 다섯 장에서 무릎을 보면 바닥에서 풀을 개시할 때 무릎이 신전되고, 정강이가 수직이 되고, 바벨이 수직 궤적으로 올라갈 수 있을 만큼 무릎이 뒤에 놓인다. 바벨이 무릎을 지나 허벅지로 올라갈 때는 고관절이 신전되면서 무릎이 앞으로 약간 나오게 된다. 이 자세는 등을 수직으로 만들기 때문에 팔에 바벨을 매달고 있는 상태에서의 점프를 돕는다. 그 다음에 점프가 일어나며 무릎과 고관절이 폭발적으로 신전된다. 따라서 무릎은 실제로 (바닥에서 한 번, 점프할 때 또 한 번씩) 두 번 신전함으로써 바벨의 상방 이동에 사두근을 두 번 개입시킨다. 이 시점에서 그림 6-15를 다시 보면 이게 왜 쓸모가 있는지 이해할 수 있을 테다. (바닥을) 밀기 때문에 '세컨드 푸시second push'라는 표현이 더 맞겠지만, 어쨌거나 올림픽 역도 코치들이 '세컨드 풀'이라고 하는 이 동작은, 바벨을 미드풋에서 당겨 올리며 점핑 자세에 돌입할 때, 바벨이 허벅지에 닿아 점프가 시작되면서 필연적으로 발생할 수밖에 없는 물리적 결과나 다름없다. 그러니 가르치기도 버거운 세부사항을 일일이 떠올리기보다, 그저 바벨을 허벅지에 닿게 하는 것만으로도 더블 니 벤드를 만들어낼 수 있다. 의식적인 명령을 내릴 필요가 없는 단계가 동작에 많이 포함될수록 파워클린의 기본인 점핑이나 캐칭에 더 많이 집중할 수 있다.

파워클린과 흔한 실수들

파워클린은 단순히 말하면 데드리프트에서 가속을 붙여 점프한 후에 어깨로 캐치하는 것이다. 따라서 바닥에서의 올바른 풀에는 반드시 좋은 데드리프트 자세가 동반되어야 한다. 허벅지 중간에 도달한 바벨이 점프 이후에 최적의 효율로 랙 자세까지 날아오르려면, 바벨의 궤적은 최대한 수직으로 미드풋 균형점에서 움직여야 한다. 점프가 발생하기 전까지는 팔꿈치가 펴져 있어야 한다. 올라갈 때 펴져 있던 팔꿈치는 내려갈 때 앞을 향하고 있어야 한다. 파워클린의 목적은 파워 발생이기 때문에 그 동작에 폭발력이 있어야 한다.

스탠스와 그립

스탠스는 바닥에 작용하는 힘을 극대화하고 그립은 랙 자세의 효율성을 극대화한다(그림 6-19). 스탠스는 데드리프트에서와 같아야 한다. 스탠스로 얻으려는 효과가 같기 때문이다. 힘을 바닥으로 빠르게 전달하려면 뒤꿈치를 20~30cm 벌린 스탠스가 가장 좋다. 발끝을 밖으로 벌리면 데드리프트에서와 마찬가지로 대퇴골과 몸통이 걸리지도 않고, 내전근과 고관절 외회전근을 더 많이 동원할 수도 있기 때문이다. 어깨와 엉덩이가 넓고 키가 아주 큰 사람들은 스탠스를 조금 더 넓힐 필요가 있겠지만, 이런 사람들은 많지도 않고, 있다 쳐도 너무 넓어서는 안 된다. 엉덩이가 커서 더 넓은 스탠스가 필요하다 싶으면 우선 발끝만 더 벌려 보자. 다양한 너비의 스탠스로 제자리높이뛰기를 해 보면 알겠지만, 스탠스가 너무 넓으면 점프 능력은 줄어든다.

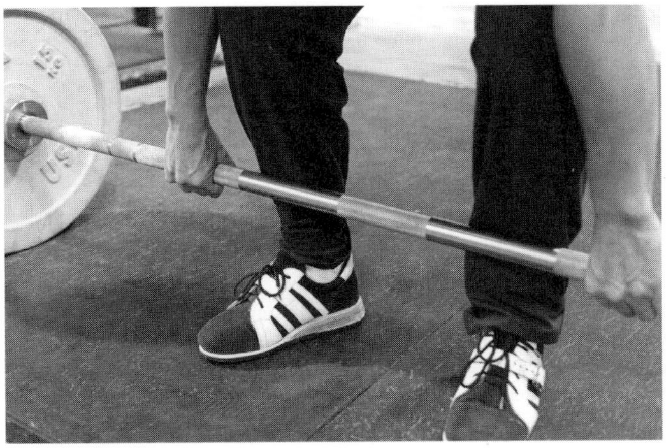
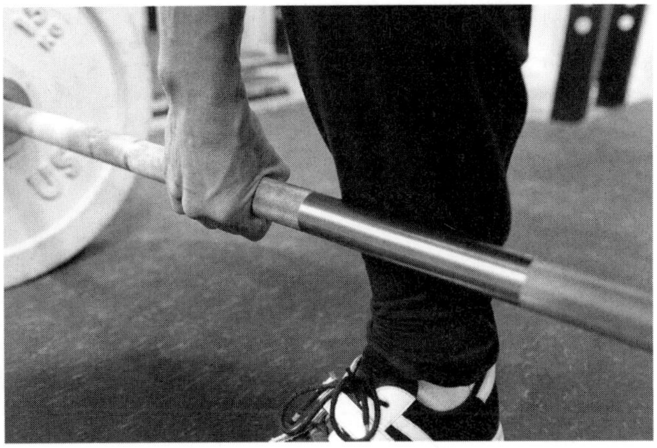

그림 6-19. 파워클린에서의 스탠스와 그립.

데드리프트에서와 마찬가지로 바벨은 미드풋 위에 있어야 한다. 서서 하는 바벨 운동에서는 바닥으로 힘을 잘 전달하고 균형을 유지할 목적으로라도 이 위치를 지켜야 한다. 발끝에 있는 바벨은 땅에서 떨어지자마자 미드풋으로 돌아가려 하는데, 이러면 교정이 필요해진다. 이 자리에서 출발한 바벨을 미드풋으로 돌려놓으려고 에너지를 쓰는 상황도 있을 수 있고, 올라가는 내내 미드풋을 벗어나 있는 상황도 있을 수 있다. 이렇게 되면 풀의 상단에서 바벨을 얹을 때 뒤쪽으로 잡아당겨야 할 수도 있다. 풀의 하단에서 바벨의 궤적이 상습적으로 뒤쪽을 향한 곡선을 그리는 경우, 이처럼 바벨이 미드풋 앞에 가 있지는 않은지, 엉덩이를 낮추어서 무릎과 정강이와 바벨이 순서대로 밀리지는 않았는지 확인해야 한다. 누차 말하지만 바벨은 수직으로 움직일 때 최고의 효율을 낸다. 효율적인 풀을 하고 싶다면 그림 6-16처럼 바벨을 몸에 바짝 붙여 두어야 한다. 바를 가까이 둘 때 엉덩이를 낮추지는 말자.

파워클린의 동작이 편해졌다면 웜업 세트부터 워크세트까지 엄지가 저릿할 정도로 훅 그립을 사용해 보자. 400kg이 넘어가는 초 고중량 데드리프트에서도 훅 그립을 쓸 수 있으니 파워클린 중량쯤은 문제가 되지 않을 것이다. 불편할 정도로 신경이 쓰이거나 엄지손가락 피부가 벗겨진 상황이라면 테이핑을 하는 것도 나쁘지 않다.

전완이 길고 상완이 짧으면 좁은 그립에서 팔꿈치를 높이 들 수 없으므로, 이런 사람들은 그립을 약간 더 넓게 잡아야 할 수도 있다. 고중량 파워클린을 하려면 랙 자세에서 바벨이 어깨 위에 놓여야 하는데, 전완이 너무 길면 팔꿈치가 충분히 들리지 않아서 바벨이 삼각근이 아니라 손에 얹히기 때문이다(그림 6-20). 이러한 비율 문제를 해결할 수 있는 유일한 방법은, 스내치 그립이나 스모 스탠스가 실질적인 길이를 줄였던 것처럼 파워클린에서도 그립 간격을 넓혀서 '더 짧은' 전완을 만들어 내는 것뿐이다. 몸의 비율이 진짜 이상한 사람들은 클린으로 랙을 하는 것이 불가능할 수도 있다. 이런 분들은 아무리 스트

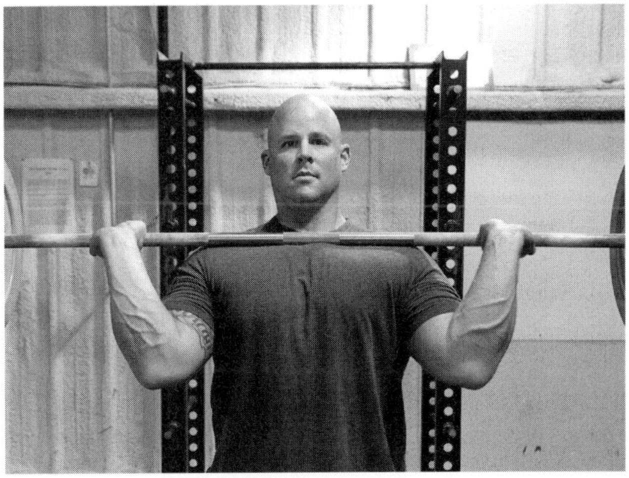

그림 6-20. 클린을 할 때 전완이 긴 경우 와이드 그립을 쓰지 않으면 랙 자세를 취하기가 매우 힘들어진다. 전완이 아주 긴 사람들은 어쩌면 이 운동을 할 수 없을지도 모른다.

레칭을 해도 클린을 할 수는 없으므로, 폭발력을 키우는 운동이 필요하다면 파워스내치를 배우는 쪽이 나을 수도 있다.

바닥에서 다리로 : 풀과 하단

데드리프트 챕터에서 이미 여러 페이지에 걸쳐 바닥에서의 당기기 기법에 관한 이야기를 했는데, 그때 했던 이야기를 파워클린에서도 똑같이 적용할 수 있다. 여기에는 바닥에서 바벨을 들 때 몸과 바벨의 관계가 풀의 높이에 따라 달라지지 않는다는 이유가 깔려 있다. 주류 올림픽 역도 서적에서는 클린과 스내치를 할 때 미드풋 앞에서 바벨을 들어올려야 하며, 나아가 후방이나 수평 방향 성분이 포함된 풀이 효율적이고 이상적이라는 주장을 볼 수 있다. 이런 논리는 현상학, 즉 '관찰된 현상의 근원적 의미에 크게 관심을 기울이지 않고 관찰된 현상의 결과만을 수학적으로 표현하는 이론'*에서 왔다. 분석보다는 일부 엘리트 역도 선수들에게서 관찰된 방식을 묘사하는 수준에 그치는, 이 명백히도 비효율적인 풀에 우리가 관심을 가질 이유는 없다. 실수를 커버할 수 있는 능력의 범위가 좁은 보통의 리프터들에게 있어 역학적 효율의 한계는 강한 리프터들에게 적용되는 것보다 영향력이 크다.

바벨을 곡선 궤도로 당길 필요가 없는 경우라면 더더욱 그렇다. 인체는 중력과 물리법칙이 지배하는 현실에 쉽게 순응해 바벨을 수직 궤적으로 당겨 올릴 수 있기 때문이다. 차차 살펴보겠지만 그렇게 하면 풀의 하단에서뿐만 아니라 상단에서도 효율이 좋아진다. 따라서 바벨을 바닥에서부터 최대한 효율적으로 들어올리는 것이 중요해진다. 풀의 상단에서 발생하는 문제는 대개 부정확한 시작 자세나 풀 초반부의 나쁜 움직임 같은 원인을 깔고 있다.

리프터와 바벨의 상호작용을 보여준다는 측면에서, 시작 자세와 랙 자세에 이르는 바벨의 궤적은 리프팅의 효

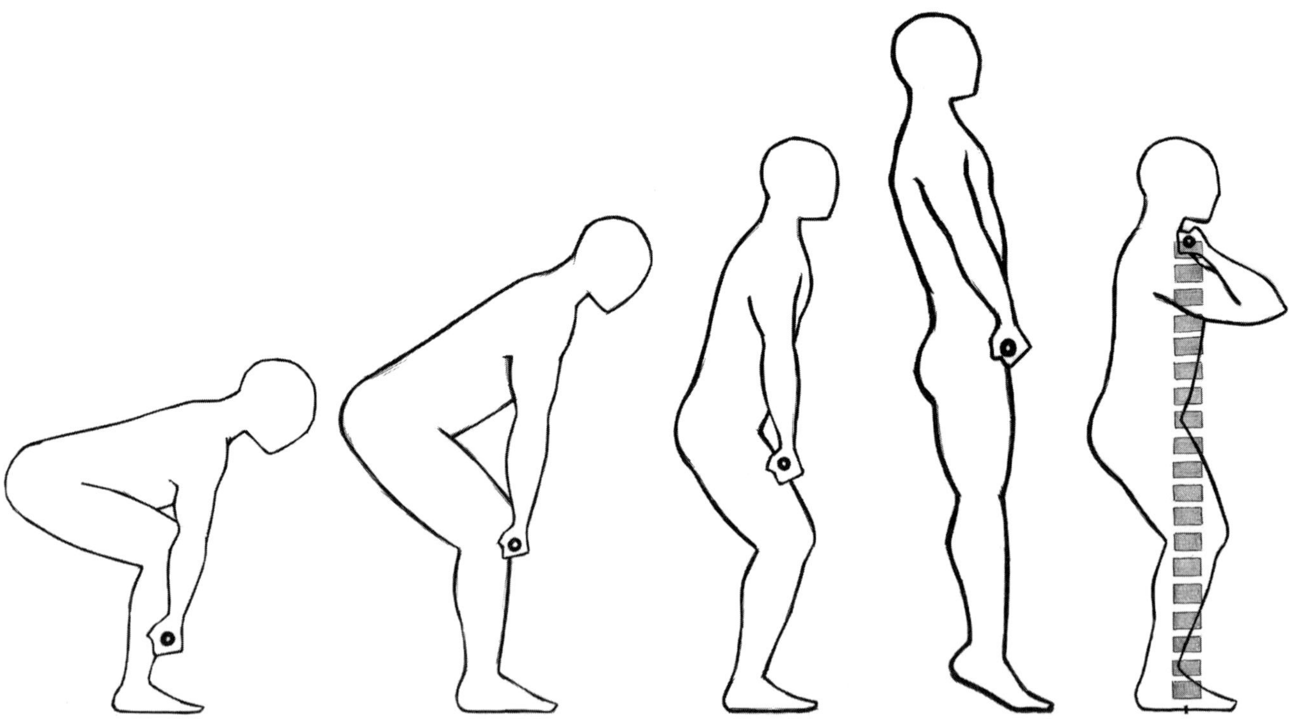

그림 6-21. 파워클린에서 바벨의 궤적. 미드풋 위에서 출발한 바벨은 점핑 지점인 허벅지 중간에 올라가기 전까지 수직 궤적으로 움직인다. 그러나 바벨이 미드풋 앞에서 출발하면 바벨의 궤적은 이상적인 궤도를 벗어날 수밖에 없다.

* *Concise Dictionary of Physics, Oxford: Pergamon Press, 1978, p. 248.*

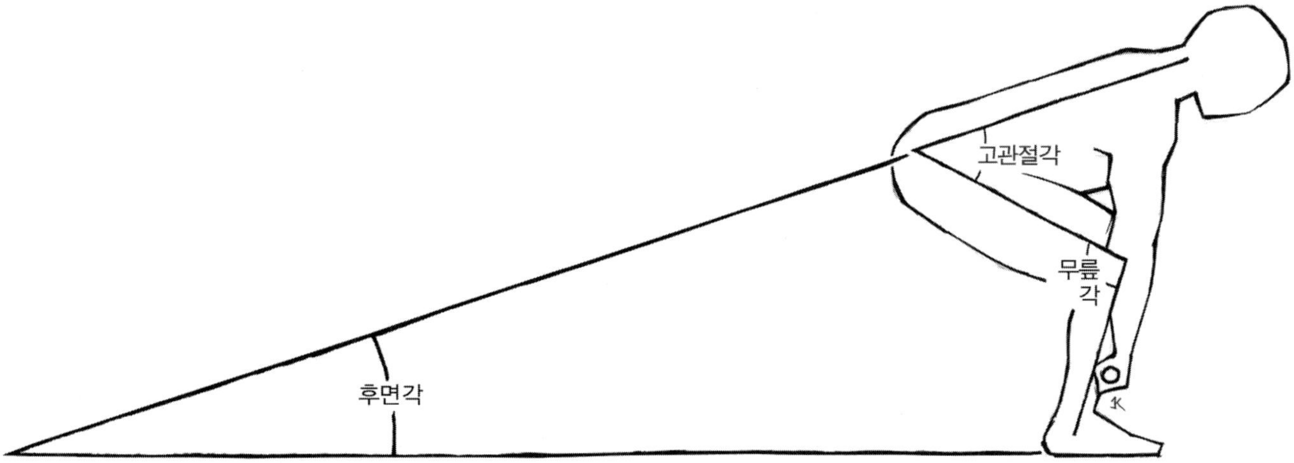

그림 6-22. 파워클린을 분석할 때는 데드리프트에서와 같은 각을 사용한다. 고관절각, 무릎각, 후면각이 그것이다.

율을 진단할 수 있는 도구 역할을 한다. 리프터가 제대로 보이는 위치에서 눈을 떼지 않고 바벨 끝을 보다 보면 바벨의 궤적을 관찰할 수 있다. 요컨대 바벨이 허공에서 움직이는 동안 바 끝이 움직이는 경로를 바벨의 궤적이라고 할 수 있는데, 이 궤적을 마음속에 그리는 일은 리프터로서의 능력을 키울 때 매우 중요하다. 다른 사람이 클린을 하는 모습을 보면서, 바벨이 바닥에서 떨어져 어깨에 얹힐 때까지 그리는 궤적을 마음속 이미지로 만드는 연습을 해 보자.

바벨의 궤적을 기록하고 분석하는 최첨단 장비가 없는 건 아니지만 노련한 코치의 눈만큼 빠르고 쓸모있는 장비는 없다. 파워클린은 복잡한 동작이고, 따라서 이 책에 소개한 모든 운동 가운데 숙련된 코치로부터 가장 많은 이득을 볼 수 있는 종목이다.

이상적인 바벨의 궤적은 그림 6-21에 잘 나타나 있다. 미드풋과 후면각을 잘 잡아두었다면 바벨은 무릎이 펴지는 동안 바닥에서부터 수직 궤적을 그리며 올라갈 것이고, 이때 풀의 초반부 몇 인치 정도까지는 후면각이 그대로 유지될 것이다. 바벨은 특성상 점핑 자세 직전까지 수직 궤적을 그리다가, 리프터가 상체를 뒤로 기울이며 팔꿈치를 돌려 바벨 밑으로 넣는 과정에서 수직을 약간 벗어난 곡선을 그린다. 클린의 상단에서는 바벨이 제자리를 찾아 돌아오고 어깨에 랙 자세로 얹히면서, 그 궤적이 작은 고리 모양을 만든다. 사람마다 키와 덩치는 다를지 몰라도, 제대로 실시한 파워클린에서라면 이 궤적이 안 그려질 수 없다.

풀과 관련된 기준각과 그 변화가 바벨의 궤적에 어떠한 영향을 미치는지 다시 한 번 알아보자. 파워클린에서 풀을 시작할 때의 무릎각, 고관절각, 후면각은 데드리프트에서와 같다. 올바른 시작 자세는 효율적인 풀을 가능하게 해 준다. 시작 자세에서 무릎이 지나치게 앞으로 나가서 무릎각이 너무 작아지면 후면각이 수직으로 치닫고, 어깨가 바벨 뒤로 가고, 고관절은 너무 내려간다. 이 경우 바벨이 나갈 수 있는 길은 두 가지가 있지만 바벨이 수직선을 그리며 올라오도록 할 수는 없다(그림 6-23).

하나는 바벨을 앞으로 움직여 무릎을 돌아 나가게 하는 것이다. 낮은 중량을 다루는 경우에만 이러한 움직임이 생길 수 있다. 이런 식으로 무릎을 돌아 나가게 되면 점핑 자세에 들어갈 때 바벨이 너무 앞으로 나가 균형을 잃게 되므로, 리프터는 바벨을 뒤로 잡아당기거나 바벨을 따라 몸을 앞으로 기울이거나 앞으로 점프해야 한다. 다른 하나는 바닥에서 들어올리는 바벨을 뒤에 있는 미드풋 쪽으로 움직이는 것이다. 이런 행동은 고중량 클린에서 나타난다. 풀이 시작될 때 무게중심이 발끝에 실린 나머지 균형이 앞쪽에 쏠려 있기 때문에 바벨이 미드풋 균형점으로 당겨지는 것이다. 풀의 초반부에서 바벨의 궤적은 무릎각이 열리

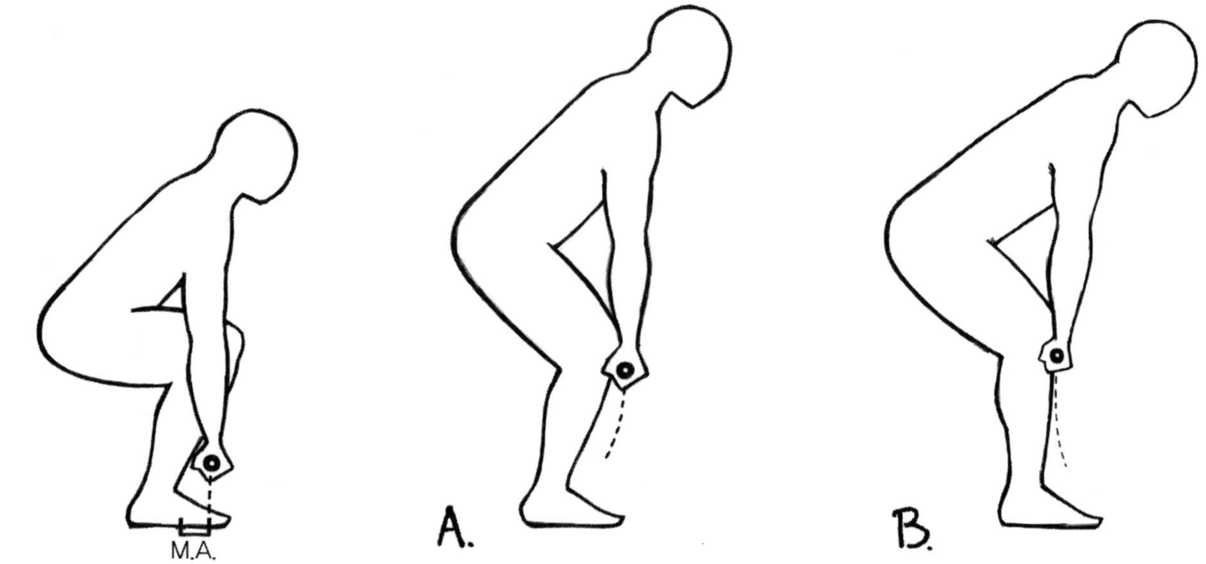

그림 6-23. 무릎이 앞으로 나가고 엉덩이가 내려간 자세는 잘못된 바 궤적을 만든다. (A) 보통 저중량인 경우 바는 무릎을 돌아 앞으로 나간다. (B) 무릎이 앞으로 밀어낸 바는 다시 미드풋으로 돌아온다. 어느 쪽도 수직 궤적은 아니다. (M.A. = 모멘트 암)

고 후면각이 수직으로 향하게 되면서 무릎 밑으로 곡선을 그린다. 전부는 아니겠지만 상당수의 올림픽 역도 코치들이 이러한 시작 자세와 당기기 기법을 선호하는데, 쉬워서 그런 건지 편한 자세라서 그런 건지 햄스트링이 느슨해서 그런 건지 아니면 가르치기 귀찮아서 그런 건지는 사실 잘 모르겠다. 그러나 안쪽으로의 스윙은 대개 점핑 자세에서 바깥 방향으로의 고리를 만들어 버리며, 어깨에 바를 얹는 랙 자세는 이 과정에서 발생한 작용-반작용으로 인해 복잡해진다. 노련한 리프터는 너무 수평이 되기 전에 후면각을 안정시킬 수 있지만, 처음부터 바벨을 미드풋 균형점에서 효율적인 수직 방향으로 출발시켰다면 그럴 필요조차 없었을 것이다. 시작 자세를 바르게 잡으면 바벨의 궤적이 이

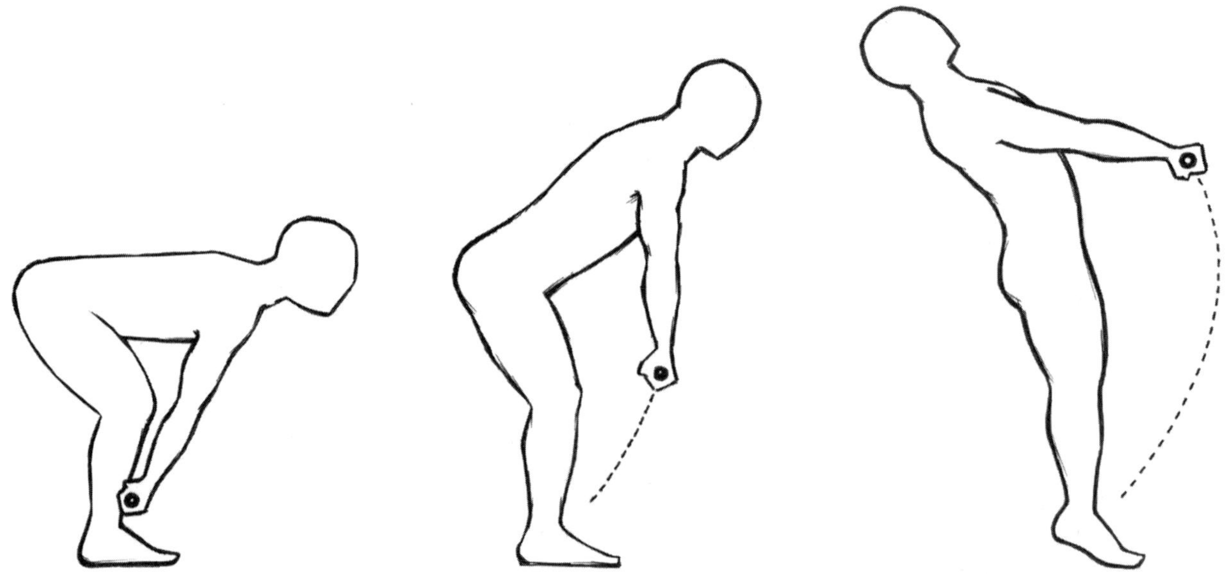

그림 6-24. 엉덩이가 너무 높은 시작 자세. 바는 미드풋 위에 올바르게 놓여 있지만 어깨가 바 앞쪽으로 너무 나가 있다. 이 자세에서 상완골은 광배에 대해 90도의 안정각을 만들기 위해 바벨을 앞으로 내보내므로 정상적인 풀링 기법을 활용해도 바벨을 앞으로 던질 수밖에 없다.

처럼 균형을 잡고 수직을 향한다.

엉덩이를 들고 바벨을 정강이로 잡아당기면, 바벨이 바닥에서 떨어지기 전에 올바른 풀의 수직 궤도에 가져다 놓을 수 있으므로 (바벨을 앞이나 뒤로 보내는) 실수를 모두 고칠 수 있다. 굽이 높은 역도화를 신고 있다면 무게중심을 발뒤꿈치에 유지시켜야 한다. 신발은 중요한 개인 장비지만 풀을 시작하기 전에 몸을 앞으로 쏠리게 한다면 도리어 문제를 일으키는 존재가 될 수도 있다. 풀을 시작하기 전에 발가락에서 하중을 덜어 미드풋으로 옮기는 것을 잊지 말자.

지금 본 것처럼 무릎각이 작고 후면각이 수직이고 어깨가 바 뒤에 위치하고 엉덩이가 너무 낮은 극단적 사례가 나올 수도 있다. 그런데 반대로 무릎각이 너무 크고, 고관절각은 너무 작고, 등이 바닥과 거의 수평인 극단적 사례가 나오는 경우도 있다. 이런 경우 (대부분 엉덩이를 낮게 시작하려는 경향이 있기 때문에 덜 일반적이기는 하지만) 또 다른 문제가 생긴다.

사두근은 무릎을 신전시키는데 이 자세에서는 바벨이 바닥을 떠나기 전에 이미 그 역할을 다했기 때문에 어쩔 수 없이 동작에서 제외된다. 바벨이 움직이기도 전에 무릎이 신전되면 리프팅 초반에 사두근은 아무 것도 할 수 없다. 다시 한 번 말하지만 시작 자세에 문제가 있으면 풀의 상단에 문제가 생긴다. 이 자세에서 등은 바닥과 거의 수평이므로 어깨는 바 앞쪽으로 밀려난다. 이로 인해 견갑골 밑으로 가려는 바벨은 바닥에서 떨어질 때 앞으로 돌아 올라오면서 미드풋 앞쪽으로 튀어나간다. 바벨이 바닥에서 떨어지면서 앞으로 던져지면, 광배근이 확보했어야 할 안정성이 사라지면서 미드풋을 벗어나 저 앞쪽으로 던져진다. 풀이 이 실수에서 어떻게 구제된다고 쳐도, 바벨이 점핑 지점으로 다가갔을 때는 무릎이 여전히 너무 곧고 후면각 또한 너무 수평으로 치달아 있을 텐데, 점프에서 바벨의 궤적을 수직으로 만들려면 슬관절과 고관절의 신전 균형이 맞아야 한다는 점 때문에 효율적으로 점프하기 어려워진다. 등이 너무 수평에 가까우면 고관절각이 열릴 때 바벨이 몸에서 멀리 돌아 나오게 되므로, 결국 바벨은 위쪽이 아니라 앞으로 나가면서 원의 일부인 '호'처럼 생긴 궤적을 그리게 된다. 여기에 서술한 내용은 클린이나 스내치에서 호를 만들어 내는 예시에 불과하다. 클린에서 호를 그리는 바벨을 캐치하려면 앞쪽으로 점프를 해야 하므로 풀의 효율이 확 죽는다. 이 문제는 풀의 시작 자세에서 엉덩이를 낮추고 가슴을 쥐어짜 들어올린 채 바벨을 정강이에 줄곧 닿아 있게 함으로써 쉽게 교정할 수 있다.

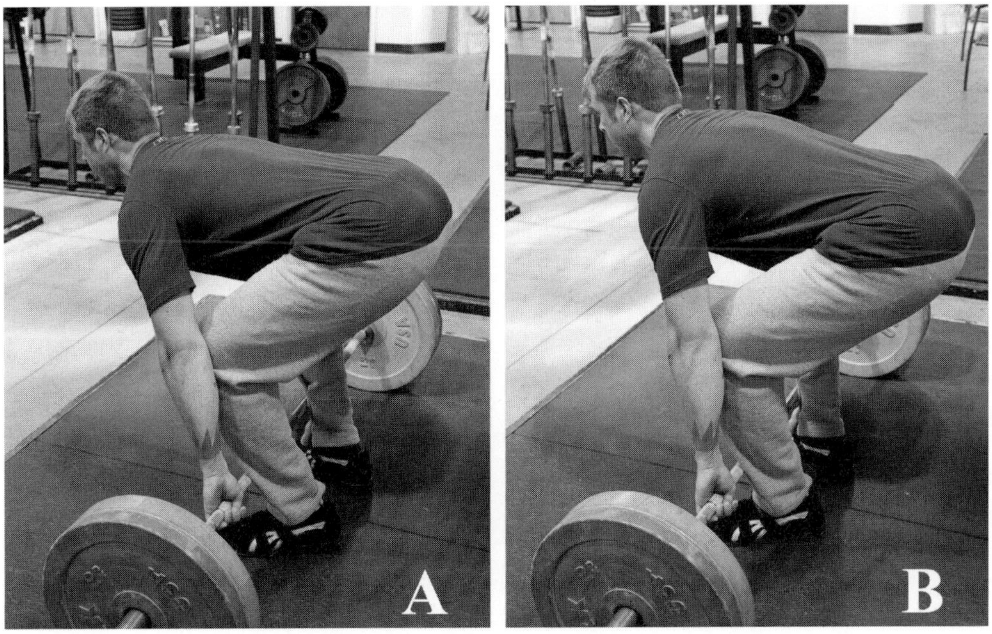

그림 6-25. 앞으로 너무 나간 자세(A)를 간단한 교정해 보자. 발끝에 실린 무게를 미드풋으로 당겨오면 된다(B).

여기서 핵심은 바닥에서 바벨을 수직으로 들어올렸을 때 클린 상단에서 바벨의 궤적이 더 적게 변한다는 것이다. 바벨을 바닥에서 수직으로 들어올리는 시작 자세를 취하고 풀을 진행하면 미드풋 균형점에서 세컨드 풀에 돌입하게 되므로, 풀의 상단에서 매번 동일한 자세를 만들어내기가 쉬워진다. 시작 자세를 제대로 잡으면 역학적 효율을 향상시킬 수 있을 뿐만 아니라 바벨의 궤적 문제나 기술적 난점을 줄일 수 있기 때문에, 결과적으로는 폭발력을 내는 과정 자체에 더욱 집중할 수 있게 된다.

지금까지 살펴본 것은 모두 시작 자세에서의 실수와 관련된 극단적 예시인데, 사람마다 체형, 기술, 잠재력에 따라 그 스펙트럼이 다양할 수 있다. 올바르지 못한 시작 자세들 대부분은 이 두 가지 극단적인 사례 사이의 어디엔가 있을 것이다. 시작 자세에서의 미묘한 변형을 혼자서 알아채기란 매우 힘든 일이다. 최고의 역도 선수들조차도 훈련을 하다 보면 처음에 잘 잡았던 자세가 아주 조금씩 무너지는 경험을 한다. (물론 구할 수 있을 때의 이야기지만) 비디오카메라나 노련한 코치의 눈을 통해 기준각을 확인할 수 있다면 클린에서의 기술을 유지하는 데에 상당한 도움이 될 것이다.

지금부터 이야기할 내용은 바닥에서의 풀에 관한 전반적인 사항을 이해하는 데에 있어서 아마 가장 중요할 것이다. 앞에서 바벨이 바닥에서 가속되어 상단으로 갈 때, 높을수록 빨라진다고 했던 것을 기억하는가? 이 말은 바벨이 바닥에서 떨어질 때는 느리지만 올라갈수록 빨라진다는 뜻이었다. 풀의 아래쪽 절반에 해당하는 데드리프트의 목적은 바벨을 점핑 지점으로 가져가 가속도를 받게 하는 것이다. 특히나 처음에는 바닥에서의 풀을 빠르게 하기보다는 정확하게 하는 것이 훨씬 중요하다. 기억해라. 풀을 할 때는 하단에서 **정확하게**, 중간 지점에서 가속이 붙게, 상단에서 **빠르게** 해야 한다. 바벨을 느리고 정확하게 바닥에서 당겨 올린 다음, 상단에서 빠르고 가깝게 해야 한다. 위에 언급한 실수는 대개 너무 서두르다가 시작 자세를 급하게 잡았거나, 참을성이 없거나, 바벨을 냅다 잡아당겨서 생긴다. 바벨을 냅다 잡아당기면 자세가 흐트러질 수밖에 없다. 자세가 흐트러지면 제대로 점프할 수 없다. 그러니 바벨을 쥐어짜면서 들어올리자. 바벨이 바닥에서 떨어질 때의 속도는 정강이나 무릎을 지날 때보다 항상 느려야 한다.

바닥에 놓인 바벨을 서둘러 당기다가 생기는 동작 실수는 올라가면서 점점 영향이 커진다. 동작이 너무 빠르면 실수를 바로잡을 시간이 없다. 하지만 바벨을 바닥에서 느리게 올리면 공간에서 자신의 자세를 인지하는 고유수용능력이 발동되어 사소한 실수를 교정할 만한 시간 정도는 벌 수 있으므로, 교정이 불가능할 정도로 동작이 빨라지기 전에 바벨을 제 위치로 돌려놓을 수 있다. 바벨을 바닥에서 느리게 들어올리는 것은 바벨을 제어하기 위함이며, 이를 통해 매번 올바른 점핑 자세에 다다를 수 있다.

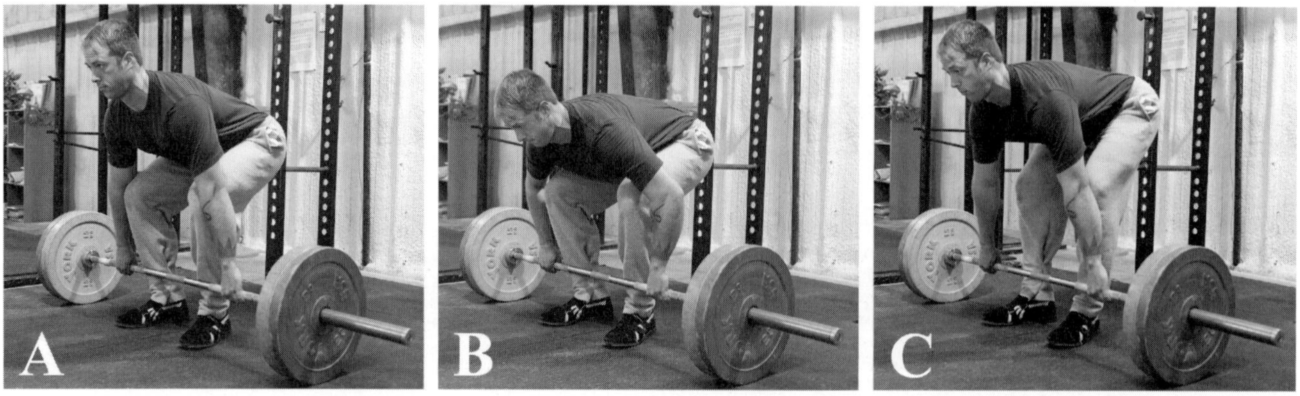

그림 6-26. 바벨을 쥐어짜 바닥에서 들어올릴 준비를 하는 것(A)과 바벨을 낚아챌 준비를 하는 것(B)을 비교해 보자. 굽힌 팔꿈치와 부정확한 후면각은 풀링 기법을 망가뜨리며, 느슨한 팔꿈치로 바벨을 낚아채다 보면 상황은 나빠질 수밖에 없다.

바닥에서 바벨을 냅다 잡아당기는 실수는 이 책의 방식으로 파워클린을 배우지 않은 사람에게서 흔히 찾아볼 수 있다. 시작 자세에서 팔꿈치를 약간 굽힌 다음 바벨이 바닥에서 떨어질 때 빠르게 움직일 목적으로 굽힌 팔을 확 잡아 당기는 경우가 많이 있는데, 이때 보통은 수동적 슬관절 신전과 함께 후면각의 수평 이동이 동반된다. 이런 실수는 생기자마자 알아채고 고쳐야 한다. 풀을 시작할 때 나는 소리에 신경을 써 보자. 플레이트와 바에서 덜그럭거리는 소리가 난다면 바벨을 잡아챈 것이다. 여기에도 몇 가지 교정법이 있다. 바닥에서 바벨을 '쥐어짜며' 들어올린다고 생각하자. 그게 안 되면 '팔을 쭉 편다'고 생각해보자. 그것도 싫으면 그냥 '느리게' 들어올리기라도 하자.

시선은 바로 밑이 아니라 충분히 앞을 향해야 엉덩이가 뜨지 않는다. 시선을 3~4m 앞에 두면 더 쉽게 제대로 된 풀을 할 수 있다. 바닥의 기준점에서 오는 위치 피드백은 자신의 후면각이 어떤지에 관한 인식에도 영향을 미치며, 이 고정점이 실시간으로 '위치정보'를 제공하기 때문에 균형을 잡기도 쉬워진다. 온갖 나쁜 자세를 시선 하나로 쉽고 빠르게 교정해 왔다는 이야기는 앞에서도 많이 했으니 넘어가자.

풀에서 클린으로 : 전환 구간

자세와 관련된 문제는, 데드리프트와 본질적으로 똑같은 바닥에서의 풀이 클린으로 전환되는 구간인 중간 단계에서 발생할 가능성이 높다. 이 구간에서는 바닥에서 생긴 실수가 증폭되기도 하고 새로운 실수가 생기기도 쉽다. 힘 전달의 일반적 원리를 살펴보고 이것이 파워클린에 어떻게 작용되는지 알아보도록 하자.

귀에 딱지가 앉을 정도로 지겹게 들은 소리를 다시 한 번 하자면, 점프가 시작되기 전까지 팔꿈치는 계속 펴져 있어야 한다. 팔을 안으로 돌리는 것도 팔꿈치를 펴기 위해서였다. 데드리프트와 파워클린의 하단에서 팔을 굽히지 말라는 말을 숱하게 했기 때문에, 지금쯤이면 알고 있어야 한다. 기억을 더듬다 보면 엉덩이와 다리에서 발생한 힘이 바로 전달되어 풀에 활용된다는 것도 떠오를 것이다. 힘은 스프링처럼 늘어나는 물체보다는 체인처럼 탄성이 없는 물체를 통해 더 효과적으로 전달된다. 체인은 힘을 전부 전달하지만, 스프링은 늘어나면서 그 힘의 일부를 흡수하기 때문이다.

팔꿈치는 기본적으로 움직일 수 있는 부위이기 때문에, 팔꿈치를 구부린 상태로 바벨을 당겨 올리면 그 과정에서 힘이 분산될 가능성이 있다. 팔꿈치를 구부리는 정도에 따라 바벨에 전달되는 힘 또한 변하므로, 결과적으로 바벨의 궤적은 예측할 수 없게 된다. 최고의 클린은 매번 같은 동작이 같은 타이밍에서 완벽한 효율을 보여주는 동작이어야 한다. 바벨의 궤적이 반복마다 달라진다면 팔꿈치를 구부리고 있었을 가능성이 아주 높다. 한 번 굽힌 팔꿈치는 풀을 하는 동안 펼 수 없다. 팔꿈치를 펴려면 전완, 이두근, 상완근이 이완되어야 하는데, 이 상황에서는 아무리 애를 써도 이들 근육이 말을 듣지 않는다.

클린을 할 때 컬이나 업라이트 로우처럼 팔을 쓰려다가 팔꿈치가 구부러지기도 한다. 팔의 근육이 이완되면서

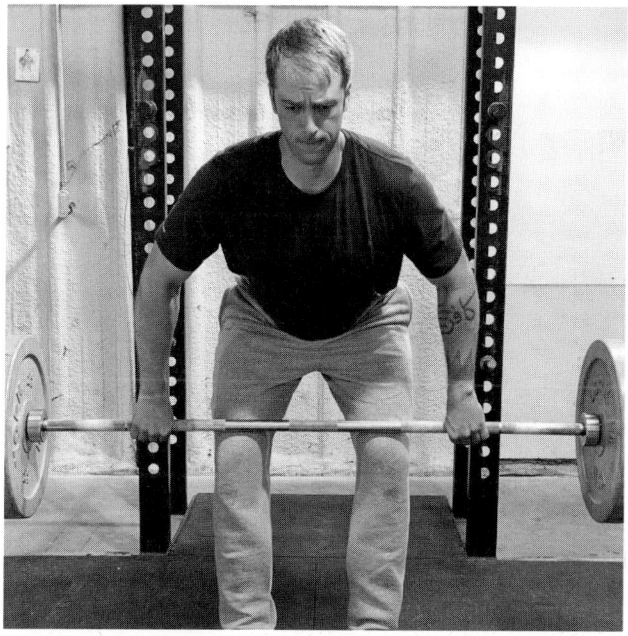

그림 6-27. 팔꿈치를 굽히는 것은 머저리들이나 하는 짓이다. 이 습관이 들면 몸에 끈덕지게 붙어서 교정하기도 힘들고 여러 모로 해롭다. 팔꿈치를 완전히 펴는 습관을 들이자.

어떠한 저항도 제공하지 않으면 팔꿈치는 매우 빠르게, 정말 눈 깜짝할 사이에 돌아간다. 그러나 바벨을 움직이려고 전완, 이두, 삼두를 긴장시키는 순간 팔꿈치는 돌아가지 않는다. 이런 상황에서 바벨을 얹으려 하면, 수축해 있던 근육이 가동범위의 끝에서 팔꿈치를 붙잡기 때문에, 결과적으로 팔꿈치는 아래를 가리키고 바벨은 어깨가 아니라 흉골에 올라 앉게 된다. (훅 그립을 사용해야 하는 또 다른 이유가 여기에 있다. 훅 그립을 사용하면 그립을 안정적으로 쥘 수 있기 때문에 손가락으로 바벨을 쥐어 짜려고 전완을 수축시킬 필요가 없어진다.)

이와 똑같은 방식으로 등 하부에서의 힘의 전달 과정도 분석할 수 있다. 우리의 등은 차로 말할 것 같으면 엔진 역할을 하는 엉덩이와 다리에 연결된 변속기나 다름없다. 다시 말해 지면에서 발생한 힘은 등을 타고 견갑골을 지나 팔을 타고 내려와 바벨에 전달된다. 등 하부는 완전히 신전되어 잠겨 있지 않은 이상 단단해질 수가 없다. 둥글게 만 등은 구부린 팔꿈치처럼 변형 가능한 요소로서, 전달되는 힘의 양을 예측할 수 없기 때문에 바벨의 궤적도 예측할 수 없게 만든다. 자세 문제가 특정한 패턴을 보이지 않는다면 등 하부가 충분히 단단하게 굳어 있지 않은 것일 수도 있다. 곧은 팔꿈치와 단단한 등은 기술적으로 완벽한 클린이 기본적으로 갖추어야 할 역학적 필수사항인 셈이다.

바벨이 점핑 지점에 다가감에 따라 파워클린에서 가장 중요한 동작이 발생하기 시작한다. 제대로 당겨 올린 바벨은 정강이를 스치며 올라오며 가속이 붙는다. 그러다 바벨이 허벅지 중간쯤 올라와 점핑 지점에서 방아쇠를 당기면, 리프터는 바를 쥐고 지면을 박차며 점프를 한다. 이러한 폭발 과정에서 지면이 만들어 내는 반작용은 바벨의 운동량으로 전환되는 충격을 만들어 낸다. 이때 무릎과 고관절에서 대부분의 힘이 생산되면서 무릎, 고관절, 발목이 동시에 신전한다. 여기서 중요한 것은 점프를 하기 전에 가속이 붙기 시작한다는 점이고, 그 가속이 점프에서의 최고 속도를 만들어낸다는 점이다.

등의 모멘트 암이 만드는 레버리지는 두 가지 관점으로 접근할 수 있다. (등을 따라 형성되는 모멘트 암은 등의 길이가 아니라 바벨과 고관절 사이의 수평 거리라는 점을 명심하자.) 어떤 이들은 팔에 매달린 하중을 고관절에 대한 모멘트 힘으로 간주하므로, 고관절과 등 하부에 걸린 '하중'을 덜려면 등을 수직으로 세워 더 짧은 모멘트 암을 갖도록 하는 편이 낫다고 볼 것이다. **그러나 능력 있는 리프터에게 모멘트 암은 바벨을 좀 더 효율적으로 가속하여 어깨**

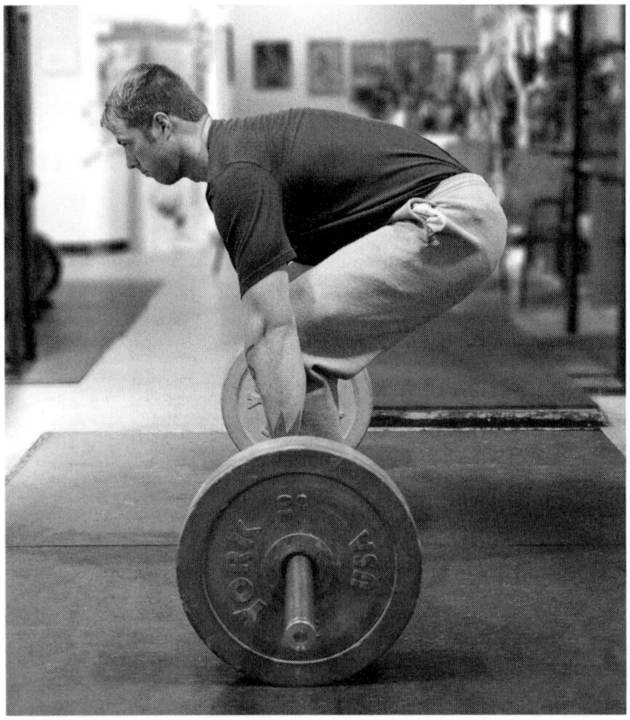

그림 6-28. 바벨을 당기는 동안 흉추와 요추는 완전히 신전되어 있어야 한다. 체스트 업이나 등 하부의 아치가 조금이라도 풀리면 엉덩이와 다리에서 시작해 견갑골을 거쳐 바까지 힘을 전달하는 등의 효과가 반감된다.

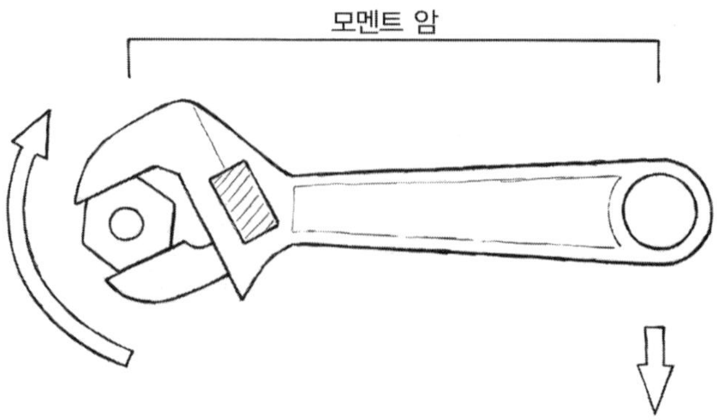

그림 6-29. 스패너와 볼트로 표현한 중요 역학 개념인 모멘트 암의 모식도.

앞에 최대한 오래 머물게 해 주는 도구에 가까울 것이다. 야구에서 투수가 전완 길이에 해당하는 모멘트 암을 사용해서 공을 던지는 것처럼(팔이 짧은 투수가 유리하다고 생각하는 사람은 없지 않을까 싶다), 리프터는 등을 따라 형성된 모멘트 암을 도구로 사용해서 풀의 중간 단계까지 바벨을 가속할 수 있다. 클린의 초반은 당기는 구간이고 후반은 던지는 구간이다. 고중량 클린에서 데드리프트가 쓸모있다고 간주되는 것도 결국은 등의 스트렝스 때문이다.

모멘트 힘의 개념을 스패너에 비유해 설명할 수 있다. 어깨 위의 바벨, 등, 고관절은 각기 볼트를 돌리는 힘, 스패너 손잡이, 볼트에 해당한다. 이렇게 보면 힘의 방향은 고관절에서 바 쪽을 향하며, 모멘트 암은 고관절각을 여는 근육이 만든 힘으로 바벨을 더 빠르게 움직이는 도구 노릇을 한다. 스쿼트를 할 때 엉덩이와 등의 근육은 바벨의 하강에 따른 회전을 막는 역할을 한다. 그러나 바벨을 빠르게 당겨 올릴 때 엉덩이와 등 근육은 등을 따라 바벨을 위로 가속하는 데 필요한 회전을 만드는 역할을 한다.

기억하는지 모르겠지만 인간의 고관절은 1종지레에 해당한다. 여기서 등과 골반은 지렛대, 고관절은 받침점, 햄스트링과 둔근과 뒷면사슬의 내전근은 고관절 뒤에서 당기는 힘, 손에 든 하중은 고관절 앞에서 당기는 힘의 역할을 각기 맡는다(그림 6-31).

인간의 근육은 길이에 비해 수축할 수 있는 거리가 짧기 때문에, 효율적으로 움직이려면 골격이 지레 역할을 맡아 그 거리를 증폭시켜야 한다. 이렇게 근육 수축 길이를 증폭시키려면 그 대가로 엄청난 힘을 바쳐야 한다. 뒷면사슬에서 나오는 힘이 충분히 크다면 고관절 뒤의 작은 분절인 좌골이 지레의 긴 팔을 들어올리면서 고관절의 회전속도에 등의 길이를 곱하게 된다. **지레의 짧은 팔에 충분한 힘을 가해 조금만 움직이면 긴 팔은 긴 거리에 걸쳐 바벨을 가속시킨다.** 풀의 중반쯤 바벨이 무릎에 접근하고 바벨과 고관절의 모멘트 암이 짧아지고 후면각이 변하면서 이런 가속도가 만들어진다. 순식간에 거의 60도쯤 등을 휘두르다시피 하는 이 각도의 변화는, 자연히 그 구간에 걸쳐 바벨의 가속을 유도한다.

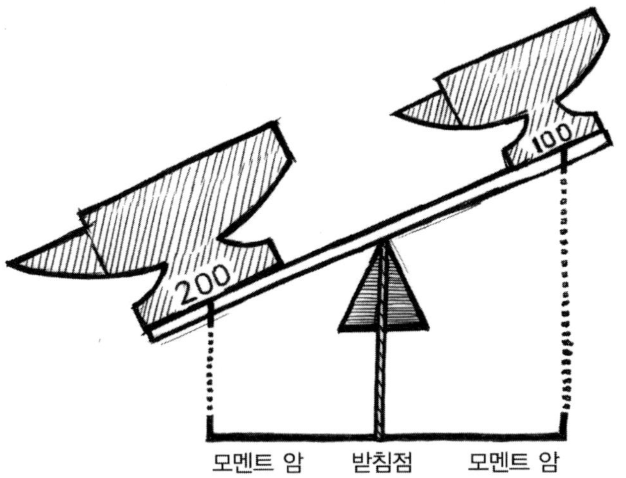

그림 6-30. 1종지레.

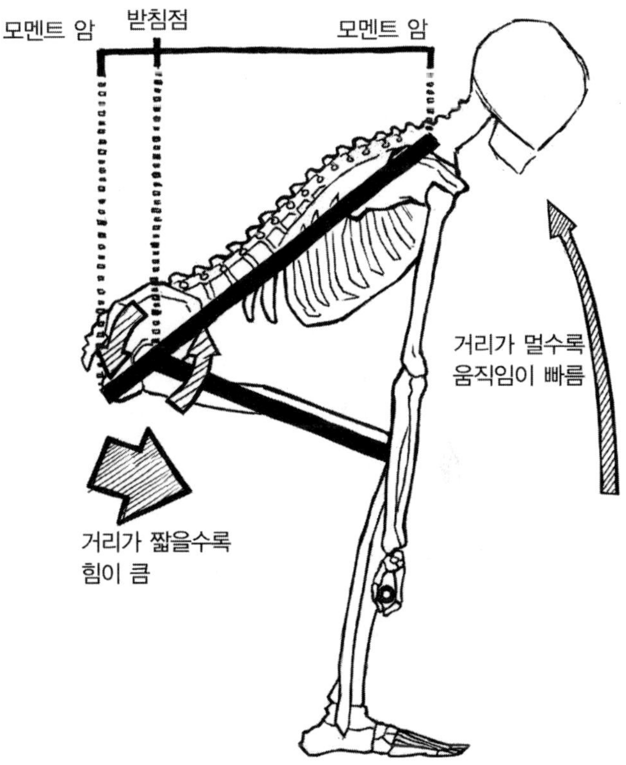

그림 6-31. 인체의 1종지레인 고관절.

후면각이 빠르게 수직으로 치달을수록 고관절을 축으로 한 등의 각속도angular velocity는 증가한다. 이때 팔에 들려 있는 바벨의 선속도linear velocity도 따라서 증가한다. 상완이 가속을 붙여 내전할 때 그 각도에 걸쳐 휘둘러진 전완에서 던져진 공과 마찬가지로, 팔 끝에 매달린 바벨도

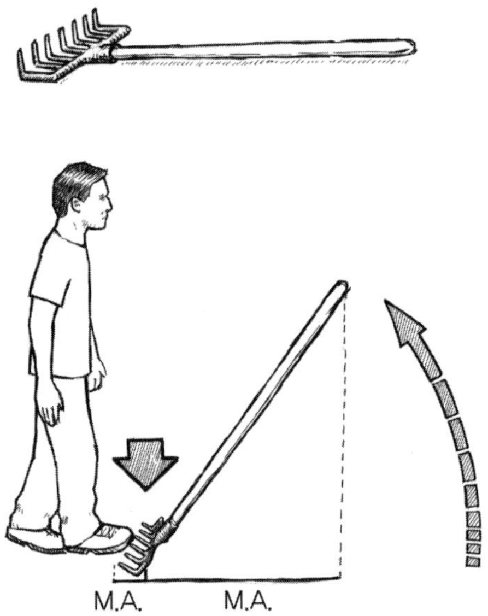

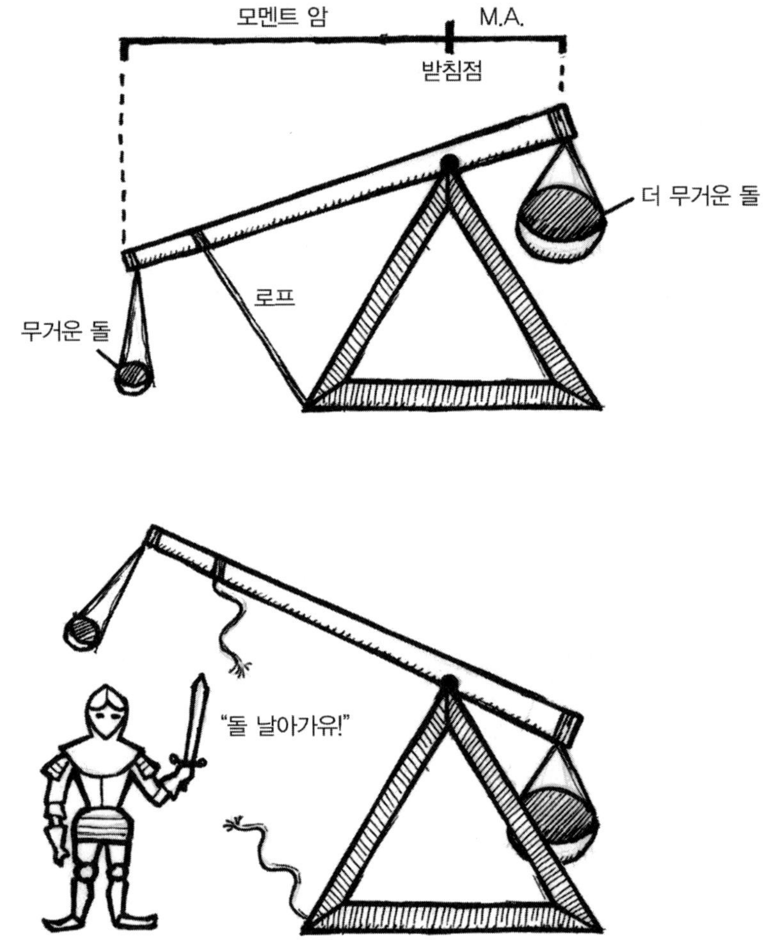

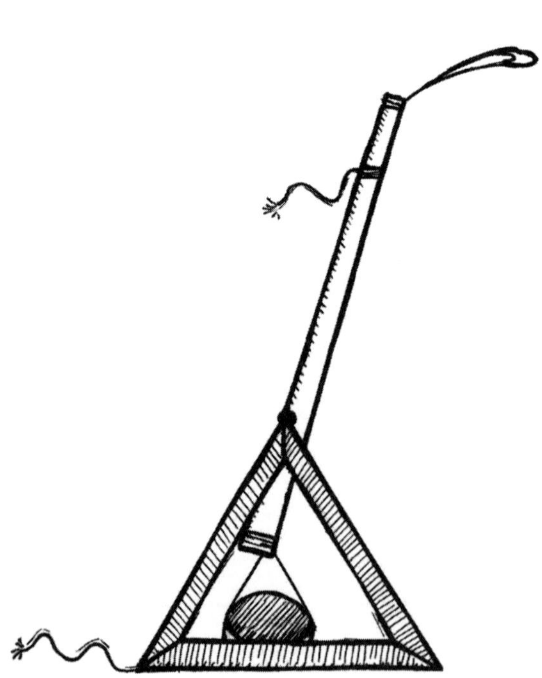

그림 6-32. 클린에서 등의 긴 모멘트 암은 엉덩이 주변에서 만들어지는 '회초리질'을 통해 팔에 매달린 중량을 가속시킨다. 이러한 지레의 원리는 중세 공성용 투석기에서도 볼 수 있는데, 우리도 가속이 붙기 전에 등을 수직으로 만들어 레버리지를 줄이기보다는, 상대적으로 긴 등쪽의 레버리지를 공격적으로 이용할 수 있다. (M.A. = 모멘트 암)

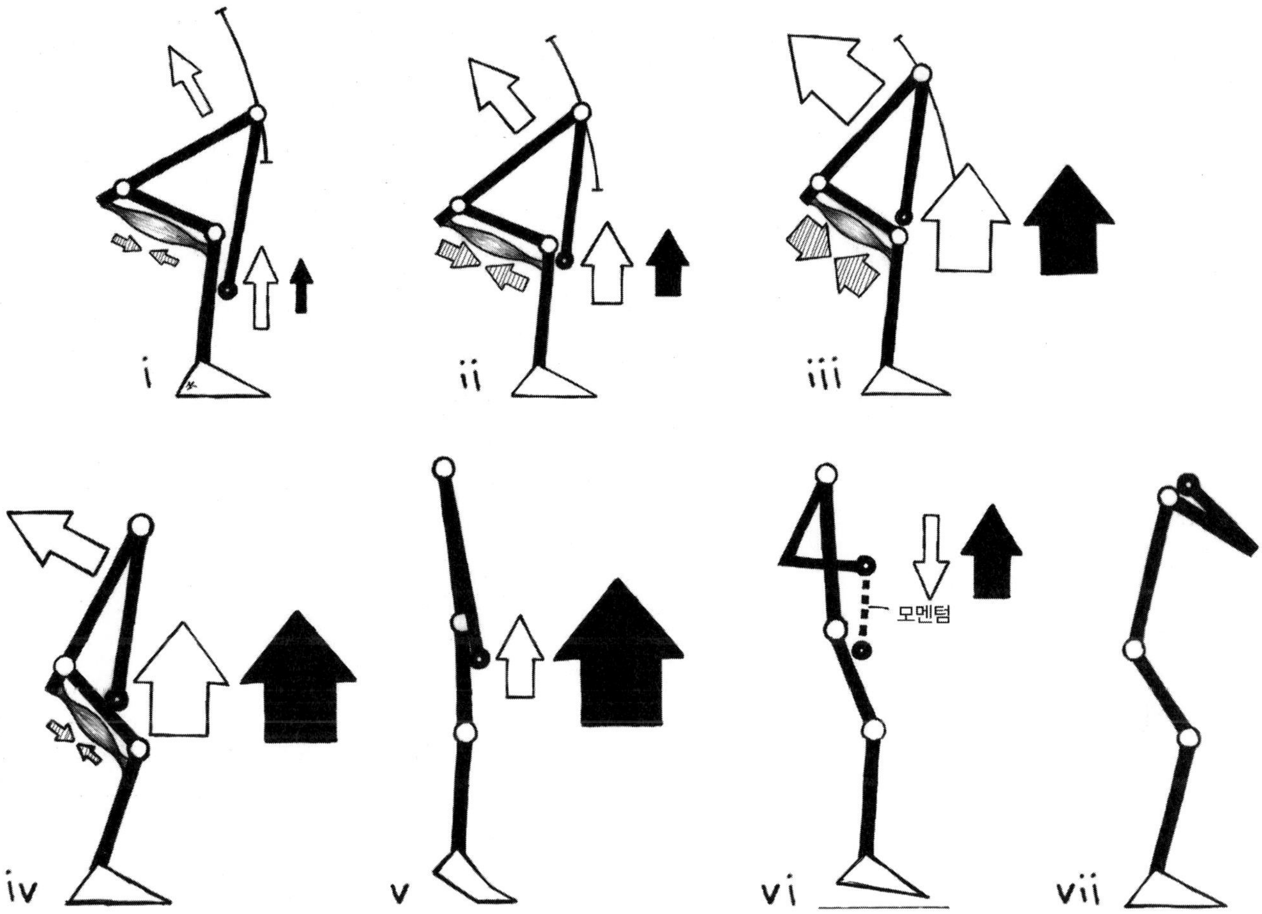

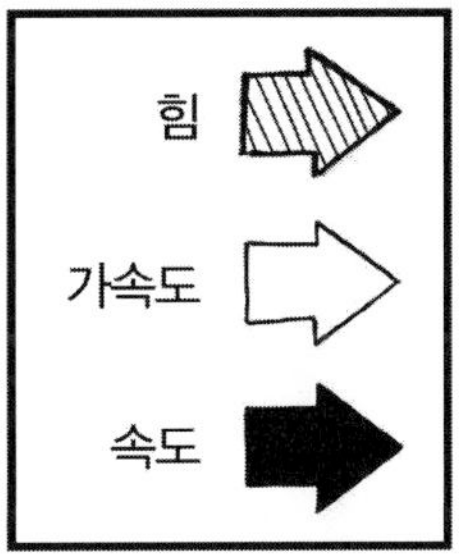

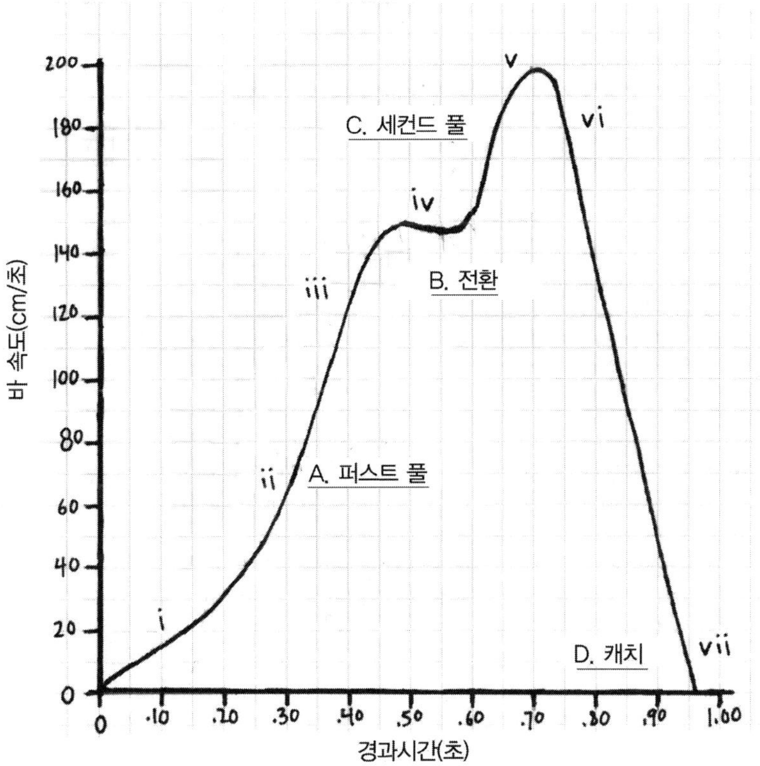

그림 6-33. (그림) 파워클린 순서에 따른 힘 생산, 가속도, 바벨의 속도. (그래프) 파워클린에서 시간에 따른 바벨의 속도 및 해당 시점에서의 자세.

등의 각가속도에 비례해 속도가 올라간다. 바벨을 몸 바깥쪽에서 휘두를수록 궤적은 호에 가까워진다. 호를 그릴수록 바벨의 속도가 빨라지기 때문에 바벨의 궤적이 반드시 호를 그려야 한다는 사람도 더러 있다. 호가 생기는 일을 완전히 피할 수는 없겠지만, 적어도 바벨이 수직 궤적을 그릴 수 있도록 몸 가까운 곳에 두지 않으면 비효율적인 수평 방향의 움직임만 생길 뿐이다. 팔의 각도를 변화시킴으로써 등이 거의 90도로 휘둘러지는 상황에서도 바벨을 몸에 붙여서 수직 궤적으로 유지시켜주는 것은 광배이다. 당기는 것은 수직 방향이고 휘두르는 것은 수평 방향이기 때문에, 만일 광배가 제 할 일을 못하게 되면 리프터는 바벨이 앞으로 움직이는 것을 막기 위해 상체를 뒤로 젖혀야 한다.

앞에서는 쉽게 배울 수 있도록 클린이 점프라고 했는데, 이제부터는 아니다. 풀의 중반에서 등의 모멘트 암을 써서 일으키는 '회초리질'은 실질적으로 중량을 가속시키는 것으로서, 제자리높이뛰기에서와 달리 상단이 아니라 무릎 한참 아래에서 시작한다. 바벨이 무릎을 지나가면 무릎은 다시 굽어져서 사두근으로 하여금 무릎을 신전시킬 두 번째 기회를 갖게 하는데, 이는 풀의 아래쪽에서 시작된 가속도가 속도를 증가시키는 과정에서 발생하는 현상이다. 속도는 위쪽에서만 만들어지지 않고, 풀의 전체 과정에 걸친 가속 구간에서 만들어진다. 그러나 고관절에서 무릎으로 전환되는 구간에서는 일반적으로 속도가 감소하기 때문에, 가속도가 발생하는 유일한 구간이 풀의 상단이라는 인상을 받기가 쉽다. 바벨의 감속은 풀을 지속시키는 더 나은 자세를 얻기 위해 아주 잠깐 동안 바 대신에 몸을 움직이는 전환 과정에서 바벨에 가해지는 일이 갑작스레 줄기 때문에 발생한다(그림 6-34).

고관절각이 열림에 따라 고관절에 걸린 모멘트 암이 짧아지면서 등과 대퇴골을 따라 하중을 가속시키는 고관절 신근의 능력은 감소한다. 바벨을 가속하기 위해 사용하는

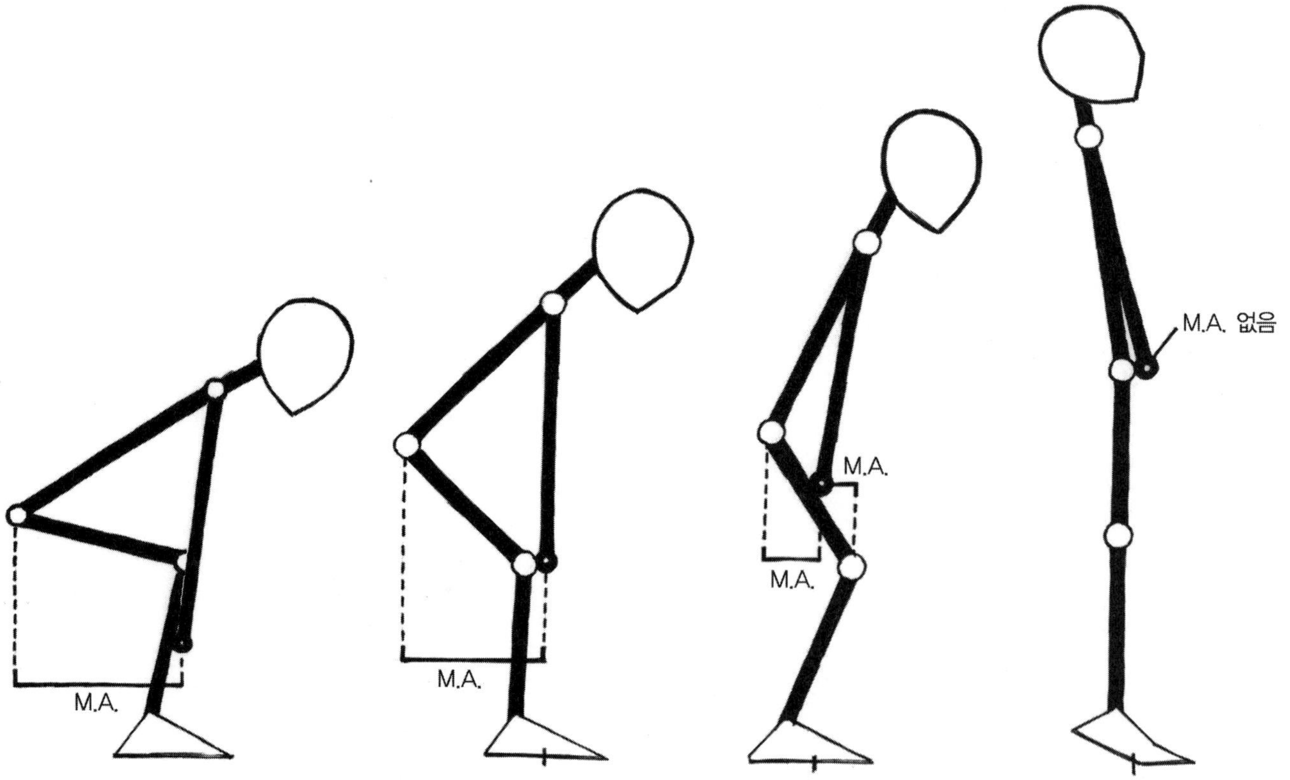

그림 6-34. 바벨을 당기는 동안 바와 고관절, 바와 무릎 사이에 생기는 모멘트 암 길이의 변화. 무릎이 다시 굴곡할 때 대퇴골을 따라 형성된 모멘트 암은 슬관절 신근이 차지한다. (M.A. = 모멘트 암)

'도구'를 고관절이 더 이상 효과적으로 가동시킬 수 없게 되었으므로, 이때 바벨의 속도를 계속 높이려면 지레를 변형시켜야 한다. 무릎을 다시 굽히면서 무릎과 뒤쪽의 바벨에 걸친 레버리지를 만드는 것은, 결국 사두근을 활용해 풀의 중반에서 추가적인 속도를 얻기 위함이다. 이 '세컨드 풀'은 대퇴골의 모멘트 암이 슬관절 신근과 고관절 신근 둘 다에 의해 작동될 수 있다는 사실을 이용한 것이다. 점프를 했을 때 바벨이 호를 그리지 않게 된다는 측면에서 본다면 세컨드 풀은 사실상 점프로 간주할 수 있다. (고중량 데드리프트에서는 실제로 풀을 멈추고 바벨을 낚아챌 요량이 아닌 이상 떨어질 속도가 없을 정도로 느리기 때문에 이런 레버리지 변화를 이용하지 않는다.)

무릎을 다시 굽힐 때 너무 수직으로 일찍 일어서려는 것처럼 과도하게 움직이면 풀 중반 전체에 걸쳐 등의 각가속도를 활용할 수 있는 능력이 엄청나게 줄어든다. 지나친 슬관절 굴곡은 햄스트링의 원위부를 느슨하게 만들기 때문에, 풀에서의 수축 잠재력을 제거할 뿐만 아니라 풀에서 가장 중요한 부분인 뒷면사슬을 배제시키는 결과를 낳는다. 가속이 일어나기 전에 의도적으로 자세를 수직으로 만들어서 바와 엉덩이 사이의 모멘트 암을 줄이려는 건 클린에서 우리 몸의 지레가 어떻게 이용되는지 제대로 이해하지 못했다는 말과 똑같다. 어깨를 바 앞으로 내밀기만 해도 중량을 등으로 빠르게 채어 올릴 수 있다. 즉 풀에서의 가속도는 점핑 자세를 취하기 전부터 이미 생겨나고 있었던 것이다. 무릎의 위치가 바뀌는 것은 등이 점차 수평 각도에서 벗어남에 따라 풀의 상단에 걸쳐 바벨을 계속 가속시키기 위해서이다. 행 자세에서 시작했을 때보다 바닥에서 시작했을 때 더 고중량의 클린이 가능해지는 것은 이 때문이다. 풀을 제대로 했다는 전제가 있어야겠지만.

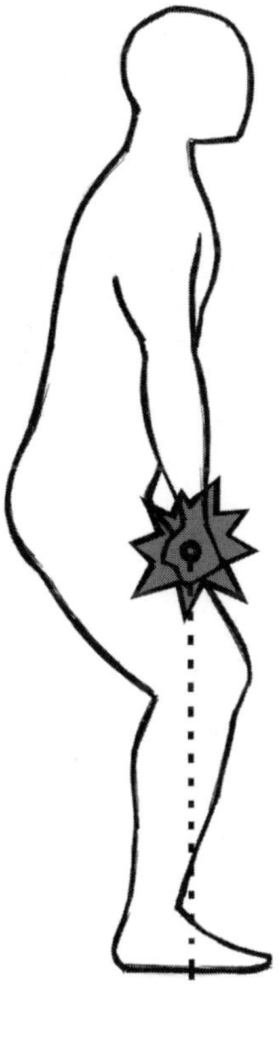

그림 6-35. 바벨은 허벅지에 닿아 있어야 한다. 이 단계에서 후면각은 거의 수직이 되고, 무릎은 신전 마무리를 위한 자세에 접어든다. 이때 바는 최대한 미드풋 수직선상에서 폭발적으로 올라가야 하는데, 만일 바벨이 허벅지 앞에 떠 있으면 바벨을 띄울 때 필요한 최대 파워를 얻을 수 있는 자세가 나오지 않는다.

따라서 클린의 풀에서는 실제로 두 개의 가속 구간이 나온다. 첫 번째 구간에서는 등을 수평에서 수직으로 휘두르며 풀 중반부의 후면각이 바뀌고, 두 번째 구간에서는 무릎을 다시 굽히면서 슬관절 신근이 바벨의 속도를 높인다. 첫 번째 구간이 제대로 끝났다면 두 번째 구간이 시작될 때까지 속도의 손실은 거의 없을 것이다. 풀의 초반부에서 가속이 어떠한 역할을 맡는지는 이제 충분히 이해했으리라 생각한다.

이 구간에서 바벨은 올라가는 내내 다리에 붙어 있어야 하고, 팔꿈치는 펴져 있어야 한다. 무릎과 고관절이 함께 신전되면 바벨이 앞뒤로 흔들리지 않고 곧장 올라가기 때문에 이 궤적은 수직이어야 한다. 위에서도 말했지만 풀의 이 구간 동안 바벨이 앞으로 이동하는 원인은 대개 잘못된 시작 자세에 있다. 시작에서의 실수는 바벨이 올라갈수록 그 효과가 증폭된다. 올라오는 내내 바벨이 허벅지에 닿거나 너무 앞으로 나와 있다는 기분이 들면, 시작 자세를 다시 점검해 보자. 엉덩이가 너무 낮지는 않은지, 바벨이 너무 앞에 가 있지는 않은지, 올라가는 동안 광배를 써서 바벨을 다리에 능동적으로 누르고는 있는지 하나하나 확인한다.

풀의 중반부가 항상 제대로 끝나는지 확인하고 싶으면 표식을 남기는 것도 좋다. 매번 허벅지의 같은 위치에 능동적으로 바벨을 대고 그 위치를 느끼면서 움직임을 통제하는 과정에서 얻을 수 있는 것이 많다. 점핑 지점을 제대로 맞추려면 바벨과 허벅지가 만나는 지점을 잘 파악하고 있어야 하는데, 이러한 바벨과 허벅지의 접촉을 큐 대신 쓰게 되면 풀의 초반부를 좀 더 정확하게 해낼 수 있다. 이렇게 접촉 자체를 큐로 쓰면 바벨이 허벅지를 강하게 때리게 할 뿐만 아니라 접촉을 유도하는 신전성 힘을 저 많이 활용할 수 있으므로 클린을 더 빠른 속도로 실시할 수 있다. 바벨이 허벅지를 때릴 때 남기는 붉은 자국은 진단 도구로 활용할 수도 있다. 가장 효과적인 마무리에서 허벅지에 남는 자국과 실수를 했을 때 남는 자국이 다른 위치에 있다면 실수를 파악하기가 더 쉬워지는 것이다.

다리에서 어깨로 : 랙과 상단

올바른 시작 자세로 무릎을 지나 바벨을 당겨 올렸다면, 바는 점핑 지점 전까지 수직 궤적을 그린다. 이 구간에서 바는 가장 효율적인 파워 생산 차원에서 미드풋을 지키고 있어야만 한다. 풀의 과정에서 등이 회초리질을 마무리지어 가며 수직 뒤쪽으로 움직이게 되면 상체의 질량은 바벨에 걸린 무게에 대한 반작용을 받아 뒤쪽으로 움직이는데, 이 찰나가 클린에서의 '던지는' 구간에 포함된다. 점프하면서 발이 지면에서 떨어진 다음 랙 자세를 위해 바 아래로 몸을 낮출 때 바벨에 가해지는 힘은 없다. 결과적으로 이 시점에서 바벨의 궤적은 대개 수직선에서 벗어날 수밖에 없다. 피할 수도 없고, 이탈의 정도가 크지 않다면 문제 될 일도 딱히 없다. 만일 10cm 이상의 과도한 이탈이 생겼다면 이는 대개 바를 너무 앞쪽에 두고 동작을 시작했다거나 하는, 상승 과정에서 생겨난 이탈일 가능성이 높다.

비디오 분석을 보면 알 수 있겠지만 클린과 스내치는 어깨의 슈러그를 동반한다. 슈러그는 상방 폭발 과정에서 어깨의 골성 구조물을 보호하기 위한 승모근의 단축성 수축으로, 상단에서의 풀에 힘을 보탠다. 견갑골은 승모근을 비롯한 여러 근육에 의해 척추에 매달려 있고 등 상부의 근육에도 걸쳐 있는데, 유일하게 뼈와 맞닿아 있는 부분이 바로 팔과 쇄골이다. 고중량을 들고 점프할 때 슈러그를 하지 않으면 척추가 올라가려는 힘으로 인해 견갑골은 밑에 깔린 흉곽 위에서 폭발적으로 압축될 것이다. 승모근 수축은 불수의적 반사에 가까울 뿐만 아니라 바벨을 들고 점프를 하면 자연스럽게 발생하기 때문에 지금까지는 굳이 말할 필요가 없었다. 그러나 스트렝스가 늘고 중량도 늘어나다 보면, 부하를 거스르는 상방 폭발의 완성에 슈러그가 중요한 큐로 쓰일 것이다.

슈러그는 점프를 할 때 발생하며 방향은 약간 뒤쪽이다. 몸 앞에 있는 바벨을 슈러그 할 때는 약간 뒤쪽을 향해야만 바벨이 몸을 앞쪽으로 당기지 않는다. 이렇게 함으로써 풀의 마지막 부분에서도 계의 질량중심을 미드풋 위에 올려놓을 수 있다. 슈러그를 하는 시점에서 고관절은

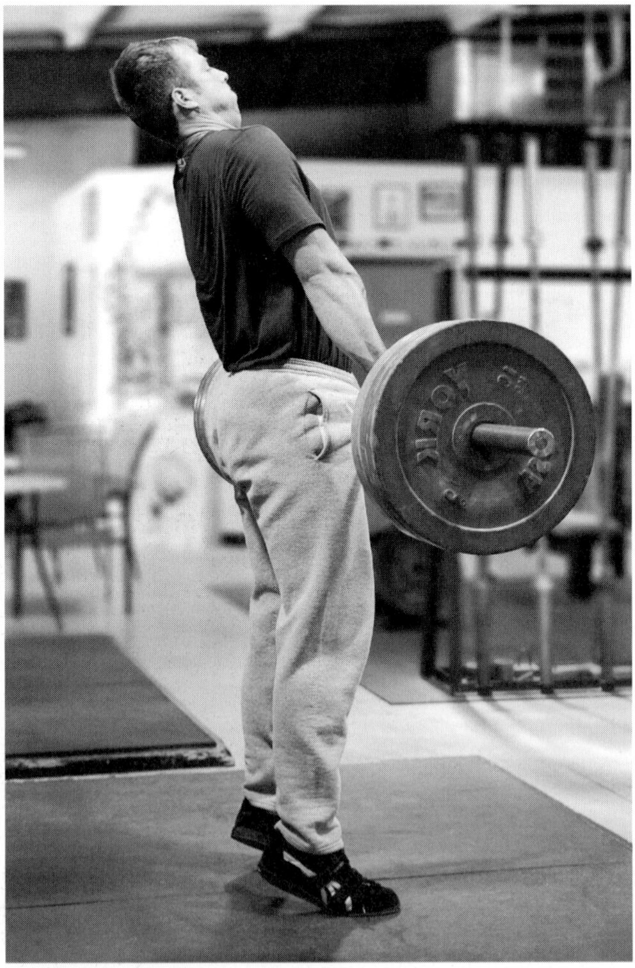

그림 6-36. 승모의 슈러그와 함께 고관절과 무릎이 완전히 신전되면서 종료된 풀은 상승과 발의 저굴(발바닥쪽 굽힘)을 일으키는 운동량을 동반한다. 풀이 완료되면 언제나 이와 같은 상단 자세로 진입하게 된다.

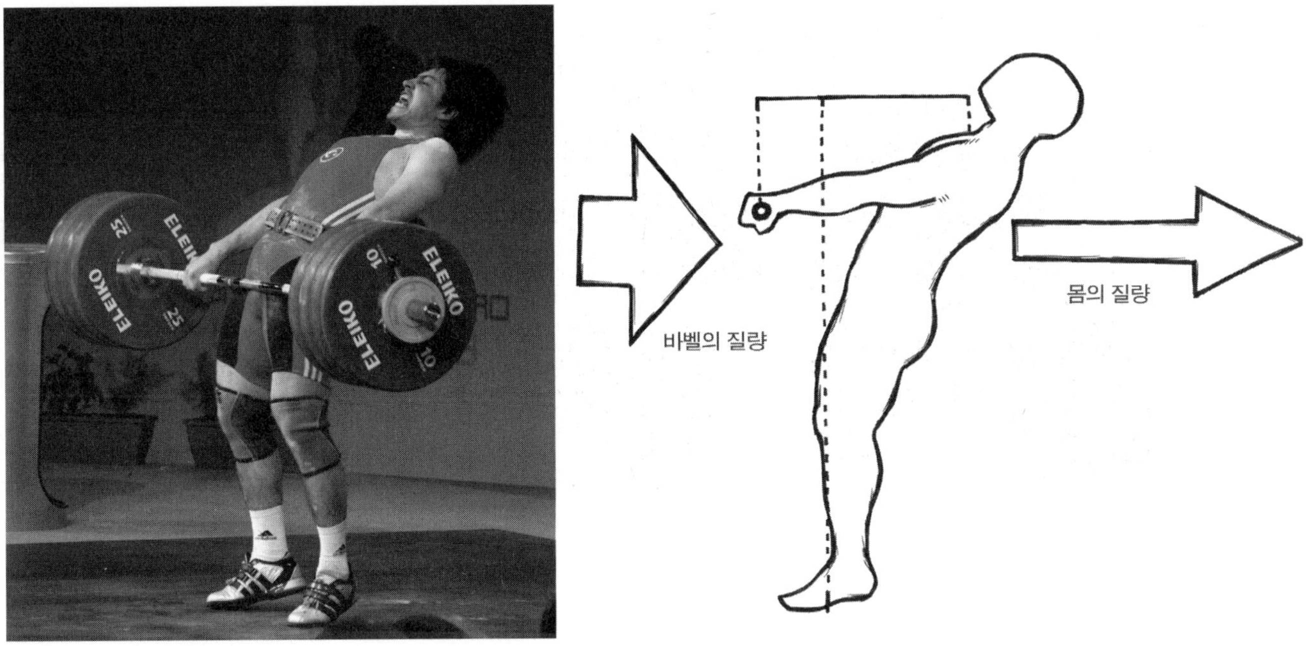

그림 6-37. 과도한 레이백은 미드풋 앞으로 너무 나간 바벨의 수평 위치를 조정하기 위해 체중을 이용하면서 나타난다.

이미 강하게 신전되어 있고 바는 약간 멀리 밀려나 있으며 팔꿈치는 바벨을 어깨 위에 올려놓으려고 그 밑으로 돌아가 있기 때문에, 이 순간 바벨의 궤적은 수직에서 다소 앞쪽으로 벗어날 수 있다. 이렇게 바벨이 수직에서 이탈하기 바로 직전에 최대의 파워가 생산된다. 이러한 이탈은 기술적인 측면이 강한데, 만일 점프 전에 이런 현상이 발생하면 파워 생산에 나쁜 영향을 미친다.

잠긴 팔꿈치 높이까지 올라온 바는 팔꿈치를 회전시켜 랙 자세를 만든다. 팔꿈치가 완전히 회전해 앞을 볼 때 클린은 끝난다. 이 회전 과정에서 팔꿈치는 **반드시** 어깨보다 낮은 높이에 있어야 한다. 보다 엄밀히 말해 바벨을 랙 하기 전에는 팔꿈치가 그 어깨 높이 근처에도 오면 안 된다. 점프가 끝나는 시점에서 바벨에 더 이상의 힘이 전달되지 않게 된 후에 잠금을 풀고 굴곡이 되는 위치까지 들어올린 팔꿈치가 앞쪽을 향하기 시작하면 랙 자세로 들어간다. 팔꿈치를 구부리는 건 바닥에서 생겨난 힘이 사라진 이후어야 하며, 솟아오르기를 멈춘 이후에서야 바벨을 받기 시작해야 한다. 팔꿈치를 몸 쪽으로 끌어당기며 팔로 바벨을 들려고 하면 클린의 속도가 크게 떨어진다.

보디빌딩에서 볼 수 있는 운동 중에는 바벨을 좁은 더블 오버핸드 그립으로 쥐고 턱까지 올리는 업라이트 로우가 있다. 사람들의 머릿속에는 물건을 팔로 들어야 한다는 관념이 깊게 뿌리박혀 있는데, 허리 위로 물건을 드는 경우에는 특히나 더하다. 보디빌더가 업라이트 로우를 하는 이미지도 마찬가지다. 업라이트 로우는 팔과 삼각근을 사용하는 느린 속도의 운동으로, 겉보기에는 클린과 유사하지만 실제로는 폭발적인 파워클린과 아무 관계도 없다. 바벨이 점핑 지점을 떠난 후에는 팔에 아무런 관심도 주면 안 된다. 클린은 바벨을 손에 들고 하는 점프이며, 그 뒤에는 팔꿈치가 앞에 탁 걸리면서 어깨 위로 바벨을 받을 뿐이다. 이 구간에서는 팔꿈치가 하는 일이 아예 없다고 생각해야 한다. 즉 바벨이 점프에 대응해 올라간 뒤에 팔꿈치는 앞에 끼고 어깨는 바벨에 낀다.

점핑 지점에서 떨어져 랙 자세에 들어갈 때까지 먼 거리를 돌아오지 않게 하려면 바는 가슴 가까이에 있어야 한다. 점핑 자세에서 랙 자세에 이르는 동안 바벨이 몸에서 먼 쪽으로 튀어나가면 호 모양의 궤도를 형성하므로 바와 어깨 사이의 거리를 어떻게든 좁혀야 하는 상황에 처하게

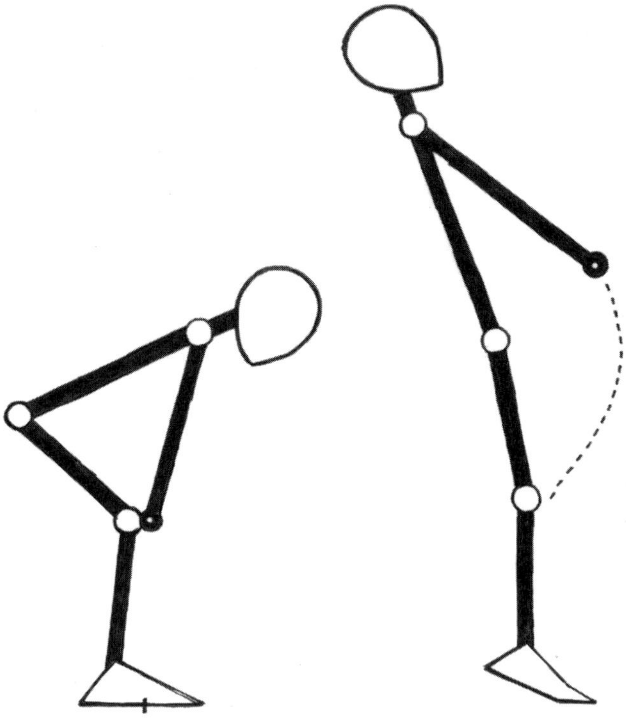

그림 6-38. 바벨이 아직 허벅지 아래쪽에 있을 때 일찍 점프하면, 바는 앞으로 휘둘러진다. 후면각이 이 현상의 원인이다. 고관절 신전으로 발생한 등의 각속도가 풀의 완료를 좌우하는데, 만일 등이 충분히 수직으로 서 있지 않으면 점프력의 방향은 수직 이외의 궤도를 향하게 된다.

된다. 이때는 (중량이 낮으면) 바벨을 뒤로 당겨 어깨로 끌고 올 수도 있으나, 그보다는 바벨을 따라 앞으로 점프하는 경우가 더 많다. 그러나 바벨을 어깨 위로 올릴 때 낭비되는 수평 성분의 힘이 수직 방향으로 쓰였다면 훨씬 유익했으리라는 점에서, 두 가지 동작 모두 효율적이라고 할 수 없다.

호 모양의 궤적을 고치기 위해서는, 먼저 바벨이 앞으로 이동하는 이유를 알아내야 한다. 허벅지 위의 점핑 지점을 너무 낮게 잡아서 점프를 너무 일찍 시작하면, 후면각이 필요한 만큼 수직이 될 수 없으므로 바벨이 앞쪽으로 호를 그린다. 바벨이 직선으로 올라가려면 등은 충분히 수직이 되어야 하며, 점프하기 전에 이미 고관절 신전이 거의 끝나 있어야 한다. 그렇지 않으면 남아있던 고관절 신전이 마무리되는 과정에서 바벨이 호를 그리며 저 멀리로 던져질 것이다(그림 6-38).

점프를 할 때 바벨이 허벅지 어디쯤에 있는지 관찰하면 이러한 실수가 일어나고 있는지를 판별할 수 있다. 클린을 한 차례 끝내고 난 뒤에 (사람이 없는 곳에서) 바지를 내리고 바벨이 있었던 자리에 희미하게 남은 붉은 자국을

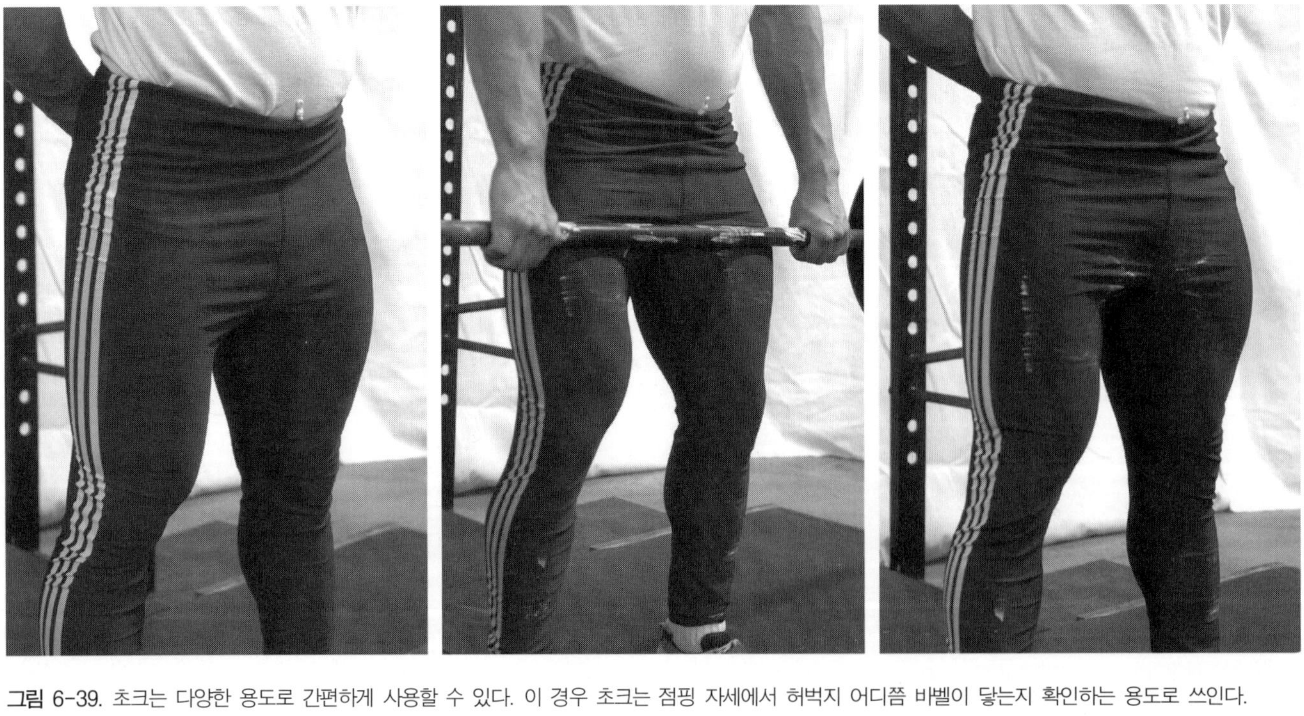

그림 6-39. 초크는 다양한 용도로 간편하게 사용할 수 있다. 이 경우 초크는 점핑 자세에서 허벅지 어디쯤 바벨이 닿는지 확인하는 용도로 쓰인다.

찾는다. 바벨이 허벅지나 무릎을 때린 뒤에 몇 초 동안은 선이 잘 보일 것이다. 아니면 바지에 흔적이 선명하게 남도록 바벨에 초크를 묻혀 놓는 방법도 있다(그림 6-39). 점핑 자세에서 허벅지의 자국이 너무 밑에 있다면 조금 더 기다렸다가 점프를 하거나, 점프를 하기 전에 바벨을 더 높은 곳에 닿게 한다는 생각을 해 보도록 하자.

바닥에서 풀을 시작해 나가는 동안 발끝에 체중을 싣게 되면 바닥과 지면의 접촉이 '부드럽게' 변하고 무릎은 너무 앞으로 나오기 때문에 호 모양의 궤적이 만들어질 수 있다. 이 경우에는 지면에서 올라갈 때부터 누가 봐도 바벨이 앞을 향하고 있기 때문에 호가 만들어진다(그림 6-40). 발가락에 실린 체중을 미드풋으로 끌고 온 다음에 풀을 시작해야 하고, 점프를 하기 전에는 바벨이 올바른 점핑 지점까지 올라올 때 뒤꿈치가 바닥에 단단히 붙어 있는지도 확인하도록 한다.

올바른 점핑 자세를 취했는데도 호 모양의 궤적이 나온다면, 바벨을 허벅지로 '후려친' 것은 아닌지 확인해야 한다. 이 문제는 그리 흔하지 않다. 위로 점프를 하는 동작은 바벨이 몸을 타고 수직으로 올라가도록 만들기 때문에 원인으로 지목할 수 없다. 이런 실수는 허벅지에서의 반동에 의한 추진력으로 바벨을 '빙 돌려서' 어깨로 보내는 것이 클린이라고 잘못 생각했기 때문에 발생할 수 있다. 이 책에서 다룬 파워클린을 그대로 따라했다면 이런 실수가 발생할 확률은 거의 0에 수렴하지만, 기존에 잘못 들인 습관이 이런 식으로 나타나기도 한다. 줄곧 점프를 강조하고 팔을 제대로 쓰라 이야기한 것은, 이 동작들이 풀의 위쪽에서 바벨을 몸 쪽으로 붙여 주기 때문이다. 필요하다면 이 시점에서 슈러그를 한다고 생각해도 좋고, 아니면 바벨이 올라갈 때 셔츠를 스치게 만들 수도 있다.

실제로 바벨이 올라갈 때 셔츠를 스치게 하면 하단에서 발생한 실수를 많이 바로잡을 수 있다. 일련의 동작에서 나중에 발생한 실수를 교정하려다가 자기도 모르게 먼저 일어난 문제를 교정하는 것을 가리켜 '교정 전위'라고 하는데, 셔츠 스치기는 이러한 교정 전위의 좋은 예가 될 수 있다. 셔츠는 뒤꿈치와 발가락 사이에 있고, 따라서 랙 자세에 들어가기 전에 셔츠에 닿으려면 미드풋으로 돌아갈

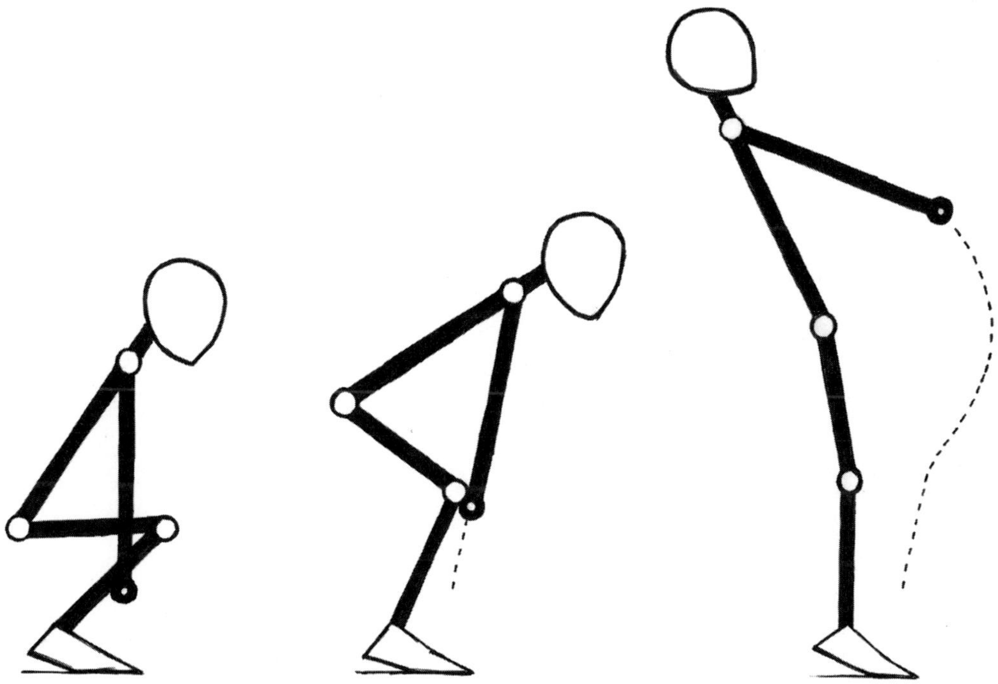

그림 6-40. 바벨이 무릎 아래에서 날아오를 때도 호를 그릴 수 있다. 뒤꿈치가 바닥에 단단히 고정되어 있지 않거나, 무릎이 앞으로 튀어나와 있거나, 바벨이 미드풋 앞으로 밀려나 있을 때처럼 시작 자세가 나쁠 때 이러한 실수가 생긴다.

수밖에 없기 때문이다. 이러한 교정 전위는 훈련에서나 실전경기에서나 유용하게 쓰일 수 있다.

'풀의 종료'는 클린과 스내치에서 공통된 자세로 특징지어진다. 완전히 신전된 고관절과 무릎, 발의 '저굴(발바닥쪽 굽힘)', 어깨를 잡아당기는 승모근의 슈러그, 목에 대해 정상 위치에 놓인 머리, 살짝 들어올린 턱과 과신전되지 않은 목, 잠금이 아직 풀리지 않은 팔꿈치, 약간의 후방 기울임이 공통 자세이다(뒤로 돌아가서 그림 6-36을 보자). 이런 자세는 풀을 통해 고관절과 무릎의 신전력이 완전히 뽑아져 나왔을 때 나올 수 있다. 가동범위의 끝자락에서 고관절과 무릎이 10% 정도를 남겨두고 신전을 끝마치지 못하는 일은 생각보다 흔하다. 이때 코치가 "풀 끝내!"하고 체육관이 떠나가라 외쳐대면 선수가 전체 가동범위에 걸쳐 젖먹던 힘까지 짜내기 쉬워진다.

완전히 신전된 상단 자세에서 리프터가 발끝으로 서다시피 한다는 사실과는 별개로, 능동적인 발목 신전은 폭발력에 그리 큰 기여를 하지 않는다. 종아리 근육도 수축을 해서 힘을 만들어내지만, 풀의 상단에서 실질적으로 발끝에 몸을 올려놓는 것은 고관절/슬관절의 신전이 만들어낸 운동량이다. 훈련 프로그램에 카프 레이즈를 추가해서 효과를 보는 경우도 있지만, 이는 리프터로 하여금 자세 완료 시점에서 신경을 써야 할 부분이 어디인지 알 수 있게 하기 때문이다. '발가락!' 같은 큐는 완료된 마무리 자세에 신경을 쓰게 함으로써 풀을 실제로 완료할 수 있게 하는 유효한 수단이다. 하지만 발을 의식적으로 족저굴곡하려는 시도는 대개 클린에 큰 보탬이 되지 않는다.

앞에서도 얘기했듯 발이 바닥에서 떨어지면 파워 생산은 끝난다. 랙 자세로 바벨을 캐치하는 과정이 시작되는 순간 발은 바닥에서 떨어진다. 풀링 스탠스에서 벗어나는 순간부터 지면을 밀 수 없게 된다는 말이다. 바닥을 계속 미는 상황에서는 발을 움직일 수 없다. 무릎과 고관절의 완전한 신전은 바벨을 당기는 동작의 끄트머리에 있고, 이 자세에 다다라야만 풀의 과정이 끝난다. 물론 실제로 그럴 수도 없지만, 만일 고중량에서 풀이 끝난 다음에 팔을 써서 바벨을 끌어당기면 풀에서의 힘이 감소하므로 바벨의 속력 또한 줄어든다. 바벨의 상방 운동량이 0

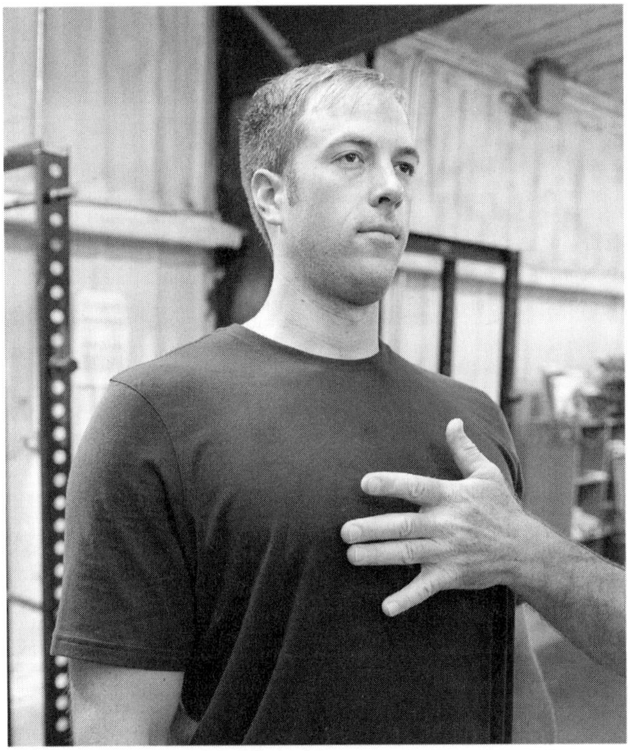

그림 6-41. 바벨이 올라갈 때 셔츠를 스치도록 하면 이상적인 수직 궤적을 쉽게 얻을 수 있다. 이러한 생각을 하다 보면 문제로 번질 수 있는 풀에서의 실수를 무의식적으로 교정할 수 있다. 요컨대 풀에서 바벨을 셔츠 쪽으로 두려고 하면 바는 앞쪽으로 휘둘러지지 않고, 풀의 시작에서부터 거리를 좁히려고 하다 보면 고관절과 무릎은 바벨을 휘두르는 위치에서 벗어난다. 이 동작은 팔을 써서 바벨을 들어올리는 세계 최악의 무용지물인 업라이트 로우와 달라야 한다.

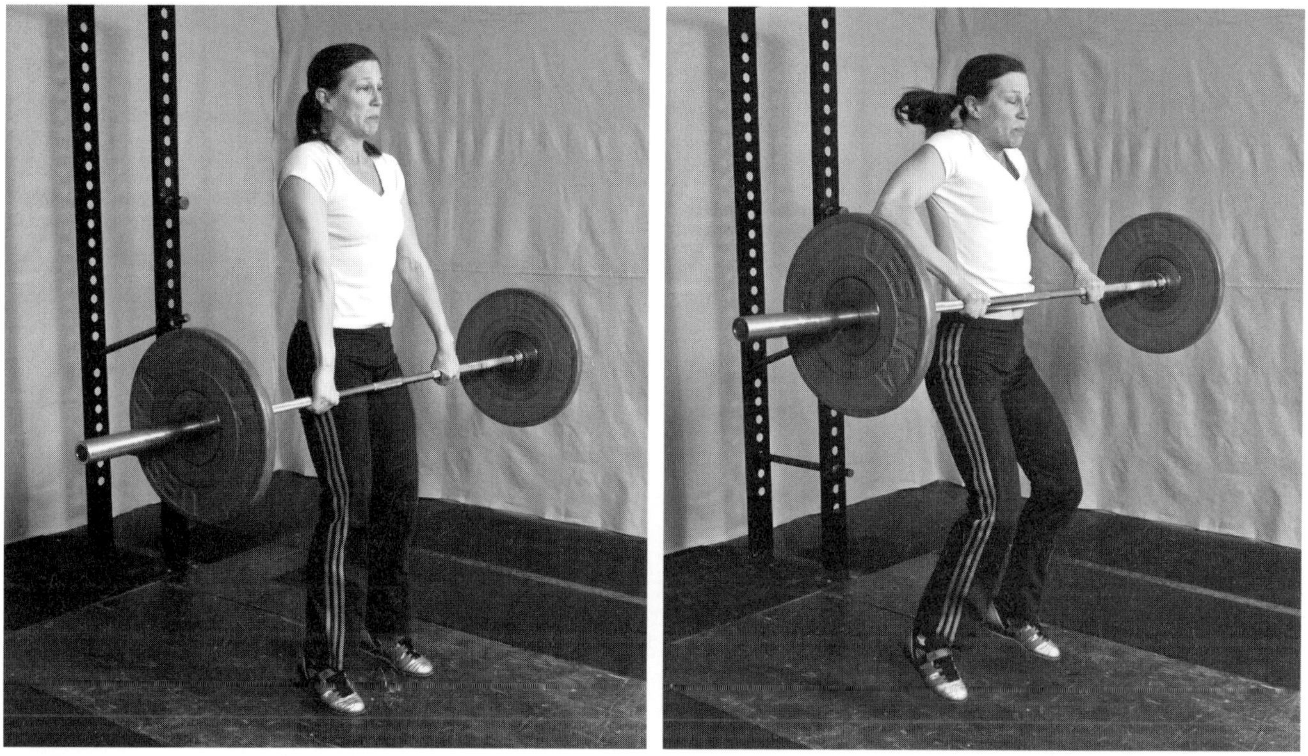

그림 6-42. 풀과 랙 사이의 전환은 눈깜짝할 사이에 일어난다. 마지막 가속도가 바벨에 전달되자마자 몸의 이동 방향이 위에서 아래로 바뀌며 랙 자세가 취해진다. 풀에서 바벨에 적용되던 힘이 사라지면 그간 상쇄되었던 중력이 적용되기 시작하고, 감속당한 바벨은 올라가다가 떨어지기 시작하므로, 랙 자세는 반드시 바벨이 너무 많이 떨어지기 전에 취해야 한다.

이 되는 지점에서 바는 떨어지기 시작한다. 따라서 랙 자세에서 바벨을 캐치하려면 서둘러야 한다. 풀링 스탠스에서 랙 스탠스로 발을 빨리 움직일수록 바벨이 감속되는 구간을 줄일 수 있다.

발의 너비가 풀링 스탠스 너비에서 스쿼트 스탠스 너비에 가깝게 변하는 것은 자연스러운 일이다. 이런 현상은 앞서 이야기했던 몇 가지 행동들처럼 무의식적으로 발생한다. 즉 점프를 할 때 발이 지면에서 떨어졌다가 다시 착지하는 과정에서 나온 부산물인 셈이다. 발이 바깥쪽으로 움직이면서 착지의 충격은 고관절과 무릎에 흡수된다. 이와 같은 측면 이동은 반사적이지만 유용하다. 하지만 앞으로 점프하는 것은 쓸모가 없다. 바 궤적을 잘못 만들었을 때 벌어지는 전방 점프는, 바벨을 효율적으로 움직일 수 있는 시간과 에너지를 낭비하는 행동에 불과하다. 과도한 측면 스탠스도 비생산적인 건 매한가지다. 보폭이 지나치게 넓다는 말은 발을 벌리는 데 시간을 많이 사용했음을 뜻하고, 이는 곧 풀을 마무리하는 데 사용해야 될 시간을 스탠스 넓히는 데나 썼다는 말과 같다.

랙 자세

팔꿈치가 위로 돌아가 앞을 향한 채 제자리에 끼이게 되었을 때 바벨이 랙 자세에 있다거나 '랙 되었다'고 할 수 있다. 팔꿈치를 위쪽으로 돌리면 삼각근이 수축해 가슴보다 높은 곳에 위치하게 되면서 바는 흉골을 피해 삼각근에 얹힌다. 이 시점에서 그립을 다소 느슨하게 푸는 사람들도 많고, 간혹 훅을 푸는 사람도 있다. 랙 자세에 도움이 된다면 훅을 풀거나 손가락 두 개 떼는 것 정도는 괜찮다. 그렇지만 아무리 유연성이 떨어져도 바벨을 아예 놓지는 말자. 이야기가 좀 샜는데, 아무튼 랙 자세에서는 팔꿈치의 위치가 가장 중요하고, 이때 바벨이 얹혀 있어야 할 삼각근이 받는 영향도 못지않게 중요하다.

이 지점은 올바른 프론트 스쿼트 자세에서 실제로 바벨이 놓이는 곳이다. 올바른 랙 자세에서는 삼각근 위에 바벨이 얹힌다. 자세가 제대로라면 바벨은 수축한 삼각근의 근복 위에 놓일 것이다. 삼각근은 팔꿈치를 높이 들어 고정시키는 동시에, 바벨이 흉골과 쇄골에 실리지 않게 한다. 이때 흉곽은 등 상부 근육계의 장력에 의해 고정되고, 승모근은 어깨를 상승시키며, 몸통은 등척성 수축에 의해 전체가 단단해져 있을 뿐만 아니라 발살바법에 의해 추가적인 지지를 받는다. 이 자세에서라면 클린으로 얼마를 들어올리든 간에 그 무게를 쉽게 지탱할 수 있다.

바벨을 랙 했을 때 상완은 전완에 대해 외회전되어 있는 것이 가장 좋다. 이는 전완이 상완골 위에 놓이는 것이 아니라 말 그대로 상완 옆에 위치함을 의미한다(그림 6-43). 팔꿈치를 들며 가운데로 모은다고 생각하면 편하다. 이 자세에서야 비로소 근육이 많은 지점에 바벨이 놓일 수 있을 뿐만 아니라, 상단 자세에서 전완을 상완에 포개놓을 때보다 더 높은 지점에서 회전을 마무리할 수 있다. 바벨을 랙 할 때의 이러한 외회전은 클린을 배울 때 팔꿈치의 신전을 강화하려고 시도했던 내회전 자세에서 시작한다. 점프에서 랙 자세로의 전환 구간 중에 팔의 외회전이 일어나는데, 이때 동작에 '스냅'이 들어가야 한다.

바벨을 캐치할 때 팔꿈치가 바닥을 향하는 사람들이 상당히 많은데, 이런 실수는 보통 랙 자세를 제대로 이해하지 못했거나 유연성이 떨어지거나 전완 길이에 비해 그립이 너무 좁은 경우에 발생한다. 유연성이 충분한 사람이 자기 몸의 길이에 맞게 그립을 쥐었다면 물리적으로 팔꿈치를 올바른 위치에 놓지 못할 이유가 없지만, 여러 가지 이유로 꺼리는 경우가 있다. 팔꿈치가 아래로 내려가 있고 삼각근이 충분히 올라가지 않은 잘못된 자세로 바벨을 틀리게 얹으려다가 흉골에 몇 번 처박다 보면 덜컥 겁이 나서 손으로 바벨을 움켜쥐려 하므로 악순환에 빠질 수밖에 없다. 일단 바벨을 어깨 위에 랙 한 다음 바벨이 흉골에서 떨어질 수 있을 만큼 팔꿈치를 아주 높이 들어 보자. 이렇게 하면 팔꿈치가 어디에 있어야 하는지 느낌이 올 것이다. 이게 안 된다면 스트레칭을 하거나, 자세가 나올 수 있도록 그립 너비를 조정할 필요가 있다.

손목과 삼두근 유연성이 떨어져 바벨을 랙 하는 데에 필요한 빠르고 완벽한 회전을 할 수 없는 경우가 아주 많다. 손목 유연성 부족이 훨씬 많은 영향을 미치는 것은 사실이지만, 삼두근이 경직되어 있어도 팔꿈치를 충분히 들어올리지 못하므로 삼각근 수축이 제한될 수 있다. 여기에 해당한다면 바나 막대기를 가지고 손목과 삼두근 스트레칭을 해서 가동범위를 늘릴 수 있다(그림 6-44).

팔꿈치를 완벽히 회전해서 좋은 랙 자세를 만들 수 있을 정도의 유연성이 안 나오면, 운동사슬에서 바 밑의 손가락은 버린다. 손가락은 풀이 끝나자마자 바벨에 힘을 전

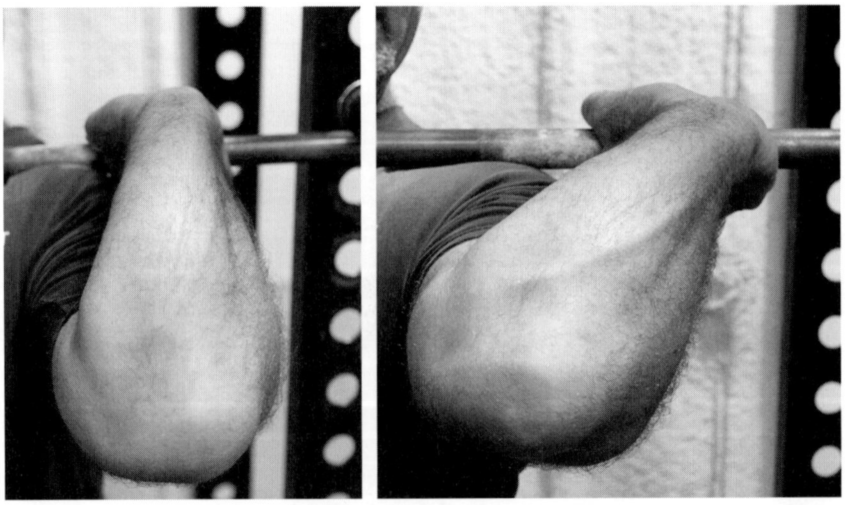

그림 6-43. 랙 자세에서 전완과 상완은 왼쪽 사진처럼 수직으로 포개져 있는 것이 아니라, 오른쪽 사진에서처럼 팔이 돌아가 옆으로 마주보게 되어 있어야 한다.

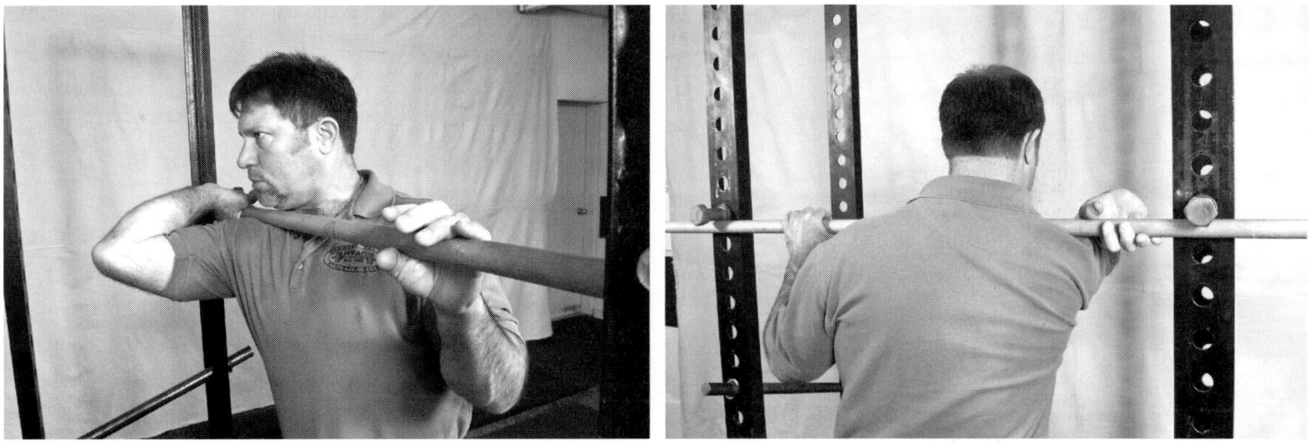

그림 6-44. 파워 랙에서 스트레칭을 하면서 랙 자세에 필요한 유연성을 확보할 수 있다.

달하는 말단 부품으로서의 임무를 마친다. 그렇다고 헷갈리지는 말자. 손은 바벨을 잡지도 않고, 팔꿈치가 돌아간 다음에는 클린에서 중요한 역할을 하지도 않는다. 그러니 바벨을 랙 할 때 손가락은 편한 대로 두자. 이전처럼 바벨에 걸쳐 놓을 수도 있지만, 검지에서 약지까지만 바벨에 닿아 있어도 무방하다.

유연성도 충분한데 랙을 빠르게 할 수 없는 경우, 팔꿈치가 올라올 만큼 바벨을 놓기 싫어서 그러는 것일 수도 있다. 손을 약간 이완시킨 채 바벨을 빠르게 회전시켜 제자리로 올려 놓겠다는 의지를 가지고 몇 번 해 보면서, 제대로 했을 때의 느낌이 어떤지 알아야 한다. 랙 속력에 도움이 될 몇 가지 꼼수가 있다. 팔꿈치로 코치의 손을 때린다고 생각하는 것이다. 코치의 손이 아니라 자신의 어깨를 때린다고 생각해도 좋고, 아니면 (팔꿈치가 올라올 때 한 방 먹이는 느낌으로) 바벨을 어깨로 때린다고 생각해도 괜찮다. 여기에서의 요점은 팔꿈치가 앞을 향하기 전에는 바벨이 랙 위치로 들어갈 수 없다는 것이며, 그 자리에 바벨이 다다르기 전에 어깨의 회전이 멈추면 안 된다는 것이다.

바벨을 랙 하는 동시에 발로 바닥을 구른다. 점프를 하려면 발이 땅바닥에서 떨어져야 하고, 바닥에서 떨어졌던 발은 바닥으로 다시 돌아와야 한다. 그때 발을 구르게 되면 클린의 상단에서 발생하는 다른 행동과 마찬가지로 착지도 폭발적으로 할 수 있다. 이러한 발 동작은 모든 일들이 한꺼번에 일어나도록 한다. 발구르기와 랙이 동시에 끝나면 느낌이 한결 나아질 것이므로 몸은 앞으로도 랙과 발구르기를 동시에 하려 들 것이다. 그러다 보니 발구르기가 빨라지면 랙도 덩달아 빨라진다. 두 가지 동작이 동시에 일어나는 것은 거의 자동에 가까운데, 일부러라도 발구르기와 랙을 엇박자로 하면 상당히 어색하다는 것을 알 수 있을 것이다. 이를 뒤집어 보면 발구르기가 랙 동작의 타이밍을 잡아준다는 뜻이 된다. 한편 바벨을 캐치할 때 완충 작용을 할 요량으로 어느 정도 무릎을 굽히는 행동이 발구르기에 수반된다. 무릎을 완전히 편 채 바벨을 캐치하는 일은 애당초 바람직하지도 않을뿐더러, 해 보면 알겠지만 굉장히 어색해서 잘 되지도 않는다. 따라서 발구르기는 캐치 과정에서 완충 기능을 함과 동시에 동작을 더 빠르게 만든다.

앞에서 발구르기의 스탠스는 스쿼트 스탠스와 거의 같다고 말한 바 있다. 실제 현장에서 이 말은 양쪽으로 각각 5cm 정도씩만 벌리라는 말과 같다. 스쿼트 스탠스보다 발을 훨씬 더 벌리는 사람들도 물론 있다. 바벨을 높이 끌어올리는 대신에 몸을 바 밑으로 더 많이 내리려 하다 보니 이런 시도를 하게 되는 것이다. 하지만 스탠스가 너무 벌어지면 발구르기에 필요한 각도가 나오지 않을 뿐만 아니라, 발을 벌리는 데에 드는 시간이 그만큼 길어지기 때문

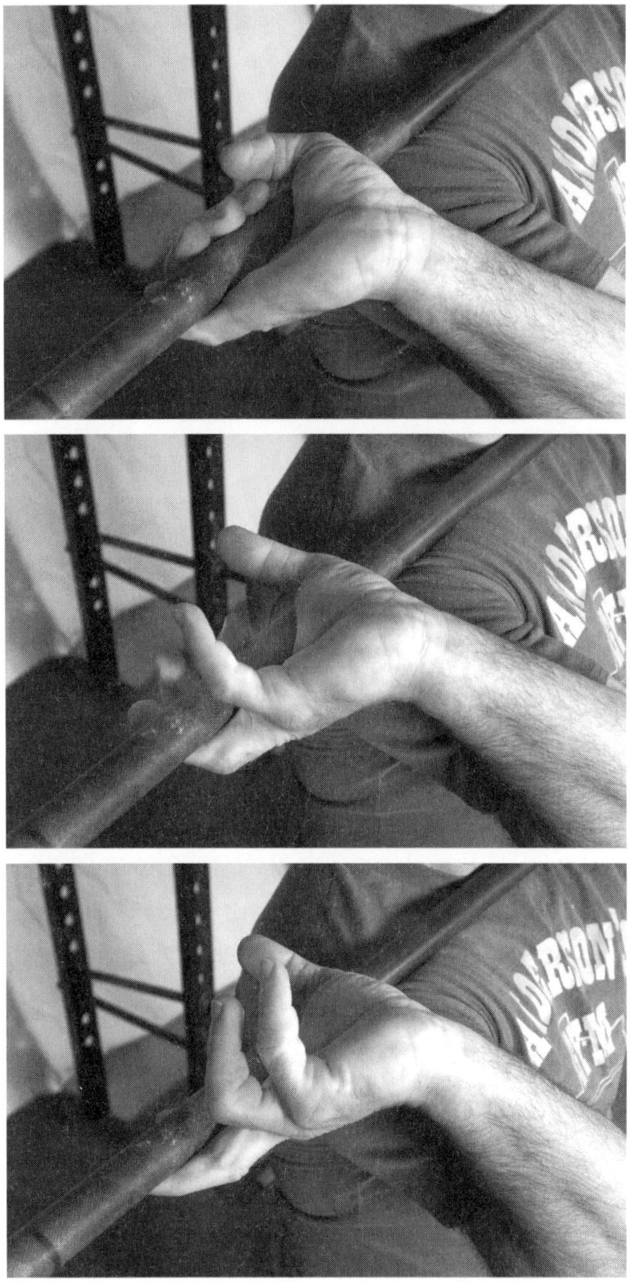

그림 6-45. 이상적인 상황에서는 랙 자세에서 네 손가락이 바 아래 놓인다(위). 유연성이 부족하면 바벨에 거는 손가락 개수를 줄여도 되지만, 팔꿈치 높이가 가장 중요하다는 점만은 잊지 않도록 한다. 손가락을 줄이는 것도 전부 팔꿈치를 올리기 위함이다.

에 발구르기를 제대로 할 수 없다. 발구르기는 빠르지만 다리 벌리기는 그렇지 않다. 이런 실수를 고치려면 바 없이 시작 자세의 스탠스로만 발을 몇 번 정도 구른 다음에 랙을 할 수 있을 만큼 적당히 가벼운 중량을 가지고 발의 위치에 집중하며 클린을 시도해 보는 방법을 택할 수 있다. 습관이 몸에 절어서 잘 고쳐지지 않는다면 바깥으로 발을 벌리는 습관을 깡그리 없앨 수 있도록 풀링 스탠스 이하의 너비로 발을 굴러보는 방법도 있다. 발을 옆으로 벌리는 래터럴 스플릿은 위험하고 통제가 안 될 뿐만 아니라 비효율적이므로 습관으로 가질 만한 것이 못 된다. 파워클린은 바벨을 최대한 빠르고 높게 당기는 운동이다. 바 아래로 쉽게 들어가는 것이 아니라, 바벨을 더 높이 당기는 것이 우리의 파워클린이다. 애당초 바 밑에 쉽게 들어가고 싶으면 굳이 이런 애매한 변종 스탠스를 쓸 필요도 없이, 스쿼트 클린이나 스플릿 클린을 하면 된다.

발구르기와 관련된 또 다른 실수로는 아랫집에 층간소음을 유발하려는 것처럼 뒤꿈치를 허벅지까지 들어올렸다가 플랫폼에 발을 쾅 들이박는 것이다. 옆에서 보면 슬관절 굴곡처럼 보이는 이 동작은 당연히 효율적인 풀의 마무리가 될 수 없다. 이러한 동작을 가리켜 '동키 킥'이라고 하는데, 이 과정에서 시간을 너무 많이 잡아먹기 때문에 타이밍이 어긋나면 풀의 마지막 1~2할 정도를 망치게 된다. 바벨을 최대한 높이 당기지 못하게 하는 움직임은 고중량 클린의 수행능력을 깎아먹는다. 동키 킥은 발이 풀의 마무리에서 무슨 일을 하는지 제대로 이해하지 못해서 생긴다. 우리가 이 책에서 본 방법대로 했으면 이 문제를 겪지는 않을 것이다. 발끝으로 올라서면서 마무리한다는 의식적인 집중이 필요한 시점이다.

바벨을 랙 한 다음에는 팔꿈치를 랙 자세에 둔 채 똑바로 선 자세의 스탠스로 돌아와야 한다. 마무리 자세에서 바벨을 통제하고 있지 않은 상태로 바벨을 내리는 습관을 들이지는 말자. 한두 번 정도 랙을 하고 서둘러 바벨을 내리다 보면 자기도 모르는 사이에 조바심 내고 있는 자신을 발견할 것이다. 호미로 막을 걸 가래로 막을 이유가 없다. 기왕 하는 거라면 마무리까지 제대로 하자.

파워클린은 하나하나 단계를 밟아 나가는 데드리프트나 스쿼트와 달리, 끈기나 근성만으로는 모자란 경우가 많다. 가령 데드리프트는 자세가 약간 비뚤어져도 충분한 힘만 있다면 그냥 더 강하게 당겨서 락아웃을 할 수 있다. 동작이 느리기 때문에 풀이 끝나기 전에 자잘한 문제를 고칠 시간을 확보할 수 있는 것이다. 하지만 클린은 끝날 때까지 채 1초도 걸리지 않기 때문에, 자세가 잘못되면 랙을 할 수 없다. 스트렝스, 파워, 기술 등 클린에 기여하는 요소들이 갖추어져 있어야만 랙을 할 수 있다. 역학적으로 더 복잡한 운동인 만큼, 클린은 느린 운동에 비해 각각의 기여 요소에 더 예민하게 반응한다. 클린을 해 본 리프터라면 100kg으로는 잘만 되던 것이 고작 105kg이 되었다고 아예 랙 자체가 안 되는 경험을 해봤을 것이다. 그것만으로도 근거로 충분하지 않겠나. 풀을 완료한다는 것은 풀에 관련된 모든 요소를 끌어모아서 바벨을 얹는 정확한 시점에 전부를 쏟아붓는 것이다. 느린 동작은 올바른 자세에서 힘을 만드는 단순 능력인 절대 스트렝스의 한계치에 의존하지만, 빠른 리프팅은 적시적소에 최대의 파워를 적용할 수 있어야 한다. 기술의 성질이 다르기 때문에 훈련 스트레스의 종류 역시 다르고, 그 적응 양상 또한 달리 나타난다. 느린 리프팅과 폭발적 리프팅 사이의 차이를 안다는 것은, 결국 바벨 훈련의 본질을 꿰뚫고 있다는 말과 같다.

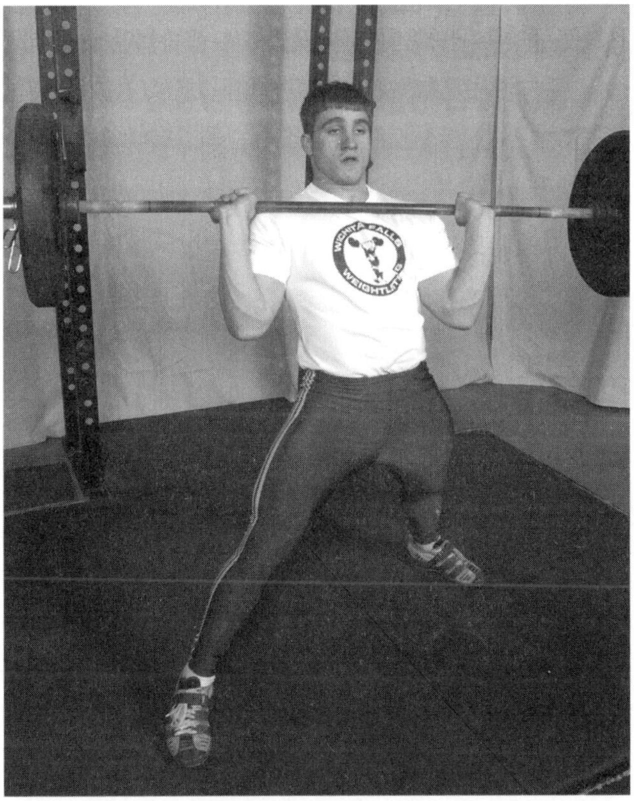

그림 6-46. 래터럴 스플릿은 교정을 받아 본 적이 없는 초보자나 학생 선수에게서 흔히 볼 수 있다. 팔꿈치의 위치를 잘못 잡거나 뒤로 기대는 것처럼, 랙 자세와 관련된 기법에 문제가 있을 경우 이러한 현상이 나타난다. 이런 경우 발을 구르고 나서 원래의 스탠스, 혹은 약간 더 넓은 스탠스로 착지하는 연습을 함으로써 문제를 해결할 수 있다.

어떻게 내려놓는가

클린에서 랙을 마치고 완전히 일어나기까지 했으면, 이제 몸이나 장비에 손상이 가지 않도록 바벨을 안전하게 떨어뜨려야 한다. 방법은 장비에 따라 다르다. 범퍼 플레이트와 플랫폼을 사용했다면 랙 자세에서 바벨을 잘 제어하면서 떨어뜨릴 수 있다. 바벨이 튀어오르지 않게 하려면 주의가 필요한데, 바벨을 바닥과 평행하게 떨어뜨리면 어느 정도 해결이 된다. 바벨이 떨어지는 동안에는 바에서 손을 떼면 안 된다. 꼭대기에서 바벨이 자유낙하하면 조심스럽게 내릴 때보다 한쪽으로 치우쳐서 튀어오를 가능성이 높다. 게다가 자유낙하하는 바벨의 한쪽 끝이 먼저 바닥에 닿아서 생기는 감속 전단력은 바벨 전체에 걸쳐 '휘둘러'질 수 있기 때문에, 바벨이 휘어질 가능성이 높다. 이 따위

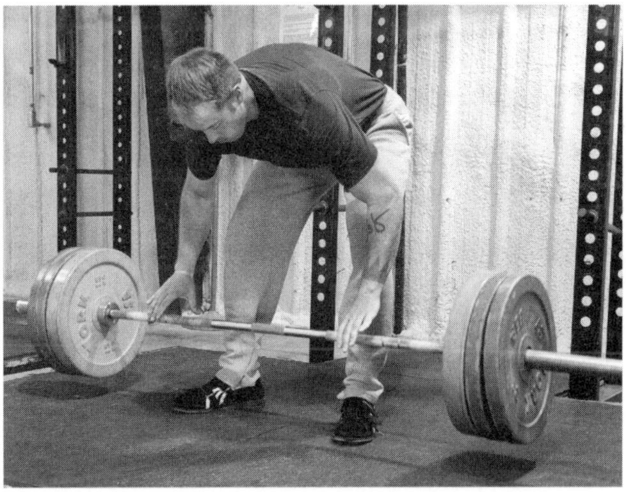

그림 6-47. 범퍼 플레이트는 폭발적인 리프팅을 안전하게 하는 동시에 바와 플랫폼에 가해지는 충격을 덜어주고자 고안되었다. 범퍼 플레이트가 발명되기 전에는 바벨을 내려놓기 위해 신장성 수축을 동반한 노력을 기울여야 했으나, 범퍼 플레이트의 충격 흡수 능력 덕분에 바벨을 그냥 아래로 떨어뜨릴 수 있게 되었다. 그러나 범퍼 플레이트를 쓸 때는 올바른 사용법을 숙지해야만 바벨이 바닥에서 튀어오르는 것을 통제할 수 있다. 보통은 바벨이 바닥 가까이에 오기 전까지 손을 떼지 말아야 한다.

로 떨어뜨리면 비싼 바도 휘어진다.

범퍼 플레이트가 없다면 조금 까다로워진다. 바벨과 바닥에 손상을 입히지 않으려면 바벨을 랙 자세에서 풀어 행 자세로 받은 다음 바닥에 내려야 한다. 믿거나 말거나 범퍼 플레이트가 상용화되기 전까지는 클린과 스내치에서 이렇게 바벨을 내렸으니, 우리도 할 수 있지 않겠는가. 하지만 바벨이 허벅지에 떨어지면 아플 수 있으니 주의하기 바란다. 바벨을 놓긴 해야 하지만 바벨이 허벅지를 때리기 전에 속도를 늦출 수 있을 정도로는 그립을 유지해야 한다. 점프할 때 슈러그에서 했던 것과 반대로 움직이며 승모근을 이용해 바벨을 감속한다. 바닥으로 내리기 전에 제대로 통제하면서 바벨을 멈춰야 한다. 금속 원판을 사용한다면 바닥 보호 차원에서 고무 매트를 까는 것도 신중히 고려해 볼 필요가 있다. 그렇지만 정말 생각해서 하는 말인데, 범퍼 플레이트를 사라. 그만큼 중요하고 요긴한 것도 없다.

파워스내치

파워스내치는 기술적으로 매우 복잡하며 배우고 가르치기 어렵다는 평가를 받고 있지만, 파워클린보다 복잡할 것도 없다. 파워스내치도 바벨을 들고 랙 자세로 캐치하는 일종의 점프이다. 단지 랙 자세에서 손이 머리 위로 간다는 것과, 어깨 근육이 아닌 어깨 관절 위에서 균형을 잡아야 한다는 점이 다를 뿐이다. 파워스내치도 균형, 힘의 전달, 레버리지의 법칙을 따른다. 파워스내치는 파워클린보다 가동범위가 더 크고, 힘을 받고 나서 바벨이 이동해야 하는 거리가 더 길기 때문에, 파워클린보다 더 가벼운 중량을 써서 더 빠른 속도로 점프해야 한다. 그러나 한편으로 파워스내치는 여러 가지 이유 때문에 클린을 할 수 없는 사람들이 자주 이용하며, 가벼운 중량을 사용하기 때문에 훈련 프로그램에서 고를 수 있는 선택지가 될 수 있다. 파워스내치를 배우기 전에 겁부터 먹지 말자. 배우기 아주 어려운 운동도 아닐뿐더러, 누구나 배워야 할 만큼 충분히 유용하기 때문이다.

가장 눈에 띄는 파워스내치의 특징은 그립의 너비이다. 키가 크고 팔이 긴 경우에는 바벨의 최대 길이만큼 넓게 그립을 잡기도 한다. 극단적인 경우 바벨의 양 끝 슬리브에 닿는 그립이 나올 수 있다. 바 궤적의 길이를 줄이려면 넓은 그립을 잡을 필요가 있다. 클린에서와 마찬가지로 파워스내치에서도 점프 이후에는 바에 힘이 작용하지 않는다. 따라서 발이 바닥에서 떨어지기 전에 가해진 운동량으로만 바벨이 상승해야 하므로, 힘을 받지 않는 구간을 줄이는 것이 가장 좋은 방법이다. 물론 바닥에서의 시작 자세가 바뀌긴 하지만, 그립을 넓게 잡으면 바벨을 당기는 거리를 12~15cm 정도 줄일 수 있다. 이러한 와이드 그립은 기능적으로 팔을 짧게 만드는 효과를 내면서 시작 자세

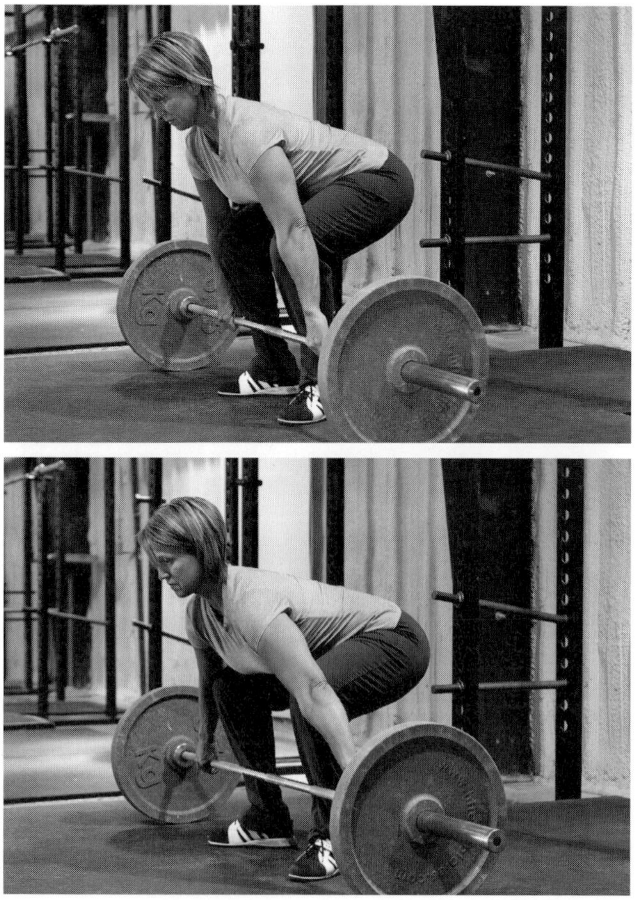

그림 6-48. 그립 너비 변화로 인해 풀에서의 후면각이 달라진다.

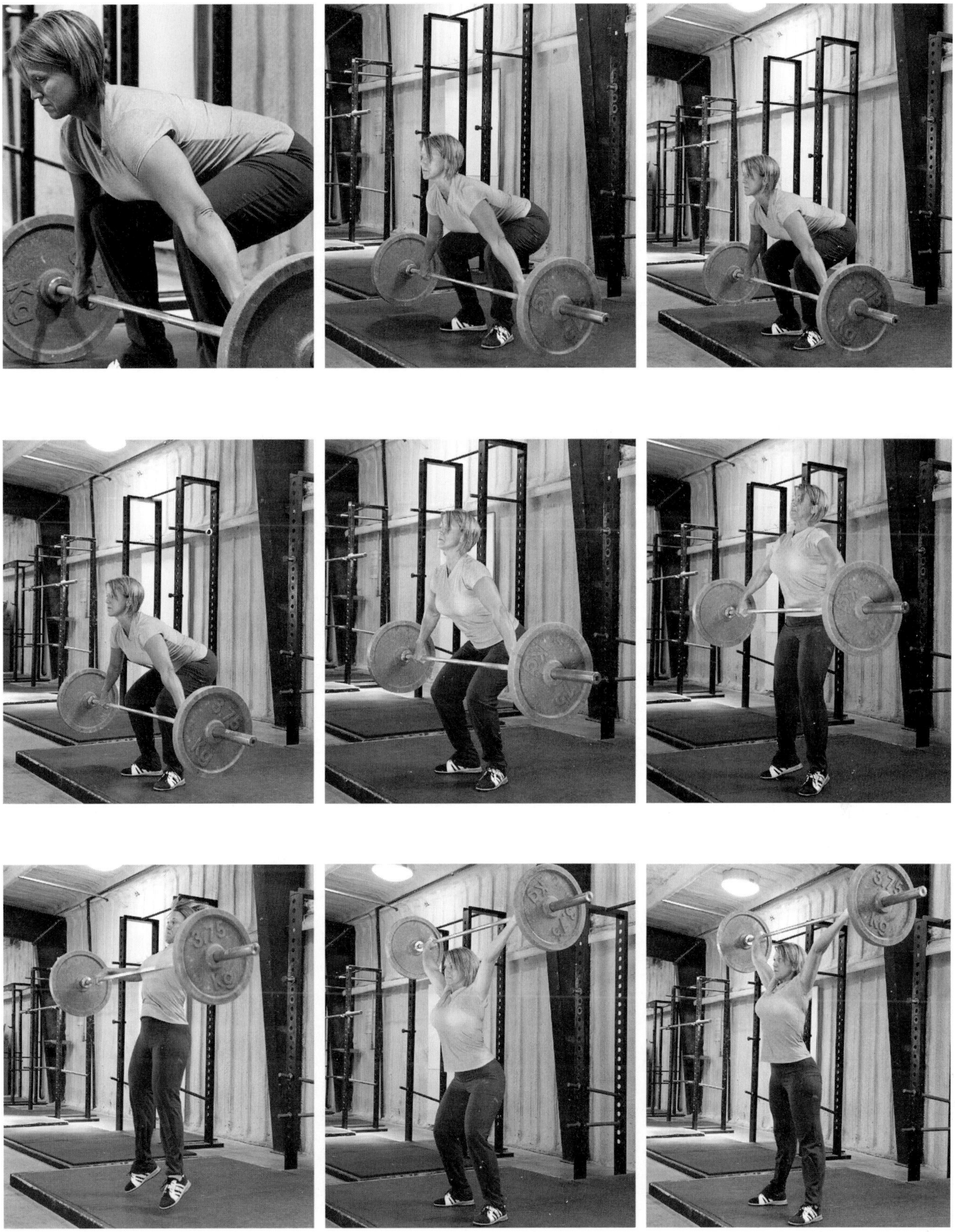

그림 6-49. 파워스내치.

의 후면각을 수평에 가깝게 만든다. 이러한 각도에 대한 보상으로, 배와 허벅지가 닿지 않게끔 발가락과 무릎을 약간 더 바깥으로 벌려야 할 수도 있다.

스내치는 표면적으로 보면 팔을 써서 바벨을 머리 위로 드는 것처럼 보일 수 있다. 클린은 그나마 당기기로 이해할 수 있지만, 스내치의 와이드 그립은 오해를 사는 일이 많다. 하지만 스내치는 손에 바벨을 든 채 팔을 펴고 바 밑으로 들어가는 드롭을 거쳐 머리 위에서 캐치하는 일종의 점프로 보아야 한다. 팔을 써서 들어서도 안 되고 호 모양의 곡선궤적을 그려서도 안 된다. 바닥에 서서 하는 다른 모든 바벨 운동과 마찬가지로, 스내치 또한 효율적으로 실행할 경우 점프와 함께 바의 궤적은 수직이 된다.

대학생 이상의 스트렝스 코치가 지도하는 파워스내치는 보통 우리가 점핑 자세라고 부르는 행 자세에서 시작하는 행 스내치인 경우가 많은데, 이는 동작구간이 길 뿐만 아니라 운동능력과 폭발력을 동시에 요구하기 때문이다. 사실 사람의 움직임에서 최대의 파워 출력은 스내치의 세컨드 풀에서 발생한다. 덩치가 커서 클린을 할 수 없는 사람들도 스내치는 할 수 있고, 파워클린보다 배우기도 어렵지 않으며, 이미 스내치를 할 줄 아는 경우에는 같이 운동하는 사람들에게 깊은 인상을 남길 수도 있다. 하지만 스내치는 클린에서보다 더 가벼운 중량을 다루기 때문에 클린과 같은 수준의 적응을 만들어 내지는 못한다. 파워스내치는 호의 궤적을 그리는 경우가 잦고, 어깨 위 락아웃 자세로 효과적으로 슈러그를 하려면 상당한 어깨 유연성을 필요로 할 뿐만 아니라, 긴 궤적으로 인해 동작이 망가질 가능성도 더 높다. 따라서 파워스내치는 파워클린보다 기술적인 난점이 더 많다고 할 수 있다.

파워스내치의 방법론은 본질적으로 파워클린의 그것과 같고, 배우는 시간도 거의 같다. 파워클린처럼 동작을 구간별로 뜯어서 배워보자. 점프와 랙 자세에서의 캐칭이 먼저이고, 이를 완벽하게 숙지한 다음에는 바닥에서의 동작 앞부분에 데드리프트를 접목시킬 것이다.

자, 앞에서 했던 것처럼 풀의 상단 자세에서 빈 바벨을 들고 시작해 보자. 클린에서처럼 이 자세가 **행 자세**이다. 행 자세는 동작 수행을 배우는 동안 매 반복 사이에 바벨을 잡고 있는 기본 자세가 될 것이다. 다시 한 번 말하지만 당기기를 배우기에 PVC 파이프나 빗자루는 너무 가벼우므로 중량을 들고 싶으면 적당한 장비를 찾아야 한다. 스내치가 훈련 프로그램에 포함되어 있다면 여자들은 직경이 작은 15kg짜리 바벨의 사용을 진지하게 고려해야 한다. 여자들은 대개 손이 작아서 스내치에서 필요한 각도로 그립을 잡기가 힘들 수 있기 때문이다. 남자들은 일단 지금은 종류와 상관없이 20kg짜리 바벨을 쓰자. 고중량 스내치나 클린 앤 저크에서는 올림픽 역도 바벨이 가장 좋지만 동작을 배우는 초보 단계에서는 어떤 바든 괜찮을 것이다.

지금까지 많은 책에서 스내치 그립은 팔 길이의 몇 퍼센트에 바벨의 어디에 붙어야 하는지 같은 식으로 기술되어 왔다. 하지만 책에서 얼마나 정확하게 그립을 정했는지에 관계없이, 현실에서는 누구나 각자에게 잘 맞는 위치로 그립을 조정하게 될 것이다. 각자에게 맞는 그립 너비는 점프를 할 때 바벨이 어디를 치느냐에 따라 결정된다. 그립이 너무 좁으면 와이드 그립의 이점을 잃게 될 것이고(안돼!), 너무 넓으면 바벨이 ASIS, 즉 골반 앞쪽으로 튀어나온 뼈를 치게 될 것이다. 따라서 ASIS와 치골 사이에 바벨이 있도록 그립을 잡는 것이 가장 좋다(그림 6-50).

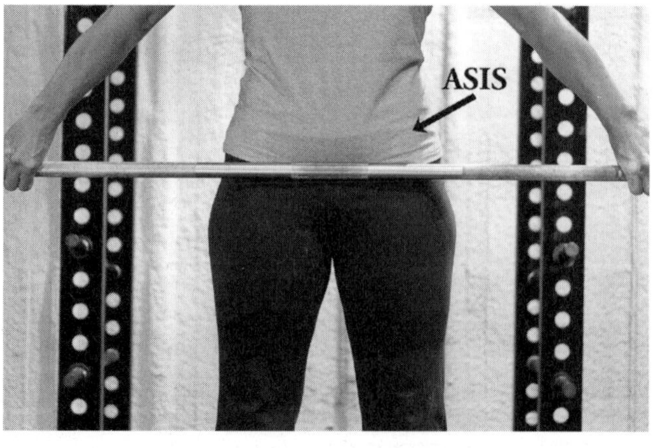

그림 6-50. 바벨이 치골과 ASIS(전상장골극) 사이에 놓일 수 있도록 그립의 너비를 잡는다.

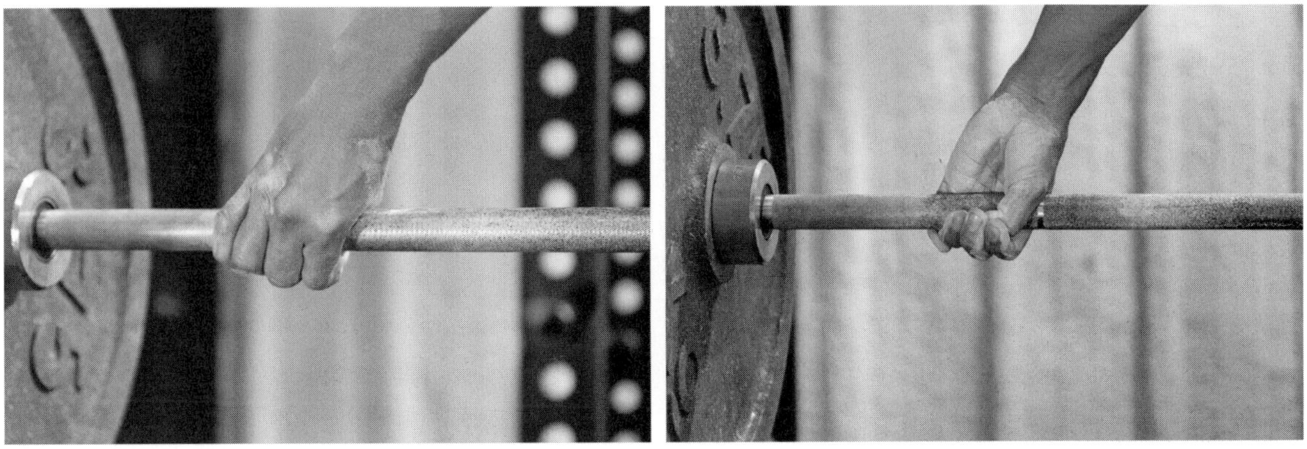

그림 6-51. 적절한 너비의 그립에서 나오는 손의 각도는 새끼손가락과 바 끝의 링이 서로 닿는 일을 최소한으로 줄여 준다. 이때 훅 그립을 기본 그립으로 쓸 수 있다.

그립 너비를 정할 때는 (당연히 오버핸드 그립으로) 바벨을 들고 일어나 손을 바 말단의 슬리브 쪽으로 넓히며 바벨이 배 아래쯤, 그러니까 ASIS와 치골 사이에 놓일 때를 기준으로 삼는 것이 가장 좋다. 그 위치에서 바는 위아래로 5cm, 양쪽으로 2.5cm 정도씩은 움직일 수 있다. 미덥지 못하면 그립을 넓혀서 바벨의 이동거리를 줄여도 괜찮다. 그립 너비를 정했으면 앞으로 항상 빠르고 정확하게 같은 지점을 찾을 수 있도록 바벨에 있는 표식을 참고해서 그립 위치를 알아 두자.

계속해서 클린에서 배웠던 훅 그립을 사용한다. 그립이 넓어지면서 손과 바벨이 예각을 이루게 되므로 엄지, 검지, 중지가 그립의 대부분을 맡는 대신 약지와 소지는 거의 놀게 된다. 적은 손가락으로 바벨을 잡아야 하기 때문에 이 각도에서 훅 그립은 더더욱 중요해진다. 이미 클린에서 훅 그립을 배웠으니 스내치에서도 이를 써먹기는 어렵지 않을 것이다. 초크도 중요한데, 스내치를 허용하는 짐이라면 초크 정도는 별로 문제 삼지 않을 것이다.

일단 그립 위치를 정했다면 배에서 바벨이 어디 놓여 있는지 알아야 한다. 똑바로 서서 체스트 업을 하고 팔꿈치를 안으로 돌려 쭉 펴고 무릎과 고관절을 신전시킨 상태

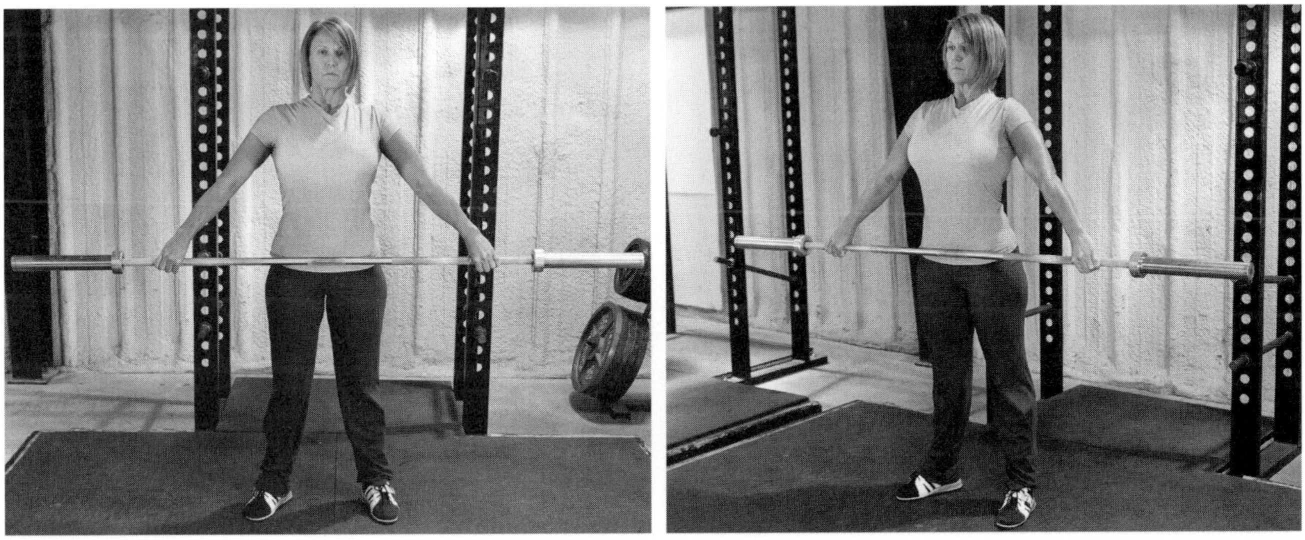

그림 6-52. 행 자세.

로 시선을 전방 4m 앞에 두었을 때, 바는 배의 표면에 닿아 있어야 한다. 이때 스탠스는 클린이나 데드리프트에서와 마찬가지로 뒤꿈치 간격이 20~30cm이며 발가락은 약간 바깥 쪽을 향하고 있을 것이다. 스탠스는 나중에 수정하기로 하자.

팔꿈치 내회전은 풀을 하는 동안 팔을 완전히 펴야 한다는 사실을 일깨워준다는 점에서 중요하다. 그립을 잡았을 때 이처럼 팔을 돌리려면, 자리에 서서 바닥을 향해 손바닥을 펴고 있을 때 엄지손가락이 바닥으로 향하게 돌리는 느낌이어야 한다. 나중에 상단에서 랙을 할 때는 반대로 팔을 외회전시키게 될 것이다. 이러한 회전이 스내치 랙의 특징인 '스냅'을 많이 만들어 낸다.

다음은 **랙 자세**이다. 스내치에서의 랙은 프레스에서와 마찬가지로 머리 위에서 이루어지는데, 차이가 있다면 그립이 더 넓다는 것이다. 측면에서 봤을 때 바는 바벨과 어깨의 회전축 사이에 모멘트 암을 만들지 않도록 어깨 관절 위에서 균형을 이루어야 한다. 랙 한 상태로도 목을 꽤 자유로이 돌릴 수 있는 것을 보면, 머리와 목은 랙 자세와 크게 관련성이 없다. 이 자세를 옆에서 보면 바, 어깨, 미드풋이 때 수직으로 정렬된다. 중량이 무거워질수록 그 중요성은 한층 높아진다.

훅 그립을 잊지 말고, 알맞은 너비의 스내치 그립으로 바벨을 잡아 머리 위로 올린다. 팔은 완벽하게 펴져 있어야 한다. 행 자세에서 내회전된 팔은 머리 위에서 외회전되어 있어야 한다. 이때 손바닥이 정확히 천장을 향하게 하면 원하는 팔의 모양을 얻을 수 있다. 바벨이 손가락 쪽으로 굴러들어가 손목과 바 사이에 모멘트 암이 생기는 현상은, 훅 그립을 계속 유지함으로써 차단할 수 있다. 약간의 레버리지야 어쩔 수 없지만 훅 덕분에 그나마 나빠지지 않는 셈이다.

바벨이 머리 위에 온 다음에는, 옆에서 봤을 때 어깨 관절과 수직선을 이루는 곳에서 균형을 잡는다. 균형 이탈 한계점까지 바벨을 약간 뒤로 기울여 보고, 이번에는 바벨이 앞으로 당겨지는 것처럼 느껴지는 지점까지 앞으로 기울여 본다. 균형점은 그 두 지점의 중앙으로, 이 지점에서 어깨 회전력은 중립이 된다. 보통은 생각했던 것보다 뒤쪽에 균형점이 있을 것이다. 특히 바벨을 머리 바로 위에 유지하라는 말을 들어 왔다면 더욱 그렇다. 이 과정 동안 팔꿈치는 곧게 펴져 있어야 한다.

일단 균형점을 찾았다면 랙 자세의 마지막 동작을 얻

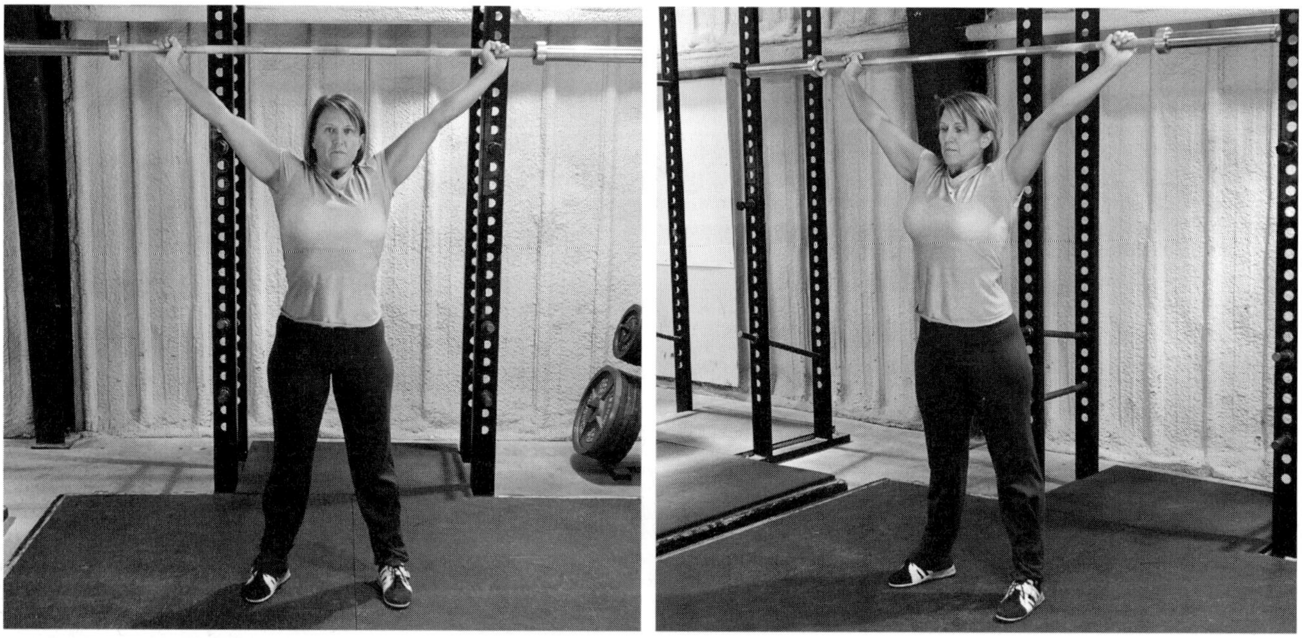

그림 6-53. 파워스내치에서의 랙 자세. 승모근은 슈러그를 통해 견갑골을 고정하고, 이를 통해 지지된 팔은 머리 위의 바벨을 떠받친다.

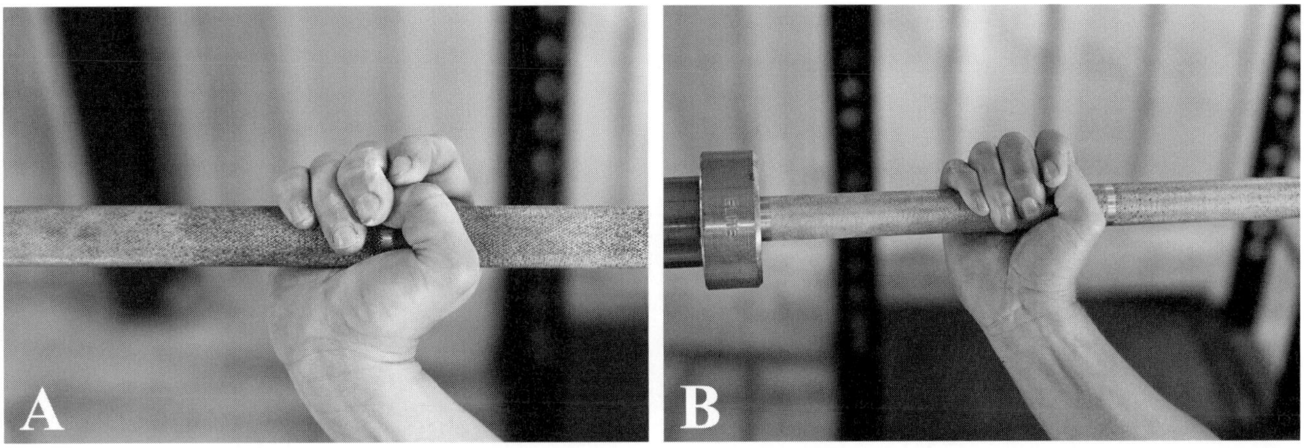

그림 6-54. 올바른 그립(A)에서는 손바닥이 위를 향하기 때문에 엄지의 고리(훅)가 고정된다. 엄지와 검지 사이의 틈으로 바벨을 고정하려 들면(B) 팔이 중량을 제대로 떠받들 수 없을 뿐 아니라 팔꿈치가 안으로 돌아가는 위험한 자세를 취하게 될 수도 있다.

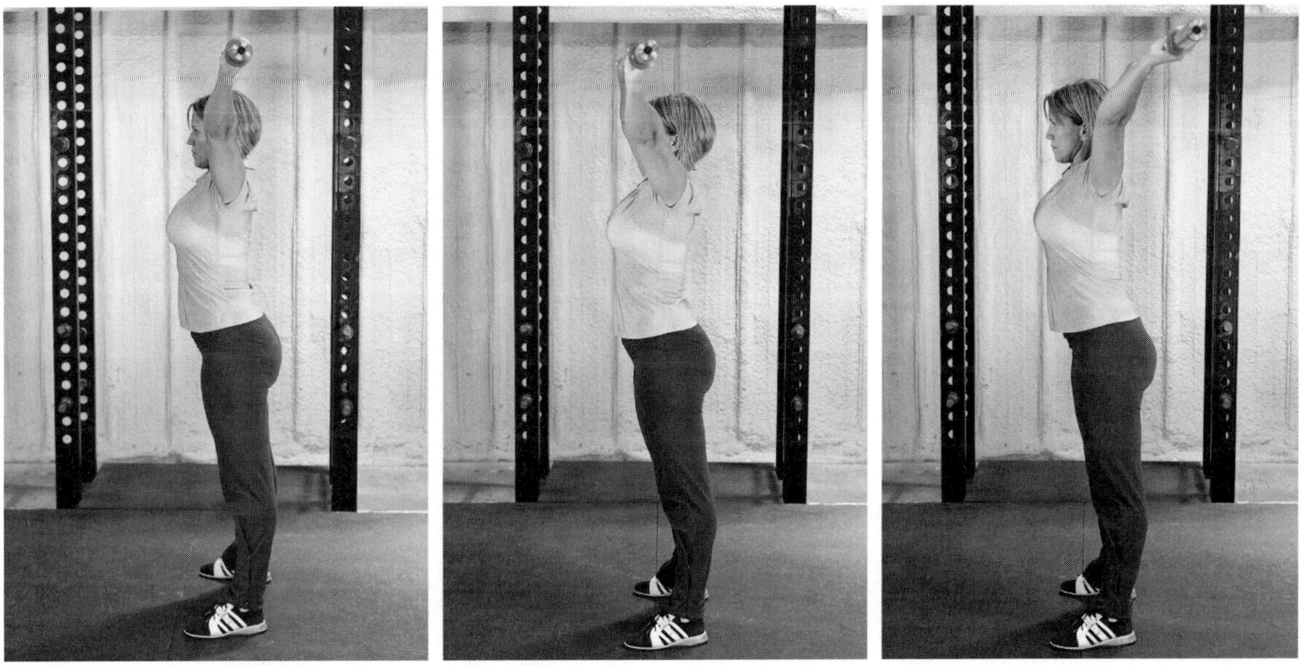

그림 6-55. 머리 위의 바는 GH관절과 수직선상에 있을 때 균형이 잡힌다. 이 지점에서 앞이나 뒤로 바벨이 이탈하면 모멘트 암이 생긴다.

는다. 손바닥을 천장에 대려는 것처럼 어깨를 슈러그 해서 올린다. 랙 자세에서 슈러그를 한다는 말은, 슈러그를 통해 승모근으로 견갑골을 지지하겠다는 뜻이고, 나아가 바벨을 떠받들겠다는 말이기도 하다. 즉, 삼각근과 삼두로 팔을 편 채 승모근으로 바벨을 높이 들어 고정하는 것인데, 슈러그가 더해지면 랙 자세에서 상체가 훨씬 견고해지고, 따라서 팔이 아니라 등 상부의 가장 강력한 근육이 바벨을 떠받들게 된다. 이때 손바닥은 천장을, 눈은 정면 아래를 향하고 있어야 한다.

처음부터 랙 자세에서 시작해서 정확하게 바벨을 내리는 것은 스내치의 바 궤적을 배울 때 중요하다. 클린에서와 마찬가지로 처음부터 바벨을 몸 가까이에 두고 수직에 가까운 궤적을 연습하면서, 다음 동작을 미리 준비해야 한다. 바벨은 미드풋 위에 있을 때 균형을 이룰 수 있으므로, 랙

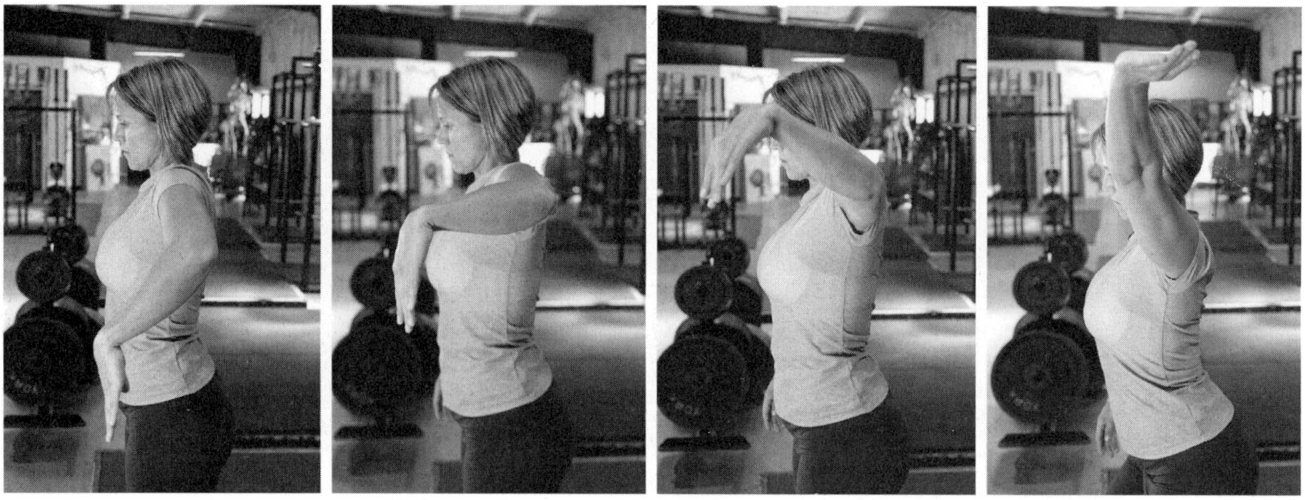

그림 6-56. 행 자세에서 랙 자세로의 전환은 내회전과 외회전 사이의 변화로 이해할 수 있다. 이러한 변화를 통해 풀의 상단에서부터 바벨을 수직으로 움직일 수 있다.

자세에서 내려갈 때에도 바벨을 미드풋 위에 유지한 채 손목을 구부리고 얼굴과 가슴을 지나 직선으로 바벨을 떨어뜨린 다음 행 자세로 캐치한다. 손목은 바벨을 올릴 때 가장 마지막에 신전되는 부분이므로, 바벨을 내릴 때는 반대로 가장 먼저 잠금이 풀려야 한다. 가벼운 바를 쓰는 경우에도 수직 미드풋 방향으로 곧바로 떨어뜨려야 한다. 그 과정을 통해 **스내치에서는 팔의 힘을 쓰지 않는다는 사실**을 배울 수 있다. 팔이 바벨을 내리는 것이 아니다. 바는 그저 떨어질 뿐이고, 우리는 그저 잡을 뿐이다. 뒤로 잡아당기는 근육을 써서 바벨의 속도를 늦추려고 하기보다는, 무릎과 고관절을 굽혀서 충격을 줄여야 한다. 처음 몇 번은 코를 조준해서 바벨이 실제로 얼마나 가까이로 내려오는지 확인해야 한다. 얼굴을 지나친 후에는 바벨이 셔츠를 스치도록 한다. 팔로 바벨의 속도를 늦추는 것이 아니라, 상단에서부터 몸에 붙도록 유도해야 한다. 이때 미드풋 위로 뻗어 있는 슬롯을 떠올리면 도움이 된다. 훅 그립을 계속 쥐고 있기 때문에, 행 자세로 돌아올 때 충격을 받아도 바벨을 놓치지는 않을 것이다. 몇 번 연습해 보자.

다음은 **점핑 자세**인데, 클린에서와 거의 같지만 중요한 차이가 하나 있다. 바벨이 떠나기 직전에 허벅지 중간쯤에 닿아 있는 클린의 점핑 지점에서는 팔꿈치는 펴져 있고 무릎과 고관절의 락아웃은 풀려 있으며 바는 피부와 닿아 있는데, 요컨대 클린에서의 점핑 자세는 무릎과 고관절의 잠금해제와 맞물린 허벅지의 접촉 지점이라고 할 수 있다. 하지만 스내치에서는 바벨이 몸에서 떨어지기 전에 팔꿈치를 편 상태로 배를 따라 미끄러지듯 올라가기 때문에, 점핑 자세는 단지 무릎과 엉덩이의 잠금해제만을 의미한다. **스내치에서 점핑 지점은 행 자세와 마찬가지로 배에 있지 클린에서처럼 허벅지에 있는 것이 아니다.**

제자리높이뛰기나 제자리멀리뛰기를 할 때처럼, 무릎과 고관절의 락아웃을 해제함과 동시에 바벨을 허벅지로 미끄러뜨려 내린다. 이 때 바벨이 허벅지 표면에서 떨어지면 안 된다. 여기서 무릎만 굽히는 경우가 많은데, 그러면 어깨가 바 뒤로 간다. 하나만 신전하는 것보다는 무릎과 고관절을 동시에 폭발적으로 신전하는 쪽이 더 커다란 파워를 발생시킬 수 있으므로, 무릎과 고관절 모두 점프에 개입시키는 것이 매우 중요하다. 두 관절 모두 잠금이 풀리면, 어깨는 허벅지 저 위쪽에 있는 바벨의 수직선상에 가 있게 된다. (바벨이 더 내려오면 어깨가 바 앞쪽으로 나오면서 전형적인 풀 자세가 된다.) 이때 팔은 여전히 편 상태로 내회전되어 있고, 눈은 정면 아래를 바라보고 있으며 발은 풀링 스탠스로 벌어져 있다.

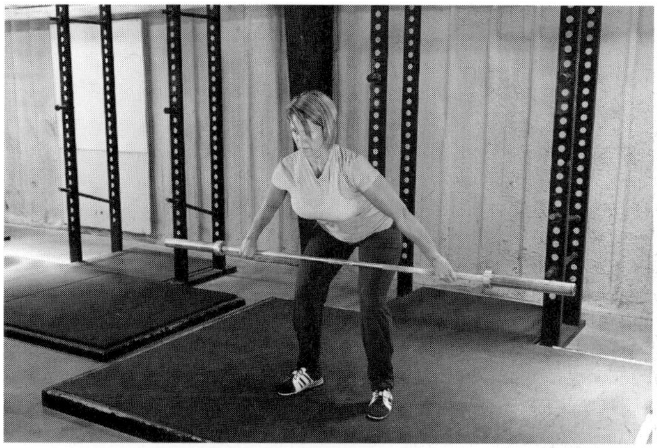
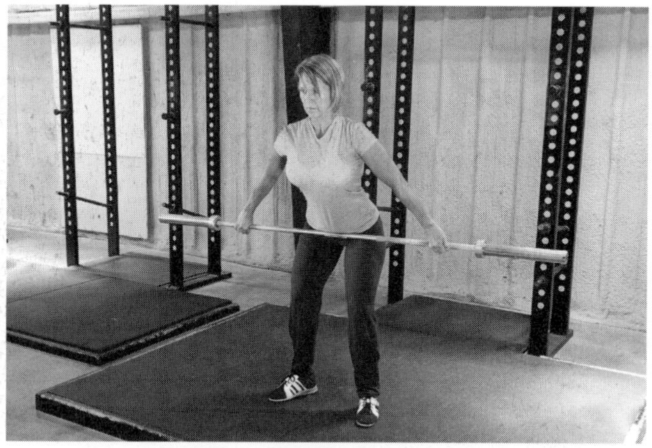
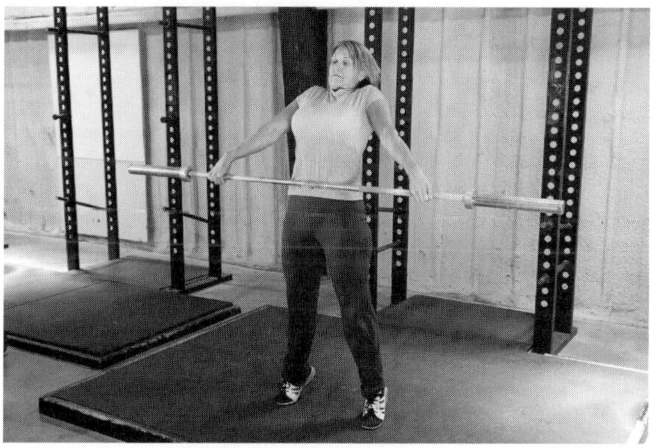
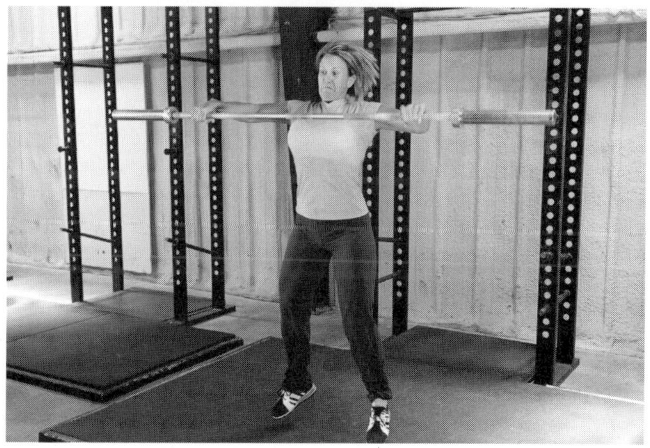
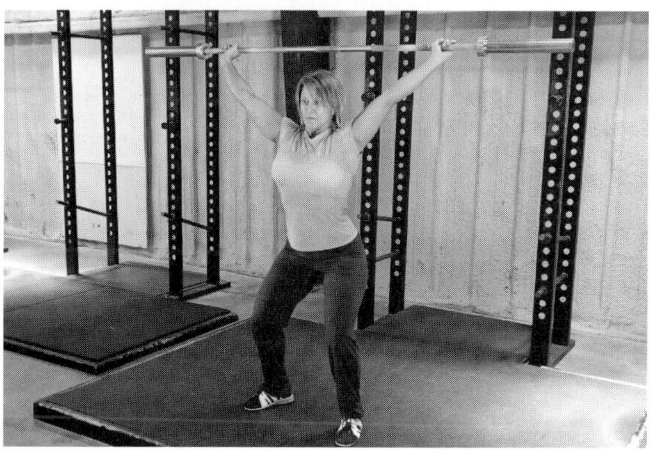

그림 6-57. 점프와 랙.

허벅지 접촉 지점에서부터 바벨을 배 쪽으로 당겨 올리면서 최대한 높이 점프한다. 바벨이 미끄러져 올라가며 가속될 수 있도록 동작은 부드럽게 이어져야 한다. 몸에서 떨어지기 직전에 바는 행 자세에서 머물러 있던 지점에 닿아야 한다. 발이 바닥에서 떨어질 때 팔꿈치가 곧게 펴져 있음을 확인했으면, 무릎과 고관절이 완전히 신전될 정도로 최대한 높이 뛴다. 제대로 점프하면 발가락이 바닥을 향하는데, 발목이 폭발력에 개입했기 때문이 아니라 관절의 폭발적인 신전으로 인해 몸이 발가락 위로 뜨기 때문이다. 이러한 무릎과 고관절의 신전은 바벨을 배에 닿게 하므로 항상 접촉이 잘 일어나는지 확인하도록 하자. 처음 몇 번은 팔꿈치에 신경 쓰지 말고 그냥 팔꿈치를 편 채 높

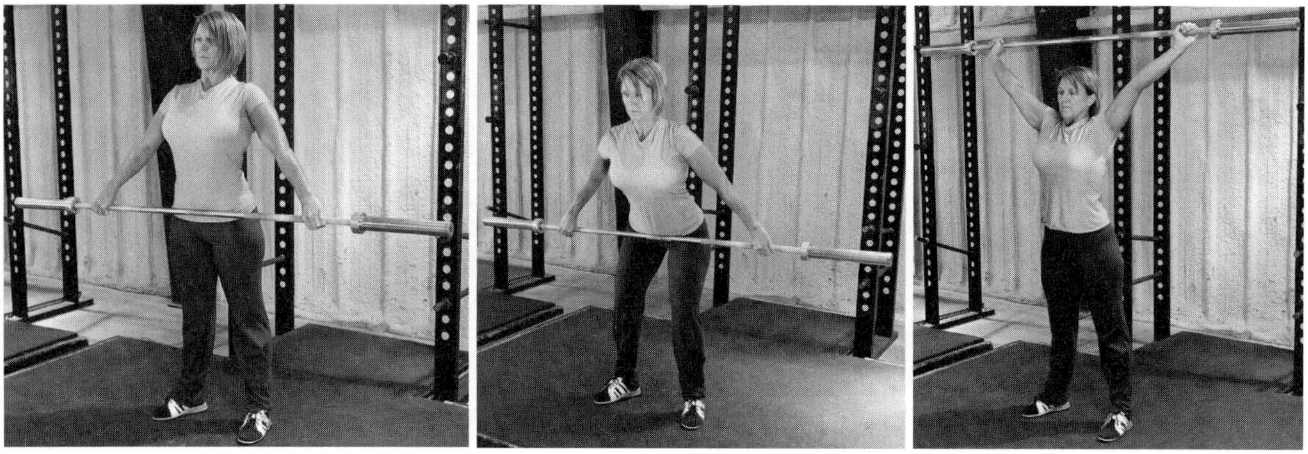

그림 6-58. 스내치의 세 가지 자세 : 행, 점프, 랙.

이 점프만 하기 바란다.

팔꿈치를 편 채로도 점프가 잘 되면 이제는 점프를 한 뒤에 바벨을 랙 자세로 캐치해 볼 차례다. 바벨을 가슴에 붙이며 올리되, **점프를 한 다음에** 팔꿈치를 굽혀서 이를 용이하게 한다. 점프 전에 팔꿈치를 굽히면 팔을 거쳐 바벨에 전달되는 파워가 줄어들 뿐만 아니라(체인과 스프링, 기억나나?), 긴장된 이두근으로 인해 바벨을 랙 할 때의 회전이 느려진다. 점프를 한 다음에도 계속 팔꿈치를 펴고 있으면 바는 앞으로 호를 그리며 튀어나간다. 끝자락에는 팔목과 함께 팔꿈치를 굽혀야 하지만, 점프하기 전까지는 안 된다. 랙 자세에서 바벨을 받는 일만 생각하다 보면 팔꿈치와 손목은 알아서 잘 따라올 것이다.

점프 이후에 잠금이 풀린 팔꿈치와 손목이 랙 자세에서 다시 펴지면서, 팔꿈치는 안에서 밖으로 빠르게 돈다. 점프 후의 잠금 해제는 바벨이 가슴과 얼굴을 지나 날아오를 때 미드풋 위의 수직선에 있을 수 있게 한다. 두 관절의 잠금 해제가 팔로 하여금 어깨와 바벨을 잇는 체인 역할을 하게끔 만드는 것이다. 점프는 바벨이 위로 올라갈 때의 파워를 제공하여, 바벨이 랙 위치에 다다를 때까지 충분한 운동량을 발생시킨다. 팔은 단순히 등에서 바까지 파워를 전달하는 연결고리일 뿐, 직접 파워를 내지 않는다.

스내치의 마지막 단계는 상단에서 손목과 팔꿈치를 펴며 밑으로 떨어지는 **드롭**drop이다. 점프를 하며 발끝 위로 몸이 뜬다는 느낌을 받을 때 바벨이 가슴과 얼굴을 지나 위로 뜨면 바 밑으로 드롭을 한다. 드롭은 무릎과 고관절을 다시 굽히는 것이므로, 아마 점프하기 전의 자세와 같을 수도 있다. 하지만 이번에는 팔꿈치를 펴고 바벨을 캐치할 때 완충 역할을 할 요량으로 잠금만 풀린다는 점이 다르다. 근육이 바벨을 끌어당겨서 마무리를 하는 것이 아니라(이건 '머슬 스내치'라는 보조 운동이다), 엉덩이와 등을 낮추며 팔꿈치와 손목이 마지막에 펴지는 것이 드롭이다.

드롭은 랙 자세로 돌입할 때 팔을 외회전시키는 마지막 스냅을 제공하며, 드롭을 해서 팔을 펴고 바벨을 캐치하는 능력에 따라 마지막 10% 구간에서의 속도가 좌우된다. 랙을 할 때 바에서 덜컹거리는 소리가 들릴 정도로 동작을 빠르게 취해야 한다. 동작을 빠르고 절도 있게 하려면 드롭을 할 때 손을 위로 '찔러 넣는다'고 생각하는 것도 괜찮다. 몇 번 연습해 본 다음 바벨을 내려 놓고 손을 좀 풀자.

바벨이 가슴을 지나 떨어질 때 손목의 잠금을 먼저 풀고 캐치해야 된다는 점을 기억하라. 바벨을 랙 자세로 올릴 때 프레스를 하지 않는 것처럼, 내릴 때에도 프레스를 역순으로 하는 일이 없어야 한다. 프레스 식으로 자세를 잡으면 팔꿈치보다 손목이 먼저 신전되므로, 점프에서 나온 힘이 바벨을 위로 들어올리지 못하게 되며, 따라서 드롭에서 팔꿈치와 손목을 폭발적으로 회전하여 펼 수 없으므로 동작이 매우 느려진다. 손목이 이미 돌아가 있음에도 바벨을 얼마 정도 더 들어올리는 사람들이 많은데, 이런 사람들의 머릿속에는 스내치에 대한 이미지가 잘못 박혀 있음이 틀림없다. 아무리 빨라 봐야 틀리게 하면 아무 짝에도 소용이 없다. 스내치 그립을 잡고도 바벨을 일찍 돌려서 프레스를 하려면 점프 폭발력의 마지막 한 조각은 영영 잃게 될 뿐만 아니라, 끝자락의 파워도 잃고 드롭에서의 속도도 잃는다. 초반부터 손목의 잠금을 풀고 바벨을 내림으로써 이런 문제를 미연에 방지할 수 있다.

드롭과 팔꿈치/손목의 스냅을 통해 랙 자세로 바벨을 캐치했다면 스내치의 기본 자세는 다 된 셈이다. 다음 단계는 클린에서처럼 바닥에서 점핑 자세까지 바벨을 올리는 것인데, 이때 최고 효율의 역학적 모델은 (또) 클린에서와 마찬가지로 데드리프트이다. 상단에서부터 시작하겠다. 행 자세에서 바벨을 점핑 자세로 내린 뒤 점프하면서 미끄러지듯 올려 랙 자세에서 캐치하는 동작을 두세 번 정도 반복한다. 그런 후에 바벨을 내려서 슬개골 바로 아래까지 내리는데, 이때 경골조면보다 너무 밑으로 가지는 않도록 한다. 이제 허벅지 중간 지점까지 바벨을 느리게 끌어올린 다음, 빠르게 올리면서 가속도를 붙여 점프한다. 점프할 때 배에 닿았는지, 팔꿈치가 펴져 있는지 확인한다. 허벅지 중간 지점은 멈추는 곳이 아니라 클린에서처럼 가속도 신호를 보내는 '방아쇠' 같은 역할을 하는 곳이므로, 풀을 하는 동안 멈추면 안 된다. 이 방법으로 몇 번 정도 랙을 하고, 랙에서 내리고, 다시 처음 자세에서 스내치를 해 본다. 필요하다면 바벨을 내려놓아도 좋다. 스내치는 손에 부담을 많이 주니까.

이때 무릎 위나 허벅지 중간에서 바벨이 피부와 떨어지는 실수가 흔히 벌어진다. 풀을 너무 서두르면 점프해야 되는 지점보다 훨씬 밑에서 미리 점프를 하게 된다. 그렇게 되면 바와 몸이 앞으로 쏠릴 수밖에 없다. 어쩌면 점핑 자세에서 바와 허벅지가 실제로 떨어진다고 생각할 수 있는데, 동작을 잘못 이해한 것이다. 바벨을 끌어올리는 동안 절대 허벅지와 떨어지지 않게 해야 한다. 효율적인 수직 궤적을 만들려면 배에서 바벨이 떨어지기 전까지는 피부와 계속 붙어 있어야 한다. 여유를 가지고, 일단 처음에는 하단이나 중단이 아니라 상단에서만 속도를 내면 된다는 사실만이라도 기억하기 바란다.

다음은 원판을 끼운 바벨 높이인 정강이 중간에서의 자세이다. 스내치의 그립 너비 때문에 이 높이에서는 어깨가 바 앞에 위치하고 등이 강하게 신전되므로, 역학적으로 올바른 데드리프트 자세를 취하기가 쉽지 않다. 이런 수평에 가까운 후면각을 완화하려면 무릎을 바깥쪽으로 많이 밀어내야 한다. **준비자세가 제대로 됐다면 십중팔구 무릎 바깥쪽이 팔꿈치 안쪽에 닿는다.** 데드리프트의 시작 자세에서와 비슷하지 않은가? 이렇게 무릎이 바깥쪽을 향하면 허벅지가 배에 걸리지도 않고, 수평에 가까운 후면각을 보다 용이하게 쓸 수 있다. 본격적으로 풀을 시작하기 전에,

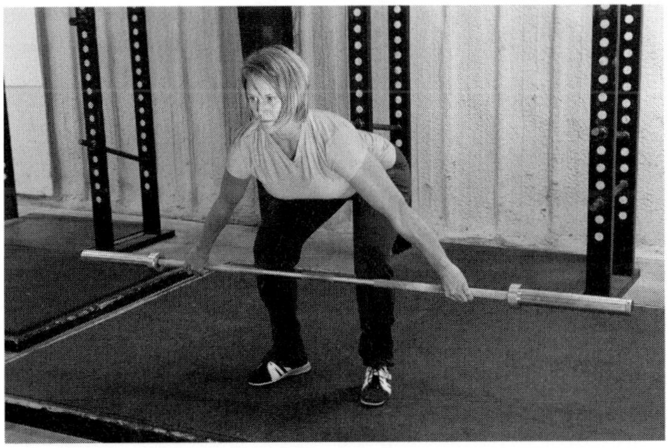

그림 6-59. 바벨을 아래로 내릴 때의 '무릎 밑' 위치.

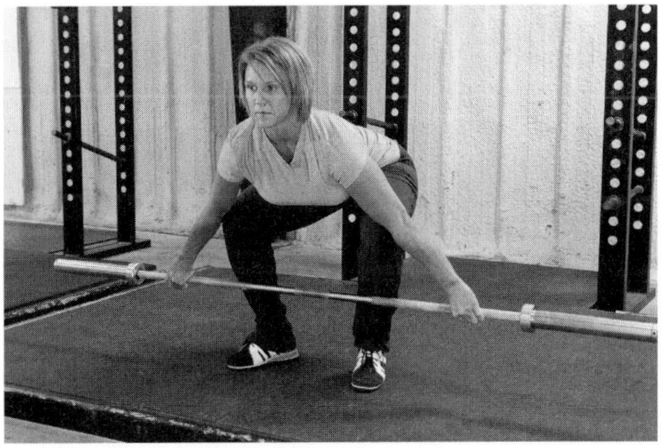

그림 6-60. 원판이 걸린 바벨이 바닥에 놓여 있을 때의 '정강이 중간' 위치.

무릎이 팔꿈치에 닿는 이 시작 자세의 특징을 확실히 몸에 익혀두도록 한다. 발가락이 밖으로 향하면 무릎도 따라가게 되니, 만일 발이 여기 맞게 제대로 정렬되지 않았으면 일단 스탠스부터 조정한다. 바와 피부와의 접촉을 유지하면서, 이 자세에서 무릎을 신전시키며 정강이를 따라 바벨을 느리게 당겨 무릎을 지나 허벅지 중간까지 올린다. 바벨이 허벅지 중간 지점에 도달하면 가속해서 점프한 뒤 랙 자세까지 돌입한다.

스내치를 하는 사람들을 보면 바벨을 바닥에서 너무 빨리 당기는 경향이 있다. 동작을 제대로 배웠음에도 불구하고 바닥에서 시작하는 풀의 첫 단계인 '플로어 풀'을 너무 서두른다는 말이다. 풀의 후반부에 이르러 폭발력을 일으키되, 초반에는 느리고 올바르게 해야 한다는 점을 명심하도록 하자.

이제 완전한 파워스내치를 할 차례이다. 잠깐 쉰 후 가벼운 원판을 끼운다. 아주 강한 사람이 아니라면 처음에는 가벼운 플레이트로 연습해야만 한다. 여기서 '가볍다'는 건 우리가 보통 쓰는 10kg짜리 범퍼 플레이트보다 가벼운 중량을 뜻한다. 없으면 사라. 사실 저중량 범퍼 플레이트는 비싸기 때문에 체육관에 없는 경우가 많은데, 그러다 보니 40kg으로 스내치를 할 수 없는 사람들에게는 원판 나부랭이가 스내치의 진입장벽이 되곤 했다. 물론 가벼운 범퍼 플레이트가 있으면 그냥 쓰면 된다. 20kg에서 40kg으로 갑자기 건너뛰는 것보다는 훨씬 매끄럽게 중량을 올리면서 점프를 연습할 수 있다. 급격한 중량 증가는 팔을 쓰게 하므로, 지금까지 앞에서 세심하게 다루었던 모든 내용을 헛수고로 만들 것이다. 처음이랍시고 당황해서 와이드 그립 업라이트 로우를 하지는 말고, 스내치가 느리게 중량을 올리면서 팔꿈치를 편 채 드롭으로 끝나는 점프라는 점을 스스로에게 주입하도록 한다.

스내치 총 중량이 범퍼 플레이트를 합쳐 40kg이 넘어가면 머리 위에서 플랫폼까지 바벨을 냅다 던지는 사람들이 정말 많다. 범퍼 플레이트가 발명되어 지금처럼 널리 보급되기 전에는 스내치를 끝내면 신장성으로 바벨을 내려야 했다. 물론 재미야 덜했겠지만, 이로 인해 스내치에 도움이 될 수 있는 요소가 추가되었다. 기왕 범퍼 플레이트라는 사치를 누리고 있다면 올바르게 사용하는 법을 배우자. 바벨을 머리 위에서 떨어뜨리는 것까지는 좋지만, 바닥 근처에 오기 전까지는 손을 놓지 말고 정확하게 통제해야 한다. 그리고 가능하다면 플레이트가 바닥에 균등하게 착지할 수 있도록 한다. 바벨 한쪽이 먼저 떨어지면 아무리 좋은 바라도 휠 수밖에 없다. 빈 바벨을 머리 위에서 던지거나 놓아버리는 짓이 유행처럼 번지고 있다. 그런 인간들은 집에 가서 혼자 운동해라. 그런 취급을 받으면서 다뤄지기에는 바벨이 상당히 비싸기도 하고, 체육관은 존중받아야 하는 곳이지 남들의 관심을 어떻게든 끌어보려는 미숙한 충동이나 드러내는 곳이 아니다.

파워스내치는 싱글이나 더블(2회짜리 1세트)로 훈련하는 것이 가장 좋다. 풀 구간이 길고 피로에 쉽게 노출될 수 있으므로, 5회짜리 세트에서는 안 생겨도 됐을 실수를 범할 수 있다. 고반복 스내치에서는 자세가 흐트러지기 쉽다. 바른 반복보다 틀린 반복이 더 많으면 틀린 자세에 몸이 길들여질 가능성이 높다. 그러니 한 세트는 2회만 하자. 그 대신 세트 수를 늘려서 훈련의 총량을 늘리도록 한다.

제7장

유용한 보조 운동

스쿼트, 벤치프레스, 데드리프트, 프레스, 클린은 성취도가 높고 잘 짜인 훈련 프로그램의 근간이 된다. 그러나 이 다섯 가지 운동을 보조하는 동시에 그 성과의 특정 영역을 더 향상시킬 수 있는 몇 가지 운동이 더 있다.

설비가 잘 갖춰져 있는 체육관에서는 문자 그대로 수천 가지 운동을 할 수 있다. 빌 펄은 자신의 책『내적 우주로의 열쇠』에서 1,621가지 운동을 간략히 소개한 바 있다. 물론 여기에 나온 몇 가지 운동은 핵심적인 바벨 운동의 성과에 실제로 기여하기도 하지만, 그렇다고 해서 전부가 스트렝스 훈련의 목적에 들어맞는 것은 아니다.

이 말을 중요하게 받아들여야 할 몇 가지 이유가 있다. 선수로서의 성장에 필요한 훈련의 우선순위 설정에는 스트렝스, 파워, 근육량 같은 요소가 포함되어 있어야 한다. 훈련 기간, 스트렝스 수준, 폭발력의 정도, 체격 등에 상관없이 훈련은 기본적인 운동이나 그 변형 동작의 수행 능력과 밀접한 관련이 있어야 한다. (시간, 회복력, 사랑하는 사람들의 인내심 같이) 우리에게 주어진 자원이 언제나 모자라다는 사실이 우리로 하여금 목표 달성 과정의 효율을 중요하게 고려하도록 만들기 때문이다. 따라서 최고의 보조 운동은 우리가 앞서 배웠던 기본적인 운동의 성과에 직접적으로 기여함으로써 최선의 이익을 가져올 수 있게 하는 것이어야 한다.

물론 기본 운동에 도움이 그리 많이 필요한 것은 아니다. 기본 운동들은 모두 해부학적 정상 범위에서 많은 관절을 움직이는 여러 개의 근육을 기능적으로 유용한 방식으로 가동하기 때문에, 그 자체로 완결되어 있다. 하지만 특정 기간, 대개는 본격적인 훈련 시작 후 몇 개월이 지난 뒤에는 기본 운동의 수행에서 오는 자극만으로는 적응을 유발할 수 있는 충분한 스트레스를 발생시킬 수 없다. 이런 변화는 기본 운동들에 부족한 부분이 있어서가 아니라, 이런 운동들이 발생시키는 스트레스에 성공적으로 적응하는 능력을 우리가 가졌기 때문이다. 어느 정도의 진전이 있은 후에 성장이 느려지는 것은 훈련의 자연스러운 결과이지만, 어쨌거나 우리는 성장을 위해 훈련을 한다. 이 주제에 대해서는『스트렝스 트레이닝을 위한 현실적 프로그램』에서 자세히 다루었다.

가령 벤치프레스와 프레스에 대한 훌륭한 보조 운동은 친업이다. 친업은 삼두, 전완, 등 상부에 충분한 일을 부가함으로써 근육들이 벤치프레스를 강화할 수 있도록 한다. 또한 친업은 기능성 복합관절 운동이기도 하다. 사실 친업은 바벨과 관련이 없는 운동임에도 프로그램의 극초반부터 포함될 정도로 그 쓸모가 크다. 같은 목적을 달성하기 위해 머신 기반 운동인 케이블 트라이셉스 익스텐션 같은 삼두 고립운동을 수행하면 광배, 등 상부, 전완, 후면삼각근, 이두, 악력을 배제시킨다는 점에서 그 효율이 떨어진다. 왜 다른 복합관절 운동을 같이 해서 이 근육들을 동시에 단련할 생각은 않는 건가? 보조 운동으로 수행하는 고중량 라잉 트라이셉스 익스텐션(LTE)은 덜 엄격한 자세로 했을 때 그 효과가 좋은데 친업은 그보다도 더 낫다.

본격적으로 시작하기에 앞서 운동을 어떻게 프로그램에 추가하는지부터 이야기해 보자. 새로운 운동을 처음 실시할 때, 중량은 반드시 보수적으로 설정해야 한다. 고생을 하다 보면 분명 언젠가는 알게 되는 사실이지만 그래도 지금 미리 알아두는 편이 나을 것이다. 새로운 운동을 하게 되면 이제까지는 해 본 적이 없는 동작을 실시하거나 사용해 본 적이 없는 기구를 다루어야 할 것이다. 설령 익숙한 운동의 가동범위 내에서 동작이 이루어진다고 해도, 그 운동 자체는 이전에 해 본 적이 없는 것이다. 어쩌면 그 운동이 기존에 했던 운동의 부분동작일 수도 있겠지만, 별도로 실시하는 것과 전체적 맥락 안에서 수행되는 것은 역학적으로 완전히 다르다. 다르니까 그 운동을 하기로 결심했을 것 아닌가. 아직 새로운 운동에 적응이 안 되었기 때문에 운동을 실시하고 나서 (어쩌면 정말 많이) 아플 수도 있다. 이러한 근육통은 아마 근간이 된 운동과 보조 운동의 반복수가 다르다는 단순한 사실에 기인할 것이다. 적응되지 않은 반복수 범위도 고통을 만들어내게 마련이다.

하지만 새로운 운동 동작은 단순한 고통을 넘어 더 나쁜 결과를 가져올 가능성도 있다. 근육이 적응되지 않아 발생하는 근육통과 관절이 적응되지 않아 발생하는 관절통은 완전히 다르다. 골절이 아닌 경우 관절에 발생하는 통증은 보통 염증을 의미한다. 물론 근육통도 염증을 의미하긴 하나, 근복은 피를 공급받을 수 있는 혈관이 발달해 염증이 빨리 치유될 수 있는 반면 관절은 그렇지 못하다. 관절통은 근육의 통증, 심지어는 근육 부상보다 훨씬 더 심각한 사안이다. 근복 부상은 수 일 또는 수 주 내에 치유되는 반면 관절 부상은 수 년 동안 지속될 수도 있다. 이러한 관절통은 대개 새로운 운동을 고중량이나 고반복으로 실시할 때 발생하곤 한다.

그렇다고 쫄보가 되라는 소리는 아니다. 비자발적인 쫄보가 되지 않기 위해서라도 새로운 운동을 대할 때 똑똑하고 신중하게 굴어야 한다는 말이다. 특히나 나이가 좀 있는 사람이라면 더욱 그렇다. 충분한 웜업으로 새로운 운동을 시작하고, 반복수나 중량을 높일 때는 적당히 무거운 웜업 세트 정도로만 높여서 나중에 더 올릴 여지를 남겨두도록 하자. 이런 식으로 하면 회복한답시고 기다릴 필요 없이 새 운동에서 성장할 기회를 충분히 가질 수 있을 것이다.

보조 운동은 크게 세 가지로 분류할 수 있다. 1) 동작의 일부분을 강화하는 운동 2) 기본 운동의 변형 3) 기본 운동에서는 하지 못하는 방식으로 관련된 근육을 강화하는 운동이 그것이다. 가령 1)에 랙 풀이나 홀팅 데드리프트 같은 부분 데드리프트가, 2)에 스티프 레그드 데드리프트가, 3)에 친업이 있는 것처럼 실행할 가치가 있는 모든 보조 운동들은 이 세 가지 분류 중 하나에 속한다.

부분 동작

앞서도 말했듯 데드리프트는 죽을 것 같이 힘든 운동이다. 매우 강한 사람이 하는 고중량의 데드리프트에서는 수행 후에 훈련 프로그램 일정에 맞추어 회복되기가 쉽지 않다. 250kg가 넘는 중량으로 5회짜리 한 세트를 하고 나면 다음 훈련까지 일주일 이상의 회복기간이 소요되며, 그 기간 동안은 스쿼트도 하기 힘들어진다. 강해지는 과정에서 5회짜리 세트 몇 번으로 구성된 데드리프트의 회복기간을 훈련 일정에 맞출 수 없을 정도로 그 중량이 무거워졌다면 데드리프트 대신 두 가지 보조 운동을 번갈아 실행하는 것이 더 유용할 수도 있다. 바벨을 바닥에서부터 슬개골 상단까지 끌어올리는 홀팅 데드리프트와 무릎 바로 밑에서부터 완전한 상단 락아웃까지 바벨을 가지고 가는 랙 풀rack pulls이 그것이다. 이 두 가지를 결합하면 완전한 데드리프트가 되지만 완전한 데드리프트를 하는 것보다는 휴식시간이 덜 필요해진다.

홀팅 데드리프트

홀팅 데드리프트(그림 7-1)는 데드리프트와 같은 스탠스에서 더블 오버핸드 그립으로 실시한다. 데드리프트에서와 마찬가지로 홀팅 데드리프트 또한 데드 스톱 상태에서 시작한다. 여기에서 당기기 기법을 간단히 복습하는 편이 좋을 수 있는데, 필요하다면 제4장을 참조하도록 한다. 슬관절 신근은 바닥에서 중량을 들어올리고, 그 동안 햄스트링과 둔근은 후면각을 유지하며, 그 다음에 고관절이 신전되는데 이때 척주기립근은 척추를 신전 상태로 굳혀 무릎과 고관절에서 나온 힘이 효율적으로 바까지 전달될 수 있도록 한다. 승모근과 능형근은 이 힘을 다시 팔이 매달려 있는 견갑골로 전달하며, 광배근은 팔을 뒤로 당긴 상태를 유지하면서 바벨이 바닥에서 무릎 상단까지 올라왔다가 다시 내려오는 동안 미드풋 선상에서 벗어나지 않도록 한다.

일단 정상 데드리프트 스탠스를 취한 다음 더블 오버핸드 그립으로 바벨을 잡는다. 제4장에서 설명한 정상 데드리프트 준비자세를 이용해 가슴을 들고 등을 신전시킨다. 데드리프트에서 후면각은 바벨이 바닥을 떠나는 순간부터 점차 수직이 되어 간다. 그러나 홀팅 데드리프트에서는 전체 가동범위에 걸쳐 바벨이 무릎 위에 다다를 때까지 후면각을 의도적으로 고정시켜야 하는데, 이러다 보니 데드리프트 동작의 중반 지점에서와 마찬가지로 등에 상당히 많은 힘이 들어가야 한다. 바벨이 슬개골을 지나갈 때까지 어깨를 바 앞에 유지하려고 노력해야 한다. 바벨이 슬개골을 지나가기 전에 후면각이 변할 수도 있으나, 바 위의 몸을 최대한 유지시키며 기립근과 광배근에 최대의 일을 추가적으로 부여하는 것이 홀팅 데드리프트를 하는 이유라는 점을 기억할 수 있길 바란다. 이 운동의 놀라운 점은, 광배가 중량을 미드풋 위에 얹어놓는 역할을 할 뿐임에도 엄청나게 많은 일을 하게 된다는 것이다.

정강이 위로 바벨을 끌어올려 슬개골을 지나자마자 다시 내리는데, 홀팅 데드리프트에서 발생하는 일은 대부분 단축성이기 때문에 바벨을 느리게 내려놓는 것에 대해서는 걱정할 필요가 없다. 중요한 것은 어디까지나 데드 스톱 상태에서 실시해야 한다는 것이다. 빌 스타 같으면 상단 지점에서 바벨을 내리기 전에 1초 정도 정지해서 등 근육과 광배근에 추가적인 부하를 크게 주라고 했을 것이다. 1) 발로 바닥을 밀고 2) 정강이 뒤쪽으로 바벨을 당겨 올리면서 3) 당기는 동안에 어깨를 바 앞에 놓는다고 생각하면 상당히 도움이 될 것이다. 호흡법은 데드리프트와 같다. 당기기 전에 크게 숨을 들이마시고 바벨을 내려놓을 때까지 참는다. 처음에는 60kg 정도로 시작해서 서서히 워크세트 중량을 맞춰 간다.

데드리프트와 홀팅 데드리프트를 같은 날에 할 일은

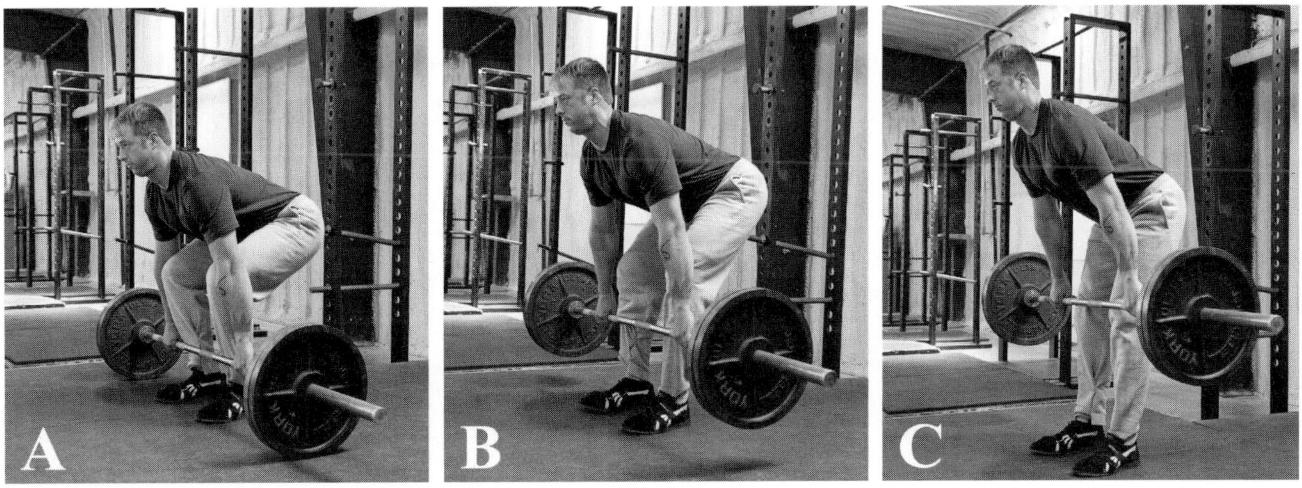

그림 7-1. 홀팅 데드리프트에서 하단(A), 중단(B), 상단(C) 자세.

없을 테니, 스쿼트가 됐건 프레스가 됐건 간에 홀팅 데드리프트를 시작하기 전에 몸을 데워두기는 해야 한다. 홀팅 데드리프트의 웜업은 데드리프트에서와 같다. 홀팅 데드리프트는 고반복일 때 효과적일 것처럼 보이지만, 오히려 짧은 가동범위 때문에 고중량이 더 적합하다. 즉 8회짜리 홀팅 데드리프트 세트에서는 5회짜리 데드리프트 세트에서보다 더 고중량인 1RM의 약 85% 중량까지도 사용할 수 있다는 말이다. 이 정도 중량이라면 워크세트는 한 번으로 족하다.

호흡은 하단에서 일어나는데, 이때 몸은 상체를 앞으로 숙인 '벤트 오버' 자세를 취해야 하므로 운동 중에 가장 큰 문제가 될 수 있다. 시작 자세에서 호흡을 제대로 할 수 없기 때문에 세트의 마지막 반복에 숨이 모자랄 수도 있다는 건 그리 유쾌하지 않은 일이다. 그립은 팔을 쭉 펴고 앞서 말했던 것과 같은 더블 오버핸드 그립이나 클린 그립으로 쥔다. 얼터닛 그립은 1회 고중량 데드리프트를 하는 대회에서는 필요악이겠지만, 어깨 한쪽은 안으로 돌리고 다른 쪽은 바깥으로 돌려서 다수의 반복을 수행하게 되면 어떤 사람들은 견딜 수 없을 정도의 비대칭적인 스트레스가 어깨에 생긴다. 홀팅 데드리프트에서는 1RM 중량을 사용하지 않으면서도 얼터닛 그립보다 힘든 더블 오버핸드 그립을 사용하기 때문에, 악력 운동으로도 사용할 수 있을 만큼 악력 계발에 매우 효과적이다. 다루는 중량이 악력 때문에 늘지 않는 상황이라면 스트랩을 써도 좋고 훅 그립을 활용해도 좋다. 그간 대회에 나가서 얼터닛 그립을 잡고 고중량 데드리프트를 하거나 1RM을 할 때 지장이 없었다면, 바꿔 말해 악력이 강한 편이라면 스트랩을 쓰는 편이 나을 수도 있다.

바벨을 올릴 때 정강이에 붙여 놓는 일에 신경을 써야 한다. 광배근이 이를 맡는다. 홀팅 데드리프트의 경우 하단에서는 '바닥에서 발을 가지고 바벨을 밀어서 들어올린다'고 생각할 수 있고, 바벨이 무릎을 지나는 상단에서는 거의 로우에 가까워진다고 생각할 수 있다. 당연한 얘기겠지만 팔꿈치는 굽히지 말자.

랙 풀

랙 풀은 홀팅 데드리프트와 짝을 이룬다(그림 7-2). 랙 풀은 파워 랙 안에 들어가서 해야 하는데, 이때 바벨이 무릎 아래 적당한 높이에 올 수 있도록 핀을 꽂거나 블록을 대 놓고 해야 한다. 홀팅 데드리프트와 랙 풀이 겹치는 범위는 랙 풀에서 바벨을 무릎 아래 어디쯤에 두는가에 따라 갈린다. 슬개골 바로 아래는 조금 부족하지만 그렇다고 정강이 중간까지 내려가면 굳이 데드리프트를 둘로 쪼갠 이유가 없어진다. 관절에서 약 10cm 아래, 그러니까 경골조면 바로 아래 지점 정도가 가장 적당하다. 홀팅 데드리프트는 그 추진력을 사두근에 크게 의존하는 한편 후면각의 고정을 햄스트링에 맡기는 리프팅 초반부의 훈련임에 반해, 랙 풀에서는 전 과정에서 등을 평평하게 만든 상태로 사두근을 최소로 활용하면서 햄스트링과 둔근을 이용한 고관절 신전에 중점을 두어야 한다. 고관절 신전을 최우선 과제로 두는 랙 풀도 마찬가지로 데드 스톱 상태에서 시작하도록 한다.

랙 풀 스탠스는 데드리프트 스탠스와 같지만 데드리프트 시작 자세보다는 정강이가 더 수직에 가깝다. 바는 데드리프트에서 그 높이로 들었을 때의 자리, 즉 미드풋 위에서 정강이와 맞닿아 있는 무릎 아래쪽에 위치하게 된다. 어깨는 바 앞쪽에 위치한 상태로 바벨이 허벅지로 위로 상당히 올라올 때까지 유지되어야 한다. 이런 면에서 보면 홀팅 데드리프트와 랙 풀은 둘 다 바벨이 무릎 밑에 있을 때 후면각이 바뀌는 데드리프트와 다르다. 등 하부에 과도하지 않은 아치를 만들고 체스트 업을 하면서 요추와 흉추를 모두 스쿼트와 데드리프트에서도 보았던 정상 해부학적 자세로 신전시켜야 한다. 바벨이 정강이 높은 곳까지 올라오면 이 지점에서 골반과 요추를 당기는 햄스트링의 장력이 감소하므로 자세를 더 쉽게 취할 수 있다. 홀팅 데드리프트에서와 마찬가지로 랙 풀에서도 보통은 고중량을 이용하므로 스트랩을 쓰는 더블 오버핸드 그립을 잡는다.

시작 자세에서 어깨는 바 앞에 둔 채 가슴은 올리고 무릎은 전방으로의 이동 없이 제자리를 지키면서 바는 피

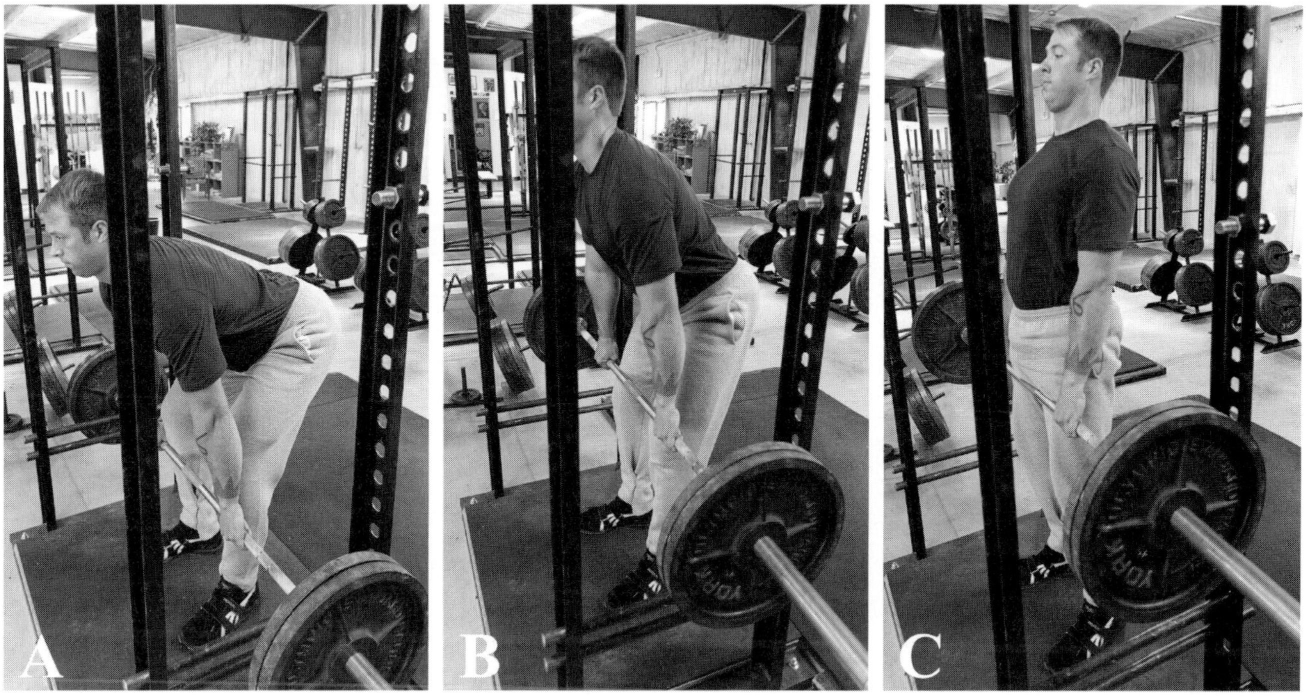

그림 7-2. 랙 풀의 시작(A), 중간(B), 마무리(C).

부와 계속 닿은 상태로 허벅지까지 올린다. 어깨를 바 앞에 놓을 수 없을 만큼 바벨이 허벅지 위쪽으로 올라오면 고관절을 강하게 신전한다. 이 때의 큐는 '엉덩이 밀어!' 정도가 적당할 것이다. 마무리는 데드리프트와 마찬가지로 어깨는 뒤로 보내고 가슴을 들어올리며 무릎과 고관절이 신전된 상태로, 눈은 3~4m 앞 바닥을 바라본다. 과도한 슈러그는 필요하지도 유용하지도 않다. 상단의 마무리에서 필요한 것이라고는 체스트 업 자세를 유지하고 고관절을 앞으로 밀면서 신전하는 것뿐이다. 호흡도 데드리프트와 같아서 매 반복 전에 숨을 들이쉬고 다음 반복까지 참는다. 랙 풀에는 5회짜리 세트가 좋다. 짧은 범위 덕택에 꽤 무거운 중량을 사용할 수 있는데, 랙 풀 5RM이 데드리프트 1RM에 근접하는 것은 드문 일도 아니다. 홀팅 데드리프트와 마찬가지로 랙 풀도 데드리프트에서와 같은 과정으로 웜업을 실행해야 한다.

랙 풀은 제대로 하기 쉬운 만큼 틀리게 하기도 쉽다. 바벨이 무릎을 지나가자마자 무릎을 앞으로 빼서 후면각을 수직으로 만든 다음에 그 각도로 허벅지를 따라 바벨을 끌고 가다 보니 바벨이 수직 궤적을 유지하기는커녕 하중 일부가 허벅지에 걸리도록 하는 사람들이 많다. 이른바 '히치hitch'라고 하는 이런 무릎 이동은 실제로 바벨을 약간 내려가게 하므로 파워리프팅 대회의 데드리프트에서는 허용되지 않는다. 클린의 세컨드 풀에서와 같은 이유, 즉 사두근을 이용해 무릎을 다시 펼 수 있는 두 번째 기회를 얻을 수 있다는 이유로 인해 몸은 저런 행동을 하려고 든다. 하지만 클린과 달리 랙 풀은 특정적으로 햄스트링을 강화할 목적의 훈련이기 때문에 이를 달성하기 위해서라도 등을 평평하게 유지한 채 고관절이 신전되도록 당겨야 한다. 어깨를 바 앞에 두고 무릎은 뒤에 놓으며 바벨이 허벅지에 붙은 채로 충분히 올라 간 후에 고관절을 신전시켜야 함을 명심하다.

바벨 슈러그

바벨 슈러그는 무릎 위에서 시작하는 랙 풀의 일종으로, 데드리프트 상단에서 엉덩이를 앞으로 쏜 지점에서 시작한다. 가동범위가 매우 짧고 좋은 레버리지를 가지는 특성상 바벨 슈러그는 데드리프트 PR보다 45kg 이상 나가는 중량으로 수행할 수 있다. 사실 효과를 보려면 바벨 슈러그는 반드시 고중량으로 해야 한다. 그러나 한편으로 바벨 슈러그는 상급 운동이기 때문에 모든 사람들이 할 필요는 없다. 고중량으로 실시해야 한다는 말은 곧 골밀도, 관절 안정성, 운동 제어 측면에서 아직 그 중량에 적응하지 못한 초보자들로 하여금 올바른 자세로 수행했을 때에도 금세 큰 부상을 입게 할 수도 있다는 말과 같다. 성질 급한 내 친구 놈도 섣불리 바벨 슈러그에 손을 댔다가 6번 경추 극돌기가 부러졌다. 바벨 슈러그(그림 7-3)는 최소 2년 이상의 훈련 경력을 가진 노련한 리프터에게 가장 알맞지만, 파워리프터나 역도 선수가 아니라면 굳이 할 이유도 없다. 그런데도 여기에 포함시킨 것은 혹시라도 없다고 생각하는 독자들을 위한, 말하자면 서비스 차원이다.

준비가 됐다면 파워 랙의 핀을 허벅지 중간 높이에 꽂고 바벨을 여기 얹은 뒤 중량을 60kg으로 맞춘다. 슈러그에서의 동작은 파워클린의 상단과 비슷하기 때문에, 슈러그에 있어서 최상의 웜업은 지금 설정한 중량을 그 위치에서 어깨로 받는 것이다. 이러한 웜업은 곧 이어질 고중량에 대해 올바른 동작 패턴을 확보할 수 있게 하는 한편 초보자들을 솎아낼 수 있게 한다. 핀 위에 완전히 멈춰 있는 60kg짜리 바벨을 쉽게 행 클린 할 수 없다면 고중량 슈러그는 쳐다봐서도 안 된다. 60kg으로 몇 세트를 해 본 다음 원판을 더 얹어서 클린을 5회 시도해 본다. 되면 좋지만 안 돼도 슈러그는 한 셈이다. 이 동작의 메커니즘은 클린의 세컨드 풀과 같으므로 고중량에서 바벨을 어깨 위에 랙 하지 못한다고 해도 나머지 동작은 온전해야 한다. 중량이 올라갈수록 바벨이 움직이는 거리는 줄어들 텐데, 마지막 웜업이나 훈련 세트가 되면 팔꿈치는 채 굽히지도 못한 채 고관절, 무릎, 어깨만 움직일 것이다.

이렇게 무거운 중량을 사용하는 이유는 엉덩이와 다리에서 시작한 일이 슈러그에 쓰이는 근육에 의해 마무리되도록 하기 위함이다. 동작의 핵심은 승모근이 동작 상단에서 개입되도록 스냅을 이용하는 것이다. 바벨을 천천히 핀에서 들어올리면서 가슴을 들고 등 하부는 **아주** 단단하게 잠근 채 팔꿈치를 편다. 그런 다음에 승모근 상단이 뒤통수에 닿을 듯 폭발적으로 어깨를 뒤쪽으로 슈러그한다. 머리를 움직이라는 말이 아니다. 승모근의 슈러그 방향이 귀를 향하는 앞쪽이 아니라 뒤쪽 위로 향해야 한다는 뜻이다. 상단 지점에서 자세를 굳히려고 하지 마라. 매 반복마다 데드리프트 마무리 자세로 바벨을 잡고 다시 핀으로 내리면 된다. 슈러그를 한 다음 행 자세로 잡지 않은 채로 바벨을 떨어뜨리지 마라. 그랬다가는 등이나 고

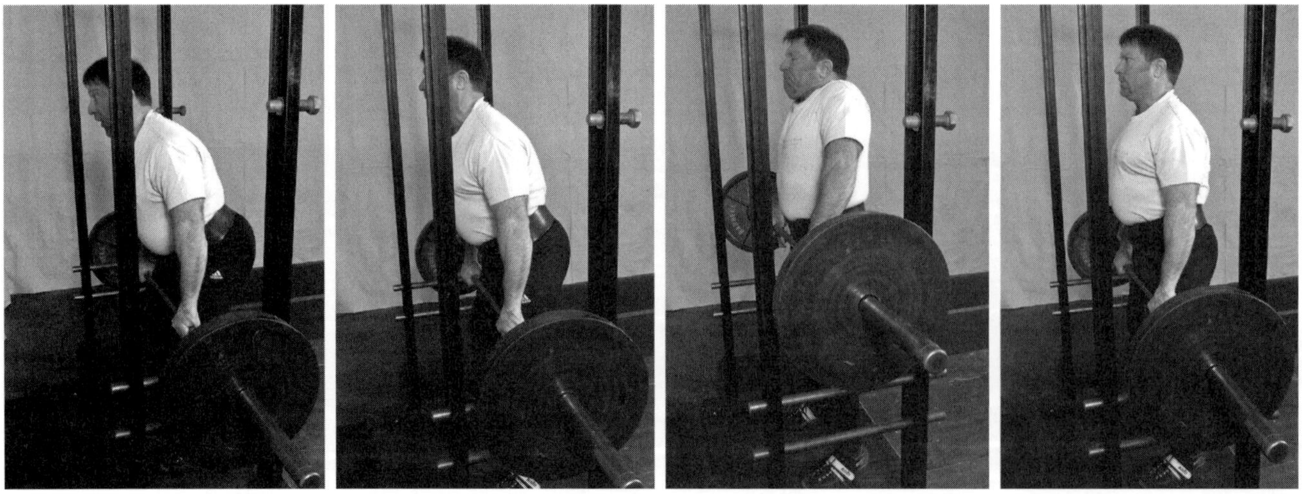

그림 7-3. 바벨 슈러그.

관절을 크게 다칠 수도 있고, 그게 아니라도 바벨이 휘어버릴 수 있다. 매 반복은 핀에서 시작해 핀에서 끝나야 한다. 행에서 시작해 폭발적인 움직임을 동반하지 않는 바벨 슈러그는 틀린 것이다. 엉덩이와 다리의 추진력을 이용해 바벨을 올려 승모근의 슈러그를 만들어 내는 핀에서의 시작 자세는 엄청난 중량을 들 수 있게 하므로 운동의 효율을 극대화시킨다.

고중량 슈러그는 두말할 필요도 없이 승모근을 키운다. 데드리프트 1RM에 해당하는 저중량으로 5회짜리 세트를 수행하면 클린에 도움이 되며, 중량이 무거워지면 데드리프트의 상단 자세에서 승모근을 준비시키는 한편 신경계에도 고중량이 다가오고 있음을 알릴 수 있다. 승모근이 바벨을 상단에서 슈러그 할 때에는 스냅이 반드시 들어가야 하므로 고중량에서는 스트랩을 써야 한다. 웜업이 끝나고 나면 워크세트는 한 번으로 족하다. 반복에 시간이 얼마 안 걸린다고 해도 몇 세트씩 할 경우 그런 무거운 중량을 지지하는 골격계에 걸린 부하는 엄청난 스트레스로 작용한다. 같은 이유로 바벨 슈러그는 훈련 일정에 매우 보수적으로 포함시켜야 하는데, 적절하게 짜인 훈련 프로그램에서는 2주에 한 번 정도면 된다.

파워 랙에 관하여. 랙 풀과 바벨 슈러그는 전적으로 파워 랙에 의존하며, 이들뿐만 아니라 프로그램에 있는 다른 모든 운동도 랙 안에서 할 수 있으려면 디자인은 매우 중요해진다. 좋은 랙은 비싸지 않아야 하고, 오히려 디자인이 단순한 녀석들이 실제로 제일 좋다. 파워 랙에는 바닥이 있어야 하는데, 단순히 바닥 위에 놓여 있는 것이 아니라 사람이 랙 안에 서 있을 때 랙을 고정시켜 줄 수 있는 것이어야 한다. 프레임에 연결된 랙 안쪽의 묵직한 합판 바닥은 리프터의 중량과 바벨에 걸리는 하중이 모두 랙을 안정화시킬 수 있는 역할을 하게 만듦으로써 바벨을 핀 위에 내려 놓을 때 랙이 움직이지 않게 할 수 있어야 한다. 랙의 수직 프레임과 리프터의 거리는 랙의 깊이(앞뒤 수직 기둥 사이의 거리)에 따라 달라진다.

깊이가 얕은 랙은 그저 골칫거리일 뿐이며, 치수가 맞지 않는 랙은 쓰기가 정말 불편하다. 랙은 안에서 스쿼트를 할 수 있을 정도로 깊어야 하며, 앞뒤로 약간의 움직임이 있어도 문제가 되지 않도록 설계 되어 있어야 한다. 본인이 얼마나 조심스럽든 간에 세트 수행 중에 바는 움직이게 마련인데, 이때 기둥 사이가 너무 가까워서 약간의 움직임에도 부딪치면 전체적인 운동의 질이 떨어질 수 밖에 없다. 랙의 깊이가 너무 깊으면 기둥 간의 거리가 멀어지면서 길어진 핀에 탄성이 더 증가하므로 너무 많은 '반동'이 생길 수 있다. 바벨이 핀에서 튀어오르는 것 또한 방해가 되기는 마찬가지다. 그림 7-2에 있는 랙의 깊이는 55cm이다.

랙의 폭이 충분히 넓지 않으면 바벨에 원판을 끼울 때 문제가 된다. 폭이 좁으면 원판을 끼우는 동안에도 비대칭적인 하중이 발생하므로 바벨이 한쪽으로 기운다. 여기에 더해 스쿼트에서 바벨을 좁은 랙에 얹어놓으려면 손에 부담이 많이 간다는 사실은 파워 랙 양쪽 기둥 사이의 폭이 대강 120cm 안팎이어야 좀 더 편하게 쓸 수 있다는 주장의 근거가 된다. 기둥에 나 있는 구멍의 간격은 8cm 이하여야 한다. 이 정도 간격은 되어야 랙 안팎에서 하는 모든 운동에서 그 높이를 세밀하게 조정할 수 있다. (랙에 관해 자세히 알고 싶거나 직접 만들어 볼 계획이 있다면 제8장의 '설비' 꼭지를 참조하도록 한다.)

부분 스쿼트와 부분 프레스

근간이 된 운동의 다른 버전이거나 가동범위 일부만 이용하는 보조 운동을 뭉뚱그려 '부분 운동'이라고 하며, 이 원칙은 스쿼트와 프레스에서도 적용된다. 그러나 스쿼트와 프레스는 근본적으로 운동의 성질이 다르기 때문에 이 원칙에 다르게 반응한다. 스쿼트와 데드리프트는 바벨의 위치에도 차이가 있으나, 후자가 신장반사 없이 시작한다는 점에서 다른 운동이다. 스쿼트의 하단 자세에서 고관절각과 무릎각은 이미 데드리프트 시작 자세에서보다 훨씬 작으므로 가동범위가 더 길어지는데, 이러한 긴 가동범위가 역학적으로 불리하다는 점 또한 스쿼트와 데드리프트를

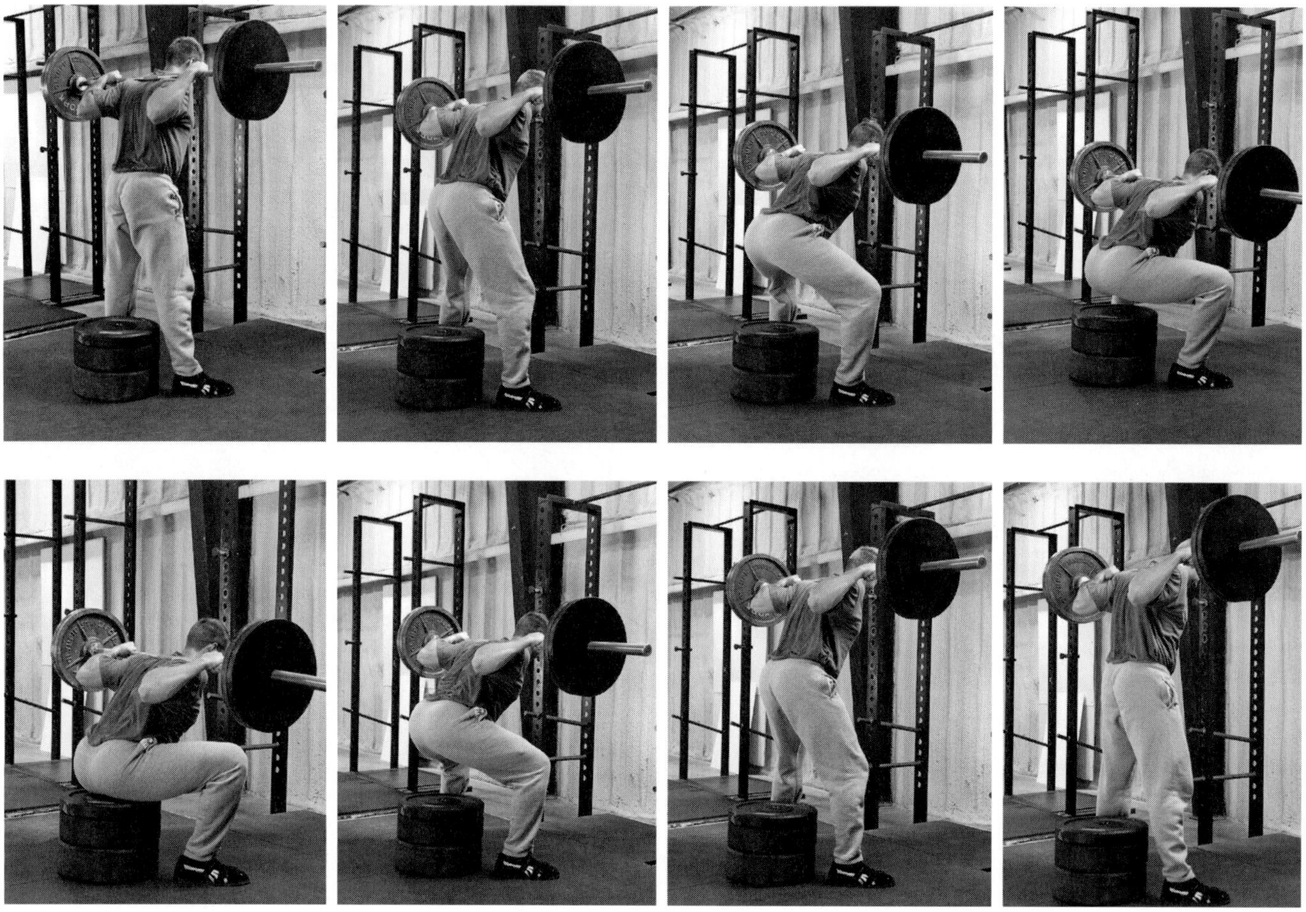

그림 7-4. 범퍼 플레이트를 쌓아놓고 하는 박스 스쿼트. 굳이 원판이 아니라도 튼튼한 대용품이 있으면 대신 쓸 수 있다.

확실히 구별하는 기준이 된다. 이런 역학적 불리함을 완화해 주는 것이 바로 햄스트링, 둔근, 내전근의 신장반사로 인한 하단에서의 반동이다. 이러한 신장반사의 도움을 받지 않고 수평 바로 아래, 수평보다 많이 아래, 수평 바로 위와 같은 다른 자세에서 데드 스톱을 포함시켜 하는 스쿼트는 꽤나 쓸모가 있다. 정지 구간이 포함되면 상방 추진은 굉장히 힘들어지는데, 가령 수평 아래에서 정지하는 5회 1세트의 박스 스쿼트의 중량은 1RM의 50~60%에 지나지 않는다. 데드 스톱에서 출발하는 이런 자세에서의 스쿼트를 강화하다 보면, 하단에서 신장반사에 의한 반동 없이 바벨을 출발시키기 위해 만들어 낸 폭발력은 반동을 쓰는 보통의 스쿼트를 한층 강화시켜 준다.

정지 스쿼트paused squat. 정지 스쿼트에는 박스를 쓰는 방식과 파워 랙을 쓰는 방식이 있다. 박스 스쿼트는 수 세대에 걸쳐 효율성을 증명한 오래된 훈련법이다. 앉았을 때의 안전을 담보하기 위해 박스는 리프터의 발보다 한 발짝 뒤의 플랫폼 위에 설치한다. 박스는 말 그대로 나무나 금속으로 만들어진 박스나 플라이오메트릭에 쓰는 점프 박스를 쓸 수도 있고 아니면 범퍼 플레이트를 쌓아서 대신할 수도 있다. 높이는 조절이 가능해야 하며, 플랫폼이나 리프터의 엉덩이에서 미끄러지면 안 되고, 지옥불에도 끄떡없는 내구성을 갖추고 있어야 한다. 스탠스는 일반적으로 스쿼트에서와 같은데, 내전근의 신장이 데드 스톱에서의 출발에 기여할 수 있도록 약간 넓은 스탠스를 취하는 것도 나쁘지 않다.

뒤로 가서 엉덩이를 내렸을 때 박스와 강하게 밀착되

는 지점까지 랙에서 바벨을 들고 조심해서 뒷걸음질친다. 박스에 따라 거리는 다를 수 있지만 일반적으로 뒤꿈치는 박스 앞쪽 모서리와 평행하게 놓여야 한다. 범퍼 플레이트를 쌓아놓고 한다면 원판의 둥근 앞쪽 모서리보다 발을 약간 뒤에 놓을 수도 있다. 이 상황에서의 스쿼트는 정확한 자세보다 과장해서 엉덩이를 뒤로 빼고 무릎을 옆으로 벌리는 데에 많은 신경을 써야 하므로 몸을 앞으로 충분히 기울여 균형을 유지할 수 있도록 하자. 이렇게 과장된 자세가 필요한 이유는 데드 스톱에서 반동 없이 수평 아래에 정지한 엉덩이를 위로 추진시켜야 하기 때문이다. 스탠스의 차이는 이렇게 반동 없이 과장된 힙 드라이브를 만들어낼 때 하단 자세에서 긴장이 요구된다는 점이 반영된 것이다.

원판이 잔뜩 얹힌 바벨과 박스 사이에서 등에 무지막지한 압축력을 쏟아붓고 싶지 않다면, 엉덩이가 박스를 때리지 않도록 천천히 내려가면서 조심스레 박스에 하중을 실어야 한다. 그렇게 1~2초 정도 멈췄다가 엉덩이를 추진시키며 강하게 올라간다. 공기의 지지력을 유지하기 위해 하단 자세에서는 숨을 내쉬지 않는다. 박스 스쿼트의 하단에서만큼 공기의 지지력이 필요한 순간을 찾기도 쉽지 않을 것이다. 반복수 및 세트 수는 어떤 효과를 원하는지에 따라 달라질 수 있다. 박스의 높이는 수평보다 낮을 수는 있지만 절대로 수평보다 높아서는 안 된다. 앞서 언급한 것처럼 깊이가 깊을 때에는 저중량을 쓰되, 박스가 높아 깊이가 낮을 때에는 스쿼트 1RM을 크게 상회하는 중량을 쓸 수도 있다. (이것만으로도 스쿼트에서 수평 이하로 내려가는 것이 얼마나 중요한지 알 수 있다. 얕은 스쿼트는 전체 가동범위를 쓰지 않기 때문에 훨씬 많은 중량도 쉽게 들 수 있다. 고작 5cm가 이런 차이를 만들어 낸다.)

1960년대 캘리포니아 컬버 시의 웨스트사이드 바벨에서 만들어진 박스 스쿼트의 변형인 '락킹 박스 스쿼트'는 힙 드라이브를 써서 박스에서 일어나기 전에 등을 약간 흔들어서 중량이 발에서 잠깐 떨어졌다가 돌아오는 방식을 취한다. 그렇지만 박스 스쿼트는 경험이 부족하거나 신체적으로 미숙한 훈련자들이 했을 때 큰 부상을 야기할 수 있는 상급 운동임을 명심해야 한다. 고등학교 코치들은 무턱대고 허락하기 전에 박스 스쿼트에서 박스와 바 사이의 척추에 압축력이 가해질 위험이 매우 높다는 점을 반드시 잘 알고 있어야 한다. 준비가 안 됐으면 하지 마라. 나중에 나에게 책임지라고 해 봐야 소용없다.

랙 안에서의 부분 스쿼트 바벨이 하단에서 도달했으면 좋겠다 싶은 높이에 핀을 꽂아 두고 파워 랙 안에서 부분 스쿼트를 하는 방법도 있다. 여기에 또 두 가지 방법이 있다. 쉬운 방법은 원하는 높이에 핀을 꽂고 랙 안에 걸쇠를 끼운 다음, 바벨을 걸쇠에서 내려 스쿼트를 해 내려가 핀에서 데드 스톱을 한 뒤에 올라오는 것이다. 이 방식을 사용하면 몸을 단단하게 굳힐 수 있을 뿐만 아니라, 하단으로 내려갈 때 나중에 반동에 쓸 요량이 아니더라도 약간의 탄성 에너지를 저장함으로써 신장성-단축성 순서의 효과를 보존할 수 있다. 어려운 방식은 원하는 하단 자세의 높이에 꽂힌 핀에 바벨을 놓은 다음, 쪼그리고 그 밑에 들어가서 스쿼트 하단 자세를 잡은 뒤 제대로 데드 스톱이 된 상태에서 스쿼트를 해 올라가는 것이다. 이 방식은 낮은 깊이로 하면 중량이 낮아도 정말 힘들다. 박스 스쿼트에서와 마찬가지로 바벨을 놓은 위치가 수평보다 높으면 난이도는 낮아지지만, 이 경우 사두근은 너무 많이 동원되는 반면 뒷면사슬의 근육들은 너무 적게 동원되므로 나중에는 무릎만 아파진다.

바벨을 핀에서 튕기며 올라오면 햄스트링과 내전근이 만들어냈어야 할 반동이 대체되므로 랙에서 운동을 하는 목적을 무색하게 만든다. 바는 핀까지 내려서 완전히 멈춘 다음에 올려야 한다. 핀에서의 데드 스톱 상태는 박스 스쿼트에서와 마찬가지로 척추에 압축력이 가해질 위험 없이 초반 폭발력을 훈련할 수 있는 기회를 제공한다. 박스나 핀까지 제대로 내려갔다면 하단에서 몸을 단단히 굳히기가 더 쉬운데, 만일 상단에서 취했던 올바른 자세를 유지할 수 없을 만큼 하단에서 몸이 구겨져 있으면 효율적인 자세를 갖추기 힘들어진다. 각각의 방식에는 장단점이 있지만, 부분 스쿼트를 할 정도 수준이 되면 어떤 운동이 더 적합

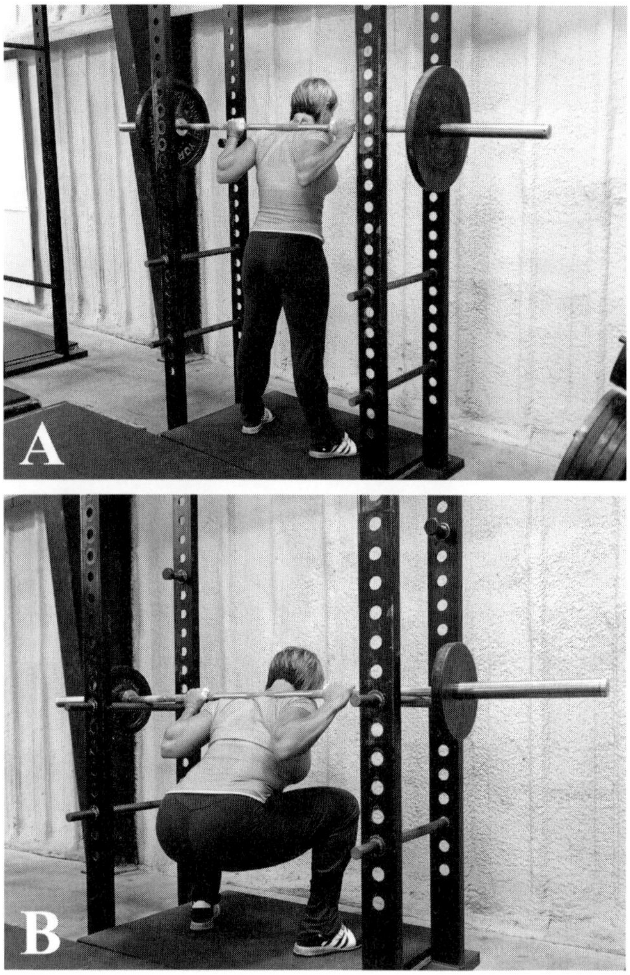

그림 7-5. 랙에서 스쿼트를 하는 두 가지 방법. (A) 상단 자세에서 시작하면 신장반사를 일으키지 않는다 해도 신장성 수축이 단축성 수축을 보조하기 때문에 보다 많은 중량을 다룰 수 있다. (B) 바벨이 랙의 안전핀에 놓인 하단 자세에서 시작하면, 동작을 수행하기 가장 힘든 데드 스톱에서 단축성 수축이 진행되기 때문에 난이도가 올라가고, 따라서 중량 또한 감소하게 된다.

한지 느낌이 올 것이다. 그저 하나만 기억하면 된다. **이런 스쿼트는 초보자용이 아니다.**

데드리프트에서나 볼 수 있는 고관절각과 무릎각을 사용하는 하프 스쿼트가 여기에 없다는 점은 눈여겨보아야 한다. 하프 스쿼트는 해부학적인 근거가 없기 때문에 시작과 정지 자세가 제멋대로이다. 풀 스쿼트의 경우 최대 깊이에서 햄스트링과 내전근이 완전히 신전된다는 점에서 효과가 있지만 하프 스쿼트의 깊이에서는 얻을 것이 하나도 없다. 스쿼트를 강화할 수 있는 보조 운동의 자세는 전체 가동범위에 근접해 있어야 한다. 하단에서 중간까지만 올라갔다가 다시 내려가는 스쿼트나 하단에서의 정지 단계를 통해 반동을 죽이는 스쿼트는 유용하다. (스쿼트의 위쪽 절반은 역학적으로 쉬운 부분이기 때문에 아래쪽 절반을 강화하면 자연히 쉬워지지만 그 역은 성립하지 않는다.) 하지만 데드리프트를 쪼갠 것처럼 스쿼트를 위쪽과 아래쪽으로 절반씩 나눠서 훈련하는 것은 매우 비생산적이다. 데드리프트는 쉬운 부분이 없기 때문에 둘로 쪼개서 훈련해도 성공적인 훈련이 가능하지만 스쿼트는 이와 달라서 위쪽은 별도의 훈련이 필요하지 않고, 하프 스쿼트는 무릎을 힘들게 하며, 하반부가 가장 힘든 부분이기 때문이다.

부분 프레스와 부분 벤치프레스. 데드리프트와 마찬가지로 프레스도 각 세트의 첫 번째 반복이나 1RM 수행에서 데드 스톱으로 시작한다. 따라서 핀으로 높이를 조절할 수 있는 랙 안에서의 부분 프레스도 매우 유용한 보조 운동이 될 수 있다. 랙에서는 눈높이에서부터 팔꿈치를 편 락아웃 높이에 이르는 모든 자세로 데드 스톱에서의 폭발력을 훈련할 수 있다. 한편 벤치프레스는 랙 안에서의 스쿼트와 마찬가지로 데드 스톱을 포함한 버전의 보조 운동을 추가함으로써 일반적인 벤치프레스에서의 반동 효율을 높일 수 있다.

부분 프레스에서는 (어깨 바로 위) 턱 아래부터 락아웃 바로 아래에 이르는 높이 사이에 핀을 꽂고 표준 프레스 그립으로 바벨을 잡은 다음, 팔꿈치 자세를 가다듬고 체스트 업을 하며 바벨을 얼굴에 가깝게 둔다. 바벨이 핀에서 떨어지기 전에 바벨을 꽉 쥐고 팔꿈치와 어깨에 힘을 준 다음 들어올린다. 바 밑에서 몸통이 제대로 움직이고 있는지 확인해야 한다. 핀이 꽂힌 위치가 높아질수록 더 많은 중량을 다룰 수 있다. 다만 고중량일수록 상단에서의 안정성이 떨어지므로 과도한 레이백을 피하기 힘들 뿐만 아니라 어깨와 복근에 더 많은 스트레스가 주어진다. 여기서 벨트를 사용하는 것도 괜찮다.

부분 프레스를 할 때는 프레스에서보다 무거운 중량으로 너무 많은 세트를 하려는 욕망을 떨쳐버려야 한다. 특히 처음이라면 더더욱 그래야 한다. 많은 사람들의 스티킹

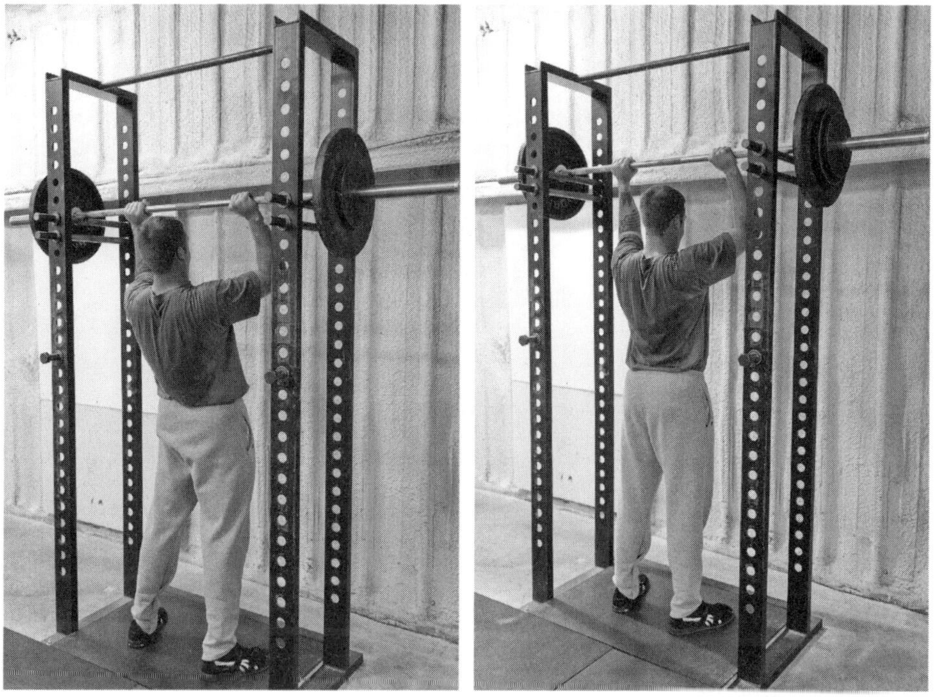

그림 7-6. 각기 다른 가동범위를 활용한 랙에서의 프레스.

포인트인 삼각근에서 삼두로의 전환 지점, 즉 이마 상단 정도의 높이에 핀을 꽂아두면 부분 프레스로 좋다. 일반론적으로 이야기하자면 원래 동작의 스티킹 포인트에 적용된 부분 운동은 굉장히 유용하며, 사실 대부분의 부분 운동이 그 목적에 맞게 만들어져 있다. 반복수는 3세트에서 10세트까지 달라질 수 있지만 그렇다고 볼륨에 목을 매면 안 된다. 데드 스톱에서의 세트는 어깨를 지치게 하니, 가급적이면 중량을 설정하고 원하는 수 만큼의 반복을 끝마친 다음, 중량을 잘못 설정했다 싶으면 조정은 다음 워크아웃 때 하자.

벤치프레스도 마찬가지로 랙 안에서 가슴 위 원하는 높이에 꽂힌 핀에 바벨을 올려놓고 수행하면 된다. 바 밑에서 올바른 자세를 취할 수 있도록 벤치를 랙 중앙에 정확히 놓은 다음, 머리, 가슴, 팔꿈치의 위치가 바벨을 가슴에서 밀어 올릴 때와 같을 수 있도록 세팅하고 눕는다. 부분 프레스에서 그랬듯이 핀에 놓인 바벨을 밀어 올리기 전에 팔꿈치와 어깨에 힘을 주어야만 올바른 기법이 나올 수 있을 뿐만 아니라 상완골의 건 부착점에 과도한 동적 충격이 가해지는 것을 막을 수 있다. 프레스나 벤치프레스 모두 5회짜리 세트를 수행하면 되는데, 다시 한 번 말하지만 부분 운동이니만큼 고중량 세트는 한 번만 하기 바란다. 고중량 부분 운동은 많은 스트레스를 가하므로 과도하게 했다가 흉근 부착부에 건염이 생길 수 있기 때문이다. 또한 어깨는 부상을 당하기 쉬운 동시에 무릎이나 엉덩이보다 과도하게 사용할 가능성이 높은데, 빈도나 볼륨이 높은 고중량 데드 스톱 운동은 부착점에 상당히 심각한 염증을 일으킬 수 있다. 하지만 짧은 가동범위에 의한 고중량에 정신이 팔리지만 않는다면 부분 벤치프레스를 통해 더 강해질 수 있다.

부분 벤치프레스도 상단의 락아웃 자세에서 시작할 수 있는데, 이때는 스쿼트에서와 마찬가지로 랙 안쪽으로 락아웃 높이에 걸쇠를 끼운 다음, 바벨을 랙에서 빼 핀까지 내리고 정지한 뒤 추진해 올리면 된다. 역시 스쿼트에서와 마찬가지로 핀의 반동을 이용하면 운동의 목적이 무색해진다. 데드 스톱을 통해 스티킹 포인트를 넘어설 수 있다는 것이 이러한 일련의 행동을 하는 이유임을 다시금 되새기도록 하자. 정지 구간에 있을 때 바벨이 핀 위에서 움직이지 않도록 잘 통제해야 한다. 이런 버전의 벤치프레스가

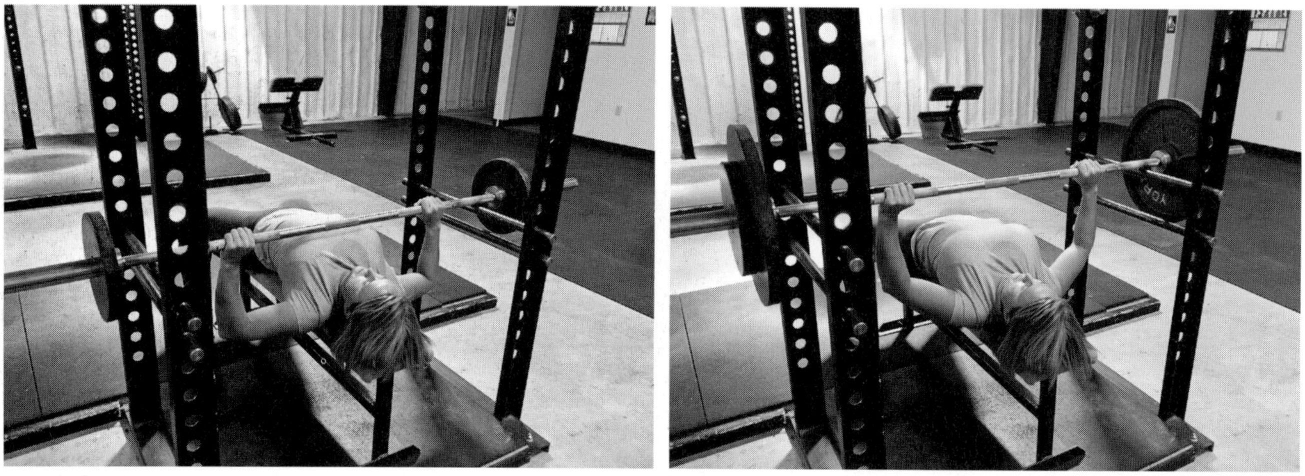

그림 7-7. 랙에서 벤치프레스를 하면 가슴으로부터의 높이 조절이 가능하기 때문에 더 많은 중량을 다룰 수 있다. 단, 과도한 사용으로 인해 지나치게 많은 스트레스가 유발되는 것은 아닌지 예의주시해야 한다.

널리 쓰이는 건 아니지만 못 할 이유도 없다. 보다 널리 쓰이는 방식으로는 다양한 두께의 나무토막을 가슴 위에 올림으로써 부분 동작의 가동범위를 조절하는 보드 프레스가 있다. 이 운동은 (가슴에서 바벨을 올리는 것을 돕는) 벤치프레스 셔츠가 경기에서 당연스레 쓰이게 된 이후에 벤치프레스의 상단부를 강화하기 위해 개발되었다. 보드 프레스에 파워 랙은 필요 없지만 나무토막을 올리고 빼 줄 보조자는 필요하다.

이런 여러 버전의 운동들은 모두 오랜 시간에 걸쳐 수많은 사람들에 의해 개발되었으며 그 성공의 정도에도 차이가 있다. 하지만 결국은 좋은 자세, 운동의 바람직한 결과와 기능에 대한 이해, 현명한 중량 선택이 핵심이다.

따라서 원래의 동작이 데드 스톱에서 시작하든 신장반사를 이용하든 간에 모든 기본 운동의 부분 운동은 데드 스톱에서 출발하는 것이 유용해 보인다. 데드리프트와 프레스의 부분 운동은 근간이 된 운동의 역학을 모방해 가동범위 내의 다양한 자세에서 데드 스톱을 훈련한다. 반면 스쿼트나 '찍고 가는' 벤치프레스의 부분 운동은 신장반사 없이 상방으로의 동작을 만들어 낸다. 어떤 방식이 됐건 도움은 된다.

하지만 부분 운동은 근간이 된 운동을 대체할 수 없다. 대부분의 일은 전체 동작에서 일어나고 부분 동작은 그저 보조 역할만을 할 뿐이다. 부분 동작이 전체 동작을 대체할 수 있었다면 아마 벌써 대체되어 있었을 것이다. 당연한 사실이겠지만 전체 동작에는 부분 동작에 포함되지 않는 근육과 근신경계의 세부적인 사항이 포함되어 있으며, 따라서 부분 동작은 성과 향상 측면에서 전체 동작에 비해 열등하다. 데드리프트만 해도 부분 데드리프트보다 완전한 데드리프트가 낫다. 데드리프트에 있어 훈련에 필요한 기술적인 측면이 있기 때문에 부분 데드리프트를 실행하는 것이며, 노련한 리프터들만이 동작이 더 크고 어려운 완전한 데드리프트 훈련을 홀팅 데드리프트나 랙 풀로 대체할 수 있다. 중량이 크고 더 힘든 동작에서 실행할 수 있는 부분 운동들은 완전한 운동보다 더 크거나 특정적인 스트레스를 가하는 게 목적이다. 이런 부분 운동들은 적절한 조건 하에서 운동 방법과 이유를 정확하게 이해하고 있는 숙련된 훈련자에 의해, 그것도 가끔씩 행해져야 한다.

변형 스쿼트

기본 바벨 스쿼트의 변형 동작 가운데 짚고 넘어가야만 하는 것들이 몇 가지 있다. 올림픽 스쿼트라고도 하는 하이 바 스쿼트와 프론트 스쿼트는 보조 운동으로 널리 사용되고 있다. 이런 운동들은 백스쿼트의 부분 운동이라기보다는 스쿼트를 대체할 만한 운동으로서, 필요한 경우 스쿼트를 대체할 수 있다. 이에 관련된 의견이 분분하기는 하나 모든 것을 알고 싶어하는 사람들이 있어 이 자리에서 소개하도록 한다.

올림픽 스쿼트

본서에서 설명했던 로우 바 자세보다 올림픽 스쿼트를 더 선호하는 코치들이 많다. 올림픽 스쿼트에는 지도가 딱히 필요 없기 때문이다. 승모근 상부에 바벨을 올리고 실시하는 올림픽 스쿼트(또는 하이 바 스쿼트)은 특별한 주문이 없을 경우 자연스럽게 취하게 되는 동작으로서, 스쿼트 하단에서 의식적으로 뒷면사슬을 동원하려고 하지 않으면 무릎이 앞으로 나오는 하이 바 스쿼트 자세가 된다. 코치가 학생들에게 "용상이랑 인상이 기술 많이 필요한 거 알지? 나 지금 잘 하는 애들한테 그거 가르치느라 바쁘니까 저기 랙에 가서 스쿼트 좀 하고 있어."라고 말한다면, 다시 말해 가르쳐 주지 않고 스쿼트를 시킨다면 대부분의 학생들은 하이 바 스쿼트를 할 것이다. 지도학생이 많은 코치의 경우에도 바 위치와 같은 민감한 문제에 대한 지도를 할 필요가 없거니와 동작 실수의 가능성을 낮출 수 있기 때문에 하이 바 스쿼트를 연습하도록 시킬 것이다.

어깨에 유연성이 떨어지는 사람이나 만성적인 어깨 문제를 갖고 있는 나이 든 사람에게는 하이 바 스쿼트가 더 쉬울 수 있다. 이런 사람들은 이렇게라도 스쿼트를 하는 편이 아예 안 하는 것보다는 확실히 낫다. 어깨 유연성이 개선되는 일도 물론 있지만, 나이든 사람은 관절낭 내부에 변형이 생겼다면 유연성이 향상될 가능성이 거의 없기 때문이다. 로우 바 자세가 바람직한 이유는 이미 앞에서 이야기한 바 있으니, 이번에는 하이 바 자세를 대안으로 설정해야만 하는 이유에 대해 알아보겠다.

하이 바 자세는 등 상부의 스트렝스에 의존하는 체스트 업 유지에 더 많은 신경을 써야 한다. 또한 등이 수직에 가까우므로 등이 길어서 생기는 문제가 줄어든다. 어떠한 형태의 스쿼트에서도 균형을 이루려면 바벨이 미드풋 위에 있어야 한다는 점은 이런 수직 자세를 강하게 요구하는 이유가 된다. 하지만 수직에 가까운 등과 닫힌 무릎각에서는 고관절이 이미 신전되어 있고 무릎이 더 굴곡되어 있기 때문에 햄스트링의 참여도가 떨어진다. **무릎이 앞으로 나올수록 고관절의 개입은 줄어든다.** 이 모든 자세상의 불리함과 함께 레버리지 측면에서의 약점은 올림핏 스쿼트에서의 중량을 로우 바 스쿼트보다 가볍게 해야 할 필요성을 낳았다. 하이 바 자세가 유용하다고 생각한다면 하이 바 스쿼트를 기본으로 하되 가슴을 수직으로 세우는 데에 집중해야 한다. 여기에서는 힙 드라이브가 크게 감소하기 때문에 앞서 배웠던 큐를 활용하는 것이 딱히 좋지는 않을 것이다.

프론트 스쿼트

프론트 스쿼트는 별개의 운동이다. 몇 가지 이유가 있다(그림 7-8). 스쿼트와는 많은 부분에서 다르기 때문에, 아직 스쿼트를 배우고 있는 초보자라면 프론트 스쿼트는 하지 말아야 한다. 프론트 스쿼트는 스쿼트와 다른 운동 모델을 사용한다. 다시 말해 엉덩이가 강조되는 스쿼트와 달리 프론트 스쿼트의 핵심은 무릎과 가슴이다.

두 운동의 차이는 전적으로 바벨의 위치에 기인한다(그림 7-9). 어떤 스쿼트에서든 균형을 잡으려면 상단 자세에서건 전체 가동범위에 걸쳐서건 간에 바는 미드풋 위에 있어야 한다. 로우 바 스쿼트에서는 바벨의 궤적을 미드풋 위에 수직으로 유지하기 위해 각자의 몸 길이에 따라 30도에서 50도 사이의 후면각을 유지해야 한다. 그러나 프론트 스쿼트에서는 팔꿈치를 올려 손으로 가둔 바벨이 전면삼각근에 얹혀 있기 때문에, 바벨을 미드풋 위에 두면서도 어깨에서 떨어지지 않게 하려면 후면각이 거의 수직에 가까워야 한다. 중량이 너무 무거워서 스쿼트를 하지 못하거나 등을 수직으로 유지할 수 없다면 프론트 스쿼트는 실패한다. 둘 중 어떤 경우든 바는 앞으로 떨어지고 만다.

한편 등이 거의 수직을 유지해야 하기 때문에, 이 자

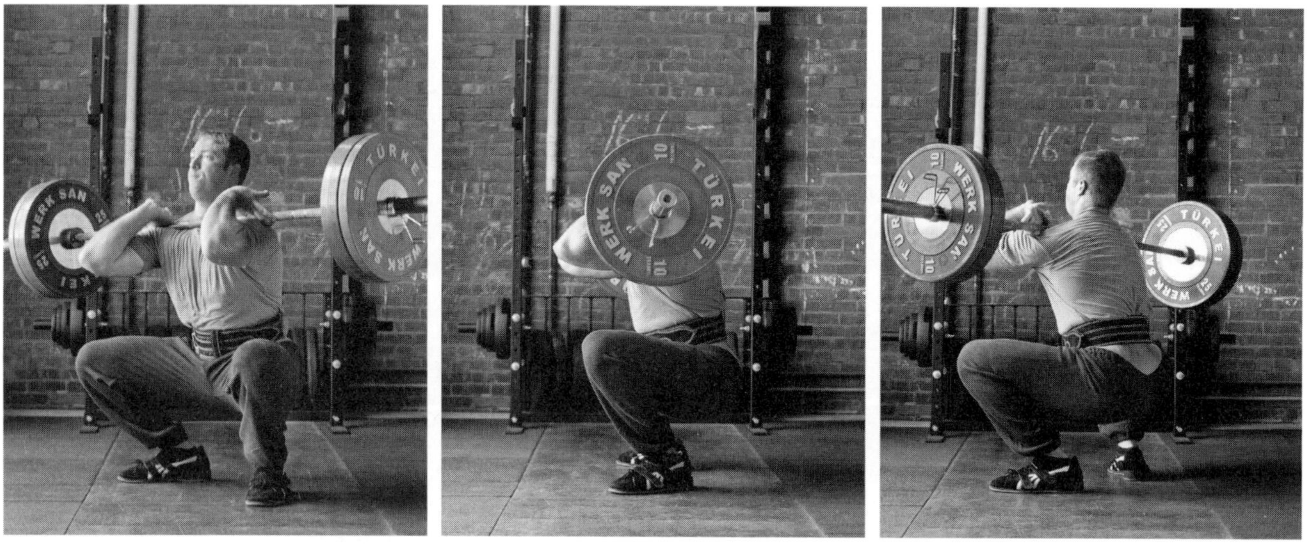

그림 7-8. 다른 각도에서 본 프론트 스쿼트. 가파른 후면각과 미드풋 위의 바 위치를 확인하자.

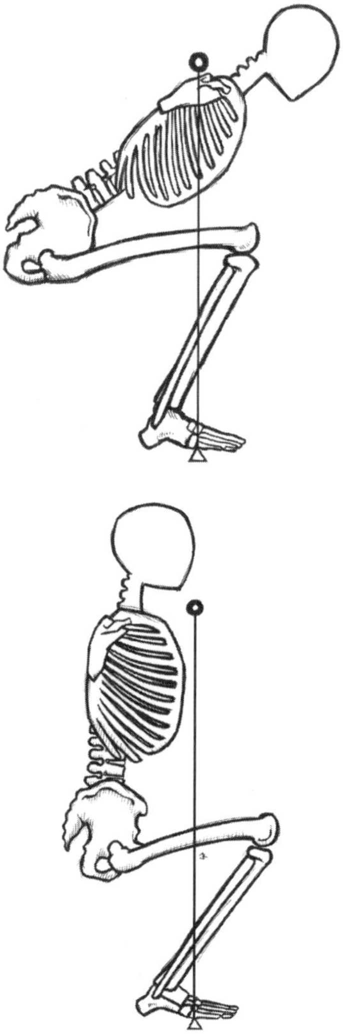

그림 7-9. 두 가지 스쿼트에서 바벨의 위치가 후면각, 무릎각, 고관절각에 미치는 영향.

세를 보다 용이하게 하는 차원에서 무릎은 프론트 스쿼트 초반부에 앞쪽(이면서 바깥)으로 밀리고 엉덩이는 계속 바 밑에 있어야 한다. 이 조합으로 인해 경골이 스쿼트에서보다 더 수직에 가까워지며, 엉덩이와 등 하부는 물론이거니와 무릎과 발목 주변의 동작 메커니즘에도 눈에 띄는 변화가 발생한다.

바벨의 위치에 따라 하단에서의 상방 추진을 하는 방식도 달라진다. 로우 바 스쿼트에서는 초반에 의도적으로 강력한 힙 드라이브를 만들어 낸다. 하단 자세에서 엉덩이를 수직으로 추진시키며 둔근, 햄스트링, 내전근이 더 효율적으로 수축할 수 있게 하는 것이다. 바벨이 충분히 낮아져서 후면각이 잘 잡히는 경우에 이러한 힙 드라이브가 가능해진다. 바벨을 등에 얹은 채로 엉덩이를 위로 추진시킬 때에는 후면각을 유지하면서 가슴을 그 자리에 고정시키기만 하면 된다.

그러나 힙 드라이브는 프론트 스쿼트에서 쓸모가 없다. 후면각이 수평에 가까울 때에는 엉덩이가 둔근 상단, 천골, 등 하부의 가장 낮은 부분의 '표면'이 되므로 코치가 손을 대서 리프터에게 그 부분을 인지시킬 수 있다. 코치가 이 부분에 손을 대며 "밀어 올려"라고 말하는 것은 동작을 만들어내는 근육의 수축 효율을 크게 높이는 촉각 큐

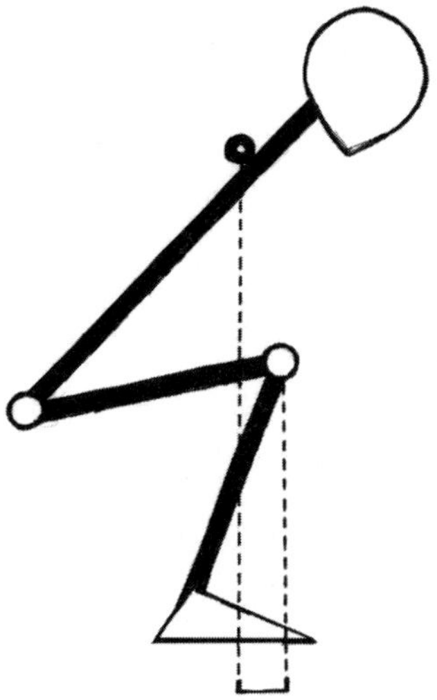

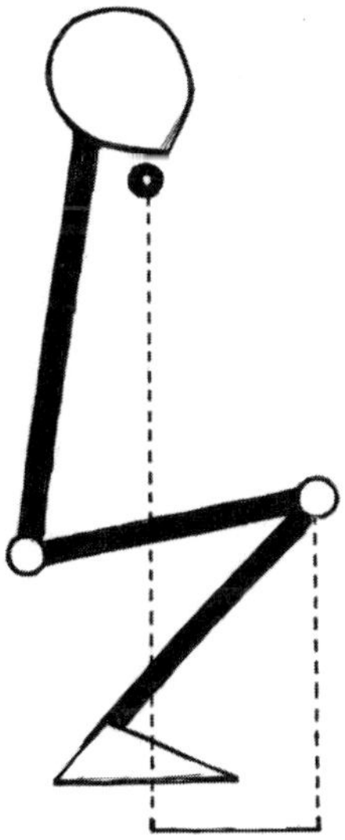

그림 7-10. 프론트 스쿼트에서 등을 수직으로 만드는 무릎의 위치는 경골에 모멘트 암을 만든다. 이 현상은 스쿼트에서 그리 두드러지지 않는다. (M.A. = 모멘트 암)

가 될 수 있다. 하지만 프론트 스쿼트에서는 엉덩이가 거의 바 밑에 있기 때문에 큐를 받기 어렵다. 오히려 팔꿈치를 따라 가슴과 어깨에서 끝나는 몸통 기둥이 큐를 받기에 적합하다. 프론트 스쿼트를 포함한 모든 변형 스쿼트의 경우, 고중량을 다루다 보면 초반에 어느 정도의 힙 드라이브가 생길 수도 있다. 후면각을 조절하지 않는다면 고관절은 그 이상으로 신전되지 않는다. 그러나 가슴, 어깨, 팔꿈치에 집중해서 바벨을 내릴 때에도 이들을 중심으로 추진력을 만들어 내면, 고중량의 프론트 스쿼트를 할 때 필요한 수직 자세를 유지할 수 있다. 프론트 스쿼트에서의 초점과 스쿼트에서의 초점은 그 위치와 동작 방식에 있어 확연히 다르다. 혼란스러울 일이 없을 정도로 차이가 큰데도 사람들이 혼란스러워하는 일이 많기 때문에, 프론트 스쿼트를 배우고 싶다면 먼저 스쿼트의 동작 패턴을 몸에 완전히 익혀야 한다.

프론트 스쿼트가 이렇게 근본적으로 다른 자세를 가지기 때문에 스쿼트와 다른 효과를 낼 것으로 기대할 수도 있다. 실제로 프론트 스쿼트는 등, 엉덩이, 다리에 효과가 있다. 또한 수직에 가까운 프론트 스쿼트에서의 등은 스쿼트의 수평적인 등에서보다 더 직접적으로 척추에 압축력을 만들어 내는 것처럼 보인다. 그러나 이것은 절반만 사실이다. 프론트 스쿼트에서 등 하부가 거의 수직인 것은 사실이지만 중량이 앞쪽 멀리에 고정되어 있기 때문에 오히려 등 상부가 힘들어진다. 바벨의 위치와 상관없이 백스쿼트에서는 바벨을 지지하는 근육 위에 바벨이 얹혀 있었다. 반면 프론트 스쿼트에서 바는 가슴을 가로질러 놓이는데, 덩치가 큰 사람의 경우 그 거리가 30cm 이상일 수도 있다. 이 거리는 흉추 신전을 유지하는 근육이 역학적으로 극복하지 않으면 안 되는 모멘트 암이 된다(프론트 스쿼트를 처음 하고 나서 견갑골 사이에 통증을 느끼는 리프터가 많은 것은 이 때문이다). 또한 바벨이 엉덩이 앞에 위치함으로 인해 비록 그 길이가 스쿼트에서만큼은 길지 않고 중량이 낮은 상황에서는 덜하다 해도 어쨌거나 고관절에 모멘트 암이 발생한다. 따라서 등 하부가 수직을 이루더라도 흉추 기립근은 해야 할 일이 많다. 실제로 일어나는 일은 등 하부의 압축력이 등 상부의 모멘트로 바뀌는 것이므로 사실상 보기보다 단순하지만은 않다고 할 수 있다. 프론트 스쿼트에서 요추에 걸리는 하중은 (중량이 적어졌을 테니) 상부 기립근이 자세를 유지하기만 한다면 견딜 만하기 때문에 프론트 스쿼트에서 등 하부가 더 편안해진다고 느끼는 사람들이 많다. 하지만 이 사실은 프론트 스쿼트가 덜 효율적인 등 운동이라는 증거이기도 하다.

프론트 스쿼트에서 신경 써야 할 부분은 등이 아니라

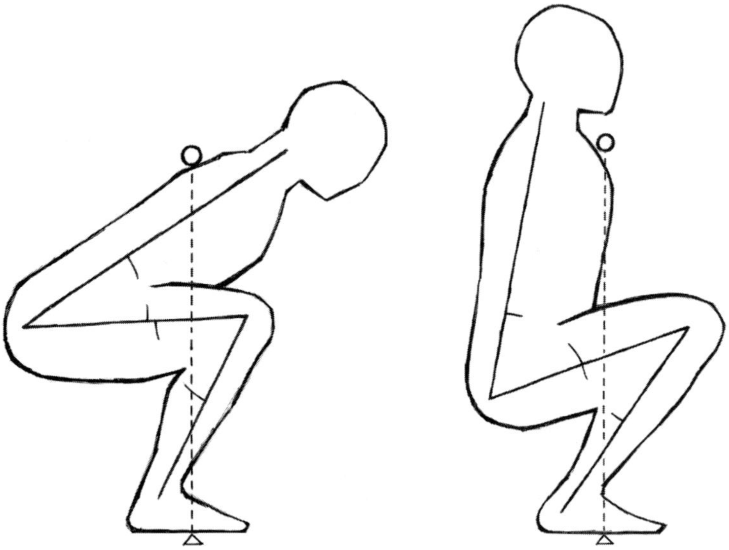

그림 7-11. 스쿼트와 프론트 스쿼트의 차이는 바벨의 위치에 의해 결정된다. 그에 따라 기준각과 동작에서의 생체역학적 효과가 달라지게 되므로 두 운동의 훈련 효과에 차이가 발생한다.

무릎이다. 등을 수직으로 만들려면 엉덩이를 바 밑에 갖다 놓아야 하므로 무릎이 앞으로 나와야만 한다. 이 말은 프론트 스쿼트 하단 자세에서 정강이가 수평을 이루어 무릎각이 닫히고 발목은 정강이 쪽으로 굴곡된 상태여야 함을 뜻하므로 경골을 따라 작동하는 모멘트 힘이 스쿼트에서보다 훨씬 커지게 된다. 이로 인해 하단 자세에서 정강이 근육과 햄스트링이 닿기도 하고, 때로는 아킬레스건과 사두근에 동적 부하가 실리기도 한다. 어떤 경우에는 무릎 후방 연골이 '씹힐' 정도로 무릎각이 닫히기 때문에 적절히 수행한 로우 바 스쿼트에서는 절대로 일어날 수 없는 불안정성과 부상이 나타나기도 한다. 누구에게나 마찬가지로 정강이가 수평임으로 인해 더 커진 모멘트 암을 극복해야 하는 근육으로 더 큰 가동범위에 걸쳐 무릎각을 여는 일은 훨씬 힘들 수밖에 없다.

프론트 스쿼트에서는 스쿼트에서보다 하단 자세에서 무릎이 더 앞으로 나오므로 고관절 신전에 햄스트링이 거의 개입되지 않는다. 요컨대 프론트 스쿼트에서는 후면각, 골반의 위치, 경골의 예각 등으로 인해 햄스트링의 기시점과 부착점이 가까워지므로 그 근복이 짧아진다. 수축한 햄스트링이 더 수축하기는 힘들 테니 고관절 신전에 기여도가 줄어드는 것은 당연하다. 햄스트링은 프론트 스쿼트에서 후면각을 수직으로 세우는 역할을 맡지만, 바로 그 이유 때문에 하단에서 위쪽으로 추진력을 제공하는 역할에서는 손을 뗄 수밖에 없다.

하지만 어쨌든 간에 고관절 신전은 일어나야 하므로 둔근과 내전근이 햄스트링의 도움 없이 그 일을 떠맡아야 한다. 또한 무릎각이 거의 닫혀 있는 상황이기 때문에 무릎이 나오고 등이 수직인 자세는 사두근으로 하여금 대부분의 일을 맡게 한다. 사두근의 머리 네 개 중 세 개는 무릎 관절만을 가로지르기 때문에 무릎의 신전이 포함된 운동에서는 언제나 사두근의 대부분이 개입될 수밖에 없다. 프론트 스쿼트에서 차이라고 할 수 있는 것은 바로 보통 처음 몇 번을 하고 나서 둔근에 확연한 근육통이 느껴진다는 점이다.

따라서 스쿼트와 프론트 스쿼트의 가장 큰 차이점은 관련된 근육들의 개입 정도라고 할 수 있다. 무릎을 앞으로 내미는 자세는 정강이에 걸리는 모멘트 힘을 증가시켜서 슬관절 신전의 효율을 떨어뜨린다. 동시에 수직으로 치닫게 된 등으로 인해 엉덩이의 기여도가 감소한다. 그 결과 프론트 스쿼트에서의 중량은 로우 바 자세에서의 중량에 미치지 못하게 된다. 이러한 차이를 야기하는 주된 원인은 전체 계가 균형을 이루게 하는 자세이다. 요컨대 두 경우 모두 바벨을 미드풋 위에 올려 놓고자 후면각을 달리 하기 때문에 자세에 의한 차이가 발생하는 것이다.

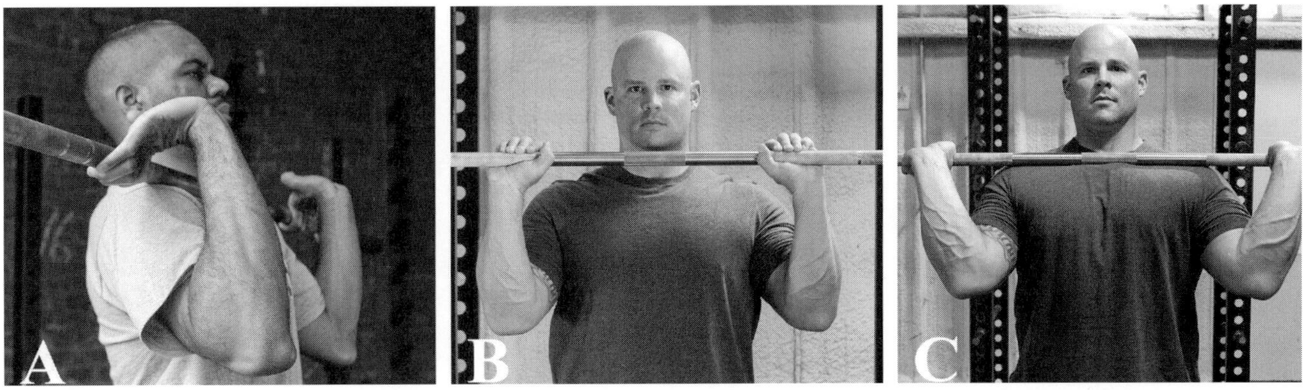

그림 7-12. 상완에 대한 전완의 길이 차이는 프론트 스쿼트와 클린에서의 팔꿈치 위치에 영향을 미친다. (A) 상완 불균형의 극단적인 예. (B) 긴 전완은 팔꿈치를 아래로 밀어내는데, 이는 그립을 넓힘으로써(C) 보완할 수 있다.

프론트 스쿼트는 파워 랙이나 스쿼트 스탠드에서 배우는 것이 가장 좋다. 바 높이는 백스쿼트와 마찬가지로 흉골 중앙쯤에 둔다. 프론트 스쿼트에서 그립은 백스쿼트에서보다 훨씬 중요한 요소이다. 동작 내내 등이 수직으로 서 있는 상황에서 어깨가 하중을 버틸 수 있도록 그립을 쥔 상태에서 팔꿈치는 높이 올라가 있어야 한다. 그립의 너비는 각자의 유연성에 크게 의존하며, 같은 사람이라 해도 유연성은 훈련을 통해 향상될 수도 있고 부상으로 인해 떨어질 수 있으므로 그립 너비는 달라질 수 있다. 일반적으로 유연성이 떨어질수록 그립은 더 넓게 잡아야 한다. 상완골에 비해 상대적으로 전완이 긴 사람은 일반적인 그립 너비에서는 팔꿈치를 충분히 높이 올릴 수 없으므로, 팔꿈치가 올라와 바벨을 지지할 수 있도록 필요한 만큼 그립 너비를 조정할 필요도 있다. 만일 어깨/팔꿈치/손목의 스트레칭과 적절한 웜업을 수행한 뒤에도 최소한의 손가락만 걸어 놓은 바벨을 삼각근 위에 올려놓지 못한다면 프론트 스쿼트는 미루어 두자.

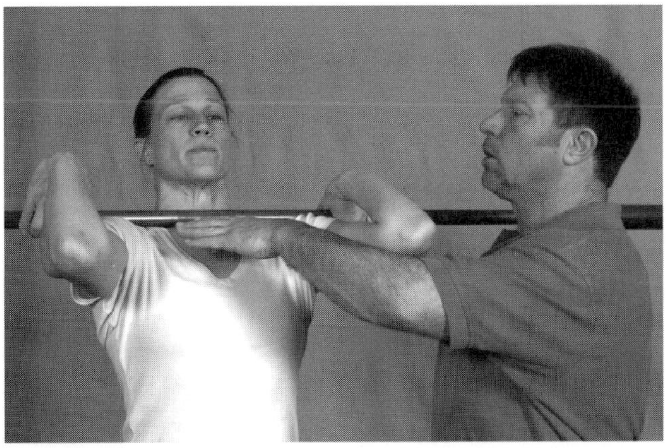

그림 7-13. 가슴 들어올리기에 관한 큐. 손이 포인트다.

바벨을 랙에서 들어올리기 전에 어깨에 바벨의 중량을 얹어 놓는데, 이때 팔꿈치는 들어올리고 어깨는 단단히 굳히며 체스트 업 자세를 유지해야 한다. 바벨은 삼각근의 육덕진 부분에 올라가야 하는데, 이때 랙에서 바벨을 들어올리기 전에 팔꿈치를 들어올리지 못하면 운동을 하는 내내 바는 어깨 위에 앉을 수 없을 것이다. 어깨를 보강하기 위한 체스트 업은 등 상부의 근육이 맡는다. 랙에서 바벨을 꺼내는 순간부터 마지막 반복이 끝날 때까지 팔꿈치와 가슴을 최대한 높이 들어올린 자세를 유지한다. 이 동작에 관한 큐로 손을 흉골 위쪽에 대고 있다는 생각을 할 수 있다.

바벨을 랙에서 꺼냈으면 걸쇠에 부딪치지 않도록 두 발자국 정도 뒤로 간다. (보조자가 없는 상황에서 무거운 바벨을 놓치면 앞으로 떨어질 텐데, 랙과의 충분한 거리를 확보해야 바벨이 바닥에 가만히 떨어질 수다. 떨어질 것을 대비해 가급적이면 범퍼 플레이트를 쓰자.) 스탠스는 기본적으로 백스쿼트에서와 같이 뒤꿈치를 어깨너비만큼 벌리고 발가락이 바깥쪽 30도를 향하게 잡는다. 스탠스를 잡은 후에는 가슴과 팔꿈치를 올린 뒤, 자세를 유지할 수 있도록 크게 숨을 들이마시고 스쿼트를 시작한다. 무릎을 앞쪽 바깥으로 강하게 내고 가슴과 팔꿈치를 높이 유지하면서 내려가는 동안

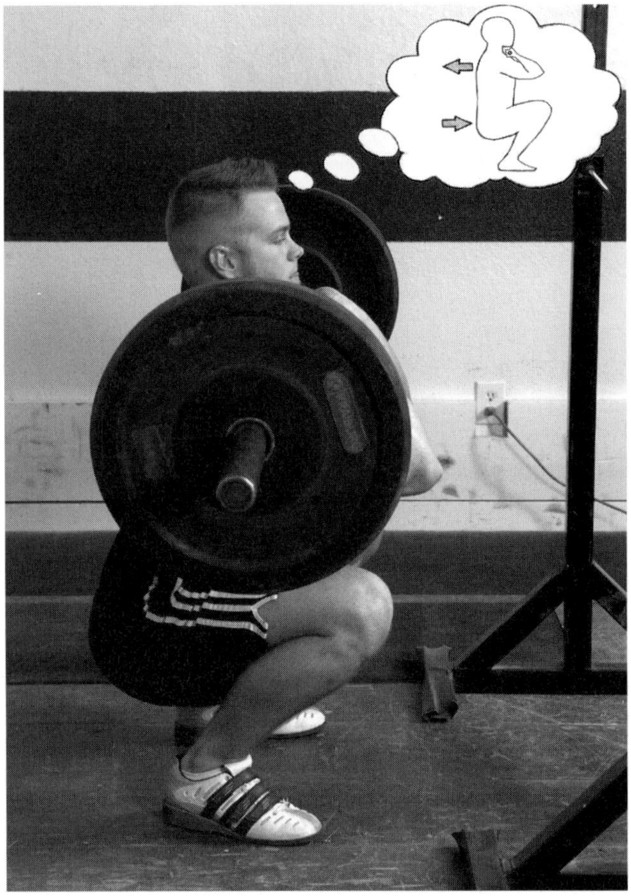

그림 7-14. 프론트 스쿼트에서는 몸통을 수직으로 세워야 하므로 이를 머릿속에 그려 본다.

등이 수직을 유지하도록 한다. 이때 몸을 약간 뒤로 기울인다는 느낌을 가져도 좋다. 프론트 스쿼트의 하단 자세에서는 종아리와 햄스트링이 닿으니 언제 끝나는지 알기가 비교적 쉽다.

하단 자세에서 멈추지 말고 팔꿈치가 아니라 가슴에서 시작된 추진력으로 상승 구간을 시작한다. 단순히 팔꿈치를 올리는 것만으로는 상부 척추에 긍정적인 영향을 줄 수 없으니, 팔꿈치는 그대로 위에 놓은 채 가슴으로 추진한다. '체스트 업' 큐를 주는 것도 이 때문이다. 가슴을 위로 들어올릴 때 엉덩이도 같이 위로 올리면서 재빨리 원래의 위치인 바벨 밑으로 돌아간다. 이때 후면각을 수직으로 유지하고 바벨을 삼각근 위에 단단히 고정하는 것도 잊으면 안 된다. 하나라도 잊었다가는 바벨이 앞으로 굴러 떨어질 것이다. 팔꿈치를 위로 올린 자세에서는 바벨이 손가락과 목 사이에 끼게 되지만 중량만큼은 손이 아니라 삼각근 위에 있어야 한다. 동작을 수행하는 동안 등은 하단에서나 상단에서나 이완되면 안 된다. 프론트 스쿼트를 힘들게 만드는 요인은 목 앞에 있는 바벨의 위치로 인해 등 상부에 크게 걸리는 레버리지임을 기억해야만 한다.

프론트 스쿼트와 백스쿼트는 바벨의 위치와 햄스트링의 기능 면에서 차이가 있기 때문에 각기 다른 큐를 필요로 한다. 앞서 말했듯 백스쿼트는 힙 드라이브에 의존적이기 때문에 천골에 큐를 준다. 반면 프론트 스쿼트에서는 가슴과 팔꿈치가 관심의 대상이다. '심호흡'은 상부 척주 기립근의 스트렝스만큼이나 자세에 중요하지만, 몇 번 하다 보면 기립근에 근육통이 올 것이다. 바벨을 내릴 때 균형을 잃지 않는 범위 내에서 뒤로 기댄다고 생각하면 올바른 자세의 느낌을 알 수 있다. 물론 어떤 개념인지 알려고 뒤로 넘어질 필요까지는 없다.

신체 비율상 프론트 스쿼트가 힘든 사람들도 있다. 몸통이 짧고 다리가 길면 프론트 스쿼트 자세가 제대로 나오지 않으며 이런 경우에는 달리 방법이 없다. 답이 없는 몸의 길이 문제 때문에 제대로 된 자세가 안 나오는 극단적인 경우라면 프론트 스쿼트는 포기하는 편이 낫다(그림 7-15).

프론트 스쿼트는 자세 변화에 예민하게 반응하기 때문에 보통 3회짜리 세트로 진행한다. 볼륨을 늘리고 싶으면 세트 수를 늘린다.

프론트 스쿼트에 있어서 호흡 조절은 극도로 중요하다. 척추와 바벨이 멀어진 탓에 등 상부에 더 큰 레버리지가 걸리게 되므로 상쇄시켜야 할 돌림힘이 더 생기게 된다. 흉강내압의 증가에 의한 지지력의 정도에 따라 고중량 마지막 반복의 성패가 갈리는 일이 잦다. 심호흡은 상체 전체를 팽팽하게 만들어 주므로 가슴, 어깨, 팔꿈치가 모두 올라가게 한다. 매 반복의 상단에서 새로 호흡을 해야 할 텐데, 이때 긴장 유지 차원에서 얕게 숨쉬는 편이 나을 수 있다.

앞서도 말했지만 프론트 스쿼트를 하다 놓친 바는 어깨에서 미끄러져 앞으로 떨어진다. 훈련을 열심히 하다 보

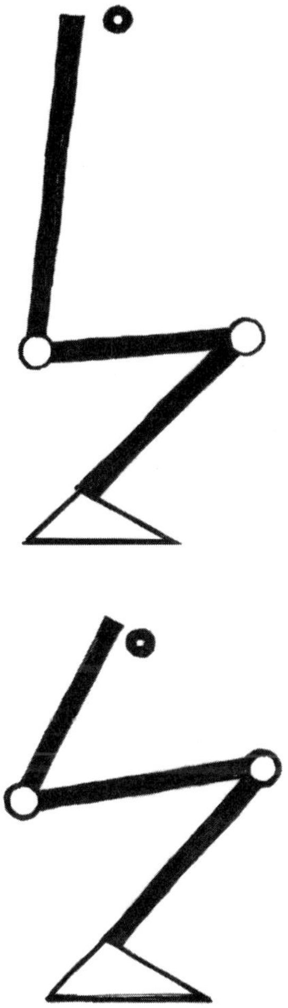

그림 7-15. 다른 바벨 운동과 마찬가지로 신체분절의 길이는 프론트 스쿼트에서도 효율적인 자세를 취하는 데에 영향을 끼친다. 몸통이 짧고 다리가 길면 프론트 스쿼트를 하기가 정말 고되다.

면 이런 상황은 피할 수 없다. 언젠가 한 번은 마주치게 될 이런 상황을 웜업 중에 연습해서 미리미리 대비를 해 두자. 바벨이 떨어질 때 부딪히지 않도록 바와의 간격을 충분히 두는 연습이 되어 있지 않으면 바벨을 무릎이나 허벅지에 떨어뜨릴 수 있다. 물론 인간의 육감은 이처럼 고통스러운 일이 일어나지 않게끔 하지만, 그래도 신중을 기하는 차원에서 놓치는 연습을 하는 것이 낫다.

바벨의 위치가 프론트 스쿼트에서의 문제를 야기할 수도 있다. 바벨을 랙 할 때 어깨에서 목 쪽으로 너무 깊이 넣어서 목이 너무 심하게 눌려서 실신할 수도 있다. 이런 현상은 바벨의 압력에 의해 경동맥이 폐쇄되면서 발생한다. (물론 실신 자체는 무해하지만) 대비가 전혀 되어 있지 않은 상태에서 갑자기 실신을 하면 그대로 넘어질 수 있기 때문에 위험하다. 느낌이 뭔가 안 좋다 싶으면 (실신할 것 같으면 느낌이 온다) 바벨을 랙에 돌려 놓거나 플랫폼 위에 안전하게 던져 놓은 뒤, 실신했을 때 너무 심하게 쓰러지지 않도록 바닥에 무릎을 꿇는다. 통제가 안 된 상태에서 의식을 잃게 되면 랙, 바, 원판 같은 것에 부딪혀서 머리를 심하게 다칠 수 있다. 반복한다. 실신 그 자체로는 무해하며, 바벨을 목에서 약간 떨어뜨림으로써 이 문제를 해결할 수 있다. 어지럼증이 사라지면 자세를 교정한 뒤 아무 문제 없이 운동을 재개할 수 있다. 하지만 일단 훈련 중에 의식을 잃게 되면 나머지 워크아웃 동안 재발하는 경향이 있으니 랙 자세 교정에 주의를 기울여야 한다.

또 한 가지. 캘리포니아 프론트 스쿼트라고 해서 양 손을 반대편 어깨에 교차시켜서 하는 프론트 스쿼트가 있다. 이 자세는 프론트 스쿼트의 표준 자세보다 등 상부의 유연성이 많이 필요하지 않으나, 그만큼 어깨 위에 놓인 바벨의 안정성이 떨어진다. 안전하지 않은 이상 고중량으로 훈련을 하고 있는 우리는 이 방식을 사용하지 않는다.

표준 자세는 올림픽 역도에서 프론트 스쿼트에 선행하는 클린에서 왔다. 이 경우 랙 자세에서 바는 어깨와 올라간 팔꿈치에 걸린 손 사이에 끼어서 뒤쪽으로 향한다. 그런데 팔을 교차시키는 자세는 팔꿈치 위치에 전적으로 의존하는 자세로서 손이 제공할 수 있는 안정성을 전혀 기대

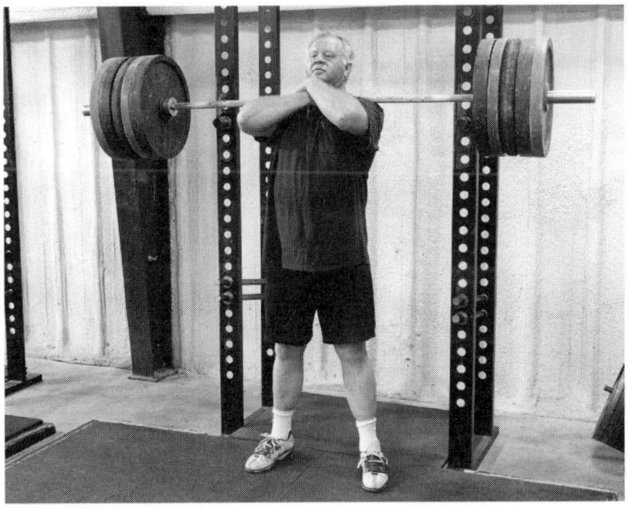

그림 7-16. 캘리포니아 프론트 스쿼트. 별로 추천하고 싶지 않다.

할 수 없다. 이런 식의 프론트 스쿼트는 전면에 두 손을 맞잡은 상태로 삼각근 위에서 바벨의 균형을 잡는 것과 같다. 바벨을 떨어뜨려야 할 경우 팔을 교차한 자세에서는 떨어뜨리기가 어색하기도 하고 통제하기도 힘들다. 프론트 스쿼트에서 방해가 되는 요소는 모조리 치워야 한다는 점에서, 캘리포니아 스쿼트는 별로 좋은 선택이 아니다.

변형 벤치프레스

벤치프레스는 인기가 많은 운동이니만큼 그 종류가 많은 것도 별로 놀랄 일이 아니다. 온갖 머신들 사이에서 바벨의 궤적이 정해진 선택적 벤치프레스 머신은 단연 최고의 인기를 구가했다. 가슴 상단 지점을 지나 팔꿈치가 도달할 수 없는 지점까지 중량을 내릴 수 있는 바도 개발되었고, 양쪽을 따로따로 훈련할 수 있는 (훨씬 비싸지만 덤벨과 하는 일은 거의 같은) 머신도 발명되었으며, 펙 덱 같이 삼두근을 배제시키는 머신도 있다. 이 가운데 운동의 기술적인 측면에 특별히 도움이 되는 것은 하나도 없다. 벤치프레스가 가치있는 운동인 이유는 바벨 훈련의 운동 제어 측면에서 고중량의 가능성이 있다는 것인데 이런 머신들은 그런 이점을 거의 없애 버렸다. 변형 벤치프레스가 가치있으려면 그런 이점들을 보존하는 동시에 동작에서 필요할지도 모르는 다른 부분들을 훈련시킬 수 있어야 한다. 조건을 만족하는 보조 운동에는 두 가지가 있다. 하나는 그립 너비에 변화를 주는 것이고, 다른 하나는 어깨 각도에 변화를 주는 것이다.

여러 가지 그립 너비

그립은 표준 그립보다 넓을 수도, 좁을 수도 있다. 좁은 그립을 쓰면 하단에서 전완이 안쪽으로 기욺에 따라 바벨이 가슴에 접촉할 때까지 팔꿈치가 아래로 이동하는 거리가 짧아지면서, 바벨이 상단까지 더 먼 거리를 이동해야 함에도 불구하고 어깨의 가동범위가 줄어든다. 바벨의 이동 과정에서 상완골이 움직이는 각도가 줄어듦에 따라 가슴 근육이 할 일은 줄어드는 반면, 팔꿈치가 더 큰 각도로 열림으로 인해 삼두근은 더 많은 일을 하게 된다(그림 7-17).

전완이 하단에서 수직이 되는 미디엄 그립은 가장 긴 가동범위를 이용한다. 반면 아주 넓은 와이드 그립에서는 팔꿈치가 아래로 많이 내려가기 전에 바벨이 가슴에 닿으면서 바와 팔꿈치 모두의 가동범위를 줄인다. 또한 와이드 그립에서는 삼두근의 팔꿈치 신전이 작은 각도 내에서 이루어지므로 마무리까지 흉근과 삼각근이 더 많은 일을 한다. 락아웃 자세에서 팔이 수직이 되는 그립은 바벨의 이

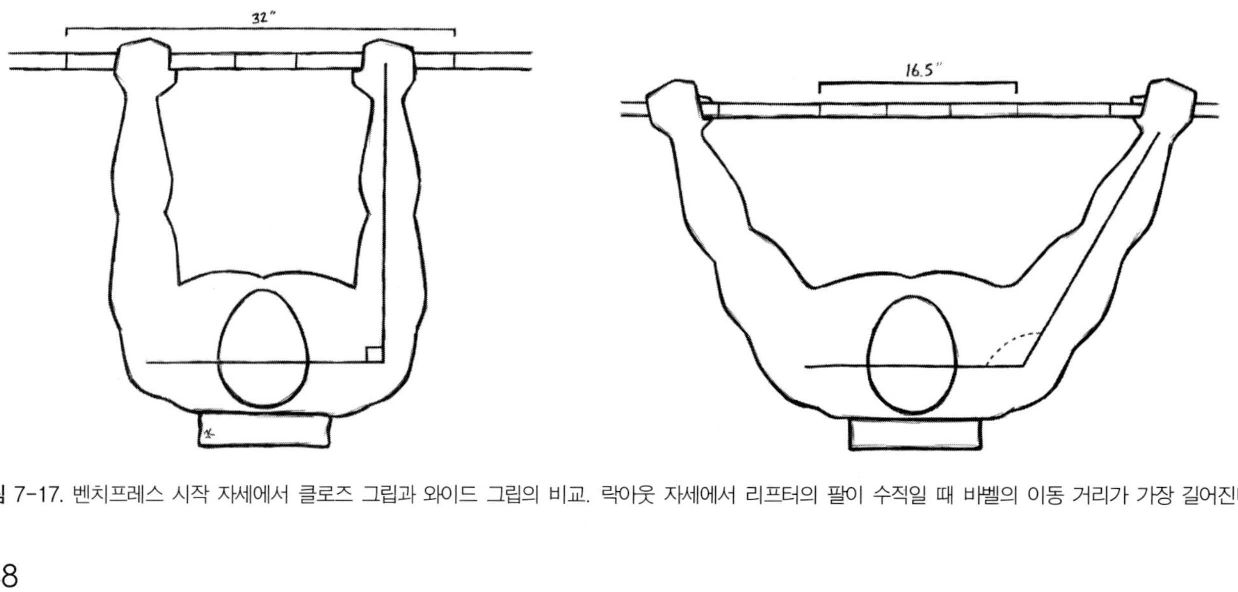

그림 7-17. 벤치프레스 시작 자세에서 클로즈 그립과 와이드 그립의 비교. 락아웃 자세에서 리프터의 팔이 수직일 때 바벨의 이동 거리가 가장 길어진다.

동 거리를 최대로 만들고, 하단에서 전완이 수직이 되는 그립은 팔꿈치의 이동 거리를 최대로 만든다고 했다. 와이드 그립 벤치프레스가 가슴 운동으로서의 명성을 얻은 것은 이 때문이다. 요컨대 와이드 그립을 쓰면 짧은 가동범위 덕분에 고중량이 가능해질 뿐만 아니라 삼두근이 배제되는 대신 가슴이 대부분의 일을 하게 된다.

그립을 좁게 잡은 클로즈 그립은 삼두 운동으로 명성이 자자하지만 실상 꼭 그렇지만은 않다. 삼두가 개방하는 팔꿈치의 각이 커지므로 그쪽 근육군에 더 큰 자극이 오는 것은 사실이다. 흉근과 삼각근도 상완골을 내전시키면서 같은 기능을 하는데, 클로즈 그립 벤치프레스의 락아웃에서 상완골은 거의 완전한 수직일 수 있지만, 하단에서는 그만큼 깊이 내려오지 못하므로 그 가동범위는 다르다. 클로즈 그립에서는 하단에서 흉근과 삼각근의 기여도가 떨어지기 때문에 표준 그립으로 들 때보다는 대개 중량이 가벼워야 하지만, 그렇다고 너무 많이 줄어드는 건 또 아니다. 물론 짧은 가동범위 덕분에 적은 일을 하고 더 많은 중량을 드는 와이드 그립과 비교해 볼 때, 클로즈 그립은 가동범위뿐만 아니라 흉근과 삼각근의 개입 감소로 인해 그 중량이 줄어들 수밖에 없다. 요컨대 와이드 그립 버전에서는 삼두근이 할 일을 흉근과 삼각근이 맡는 반면 클로즈 그립 버전은 삼두근을 엄청나게 쓰는 대신 흉근과 삼각근을 적게 쓰므로 힘들어진다. 파워리프터가 그러하듯 고중량이 본인의 주요 관심사라면 대회에서 허용되는 한도의 와이드 그립을 써도 된다. 근육에 최대의 스트레스를 주고 그에 따르는 적응을 유발할 생각이라면 미디엄 그립이 가장 쓸모있을 것이다. 만일 삼두근을 훈련하고 싶다면 그립을 좁게 쥐도록 한다.

삼두근에 미치는 효과는 그립이 좁을수록 커지는데 손목 유연성에 따라 얼마나 좁아질 수 있는지가 결정된다. 표준 파워 바는 널링 사이의 간격이 40~42cm이므로 처음에는 널링의 경계에서 시작한다. 벤치프레스 워크아웃을 마친 뒤 1RM의 50%에 해당하는 중량을 랙에 얹고 검지를 널링 경계에 맞춰서 그립을 잡는다. 좁은 그립의 벤치프레스도 표준 벤치프레스와 동일한 호흡법, 동일한 등 준비자세, 동일한 발의 위치, 동일한 가슴의 자세를 취해 동일한 방법으로 실행한다. 세트가 끝나면 바벨을 랙에 되돌려 놓고 잠깐 쉬었다가 손가락 하나 너비만큼 그립 폭을 줄여서 다음 세트를 실행한다. 그렇게 손가락 하나씩 그립 폭을 줄이면서 5회 1세트씩 계속 진행하다가, 하단에서 손목이

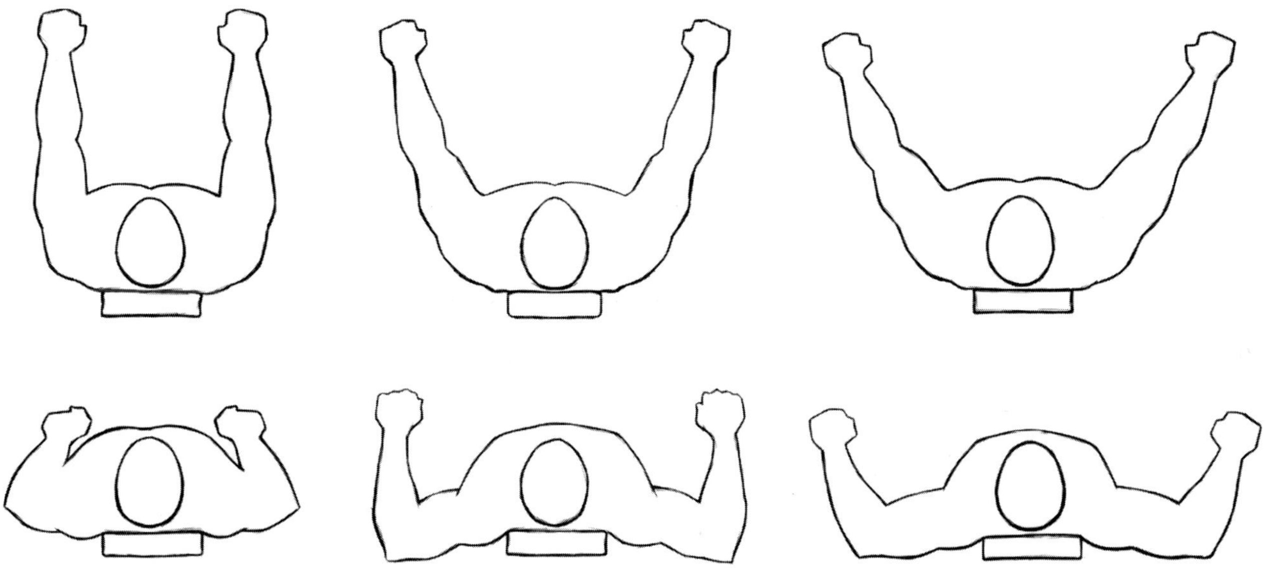

그림 7-18. 클로즈 그립(왼쪽), 표준 그립(중간), 와이드 그립(오른쪽)으로 각각 벤치프레스를 할 때의 상단과 하단 자세. 하단에서 전완을 수직으로 만드는 그립을 쓰면 어깨 관절의 가동범위는 최대 깊이에 다다른다. 전완을 수직으로 만들지 못하는 그립에서는 전체 가동범위를 채 쓰기도 전에 바벨이 가슴에 닿는다.

도저히 버틸 수 없을 때 손가락 한 개 너비만큼 다시 넓힌다. 저중량일 때는 괜찮겠지만 같은 너비라도 중량이 올라갈수록 손목이 아플 수 있으니 중량이 올라가면 그립의 폭을 약간 넓히도록 한다.

보통 고반복에서 클로즈 그립을 사용하지만 이건 어디까지나 관습적인 것으로, 꼭 그립을 좁게 쥘 필요는 없다. 클로즈 그립 벤치프레스는 정상적인 벤치프레스보다 가벼운 중량을 사용하기 때문에 같은 날에 벤치프레스 워크아웃을 끝내고 할 수도 있고, 또는 가벼운 운동을 하는 날에 따로 할 수도 있다. 다만 클로즈 그립에서 손목은 보통의 그립보다 더 불안정하기도 하고, 손목이 불편해서 움찔거리다가 실패하는 경우도 더러 있으므로 각별히 주의를 기울여 바벨을 꽉 잡도록 한다. 클로즈 그립은 실패지점이 갑작스레 찾아오는 것으로도 유명한데, 이는 완료한 반복이 다음 반복의 성공 여부를 가늠할 만한 단서를 제대로 주지 않기 때문이다. 일반적으로 더 적은 근육이나 근육계를 사용하는 운동들은 많은 근육을 사용하는 운동에 비해 운동 중 더 갑작스럽게 실패하는 경향이 있다.

여러 가지 각도

벤치프레스에 변화를 주는 또 다른 방식은 벤치를 조절해서 상완골이 가슴에 접근하는 각도를 달리 하는 것이다. 이 경우 등의 각도가 흉근과 삼각근의 개입 정도를 결정한다. 수평면을 기준으로 두 가지 각도가 있다. 엉덩이보다 어깨가 아래에 있는 디클라인과 어깨가 엉덩이보다 위에 있는 인클라인이 그것이다.

디클라인은 그 각도로 인해 바벨이 이동할 수 있는 거리가 줄어듦으로 인해 가동범위가 감소해 일의 양이 줄어드는, 아무 짝에도 쓸모 없는 운동이다. 디클라인의 낮아진 난이도 덕에 더 많은 중량을 들 수 있게 되면 실제보다 자신의 능력이 대단하다고 인식하는 게 보통인데, 이게 대체 자위행위와 뭐가 다른지 모르겠다. 30도 레그프레스나 하프 스쿼트와 똑같지 않은가. 디클라인을 하면 '하부 흉근'이 발달된다는 식의 추천들을 많이 하는데, 그게 목적

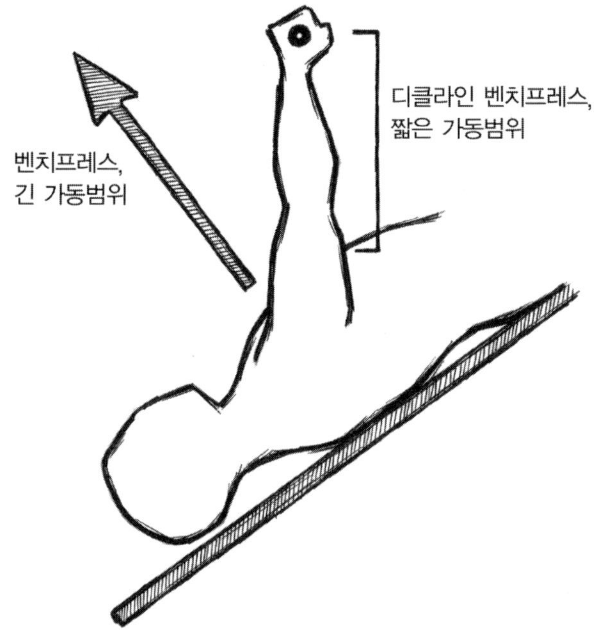

그림 7-19. 벤치프레스와 디클라인 벤치프레스에서의 가동범위 비교.

이라면 딥스를 하는 편이 훨씬 효율적일 뿐만 아니라 더 많은 근육, 더 강한 균형감각과 협응력, 더 많은 신경활동이 뒤따른다(자세한 건 저 뒤에 가서 얘기하자). 게다가 디클라인에서 바벨을 놓치면 그 종착지는 원래 닿는 부분인 흉골이 아니라 목이다. 위험하다. 이런 문제에 겹쳐서 무거운 중량과 산만한 보조자까지 가세한다면 이건 정말 제대로 나쁜 '가슴' 운동이 된다.

반면에 인클라인 벤치프레스는 유용한 변형이다. 벤치프레스와 프레스를 둘 다 하고 있는 경우에는 인클라인 벤치프레스로 특별히 얻을 수 있는 것이 없다. 이 두 가지 운동만으로도 어깨와 가슴의 모든 측면을 소화해 낼 수 있기 때문이다. '상부 흉근'은 프레스에 거의 다 개입되고 벤치프레스는 근복 전체를 사용하기 때문에 흉근 근육계의 그 부분만 따로 고립시킬 필요는 없다. 하지만 팔이 몸통과 둔각을 이루며 쓰이는 스포츠가 많기 때문에 이 각도를 저항운동에서 특별히 활용해야 한다고 믿는 사람들이 있다. 인클라인은 이를 가능케 하지만, 불행히도 스포츠에서는 이 각도로 벤치에 등을 기대고 힘을 쓰는 일과 같은 상황은 일어나지 않는다(제3장에서 이미 다룬 내용이다).

하지만 한계가 있으니 '보조' 운동인 것이다. 그런 한

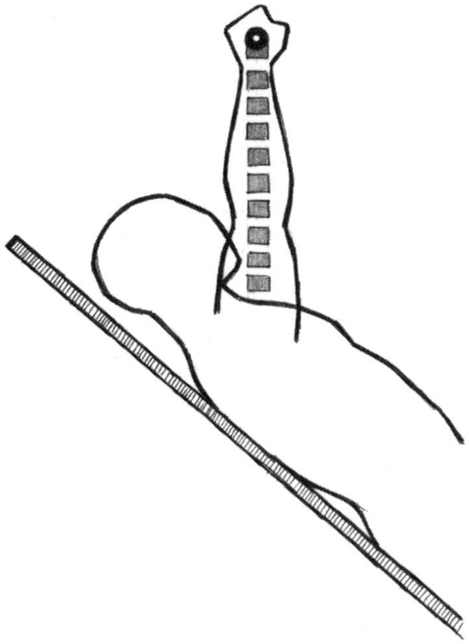

그림 7-20. 인클라인 벤치프레스에서 바는 쇄골과 흉골이 만나는 지점 바로 위에서 움직인다. 내려올 때 바는 턱에 매우 가까이 있을 것이다.

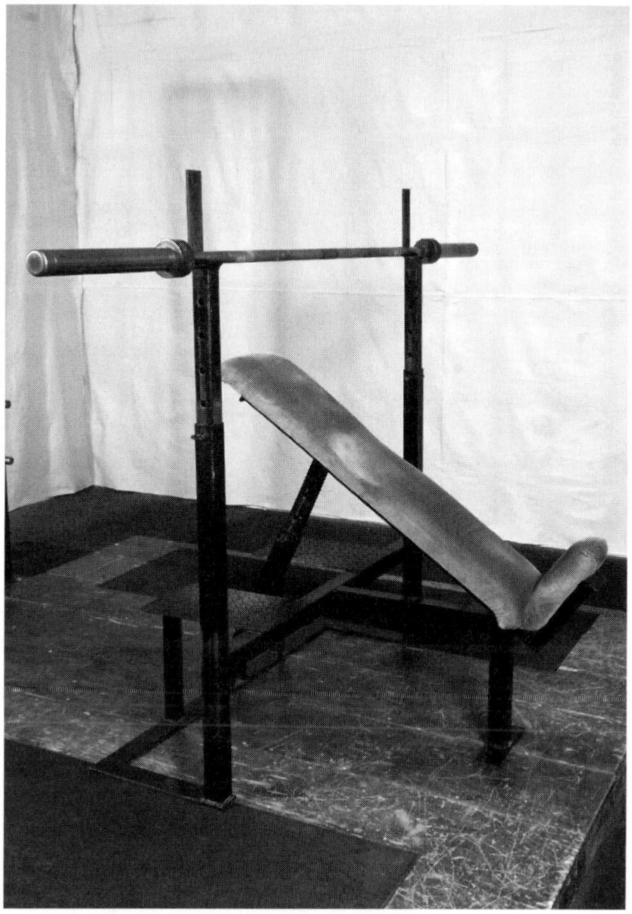

그림 7-21. 쓸모 있는 형태의 인클라인 보조 벤치.

계가 없이 완벽했다면 아마 이 책의 챕터 한 장 정도는 차지하고 있었을 것이다. 인클라인은 제대로만 한다면 유용한 운동임에는 틀림없으나 치팅을 하기가 쉽기 때문에 종종 그 방향을 잃고 만다. 가장 흔한 치팅은 벤치에서 엉덩이를 위로 들어올려 몸통을 수평으로 만들어버림으로써 기껏 각도를 기울인 효과를 무력화시켜 버리는 것이다. 수평으로 하고 싶었으면 그냥 벤치프레스를 하지 뭐하러 인클라인을 하는가. 벤치프레스와 프레스만으로도 충분하다는 것은 다 이 때문이다. 인클라인을 할 때 욕심만 앞서서 한계치의 무거운 중량을 들려고 하다가 마지막 반복에서 바벨을 랙에 올려놓으려고 이런 브리지를 만드는 사람들이 많다. 인클라인 벤치프레스는 어디까지나 보조 운동이므로 치팅을 할 만큼의 고중량을 시도할 필요가 없다. 엉덩이는 벤치에 단단히 묶어 두자.

대부분의 인클라인 벤치는 각자의 취향에 맞게 각도를 다양하게 조정할 수 있도록 만들어진다. 벤치프레스용 벤치처럼 수직 보조대가 있는 경우 벤치의 각도에 따라 바벨을 놓는 높이도 조절할 수 있다. (각도나 높이 조절이 안 되는 인클라인 벤치도 있다.) 인클라인 벤치는 또한 그 프레임 안에 엉덩이 받침대가 있기 때문에 발로 지지하지 않아도 안정된 자세를 취할 수 있다. 물론 완전히는 아니고 일부에 그치겠지만, 지지구조 역할을 해 줄 요소가 바닥까지 닿을 수 있다는 점을 감안하면 발을 써먹는 편이 실질적으로는 더 나을 수 있다. 벤치 아래에 직각으로 발판이 붙어 있는 오래된 스타일의 인클라인 벤치도 간혹 볼 수 있겠지만 이게 요즘의 산업 표준은 아니다.

인클라인 벤치프레스를 할 때 벤치는 수직에서 30~45도 가량 기울인다. 너무 평평하면 벤치프레스와 비슷해지고, 너무 가파르면 어깨에 부담이 되는 자세로 등을 굳히는 불리함을 감수하는 프레스가 되기 때문이다. 우리가 프레스를 더 나은 선택이라고 하는 것은 등의 위치를 자연스럽게 조절하면서 힘든 반복에서의 스트레스를 겪어낸다는 측면 때문인데, 인클라인 벤치는 등을 벤치에 못박아두기

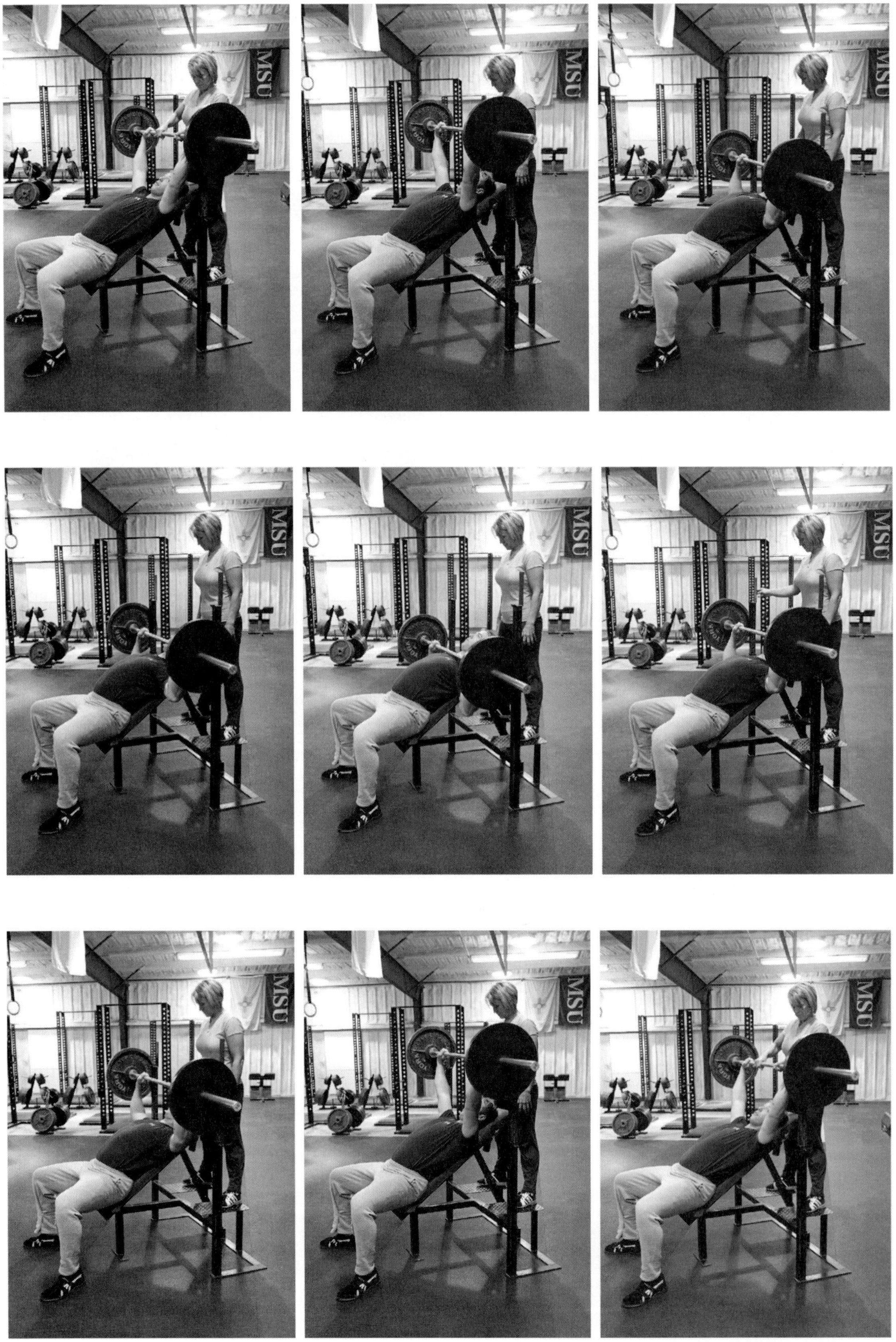

그림 7-22. 인클라인 벤치프레스. 바벨이 그리는 수직 궤적과 쇄골 위 바벨의 위치를 확인하자.

때문에 피로한 어깨가 한계에 봉착할 수 있다.

수직 보조대는 리프터가 바벨을 꺼내 반복을 마치고 다시 랙을 할 때 놓칠 위험이 없으면서도 최소한의 팔꿈치 신전이 활용될 수 있는 높이로 바벨을 지지할 수 있어야 한다. 팔꿈치를 거의 직선으로 폈을 때 바벨이 걸쇠보다 5cm 정도 위에 닿을 수 있을 만큼의 높이로 준비되어야 한다는 뜻이다. 보조대의 높이가 너무 낮으면 바벨을 꺼낼 때 지나치게 많은 힘이 소모되고, 무엇보다도 바벨을 랙으로 돌려놓는 통제 곤란 구간에 많은 일을 해야 한다. 가장 편한 랙의 높이는 벤치에 따라서 다양하므로 시행착오를 거쳐서 이를 찾아야 한다.

인클라인 벤치프레스와 벤치프레스의 가장 큰 차이는 위치에 있다. 두 운동은 특성상 같은 방식으로 행해진다. 가슴은 올리고 등을 굳힌 채 발은 바닥에 단단히 박아 두고 천장의 한 점을 향해 추진을 개시하며 가상의 점으로 바벨을 힘을 주어 올리며 '큰 숨'으로 가슴을 지지한다. 어깨, 등, 팔꿈치, 시선, 호흡, 그립, 발의 위치에 이르기까지 모두 같은 두 운동간의 차이는 각도이다. 어깨를 쥐어짜면서 긴장을 유지하고 등은 아치 형태를 만들어 의자와 어깨가 닿은 지점 사이에 버팀목 역할을 한다. 동작 내내 팔꿈치는 바 밑에 위치해 벤치프레스에서와 같이 바 궤적을 결정한다. 시선은 천장의 한 지점에 고정하며 바벨을 따라 움직이지 않는다. 반복 중에는 호흡을 멈추되 반복과 반복 사이, 즉 바벨이 상단에 도달했을 때 호흡한다. 그립은 벤치프레스와 같이 엄지손가락으로 바벨을 감싸면서 손꿈치에 바벨을 위치시킨다. 발은 벤치에서 자세를 잡기 위한 버팀대로 바닥에 굳건히 박혀 있어야 한다. 바는 수직 궤적을 그리되, 벤치프레스에서 흉골 중간에 닿았던 것과 달리 인클라인에서는 턱 아래 SC관절(쇄골과 흉골이 만나는 지점)에 접촉한다. 거의 완벽한 수직 바 궤적을 그리도록 만들면 가동범위는 벤치프레스에서보다 약간 늘어난다. 바벨의 바로 밑에 위치한 팔꿈치는 가슴의 바 접촉점이 어깨관절과 수평이 되도록 할 것이다. 상완골은 외전각이 90도를 이루지 않기 때문에 벤치프레스에서처럼 어깨충돌을 만들어내지 않는다.

가슴 위에서 락아웃 한 시작 자세에서 바는 벤치프레스에서와 마찬가지로 GH관절 바로 위에서 균형을 이루고, 락아웃 된 팔은 수직이 되어 있어야 한다. 그러나 벤치의 기울어진 각도 때문에 랙과 시작 자세 간의 거리가 아주 가까워지므로 실제로 바벨을 랙 자세로 빼거나 넣는 일이 벤치프레스에 비해서 훨씬 쉽다. 이러한 이유로 인해 인클라인에서는 보조자의 중요성이 떨어진다고 느끼는 노련한 리프터도 있지만, 그렇다고 멍청한 짓을 해도 된다는 소리는 아니다.

인클라인에서 보조를 받으려면 장비가 받쳐 줘야 한다. 쓸만한 벤치에는 보조자용 플랫폼이 프레임에 장착되어 있다. 이러면 보조자가 리프터보다 충분히 위에 있을 수 있으므로 문제가 발생했을 때 레버리지의 문제를 겪지 않고도 바벨에 가까이 붙어서 안전하게 바벨을 위로 당길 수 있다. 그런 플랫폼 없이 보조자가 바닥에 있으면 도움을 줄 수 있는 여지가 없으므로, 만일 고중량을 다루고 있다면 보조자가 올바른 위치에 서 있게 하는 장비를 갖춰야만 한다. 마찬가지 이유로 인클라인을 하면서 두 명의 보조자가 필요하다는 느낌이 든다면 중량을 낮추거나 다른 운동을 하자. 벤치프레스에서와 마찬가지로 인클라인에서도 두 명의 보조는 안정적일 수가 없고, 인클라인에서 1RM을 시도하는 행위야말로 보조 운동으로서의 취지를 제대로 이해하지 못한 것이기 때문이다.

변형 데드리프트

여기에서는 루마니안 데드리프트(RDL), SLDL, 블록 위에서의 데드리프트, 굿모닝(등을 편 버전과 만 버전) 등 네 가지 변형 데드리프트를 살펴보겠다.

루마니안 데드리프트

옛날 옛적 루마니아의 괴물 역도 선수 니쿠 블라드가 미국 올림픽 훈련장을 방문했다. 블라드는 100kg급의 최강자였는데, 소문에 따르면 그는 프론트 스쿼트로 700파운드(318kg)를 더블로 들었다고 한다. 따라서 그 훈련장에 있던 사람들이 전에 본 적이 없는 운동을 그가 선보였을 때 이목을 집중시킨 것은 어쩌면 당연한 일이었다. 그가 한 운동은 바벨을 랙에서 꺼내 뒤로 몇 발짝 물러나서 랙을 비켜난 후에 행 자세에서 정강이 중간 높이까지 바벨을 낮췄다가 다시 행 자세로 올리는 것이었다. 이 동작은 데드리프트처럼 보였지만 하단이 아니라 상단에서 시작했기 때문에 자연스럽게 다른 이름이 필요했다. (그날 이후로 미국에서만 발전되었기 때문에 아마 블라드가 익숙하지 않은 장비를 다루다 생겼을 수도 있을 이 운동에 루마니아 식 진짜 이름이 있다면 또 모르겠지만) 진짜 이름과 관계없이 이 운동에 루마니안 데드리프트라는 이름이 붙은 건 그때부터였다. 보통 앞글자만 따서 'RDL'이라고 부른다.

RDL은 두 가지 측면에서 데드리프트와 구별된다. 첫째, RDL에서는 사두근이 거의 개입되지 않는다. 무릎이 (잠금은 풀려 있지만 잠긴 것과 거의 같은 정도로) 거의 펴져 있기 때문에 슬관절 신근인 사두근이 능동적으로 무릎을 신전할 기회를 박탈당했기 때문이다. RDL은 고관절 신전을 목적으로 고안되었고, 사두근은 전면에서 등척성으로

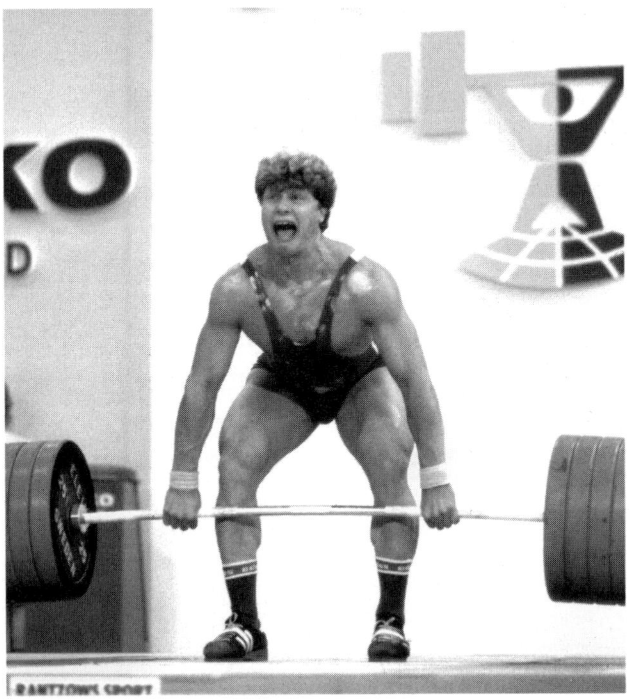

그림 7-23. 전설에 따르면 루마니안 데드리프트를 도입한 사람이 바로 이 위대한 니쿠 블라드라고 한다. 블라드는 정말 강한 남자였다.

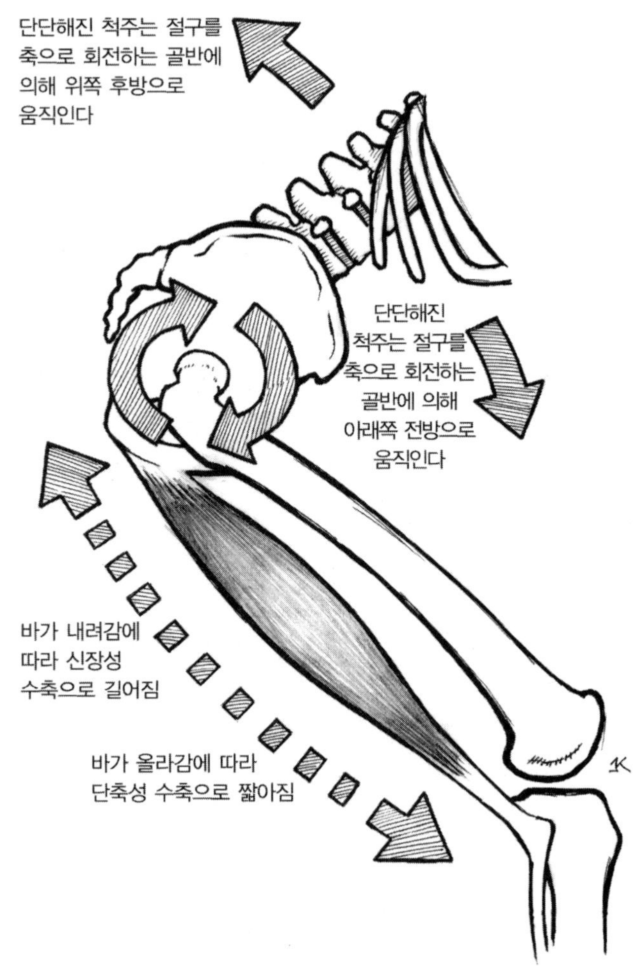

그림 7-24. RDL에서 햄스트링은 본질적으로 단축성과 수축성을 망라한 고관절 신전의 전 과정에 참여한다.

무릎각을 고정하는 역할을 제외하고는 운동에 관여하지 않는다. 대부분의 일은 가동범위 하단에서 발생하는데, 일반적인 데드리프트에서였다면 슬관절 신근과 고관절 신근이 했어야 할 일이 여기에서는 둔근과 햄스트링에 분배된다. 등 하부 근육은 요추를 펴서 골반에 정렬시켜 둔다. 좌골결절에 붙어 있는 햄스트링이 수축하면 골반 바닥과 무릎 뒤쪽을 동시에 잡아당겨 고관절을 중심으로 한 회전을 야기하므로 RDL에서 햄스트링과 둔근이 주동근 역할을 하도록 만든다.

하지만 두 운동이 뿌리부터 다르다는 점이 더 중요하다. 데드리프트에서는 바벨을 바닥에서 당길 때 단축성 수축으로 시작하는데, 실질적으로 상단에서 락아웃을 하면 리프팅이 끝난 셈이므로 신장성 구간은 비교적 경시되는 경향이 있다. 그러나 RDL은 이와 반대로 스쿼트에서와 마찬가지로 단축성 수축에 앞서 '네거티브'라고 하는 신장성 수축이 선행된다. 바는 무릎과 고관절이 신전된 상태에서 출발해 고관절과 무릎의 굴곡과 함께 내려가다가 단축성 수축을 야기하는 신장반사의 시작과 함께 다시 신전 상태로 돌아간다. 신장반사 과정에서는 운동단위 동원 효율이 높아지는 한편 근복이 신장성으로 늘어남에 따라 만들어진 탄성에너지가 근육의 탄력 요소나 결합조직에 저장되어 있기 때문에 보다 강한 단축성 수축이 가능해진다. 점프가 이 원리의 가장 좋은 예시인데, 종류와 상관없이 우리는 점프를 하기 전에 고관절과 무릎을 우선 약간 아래로 낮춰 수축할 근육에 신장반사를 일으키게 된다. 이런 행동은 정상적인 우리 몸의 움직임이기 때문에 의도적으로 배제하기

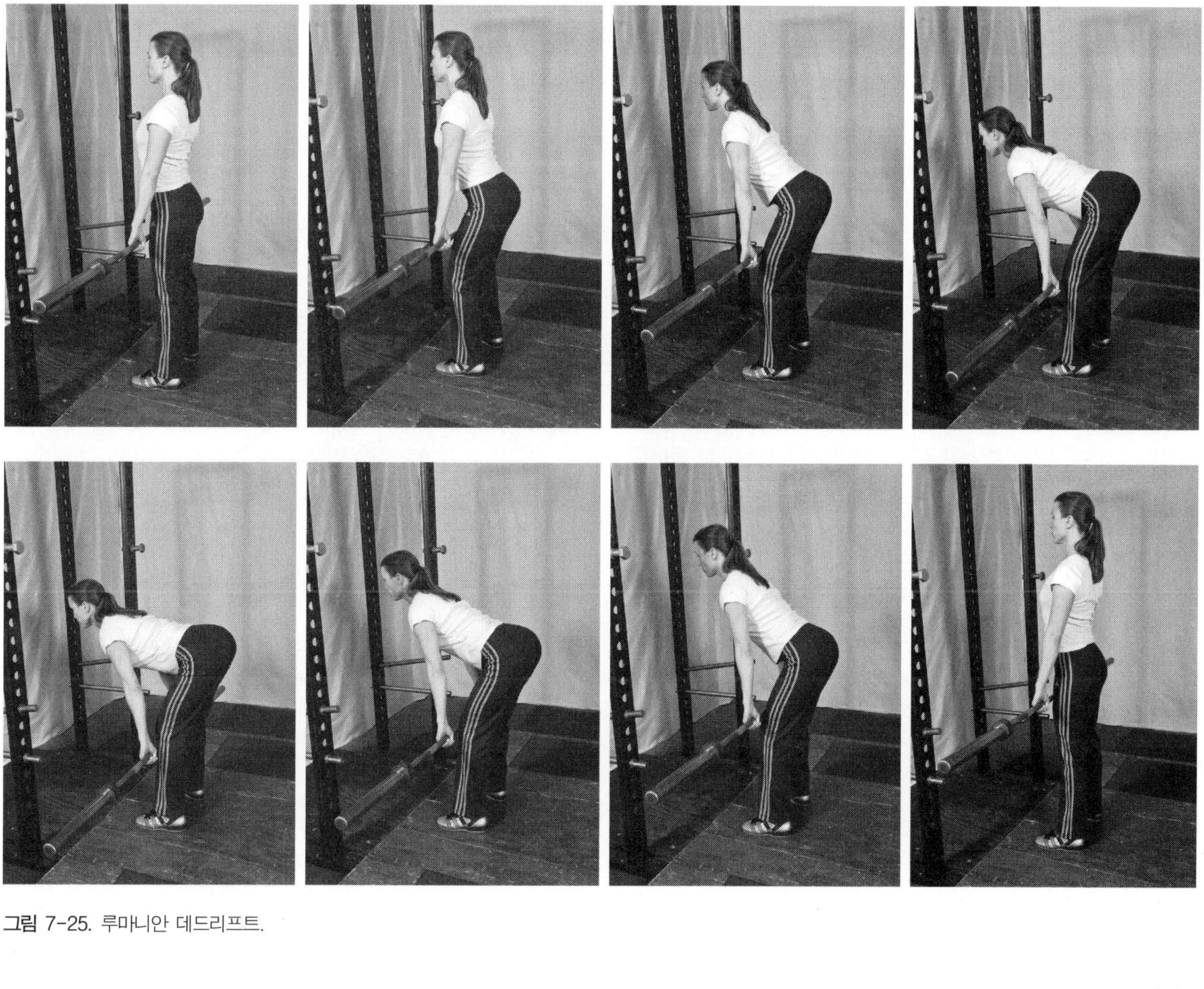

그림 7-25. 루마니안 데드리프트.

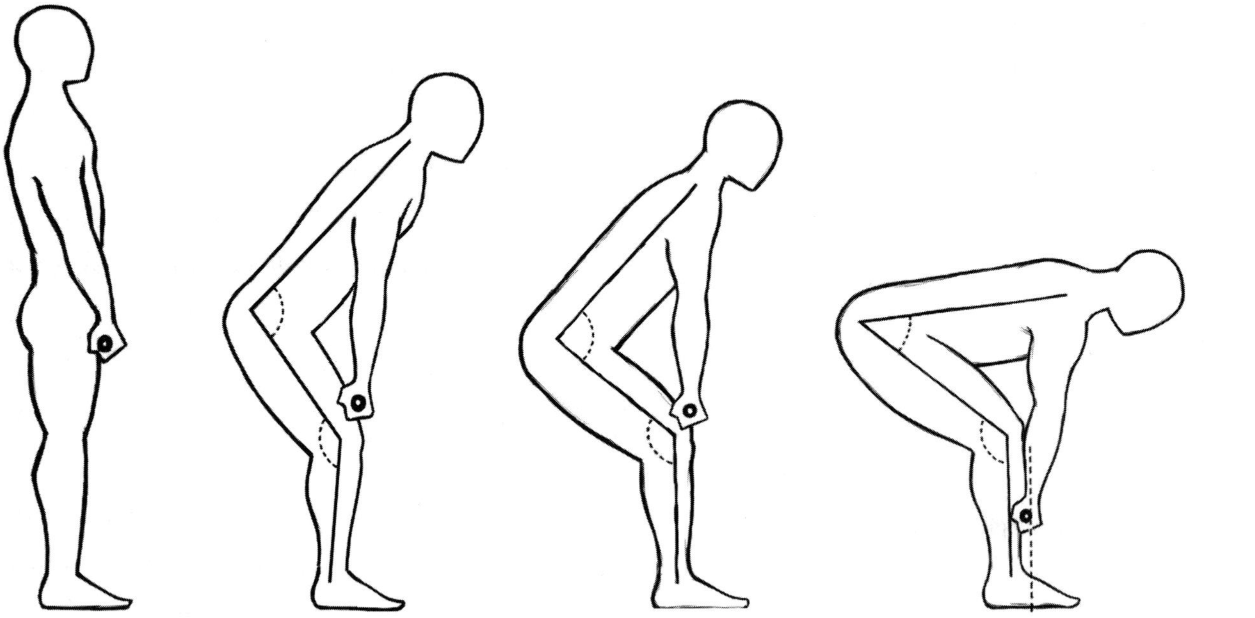

그림 7-26. 상단에서 하단에 이르는 RDL의 전 과정. RDL에서 고관절각은 운동의 가동범위에 지배적인 영향력을 행사한다.

가 쉽지 않고, 따라서 고관절과 무릎을 낮추지 않으면서 점프하려면 상당히 애를 먹을 것이다. 5회짜리 세트로 구성된 데드리프트에서 반동을 사용하는 이유도 다 신장반사 때문이다. 웨이트 룸에서 하는 운동은 이런 신장반사를 현명하게, 혹은 과도하게 써서 '치팅'을 할 수가 있다. 나만 해도 그런 식으로 100kg '컬'을 해본 적이 있다.

하지만 RDL은 스쿼트, 벤치프레스, 저크, (어떻게 하는지에 따라 달렸지만) 프레스에서와 마찬가지로 신장반사가 동작의 일부로 원래 들어가 있다. 치팅 목적이 아니라는 말이다. 따라서, 비록 사두근이 배제되어 있긴 해도 바닥에서 빠져나올 때의 반동은 RDL에서 상당히 많은 중량을 다룰 수 있게 한다. 단, 그 신장반사의 한도는 고관절 신근에 영향을 미치는 정도에 한정된다.

RDL은 행 자세에서의 손 높이보다 약간 낮은 위치에 핀을 꽂아 둔 랙에서 시작한다. 이 높이에서는 손이 미끄러져도 바벨을 안전하고 편하게 랙에 돌려놓을 수 있다. 클린 그립 너비로 바벨을 잡고 랙에서 꺼내 핀을 건드리지 않을 정도로 뒤로 몇 걸음 물러난다. 그 다음 데드리프트 스탠스와 마찬가지로 20~30cm 정도 뒤꿈치를 벌리고 발가락이 약간 바깥 쪽을 향하게 한다. 가슴은 들어올리고 시선은 전방 3m 바닥을 향한다.

RDL에서는 고관절 신근에 일이 가해지는 동안 등이 신전되어 잠기는 것이 핵심이다. 무릎의 잠금을 풀면 사두근에 약간의 장력이 생기는데, 이때 바벨이 허벅지 쪽으로 5cm 이상 내려오게 두면 안 된다. 발을 기준으로 한 무릎의 위치는 약간 바뀔 수 있겠지만 각도 변화는 거의 없어야 한다. 이런 자세를 취하면 무릎이 발가락과 발등 중간쯤에 놓인다. 가슴을 들어올리고 등 하부를 아치 형태로 단단히 잠근 자세를 동작이 진행되는 내내 유지할 수 있도록 한다. 바와 다리가 떨어지지 않아야 한다는 사실에 유념하면서, 고관절을 뒤로 빼며 굴곡시켜 허벅지를 따라 바벨이 내려가게 한다. 이때 어깨는 바 앞으로 밀어서 앞에서 숱하게 해 왔던 당기기 자세를 만든다. 바벨이 무릎에 근접하면 무릎도 뒤로 빼면서 정강이를 수직으로 만든다. 바벨이 정강이에서 떨어지지 않게 하며 등 하부의 잠김이 풀리지 않는 정도까지만 내려간다. 등의 잠김이 풀리기 직전에 하강을 멈추고 올라와야 하는데, 몇 번 하다 보면 어디에서 멈춰야 하는지 알 수 있을 것이다. 하단에서의 신장은 바벨이 정지 구간 없이 방향을 바꿀 수 있도록 돕는다. 올라갈 때도 체스트 업과 등 하부의 잠김을 유지하며 바벨이 다리에서 떨어지지 않게 한다. 호흡은 상단에서 하되, 매 반복 사이에 깊이 숨을 들이마신다.

RDL에서는 모든 요소의 후방 추진을 확실히 해 두는 것이 중요하다. 무릎 대신 고관절을 사용한다는 말은 사두근 대신 고관절 신근이 관여한다는 뜻이다. 무게 중심을 뒤꿈치에 싣고 무릎을 뒤로 뺄 때 바벨이 다리와 계속 닿아 있게 하면서 엉덩이를 뒤로 뺀다고 생각하면 도움이 된다. 사실 어깨가 바 앞으로 미끄러져 나오는 만큼, 모든 요소가 뒤로 간다고 말하긴 힘들다. 바벨이 무릎 가까이 다가가기 전에 정강이는 수직이 되어야 하며, 처음에 잠금을 푼 무릎은 그 이후로 절대 앞으로 나와서는 안 된다. 무릎을 조금이라도 앞으로 움직이면 슬관절 신근인 사두근이 개입하는 자세가 되므로 우리가 애초에 바라던 고관절 신전 효과가 사라져 버린다.

그럼에도 가장 일반적인 실수로 꼽을 수 있는 것이 바로 이렇게 무릎을 앞으로 빼는 것이다. 햄스트링에 걸리는 장력은 바벨이 내려올수록 증가하는데, 햄스트링이 짧아지지 않는 이상 이 장력은 해소되지 않으므로 상단에서 엉덩이를 신전시키거나 하단에서 무릎을 앞쪽으로 이완시켜서 이를 완화하려는 충동이 들 수도 있다. 무릎을 앞으로 빼서 햄스트링이 짧아지면 무릎이 굴곡되고 햄스트링의 양쪽 말단이 가까워지면서 하단으로 갈수록 장력이 소실되므로, 상단으로 향할 때 무릎을 펴는 사두근이 햄스트링의 원래 임무를 떠맡고 만다.

데드리프트 챕터의 당기기 기법에서 얘기했던 것처럼, 어깨는 바 앞에 있어야 한다. 광배가 바벨을 미드풋 위에 올려두려고 상완골을 잡아당기기 때문에 팔은 90도에서 살짝 기울어진 채 어깨에 매달려 있다. 무릎을 굽히지 않고 내리면 바벨을 미드풋 위에 그대로 놓기 위해 팔의 각이 더 벌어지므로 자세를 유지하기 위해 광배근이 더 많은 일을 하게 된다. 바벨이 정강이 아래로 많이 내려오게 되면 팔의 각이 극단적으로 커지기 때문에, 무릎 밑으로 많이 내려가는 경우에는 엄격한 RDL 자세를 취하기 어려워진다. 사실 RDL에서 원판이 바닥에 닿는다는 건 중량이 꽤나 낮다는 증거나 다름없다.

등을 단단하게 해서 완전히 신전시키지 못하는 것도 흔한 실수 가운데 하나이다. RDL의 이점으로 꼽을 수 있는 것이 바로 기립근에 등척성 일을 제공한다는 것인데, 여기에는 햄스트링이 고관절을 신전시키는 동안 기립근이 척추를 단단히 붙잡고 있어야 한다는 사실이 내포되어 있다. 리프터는 엉덩이를 뒤로 빼고 무릎을 펴고 바벨을 뒤로 빼면서 뒤꿈치에 체중을 싣고 어깨를 앞으로 내는 동시에, 가슴을 올리고 일체의 느슨함 없이 등 하부의 아치를 유지하고자 많은 신경을 써야 하므로 이러한 등의 자세를 지속하기란 쉽지 않다. 비록 느린 운동이지만 RDL은 틀리게 하기가 너무 쉽다는 기술적 난점이 있다. 등이 말리거나 무릎이 앞으로 나오면 애당초 목표로 했던 근육에 일이 덜 가해지므로 동작이 쉽게 느껴질 수 있다. 하지만 제대로 된 RDL에서는 등이 단단하게 신전되어 잠겨 있을 뿐만 아니라 슬관절 신전이 전혀 개입되지 않으므로, 고중량 데드리프트의 실패 원인이 되는 바로 그 부분에 관한 최고의 보조 운동으로서 데드리프트와 클린에 적용될 수 있다.

RDL에서 좋은 자세를 유지시키기 위한 최선의 큐로는 '체스트 업!', '등에 아치!'나 '무릎 뒤로!' 같은 것들이 있는데, 이러한 큐는 때때로 발끝에 실린 체중을 뒤로 분산시키는 역할을 한다. 가슴에 관한 큐는 흉추신전을 야기하고, 등을 아치 형태로 만들라는 말은 사람들로 하여금 이를 등 하부에 관한 큐로 이해하게끔 한다. 무릎에 관한 큐는 동작에서 사두근을 배제시키는 역할을 하지만, 동시에 바벨이 다리에서 떨어질 수도 있게 하므로 '바벨을 뒤로 밀어!' 하는 큐를 주어 광배의 역할을 상기시킬 수도 있다.

고중량 RDL에서는 더블 오버핸드 그립을 사용해야 한다. 얼터닛 그립으로 야기되는 어깨의 비대칭은 이 운동에 바람직하지 않고, 한쪽 손을 회외한 상황에서는 광배근이 효과적으로 바벨을 다리 쪽으로 당길 수 없다. 대부분의 사람들이 데드리프트 1RM의 65~75% 중량으로 RDL을 한다는 점에 비추어 보면 고중량 RDL은 고중량 데드리프트에 비해 그리 무거운 중량을 다루는 것도 아닐 테니, 평범하고 고전적인 더블 오버핸드 그립의 사용이 그리 문제가 되지는 않을 것이다. 1RM의 65~75%도 안 되는 중량을 들 만한 악력이 안 된다면 혹 그립이나 스트랩을 쓸 수도 있는데, 이때 두 손은 반드시 모두 오버그립으로 회내시켜야 한다. 보조 운동이니만큼 RDL의 세트는 5~10회로 구성한다.

스티프 레그드 데드리프트

스티프 레그드 데드리프트(이하 SLDL)는 아마 체육관에서 많이 봤을 것이다. 틀린 데드리프트 자세가 우연찮게 SLDL처럼 보이는 경우가 많기 때문이다. SLDL는 본질적으로 바닥에서 출발하는 RDL이나 다름없다. 신장반사는 없지만 RDL처럼 엉덩이는 높고 후면각은 거의 수평이며 정강이도 수직에 가깝기 때문이다. 바닥에서 시작한다는 점에서 SLDL은 햄스트링의 신장 한계로 인해 등 하부의 잠김이 풀리기 직전까지만 바벨을 내리는 RDL보다 가동범위가 길다. 평범한 사람이라면 42cm짜리 원판을 낀 바벨을 잡고 엄격한 RDL 자세를 유지하면서 바닥까지 내려갈 수 없으니 SLDL에서는 시작하기 전에 등이 제대로 자리를 잡을 수 있을 정도로 무릎을 굽혀야 한다. 무릎을 굽히는 정도는 유연성에 따라 편차가 크다. SLDL의 핵심은 시작 자세에서 등을 평평하게 만들고 무릎을 최대한 신전시킨 채 엉덩이는 데드리프트보다 높게 들고 다리를 꼿꼿이 펴는 것이므로, 무릎은 될 수 있는 한 조금만 구부려야 한다.

앞에서 배운 데드리프트 스탠스를 잡고 바벨을 미드풋 바로 위에 놓는다. 그립은 일반적인 더블 오버핸드 클린 그립으로 잡는데, 그 이유는 앞에서 RDL을 배울 때 설명했다. 이제 무릎의 잠금을 푼 다음, 유연성이 허락되는 한도에서 최대한 다리를 편다. 가슴을 올리고, 숨을 깊이 들이 마시고, 당긴다. SLDL은 앞에서 개략적으로 설명한 데드리프트의 5단계 가운데 '무릎은 앞으로'라고 되어 있는 3단계만 빼고 진행하는 데드리프트와 본질적으로 같다. 즉 바닥에 있는 바벨이 미드풋에서 출발해 올라올 때 정강이와 닿아 있지 않아야 한다는 말이다. 바는 무릎을 지나자마자 다리에 닿게 될 테니 결국은 데드리프트의 상단에서와 같이 락아웃 될 것이다. 다시 말하지만 매 반복은 바닥에서 끝나는데, 이때 자세를 가다듬은 후 다음 반복은 데드 스톱 상태에서 실시해야 한다. SLDL은 RDL이 아니라 데드리프트이므로 매 반복은 데드 스톱에서 출발해야 한다.

SLDL과 RDL은 훈련 프로그램의 여러 방면에 적용될 수 있는 다목적 운동이다. 기대하는 효과에 따라 반복수를 다양하게 조절할 수 있다. 가볍게 운동하는 날에 데드리프트 대용으로 할 때는 5회짜리 세트를 쓰는데, 사실 SLDL과 RDL은 완전한 형태의 고중량 데드리프트처럼 스트레스를 많이 발생시키지 않기 때문에 여러 세트를 실행할 수 있다. 같은 날에 데드리프트가 끝나고 할 요량이라면 볼륨을 늘리는 차원에서 8~10회짜리 세트로 구성할 수도 있다. 20회짜리 고반복 세트로 구성된 RDL을 훈련에 넣어 보면 꽤 재미있어질 것이다.

물론 SLDL과 RDL이 단기간에 극도로 햄스트링을 괴롭히면서도 무릎의 정상 가동범위를 방해하긴 하나, 장기적으로 보면 둘 다 햄스트링의 신장성을 증가시키는 훌륭한 운동이다. 두 운동 모두 스트레칭이 되기 때문에 데드리프트나 스쿼트의 웜업 차원에서 저중량으로 많이 하기도 한다.

블록 위에서의 데드리프트

또 다른 변형으로 블록 위에 올라서서 하는 데드리프트가 있다. 그 높이만큼의 가동범위를 추가한다는 측면에서 블록은 수행한 일의 총량을 증가시킨다(바닥에 블록을 놓는 대신 직경이 42cm보다 작은 원판을 끼우고 해도 같은 효과를 얻을 수 있다). 블록 덕분에 무릎은 신전될 때까지 더 많은 구간을 움직여야 하므로 사두근이 더 많이 개입될 수 있다. 락아웃까지 바벨이 더 많이 이동해야 하기 때문에 하단에서 시작 자세를 잡을 때 고관절/슬관절 굴곡이 더 많이 필요하며, 시작 자세에서 요추신전을 유지하기 위해 기준각이 예각으로 치닫으면서 더 많은 햄스트링 신장력이 요구된다. 이런 조건들이 유연성이 떨어지는 사람들로 하여금 제대로 된 시작 자세를 잡기 어렵게 한다는 점으로 미루어 보면, 이 운동은 모든 사람들이 할 수 있는 운동은 아니다. 블록 위에서의 데드리프트가 표준 데드리프트보다 더 스트레스가 큰 이유가 확실한 만큼, 가급적 신중하게 접근해야 한다. 본질만 보면 스내치 그립을 잡고 하는 데드리프트에서도 똑같은 효과를 얻을 수 있다. 이 운동의 장점을 살리고 싶다면 고중량으로는 하지 말아야 한다.

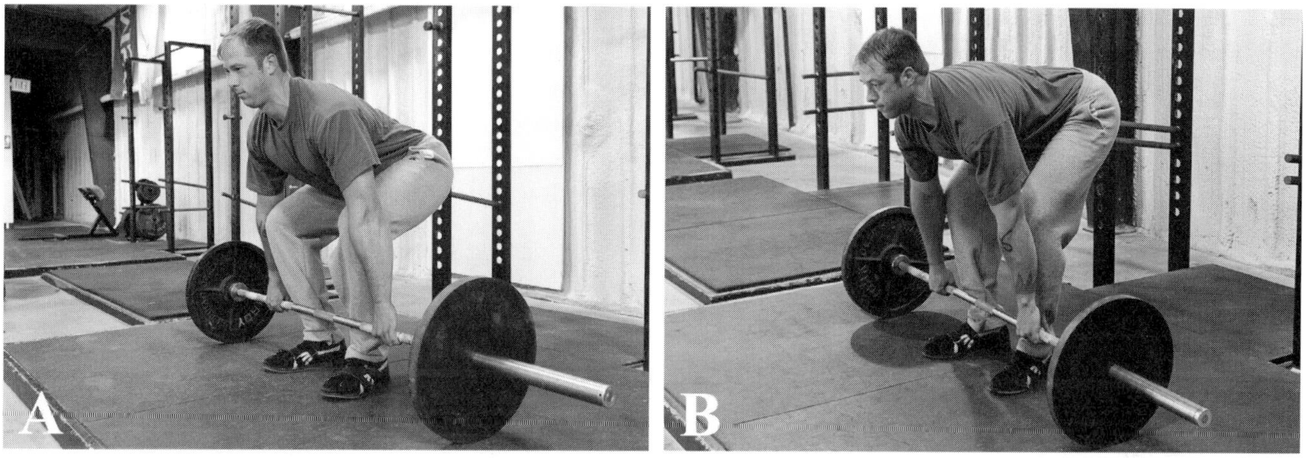

그림 7-27. 컨벤셔널 데드리프트의 시작 자세(A)와 스티프 레그드 데드리프트의 시작 자세(B).

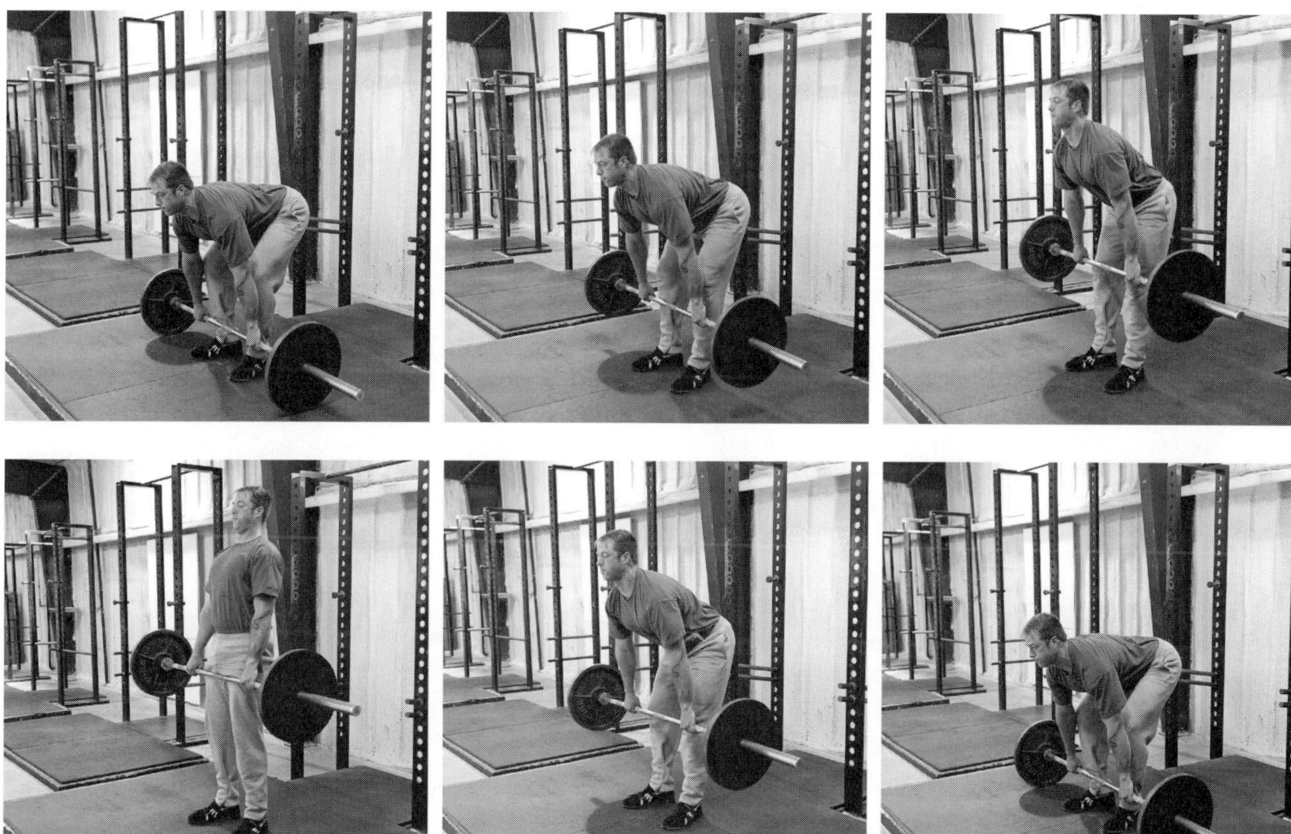

그림 7-28. 스티프 레그드 데드리프트.

굿모닝

굿모닝은 스쿼트처럼 랙에서 바벨을 꺼내 승모 위에 놓는다는 점에서 스쿼트의 변형동작으로 간주되는 경우가 종종 있다. 하지만 굿모닝은 RDL보다 슬관절만 덜 신전되는 등 햄스트링 운동인 동시에 바벨을 움직임에 있어 당기기와 관련된 메커니즘의 요소가 상당히 많이 포함되어 있으므로 데드리프트의 변형으로 보는 것이 타당하다. 종놈이 주인님에게 머리를 조아려 아침 문안인사를 하는 모습과 자세가 약간 비슷하기 때문에 굿모닝goodmorning이라는 이름이 붙었다. 굿모닝은 오래된 운동이고 요새는 널리 하지 않지만 풀의 강화 측면에서는 상당히 유용하다.

굿모닝에서 바는 하이 바 스쿼트에서와 마찬가지로 승모근 위에 놓인다. 간단히만 보자면 굿모닝은 바벨을 목 위에 두고 몸통이 지면과 수평 이하의 각도가 되도록 굽힌 다음에 다시 직립 자세로 돌아오는 것이다. 이 동작은 목 위에 바벨을 올려 놓은 RDL이라고 생각할 수도 있는데, 이는 RDL과 마찬가지로 대부분의 동작이 신장성 수축을 시작하는 고관절 신전과 얽혀 있기 때문이다.

RDL은 일종의 풀로서 바벨이 미드풋 위에서 출발해 수직 궤적을 그리는 반면 굿모닝에서는 바벨이 내려가며 호 모양의 곡선 궤적을 만든다. 바와 엉덩이 사이의 거리가 보통은 엉덩이와 무릎 사이의 거리보다 길기 때문에 바벨이 내려가면서 앞쪽을 향하므로 결과적으로 호가 만들어지는 것이다(그림 7-29). 이러한 호의 궤적은 바벨을 의도적으로 미드풋 바깥으로 벗어나게 하므로 바와 균형점 사이에 모멘트 암이 발생하는데, 굿모닝에서는 고중량 바벨 컬과 마찬가지로 이를 운동에 사용되는 저항으로 쓴다. 중량이 무거워져서 리프터/바벨 계의 질량중심이 바 쪽으로 가까이 붙으면 바벨의 궤적도 미드풋 쪽으로 가까워지게 돼 있다.

굿모닝은 크게 등을 펴고 하는 방식과 등을 말고 하는 방식 두 가지로 나눌 수 있다(그림 7-29). 등을 편 굿모닝은 (바벨이 견갑골 밑에 매달려 있지 않고 승모근에 올라가 있다 보니) 동작의 하단에서 엉덩이가 RDL에서보다 상당히 뒤로 가 있는데도 바는 발가락보다 앞에 나와 있다. 등을 만 버전의 굿모닝은 바와 엉덩이가 모두 미드풋 균형점에 더 가까이 위치한다. 굴곡된 척추가 완전히 신전된 척추보다 실질적으로 '더 짧기 때문에' 등의 길이에 이러한 차이가 발생하는 것이며, 따라서 두 동작에서 만들어지는 바와 엉덩이 사이의 모멘트 암도 그 길이가 달라질 수밖에 없다.

RDL과 더 유사한 것은 등을 편 굿모닝이다. 무릎은 살짝 굽히고 가슴은 올라가 있으며 등 하부는 아치를 이룬 채로 손은 승모근 위에 올라가 있는 바벨이 동작의 하단에서 구르거나 미끄러지지 않도록 목 아래쪽으로 당긴다. (바벨을 목에 고정시켜서 미끄러지지 않도록 하는 것은 바벨의 중앙에 널링이 있는 경우라면 특히나 중요하다. 바벨이 움직이면 목에 상처가 날 것이 뻔하지 않은가.) 이 동작은 기본적으

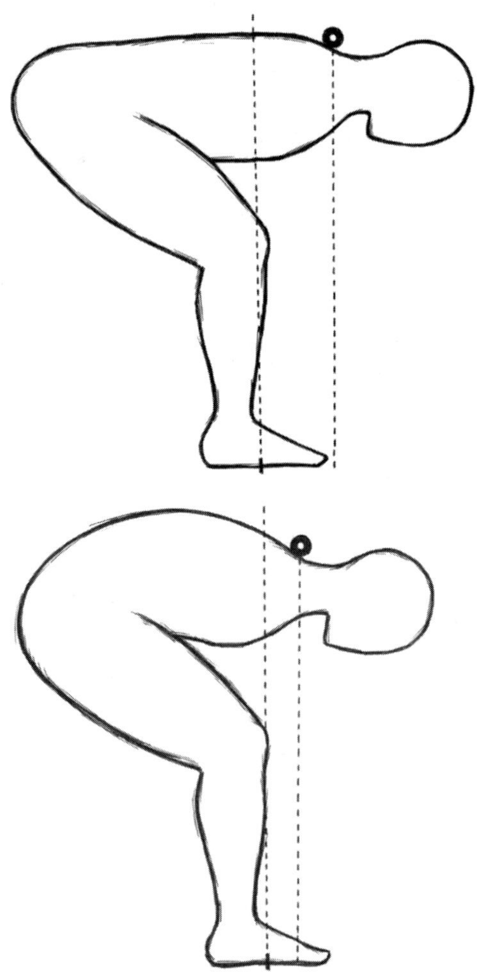

그림 7-29. 두 가지 버전의 굿모닝.

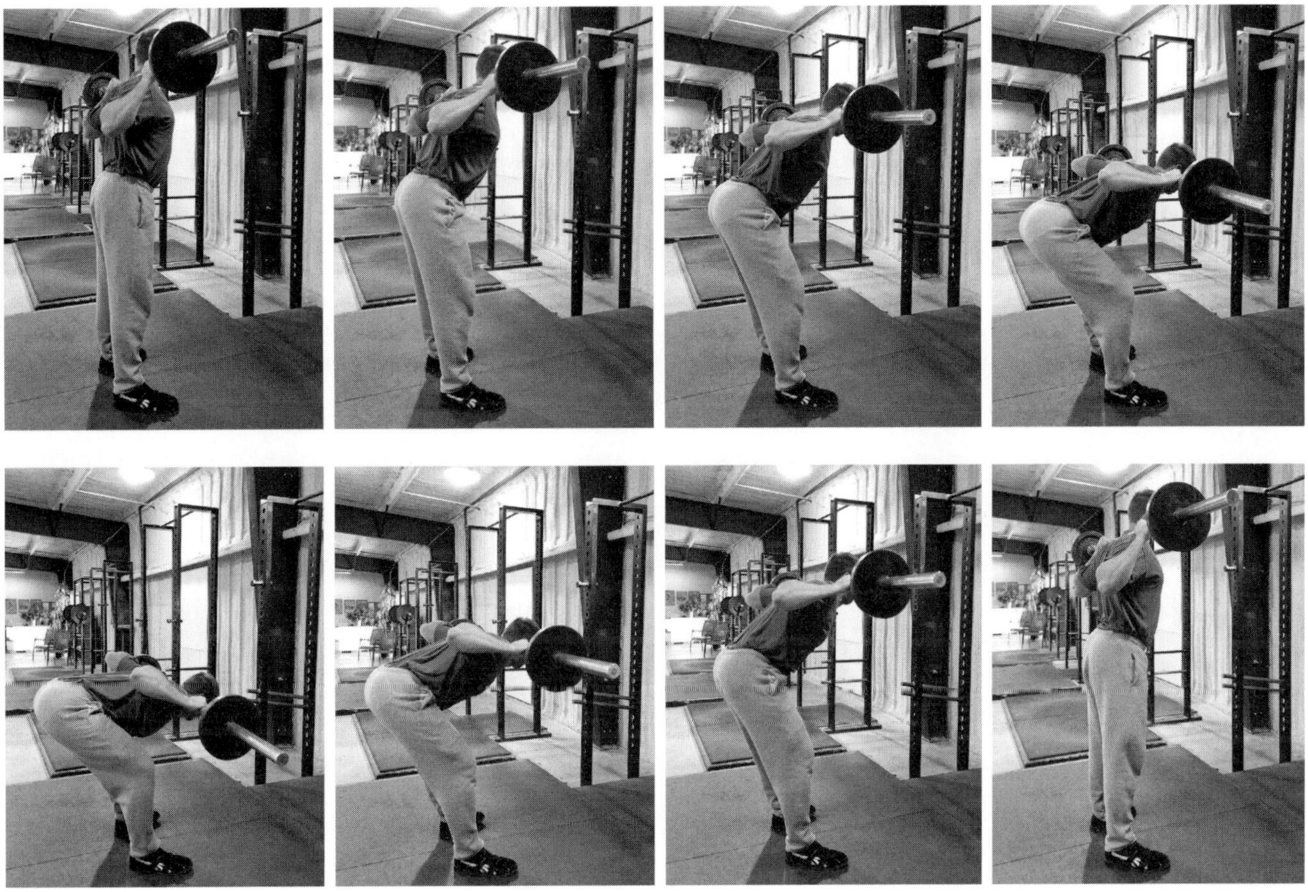

그림 7-30. 등을 편 버전의 굿모닝.

로 등 하부가 말리기 전까지 햄스트링 유연성을 최대한 발휘해 엉덩이를 뒤로 빼면서 바벨을 내리는 움직임으로 이루어져 있다. 오르내리는 동안 등이 줄곧 신전되어 있어야 한다는 점에서 RDL과의 유사성이 확실해진다. 깊이는 유연성에 따라 달라질 수 있다. 한편 등을 편 굿모닝을 정확하게 하는 것보다 나은 스트레칭 동작을 찾을 수 없다는 점은, 굿모닝을 통해 햄스트링 길이를 늘릴 수 있음을 시사하기도 한다.

등을 만 굿모닝은 완전히 다른 운동이다. 우리는 앞서 수차례에 걸쳐 효율적이고 안전한 등의 자세를 '정상 해부학적 자세', 즉 요추와 흉추의 신전으로 표현해 왔다. 이 자세는 추간판에 부하를 가하는 최선의 방법인 동시에 가장 효율적으로 몸통을 따라 힘을 전달하는 방법이기도 하다. 하지만 우리가 일터나 체육관에서 맞닥뜨리는 수많은

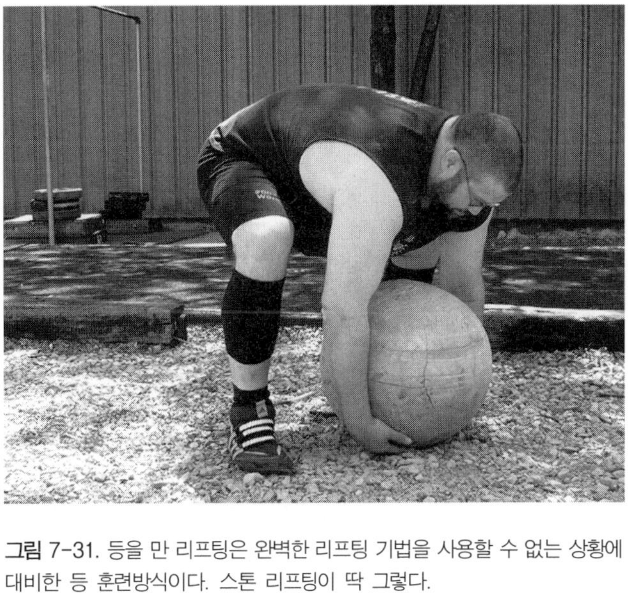

그림 7-31. 등을 만 리프팅은 완벽한 리프팅 기법을 사용할 수 없는 상황에 대비한 등 훈련방식이다. 스톤 리프팅이 딱 그렇다.

상황 가운데에는 이러한 이상적 척추 신전 자세를 취할 수 없는 상태로 물건을 들어야 하는 경우가 더러 있으므로, 초보자 수준을 뛰어넘었다면 이러한 상황에 대한 훈련을 하는 것이 사리에 맞다. 예컨대 스트롱맨 경기의 한 종목인 스톤 리프팅(바위 들어올리기)에서는 척추가 신전될 수 없는 자세에서 바닥에 놓인 돌을 들어 똑바로 일어나야 한다. 바닥에서 돌을 드는 순간부터 고관절과 무릎이 락아웃될 때까지 등이 굴곡되어 있어야 하는 것이다. 물론 '현장'에서 이런 자세로 뭔가를 들어올려야 하는 상황이 이것만은 아니다. 가령 전장에서 완전군장을 한 동료를 들어야 할 경우를 생각해 볼 수 있다. 당신의 운동감각이 아무리 정석적으로 다듬어져 있어도, 그 친구가 거기에 맞게 몸을 바꿔주지는 않을 것 아닌가.

척추가 굴곡된 자세를 피할 수 없다면 이를 단단히 붙들어매는 방도로 숨을 크게 들이마실 수 있다. 추간판은 정상 휴지상태에 놓여 있을 때와 같은 모양일 때 압축력 부하를 가장 잘 견딜 수 있다. 하지만 바닥에서 등이 완전히 기립한 풀의 마지막 단계에 이르기 전에는 바닥에서 무거운 것을 들어올리는 행위가 압축력으로 즉시 전환되지는 않는다. 오히려 바닥에서 들어올리는 순간에 주로 작용하는 스트레스는 회전이나 전단을 동반하는 모멘트 힘이다. 척추가 굴곡되어 있어도 굴곡 상태에서의 단단함을 유지할 수 있다면 현장에서 맞닥뜨릴 수 있는 1RM 급 이하의 중량은 안전하게 다룰 수 있을 테고, 특히나 고중량을 다루는 데에 익숙한 중견 리프터들은 더더욱 그럴 것이다. 이와 같이 체육관 밖에서 마주치게 되는 이상적이지 않은 자세에서도 바벨 운동에서 써먹었던 발살바법을 사용하면 척추를 보호하고 안정성을 높일 수 있다.

등을 말고 하는 리프팅은 이런 불가피한 상황에 대한 대비책이지만, 그와 별개로 획일적인 방식에 맞추지 않고 본인의 상황에 맞춰 계획하고 실행한다면 정상 해부학적 자세에서 수행하는 당기기와 등의 운동에 생산적인 보조

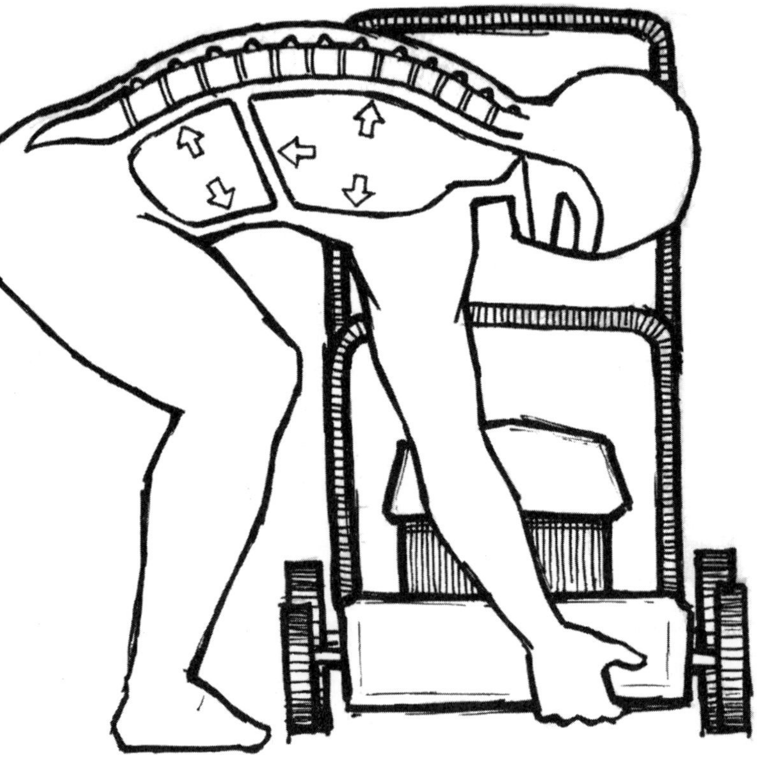

그림 7-32. 모양이 이상한 물체를 다룰 때는 얼마나 무거운지가 중요한 것이 아니다. 어차피 나쁜 자세에서는 무거운 중량을 다룰 수도 없다. 문제는 이상한 자세에서의 척추 안정성이다. 척추가 굴곡되어 역학적으로 더 나아질 수 없는 자세에서 발살바법은 척추 보호를 위한 최고의 선택이다.

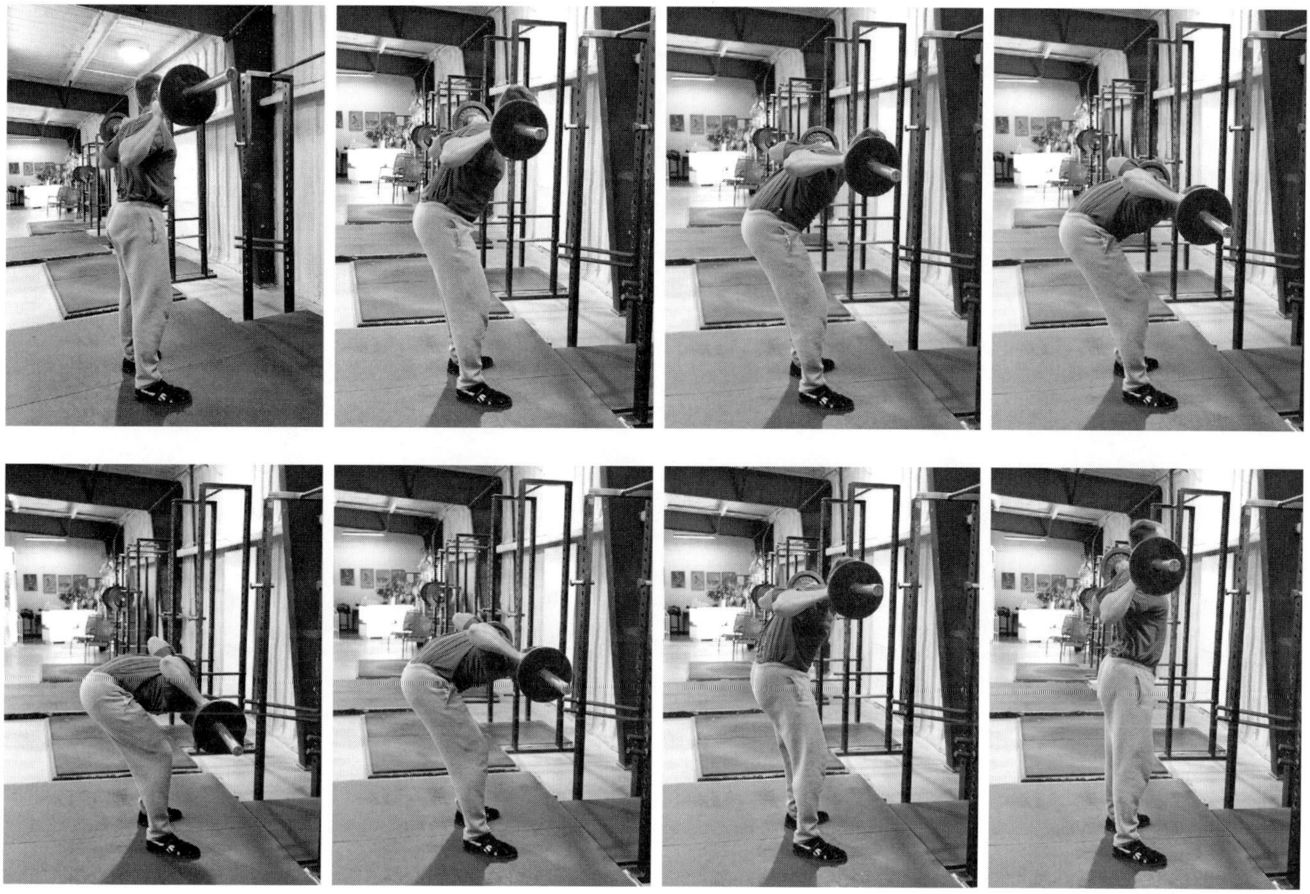

그림 7-33. 등을 만 버전의 굿모닝.

운동이 될 수 있을 것이다. 등을 만 굿모닝은 피로한 상태에서의 데드리프트를 비롯한 상황에서 불가피하게 일어나는 나쁜 기법들을 막기 위한 등의 강화를 목적으로 한다는 점에서, 역학적으로 이상적이지 않은 척추의 자세에 관해 신중히 접근할 필요가 있다. 통제가 쉽고 중량을 차차 올려나가는 바벨 운동이라는 맥락을 깔고 접근하면 비교적 안전하게 할 수 있다.

등을 만 굿모닝은 등을 만 데드리프트보다 나을 수 있다. 동작에 있어서 더 가볍고 안전한 중량을 쓸 뿐만 아니라 올바른 동작 패턴에 간섭할 정도로 실수의 가능성이 높지 않기 때문이다. 등을 만 동작은 상급 운동으로 간주되어 온 만큼 초보 리프터에게는 권장할 사항이 아니지만 등을 만 굿모닝이 등을 만 데드리프트와 비교우위에서 겹치는 부분이 없기 때문에 상급 리프터들은 각각의 데드리프트 스타일을 별 어려움 없이 구별할 수 있어야 한다. 어쨌거나 중요한 것은 불가피하게 등을 말아야 하는 상황이 있기 때문에 등을 만 버전의 리프팅이 마냥 나쁘지만은 않다는 점이며, 삶과 스포츠 컨디셔닝 측면에서 봤을 때 등을 만 버전의 굿모닝은 그런 상황에 대한 입문용으로 좋을 수 있다는 점이다.

등을 편 굿모닝에서처럼 바벨을 랙에서 들어 숨을 크게 들이마시고 엉덩이를 낮추면서 내려가기 시작한다. 이때 즉시 가슴을 떨어뜨려 무릎 쪽으로 둥글게 만다. 등을 만 굿모닝에서는 요추 신전을 유지하기 위한 햄스트링의 유연성이 제한 요인으로 작용하지 않기 때문에 등을 편 굿모닝에서보다 더 아래까지 다다를 수 있다. 오르내리는 내내 공기가 가하는 지지력을 이용해 등을 말아 놓은 자세를 유지한다. 올라올 때는 등을 먼저 올리고 엉덩이를 앞으로 밀어 넣은 뒤 마지막으로 가슴을 올리며 시작 자세로 돌아온다. 등을 편 굿모닝에서와 같이 8~10회의 고반복 세트로 구성하는 것이 좋다. 등을 만 굿모닝은 어디까지나 선택사항에 그치는 상급 운동이다. 못 한다고 해서 상처받을 이유는 없지만, 기왕 할 요량이면 가벼운 중량을 들고 제대로 하자.

굿모닝은 고관절 신근에 더 직접적인 스트레스를 가한다. 하지만 중량이 목 위에 얹혀 있다는 점을 잊어서는 안 된다. 고관절 신근이 하는 모든 일은 척추를 따라 전달되므로 경추와 상부 흉추에 작용하는 레버리지가 매우 높아진다. 굿모닝은 보조 운동일 뿐이고, 그 유용성과 잠재적 부상 가능성이 동시에 고려되어야 하는 만큼 고중량 사용과 빠른 속도 생성에 있어 신중해야만 한다. 어깨 위에 달린 게 장식이 아니면, 아무리 힘이 좋아도 100kg으로 굿모닝을 하지는 않으리라 생각한다. 보조 운동이니만큼 8~10회짜리 세트로 수행하는 것은 말하지 않아도 알리라 생각한다. 제대로 한 굿모닝은 등을 강화시키지만 틀리게 한 굿모닝은 등을 다치게 한다. 중량을 결정할 때는 현명한 판단을 하기 바란다. 스쿼트의 35%에 해당하는 중량으로 8~10회짜리 세트의 굿모닝을 할 이유는 없으며, 그 35%가 40kg도 안 된다면 더더욱 할 필요가 없다.

변형 프레스

비하인드 넥 프레스와 푸시 프레스가 여기 속한다.

비하인드 넥 프레스

프레스를 다른 방식으로 할 수 있느냐고 물어보면 사람들의 머릿속에 떠오르는 이미지는 비하인드 넥 프레스와 함께 그 친척 뻘쯤 되는 브래드포드 프레스(바벨의 위치가 목 앞에서 뒤로 바뀌는 프레스) 정도가 될 것이다. 바벨이 목 뒤에 있으면 어깨는 고중량을 다루기가 쉽지 않은 자세에 놓인다. 이 자세는 어깨의 가동범위 끄트머리에 놓여 있으므로 어깨를 잡아 주는 인대에 엄청난 스트레스로 작용한다.

어깨 관절 (또는 GH관절)은 '빗장뼈'라고도 불리는 쇄골, 견갑골, 상완골 등 세 개의 뼈로 이루어져 있다. 이 구상관절(球狀關節, ball-and-socket joint)에서 상완골 머리는 공[球]에 해당하고, 견갑골의 관절와는 소켓(socket)에 해당한다. 관절와는 골반의 절구처럼 깊은 소켓이 아니라 작고 얕은 컵 모양에 가까우므로, 엉덩이에 비해 힘줄과 건의 지지에 더 많이 의존한다. 이러한 배열의 총체적 효과로 인해 가동범위의 끄트머리로 갈수록 그 안정성은 생각보다 떨어진다. 요컨대 비하인드 넥 프레스에서 상완골 머리는 부하 상태에서 있을 수 있는 최악의 자리에 놓이는 것이다. 이 운동을 훈련 프로그램에서 안전하게 활용하고 싶다면 시간낭비를 한다는 느낌이 들 정도로 아주 가벼운 중량을 써야 한다. 덩치 좋은 친구들이 이 운동을 고중량으로 해 오고는 있지만, 그 어깨를 비하인드 넥 프레스로 만든 사람은 아무도 없다.

푸시 프레스

그보다 더 나은 운동으로는 푸시 프레스가 있다. 푸시 프레스는 단순히 다리로 치팅을 하는 프레스만은 아니다. 푸시 프레스에서는 엉덩이와 무릎에서 발생한 운동량을 사용하여 바벨을 출발시키고, 정석적인 프레스에서처럼 어깨와 삼두근을 사용해 락아웃을 한다. 이 동작은 무릎과 엉덩이를 굽혀 몸을 약간 낮췄다가 신장반사를 이용해 상방 추진하면서 각 관절의 신근이 늘어남과 동시에 강하게 수축하는 과정을 통해 락아웃에 들어가는 방식으로 이루어져 있다. 바벨이 어깨에서 떨어지면서 상방 추진되는 것은 이러한 날카로운 신전 덕분이다. 푸시 프레스는 잠겨 있던 무릎과 고관절의 락아웃이 풀린 상태로 정지한다는 측면에서 실제로는 '미는' 것보다 반동에 가깝다. 정확히 말하자면 엉덩이와 다리를 이용한 반동으로 바벨을 어깨에서 들어올리는 것처럼 보인다는 말이다.

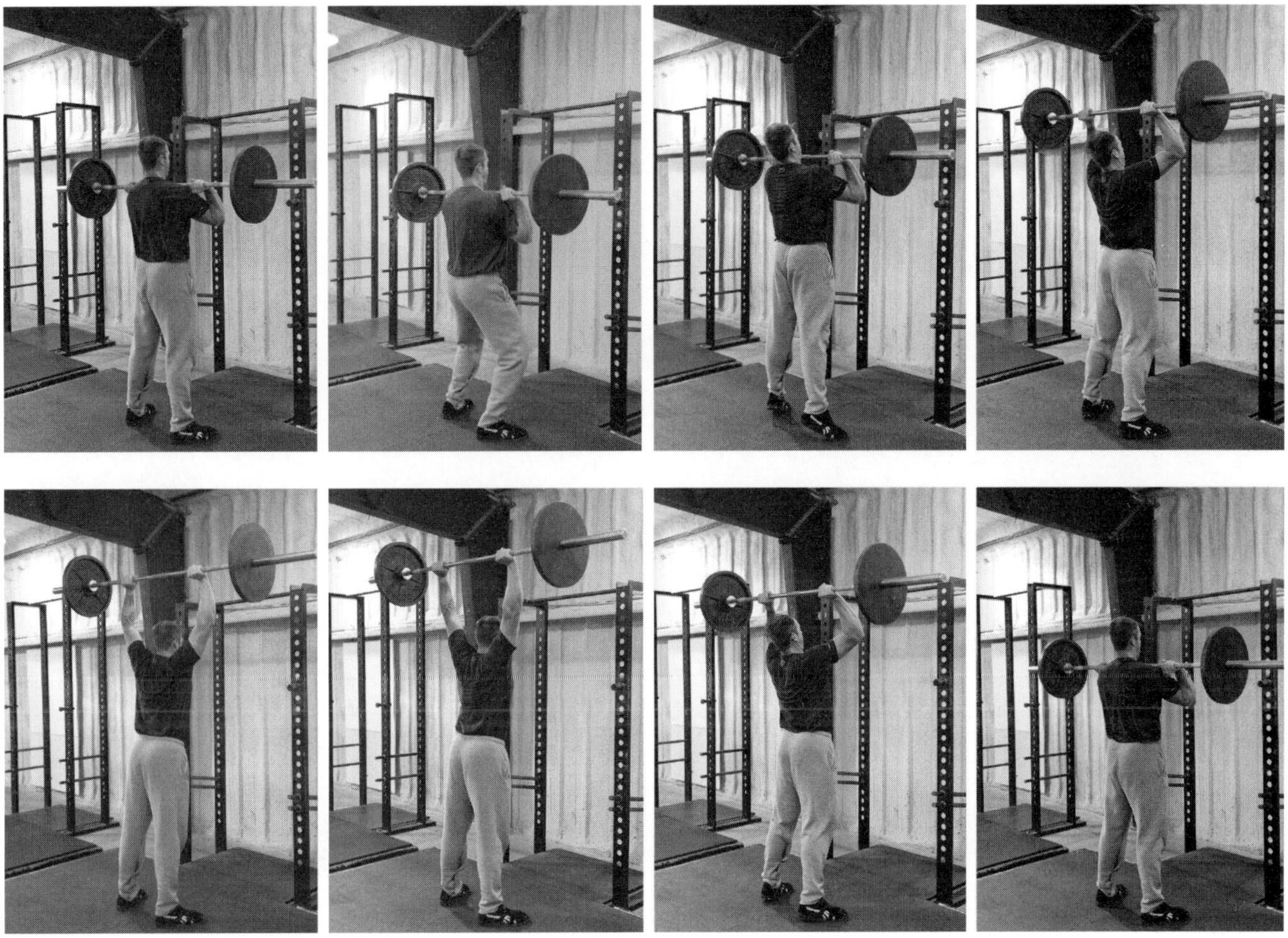

그림 7-34. 푸시 프레스.

이런 반동을 받으려면 상방으로의 힘이 도달했을 때 바벨이 삼각근의 육덕진 부분에 얹혀 있어야 한다. 만약 바벨이 어깨에 단단히 앉아 있지 않고 손바닥이나 손가락 위에서 놀고 있다거나 하는 식으로 손에 쥐어져 있으면 반동에 의한 힘이 바벨에 전달되는 대신 팔꿈치나 손목에 흡수되고 만다. 이 말은 곧 표준 프레스 그립에서는 긴 전완이 삼각근에 바벨이 올라가지 못하게 하므로 푸시 프레스에서는 이보다 더 넓은 파워클린의 그립을 써야 한다는 말과 같다. 바와 어깨가 단단히 이어져 있으면 엉덩이와 다리에서 발생한 힘을 온전히 바까지 전달해 올릴 수 있다. 매 반복 실시 전에 숨을 크게 들이쉬면 몸통을 떠받칠 수 있으므로 푸시 프레스를 더 강하게 할 수 있을 것이다.

제3장에서 다룬 프레스 기법을 통하는 것보다 푸시 프레스를 통해 더 많은 중량을 들 수 있기 때문에, 고중량 프레스에서 마지막 한두 개 정도의 반복은 푸시 프레스로 마무리하는 경우가 있다. 하지만 두 개의 운동을 최대한 별개로 생각하는 것이 더 좋은 방법으로, 5회짜리 프레스가 2회의 프레스와 3회의 푸시 프레스가 되지 않도록 신중히 중량을 선택할 필요가 있다. 프레스의 마지막 세트를 완료한 후에 더 무거운 중량으로 두 세트 정도의 푸시 프레스를 추가로 실시할 수는 있다. 그렇지만 더 좋은 방법은 아예 다른 날에 하는 별개의 운동으로 취급해서 벤치프레스나 다른 주요 상체 운동과 병행하는 것이다.

고관절과 무릎을 개입시키는 것은 프레스에도 영향을 미치지만 푸시 프레스 자체에서도 문제가 될 수 있다. 가장 일반적인 실수는 몸을 미는 디핑 구간에서 몸을 앞으로

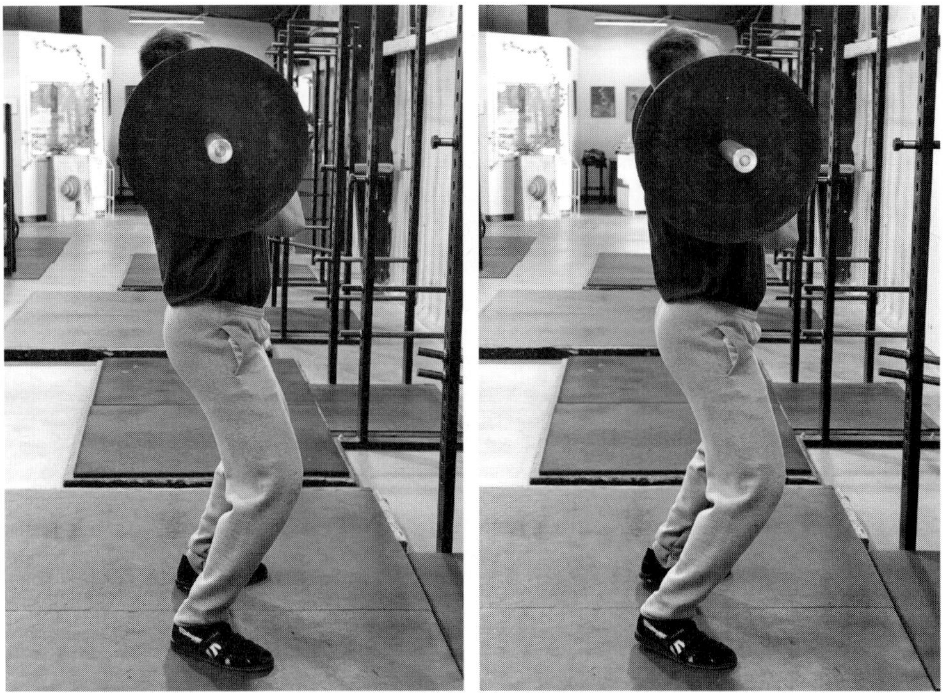

그림 7-35. 디핑 과정에서 발 전체가 아니라 발끝만 사용하면 바벨이 올라가며 앞쪽으로 나갈 수 있다. 디핑 과정에서 항상 발뒤꿈치에 체중을 싣는다고 생각함으로써 동작을 통제할 수 있다. 디핑 시에 균형이 잘 맞으면 엉덩이와 무릎에 부하가 고르게 분산된다.

향하는 것이다. 반동이 발 전체가 아니라 발가락에서 나오면 리프터/바벨 계의 균형은 앞쪽으로 이탈한다. 디핑이 앞쪽으로 일어나게 되면 내려갔다가 올라오는 과정이 아래-위가 아니라 전방 수직 아래-수직 위가 되어 버린다. 즉 올라오는 과정에서 앞쪽으로 향하는 바벨을 '쫓아가게' 되므로 어깨의 추진력이 감소되는 것이다.

미드풋 위에서 디핑을 하면 이런 실수를 고칠 수 있는데, 만일 본인의 디핑이 앞으로 쏠리고 있다면 엄지발가락을 들어올림으로써 쉽사리 수직 방향의 디핑을 만들 수 있다. 이 방법을 통해 체중이 뒤꿈치로 이동하는 느낌에 익숙해지면 나중에는 발가락에 관한 큐를 굳이 되새김질하지 않아도 앞쪽으로의 디핑을 막을 수 있을 것이다. 특히 올림픽 역도에 관심이 있다면 이 방법은 굉장히 유용한 요령이 될 수 있는데, 즉 스플릿 저크에서의 디핑이 푸시 프레스의 그것과 기본적으로 같기 때문에 지금 고쳐 놓으면 나중에 걱정할 필요가 없다는 말이다.

믿을지 모르겠지만 푸시 프레스는 무릎에 부담이 많이 가는 운동이다. 특히 고중량 푸시 프레스에서 발가락 쪽으로 디핑을 하게 되면 고관절 신근의 건에 상당한 힘이 걸린다. 무릎의 혹사를 최소화하려면 최대한 무릎에서 하중을 덜어내야 한다. 무릎보호대가 도움이 될 수도 있지만 그보다는 좋은 자세가 가장 큰 도움이 된다.

빼먹었다고 생각할까봐 말해두는데, 파워클린의 보조 운동은 엄연히 올림픽 역도의 영역이므로 이 책의 범위를 벗어난다. 여기에 관심이 있는 사람을 찾을 수만 있다면 능력 있는 역도 코치를 수소문해서 역도를 배워 보기 바란다. 다시금 강조하지만 파워 생산 능력의 훈련에 있어 바벨을 이용하는 것보다 더 나은 방법은 없다.

부가적 운동

보조 운동에 모두 원형이 되는 운동이 있을 필요는 없다. 다섯 가지 주요 리프팅 가운데 친업과 비슷한 운동은 눈 씻고 찾아보려 해도 없지만, 그럼에도 불구하고 친업은 어떤 훈련 단계에 있는 사람에게든 아주 유용한 운동이다. 친업은 다관절 운동으로서 전신의 움직임이 필요하며, 완전한 가동범위와 올바른 수행이 질적인 면에 크게 영향을 미친다는 점에서 주요 운동의 특징을 모두 가지고 있다. 이에 반해 리스트 컬은 틀리기도 어렵지만 설령 틀렸다고 쳐도 누가 신경이나 쓰겠는가? 좋은 부가적 운동들은 주요 리프팅과 같은 방식으로 기능적 동작에 영향을 미친다. 요컨대 충분한 훈련을 거치면 몇 개의 관절이 전 가동범위에서 한꺼번에 동원되므로 스포츠나 리프팅의 수행능력에 기여하게 되는 것이다.

부가적 운동들은 전통적으로 주요 리프팅에 비해 고반복으로 수행되어 왔다. 하지만 이 가운데 어떤 운동은 그 안에 스트렝스의 요소를 지니고 있거나 그 자체가 스트렝스에 가치가 있기 때문에, 고반복이 꼭 엄수되어야 하는 불변의 법칙이라고는 할 수 없다. 다른 운동보다 특히 스트렝스 훈련에 도움이 되는 보조 운동들이 있다. 고중량 웨이티드 백 익스텐션은 무릎에 부담이 될 수 있지만 웨이티드 친업이나 웨이티드 딥스는 고중량 저반복이 유용하다. 각각의 운동은 그 특정한 활용법이 있으므로 개인 훈련 프로그램에 다양한 방식으로 추가할 수 있다.

친업과 풀업

인간이 알고 있는 가장 오래된 저항 운동은 아마도 풀업일 것이다. 나무 위에 사는 영장류는 풀업 같은 방식으로 나무를 오가는데, 지면에 발을 딛고 사는 우리 인간도 머리 위에 있는 가지를 잡고 그 위로 턱걸이를 하고 싶은 강한 유혹에 저항하기가 쉽지 않다. 하지만 그렇게 하려면 충분히 강해야 한다. 즉 풀업은 좋은 운동인 동시에 상체 스트렝스의 좋은 척도인 셈이다. 친업을 많이 할 수 있게 되면 프레스와 벤치프레스의 성과 또한 높일 수 있다. 친업이 부가적 운동 가운데 유일하게 초보자의 프로그램에 포함되는 이유가 여기에 있다.

친업과 풀업이 광배근에 미치는 영향은 잘 알려져 있지만, 전완과 손은 말할 것도 없고 능형근, 대원근, 전거근과 회전근개를 비롯한 다른 상부 등 근육들에 미치는 영향도 광배근에 못지 않다. 또한 데드 행에 신경을 쓰면 흉근에도 어느 정도 영향을 가할 수 있고, 반복수가 높아질 경우 복근에도 영향을 미칠 수 있게 된다.

이 책에서 '풀업'이라는 용어는 손을 회내한 오버그립 버전을 가리키고, '친업'은 손바닥이 회외한 언더그립 버전

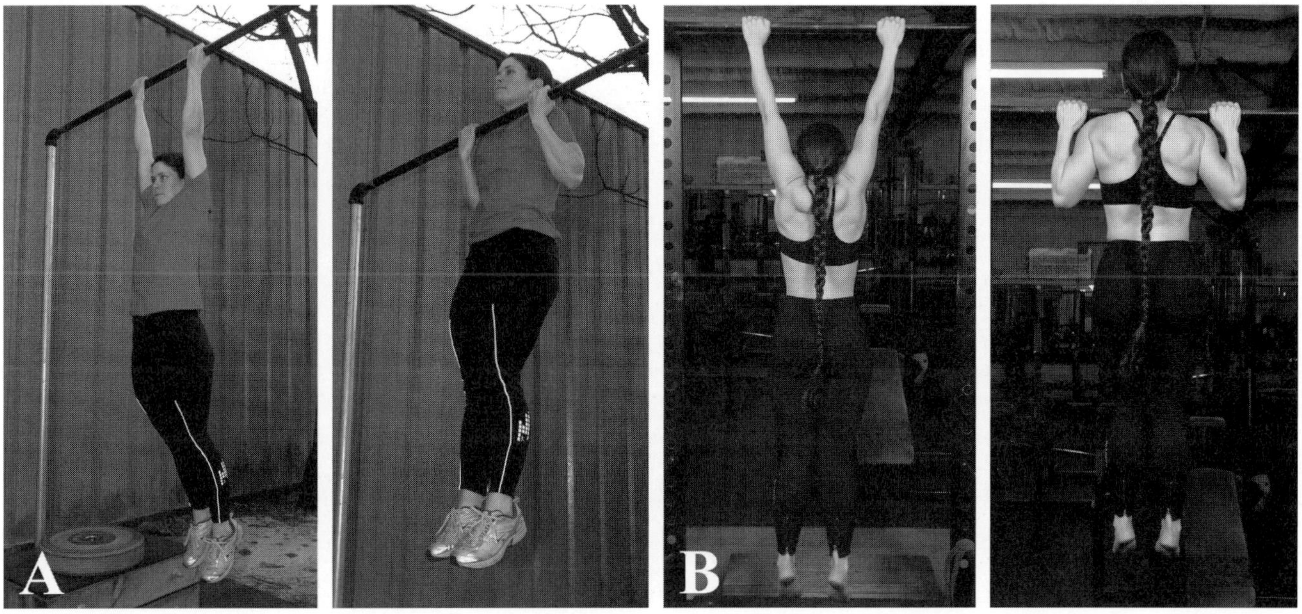

그림 7-36. 친업(위쪽 두 장, A)에서는 언더(회외)그립을, 풀업(아래쪽 두 장, B)에서는 오버(회내)그립을 사용한다.

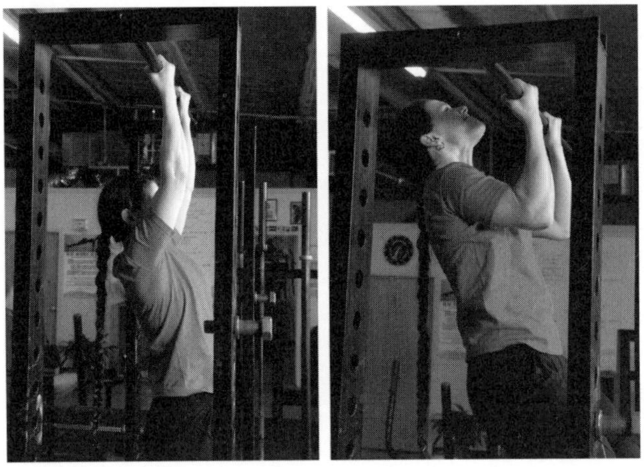

그림 7-37. 올바른 친업은 팔꿈치가 펴진 상태로 시작하여 턱이 바 위로 최대한 올라갔을 때 끝난다. 가동범위를 불완전하게 사용하는 부정확한 친업에서는 시작 자세에서 팔꿈치가 굽어 있거나(왼쪽), 끝났을 때 턱이 바 밑에 있다(오른쪽).

을 가리킨다. 둘의 가장 명백한 차이는 이두근의 개입으로, 친업에서 포함되는 이두근이 풀업에서는 포함되지 않는다. 이두근의 관여는 친업을 더 쉽게 만들 뿐만 아니라 동작에 있어서 미적인 요소를 가미하기까지 한다. 반면 풀업은 상대적으로 더 힘들 뿐만 아니라 이두근이 해야 할 일을 대신 하는 광배근의 역할이 더 강조된다. 또한 풀업은 손의 회내로 인해 유연성이 부족한 사람의 경우 팔꿈치가 고될 수 있다. 한편 회외 그립은 신경을 쓰지 않으면 회내 그립에 비해 그립과 어깨 사이의 거리가 늘어날 수 있다(그림 7-37, B). 따라서 친업에서 바와의 거리가 너무 먼 사람들에게는 풀업이 더 쉬울 수 있다. 스트렝스가 허용되는 선에서 엄격한 친업과 풀업에 중량을 추가하면 운동의 총 부하를 늘릴 수 있다. 풀업이나 친업을 하고 복근이 아픈 것은 몸통이 많이 움직일수록 몸통 근육이 더 많이 개입하기 때문이다. 풀업이건 친업이건 간에 전신이 움직이는 동작은 '랫 풀다운' 같이 팔만 움직이는 머신 버전의 동작보다는 훨씬 낫다.

입문용으로는 친업이 풀업보다 낫고, 더 많은 근육이 개입되기 때문에 더 좋은 운동이라고 할 수도 있다. 바닥에 발바닥을 대고 서서 손을 위로 뻗었을 때 손톱보다 약간 높은 위치에 설치된 봉을 사용한다. 이 높이의 바벨에 매달리면 발가락 끝이 바닥에 살짝 닿아 있기만 할 것이다. 이 높이가 이상적이긴 하나 약간씩 높거나 낮아도 무방하다. 파워 랙을 쓰고 싶다면 핀을 높이 걸어두고 하거나 꼭대기에 있는 가로 바를 이용해도 된다. 비록 그 수가 많지는 않으나 턱걸이 봉을 갖추고 있는 좋은 짐에 다니고 있다면 마음껏 쓰도록 하자. 손이 너무 크거나 하지 않은 이상은 지름 3cm 정도의 봉이 가장 좋다. 랙에서처럼 창의적인 발상을 한다면 체육관에 있는 설비를 친업용으로 쓸 수 있다.

친업 그립은 손바닥을 얼굴과 마주보게 하여 어깨너비 정도로 잡는다. 그립 간격은 팔꿈치 유연성에 따라 차이가 날 수도 있는데, 손을 쉽게 회외할 수 있는 사람일수록 더 넓은 그립을 쥘 수 있다. 넓은 그립에서는 회외의 정도가 커지므로 이두의 개입이 늘어난다. 한편 넓은 그립에서는 상완골의 외회전 정도가 커지는 데에 반해 좁은 그립에서는 상완골이 내회전하고 견갑골이 외전함에 따라 견갑골 견인근과 후면삼각근의 개입이 감소한다. 그립의 너비는 어깨와 하중의 관계에 영향을 미치기 때문에 특정한 간격의 그립에서는 어깨 부상의 위험이 있을 수 있고, 또한 극단적으로 넓거나 좁은 그립이 관절에 부담을 많이 주기 때문에 실전에 활용할 수 있는 너비의 범위는 그리 크지 않다. 어깨너비 정도면 목적에도 맞고 무리도 없다. 초크는 더 나은 그립을 제공하고 굳은살도 방지해 주므로 필수품으로 취급하자. 널링이 있거나 거친 봉은 손에 상처를 내서 훈련에 역효과를 일으킬 수도 있다.

동작 자체는 상당히 단순하다. 그립을 잡고 팔꿈치를 '밑으로' 당겨서 몸을 바닥에서부터 띄우면 된다. 매 반복은 하단에서 팔꿈치와 견갑골까지 늘어난 완전한 신장 상태에서 시작하며, 턱이 봉을 지나가면 끝난다. 제대로 하면 가슴에 닿아야 하는 게 맞지만, 어쨌든 머리가 뒤로 가지 않도록 해서 턱이 바벨을 지나가면 1회로 친다. 몸은 바벨에 최대한 가깝게 두도록 한다. 원칙적으로 친업은 하단에서 몸을 쭉 펴고 정지한 데드 행에서 각각의 반복을 시작해야 한다. '이마걸이'나 '코걸이'로 불리는 게 차라리 나은 부분 턱걸이에서는 대개 하단에서 팔꿈치가 덜 펴져

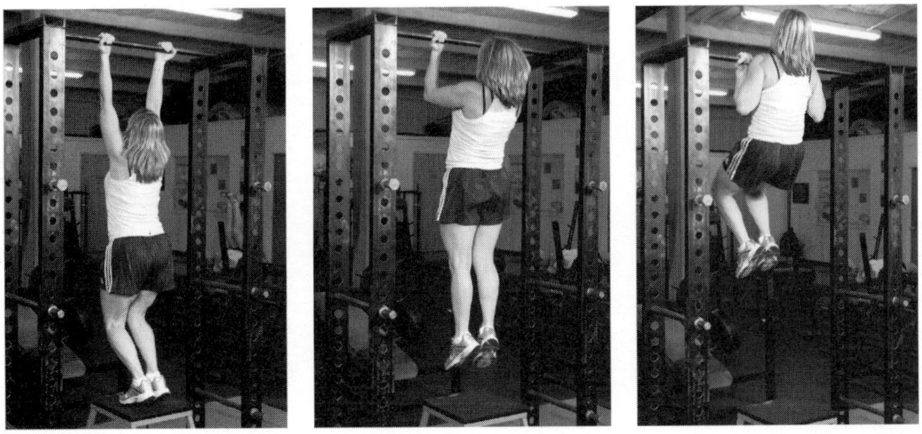

그림 7-38. 친업이 안 된다면 일단 점핑 친업으로 근력부터 키운다.

있다. 고반복 친업에서 신장반사를 이용하고자 한다면 하단이 말 그대로 진짜 하단이어야 한다. 이런 경우 매 반복마다 상단에서 빠른 호흡이 동반된다. 실패지점까지 가는 (12회 이상의) 고반복 세트의 경우 초반 2/3에서 3/4 정도는 반동을 이용하고 나머지는 반복과 반복 사이인 하단에서 두어 번 정도 호흡을 하며 데드 행 자세로 시작할 수 있다. 풀업에서도 같은 원칙이 적용되어야 한다.

상단이나 하단에서 동작을 생략하는 것은 하이 바 스쿼트만큼이나 나쁘다. 이 운동은 상단과 하단에서 그 이점을 얻을 수 있기 때문이다. 하단에서 들어올려진 견갑골을 밑으로 내리는 것은 바로 이때 쭉 늘어난 광배근과 등 상부의 근육이다. 한편 상단에서는 이두와 삼두가 마무리에 개입한다. 또한 몸을 허공에서 도리깨질 하지 않고 이렇게 같은 동작으로 완료된 반복은 몸을 지속적으로 일정한 거리만큼 이동시켰음을 의미하므로 정량화가 가능해진다.

하지만 완벽한 동작으로 친업을 할 수 없다면? 그때는 바닥을 높이거나 바벨을 내리는 방법도 있을 수 있고, 아니면 엄격한 동작을 준수할 정도의 스트렝스가 확보되기 전까지 점프로 동작을 시작하는 점핑 친업을 하는 방법도 있다(그림 7-38).

네거티브 구간에서 최대의 효과를 뽑아내려면 내려갈 때 자세를 제어할 수 있어야 하며, 점프가 필요한 경우에는 딱 필요한 만큼만 점프해야 한다. 충분히 강해지기 전까지는 저항 밴드를 랙에 걸쳐 놓고 할 수도 있다. 체중이 많이 나가는 초보자들은 엄격한 동작의 친업을 할 능력이 안 될 수 있는데, 단 한 회라도 엄격한 동작의 친업을 할 수 없다면 데드리프트나 프레스로 광배와 팔의 스트렝스를 기르거나, 혹은 자기 체중을 효과적으로 통제할 수 있을 만큼 체지방이 빠질 때까지 기다려야 한다.

키핑 버전의 친업과 풀업은 점핑 버전의 기계체조식 파생형이다. 키핑 버전에서는 당기기에 앞서 몸을 휘두를 때의 운동량을 이용하는데, 이때 몸을 휘둘러서 나오는 에너지가 엉덩이를 위쪽으로 굴려 올리는 에너지로 전환되므로 상방 이동이 가능해진다. 이러한 키핑 버전에서는 광배와 팔만이 아니라 복근, 고관절 굴근, 등 하부를 비롯

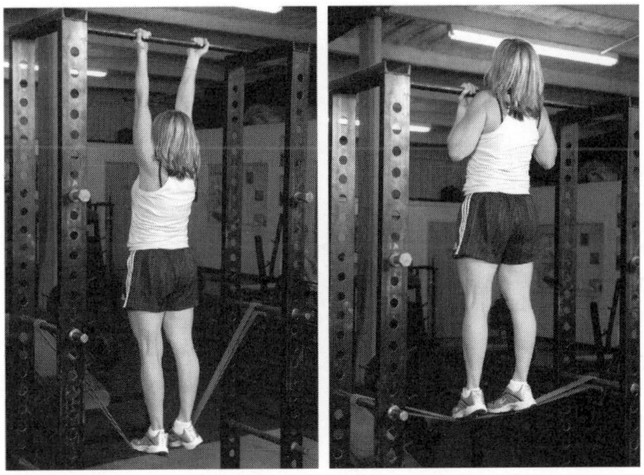

그림 7-39. 저항 밴드를 이용한 어시스티드 친업.

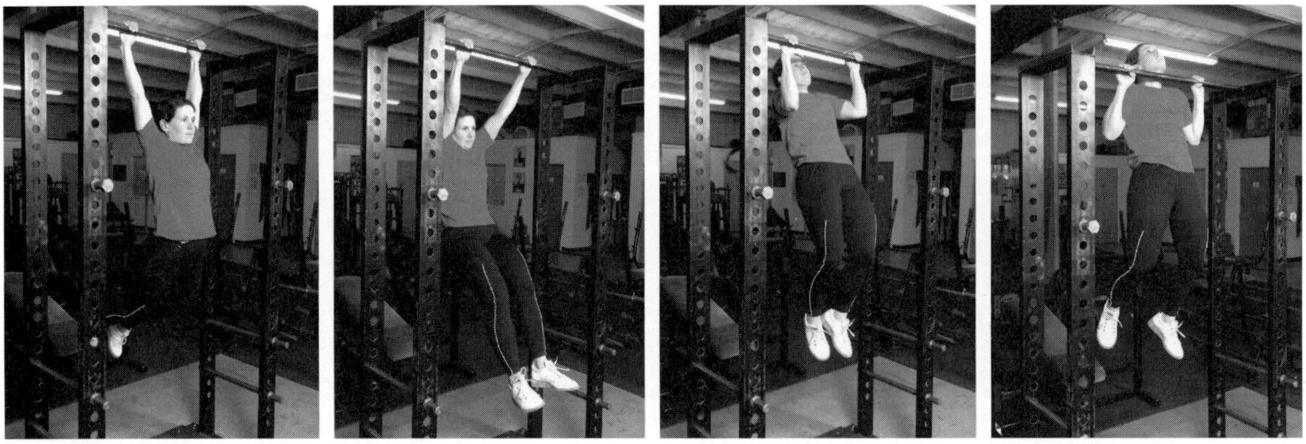

그림 7-40. 키핑 풀업.

해 전반적으로 더 많은 근육이 개입되므로 더 많은 반복이 가능해진다. 엄격한 버전의 턱걸이가 적은 근육을 더 강하게 개입시키는 부분에 집중하는 것과는 사뭇 다르다고 할 수 있다.

키핑 버전의 턱걸이는 스트렝스 계발 측면에서는 엄격한 버전보다 효과가 없고, 엄격한 버전을 할 만한 스트렝스가 갖춰지지 않은 키핑 버전의 턱걸이는 어깨의 건강을 해칠 수 있다. 유행과 잠깐의 만족에 혹해 장기적 성장을 대가로 바치지는 말자. 키핑으로 15회를 할 수 있는데 데드 행에서 2회도 채 못 채우는 사람들은 키핑으로 치팅을 시작한 탓에 데드 행에서의 성장을 전혀 거둘 수 없었던 것이다. 컨디셔닝 훈련에서 키핑 턱걸이를 하고 싶다면 의미 없는 숫자 놀이에 몸이 망가지지 않기 위해서라도 8~10회의 정자세 턱걸이를 가능케 하는 어깨와 팔의 스트렝스를 기르는 것이 먼저다. 이런 중요한 부분을 무시하고 지나가면 얻을 수 있는 것이라고는 어깨 수술 비용 청구서가 전부일 것이다.

웨이티드 친업/풀업은 미는 방식이 아닌 상체 훈련 가운데 최고다. 체인이 달린 벨트에 원판을 달고 할 수도 있고, 가벼운 중량을 다룰 요량이라면 발에 덤벨을 걸고 할 수도 있다. 경험상 맨몸으로 12~15회가 가능해지면 중량을 얹어도 되는 시점으로 볼 수 있는데, 이때 고반복 맨몸 워크아웃과 저반복 중량 워크아웃을 번갈아 실시할 수도 있다. 친업이나 풀업이나 중량 여부와 보조 여부에 상관없이 여러 세트를 하는 것이 적절하다. 많은 사람들이 벤치프레스나 프레스에서처럼 5회 3세트의 워크아웃을 꾸리고 0.5~1kg씩 미세하게 중량을 추가해 꾸준한 선형의 점진적인 성장을 거두고 있다. 여기 나온 방법을 전부 시도해 보고 가장 잘 맞는 것을 찾아보도록 하자.

딥스

평행봉 딥스는 기계체조에서 가져온 운동이다. 평행봉 사이에 들어가 팔로 몸을 위로 지탱하며 몸을 낮췄다가 다시 추진시켜 올리는 것이 딥스이다. 딥스는 벤치프레스를 할 수 없을 때 쓰레기 같은 디클라인 벤치프레스보다 훨씬 좋은 대안이 될 수 있다. 본인의 관심이 '하부 흉근'과 삼두에 가 있다면 딥스가 제격이다. 딥스가 (다른 좋은 운동들과 마찬가지로) 디클라인 벤치프레스보다 나은 이유는 하부 흉근과 삼두뿐만 아니라 굉장히 많은 근육이 움직임에 동원되기 때문이다. 특히 딥스 같은 경우 전신을 사용한다는 점에서 푸시업과 닮은 데가 많다. 하지만 푸시업은 사람이 둘이나 붙어도 중량을 편하게 높이기가 쉽지 않은 반면 딥스는 혼자서도 중량을 계속 올릴 수 있다는 점에서 푸시업보다 낫다.

근육과 관절 및 이를 통제하는 중추신경계의 활동이

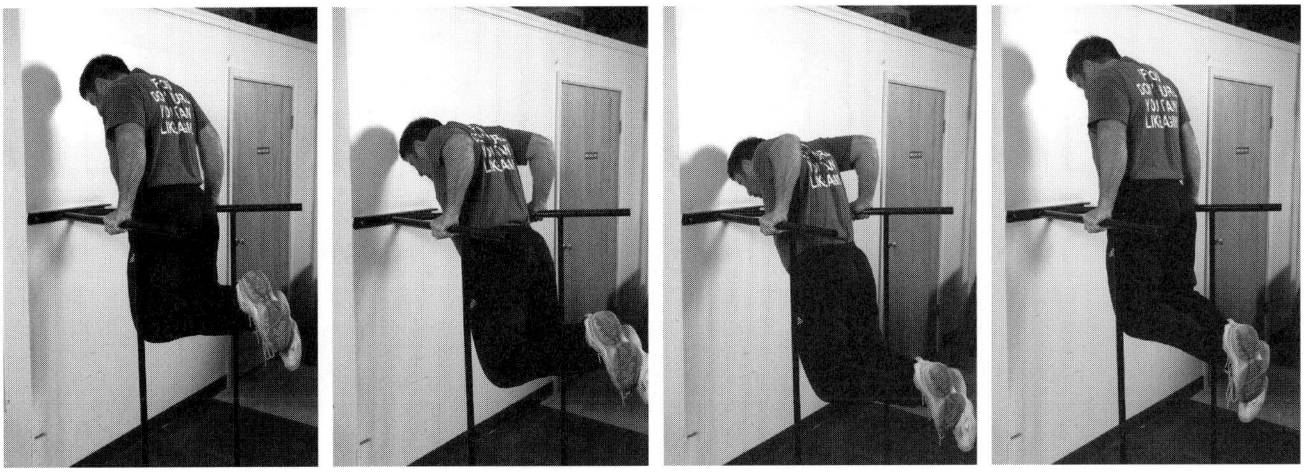

그림 7-41. 딥스 스테이션을 이용한 '평행봉' 딥스. 동작의 하단에서 어깨가 팔꿈치 아래로 내려가는 것을 보라.

더 많이 개입될수록 운동의 질은 올라간다. 이 기준에 부합하려면 몸이 더 많이 개입되어야 하는데, 전신이 동원될 경우 수많은 근육과 신경이 수많은 관절을 통제하고, 중추신경계는 제가끔 다른 일을 하는 이 각각의 요소가 올바르게 가동되는 데에 일일이 관여하므로 위의 기준에 거의 이상적으로 부합한다고 할 수 있다. 이 논리에 따르면 푸시업은 몸 전체를 움직이고 통제하기 때문에 벤치프레스보다 낫다. 하지만 푸시업은 그 자세의 특성상 하중을 싣기가 쉽지 않다. 그게 가능했다면 웨이티드 푸시업 장비가 아마 불티나게 팔려나가고 있었을 것이다.

오랫동안 사람들은 이런 문제를 벤치프레스가 해결할 수 있다고 생각해 왔으나 실상은 그렇지 못했다. 벤치프레스에서 움직이는 것이라고는 팔뿐이라는 관점에서 보면 벤치프레스로 푸시업을 대체할 수 있다는 발상은 랫 풀다운으로 풀업을 대체하려는 발상과 다를 게 없다. 하지만 벤치프레스는 푸시업과 거의 유사한 동작에 하중을 실을 수 있게 하므로 고반복 푸시업 훈련 없이도 푸시업 개수가 늘어나게 할 수 있다. 중량을 추가하지 않는 경우, 건강한 사람이라면 고반복 훈련 없이는 전방으로 미는 동작의 훈련이 상당히 까다롭다는 것을 알 수 있을 텐데, 그나마도 훈련 목표가 고반복이 아니면 굳이 그렇게 할 이유도 없다. 그런데 딥스는 상체운동을 하는 동안 전신을 움직이면서

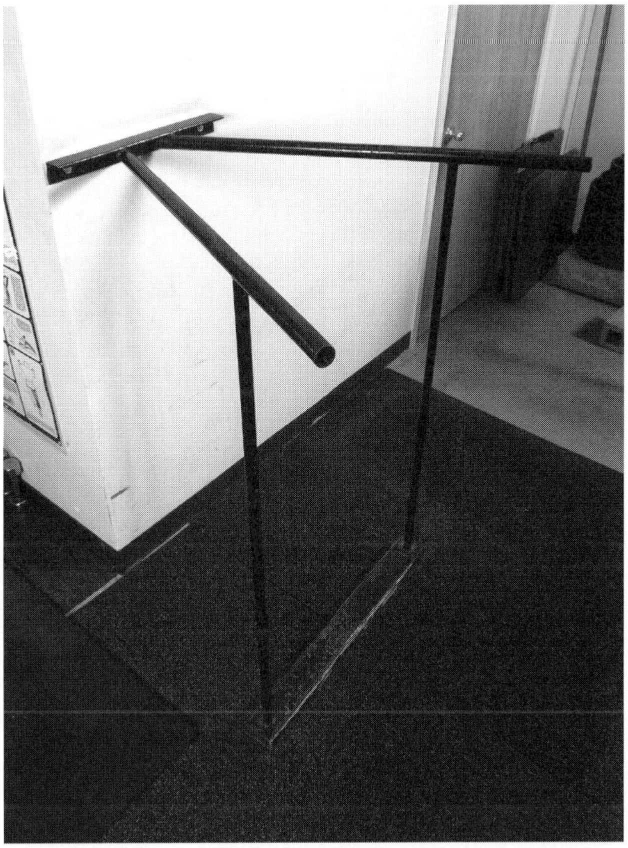

그림 7-42. 그림 7-41에서 본 것과 같은 딥스 스테이션은 다양한 너비의 그립을 가능케 한다.

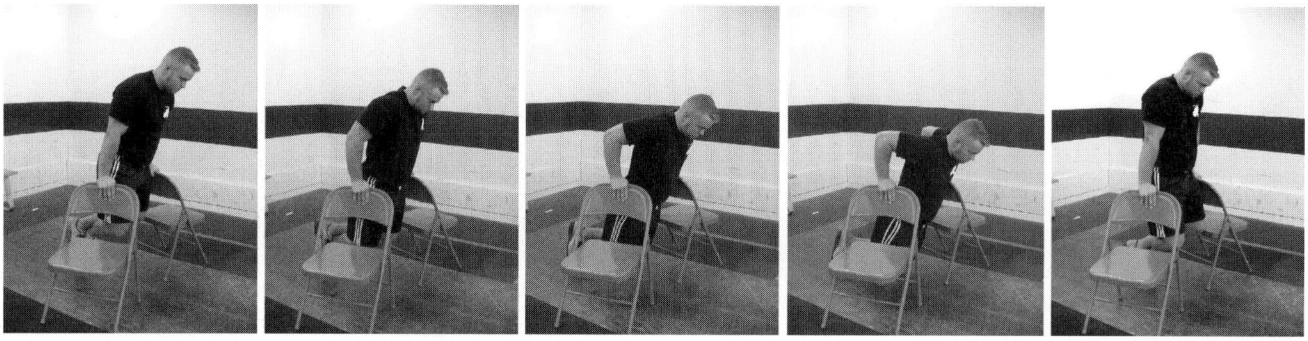

그림 7-43. 장비가 여의치 않거나 출장 중인 상황이라면 의자 두 개로 딥스를 할 수 있다.

고중량까지 사용할 수 있다.

딥스는 발이 지지하지 못하는 부분만 움직이는 푸시업과 달리 전신을 움직이기 때문에 더 힘들다. 또한 상급 리프터의 경우 벨트에 원판 같은 물체를 달거나 발 사이에 (가벼운) 덤벨을 끼우는 식으로 중량을 달고 하기도 편하다. 전방으로의 동작은 몸을 앞으로 약간 기울임으로써 이루어지는데, 동작 내내 전완은 수직이 되어 있어야 한다. 손을 기준으로 체중이 앞뒤로 고르게 분포해 있다면 몸은 운동을 하는 내내 앞으로 기울어진 자세를 유지할 것이다. 이 각도는 흉근의 하부 근복이 굉장히 많이 개입될 수 있도록 한다. 또한 상체를 기준으로 하방으로 가동되는 팔로 인해 광배근이 상완골의 내전에 참여할 수 있게 되므로 더 많은 근육이 동원된다.

딥스에서는 고중량을 사용할 수 있기 때문에, 벤치프레스는 악화시키지만 딥스는 그렇지 않은 부상을 입은 파워리프터의 경우 회복기 동안 벤치프레스 스트렝스를 유지하고자 딥스를 한다. 벤치프레스 훈련에서와 마찬가지로 딥스 또한 맨몸 고반복으로 할 수도 있고, 아니면 저중량에서부터 점차적으로 중량을 늘려 나갈 수 있다. 중량이 늘어나면 몸통과 팔에 피로도가 가중되지만 동시에 전신적인 효과 또한 느낄 수 있다.

딥스는 목적에 맞게 설계된 딥스 스테이션에서 하는

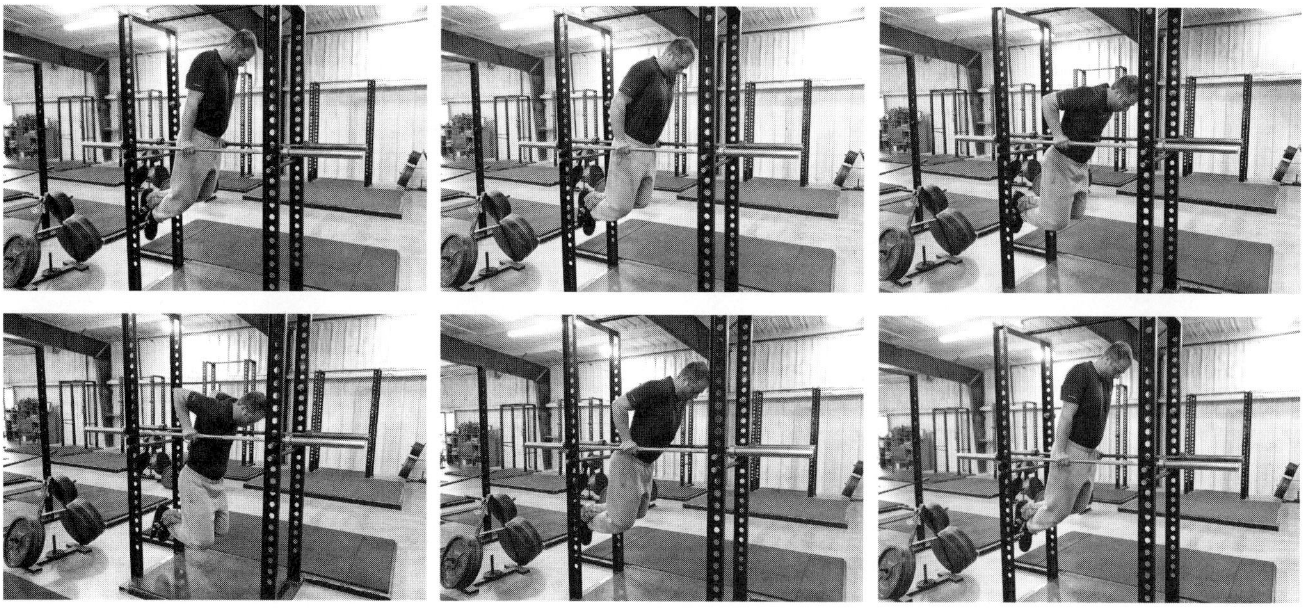

그림 7-44. 체육관에 있는 장비를 잘 써먹자. 파워 랙에서도 딥스가 된다.

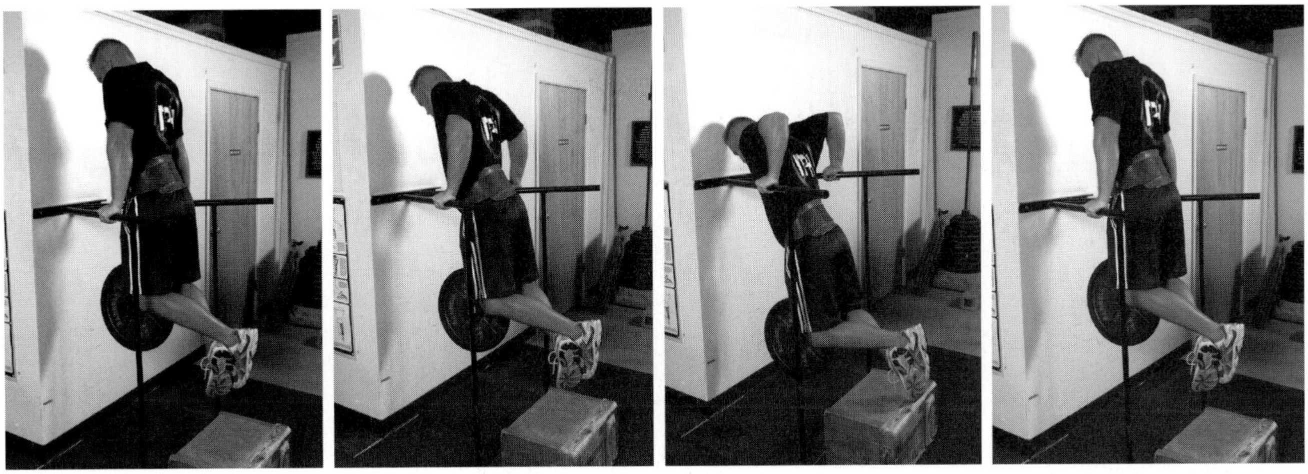

그림 7-45. 딥 벨트와 원판을 가지고 하는 웨이티드 딥스.

것이 가장 좋다. 체조 훈련장이나 오래 된 체육관에서는 평행봉을 쉽게 찾아볼 수 있지만 현대식 체육관에서는 찾아보기 힘들다는 점이 딥스의 단점이라면 단점일 수 있다.

딥스 스테이션 바벨의 간격은 보통 61~64cm이며, 3~3.5cm 직경의 파이프나 바벨이 잡기 편하다. 바닥에서 높이는 딥스의 하단에서 발이 땅에 닿지 않을 수 있도록 120~135cm 정도여야 한다. 딥스 스테이션은 벽에 고정되어 있거나 충분한 바닥이 달려 있어서 운동 중에 어떠한 흔들림에도 넘어지지 않을 정도로 아주, 진짜, 정말 안정적이어야 한다. 바벨이 30도 정도로 벌어진 비(非)평행 스테이션은 손의 중립에 크게 영향을 주지 않으면서 프레스, 벤치프레스, 저크 그립에 이르는 다양한 너비의 그립을 잡을 수 있게 한다. 그러나 (모텔 방처럼) 상황이 여의치 않은 경우에는 의자 두 개를 서로 등이 마주보게 해서 딥스 스테이션 대신 쓸 수도 있다.

딥스를 하려면 일단 그립을 잡고 바 위로 뛰어오른 뒤 팔꿈치를 잠그고 가슴을 올린다. 숨을 크게 들이마시고 참은 뒤 몸을 앞으로 살짝 기울이고 팔꿈치를 굽히면서 어깨가 팔꿈치보다 밑에 위치할 때까지 내려간다. 어깨에 붙은 상완골이 수평 아래까지 내려가야 하는데, 이 자세는 다른 사람이 봐주면 쉽게 알 수 있다. 이런 기준은 완벽한 가동범위를 보장할 뿐만 아니라 흉근을 늘리는 데에도 도움이 되며, 동시에 각 반복의 완료 여부를 판단할 수 있다. 스쿼트에서 수평 이하라는 기준과 마찬가지로 운동으로 한 일을 정량화할 수 있고 두 사람의 성과를 비교할 수 있게 되는 것이다. 몸을 늘린 자세의 하단에서 몸을 위로 추진시켜 팔꿈치가 잠기고 가슴이 손 위에 올라올 수 있도록 한다. 반복을 완료한 후 상단에서 숨을 내쉬도록 하며, 추가적인 호흡이 필요할 때는 항상 상단 락아웃 자세일 때만 해야 함을 명심하도록 하자. 압력을 통한 흉곽의 지지는 동작 중인 몸을 효율적으로 제어함에 있어 매우 중요하므로, 각 반복이 끝나기 전에 숨을 내쉬면 안 된다.

가장 일반적인 실수에는 두 가지가 있는데, 모두 동작의 완결성과 관련된 것이다. 누가 옆에서 윽박지르지 않는 이상 대부분은 상완골이 수평이 되기 전에 동작이 멈춘다. 완전한 스쿼트보다 부분 스쿼트가 더 쉬운 것처럼 부분 딥스가 완전한 딥스보다 쉽기 때문이다. 물론 부분 딥스가 부분 스쿼트처럼 부상 가능성을 동반하지는 않는다. 그러나 부분 딥스는 하프 스쿼트와 마찬가지로 더 적은 근육을 동원하기 때문에 완전한 딥스보다 그 가치가 떨어진다. 중량 벨트를 허리에 차는 수고를 마다치 않으면서 깊이를 속이는 것은 다른 운동에서의 치팅과 마찬가지로 훈련에 있어서 시간낭비이고, 자기기만일 뿐이다. 더 가벼운 중량을 쓰는 한이 있더라도 깊게 딥스를 해서 그 실질적인 이점을 놓치지 않도록 하자.

또 다른 문제는 상단에서 팔꿈치의 락아웃에 실패하는

경우이다. 이런 실수는 보통 의도치 않게 발생하기 때문에 깊이를 얕게 하는 것만큼 심각한 문제는 아니니다. 지친 삼두근은 자기가 완전히 수축했는지 잘 모를 때가 있다. 마무리에서 '체스트 업' 큐를 주면 손 뒤에 있는 몸통 상부의 중량을 끌어올리게 되는데, 이 과정에서 고르게 분포된 하중에 대해 삼두근이 팔꿈치를 신전시킬 수 있으므로 팔꿈치 락아웃에 도움이 될 수 있다.

하나만 더 말하자. 중심을 잃거나 원판이 휘둘러졌을 때 벌어질지 모르는 만일의 사태에 대비해서, 체인 달린 벨트와 원판으로 웨이티드 딥스를 하고 싶으면 중요한 구조물들이 닿지 않도록 체인과 원판을 잘 간수하도록 하자.

링 딥스는 그 주된 관심사에 스트렝스가 빠져 있으므로, 가급적이면 체조선수나 몸이 가벼운 사람들에게나 맡겨 두자. 링 딥스는 어깨에 위험할 수 있고, 특히 웨이티드 링 딥스는 링이 옆으로 조금만 움직여도 어깨 관절이 통제불능의 불안정한 상태에 빠지게 될 수 있으므로 안 하는 편이 낫다. 웨이티드 딥스에서는 중량이 상완골과 AC관절을 붙여놓기 때문에, 어깨충돌이 일어나기 쉬운 건 차치하고서라도 몸 바깥쪽으로 향하는 모멘트 힘 때문에 수많은 사람들이 회전근개를 다쳐 수술대 위에 올라야만 했다(그림 3-7을 보자). 어깨를 생각해서라도 딥스는 가급적 바에서만 하자.

바벨 로우

먼저, **바벨 로우는 파워클린의 대용품이 아니다.** 그런 목적의 바벨 로우는 보조 운동을 한답시고 더 중요한 운동을 빼는 결정에 불과하며, 쉬운 운동에서는 보다 중요한 기본 운동에서 얻을 수 있는 대부분의 이점을 얻을 수 없다. 이런 말을 하는 이유는 이 책의 제2판이 출간되고 나서 사람들이 이런 식의 대체를 상당히 많이 했기 때문이다. 파워클린은 프로그램의 큰 부분을 차지하고 있지만 바벨 로우는 비록 중급 리프터에게 유용하다 해도 파워클린에는 미치지 못한다.

여기에 하나만 더 짚고 가자. 많은 사람들은 로우 하면 케이블 로우나 머신 판 T-바 로우 같이 자세를 고정시켜 주는 머신을 연상하곤 한다. 하지만 로우가 운동으로서 가치 있으려면 본인 스스로 자세를 잡고 세트 내내 이를 유지할 수 있는 것이어야 한다. 이렇게 해야 노를 젓듯 바벨을 움직이는 부분에서뿐만 아니라 이 동작에서 등을 바른 자세로 잡기 위한 안정성 측면에서도 이로운 효과를 거둘 수 있다. 다른 모든 유익한 바벨 훈련에서와 마찬가지로 운동 중에 더 많은 일을 할수록 좋은 운동이라고 할 수 있다. 이제 올바른 바벨 로우를 차근차근 배워 보자.

바벨 로우는 매 반복을 바닥에서 시작해서 바닥에서 끝낸다. 반복 사이에 바벨을 들고 있는 상태에서 팔을 늘어뜨리지 않는다. 각 반복이 끝날 때마다 호흡을 새로 하고 등 하부의 자세를 재정비한다. 바닥에서 시작하면 햄스트링과 둔근이 바벨의 이동에 보조 역할을 하므로 데드 행의 팔로 시작할 때보다 더 많은 중량이 광배근과 견갑골 견인근을 통해 들어올려질 수 있다. 이런 식으로 함으로써 일반적으로 로우와 관련 있는 근육인 광배근, 등 상부, 팔뿐만 아니라 등 하부 및 고관절 신근까지 개입시킬 수 있다.

바닥에서부터 로우를 시작하는 데에 있어서 기술적으로 가장 중요한 요소는 등 하부의 자세이다. 데드리프트에서와 같은 이유로 요추는 신전되어 있어야 한다. 바벨을 바닥에서 들어올릴 때 발생하는 후면각의 변화는 데드리프트와 로우에서 공통적으로 발견할 수 있다. 그러나 로우에서 무릎은 이미 신전되어 있기에 실제로 개입될 일이 많지 않고, 따라서 바닥에서 바벨을 당겨 올리는 풀의 초반부에서, 등을 잠근 채 가슴을 들어올려 바벨에 힘을 전달하는 역할은 고관절 신근의 몫으로 남는다. 이 동작은 팔꿈치가 구부러지고 바벨이 하부 흉곽 부근을 때리면서 마무리된다. 바닥에서 들어올려지기 시작할 때 바는 데드리프트에서처럼 견갑골 바로 밑에 있으나, 데드리프트에서와 달리 바벨 로우에서는 후면각이 절대 수직으로 치닫지 않고 어깨를 기준으로 15~20도 정도 밖에 올라오지 않는다.

데드리프트 스탠스를 잡되, 바벨에 너무 가까이 붙지는 않도록 한다. 웜업 단계에서는 가벼운 중량을 사용하므

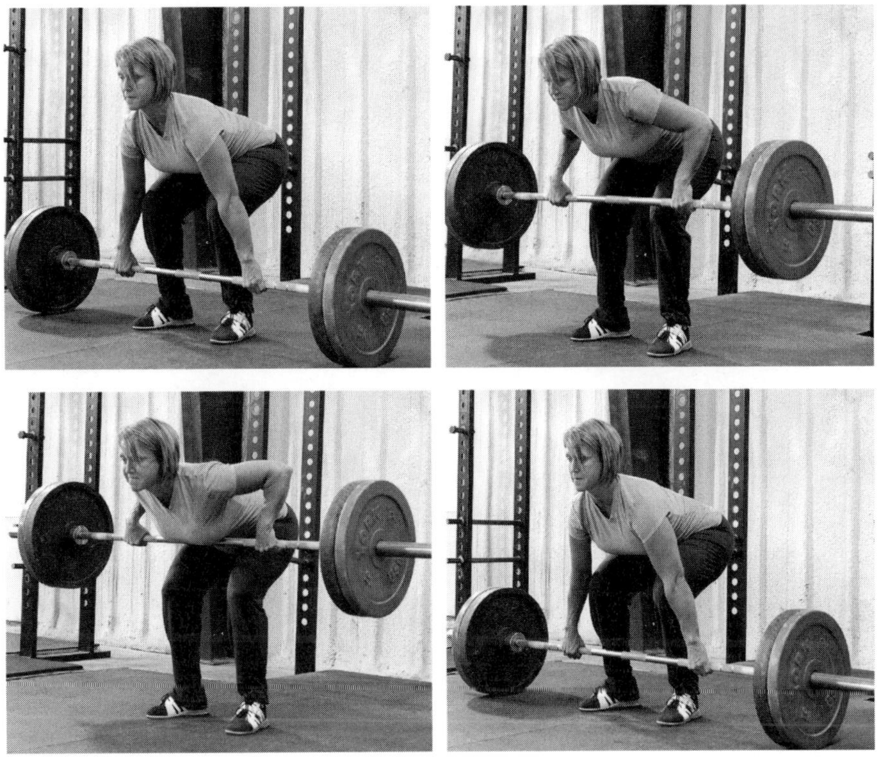

그림 7-46. 바벨 로우. 바닥에서 매 반복이 시작되고 끝난다.

로 바벨이 곡선 궤적으로 움직이며 배까지 당겨질 수 있지만, 중량이 무거워질수록 표준 당기기 기법의 지배를 받기 때문에 다른 고중량 당기기 운동에서처럼 바는 미드풋 위에서 수직으로 움직인다. 원하든 원치 않든, 중량이 늘어나면 바는 알아서 올바른 위치로 흘러들어갈 것이다. 그립 너비는 약간씩 다르게 할 수도 있지만 처음이니만큼 벤치 프레스 정도의 너비가 가장 알맞으리라 생각한다. 중량이 올라가면 훅 그립이나 스트랩을 사용할 수 있다. 시선은 약간 앞 쪽 바닥에 고정한다. 목을 과하게 신전시키지 않으려면 너무 아래나 앞을 보지는 않도록 한다.

숨을 크게 들이마시고 팔꿈치를 펴서 바벨을 바닥에서 떼어 올린 뒤, 팔꿈치가 굽고 바벨이 배 위쪽을 때릴 때까지 계속해서 들어올린다. 바벨이 바닥에서 떨어진 이후의 동작은 팔꿈치가 전담하는데, 이때 팔꿈치로 천장을 때린다는 생각을 하는 편이 나을 수도 있다. 바벨 로우의 기법에 있어서 가장 중요한 부분은 등의 자세이다. 바벨을 움직이는 내내 가슴은 들고 등 하부는 아치를 만들면서 척추는 완전히 신전된 채 잠겨야 한다. 바벨이 배에 닿은 다음에는 바닥으로 내리면서 숨을 내쉬고 다시 새 숨을 들이쉰 뒤에 다음 반복에 앞서 자세를 가다듬는다. 바벨 로우나 데드리프트나 주로 단축성 일을 염두에 두고 있으니 상단에서 바벨을 배에 갖다 대고 있으려 한다든가 너무 바벨을 느리게 내리지는 않도록 한다. 고중량에서는 거의 떨어뜨리는 것과 다름이 없으니 금속 원판을 쓰는 경우 그 밑에 고무 매트를 깔 수도 있고, 아니면 아예 범퍼 플레이트를 쓸 수도 있다.

로우에서 바벨을 바닥으로부터 뗄 때 필요한 것은 슬관절이 아니라 고관절의 신전이다. 가벼운 중량에서는 팔만 가지고도 로우를 할 수 있지만, 워크 세트 중량에 가까워질수록 고관절 신전이 중요해진다. 이때의 자세는 SLDL과 거의 비슷한데, 바벨을 움직이기 전에 무릎은 살짝만 굽히고 엉덩이는 데드리프트 시작 자세에서보다 더 올려 사두근이 개입할 가능성을 낮추도록 한다. 가슴을 들고 팔을 편 상태에서 동작이 시작되며, 바벨이 바닥에서 들어올려짐에 따라 후면각 또한 커지기 시작하는데, 이 동작은 기립근의 등척성 수축에 의해 굳은 등에 대한 햄스트링과 둔근의 작용과 함께 이루어진다. 이러한 초반의 고관절 신전이 중량을 들어올리기 시작하면 팔꿈치는 그 운동량을 받아 어깨의 신전 및 견갑골 견인과 함께 바벨을 위로 끌어올린다. 이때의 주동근은 광배, 삼두, 이두, 전완근, 후면삼각근을 비롯한 견갑골 주변의 작은 근육들이다. 척추를 잡아주는 몸통 근육들은 몸통을 단단한 발판으로 만들어줌으로써 힘이 여기에 대항해 발생할 수 있도록 한다. 햄스트링과 둔근은 초반에 바벨을 바닥에서 떼어 놓은 뒤, 로우의 동작이 등 상부에 의해 마무리되는 동안 골반, 나아가 등 하부를 고정하는 역할을 한다. 인체의 복잡한 움직임에서 자주 볼 수 있는 것처럼 근육은 활동의 진행 과정 중에도 이렇게 처음과 끝의 역할이 달라질 수 있다. 바벨 로우에서의 고관절 신근이 그런 변환의 좋은 예이다.

바벨 로우는 자세를 유지하기 힘들 정도의 고중량에서는 유용하지 않다. 바벨이 배에 닿는 마무리 자세는 클린의 제한요소 역할을 맡았던 요인들에 의해 통제되므로 고작 5kg 차이가 성패를 좌우할 수 있다. 마무리를 제대로 하지 못해 고유의 가동범위가 전부 활용되지 않는 로우는 '부분 SLDL'이라고 불리는 것이 차라리 맞다. 따라서 세 번 정도만 반복할 수 있는 중량으로는 어찌됐든 간에 제대로 하기가 힘들 테니 한 세트는 5회 이상의 반복으로 구성하도록 한다. 너무 무겁게 해서 원래의 이점을 잃어버리는 것보다는 다른 부가적 운동들처럼 5회, 8회, 10회를 할 수 있는 가벼운 중량으로 좋은 자세를 유지하며 여러 세트를 하는 편이 훨씬 낫다.

처음 몇 회는 10도도 안 되는 고관절 신전을 사용할 테지만, 세트가 진행됨에 따라 상체의 피로도가 높아지면서 반복의 마무리 차원에서 고관절 신전의 비중이 높아질 것이다. 데드리프트를 하면 안 된다는 점을 명심하도록 하자. 등은 수평에서 너무 올라가면 안 된다. 만에 하나 마지막 반복에서 가슴이 너무 올라가게 되면 바벨이 너무 낮은 곳을 때리게 되므로 목표 근육의 가동범위가 단축되기 때문에 중량이 너무 무겁게 느껴질 수밖에 없다.

중량이 무거워지다 보면 바벨을 올리는 것이 아니라 가슴을 내림으로써 동작을 마무리하려는 경향이 확연해진다. 이렇게 가슴을 내리는 정도가 지나치다 싶으면 그건 중량이 너무 무겁다는 뜻이다. 여기서 '지나치다'는 말은 주관적인 개념이다. 고중량 바벨 로우를 수행할 수 없음을 알아도 가슴을 떨어뜨리지 않으려는 사람이 있는 반면에, 어떻게든 가슴이 바벨에 닿기만 하면 반복을 완료한 것으로 치는 사람도 있을 것이다. 이러한 편차의 정도가 주요 운동과 부가적 운동을 명확하게 구별해 주는 요소 중 하나이다. 운동을 함에 있어 원래부터 편차가 심하다면 완료 여부를 효과적으로 판단하거나 객관적으로 정량화할 수 없을 것이다. 바벨 로우가 좋은 보조 운동이기는 하지만 대회 종목으로는 적절치 못한 이유가 여기에 있다.

표준 바벨 로우는 회외 그립(언더그립) 버전의 변형이 있는데, 이 경우 이두의 참여가 높아진다. 이렇게 반대로 쥔 완전한 회외 그립은 상완골의 외회전 정도를 극단으로 치닫게 하기 때문에 고중량에서 팔꿈치를 굽혔을 때 전완근의 팔꿈치 부착점에 불편함을 야기할 수 있으므로 팔꿈치의 유연성이 떨어지는 사람에게 불편할 수 있다. 친업에서야 이런 회전이 견딜 만하겠지만 여기에서는 아니다. 이

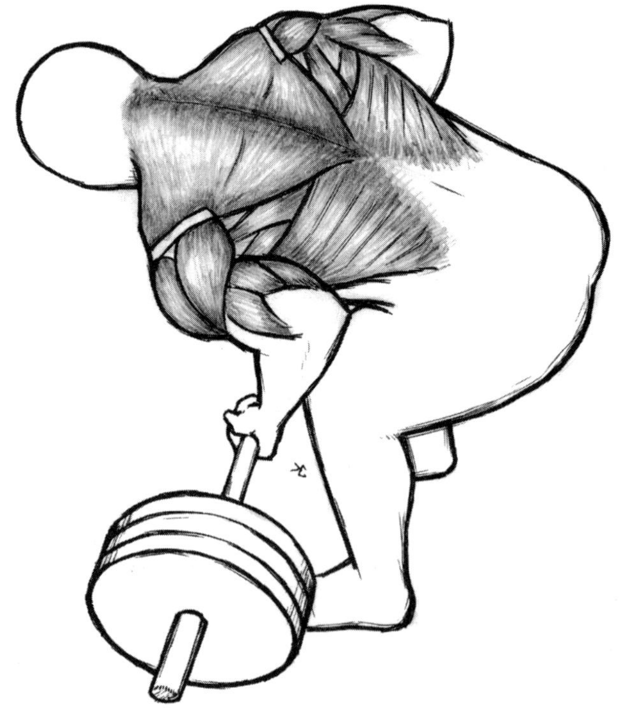

그림 7-47. 위에서 본 언더그립 바벨 로우. 이때 광배근을 이루는 근복의 근섬유는 바와 거의 평행하게 배열된다.

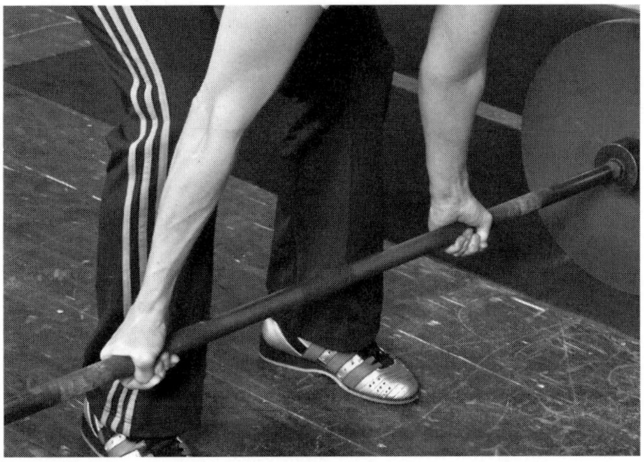

그림 7-48. 언더그립으로 바벨 로우를 하는 경우도 있다. 사진 속 인물은 언더그립에 훅 그립까지 겸해 잡고 있다.

런 그립에서는 테니스 엘보나 골프 엘보가 매우 빨리 찾아올 수 있으므로, 이 버전의 바벨 로우를 하고자 한다면 가벼운 중량으로 시작해서 신중하게 무게를 올려나갈 수 있도록 한다. 또한 그립으로 인한 문제를 최소화하는 차원에서 회내 그립에서보다는 그립의 너비를 좁히도록 하자.

백 익스텐션과 글루트 햄 레이즈

어떤 부가 운동들은 (설치해도 제 값을 하는) 특별한 장비를 요구한다. 로만 체어라는 구식 장비는 모양은 제가끔 다르겠지만 대부분의 훈련 시설에서 찾아 볼 수 있다. 로만 체어는 1800년대 말 유명한 운동가인 루이스 '아틸라' 더래처 교수가 유사한 기능을 가진 '로만 칼럼'이라는 기구에서 착안해서 발명해 냈다. 로만 체어는 허벅지를 밑에서, 정강이와 발을 위에서 지지하므로 훈련자가 다리의 지지를 이용해 몸이 지면과 수평이 되게끔 하는 아주 단순한 벤치이다(벤치는 머신과 달리 운동 중에 움직이는 부분이 없다). 로만 체어에서 얼굴이 위로 향하게끔 하면 복근 운동을, 바닥을 향하게끔 하면 등 운동을 할 수 있다.

이 로만 체어에서 하는 복근 운동은 기구의 이름을 따서 로만 체어 싯업이라고 부른다. 등 운동은 '하이퍼익스텐션'이라고 불렸는데, 그 용어는 대부분의 관절에 좋지 않은 '과신전'의 의미가 있으므로 바람직한 용어는 단순하게 '백 익스텐션' 정도로 할 수 있을 것이다. 하이퍼익스텐션이라는 말을 오며가며 들었을지도 모르겠지만, 많은 사람들이 생체역학적 용어에 익숙해진 지금은 그런 말을 잘 쓰지 않는다.

백 익스텐션은 단축성 수축과 신장성 수축을 모두 이용해서 직접적으로 척주기립근을 훈련시키는 좋은 방법이다. 몸통 근육의 정상적인 기능은 등척성 수축으로 척추의 상대적 움직임 최소한으로 제한해 그 안정성을 확보하는 것이다. 하지만 리버스 싯업에서처럼 기립근을 굴곡 자세에서 넓은 가동범위에 걸쳐 신전시키는 이 운동에서의 동작을 통해서도 몸통 근육은 강화될 수 있다. 척추가 지면과 평행하게 신전되려면 (대, 중, 소)둔근, 햄스트링, 내전근을 비롯한 근육이 일으키는 고관절 신전이 척추 신전과 동반되어야 한다.

백 익스텐션은 로만 체어에서 얼굴이 바닥을 향하는 자세로 앞쪽 패드에 허벅지 중앙부를 대고 다리 뒤쪽(정강이와 발뒤꿈치 사이의 아킬레스건)을 발 패드와 롤러 패드 사이에 끼운 뒤 몸이 바닥과 평행하도록 고정시킨 상태로 실시한다. 햄스트링의 장력이 무릎의 과신전을 방지할 수 있도록 무릎은 잠금을 풀되 굽히지는 말자. 이 동작은 (몸통이 바닥과 수직이 될 때까지 그냥 가슴을 벤치의 수직 기둥 쪽으로 떨어뜨리는) 신장성 척추신전 이후에 (가슴을 들어올리

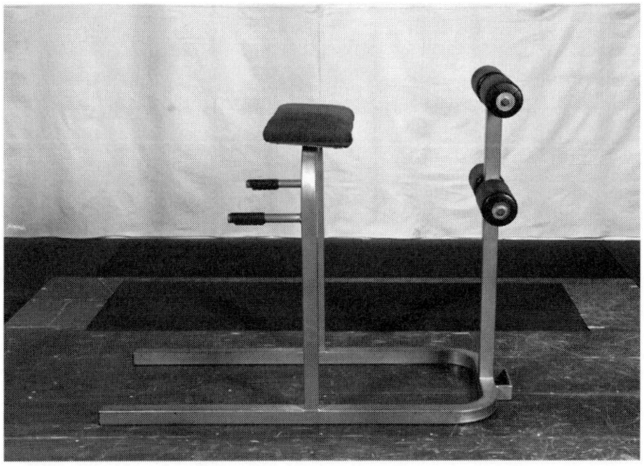

그림 7-49. 단순한 형태의 로만 체어.

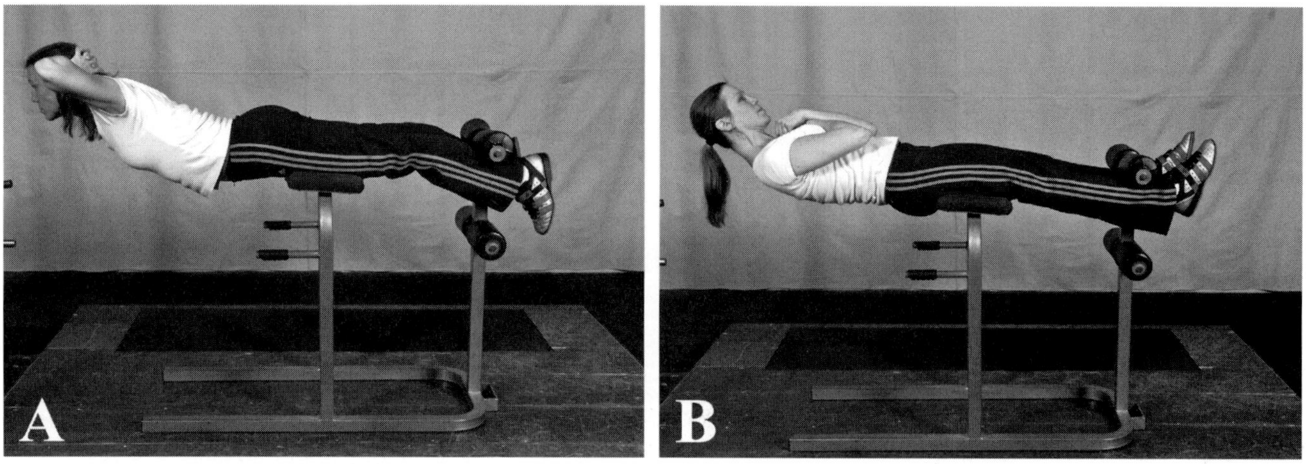

그림 7-50. 백 익스텐션(A)과 로만 체어 싯업(B).

며 둔근과 햄스트링의 반동으로 몸통이 지면과 평행하게끔 하는 고관절 신전이 수반되는) 단축성 척추신전이 따라온다. 동작 상단에서 등이 완전한 아치의 신전을 이룰 수 있도록 가슴을 먼저 들어올리는 것이 중요하다. 이 동작에서 척주기립근, 둔근, 상부 햄스트링의 기능이 단련된다.

글루트 햄 벤치는 로만 체어의 변형으로, 백 익스텐션이 맨몸 '레그 컬'까지 이어지게 하는 글루트 햄 레이즈를 가능케 한다. 글루트 햄 벤치가 인기를 얻기 시작한 것은 글루트 햄 레이즈의 유용성이 밝혀지고 나서부터이다. 글루트 햄 레이즈의 마지막 동작에서 몸통은 수직이 된다. 따라서 이 운동은 백 익스텐션의 모든 요소를 가지고 있을 뿐만 아니라 햄스트링의 개입을 엄청나게 늘린다. 이 동작을 가능케 하기 위해 롤러 바로 뒤에 판을 붙이는 변형이 벤치에 가해졌다(그림 7-51). 이 판은 발이 밀 수 있는 토대를 제공함으로써 몸통과 허벅지를 수직으로 끌고 가는 슬관절 굴곡을 가능케 한다. 이때 비복근은 원위 기능이 발로 막혀 있음으로 인해 근위 기능이 슬관절 굴곡을 보다 용이하게 만들어 줌으로써, 판을 미는 발과 햄스트링의 역

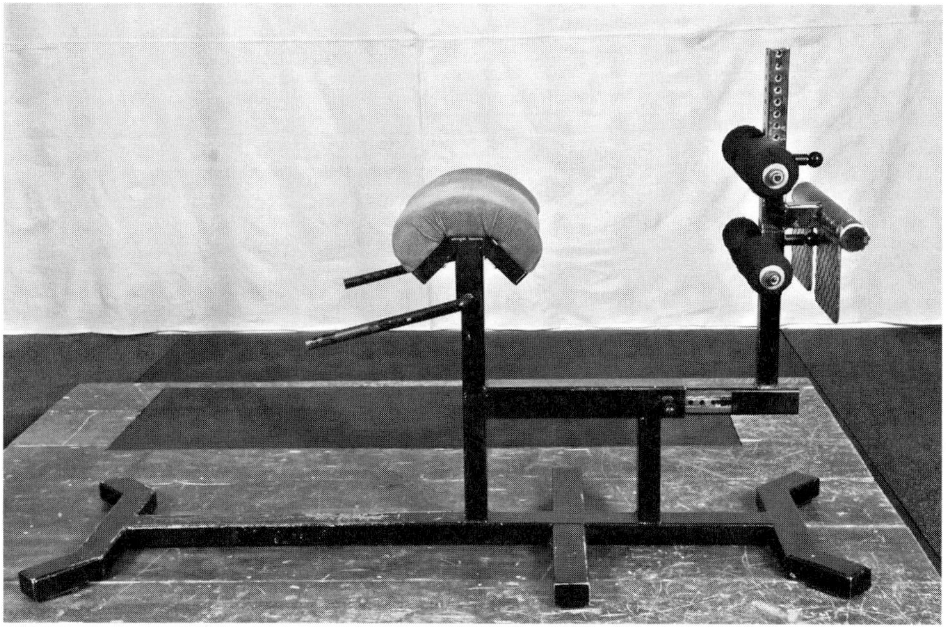

그림 7-51. 글루트 햄 벤치는 전체 가동범위 활용을 위해 발판 높이를 조절할 수 있는 일종의 로만 체어이다.

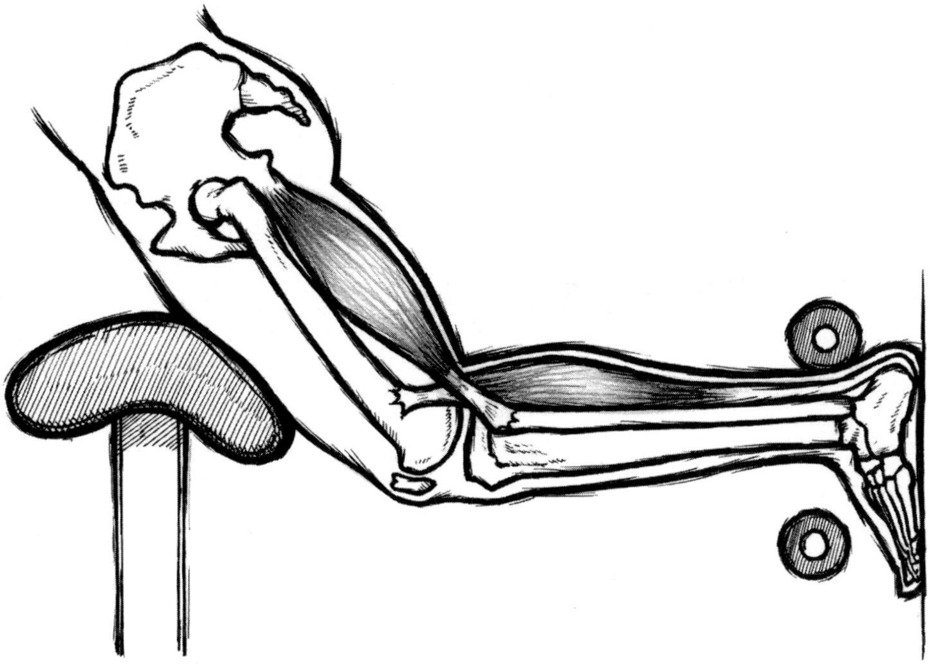

그림 7-52. 글루트 햄 레이즈는 본질적으로 체중을 이용한 레그 컬이 수반되는 백 익스텐션이다. 발 밑이 발판으로 막혀 있기 때문에 종아리 근육이 제 역할을 하여 슬관절 굴곡을 완료할 수 있다. 발판이 없으면 무릎을 완전히 굽히지 못하므로 그림 7-53에 나온 것과 같은 수직 자세에 도달할 수 없다.

할을 돕는다.

두 개의 관절에 걸쳐 있는 근육은 각각의 관절을 모두 움직일 수 있다. 근위 기능은 몸 중심 쪽의 관절에서 하는 일이고 원위 기능은 몸에서 먼 쪽의 관절에서 하는 일이다. 몸에 있는 대부분의 관절은 대개 다른 관절도 함께 가로지르는 근육에 의해 움직인다. 햄스트링의 경우 고관절과 무릎의 신전에 모두 관여한다는 점에서 가장 고전적인 예로 들 수 있는데, 글루트 햄 레이즈는 이 두 가지 일을 다 하도록 만든다. 비복근도 이렇게 두 가지 일을 하는 또 다른 예이다. 비복근은 아킬레스건에 의해 종골에 붙어있고, 무릎 뒤에서 오른쪽과 왼쪽 두 갈래로 나눠지면서 각기 대퇴골의 내측/외측 상과에 붙어 있다. 따라서 비복근은 발목의 신전(이 경우에 한해 '족저굴곡'이라는 용어를 쓴다)과 무릎의 굴곡에 동시에 관여한다. 다른 종아리 근육인 가자미근도 비복근과 함께 아킬레스건으로 연결되어 있지만 경골의 몸쪽에 붙어있기 때문에 무릎을 가로지르지는 않는다.

글루트 햄 벤치는 이런 해부학적 특성들을 이용하는 동시에 발로 밀 수 있는 표면을 제공한다. 발판에 붙은 발이 종아리의 장력에 의해 고정되는 동안 앞쪽 패드보다 앞에 나와 있는 체중은 뒤꿈치를 롤러 쪽에 고정시켜 몸이 지레의 작용으로 올라갈 수 있게 한다. 즉 발판은 발목 신전을 차단함으로써 비복근의 수축력이 대퇴골의 기시점에 전달되게 하여 무릎 굴곡을 유도하는 것이다. 글루트 햄 레이즈는 엉덩이와 척추의 신전으로 몸통이 지면과 평행이 되기 전까지는 본질적으로 백 익스텐션이다. 그 다음에 발이 발판을 미는 것과 동시에 백 익스텐션에 의해 생성된 상방 운동량에 슬관절 굴곡이 추가되면서 무릎이 90도로 꺾이고, 등과 고관절이 신전된 상태로 가슴이 올라가는 것이다.

둔근은 단순한 백 익스텐션보다 글루트 햄 레이즈에 더 강력하게 개입된다. 둔근은 백 익스텐션과 슬관절 굴곡 간의 전환에서 운동량 발생을 촉진한다. 사람에 따라 둔근이 운동에 개입되고 있다는 사실을 자각하지 못할 수도 있다. 즉 둔근은 기시점과 부착점 사이의 거리가 멀지 않기에 짧은 구간에 걸쳐 매우 효율적으로 수축하는 반면, 햄스트링은 더 긴 가동범위에 걸쳐 막대한 기여도를

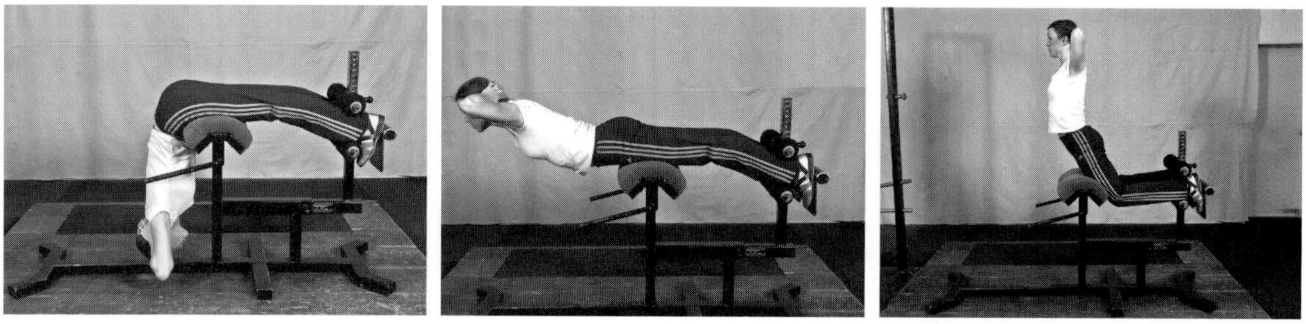

그림 7-53. 글루트 햄 레이즈.

보이며 가동되기 때문에 둔근을 잘 느끼지 못할 수 있는 것이다. 특히 스쿼트와 관련된 훈련이 부실한 사람일수록 글루트 햄 레이즈에서 둔근의 활약상이 더 두드러지게 나타난다. 사실 훈련이 부실할수록 글루트 햄 레이즈를 제대로 못하는 경우가 많고, 실제로 한 번의 반복조차도 채 끝내지 못하는 경우도 더러 있다. 이렇듯 처음에는 힘들 수도 있는 글루트 햄 레이즈는 동작 패턴에 익숙해짐에 따라 연관된 신경근의 효율이 향상되면서 급격하게 쉬워진다.

글루트 햄 레이즈는 타이밍을 맞추는 협응의 방식으로 척추가 완벽한 아치 모양을 이루기 전까지 기본적으로 백 익스텐션과 같다. 척추가 아치를 만들면 무릎을 차서 가슴이 수직이 되는 마무리 과정을 진행한다. 이때 가장 좋은 큐는 가슴에 관한 것인데, 가슴을 빠르고 강하게 들어올린다고 생각하면 햄스트링, 종아리, 둔근은 적절한 타이밍에 제 할 일을 하게 될 것이다. 손은 가슴에 교차해 놓을 수도 있고, 아니면 엉덩이에서 더 멀리 중량을 보낼 요량으로 머리 뒤에 깍지를 낄 수도 있다. 당연히 전자보다 후자가 고되다. 글루트 햄 레이즈는 고반복이 적합하니 10~15회의 반복으로 3~5세트를 진행하는 편이 좋다.

글루트 햄 레이즈는 패드 뒤에 있는 근육으로 패드 앞에 있는 신체 부위를 드는 운동으로서, 패드 앞의 중량이 무거울수록 운동은 힘들어지게 마련이다. 어지간한 글루트 햄 벤치에서 앞뒤 패드 조절이 가능한 이유가 여기에 있으며, 이 덕분에 운동의 난이도를 조절할 수 있다. 앞쪽 패드가 사타구니에 닿지 않도록 뒤로 빼면 운동이 적당히 힘들어져서 충분한 효과를 얻을 수 있다. 하지만 뒤쪽 패드는 무릎에 너무 가까이 오지 않을 만큼만 앞으로 움직여야 한다는 것에 주의하기 바란다. 그 자세에서 난이도가 올라가는 것은 맞지만, 동시에 십자인대, 관절낭, 근육의 장력으로만 고정되어 있는 무릎에 가해지는 전단력이 극적으로 높아진다. 수준이 어느 정도 되는 리프터의 경우 추가적인 일이 필요하다면 목 뒤나 가슴 앞에 중량을 얹고 할 수도 있다. 이 운동에서는 레버리지를 늘리기보다 중량을 늘리는 쪽이 훨씬 낫다.

운동 중 허벅지가 패드에서 미끄러지거나 굴러 내려오면 백 익스텐션 동작이 채 완료되기도 전에 무릎이 구부러지게 된다. 기억해라. 무릎이 구부러지는 순간 햄스트링은 단축된다. 백 익스텐션 구간을 끝마치기 전에 이런 현상이 발생한다면 1) 몸통을 들어올리는 과정에 기여한 바벨이 없으므로 햄스트링은 실질적으로 하는 일 없이 수축한 셈이 되며, 2) 이렇게 햄스트링을 부분적으로만 수축시키게 되면 백 익스텐션 구간이 끝난 뒤에 완전히 수축할 수 없게 된다. **가슴이 올라오고 고관절이 신전되기 전까지 허벅지 패드에서 무릎이 미끄러져 내려오게 하면 안 된다.** 이것이 운동을 망치는 가장 일반적인 실수이다. 같은 이유에서, 앞쪽 패드가 롤러로 되어 있는 벤치에서는 글루트 햄 레이즈를 하지 않도록 한다.

처음 할 때는 글루트 햄 레이즈가 매우 힘들 것이다. 훈련 경험이 없는 사람은 한 번도 완벽하게 수직으로 올리지 못하는 게 보통이다. 하지만 괜찮다. 세트를 진행하면서 높이가 점점 낮아지더라도 그냥 할 수 있는 만큼만 최대로 올라가도록 하자. 앞서도 말했지만 글루트 햄 레이즈는 효율적으로 하는 방법을 매우 빠르게 익힐 수 있기 때문에 금방 쉬워진다. 여섯 번에서 일곱 번의 워크아웃을 거치고 나면 최소한 한 번은 완벽한 반복을 할 수 있을 것이다. 완벽한 동작으로 몇 세트를 할 수 있게 됐으면, 웜업 세트를 마친 뒤에 가슴에 원판을 대거나 목 뒤로 바벨을 잡고 워크 세트를 진행하도록 한다.

'기능성 운동'은 하중 증가와 측정가능성이 전제된 신체의 정상 동작으로 정의할 수 있다. 이 정의에 따르면 백 익스텐션이나 싯업은 그 방식이 어떻건 간에 기능성 운동에 속하지 않는다. 만성적인 등의 통증이나 반복적인 등의 작은 부상으로 인해 이런 운동을 하기 힘든 사람들도 있다. 척추를 둘러싼 모든 근육의 정상 기능은 척추 안정을 곧자루 하는데, 스쿼트나 프레스는 물론이거니와 데드리프트를 비롯한 모든 종류의 당기기 운동은 그 주동근에 일을 가하는 동시에 이 근육들에 부하를 가함으로써 막대한 일을 제공한다. 노화로 인한 정상 범주 내의 척추 퇴행이 있는 리프터라면 신장-단축의 등 운동이나 굴곡 자세 기반의 복근 운동에서 얻는 것보다 잃는 게 더 많다는 결론에 도달했을지도 모른다. 만일 계속해서 등 하부 부상에 시달리고 있다면 몇 주 동안 척추의 굴곡과 신전을 포함한 운동을 빼고 부상 빈도의 변화를 살펴보기 바란다. 아마 배와 등의 근육은 바벨 운동에서 본연의 일을 하면서 그 스트렝스를 유지할 테고, 훈련에 방해가 되는 부상 또한 더 이상 겪지 않게 될 것이다.

컬

하지 말라고 해도 할 테니까 기왕이면 제대로 배워 보자. 사실 이두근은 너무 많은 사람들로부터 과도한 관심을 받는다. 그렇지만 그게 이두근의 본질이라면 여기에 대체 무슨 의혹을 제기할 수 있겠는가? 효과적인 컬에는 이두근에 관련된 정확한 해부학적 이해와 함께 그 기술에 관련된 통념으로부터 벗어나고자 하는 굳은 의지가 필요하다.

이두근도 두 개의 관절을 가로지르는 많은 근육 중 하나이다. (여기서 말하는 이두는 햄스트링의 대퇴이두근이 아니라 '팔'의 이두근인 상완이두근이다.) 이두근의 짝인 삼두근처럼 이두근도 팔꿈치와 어깨 관절을 모두 가로지르므로, 따라서 두 관절 모두에 움직임을 발생시킨다. 친업은 팔꿈치 굴곡과 어깨 신전을 동시에 활용한다. 물론 풀업도 그렇지만 두 운동은 그립에서 차이를 보인다. 즉 풀업에서의 팔꿈치 굴곡에는 이두의 개입이 적지만 친업에서는 이두가 굉장히 많이 개입된다.

팔꿈치의 해부학적 구조가 이런 차이를 야기한다. 전완이 회내(손바닥이 뒤를 보도록)하면 이두 원위부 말단은 (전완의 두 뼈 중 작은 쪽인) 요골 몸쪽 후방의 요골조면에 붙어 있게 된다. '회외'는 손을 앞으로 돌려 손바닥이 위를 향하도록 하는 것을 가리킨다. 요골의 이두근 부착점이 이

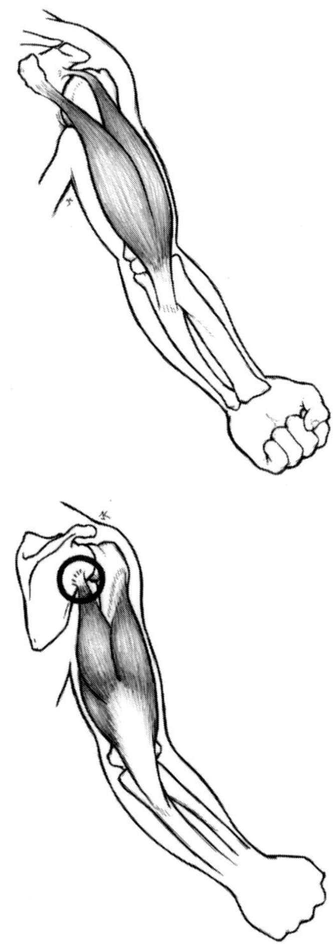

그림 7-54. 이두근(위)과 삼두근(아래)은 둘 다 팔꿈치와 어깨 관절에 걸쳐 있기 때문에 이 관절들 주변의 움직임을 야기한다.

두의 수축과 함께 내측 상방으로 돌아가면 전완은 회외한다. 사실 이두근이 완벽하게 수축하면 손은 회외하게 되어 있다. 친업에서는 이두가 많이 사용되는 반면 회내 그립을 쥐는 풀업에서는 이두가 거의 사용되지 않는 이유가 여기에 있다(그래서 삼두와 광배가 더 많이 사용된다). 풀업의 팔꿈치 굴곡은 상완근, 완요골근, 전완의 작은 근육들을 비롯한 여타의 팔꿈치 굴근이 담당한다.

이두근은 또한 어깨 굴곡이라고 알려진 움직임도 관장한다. 이 움직임에 대한 해부학적 설명은 제멋대로인 경우가 많은데, 어깨 관절을 구부린다는 것은 상완골을 앞쪽 상방으로 움직인다는 뜻이다. 이두근이 이 동작에 관여할 수 있는 이유는 근위부 부착점(맞다. 머리[頭]가 두 개[二]라서 이두(二頭)근이다)이 어깨 관절의 핵심인 견갑골의 전측(앞쪽) 가장자리에 있기 때문이다. 건이 관절을 가로지르고 근육이 관절을 움직이기 때문에 어깨 굴곡이 이두의 기능이라고 말할 수 있는 것이다.

팔꿈치 굴곡은 어깨 신전과 함께 손에 뭔가를 쥐거나 몸쪽으로 잡아당길 때 일어난다. 친업과 풀업이 기능성 운동인 이유는 바로 이들이 부하 상황에서의 정상 동작을 그대로 재현하기 때문이다(그림 7-55).

사실 팔꿈치 굴곡은 정상적으로라면 어깨 신전에 동반된다. 팔은 그렇게 작동하도록 만들어져 있다. 어깨를 움직이지 않고 팔꿈치를 굴곡시키려면 특별한 기구가 필요했는데, 그런 맥락에서 원위부 이두근을 고립시킬 목적으로 탄생한 기구가 바로 프리처 컬이다. 하나의 관절을 움직이는 근육군의 고립 운동은 그 근육군을 포함하는 복잡한 운동을 할 때 크게 도움이 되지 않는다. 하중 증가와 측정가능성이 전제된 신체의 정상 동작이라는 '기능성 운동'의 정의를 다시금 떠올려 보자. 이 정의에 따르면 머신이나 특정 기구가 필요한 운동은 기능성 운동이 될 수 없다(막대나 돌덩이를 사용할 수는 없는 노릇이니 바벨이나 파워 랙은 이 '특정 기구'에 해당되지 않는다). 게다가 운동에서 하나의 근육이 고립되면 그 건의 부착점도 고립된다는 사실은 그러한 부류의 운동이 부상을 유도할 가능성을 지니고 있음을 시사한다.

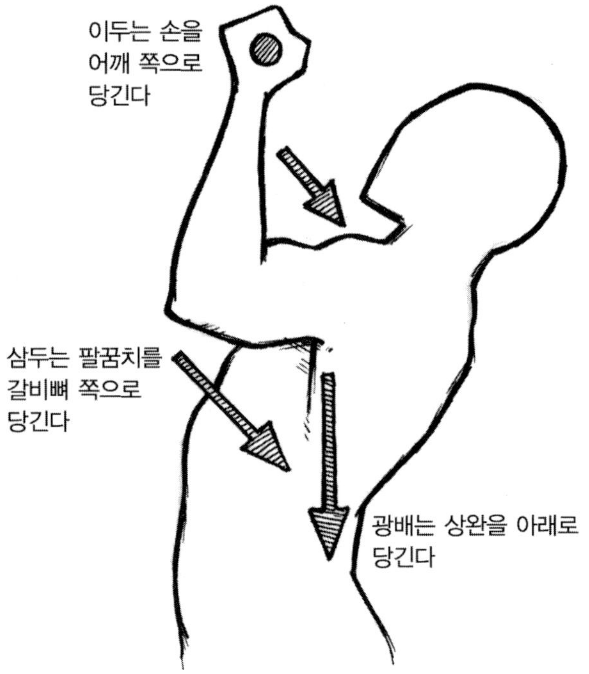

그림 7-55. 친업은 (이두 원위부와 전완에 의한) 팔꿈치 굴곡 및 (광배와 삼두 근위부에 의한) 어깨 신전을 포함하는 운동의 한 예이다.

대체로 뭔가를 머리 위로 들어올리는 동작이 보통은 손을 회내하고 삼각근과 삼두근에 의존하여 미는 형태이기 때문에 어깨 굴곡의 예시를 찾아내기란 쉽지 않은데, 전완을 회외한 어깨 굴곡은 오로지 운동에서만 볼 수 있다. 그러나 마침 이두가 이 기능을 하기 때문에 이두 훈련에 있어서 이 기능은 일부러라도 끼워넣어야 한다. 요컨대 어깨 굴곡은 컬에서 가능한 동작이기 때문에 컬에 포함되어야 하는 것이다. 바벨 컬에서는 팔꿈치 굴곡과 어깨 굴곡이 모두 가능하고 팔의 정상 기능을 활용할 뿐만 아니라 특별한 장비를 필요로 하지도 않는다(다시 말하지만 바는 특별하지 않은 기구로 간주한다). 따라서 기능성 운동의 잣대를 엄격하게 들이대도 바벨 컬은 무사히 기준에 부합한다.

컬의 종류는 어림잡아도 월간지 서가에 꽂힌 책의 개수만큼 많을 것이다. 이 모든 변형동작을 일일이 하면서 시간을 낭비할 계획이라면 이 책의 핵심을 놓친 것이나 다름없다. 일단 아니라고 치고, 가급적 당신이 최소한의 시간만 들여서 이두에 가장 많은 일을 가할 수 있는 최고의

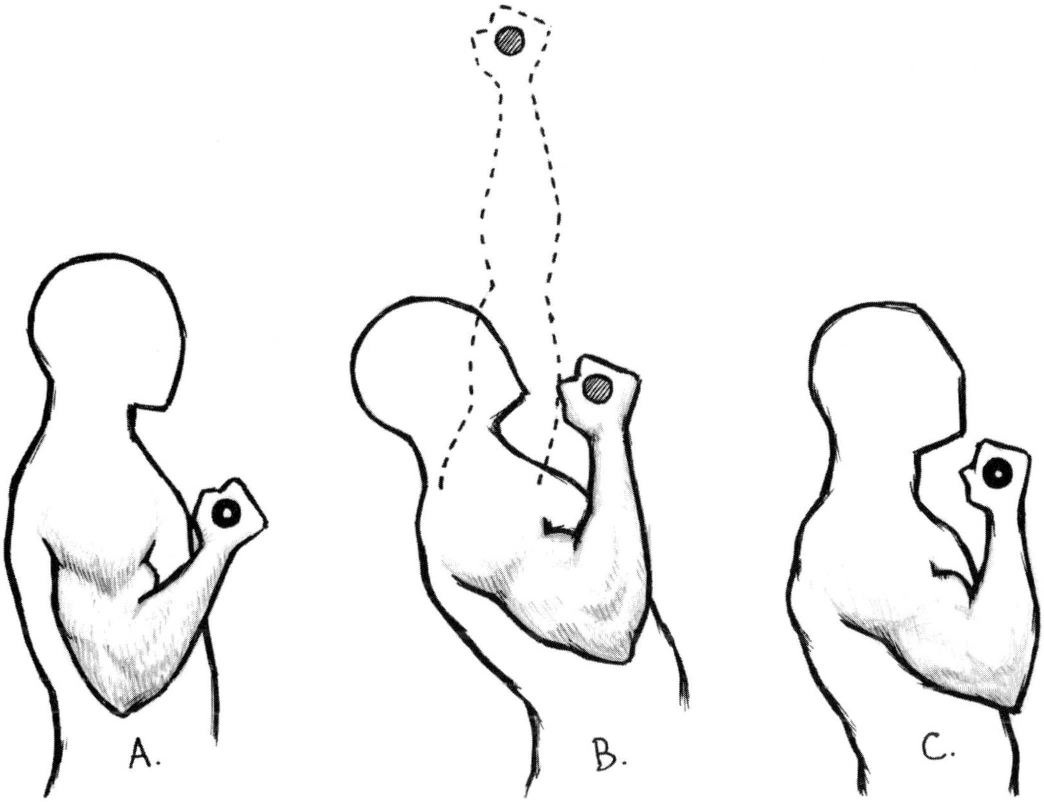

그림 7-56. 이두 운동의 세 가지 방식. (A) 고립 형태의 팔꿈치 굴곡(예 : 스트릭트 컬). (B) 팔꿈치 굴곡이 포함된 어깨 신전(예 : 친업). (C) 어깨 굴곡이 포함된 팔꿈치 굴곡. 이 책에서 제시한 바벨 컬은 (C)의 모델을 따른다.

방법을 찾고 있다는 가정 하에 이야기를 마저 풀어보겠다. 지금 말한 방법은 올림픽 바로 하는 바벨 컬이다. (앉아서 할 수는 없는 노릇이니) 서서 하는 바벨 컬은 핀을 프레스 높이로 맞춰 놓고 랙 바깥에서 할 때가 가장 좋다.

회외 그립으로 바벨을 잡는다. 이때 너비는 어깨보다 십여 센티미터 정도 넓히거나 좁힐 수 있다. 그립이 넓을수록 그립의 유지를 위해 회외의 정도가 더 커지며, 이렇게 회외 정도가 커질수록 팔꿈치와 어깨가 완전히 굴곡되었을 때 이두의 수축 정도도 더 커지게 된다. 각자의 유연성에 따라 다르겠지만 어깨보다 약간 넓게 잡으면 앞서 설명했던 이 운동의 최대 효과를 볼 수 있다(이 너비는 친업에서와 거의 같을 텐데, 이유는 동일하다).

이 버전의 바벨 컬은 팔꿈치를 신전한 상태로 하단에서 시작하는 일반적인 방법과는 달리 팔꿈치를 완전히 굴곡시킨 상단에서 시작한다. 바벨을 내릴 때 완전한 신전을 동반했다가 하단에서의 정지 없이 굴곡해 돌아오면 이두가 신장반사를 이용해 더 강하게 수축할 수 있으므로 더 많은 중량을 쓸 수 있다. 호흡은 상단에서만 실시하여 하단에서 압력에 의한 지지가 풀리지 않도록 한다. 팔꿈치는 흉곽에 맞댄 채 바벨이 앞에 있는 자세에서 시작한다.

굿모닝과 마찬가지로 바벨 컬 또한 의도적으로 미드풋 균형점에서 벗어난 바벨의 궤적을 이용한다. 몸에서 멀어지는 호의 궤적을 그리며 신장성으로 바벨을 내린다. 이렇게 함으로써 바와 팔꿈치, 바와 어깨, 바와 미드풋 사이에 모멘트 암이 만들어지는데, 이는 저항을 만들어내고자 계의 역학을 의도적으로 조종한 결과이다. 팔꿈치는 몸의 앞뒤를 나누는 측면정중선의 바로 앞에서 흉곽과 맞닿아 있어야 한다. 컬의 하단에서 거의 펴졌을 때 팔꿈치는 이 선 뒤쪽으로 밀려난다. 팔꿈치는 이두근의 장력이 풀리지 않도록 완전히 펴면 안 되지만 거의 펴진 상태에 가까워야

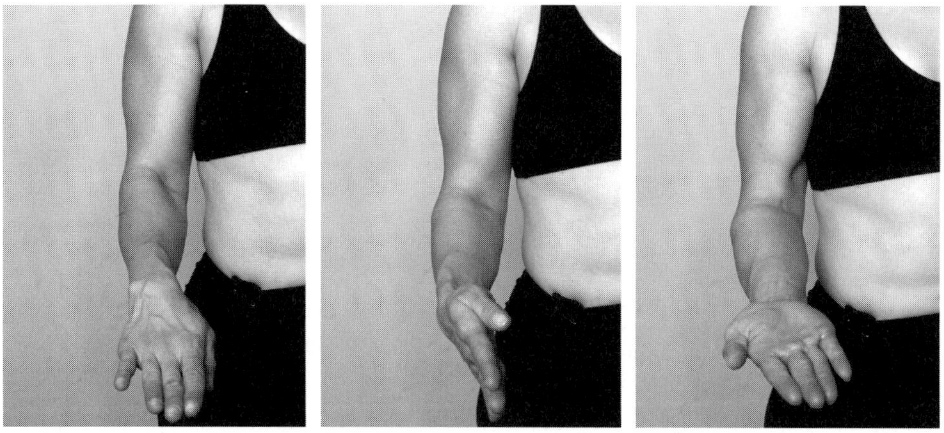

그림 7-57. 전완 회외가 이두 수축에 미치는 영향. 상완이두근은 주요 전완회외근이며, 따라서 전완이 완전히 회외되지 않으면 이두근은 완전하게 수축할 수 없다.

한다. 동작의 핵심인 단축성 굴곡을 개시하려면 약간의 장력이 필요한데, 완전히 펴진 팔꿈치는 이를 힘들게 할 뿐만 아니라 비효율적으로 만들어 버린다.

내려올 때와 같은 호의 궤적을 그린다고 생각하면서 팔꿈치를 앞으로 밀며 상승 구간을 개시한다. 바벨을 올리는 내내 팔꿈치는 계속 흉곽에 닿아 있어야 하는데, 이래야만 전완이 회외를 유지할 수 있고, 전완이 회외되어야 손도 회외될 수 있다. 이 자세에 관한 큐는 안쪽 손 두덩(손목 바로 윗부분 새끼손가락쪽의 손)으로만 바벨에 손을 대고 민다고 생각하는 것이 있다. 손목은 굴곡이나 신전되지 않은 중립의 상태로 두어 중수골과 전완이 일직선으로 정렬될 수 있도록 해야 한다. 손은 회외하고 팔꿈치는 흉곽

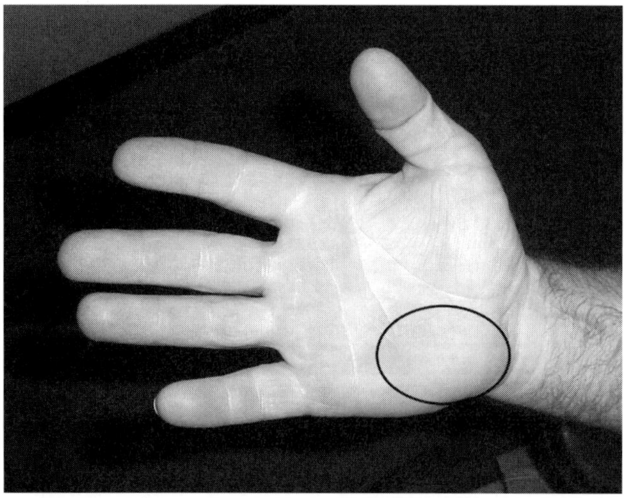

그림 7-58. '소지두덩'(그림 3-10을 보자)이라고 하는 손바닥 안쪽의 살덩이는 컬을 하는 동안 회외의 극대화에 핵심적인 역할을 맡는다. 바벨을 들어 올릴 때 이 부분을 사용해서 올린다고 생각하라.

에 댄 채 바벨을 시작 위치로 추진시켜 올린다. 이러한 상승 구간에서 바 앞의 제자리로 돌아가려고 앞으로 나가는 팔꿈치는 팔꿈치 굴곡과 함께 어깨 굴곡을 일으킨다. 팔꿈치가 흉곽에서 떨어져 손 위의 바와 수직으로 놓이거나 상완골을 내회전시켜가면서까지 바깥쪽으로 나가는 경우가 종종 있다. 이런 실수는 동작에 삼각근을 개입시키는 반면 이두근의 개입은 감소시킨다. 팔꿈치는 상완골이 외회전하는 동안에도 갈비뼈에 붙여 놓았다가, 올라갈 때가 되면 앞쪽으로 밀어올리도록 한다.

컬을 할 때 바벨에 중량을 조금이라도 실었다면 완전히 똑바로 서 있기는 매우 힘들다. 리프터/바벨 계는 미드풋 위에서 균형을 맞춰야 하는데, 이 말은 곧 바벨이 호를 그리며 앞으로 움직일 때 몸은 뒤로 기울여 바벨의 질량에 대해 균형을 맞춰야 함을 의미한다. 중량이 무거울수록 뒤로 기대는 정도도 커진다. 고중량 바벨 컬을 할 때 완전히 똑바로 서 있는 것은 필요하지도, 바람직하지도, 가능하지도 않다. 스트렝스 훈련을 한다면 무거운 중량을 사용해야 하는데, 이때 무거운 바벨이 앞에 놓이고 몸이 뒤에 놓이는 상황은 물리적으로 피할 수 없다. 무릎은 절대 굴곡하거나 신전해서는 안 되며, 만일 그렇게 했다가는 하단에서 빠져나오는 상방 동작의 상당 부분이 팔꿈치 대신 엉덩이에서 시작될 것이다. '상당 부분'은 개인의 판단에 따른 것이다. 왜 어떤 운동은 '부가적'인지 여기에서 다시금 확인할 수 있으리라 생각한다. 동작에서 무엇을 원하는지에 따라 컬에서의 치팅이 정당화될 수도 있다.

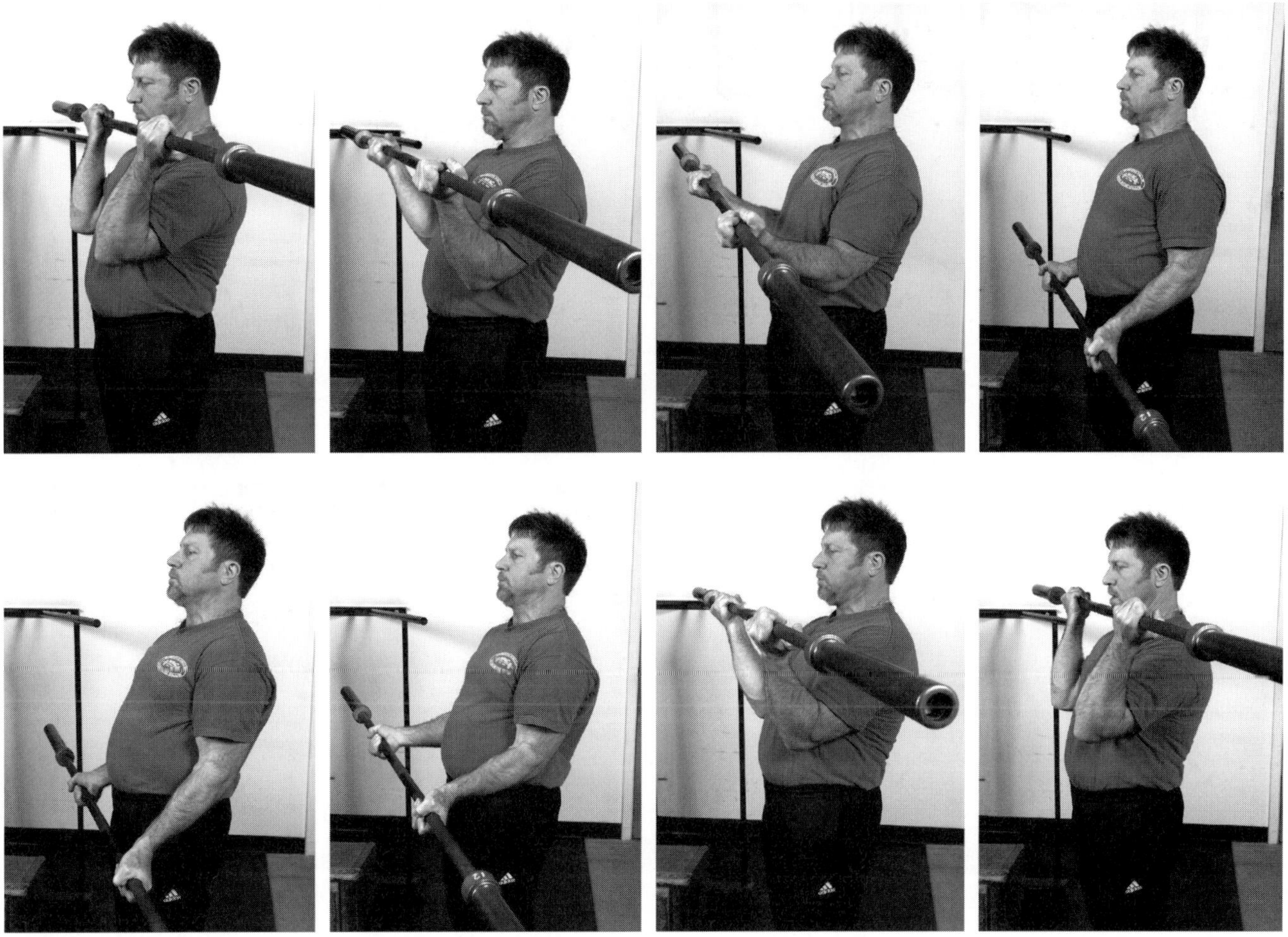

그림 7-59. 바벨 컬. 팔꿈치가 굽혀진 상단에서 동작이 시작된다는 점에 유의하자.

고중량으로 시작할 때 대부분의 동작이 팔꿈치와 어깨의 굴곡으로 이루어지고 고관절 신전이 약간만 쓰인다면 아마 치팅이 괜찮을 수도 있다. 하지만 완전한 팔꿈치 굴곡으로 바벨을 받을 요량으로 엉덩이와 무릎을 쓴다면 이는 원래의 목적을 무색케 하고, 부상의 위험을 가중시키며, 숙련된 리프터들이 쏘아대는 비난의 눈초리를 피할 수 없는 리버스 그립 클린일 뿐이다.

삼두근 운동

세상 어디를 가나 체육관에서의 삼두근 운동은 케이블에서 주로 이루어진다. 잡지나 운동서적에서 많이 보기도 했고, 거울을 보면서 하기 쉬워 보이는 관계로 대부분의 사람들은 '트라이셉스 푸시다운'을 고른다. 하지만 팔꿈치와 어깨를 가로지르는 삼두근에 있어 단순한 프레스다운은 그 원위 기능인 팔꿈치 신전만을 일으키고 어깨의 근위 기능은 무시한다. 어깨 신전은 삼두의 근위 기능으로, 효율적인 삼두근 운동은 근위와 원위 기능을 모두 포함한다. 케이블 프레스다운도 그런 방식으로 할 수 있지만, 삼두가 강화되다 보면 나중에는 발을 땅에 붙이기 힘들 정도로 중량이 늘어나게 된다는 한계가 있다.

물론 더 나은 삼두 운동이 있다. 래리 퍼시피코가 '네 번째 파워리프팅 종목'이라고까지 말했던, 벤치프레스 락아웃 스트렝스를 아주 효율적으로 강화하는 더 나은 운동 말이다. 그 정체는 바로 라잉 트라이셉스 익스텐션(LTE)이다. 고중량을 가지고 플랫 벤치 위에 등을 대고 누워 수

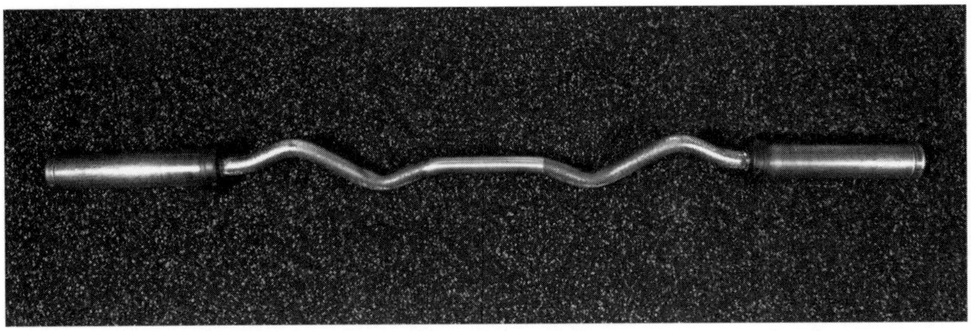

그림 7-60. LTE에 사용되는 EZ 컬 바.

행하는 LTE는, 제대로만 한다면 안전하고, 더럽게 힘들고, 동시에 삼두를 중심으로 한 전반적인 상체 스트렝스 향상에 매우 효율적일 수 있다. '스컬크러셔'라고 해서 멍청한 작자들이 하는 방식도 있는데, 이는 효과도 별로 없고 안전성도 떨어진다.

LTE에 맞는 장비는 EZ 컬 바라고 해서 스트레이트 바 대신 컬에 쓰는, 가운데가 솟은 바벨이 있다. EZ 컬 바는 1970년대초에 웬 딱한 친구가 개발했지만 많이 팔리지 못했다. 결국 EZ 컬 바는 어느 큰 잡지사의 손에 들어가게 되었고, 그 잡지사는 자신들이 개발한 장비라고 하면서 이를 팔아치웠다. 흔하디 흔한 상황이다.

그러나 EZ 컬 바는 컬에 있어서 스트레이트 바만큼의 효과나 이두근 수축 동원을 보여주지 않는다는 점이 문제였다. 우리가 앞에서 보았다시피 전완과 손의 회외 정도는 이두 수축 정도에 직접적으로 영향을 미친다. EZ 컬 바벨이 회외로 인해 발생하는 손목과 팔꿈치의 스트레스를 줄여주는 건 사실이지만 그만큼 이두의 수축은 희생해야 했다. 바벨의 중간이 솟아 있는 것은 특별히 전완의 회외 정도를 줄이기 위함이었는데, 이렇게 완전하지 않은 회외로 인해 불완전한 이두근 수축이 야기된 것이다.

하지만 라잉 트라이셉스 익스텐션에는 EZ 컬 바벨이 최적이다. 삼두근은 세 개의 근속(筋束)으로 이루어져 있으며, 그 기시점은 상완골과 견갑골에, 부착점은 팔꿈치의 주두돌기에 있다. (삼두근의 세 머리 가운데 내측두와 외측두는 상완골에 기시점이 있고 장두는 견갑골에 기시점이 있다.) 바벨을 쥐는 손의 각도는 삼두근의 수축 정도에 크게 영

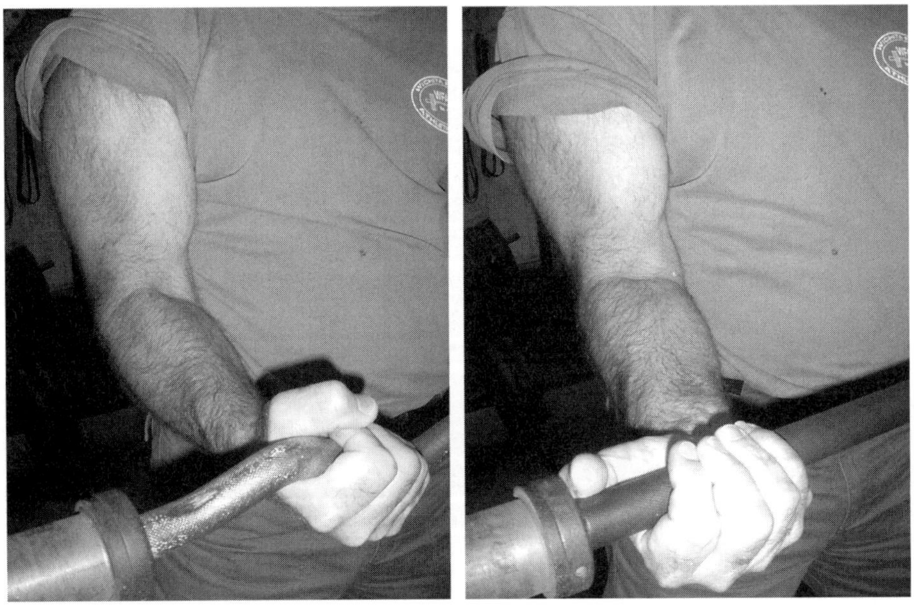

그림 7-61. EZ 컬 바는 사진에서처럼 이두의 수축을 감소시키지만, 그래도 삼두 운동에는 가장 적합하다.

향을 미치지 않는다. 요컨대 EZ 컬 바 덕분에 운동은 편해지지만 그 효과는 줄어들지 않는 것이다.

LTE를 다른 삼두 운동과 구별되게 하는 부분은 바로 삼두근의 근위 기능이 포함된다는 점인데, 이는 팔꿈치 신전과 마찬가지로 장두를 이용하여 어깨 신전을 만들어내는 동작 자체의 특성 덕분에 가능하다. 또한 광배, 약간의 흉근, 능간근, 복근, 전완근도 LTE에 개입된다. 즉 이 운동은 활성화되는 근육의 수를 극적으로 늘리기 때문에 프로그램에 삼두근 보조 운동을 넣고자 한다면 반드시 1순위로 고려되어야 한다.

벤치프레스와 마찬가지로 LTE에서도 고중량에서는 보조자가 필요하다. 벤치 위에 누워 정수리가 벤치 패드 모서리를 약간 넘도록 자리를 잡는다. 이제 보조자는 데드리프트로 바벨을 들어올려 리프터에게 건네주고 뒤로 물러난다. EZ 컬 바는 중간에 각진 부분이 세 군데 있다. 그 중 가장 안쪽의 각을 (손바닥이 위를 보는) 회내 그립으로 잡아서 중간에 구부러진 부분이 바닥을 향하도록 한다. 팔꿈치는 외회전해서 아래의 벤치를 향하게 하고, 바는 벤치프레스에서 하는 것처럼 어깨 관절 위에 락아웃 시켜 둔다. 가슴은 올려야 하고, 엉덩이는 벤치에 닿아 있어야 하며, 발은 바닥에 안정된 자세로 놓여야 하고, 시선은 반복이 끝날 때까지 천장을 향해 있어야 한다(그림 7-62).

상완을 수직으로 유지하면서 팔꿈치의 잠금을 풀고 머리 뒤쪽의 바닥을 향해 바벨이 호를 그릴 수 있도록 한다. 팔꿈치가 90도쯤 되면 어깨를 뒤로 회전시켜 바벨을 머리카락에 닿을 정도로 머리 위에 붙여 벤치와 거의 같은 높이까지 내린다. 이 동작에서 삼두근, 삼각근, 광배근이 신장하는데, 바벨이 뒤통수 바로 아래 높이까지 다다랐으면 그 신장을 반사시켜 처음의 자세로 돌아온다. 팔꿈치로 바벨을 다시 당기되, 팔꿈치가 상단에 도달하면 뻗어서 락아웃 하면서 시작 자세로 돌아간다.

신장반사로 올라오기 전까지, 벤치로 팔을 뻗어 내릴 때 바는 최대한 정수리에 가까이 붙어야 하며, 올라올 때는 팔꿈치를 써서 바벨을 천장으로 집어던지듯이 한다. 신장반사가 동작의 가동범위와 파워를 크게 향상시킬 수 있다는 점에서 LTE는 표준 '스컬크러셔'보다 훨씬 쓸모있다고 말할 수 있다. 팔꿈치를 너무 편 채 바벨이 정수리에서 한참 떨어져 지나가게 되면 팔꿈치 가동범위를 일부 잃게 된다. 상단에서 숨을 크게 들이마시면 가슴이 부풀어오르므로 하단에서 신장반사가 보다 효과적으로 일어날 수 있

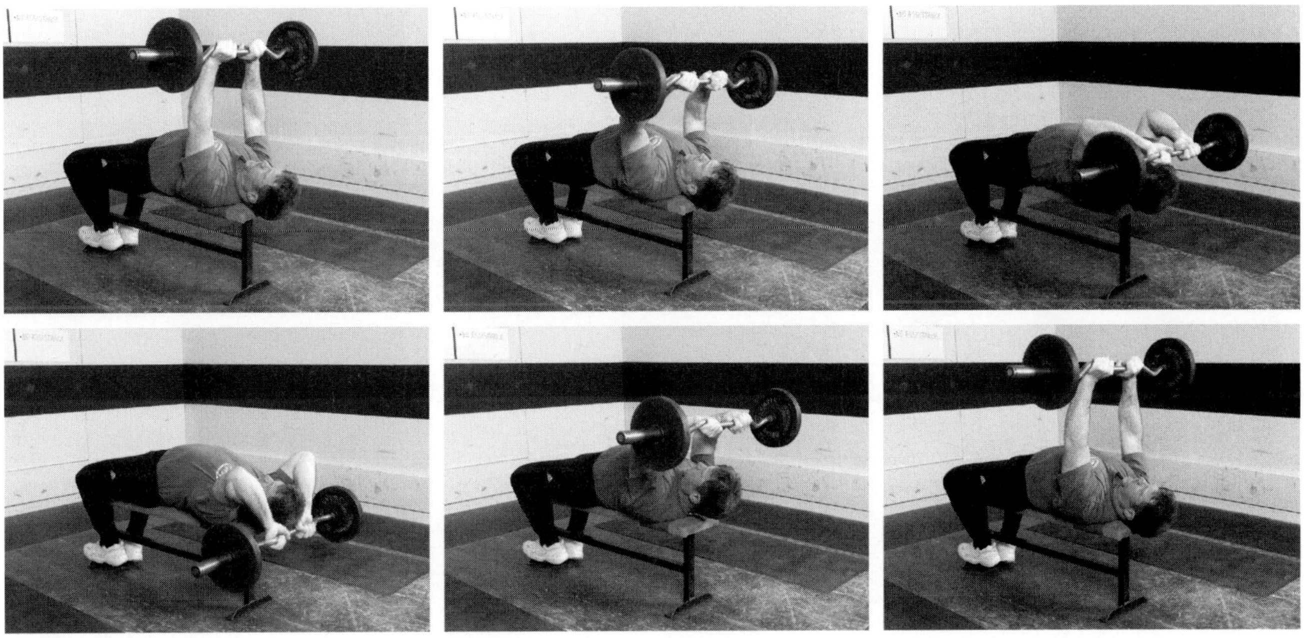

그림 7-62. 라잉 트라이셉스 익스텐션.

다. 이와 같은 방식의 LTE를 할 때 비로소 어깨와 팔꿈치가 모두 신전될 뿐만 아니라, 스트레스를 받는 삼두근의 부피가 더 긴 가동범위로 인해 커지게 된다. LTE도 10~15회짜리 세트로 하자.

바벨 훈련: 대안은 없다

주가 되는 운동이나 스포츠 활동의 수행능력에 보탬이 되지 않고 차라리 시간낭비나 하느니만 못한 보조 운동이 세상에 널려 있다. 대개 머신을 필요로 하는 단일관절 운동은 정상적인 인체의 동작 패턴을 따르지 않는다는 점에서 비기능적이라고 할 수 있다. 이러한 운동들은 또한 관절을 과도하게 사용하게끔 해 부상을 야기하기 쉬우며, 실제로 웨이트 룸에서 일어나는 숱한 부상의 원인이 되어 왔다. 원래부터 그렇게들 다치는 것이 아니다. 대부분의 사람들이 머신만 이용해서 운동하는 세계에 살고 있기 때문에 대부분의 부상이 머신의 의해 발생하는 것이다. 인체의 관절은 모든 충격, 모멘트 힘, 장력, 압축력이 오로지 하나의 관절에만 적용되는 움직임에서의 스트레스를 받도록 만들어지지 않았기 때문에 이러한 고립운동은 건염의 원인이 된다. 현대적인 헬스클럽 바깥에서 오로지 대퇴사두근만 개입되는 활동을 찾는 것은 불가능하다. 사두근만 고립시켜서 운동하는 것은 그런 목적을 가진 머신에서만 가능하다. 이러한 기능은 척추동물이 이 땅에 태어난 이래 수억 년의 진화 과정에서 전혀 예측되지 않았다. 무릎에 같이 붙어 있는 많은 근육들은 같이 일을 하면서 발달해 왔다. 관절이 그 본연의 기능과 관계없는 방식으로 동원되어 원래의 기능에서 편향되게끔 하는 운동에는 그 관절에 문제를 야기할 가능성이 도사리고 있게 마련이다.

머신이 누군가에게 돈을 벌어다 준 것은 전혀 문제 될 일이 없지만, 그로 인해 훈련은 생산적인 형태에서 너무 많이 벗어나 버렸다. 시계추가 멀리 갔다가 돌아오는 것처럼, 바벨 훈련이 다시금 우월한 형태의 운동으로 인식되고 있다. 그 과정에 우리가 도움이 될 수 있기를 바란다.

제8장

프로그램 설계

5월 15일, 당신은 올해 선탠을 하기로 마음먹었다. 열대 해변에서 태운 듯 건강미 넘치고 아름다운 피부가 갖고 싶었기 때문이다. 그래서 (이웃의 선량한 사람들에게 피해를 주지 않기 위해) 점심시간에 뒤뜰로 가 누워서 15분, 엎드려서 15분씩 볕을 좀 쬔다. 그런 다음 짐을 챙겨서 점심을 먹고 다시 직장으로 돌아간다. 그날 저녁에 보니 피부가 약간 붉게 보인다. 그래서 다음 날은 집에 와 그냥 점심만 먹는다. 그렇지만 그 다음날은 어제와 똑같이 뒤뜰에 나가 앞뒤로 15분씩 일광욕을 한다. 그 주 내내 매일 밖에서 30분씩 시간을 내서 일광욕을 한다. 당신은 의지도 강하고 힘든 일도 잘 견디는 사람이기 때문이다. 주말에 보니 피부가 더 보기 좋은 갈색으로 탔다. 그 결과에 만족한 당신은 남은 5월 내내 같은 스케줄을 유지하기로 마음먹는다. 여기서 중요한 질문을 하자. 5월 말일에 당신의 피부는 어떤 색깔일까?

열에 아홉은 피부가 새까맣게 될 것이라고 답하겠지만, 불행히도 피부 색깔은 첫째 주 주말과 전혀 다르지 않을 것이다. 왜 그렇냐고? 그 정도만 그을려도 태양광 노출 스트레스에 피부가 충분히 적응한 것이기 때문이다. 피부를 그을리는 **유일한** 이유가 태양광 스트레스이기 때문에 피부는 이에 특화된 방식으로 적응한 것이다. 피부 입장에서는 당신이 피부를 태우고 싶은지 '알' 수가 없고, '알' 수 있는 것이라고는 오로지 태양이 15분 동안 비춘다는 것뿐이다. 15분만 태양광에 노출됐으니 15분어치만 그을리는 게 당연하다. 햇빛에 노출될 때마다 피부가 그을려야 한다면 우리는 모두 흑인이 되어 있을 것이고, 특히 날씨가 화창한 지역에 사는 사람들은 차에서 나와 어딘가로 향하거나 할 때 하루에도 몇 번씩 햇빛을 보게 되므로 그 정도가 더해야 한다. 요컨대 피부는 총 노출시간에 적응하는 것이 아니라 가장 긴, 가장 강한 노출에 적응하는 것이다. 따라서 피부를 더 그을리고 싶으면 지금까지 했던 것보다 피부에 더 많은 스트레스를 줄 수 있도록 태닝을 하는 시간을 늘려야 한다. 많은 사람들이 운동 프로그램 설계를 제대로 이해하지 못하는 까닭은 바로 이러한 적응의 핵심적인 양상을 이해하지 못했기 때문인 것이다.

운동도 태닝과 똑같은 원칙을 따른다. 알맞게 설계된 스트레스를 주면 몸은 그 스트레스에 적응한다. 가령 피부를 태닝한답시고 2분만 엎드려 있다고 치자. 그 2분은 적응을 유발하는 스트레스로 충분하지 않기 때문에 피부를 갈색으로 그을릴 수 없다. 반대로 매일 몇 시간씩 멍청하게 햇빛을 쬐고 있으면 과도한 스트레스로 인해 건설적인 방식으로는 회복이 불가능한 피부의 손상이 오고야 만다. 몇 년 동안 월요일과 금요일마다 꼬박꼬박 100kg 벤치프레스를 하면서 중량, 세트, 반복, 속도, 페이스를 올리려는 시도조차 하지 않는 사람들이 세상에는 차고 넘친다. 물론 그런 것에 관심이 없을 수도 있겠지만 적어도 일부는 진심으로 자기 벤치프레스 중량이 왜 올라가지 않는지에 대해 고민하곤 한다. 그런 사람들이 있는가 하면 또 한쪽에는 체육관을 3~4주에 한 번도 채 오지도 않으면서 숫자도 제멋대로(자기 체중으로 10, 9, 8, 7, 6, 5, 4, 3, 2, 1회) 정해 벤치프레스를 한 다음에 왜 자기 기록이 올라가지 않는지, 또 왜 이렇게 매번 죽을 것 같이 아픈지 궁금해 하는 사람들이 있다.

벤치프레스 스트렝스는 체육관에 들른 횟수나 절실함에 발맞춰 적응하는 것이 아니라 바벨이 한 일이 만들어낸 스트레스에 적응한다. 나아가 스트렝스는 정확히 스트레스에 맞춰서 적응한다. 가령 20회짜리 세트로 연습을 하면 20회짜리 세트를 잘 하게 되고, 싱글 히트를 연습하면 싱글 히트를 잘 하게 된다. 그러나 20회짜리와 싱글 히트의 차이는 너무나도 크다. 근육과 중추신경의 역할과 요구되는 생리학적 능력이 달라지기 때문에 몸은 각기 다른 방식으로 적응하는 것이다. 적응은 특정한 스트레스, 즉 적응을 유발하는 특정 스트레스에 대한 반응으로 일어난다. 유독 바벨이 닿는 곳에만 굳은살이 생기는 이유가 여기에 있다.

스트레스는 회복 가능한 범위에서만 가해져야 한다. 첫날부터 2시간씩 선탠을 하거나 한 번에 55회 반복의 벤치프레스를 한다고 되는 게 아니라, 수용자에게 적정한 양의 스트레스가 주어져야 한다는 것이다. 시간의 흐름에 따라 적응의 형태로 나타나는 회복력이 감당할 수 없을 만큼의 과도한 스트레스가 주어진다면 이는 점진적 성장을 가능케 하는 유용한 도구로서의 가치가 없다.

신체 활동에 적용할 수 있는 생리학적 기반이 되는 이 중심원리를 이해하지 않고서는 프로그램을 제대로 설계할 수 없다. **운동과 훈련은 명백히 다른 것이다.** 운동exercise은 그 자체가 목적인 신체활동으로서 수행 전후에 나타나는 단기적인 효과에 초점을 둔다. 반면 훈련training은 장기적인 목적을 둔 상태에서 그 목적을 달성하기 위해 특별히 설계된 활동들로 구성이 되어 있다. 만일 신체활동 프로그램이 더 강하고 더 빠르고 더 최적화된 상태를 목적으로 하여 특정 스트레스를 통해 바람직한 특정 적응을 수반하는 방식으로 고안되지 않았다면 이를 훈련이라 부를 수는 없는 노릇이다. 그건 그냥 운동에 불과하다. 물론 궁둥이를 의자에 붙이고 있는 것보다야 운동이 당연히 낫긴 하지만.

그러나 운동선수의 경우 그 잠재적 스트렝스가 최대로 발현되지 않은 상황이라면 다른 어떤 적응보다도 스트렝스의 성장을 통해 더 많은 수행능력의 향상을 일궈낼 수 있다. 선수에게 있어 스트렝스는 운동능력의 기본이다. 기술 수준이 비슷하다면 스트렝스가 좋을수록 더 좋은 선수라고 할 수 있다. 따라서 더 나은 선수가 되고 싶으면 강해져야 한다. 물론 당신이 충분히 강하다면 운동수행능력에 포함되는 다른 부분들을 연마하는 데에 더 많은 시간을 투자해야 한다. 하지만 대부분의 사람들이 그렇듯이 당신 또한 강하지 않을 가능성이 높다. 당신 스스로 강하다고 생각할 수도 있겠지만, 한번 가슴에 손을 얹고 생각해 보자. 단 한 번이라도 당신이 강해질 수 있다는 생각을 해 본 적이 없는가? 주변 사람들에게 자신이 강하다는 확신을 줬을 수도 있고 당신도 그렇게 믿고 있을지 모른다. 어쩌면 코치가 그렇게 얘기했을지도 모른다. 그러나 강해질 수 있다면 더 강해져야 한다는 점에서 이런 기만행위는 비생산적이다. 당신이 생각하는 만큼 운동 성과가 좋게 나오지 않는다면 스트렝스 부족이 원인일 수 있다. 상당 기간 동안 성장이 정체되어 있다면 일단 스트렝스를 키우고 나서 어떤 변화가 일어나는지 확인하기 바란다. 스트렝스 훈련 프로그램이 제대로 먹혀서 강해지고자 한다면 여기에 수반되는 전제조건을 달성해야 하며, 그러한 전제조건들은 프로그램 설계 과정에 내재되어 있어야 한다.

프로그램은 경험이 적을수록 단순하게, 많을수록 복잡하게 설계되어야 한다. 내가 '초보자 효과Novice Effect'라고 명명한 현상을 앞으로 이용하게 될 텐데, 간단히 설명하자면 이는 이전에 훈련을 한 적이 없는 사람이 중량을 들기 시작할 때 발생하는 현상으로서, 초반에는 스트렝스가 매우 빠르게 증가하지만 점차 강해짐에 따라 그 속도가 더뎌지는 현상을 말한다. 이것은 일반적으로 관찰되는 수확체감의 법칙이 적응생리학에 적용된 것일 뿐이다. 완전 초보자들은 스트레스에 전혀 적응해 보지 않았기 때문에 회복력을 능가하는 수준의 힘든 운동을 할 만큼 강하지 못하다. 초보들은 운동 잠재력 구현 측면에서 보면 아직 출발도 하지 않은 것이기 때문에 무슨 운동을 하든 지독하게 하지만 않는다면 적응할 수 있다.

초보자가 운동 프로그램을 시작하면 그것이 어떤 운동 프로그램이든 간에 예외 없이 강해진다. 하고 있는 운동이 무엇이든 이제까지 해 왔던 것보다는 육체적으로 힘들고 적응해 본 적이 없는 스트레스를 유발하기 때문에 회복할 시간만 주어진다면 적응이 발생하기 때문이다. 신체가 힘을 발생시키도록 하는 모든 육체적 스트레스에 대한 가장 기본적인 신체적 적응은 스트렝스 향상이기 때문에 스트레스는 항상 더 많은 스트렝스를 생산한다. 단기간 동안이기는 하지만 완전 초보자는 사이클만 타도 벤치프레스 성과가 증가한다. 물론 사이클이 벤치프레스 프로그램에 적합하다는 말은 아니고, 다만 전혀 적응이 안 된 사람의 경우에는 사이클도 적응을 유발하는 자극의 역할을 할 수 있다는 뜻이다. 하지만 문제는 사이클이 벤치프레스에 특정적인 힘 생산 스트레스를 만들어내지 못하기 때문에 사이클로 이끌어낼 수 있는 전신적인 힘 생산 능력이 급격히 떨어진다는 것이다.

좋은 프로그램과 그렇지 않은 프로그램의 차이는 원하는 적응을 발생시키는 자극을 지속적으로 가할 수 있느냐의 여부이다. 따라서 원칙적으로 스트레스를 주기적으로 증가시키는 프로그램은 초보자에게 효과적인 프로그램이며, 그렇지 않은 프로그램은 덜 효과적이라고 말할 수 있다. 프로그램에 따라 효율성 측면에서는 차이가 날 수밖에 없겠지만, 초보자에게는 어떤 프로그램이라도 없는 것보다는 있는 것이 낫다. 이런 이유로 모든 사람들이 자기만의 훈련 프로그램이 효과적이라고 생각하는 것이다. 그리고 그렇기 때문에 TV 프로그램이나 인터넷에서 어떤 훈련 프로그램이 됐든 자신이 경험해 본 새로운 훈련 프로그램에 대해서 진심 어린 추천의 말을 하는 것이다. 점진적인 부하 상승이 스트레스와 적응을 모두 만들어낼 수 있게끔 설계된 특별한 방식임을 감안하면, 적응이 지속적으로 이루어지는 한도 내에서 매번 적당히 중량을 올리는 방식이 최선이다.

초보자의 운동 능력 향상에 가장 좋은 방법이 스트렝스를 신장시키는 것이기 때문에, 가능한 짧은 시간에 성과를 극대화시키기 위해서는 전신 스트렝스를 점차적으로 증가시키는 프로그램이 최고다. 따라서 초보자를 위한 효율적인 바벨 훈련 프로그램은 한 가지 밖에 없는 것처럼 보인다. 그리고 그것은 바로 전신 운동인 기본 운동들을 이용해서 힘을 생산하는 스트레스를 선형으로 증가시키는 것이다. 스트레스가 적응을 유발할 수 있는 것인 동시에 그 강도가 압도적으로 강하지 않으면 유기체는 환경에 적응한다는 생물학의 기본적인 원리에 의거해, 효과적인 훈련 향상을 이끌어 낼 수 있는 일정에 따라 스트레스로 인한 회복 시간을 충분히 고려하면서 설계한다면, 이런 접근 방식은 언제나 선형의 스트렝스 향상을 유도한다.

완전 초보자들은 유전적 잠재력에 비해 현재 능력이 현저하게 낮은 수준이기 때문에 훈련할 때마다 능력의 한계치에 가깝게 훈련을 해도 된다. 그리고 이런 상대적으로 힘든 훈련으로 인해 매우 빠른 속도로 스트렝스가 증가한다. (초보자들은 현재 스트렝스가 약하기 때문에 한계 잠재력까지는 아직 여유가 많고, 절대적인 기준으로 봤을 때는 훈련이 그렇게 힘들지 않기 때문에 상대적으로 힘든 훈련에서 빨리 회복될 수 있다.) 약한 사람은 이미 강한 사람보다 확실히 더 빨리 강해질 수 있다. 하지만 상황은 급속하게 변하게 마련이고, 적응 반응의 성질이 변하면서 훈련 경력이 늘어날수록 프로그램은 더 복잡해져야 한다. 중급 훈련자들은 어느 정도의 시점에 이르면 성과 향상을 위해 필요한 스트레스 강도가 계획했던 기간 내에 회복될 수 없을 정도로 커져 그 회복 능력을 초과하는 수준에 도달하게 된다. 중급 훈련자들의 경우 훈련 프로그램에 능동적 회복을 위한 기간을 좀 더 집어넣으면 강한 훈련을 더러 소화할 수 있고, 아직까지는 최고 강도로 훈련을 해도 성과가 빠르게 나타나곤 한다. 하지만 상급 훈련자의 경우에는 그들의 유전적 잠재능력에 근접한 수준으로 훈련을 하고 있기 때문에 과도한 훈련으로 인한 문제가 발생하지 않도록 훈련 강도와 양을 조절하는 데 특별한 관심을 기울여야 한다. 이런 원칙들을 표 8-1에서 잘 볼 수 있으며 『스트렝스 트레이닝을

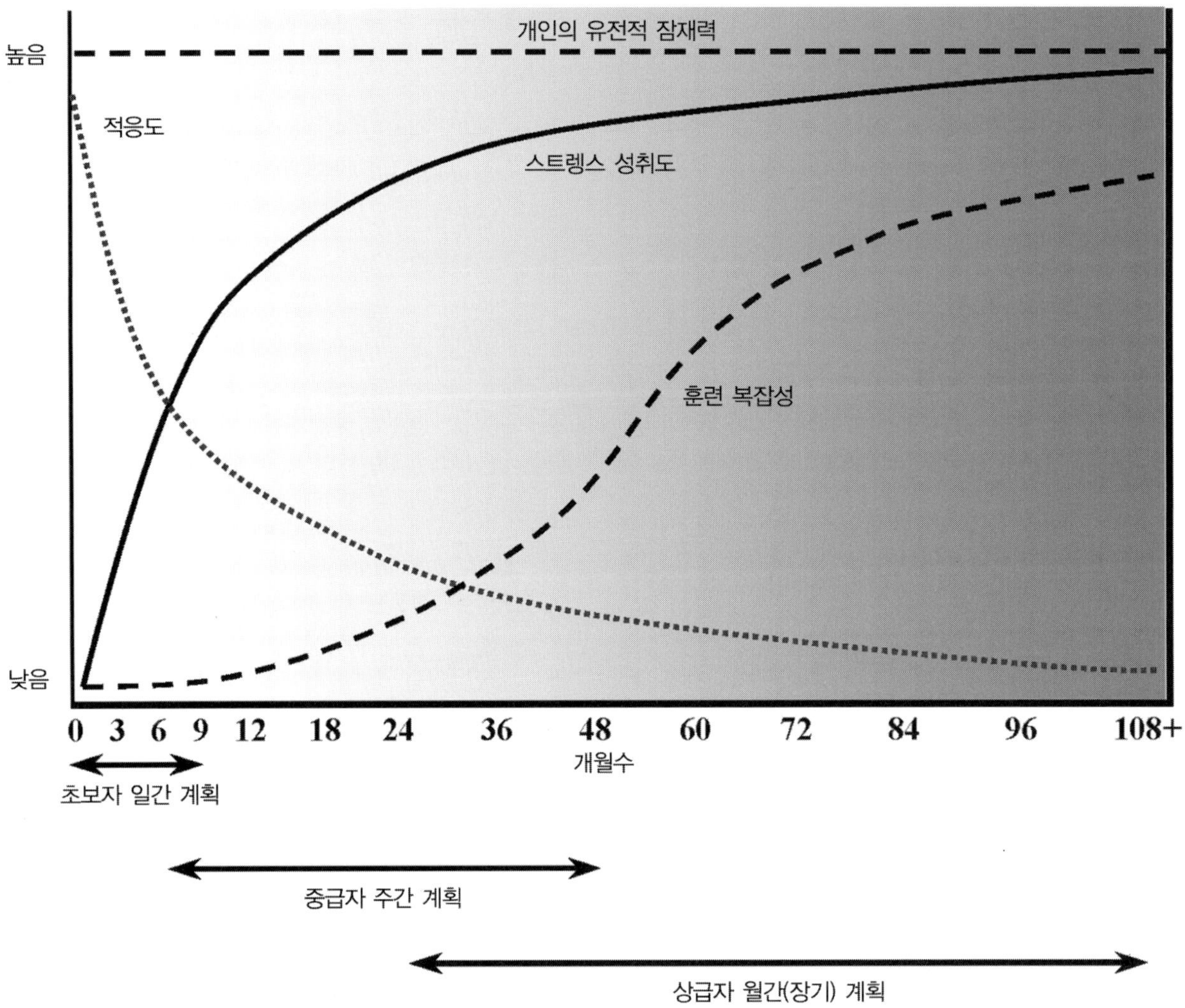

그림 8-1. 시간에 따른 성취도 향상과 훈련 복잡도의 일반적 관계. 훈련 이력이 늘어날수록 훈련에 대한 적응도가 감소한다는 것을 눈여겨보자.

위한 현실적 프로그램』에서 더 자세히 설명한 바 있다.

따라서 일반적으로 보면, 더 이상 못 하겠다 싶은 시점까지는 훈련할 때마다 워크세트의 중량을 추가할 필요가 있다. 이것이 점진적 저항 훈련progressive resistance training의 기본이며, 이런 식으로 프로그램을 짜는 것이 운동과의 차이점이다. 가능한 오랫동안 지속적으로 매번 중량을 높일 수 있도록 한다. 개인의 유전적 역량, 식단, 휴식 등에 따라 다른 사람보다 더 오랜 기간 할 수 있는 사람도 있고 그렇지 않은 사람도 있다. 스트레스는 적응을 유발하지만 스트레스 없이는 적응도 없다. 훈련은 이 스트레스를 기분이나 컨디션에 따라 가하는 단발성의 사건이 아닌, 운동 프로그램 내에서 일정에 따라 가해지는 사건으로 만드는 것이다.

웨이트 룸을 나서기 전에는 다음 번에 와서 할 일을 모두 알고 있어야 한다. 이번에 실행한 훈련을 바탕으로 운동 할 때의 순서, 들어야 할 중량, 다음 훈련 날짜 등을 알아야 한다. 정확하게 무엇을 할 지 모르는 상태로 체육관에 발을 들여서는 안 된다. 체육관을 어슬렁거리면서 재미있어 보이는 것만 싫증날 때까지 하고 나서야 다음으로 넘어가는 것 따위는 훈련이 아니다. 매 훈련 때마다 달성 가능한 목표를 가지고 있어야 한다. 그 목표는 보통 지난 회차의 워크아웃보다 그 중량을 증가시키는 것이겠지만 각자의 훈련 이력에 맞는 다른 목표를 설정할 수도 있다.

각각의 운동에서 향상되는 스트렝스의 정도는 관련된

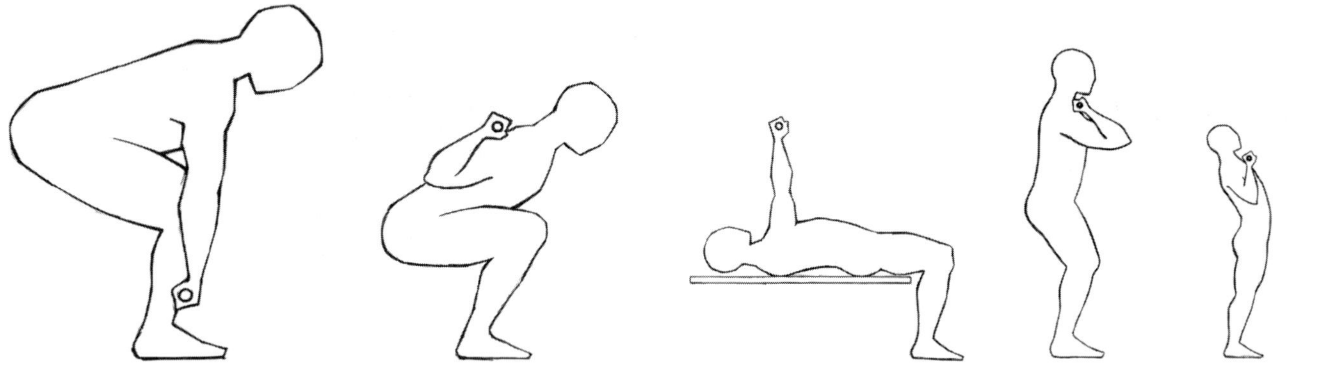

그림 8-2. 전형적인 기본 바벨 운동 훈련 경력 초기에 잠재적으로 얻을 수 있는 스트렝스의 정도가 큰 쪽부터 작은 쪽까지 왼쪽에서 오른쪽 순으로 배열해 보았다. 데드리프트, 스쿼트, 벤치프레스, 프레스 순으로 동원되는 근육의 총량이 적다. 한편 파워클린은 다른 요소가 개입한다. 즉 파워클린에 동원되는 근육량 자체는 많지만 리프팅에 요구되는 기술적인 측면으로 인해 그 스트렝스 향상 가능성이 벤치프레스와 프레스 중간쯤에 놓이는 것이다.

근육의 총량과 기술적 문제에 관한 민감성에 따라 각기 다를 수 있다. 개입된 근육이 많을수록 운동으로 얻을 수 있는 스트렝스와 그 잠재적 발전 가능성도 높아진다. 예컨대 엉덩이와 무릎의 제한된 가동범위 안에서 엄청나게 많은 근육이 리프팅에 개입되는 데드리프트는 다른 리프팅에 비해 그 향상 정도가 거의 대부분의 사람들에게 있어서 빠르게 나타난다. 한편 프레스의 경우 견갑대의 작은 근육들 때문에 성장이 느린 반면, 벤치프레스는 짧은 운동사슬로 인해 그 성장 속도가 프레스보다 빠르다.

훈련을 꾸준히 해 온 선수의 경우에는 데드리프트 스트렝스가 스쿼트보다 강하고, 스쿼트 스트렝스가 벤치프레스보다 강하고, 벤치프레스 스트렝스와 파워클린 스트렝스는 비슷하며(보통은 벤치 스트렝스가 약간 더 강하다), 프레스 스트렝스가 나머지 넷보다 약하다. 이런 경향은 대부분의 선수들에게서 관찰되며, 이 경향에 따라 무엇을 해야 할지에 대한 예측도 가능하다. 예를 들면 벤치프레스로 데드리프트보다 더 무거운 중량을 든다면 뭔가가 잘못된 것이다. 그립에 문제가 있거나 부상이 있을 수도 있고, 데드리프트에 대한 강력한 혐오와 같은 동기부여의 단절이 원인으로 지목될 수 있다. 어찌됐든 스트렝스 불균형으로 다른 리프팅에 문제를 초래하지 않으려면 이 상황을 타개해야 한다. 각각의 리프팅이 지닌 태생적인 차이는 웨이트 룸에서 활용하기 전에 반드시 고려되어야 할 것이다.

무엇을 먼저 배워야 하나

먼저 스쿼트부터 배워야 한다. 스쿼트는 훈련 프로그램에서 가장 중요한 운동이며, 스쿼트의 기술은 다른 모든 운동에서도 핵심이 되기 때문이다. 훈련 프로그램을 시작할 때 (최악의 경우) 이미 잘못된 동작을 배운 상태라면 그 동작은 잊어야 한다. (최상의 경우) 동작을 본 적조차 없다면 잘못된 운동신경로를 가지지 않았을 것이므로 배우기는 더 쉽다. 새로운 자세를 배우는 쪽이 몸에 밴 동작을 고치는 쪽보다 훨씬 쉽다는 것이 대다수 스포츠 코치들의 중론이다. 이 문제는 특히 기술이 사실상 전부인 웨이트룸에서의 훈련에서 극명하게 드러나는데, 기존의 틀린 지도가 남기고 간 끈질긴 자세 문제는 교정하는 데 시간도 오래 걸리고 훈련 성과 면에서 진전도 더디게 만든다.

세션의 첫날 하나 이상의 운동을 배울 수 있다고 치면 다음으로 배울 운동은 프레스가 될 것이다. 스쿼트로 지친 하체는 또 다른 기술인 프레스를 배우는 동안 잠시 쉴 수 있다. 프레스는 대개 배우기 쉽다. 보디빌딩 잡지나 운동깨나 한다는 친구로부터 프레스에 대한 사전 지식을 접하기가 쉽지 않기 때문이다. 프레스는 요즘 사람들에게는 상대적으로 친숙하지 않은 운동이기 때문에, 이번에는 뭔가 진짜 다른 것을 하고 있다는 느낌을 줄 수 있으므로 그 관심의 끈을 놓기 어려운, 첫날의 상체 운동으로 좋은 선택이다.

첫날 마지막으로 배워야 하는 종목은 데드리프트이다. 데드리프트에서는 등 하부에 대해 배울 수 있는데, 스쿼트를 한 다음에 데드리프트로 훈련 첫날의 대미를 장식하게 되면 몸과 머리로 데드리프트를 더 잘 이해할 수 있다. 바닥에서 바벨을 당기는 올바른 기법은 클린에 있어 필수불가결한 요소이며, 데드리프트를 배움으로써 바닥에서의 당기기에 그리 복잡하지 않게 입문할 수 있다. 첫날 스쿼트가 너무 힘들었거나, 시간이 많이 들었거나, 아니면 당신이 나이가 좀 있다거나 컨디션이 안 좋으면 첫 번째 데드리프트 워크아웃은 맛보기로 가벼운 중량으로만 해 보고 고중량 워크 세트는 시도하지 않도록 한다. 가벼운 중량으로 하면 첫 번째 워크아웃 세션에서 일어날 수 있는 과도한 통증을 피할 수 있기 때문에 다음 워크아웃 세션을 무리 없이 진행할 수 있다. 첫 번째 스쿼트 워크아웃에서 회복된 이후의 데드리프트 워크아웃은 더 무거운 중량으로 실시할 수 있으며, 목표 중량을 더 쉽고 정확하게 결정할 수 있다.

나머지 두 가지 운동인 벤치프레스와 파워클린은 특별한 문제가 없다면 다음 번 워크아웃에서 배우게 될 것이다. 두 번째 워크아웃 세션에서는 스쿼트를 먼저 한 다음에 벤치프레스를 배운다. 프레스 때문에 어깨와 팔에 피로를 느낄 수도 있지만 이것이 벤치프레스에 큰 영향을 미치지는 않으므로 뭐가 어찌 됐건 간에 강하게 훈련할 수 있을 것이다. 벤치프레스는 프레스와 마찬가지로 하체에 휴식을 제공하는데, 다음 번에 파워클린을 배우려면 이런 휴식이 필요하다.

운동 중에서 기술적으로 가장 어려운 파워클린은 데드리프트로 바닥에서의 풀을 올바르게 익힌 다음에 가장 마지막으로 배워야 한다. 첫 번째 워크아웃에 올바른 데드리프트에 성공했다면 두 번째 세션에 클린을 배울 수 있다. 하지만 데드리프트 교정에 시간이 필요하다면 클린은 잠시 미뤄 두자. 파워클린의 하단 자세는 데드리프트에서 자동적으로 나오는 동작에 의존하기 때문에 너무 일찍 배우면 문제가 될 수 있다.

워크아웃 계획하기

초보자와 상급자를 막론하고 훈련은 매우 단순하게 접근해야 한다. 효과적인 훈련이 길거나 복잡해야 할 필요는 없다. 더 많은 종류의 컬을 배우는 것이 웨이트 트레이닝에서의 성장이고 한두 개의 기본 운동으로는 부족하다고 생각하는 사람들이 정말 많다. 그러나 발전은 더 많은 운동의 가짓수가 아니라 더 많은 스트렝스를 가리키는 것이다. 우리가 조절하는 것은 하중이지 운동의 종류가 아니다. 강해지기 위해 많은 종류의 운동을 할 필요는 없다. 몸을 개별적인 기관의 합산이 아니라 하나의 체계로 보고 훈련시키는 몇 가지 중요한 운동에서만 강해지면 된다. 몸은 하나의 유기체에 가해진 스트레스에 대해 하나의 유기체로서 가장 잘 적응한다. 수많은 운동 관련 단체에서 내세우는 훈련 프로그램은 이 기본 원칙을 인식하지 못했기 때문에 문제를 야기한다. 몸이 한 번에 최대한 많은 스트레스에 노출될수록 더 효율적이고 생산적인 적응이 가능해진다.

완전 초보자들을 위해 가장 간단한 워크아웃을 순서대로 적어 보았다. 처음 몇 번의 워크아웃 세션은 이 짧은 프로그램을 따라가면 된다.

A	B
스쿼트	스쿼트
프레스	벤치프레스
데드리프트	데드리프트

처음 몇 주 동안은 월수금 일정으로 A와 B를 번갈아 가면서 워크아웃을 진행한다. 데드리프트가 몸에 서서히 익숙해지고 초반의 빠른 성과 덕택에 데드리프트가 스쿼트를 앞지르기 시작하면 파워클린을 프로그램에 넣는다.

A	B
스쿼트	스쿼트
프레스	벤치프레스
데드리프트	파워클린

처음 몇 주가 끝난 뒤에는 매 워크아웃마다 스쿼트를 실시하고 벤치프레스와 프레스, 데드리프트와 파워클린은 번갈아 가며 실시한다. 이 일정은 주당 3일의 워크아웃으로 구성되어 있으므로 주말에 이틀간의 휴식이 가능하다. 이 일정에 따르면 1주차에는 프레스와 데드리프트가 두 번 들어가고 2주차에는 벤치프레스와 파워클린이 두 번 들어간다. 운동은 여기에 기재된 순서를 따라 스쿼트, 상체, 당기기 순으로 진행한다. 이 순서는 스쿼트를 다음 운동의 웜업이 될 수 있게 하고(실제로 잘 먹힌다), 그 다음 다리와 등이 쉴 수 있도록 상체 운동을 함으로써 뒤에 이어질 당기기 동작을 대비할 수 있다.

이 일정은 대부분의 사람들이 상당 기간 효과적으로 사용할 수 있다. 여기에서 2~3주가 더 지나게 되면 그 시점에서 유일하게 유용한 보조 운동인 친업을 프로그램에 추가할 수 있다. 파워클린에 이어지는 3세트의 친업을 추가한 프로그램은 몇 개월 정도까지 유지할 수 있다. 아니면 번갈아 하는 파워클린과 데드리프트를 워크아웃 5회에 한 번씩으로 줄이고 그 자리에 백 익스텐션이나 글루트 햄 레이즈를 얹을 수도 있다. 이렇게 바뀐 프로그램은 노인, 여자, 불면증 환자, 거식증 환자와 같이 회복 자체가 문제가 되는 사람들에게 필요할 수 있다. 어떻게 짜여 있는지 한번 보자.

<u>A</u>	<u>B</u>
스쿼트	스쿼트
프레스	벤치프레스
데드리프트/파워클린	파워클린
	친업/풀업

2주차를 연달아 써 보면 이렇게 된다.

1주차

<u>월</u>	<u>수</u>	<u>금</u>
스쿼트	스쿼트	스쿼트
벤치프레스	프레스	벤치프레스
백 익스텐션	데드리프트	백 익스텐션
친업		친업

2주차

<u>월</u>	<u>수</u>	<u>금</u>
스쿼트	스쿼트	스쿼트
프레스	벤치프레스	프레스
파워클린	백 익스텐션	데드리프트
	친업	

친업 이외의 보충 운동은 핵심이 되는 다섯 가지 운동에서의 성장을 방해하지 않도록 아주 신중하게 골라야 한다. 기억해라. 주요 운동에서 성장이 이루어진다는 말은 강해진다는 말과 같으며, 따라서 우리의 목적이 이루어지고 있다는 말이다. 믿기 싫으면 믿지 마라. 하아.

초보 딱지를 뗀 다음에도 몇 가지만 더 추가하면 이 워크아웃을 그대로 쓸 수 있다. 운동의 총량에 변화를 줌으로써 각각의 리프팅 프로그램에 변화를 줄 수 있다. 기본 리프팅에서의 스트렝스 수준이 높아지기만 하면 훈련의 목적은 달성되고 있는 것이므로, 상급자라고 해서 굳이 많은 운동을 워크아웃에 넣을 필요는 없다. 보조 운동은 그 자체를 목적으로 두는 것이 아니라 기본 리프팅의 스트렝스 향상을 돕기 위해 추가된다는 관점을 견지해야 한다. 예컨대 프레스나 벤치프레스는 예외 없이 팔 운동보다 중요한데, 만약 컬이나 삼두 운동이 프레스나 벤치프레스 스트렝스에 보탬이 되기는커녕 회복을 방해하고 있다면 잘못 넣은 것이다.

대부분의 올림픽 역도 코치들은 워크아웃 순서를 짤 때 빠른 운동을 느린 운동 앞에 두어서 스내치와 클린 앤 저크 및 그 변형동작과 같은 폭발성 리프팅이 스쿼트나 프레스와 같은 스트렝스 운동 전에 올 수 있게 한다. 경기종목이 프로그램의 관심사라면 이해는 해 줄 수 있지만 이런 프로그램이 만국 공통으로 쓰이는 건 아니다. 우리의 프로그램에서도 폭발성 동작으로서 파워클린을 이용하지만, 여기에서와 같은 초보자용 프로그램에 있는 어떤 운동도 경기나 대회와는 관련이 없으며, 따라서 스쿼트에서 강조되는 스트렝스 계발이 보다 생산적일 수 있도록 파워클린은 워크아웃의 가장 마지막 운동으로 놓아야 한다. 맨 처음에 하는 스쿼트는 그 다음에 하는 운동에 최고의 웜업이 되기도 하지만, 동시에 스쿼트는 프로그램에서 가장 중요한 운동이기 때문에 맨 앞 자리를 얻을 권리가 있다. 잊을까봐 다시 말하는데, 파워의 기본은 스트렝스다.

웜업 세트

웜업에는 두 가지 중요한 목적이 있다. 첫째, 웜업은 근육, 건, 관절을 구성하는 인대와 같은 연조직을 덥힌다. 일반적인 웜업 운동은 연조직의 온도를 높이고 관절 안의 윤활액을 움직인다. 이런 운동에는 빨리 걷기나 조깅이 있을 수 있고, 더 좋은 방법으로는 운동 중에 무릎을 더 긴 가동범위에 노출시켜서 특히 스쿼트를 준비하는 데 좋은 자전거 타기도 있으며, 가동범위와 함께 등, 팔, 다리의 완전한 개입을 유도하는 최고의 방법인 로잉 머신도 있다. 빈 바로 워크아웃의 운동을 하는 특정적 웜업 또한 각각의 동작에 개입되는 조직을 데우고 움직이며 늘린다. 따뜻한 몸이 차가운 몸보다는 부상에 덜 노출된다는 점에서 이런 과정은 부상 예방을 위해 중요하다.

조직의 온도를 높이는 것은 매우 중요한데, 여기에서 몇 가지 변수를 염두에 두어야 한다. 훈련 시설 내 온도는 웜업에서 반드시 고려되어야 할 요소이다. 높으면 도움이 되지만 낮으면 방해가 된다. 훈련장에 들어오는 선수들은 (북반구에 산다면) 8월과 1월의 느낌이 다르다는 것을 대번에 알아채는데, 여기에서 알 수 있듯 겨울철의 웜업과 여름철의 웜업은 각기 다를 필요가 있다. 회복 중인 부상 부위의 조직은 추가적인 웜업이 필요하다. 훈련자의 나이도 웜업의 필요성에 영향을 미친다. 어린 친구들은 웜업이 없어도 큰 무리가 없지만 어르신들은 워크아웃 전의 준비에 더 많은 시간을 할애해야 한다.

웜업의 두 번째 기능은 바벨 훈련에서 특히 중요한 것으로, 중량이 무겁게 느껴지기 전에 웜업을 통해 동작을 연습할 수 있다. 빈 바로 시작해서 훈련 중량까지 점차적으로 올리는 식의 가벼운 웜업 세트는 동작 패턴 자체를 연습할 수 있으므로, 고중량에서 동작의 방법보다 동작의 강도에 더 집중할 수 있다. 복잡한 동작 패턴에 대한 신경근의 적응인 운동신경로는 공을 던지든 스쿼트를 하든 사용할 때마다 준비가 되어 있어야 한다. 동작 패턴에 익숙해질수록 웜업이 여기에 미치는 영향은 줄어들지만, 초보자들에게만은 항상 중요하다. 웜업 세트를 통해 운동신경경로를 준비시키는 동시에 앞으로 하게 될 더 무거운 세트에 조직이 대비하도록 만들 수 있다. 처음 세트를 하면서 자세 문제를 파악하고 교정함으로써 워크 세트에서 중량의 추진에 더 집중할 수 있을 뿐만 아니라 올바른 자세의 유지에 신경을 덜 쓸 수 있다.

웜업 세트를 무시하는 것은 어리석은 짓이다. 웜업에 충분한 시간을 배정하지 않고 스트렝스 프로그램을 실행하려다 보니 많은 국립 학교 훈련 프로그램에서는 워크아웃의 결정적인 부분인 웜업을 대부분 생략하곤 한다. **이건 책임회피다.** 조금 과격하게 말해 볼까? 훈련 일정에 적절한 웜업 시간이 허용되지 않으면 훈련 시간도 허용해서는 안 된다. 웜업을 하지 않아서 당하게 될 피치 못할 부상으로 고생하는 것보다는 훈련 프로그램에서 스트렝스 훈련 시간 자체를 없애는 게 낫다. 그렇다. 웜업은 그만큼 중요하다.

온도에 따라 웜업도 달라질 수 있다. 실내가 추우면 로잉 머신이나 자전거로 시작하는 웜업을 통해 전반적인 체온을 올릴 수 있다. 반면 실내가 따뜻하면 이런 과정은 불필요할 수도 있다. 스쿼트는 전신운동이라는 특성과 워크아웃의 첫 운동이라는 점에서 그 자체의 웜업 역할도 겸한다. 스쿼트는 빈 바로 몇 회짜리 세트를 진행한 다음에 워크 세트에 이르기까지 최대한 많은 5회짜리 세트를 진행하는 방식으로 신중하고 주의 깊게 준비되어야 한다. 다음에 오는 상체 운동에서는 이러한 준비 덕분에 (부상이 없는 경우에 한해) 서너 세트 정도만으로도 충분히 웜업이 된다. 몸이 식을 정도로 상체의 미는 운동이 길어지지 않았다면 데드리프트 또한 스쿼트로 웜업이 될 수 있다. 비교적 복잡한 운동인 파워클린은 기술적인 이유로 인해 더 많은 웜업을 필요로 한다. 마지막에 보조 운동까지 실행하는 경우에는 이미 근육과 관절들이 데워졌을 것이므로 한두 세트의 웜업 정도면 충분하다.

부상을 입은 부위는 추가적인 웜업이 필요하다. 빈 바로 두세 번의 웜업 세트를 끝낸 뒤에도 부상 부위에 나아지는 느낌이 없다면, 가벼운 중량으로 세트를 진행할지 아니면 좀 더 나아질 때까지 기다릴지를 결정해야 한다.

확실히 해야 할 용어가 몇 개 있다. 워크 세트는 주어진 워크아웃에서 최고중량을 다루며 적응을 야기하는 스트레스를 실제로 생산해 내는 세트이다. 웜업은 워크 세트 전에 가벼운 중량으로 하는 세트이다. '세트 횡단sets across'은 같은 중량으로 수행하는 다수의 워크 세트를 가리킨다. 훈련 효과를 얻을 수 있는 것은 워크 세트를 통해서이다. 워크 세트에서는 가장 무거운 중량(초보자에게는 전에 들어본 적이 없는 중량)을 들면서 스트렝스를 키운다. 웜업 세트는 이런 워크 세트에 대한 준비만을 목적으로 하며, 따라서 웜업 세트가 워크 세트를 방해해서는 안 된다. 이러한 원칙을 염두에 두고 웜업 세트를 계획해야 한다. 마지막 웜업 세트에서는 워크 세트를 방해할 정도의 고중량을 다루면 안 되지만, 마지막 웜업 세트의 중량이 너무 가벼우면 실제 워크 세트 중량에 대한 감을 익힐 수 없다. 워크 세트는 세트 당 5회 이상의 반복이 들어가 있지만 마지막 웜업 세트는 1~2회의 반복으로만 구성될 수도 있다. 가령 워크 세트가 100×5×3(100kg으로 5회 3세트)인데 마지막 웜업 세트가 95×5(95kg으로 5회)라면 효율적일 수가 없으며, 선호도나 기술이나 경험의 정도에 따라 100×2, 어쩌면 95×1이 나을 수 있다. 우리는 워크 세트의 모든 반복을 완료하는 데에 초점을 두고 있기 때문에 웜업 세트에서는 더 무거운 세트에 들어갈 여분의 힘을 비축해 둬야 하나, 동시에 첫 번째 워크 세트에서 충격을 받을 정도로 그 중량이 가벼워서도 안 된다.

적절한 웜업이 얼마나 중요한지를 알아보기 위해 극단적으로 나쁜 웜업의 효과를 살펴보기로 하자. '피라미드'라고 해서 여전히 전세계의 체육관을 떠다니는 오래된 훈련 방식이 있다. 이 방식으로 벤치프레스를 하면 65×10, 75×8, 85×6, 90×5, 95×4, 100×3, 105×2, 110×1와 같은 형태가 나올 것이다. 마지막 세트를 끝마칠 때쯤 되면 좋은 워크아웃이었다는 느낌을 받게 될지도 모른다. 하지만 문제는 110kg의 마지막 세트 전까지 무려 3,100kg을 들었다는 것이다. 따라서 마지막 싱글 중량을 증가시

스쿼트	중량(kg)	반복	세트
	25	5	2
	45	5	1
	60	3	1
	85	2	1
워크세트	100	5	3

벤치프레스	중량(kg)	반복	세트
	20	5	2
	40	5	1
	55	3	1
	70	2	1
워크세트	80	5	3

데드리프트	중량(kg)	반복	세트
	60	5	2
	85	5	1
	100	3	1
	125	2	1
워크세트	145	5	1

프레스	중량(kg)	반복	세트
	20	5	2
	35	5	1
	45	3	1
	55	2	1
워크세트	60	5	3

파워클린	중량(kg)	반복	세트
	20	5	2
	35	5	1
	45	3	1
	55	2	1
워크세트	60	3	5

표 8-1. 웜업세트와 워크세트 기록 예시.

킬 수 있는 가능성이 희박해진다. 웜업 세트가 워크 세트와 다를 바 없어지면서 워크 세트에 이르러서는 이미 힘이 다 빠져 있게 된다. 이 경우 웜업 세트가 워크 세트의 증가 준비를 하지 못한 것이므로 지난 번의 워크아웃보다 중량을 더 들 수 없게 되므로 완전한 정체에 봉착한다. 워크 세트를 대비시키지 않고 오히려 피로감만 주는 웜업 세트는 웜업도 아니거니와 스트렝스 향상에도 악영향을 미친다.

일반적으로 웜업 세트는 빈 바(20kg)로 시작해서 워크 세트를 결정한 뒤에 20kg과 워크 세트 중량을 일정한 구간으로 나누어야 한다. 몇 가지 예를 표 8-1에 제시하였다. 워크 세트 중량에 따라 다르겠지만 대부분은 3~5회의 웜업 세트를 실행할 필요가 있다. 극단적인 고중량에서는 중량의 증가 폭이 너무 크지 않게 웜업 세트의 중량 구간을 더 나눌 필요가 있다. (차가운 실내, 어르신, 부상자와 같이) 추가적인 웜업이 바람직한 경우에는 빈 바로 하는 웜업 세트와 중량이 처음 들어간 웜업 세트를 몇 번 더 반복할 수도 있다. 이런 식으로 하면 너무 무거운 중량의 웜업으로 인해 워크 세트를 시작하기도 전에 피로가 찾아올 가능성을 미연에 방지하면서도 웜업의 혜택을 볼 수 있다.

빈 바로 하는 웜업 세트에서 더 무거운 중량의 세트로 진행될수록 세트 사이의 시간이 더 늘어나야 한다. 일반적으로 이전 세트에서 나온 피로가 다음 세트에 제약을 가하지 않으려면, 이전 세트에서 발생한 피로가 충분한 시간을 두고 회복될 수 있어야 한다. 중량이 높아지면 휴식 시간도 길어지게 마련이다. 프로그램에서 추구하는 바벨이 워크아웃의 완료나 빠른 수행이 아니라 워크아웃마다의 중량 증가이기 때문에 이런 형태의 훈련에서는 각 워크 세트의 모든 반복을 완료할 수 있어야 한다. 스트렝스 훈련 프로그램은 훈련자를 강하게, 즉 더 많은 힘을 발휘하고 더 무거운 중량을 들 수 있게 할 목적으로 설계되었다. 보디빌딩에서 사용하는 몇몇 프로그램에는 세트 사이의 휴식을 짧게 가져가서 피로를 누적시키는 방법이 있는데, 이런 프로그램들은 특정적으로 근지구력을 향상시킨다. 스트렝스의 영향으로 지구력이 향상되기는 하지만 초보자 수준의 훈련 프로그램에서는 지구력 향상이라는 항목을 특정해서 목표로 삼지는 않는다. **세트 사이의 휴식시간을 줄여서 생긴 피로가 최대 힘을 낼 수 있는 능력을 제한하게 하는 것보다는, 세트가 끝날 때마다 회복에 필요한 충분한 시간을 두어서 더 무거운 중량을 드는 편이 훨씬 낫다.**

세트 사이의 시간은 선수의 스트렝스 수준에 따라 몇 가지로 나뉠 수 있다. 완전 초보자들은 어쨌든 고중량을 들 수도 없고, 보통은 피로도를 많이 느낄 만큼 강하지도 않기 때문에 세트 사이의 시간을 1~2분 정도로 짧게 가져갈 수 있다. 특히 두서너 명이 같이 훈련하는 경우에는 초반 두세 세트에 별도의 쉬는 시간 없이 원판을 끼우고 바로 실시할 수도 있다. 상급자의 경우 마지막 웜업 세트와 워크 세트 사이에 약 5분 정도의 많은 시간이 필요하다. 강한 리프터가 세트 횡단을 실시하고 있다면 10분 이상의 휴식시간이 필요할 수도 있다.

워크 세트

웜업 후에 실행할 워크 세트 수는 운동이나 사람마다 편차가 있다. 스쿼트는 벤치프레스나 프레스처럼 같은 중량으로 세트 횡단을 하는 것이 좋다(초보자는 3세트 정도). 반면 데드리프트는 충분히 힘들기도 하거니와, 보통 스쿼트를 많이 한 뒤에 하기 때문에 고중량 한 세트로도 충분하며, 세트 수가 그보다 많으면 오버트레이닝(과훈련) 상태에 빠질 수 있다. 스쿼트나 데드리프트보다 비교적 가벼운 중량으로 하는 파워클린에서는 그 제한요소가 절대적 스트렝스가 아니라 기술과 폭발력이기 때문에 세트 횡단이 가능하다.

다수의 워크 세트는 몸으로 하여금 더 많은 일에 적응할 수 있도록 하는데, 이러한 적응은 스포츠 수행능력 향상을 위한 훈련에 요긴히 활용된다. 강도만 높으면 한 번의 워크 세트로도 근육 성장을 일으키는 충분한 자극이 제공된다는 주장을 하는 사람들이 있다. 하지만 초보자들의 경우에는 이런 접근법은 즉각적인 문제를 불러 일으킨다. 첫째, 미숙한 훈련자는 바벨을 가지고 최대 강도의 스트렝스를 내는 방법을 아직 알지 못하며, 앞으로도 당분간은 계속 모를 것이다. 둘째, 고강도로 운동하는 법을 아직 모른다면 한 세트 이상으로 적응을 일으킬 만한 충분한 스트레스를 축적할 필요가 있는데, 한 세트로는 그런 일을 하기에 충분하지 않다. 가장 중요한 세 번째는, 앞에서도 이야기해 왔듯 운동에서의 적응은 주어진 스트레스에 특이적이기 때문에, 한 세트짜리 고강도 운동은 우리 몸이 한 세트짜리 고강도 운동을 견딜 수 있게 해 준다. 스트렝스는 가장 일반적인 운동 적응이며 더 큰 힘을 발생시킬수록 더 좋은 것이 사실이다. 하지만 초보자들에게는 스트렝스가 발생하는 그 상황도 중요하다. 그래서 초보자의 경우에는 1RM으로 훈련하거나 2~5RM 수준으로도 훈련하지 않는다(이유는 곧 설명하겠다). 스모를 포함한 몇몇 스포츠를 제외한 어떤 스포츠도 상대적으로 짧고 강력한 힘으로 단 한 번의 시도로 끝나지 않고, 보통은 반복적으로 몇 차례 일을 한다. 그리고 반복수가 적은 한 세트에서 힘을 효과적으로 발생시킬 수 있는 경험이 부족하다면, 한 세트의 고강도 운동으로 힘 발생 능력을 신장시키려는 방법은 최상의 선택이 될 수 없다. 세트 횡단 방식이 보통 스포츠의 패턴과 유사하며, 이 방식으로 훈련자가 더 효과적으로 열심히 운동할 수 있고, 따라서 더 유용한 적응을 이끌어 낼 수 있다.

사실 중급자들에게 가장 효율적인 전략 중 하나는 매주 중량을 감당할 수 있는 만큼 조금씩 늘려가면서, 일주일 3회 훈련 중 하루에 스쿼트, 벤치프레스, 프레스의 워크 세트를 같은 중량으로 5회 5세트씩 실행하는 것이다.

훈련 간 스트렝스 향상을 멈추는 가장 쉬운 방법은 미리 정해 놓은 워크 세트와 반복의 완료에 실패하는 것이다. 모든 세트를 완료하고 나서 피로가 풀릴 만큼 충분히 휴식을 취하지 않고 다음 세트를 하게 되면, 계획한 워크 세트나 반복에 실패하기 쉽다. 충분한 휴식을 취하지 않아 워크 세트가 진행될수록 피로가 쌓이게 될 경우, 세트간에 충분한 휴식을 취했다면 실행 가능했을 5-5-5 대신에 5-4-3과 같은 결과가 나온다. 초보자들 사이에서는 이런 실수가 가장 일반적이다. 스트렝스 훈련과 컨디셔닝 훈련 간에 혼란을 일으키면서 저지르는 실수인 셈이다. 훈련 프로그램에 따르자면 가능한 한 오랫동안 훈련 때마다 중량을 증가시켜야 한다. 만약 워크 세트에 정해진 반복을 다 끝마치지 못하면 다음 훈련일에 중량을 증가시킬 수 없다. 반복을 완료할 수 있도록 충분한 휴식 시간을 가지도록 한다. 중량을 한꺼번에 너무 많이 증가시키거나 이전 훈련의 피로에서 회복이 되지 않아 중량이 실제로 너무 무겁다고 생각되면 훈련 프로그램을 조정해야 한다. 하지만 성급한 성격으로 인해 스트렝스 향상이 멈추는 사태는 말이 안 된다.

그렇다면 한 워크 세트에서 몇 회의 반복을 실행해야 할까? 원하는 적응에 따라 다르다는 것이 정답이다. 스트렝스 훈련에서는 5회 정도가 좋긴 하지만, 무턱대고 믿으라고만 하면 다른 프로그램에 현혹될지도 모르니 일단 설명부터 하고 넘어가겠다.

다양한 횟수의 세트 성질을 이해하기 위해서는 중간단계 경우들의 성질을 잘 보여줄 수 있는 극단적인 세트의 한계에서부터 시작하는 것이 도움이 된다. 이번에는 1RM 스쿼트와 20RM 스쿼트를 비교해 보고, 각각의 세트에 요구되는 생리학적 요구사항들의 차이점을 살펴보기로 하자. 이 설명에 대한 공로는 글렌 펜들레이에게 돌린다. 그와의 대화 과정에서 이제까지 개발된 운동 적응 모델 중 가장 유용한 모델을 만들어 낼 수 있었다.

고중량 1회 반복을 성공하는 데 있어 가장 중요한 단일 공헌 요소는 바로 힘을 발생시키는데 관련된 근육들의 능력이다. 중량이 무거워질수록 그 중량을 움직이는데 필요한 힘이 더 커진다는 것은 불 보듯 뻔한 사실이다. 1회 반복 세트를 하는데 오랜 시간이 걸리지 않기 때문에 근지구력은 중요한 요소가 아니다. 또한 같은 이유로 심혈관계의 능력도 중요하지 않다. 심지어 관절 한계치 시도 시간도 몇 초 걸리지 않는다. 근육이 해야 할 일이라고는 바벨이 가동범위를 한 번 움직이는 동안 바벨에 실린 중량을 극복하기 충분한 힘을 발생시키는 것뿐이다. 따라서 1RM 훈련에 대한 반응으로 신체는 한 번에 한 회의 아주 강한 힘에 대한 출력에 능숙하도록 적응된다. 이를 위해 힘을

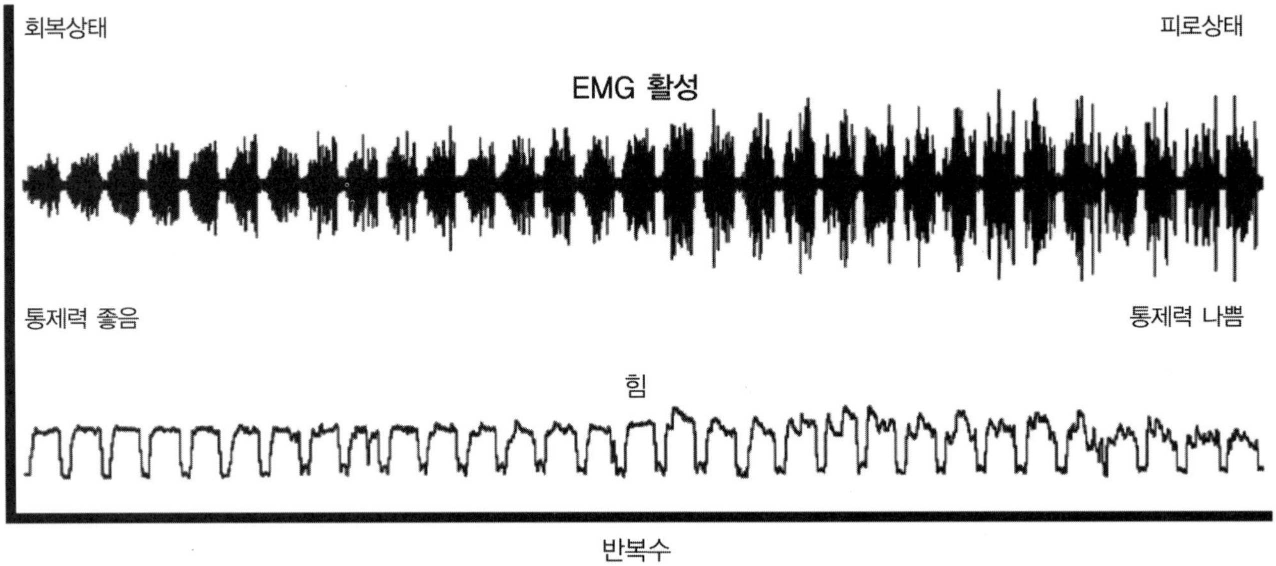

그림 8-3. 바벨 운동을 배울 때는 반복수 5회짜리 세트가 이상적이다. 이는 근신경의 전기활성을 기록한 EMG(위)와 발생 근력 측정장치인 힘판(아래)으로 수집한 데이터에서 반복수의 누적에 따라 운동 협응이 점진적으로 감소하는 것으로 확인할 수 있다. 1~5회의 반복수에서 근육의 발화는 일정한 EMG와 꾸준한 힘 생산으로 나타나는 정밀한 협응의 양상을 보인다. 10~14회에서는 운동 협응이 감소하여 EMG와 힘 생산에 불규칙한 파형이 나타난다. 25~29회가 되면 EMG 활성은 제멋대로가 되고 힘 생산 또한 저하된다. 학습 단계에서 5회가 넘는 반복수의 세트를 활용하게 되면 대개 올바른 기술을 재현하고 습득하기가 어려워진다. 통제력의 감소와 별개로 1회부터 20회까지 힘 생산의 최대치가 일정하다는 점에 주목해 보면 20회짜리 세트가 정말로 '무거운' 것은 아니라 해도 분명히 길고 힘들다는 것을 알 수 있다.

발생시키는 구성요소들의 적응 현상이 발생한다. 신경계, 근신경계, 근육, 그 중에서도 특히 실제로 수축을 유발하는 근육 요소들의 적응 현상이 발생한다.

주요 적응 반응과 다른 2차 적응 현상이 발생할 수 있는데, 그 모든 2차 적응 현상도 신체가 짧고 집중적인 운동을 하도록 돕는다. 심리적 적응은 고중량에 대한 두려움을 극복할 수 있도록 한다. 심장은 등에 엄청난 하중이 걸린 상태에서도 더 잘 작동하도록 적응된다. 그리고 최고 혈압 상승 요구에 반응할 수 있도록 혈관이 적응된다. 힘을 더 잘 전달하기 위해 건이 굵어지고, 하중이 걸린 상태에서 관절을 잡아주기 위해 인대가 두꺼워지고 팽팽해진다. 바 아래 피부는 두꺼워 지고, 눈알은 약간 튀어나오는 것에 익숙해진다. 그리고 새로운 스쿼트 PR에 성공했을 때와 실패했을 때 일어나는 감정을 표현하기 위한 새로운 단어를 학습하게 된다. 이런 다양한 2차 적응 현상에도 불구하고 주요 적응 현상은 힘 발생의 증가이다.

반면에 20RM의 고중량 스쿼트는 완전히 다른 경험으로, 스포츠 훈련에서 가장 고된 운동 중 하나이다. 20RM 세트의 스쿼트를 할 때 사용할 중량은 보통 이전에 10RM으로 사용했던 중량을 그대로 사용한다. 20RM의 스쿼트를 할 때에는 강한 정신적 준비가 되어 있어야 하며, 스쿼트 향상 아니면 죽음이라는 절박함이 있어야 한다. 20RM에 대한 요구와 그 요구에 대한 적응은 완전히 다른 문제이다. 20RM은 1RM의 약 80%의 중량으로 실행한다. 따라서 스쿼트에 필요한 힘의 양 측면에서 보자면 마지막 반복의 중량도 실제로는 그렇게 무겁지 않다. 20회 세트를 하는 데 있어 가장 힘든 부분은 거의 지옥과 같은 상태에서 해야 하는 마지막 5회이다. 근육의 pH가 떨어지고 숨을 더 이상 참을 수 없는 상태에서, 이미 빠른 심장 박동을 더 빠르게 할 수 없는 고통 속에서 다음 반복을 해야 하는 상태가 된다. 20RM을 하려면 산소 부채가 늘어나고 물질 대사 감소 상황하에서 지속적으로 근육을 수축해야 한다.

이런 종류의 스트레스에 대한 반응으로 신체는 높은

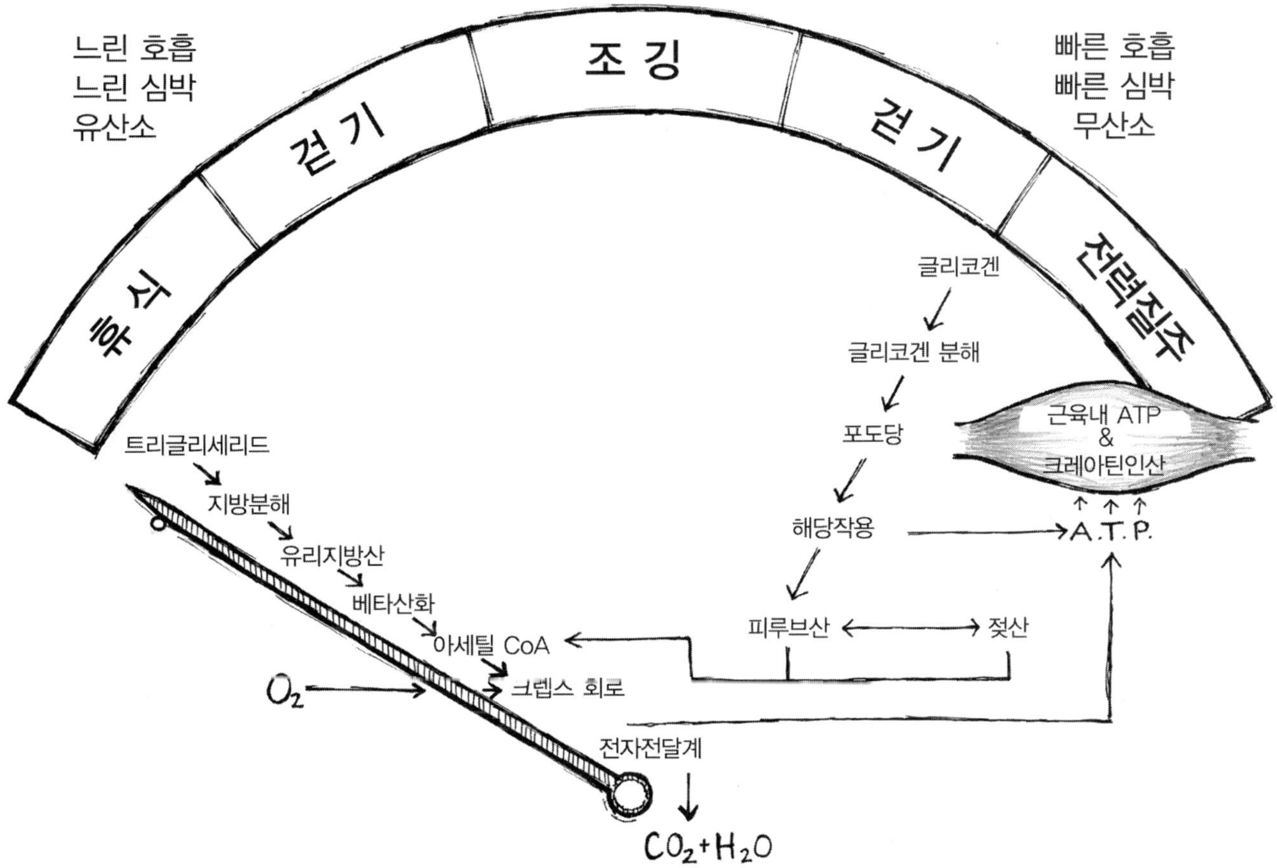

그림 8-4. 대사 속도계. 운동의 강도와 시간은 각각의 활동에 사용되는 에너지원을 공급하는 대사 경로에 직접적으로 영향을 미친다. 휴식에서부터 최대 출력의 활동에 이르는 모든 활동은 그림과 같은 연속선상에 놓여 있다. 근육에 이미 저장된 ATP는 모든 활동의 에너지원이 되며, 생체 내의 모든 에너지는 이를 채우기 위해 활성화된다. 저강도의 운동은 신체가 지방산을 기질로 사용하게 하는 호기성 경로에 의해 그 정도가 결정되는 근육 산소 소비량 및 심폐능력에 의해 좌우된다. 이러한 호기성 과정은 근육세포 내의 미토콘드리아 내에서 일어난다. 활동 수준이 높아지면 에너지 요구량은 ATP의 수요를 맞추는 산화성 대사 역량을 초과하게 된다. 웨이트 트레이닝을 비롯한 고강도의 훈련은 연속선상의 혐기성 대사 쪽에 위치하는데, 이는 기질을 사용할 때 산소 분자가 사용되지 않음을 뜻한다. 위 그림에서 화살표로 연결된 항목들은 각기 다른 운동에서 사용되는 대사 경로와 에너지 기질간의 관계를 나타낸다. 순간최대출력만을 이용하는 경우를 제외하면 어떠한 활동도 한 가지 대사경로만을 사용하지는 않으니, 위의 속도계 눈금은 점진적인 활동 강도의 상승을 나타낸다고 이해하기 바란다.

신진 대사 요구에 대해 더 잘 대응하게 된다. 워크 세트 동안 그리고 그 이후에도 스트레스의 주요 근원은 혈액 흐름과 산소 공급을 관리하는 것이기 때문에 사실상 체계적인 적응이 심혈관계에 주로 발생한다. 심장은 하중이 걸린 상태에서도 펌프 운동을 더 잘하게 되고, 혈관은 팽창하며 그 숫자가 더 많아진다. 그리고 달리기 선수만큼의 산소 공급 방식 향상은 아니지만 폐의 혈액에 대한 산소 공급 능력이 더 좋아진다. 근육에 나타나는 주요 적응은 운동 중 국소 물질대사에 관한 보조이다. 해당용량glycolytic capacity이 향상되고, 긴 워크 세트로 인한 스트레스로 발생되는 산성 조건하에서도 근육 조직 중 수축을 담당하는 부분들이 역할을 더 잘 하게 된다. 긴 세트로 인한 고통 때문에 20RM은 정신적으로 매우 힘든데, 이를 잘하는 리프터는 워크 세트 동안 이런 상황에서 벗어나는 능력을 개발하게 된다. 아니면 단순히 그 고통을 이겨낼 만큼 강인해진다.

1RM의 일이 20RM과 같은 훈련 스트레스를 만들어내지는 않으며, 20RM과 같이 긴 세트의 운동은 1RM과는 다른 방식으로 힘들다는 것을 이해하는 것은 필수적이다. 1RM과 20회 세트는 둘 다 힘들지만 그 이유는 다르다. 이

두 운동 형태는 완전히 다르기 때문에 완전히 다른 방식으로 신체 적응이 발생한다. 이런 극단적인 예들도 연속선상에 위치해 있는 것으로, 3RM으로 인한 적응은 1RM 운동의 적응과 유사하며, 10RM은 20RM의 특징과 더 유사하다. 초보자에게는 5RM 세트가 가장 효율적인 타협점이 될 수 있으며, 근지구력보다는 스트렝스 향상에 관심이 많은 상급자에게도 5RM 세트가 더 적합하다. 5RM 세트를 실행하게 되면 힘 발생이 증가하기 충분한 중량을 사용하게 되며, 그렇다고 지나치게 무거워서 심혈관의 구성요소가 운동에서 완전히 배제되도록 하지도 않는다. 각자의 평생 훈련에서 5RM 세트는 가장 유용한 반복이 될 가능성이 높으며 웨이트 트레이닝을 하는 한 5RM은 계속 중요하게 취급될 것이다.

성장과 향상

훈련을 할 때 초보자는 스트렝스가 처음에 매우 빠르게 증가한다는 사실을 최대한 이용해야 한다. 이 효과는 이미 충분히 강한 상급자가 모든 훈련 변수들을 세심하게 조정해야만 스트렝스를 올릴 수 있는 단계가 될 때까지 서서히 감소한다. 초보자의 경우에는 불가능해질 때까지 매 훈련마다 워크 세트 중량을 계속 올릴 수 있으며, 또 올려야 한다. 초보자는 훈련하는 만큼 급속히 강해진다. 지난 훈련 때 힘들게 느껴졌던 것이 오늘은 그리 힘들지 않게 된다. 너무나 빨리 적응하기 때문에 '최대 강도' 개념을 정의하기 힘든 정도까지 된다. 워크 세트 중량이 증가하는 만큼 강해진다면 5kg씩 중량을 늘리는 것도 실제로 스트렝스 향상 정도에 비해 그리 무거운 것이 아니다. 이런 정도의 향상 수준을 유지하려면 매번 추가할 중량의 양을 주의 깊게 선택하는 것이 중요하다.

운동, 연령, 성별, 경험, 훈련 프로그램에 대한 성실도에 따라 워크 세트 중량 증가도 다양한 형태로 분포한다. 동작이 좋은 남자들의 경우에는 2~3주 동안 주당 3회 훈련을 한다고 가정할 때, 스쿼트 워크아웃 때마다 대부분 5kg씩 중량을 추가할 수 있다. 워크 세트의 끝에서 한두 번의 반복 부터 실행할 수 없다면 손쉬운 향상 시기는 끝나가는 것으로 보아야 하며 향후 몇 개월 간은 2.5kg 단위로 중량을 추가할 수 있다. 5kg에서 2.5kg으로 중량 증가분을 줄이고, 앞으로도 2.5kg 씩 중량을 추가하기 바란다. 꼬마, 어르신, 대부분의 여자들 같은 경우 처음부터 2.5kg씩 중량을 증가시켜도 충분하며, 필요에 따라 중량 증가 폭을 더 줄이고 싶은 경우에는 1.25kg 이하의 가벼운 원판을 이용할 수 있다.

여성이나 청소년에게도 스트렝스 향상이 중요하다면 (안 중요할 리가 있겠는가?) 훈련을 제대로 할 수 있는 올바른 기구를 갖추는 것이 중요하다. 필요하다면 5cm 플랫 와셔로 원판을 만들거나 1.25kg짜리 원판을 갈아서 쓸 수도 있다. 이런 것들이 확실히 필요하니 구비해 놓는 편이 좋다. 작은 중량의 원판은 인터넷에서 쉽게 구할 수 있다. 연습 스윙 때 야구방망이에 무게를 더해주는 물체도 바 규격에 꽤 잘 맞으므로 이를 사용할 수도 있다. 이렇게 가벼운 원판은 누구에게나 유용하다. 상급자들도 언젠가는 스트렝스 향상이 느려지면서 이런 가벼운 원판이 유용한 단계가 오게 되어 있다. 중량 증가 폭이 줄어드는 것보다 중량 증가 자체가 멈추는 것을 두려워하기 바란다. 유전적으로 천부적인 자질을 갖춘 체구가 큰 사람들은 첫 2주 동안 7.5~10kg씩 중량을 늘리기도 한다. 하지만 이보다 많이 올리는 것은 보통은 아무리 재능이 있는 선수에게도 과도한 것이다. 한 주에 스쿼트를 30kg씩 증가시키는 것은 사실상 오랫동안 지속할 수도 없다. 훈련 향상에서 서둘러 정체기에 빠질 필요는 없다. 중량을 조금씩 늘리면서 향상을 지속하는 편이 중량을 크게 올리고 일찍부터 정체되는 것보다 훨씬 낫다. 계획했던 모든 반복을 완료하지 못하면 중량을 올릴 수 없기 때문에, 정체된다는 것은 정해 놓았던 워크 세트를 완료하지 못하게 된다는 것을 의미한다. **정체기에 들어가지 않는 쪽이 정체기에서 빠져나가는 것보다 쉽다.**

벤치프레스에는 더 적은 근육이 사용되면서 중량 증가 폭도 더 작다. 훈련 첫날 시작 스트렝스 수준을 올바르게 결정하고, 벤치프레스와 프레스를 번갈아 실시한다면, 대다수 남자들의 경우에는 약 3~주간 2.5kg씩 중량을 올릴 수 있다. 재능 있고 체중이 많이 나가는 남자들은 5kg씩 중량을 증가시킬 수도 있지만 그런 사람이 많지는 않다. 어르신, 청소년, 여자는 더 적은 폭으로 중량을 증가시킬 수도 있다. 이런 사람들이 벤치프레스에서 향상을 유지할 수 있게 하는 차원에서라도 특별히 가벼운 원판의 사용이 매우 중요하다. 벤치프레스를 하는 데 있어 중량 증가 폭을 작게 잡는 것을 두려워하지 말기 바란다. 일주일에 1kg씩만 늘려도 일 년이면 52kg이다. 이 정도 향상이면 벤치프레스에서 절대 부끄러운 성적이 아니다.

프레스 관련 근육은 스쿼트나 데드리프트에 사용되는 근육보다 상대적으로 적기 때문에 프레스도 벤치프레스와 유사한 패턴을 보인다. 프레스를 할 때 많은 근육을 이용하는 것은 사실이지만 스트렝스와 작은 상체 근육의 역학적 효율성이 제한 요소로 작용한다. 가장 약한 연결 고리가 그 사슬의 강도라는 말처럼 이러한 제한 요소가 프레스를 한정한다. 프레스의 중량은 벤치프레스 중량의 50~70% 사이지만 중량 증가 폭은 일반적으로 벤치프레스와 비슷하다. 중량이 증가할 때 프레스와 벤치프레스를 번갈아 실시하면 그 향상의 양상이 비슷해지므로 두 운동 간의 중량 차이는 일정할 것이다.

기본적으로 하프 스쿼트 또는 그보다 조금 위 자세와 유사한 데드리프트 시작 자세는 역학적으로 매우 효율적이고, 사실상 거의 모든 근육이 운동에 참여하면서 다른 운동들보다 더 빠른 향상을 보인다. 대부분의 남성은 2주 동안 데드리프트 훈련 때마다 7.5kg씩 추가할 수 있다. 꼬마, 여자, 노인의 중량 증가도 좀 더 조심스럽게 해야 한다. 그래도 2.5kg 폭이면 몇 개월 간은 지속적으로 운동 향상을 볼 수 있다. 상황이 이렇기 때문에 모든 사람들의 데드리프트 시작 중량은 다른 리프팅 운동보다 더 높을 뿐만 아니라 그 중량 증가도 더 빠르므로 다른 리프팅보다 데드리프트 스트렝스가 더 강할 수밖에 없다(상급 파워리프팅 선수가 되기 전까지는 그렇다). 데드리프트보다 벤치프레스로 더 많은 중량을 드는 사람은 데드리프트 훈련을 더 이상 빼먹으면 안 된다. 그렇지 않다면 데드리프트로 더 많은 중량을 들 수 있는 게 당연하다. 데드리프트에는 많은 근육이 관여하고, 다른 리프팅 운동에 비해 더 고중량을 들 수 있기 때문에 과훈련에 빠지기 쉽다. **초보자의 경우 데드리프트는 세트 횡단으로 훈련해서는 안 된다.** 고중량의 데드리프트를 많이 하게 되면 정말 녹초가 되기 쉽다. 실제 워크 세트 강도의 데드리프트 한 세트면 스트렝스 향상에 충분하다.

운동 향상 패턴에서 파워클린이 스쿼트나 데드리프트보다는 벤치프레스와 유사한 경향을 보인다는 것은 흥미로운 사실이다. 이런 현상이 발생하는 이유는 파워클린의 생체 역학적 성질과 파워클린 향상 제한 요소들 때문이다. 파워클린은 폭발적이고 기술적인 운동으로, 절대 스트렝스 이상의 무엇인가가 필요하다. 파워클린은 상단 동작에서 바벨을 어깨에 랙 하는 리프터의 능력에 따라 운동 향상에 제한을 받는다. 파워클린에서는 중량 증가에 따라 바벨을 랙 할 수 있을 정도로 높이 올리는 운동량을 발생시킬 수 있는 리프터의 능력이 중요하다. 이때 운동량은 즉각적으로 많은 운동단위를 동원하여 수축하는 리프터의 폭발력에 의해 좌우되는데, 이는 상당 부분 유전적인 신체적 속성으로, 스트렝스에 비하면 훈련에 대한 반응이 약하다. 대부분 남성들은 파워클린을 매 훈련마다 2.5kg씩 올린다. 파워스내치를 한다면 파워클린보다 더 가벼운 중량으로 실행하겠지만 그래도 파워클린과 동일한 이유로 파워스내치도 중량을 적게 높인다. 여자, 어린이, 어르신과 체중이 적게 나가는 사람은 향상의 측면에서 더 일찍부터 작은 원판을 사용할 필요가 있다.

보조 운동들은 그 특성상 비효율적인 고립 형태의 운동이기 때문에 향상이 매우 느리다. 트라이셉스 익스텐션이나 바벨 컬에서 급속한 향상을 보았다고 주장하는 사람은 누구나 정확한 동작을 취하지 않은 것으로, 마땅히 어리석다는 비난을 받아야 한다.

이와 같은 작은 폭의 중량 증가도 더 이상 지속할 수 없게 되면 이제 중급 단계라고 생각할 수 있다. 그리고 훈련 변수들을 더 복잡하게 조정하는 재미를 느낄 수 있다. 지속적 향상을 목적으로 운동, 중량, 운동 강도에 변화를

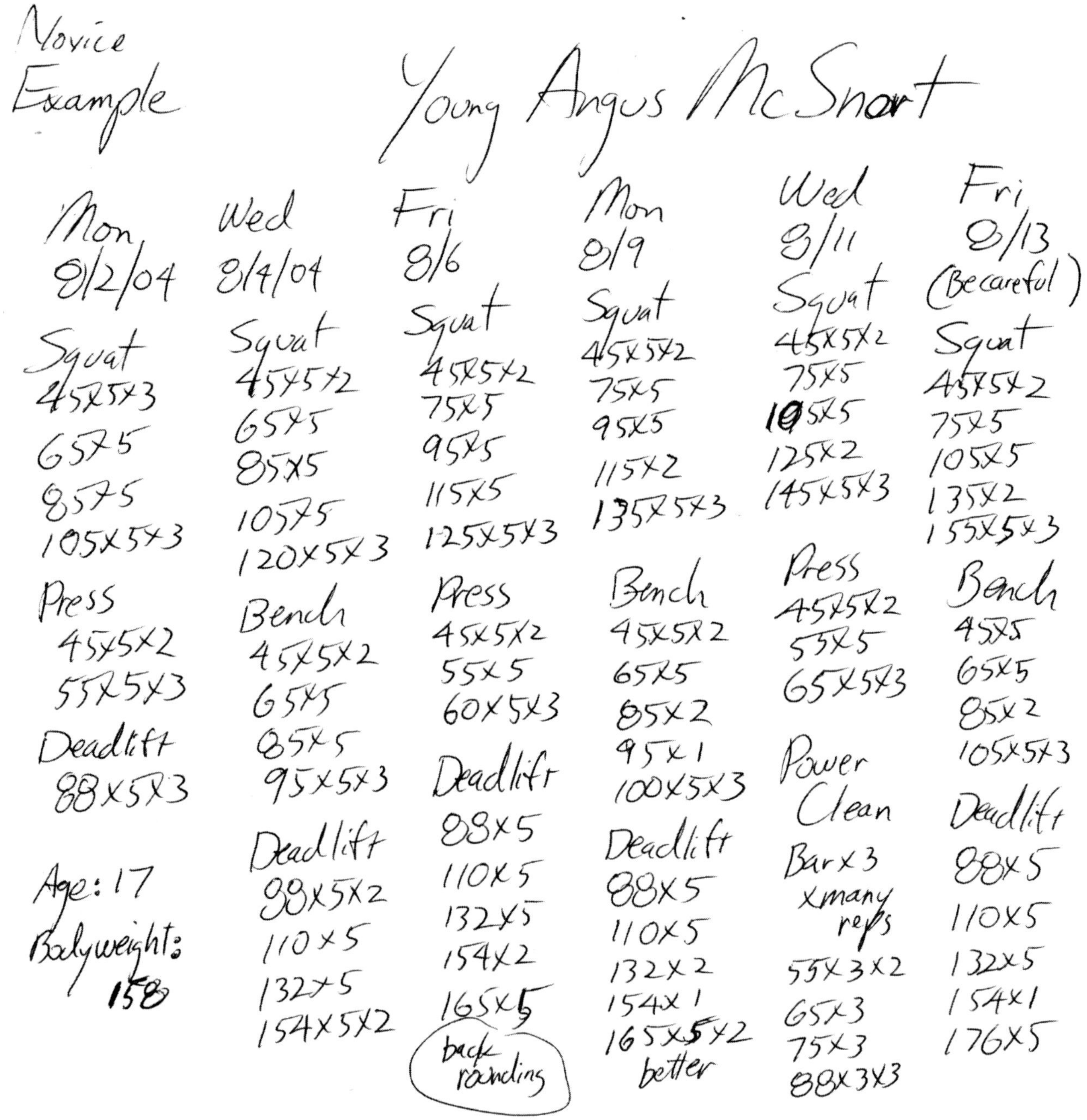
Novice Example
Young Angus McSnort

Mon 8/2/04
Squat
45x5x3
65x5
85x5
105x5x3
Press
45x5x2
55x5x3
Deadlift
88x5x3
Age: 17
Bodyweight: 158

Wed 8/4/04
Squat
45x5x2
65x5
85x5
105x5
120x5x3
Bench
45x5x2
65x5
85x5
95x5x3
Deadlift
88x5x2
110x5
132x5
154x5x2

Fri 8/6
Squat
45x5x2
75x5
95x5
115x5
125x5x3
Press
45x5x2
55x5
60x5x3
Deadlift
88x5
110x5
132x5
154x2
165x5
back rounding

Mon 8/9
Squat
45x5x2
75x5
95x5
115x2
135x5x3
Bench
45x5x2
65x5
85x2
95x1
100x5x3
Deadlift
88x5
110x5
132x2
154x1
165x5x2
better

Wed 8/11
Squat
45x5x2
75x5
105x5
125x2
145x5x3
Press
45x5x2
55x5
65x5x3
Power Clean
Bar x 3 x many reps
55x3x2
65x3
75x3
88x3x3

Fri 8/13 (Be careful)
Squat
45x5x2
75x5
105x5
135x2
155x5x3
Bench
45x5
65x5
85x2
105x5x3
Deadlift
88x5
110x5
132x5
154x1
176x5

그림 8-5. 전형적인 초보자용 1, 2주차 프로그램의 예시.

Y.A. McS.

Mon 8/16

Squat
45x5x2
75x5
105x2
135x1
165x5x3

Press
45x5x2
55x5
65x2
70x5x3

Power Clean
55x3x3
75x3x2
88x3 (40k)
42.5k x 3x3

Bodyweight: 165

Wed 8/18

Squat
45x5x2
85x5
115x3
145x2
175x5x3

Bench
45x5x2
75x5
95x3
110x5x3
115x5
120x5

Back Ext.
BWx10x3

Chins
BWx6
BWx5
BWx3

Fri 8/20

Squat
45x5x2
85x5
125x5
155x2
185x5x3

Press
45x5x2
55x5
65x5
70x2
75x1
78.5x5x3

Deadlift
88x5
132x5
154x2
176x1
198x5

Mon 8/23

Squat
45x5x2
95x5
135x5
165x2
195x5x3

Bench
45x5x2
75x5
95x5
110x2
120x5x3

Back Ext.
BWx10x3

Chins
BWx7
BWx5x2

Bodyweight: 169

Wed 8/25

Squat
45x5x2
95x5
135x5
175x2
205x5x3

Press
45x5x2
60x5
70x2
80x5x3

Power Clean
55x3x2
75x3
40kx3
45x3x5

Fri 8/27

Squat
45x5x2
95x5
135x5
185x2
215x5x3

Bench
45x5x2
75x5
105x2
125x5x3

Back Ext.
BWx10x3

Chins
BWx7
BWx6
BWx5

주는 것을 주기화periodization라 한다. 매 훈련마다 중량을 늘리면 늘리는 대로 스트렝스가 증가하는 완전 초보자들에게 주기화는 불필요하다. 하지만 주기화는 향상을 지속할 수 없는 상급자들에게 있어 필수다. 중급은 말 그대로 초급과 상급의 중간 단계로, 느리게라도 지속적인 향상을 위해서는 어느 정도 훈련 변수 조정이 필요한 단계이다. 이 책은 초보자 단계의 훈련 프로그램 설계까지를 다루고 있으며, 그 이상은 『스트렝스 트레이닝을 위한 현실적 프로그램』에서 자세히 밝혔다.

이 모든 지침들은 훈련을 빼먹지 않는 충실한 훈련자에게만 적용된다. 일정대로 훈련하지 않는다면 프로그램을 따라갈 수 없고, 프로그램에 맞추지 못하면 향상은 예측대로 발생하지 않는다. 지독한 병에 걸린다거나 누군가(부모님, 배우자, 아끼던 개)가 죽는 것 같은 경우에는 훈련을 빼먹을 수 있다. 그 정도는 이해한다. 이런 경우 마지막으로 완료했던 훈련과 똑같은 훈련을 다시 실시한다. 하지만 지속적으로 훈련을 빼먹게 되면, 실제로 훈련을 하지 않는 것이므로 소중한 시간을 더 생산적인 곳에 사용하는 것이 옳겠다.

이와 마찬가지로 계획한 것보다 중량을 더 빠르게 증가시키게 되면, 상식적으로 프로그램 준수에 실패한 것이 된다. 훈련 간 중량을 한꺼번에 비현실적으로 많이 올려서 훈련에 진전이 없게 되면 그것은 당신의 잘못이다. 야망은 유용하지만 욕심은 아니다. 인간사와 경제학에서도 쉽게 확인할 수 있는 것처럼, 지금 가진 것보다 더 많이 가지고 싶어 하는 열망이 개인과 사회의 발전을 이끌어왔다. 하지만 욕심은 현명하게 통제하고 억제하지 않으면 추악한 것에 불과하고, 그런 욕심은 프로그램에서의 향상을 그대로 정지시켜 버릴 것이다. 향상이 발생하려면 당연히 운동 중량 증가가 있어야 한다. 하지만 고중량이 편하다고 해서 (혹은 알맞은 원판이 불편하다고 해서) 벤치프레스에서 5kg을 올리거나 스쿼트에서 25kg을 올리고자 하는 유혹에 굴복하게 되면 훈련은 답보 상태에 빠진다. 바벨에 너무 많은 중량을 추가하는 것은 중량 향상이 하나도 없는 것만큼이나 좋지 않다. 그리고 같은 이유로 훈련을 빼먹는 것만큼이나 나쁘다. 여유를 가지고 바벨에 적절한 중량을 올려서, 옳은 방법으로 정확한 횟수를 실행하도록 주의를 기울이기 바란다.

훈련 프로그램으로 성과를 보고 싶은 마음은 이해한다. 하지만 이 책에서 나머지는 다 잊어도 이것만은 기억하기 바란다. 더 강해졌다는 것이 반드시 더 많은 중량을 의미하지는 않는다. 올바른 동작을 훼손하면서까지 중량을 추가하고자 하는 유혹에 저항해야 한다. 자세를 희생해 가면서까지 바벨에 중량을 얹어서 이득을 보는 사람은 아무도 없다. 성장은 멈추고 나쁜 버릇이 생기며 부상이 누적되면서, 장기적으로 혜택을 보는 사람은 아무도 없다.

영양과 체중

누구나 가질 수 없는 것을 소망한다. 그러나 인과의 법칙은 소원이나 열망만으로는 어떻게 할 수 없는 것이다. 아동기를 거치거나 아이를 키워본 사람이라면 누구나 모든 정상적 성장 단계에서 자연스럽게 발생하는 '성장기' 현상에 익숙할 것이다. 성장은 우리의 성숙과 맞물려 간헐적으로 일어난다. 성장은 유아기/아동기/청소년기/십대 모든 과정에서 연속적으로 매끄럽게 이뤄지지 않는다. 하지만 급성장기에서만큼은 선형의 매끄러운 성장이 발생한다. 우리는 훈련으로부터 인위적인 급성장을 끌어내고 있는 것인데, 만일 스트레스가 충분히 주어지고 영양이 적절하게 공급된다면 놀라운 성장을 경험할 수 있다. 성장기에 가까울수록 자극에 더 효율적으로 반응하는 것은 성장을 할 수 있는 과정이 여전히 진행 중이고 몸의 체계가 아직 최종 형태로 굳어지지 않았기 때문이다. 나이가 많을수록 급성장을 발생시킬 수 있는 능력과는 거리가 멀다. 그러나 자극과 반응은 그 관계가 자명하므로 각자의 반응 능력 안에서 뿌린 대로 거두게 되어 있다. 우리는 효율적인 방법으로 훈련하고 먹고 쉬면서 이 반응 능력을 최대화할 수 있다.

이런 특성을 갖춘 프로그램은 선수가 올바른 체중을 갖도록 한다. 즉 제대로 된 프로그램의 경우 체격이 커질 필요가 있다면 체격이 커지게 만들고, 체지방이 빠질 필요가 있다면 그렇게 되도록 만든다는 말이다. 이런 훈련 프로그램에서는 잘 먹기만 하면 깡마른 아이도 2주 만에 5~7kg까지 체중을 늘릴 수 있다. 여기서 '잘'은 하루에 네 끼 정도를 고기와 달걀 단백질 위주의 식단을 바탕으로 많은 야채와 과일 및 많은 우유를 먹는다는 것을 말한다. 많이 먹어야 한다. 고강도 트레이닝 계통에 있는 사람들 대부분은 훈련 요구사항과 체성분에 따라 하루에 체중 1kg당 2g의 단백질을 섭취하고 나머지 식단이 3,500~6,000칼로리가 되도록 할 것을 권장한다. 영양사 면허를 가진 분들이야 이 숫자를 보고 짜증부터 낼지도 모르지만, 어차피 당신이 평생 이 짓을 하지는 않을 거라는 사실도 이해 못 하는 분들이다. 이 방법을 써서 지난 수십 년 동안 대다수 초보 리프터들의 체중을 불려 왔는데도.

주어진 양을 맞추는 가장 좋은 방법은 하루에 4리터 정도의 우유를 마시는 것이다. 특히 체중 증가가 주요 관심사라면 더욱 그렇다. 정상적인 끼니 사이에 전유(全乳) 4리터를 마시면 아무리 빼빼 마른 아이라도 체중을 불릴 수 있다. 정말이다. 하지만 문제는 그렇게 하도록 시키는 일이다. 1990년 즈음 이후로 남자들이 '식스팩'을 가져야 된다고 생각하는 경향이 꾸준히 보인다. 비록 대부분은 식스팩을 넣을 그럴 듯한 틀도 갖추고 있지 않으면서 말이다. 이런 역사적 현상에 대한 심리적 조사와 분석은 다른 사람들의 몫으로 남겨 놓기로 하겠다. 미적인 부분은 일단 미뤄두자. 더 강해지는 데 있어 결국은 체중을 늘려야 할 필요가 있다. 체중 증가로 인해 실제로 (놀라울 정도로) 더 보기 좋아진다는 것을 알아차리고 나면 체중을 불리는 일에 대한 거부감도 없어질 것이다.

우유는 구하기 쉽고 조리가 필요 없고 간편하며, 포유류의 성장에 필요한 모든 요소를 다 가지고 있기 때문에 체중 증가에 효과가 있다. 초보자들은 실제로 성장하고 있는 중이기 때문에 더더욱 필요하다. 성장 측면에서 보면 같은 양의 칼로리, 단백질, 지방, 탄수화물로도 따라 올 수 없는 특별한 것이 우유에 있는 것처럼 보인다. 아마도 우유가 높은 수준의 인슐린 유사 성장인자-1(IGF-1)을 포함하고 있기 때문일 것이다. 인슐린 유사 성장인자-1은 포유류의 급속한 성장과 관련이 있는 것처럼 보이는 펩티드 호르몬이다. 단정짓기에는 연구가 부족하지만, 경험적으로도 초보 시기에 많은 우유를 마신 사람이 그렇지 않은 사람보다 더 체구가 커지고 강해진 것은 사실이다. 오랜 시간에 걸쳐 검증된 이 방법은 우유를 소화 시킬 수 있는 사람이라면 누구에게나 효과가 있다. 하지만 유당불내증을 가진 사람들은 유당분해 효소인 락타아제 보충제를 먹지 않으면 우유가 가져오는 최대한의 이득을 누리지 못할 것이다. 처음에는 1리터로 시작한 뒤 2주에 걸쳐서 꾸준히 그 양을 늘리면 하루에 4리터씩 마실 수 있다.

체중 증가는 스트렝스 증가와 같은 방식으로 일어난다. 처음에는 빠르게 증가하다가 속도가 서서히 줄어든다. 유전적으로 우월한 사람들, 예를 들면 178cm/64kg에 골격이 좋고 열의가 있는 아이의 경우 꾸준한 훈련과 식단 조절을 병행하며 우유를 마시면 일년에 체중을 27kg까지 찌울 수 있다. 사실 이런 유형의 아이들에게 그 정도는 특이할 것도 없다. 이렇게 살이 찌면 자기보다 강한 사람은 전부 스테로이드를 맞았다고 생각하는 인간의 특성상 스테로이드를 맞은 게 아니냐는 의심을 사게 된다. 유전적으로 우수한 선수가 훈련 프로그램까지 모두 충실히 이행하는 일은 정말 드물고, 오히려 빈번하게 일어나는 일은 훈련 프로그램을 열심히 준수하는 극소수의 부지런한 훈련자가 4개월 동안 9kg을 불리는 데에 성공하는 것이다. 물론 평상시보다 조금 더 먹고 마는 대부분의 사람들도 훈련의 초반 몇 주 간은 몇 킬로그램의 증량을 이룰 수 있다.

뚱뚱한 사람들(경멸의 뜻이 아니다)은 훈련 처음 몇 달 동안 체중은 많이 변하지 않으면서 완전히 다른 결과를 보여준다. 바지의 허리는 느슨해지는데 다리와 엉덩이 둘레는 별로 차이가 없고, 셔츠를 입으면 가슴, 팔, 목이 더 끼이는 느낌을 받게 될 것이며, 마른 사람들에 비해 스트렝스 향상이 더 빠르다는 것을 알 수 있을 것이다. 근육량이 증가하고 체지방이 줄어들어 체중은 변화가 없는 반면 체성분이 변하는 것이다.

체중 70~80kg인 18~35세 사이의 남성 초보자가 작성된 프로그램대로 훈련을 한다면, 스쿼트 워크아웃 5일에서 6일차까지는 워크 세트 중량이 매번 5kg씩 증가할 것이다. 훈련 첫날 워크 세트가 50×5×3이었다면 6일차에는 75×5×3이 될 것이다. 위 조건에 해당하는 인구 집단에 속하면서, 잘 먹고 잘 쉬는 건강한 초보 훈련자라면 이 정도는 할 수 있다. 여기서 잘 먹는다는 의미는 하루 6,000 칼로리를 섭취하고 전유 4리터를 마시거나, 각자의 초기 체성분에 따라 팔레오, 저탄수, 유제품을 뺀 식단 등으로 하루 3,500 칼로리를 섭취한다는 말이다. 이와 유사한 훈련 결과가 도출되지 않는다면 훈련 프로그램을 제대로 실행하고 있지 않은 것이다. 저체중인 사람은 훈련 초기에 2.5~5kg의 체중이 늘어나는 것이 보통이며, 체지방 감소가 필요한 사람들의 경우에는 체중 변화가 거의 발생하지 않는다. 인구통계학상 비만은 체지방이 20% 이상인 사람이며, 체지방이 10% 미만이면 저체중이다. 대회를 치르는 선수들의 체지방이 10% 이하인 경우는 거의 없다. 근육량을 엄청나게 증가시키면 체지방도 따라서 증가하게 되어 있다. 20% 이상의 체지방을 가졌다면 동화 환경anabolic environment에 요구되는 양보다, 바나 상대방을 효율적으로 움직이기 위해 필요한 것 보다 더 많은 체지방을 갖고 있는 것이다.

체지방을 기준으로 저체중이나 과체중을 얘기하는 것은 허술해 보일 수 있다. 하지만 보통은 꽤 잘 들어 맞는다. 게다가 신장/체중/체지방 변수를 고려한 표를 가지고 있지 않은 현 상황에서는 이 방법이 최선이다. 체중 증량을 원하거나 증량이 필요한 체지방 10% 미만의 수많은 사람들은 자기 배의 선명한 복근을 사랑하기 때문에 체지방을 늘리라는 조언을 달가워하지 않는다. 대부분의 경우에 대략 10% 이하의 체지방을 유지하기 위한 식습관은 초보자가 근육량을 늘리는데 필요한 물질 대사 환경을 유지하기에는 그 칼로리가 너무 낮다. 그리고 유전적으로 체지방이 낮은 사람(어떤 유형인지는 당신들이 더 잘 알 것이다)이 아니라면 체지방 10%는 건강한 것이 아니다. 체지방 10%에 도달하고 유지하는 데 필요한 조건과 높은 스트렝스 및 높은 파워 수준은 호환이 안 된다. 높은 스트렝스와 높은 파워 수준은 체격이 커지고, 강해지는 데, 또는 강해져서 체격이 커지는 데 필수적인 요소이다.

당신 얘기일 수도 있다. 마른 사람이라면 최소한 초반 1~2년 동안은 체지방 수준에 신경 쓰지 않겠다 다짐하고, 마른 사람은 스트렝스를 늘리는 것보다 다시 살을 빼는 게 더 쉬우니 감량은 더 걱정하지 마라. 어떤 손해를 감수하고서라도 마른 몸매를 유지하고자 하는 것은 조 웨이더 박사께서 자기가 할 일을 열심히 한 때문이다. 대회를 위한 몸매의 6% 체지방의 보디빌더 사진을 많이 접하다 보니 그런 모습이 일반적이고 이상적이며 그런 상태를 항상 유지할 수 있다고 생각하는 것이다. 하지만 그러기 위해서 약뿐만이 아니라 온갖 이상한 것들을 사용한다는 것을 잊지 말기 바란다. 이에 대해 언급하지 않은 점에 대해서는 조 웨이더 박사를 나무라야 할 것이다. 이런 부분에 대해서는 현실을 더 직시하고, 헬스 잡지와 보조 식품 산업의 농간에 휘둘리지 않도록 각성할 필요가 있다.

반대로 배가 약간 푹신푹신한 사람들은 성장에 필요한 조건은 이미 갖춘 셈이다. 이런 사람들은 시작부터 마른 사람보다는 스트렝스가 더 강하다. 그리고 마른 사람들이 느끼는 성장과 관련된 문제들을 느끼지 않기 때문에, 영양 섭취를 제대로 한다면 스트렝스 증가는 더 쉽게 발생한다. 계속해서 많이 먹기 바란다. 하지만 우유는 마시지 말고, 체지방 수치가 처음 몇 주 동안 떨어지지 않는다면 탄수화물 섭취를 줄여라. 우선 바지 허리가 느슨해지는 걸 느낄 것이다.

따라서 첫 훈련 날 워크 세트 중량을 올바르게 선택했는데 첫 번째 워크아웃과 여섯 번째 워크아웃의 스쿼트 중량 차이가 20~25kg이 안 된다면 체중 70~80kg인 18~35세 사이의 남성 초보자가 아니거나 프로그램을 제대로 수행하지 않은 것이다. 혹시 훈련을 시작하고 3개월 만에 스쿼트 중량이 15kg씩 올라서 스트렝스가 엄청나게 증가됐다고 생각하는 사람 중 하나라면 당신은 그 프로그램을 하고 있는 것이 아니다(이제부터 줄여서 YNDTP*라고 부를 테다). 키가 173cm인 남성이 훈련 3일차에 체중이 67kg에서 66kg으로 줄고, 스쿼트 중량이 7.5kg 증가하고 나서 정체 상태이기 때문에 프로그램이 힘들다고 생각한다면 YNDTP다. 앳킨스 다이어트와 초보자용 프로그램을 동시에 시작했는데 계속해서 통증이 있고, 스쿼트 중량이 15kg 증가 후에 정체되었다면 YNDTP다.

처음 몇 주가 지나고 나서부터 훈련 때마다 1kg씩 중량을 지속적으로 올리기는 힘들기 때문에 2.5kg 증가를 원칙으로 한다. 이런 식으로 올리면 수 개월간 지속될 가능성이 있는 길고 꾸준한 선형의 스트렝스 증가를 볼 수 있다. 이렇게 되면 스쿼트 스트렝스가 일주일에 7.5kg 꼴로 증가하는 것으로, 물론 처음 몇 주의 절반밖에 안 되지만, 한 달이면 무려 30kg의 엄청난 증가를 볼 수 있다. 이런 식으로 향상이 발생하면 초보 남성 훈련자의 경우에는 **만약 제대로 먹어 왔다면** 6~7주 후에는 100~110×5×3의 스쿼트 워크아웃이 가능해진다. 제대로 먹는 것도 프로그램의 일부이다. 체중 75kg으로 훈련을 시작했다면 이 시점에는 84kg이 나갈 것이고, 키가 더 크다면 체중도 더 나가게 될 것이다. 훈련 프로그램 시작 후 6주차 때 스쿼트 중량 증가가 15kg밖에 안 된다면 YNDTP다. 174cm/70kg에서 훈련을 시작했는데 6주 후에도 체중이 72.5kg밖에 안 나간다면 역시 YNDTP다. 174cm/106.5kg으로 훈련을 시작했는데 6주 후에도 스쿼트 중량이 25kg 밖에 늘지 않고, 체중이 똑같이 106.5kg이라면 이 또한 YNDTP다.

현실적으로 이 시기가 지나고 나면 스쿼트에서의 중량 증가 속도가 평균 주당 5kg으로 떨어지게 된다. 아프거나, 학교, 일, 가족 때문에 훈련을 하루 이틀 빠지거나, 가벼운 부상 치유를 위해 빠지기도 때문이다. 이상적으로 이런 휴지 기간이 발생하지 않는다고 하더라도 대부분은 처음 6~8주간에 경험했던 스트렝스와 체중의 급속한 성장을 지속하기 힘들다는 것을 느낄 것이다. 하지만 그렇다고 프로그램을 변경하지는 않는다. 이론적으로는 초보 단계 시기에는 지속적으로 2.5kg의 중량 증가가 가능하기 때문이다. 돌발 사태들은 상황에 맞게 대처하고, 계획한대로 향상이 계속 되는 한 식단은 계속 유지한다. 따라서 10~12주 후에는 스쿼트 중량이 20kg 더 증가해서 일반 남성들의 경우에는 거의 120~130×5×3가 된다. 마른 사람이라면 이 기간 동안 체중은 계속 증가해야 하며, 뚱뚱한 사람이라면 체지방이 적정 수준으로 유지될 것이다. 마른 사람은 이쯤 되면 체중이 약 20kg 정도 붙고, 뚱뚱한 사람도 실제로 처음에 체중 감소 후에 체중이 늘기 시작할 것이다. 물론 훈련 시작 시의 비만도에 따라 다르기는 하다.

따라서 훈련 프로그램 3개월이 지났는데 스쿼트 중량이 25kg 증가에 그쳤다면 YNDTP다. 또는 체지방 10%인 사람이 체중이 3kg밖에 안 늘어났다면 YNDTP다. 그리고 체지방률이 30%인 사람이 허리 둘레가 4인치도 줄지 않고, 스쿼트 중량 75kg에 미치지 못했다면 YNDTP다. 다시 한 번 말하지만 프로그램에 식단은 훈련 향상을 촉진하기 위한 것으로, 근육량을 더 늘린다는 목표를 향해 가는데 있어 모든 사람의 식단이 같은 것은 아니다. 체지방이 통제할 수 없을 정도로 늘어나는 것은 누구도 원하지 않는다. 통제가 안 된다는 말부터가 이미 저체중 남성에게 적당하고 필요하고 건강한 증가와는 거리가 멀다.

3~4개월이 지나면 처음에 마른 상태로 시작한 훈련자 대부분은 이제 변화를 필요로 한다. 프로그램을 제대로 수행했다면 체중이 꽤 증가했을 것이다. 그리고 그 중 60% 정도는 근육, 건, 뼈 같은 제지방량(LBM)을 증가시키는 데 쓰였을 것이다. 이 말은 체지방이 10% 미만에서 18~19%로 올라갔을 것이라는 말이다. 이 정도는 괜찮다. 제지방량 증가가 필요하기 때문이다. 하지만 급속 제지방량 성장 한계치에 접근함에 따라 이를 반영하기 위해 식단 조정을 할 시기가 왔다. 모든 향상 비율은 감소하게 되어 있다. 향상이 영원히 계속될 수는 없다. 하지만 우리의 목표를 달성하려면 처음에는 향상이 지속적으로 발생해야 한다. 이제 당분간은 하루에 우유 섭취량을 2리터로 줄이고, 그런 후에는 더 줄여야 할 것이다. 동시에 하루 섭취 열량도 4,000 칼로리로 줄인다. 처음에는 양에 집중했지만 이제는

---

* You're Not Doing That Program. 당신은 그 프로그램을 하고 있는 것이 아니다.

탄수화물 섭취를 배제하면서 식단의 질을 향상시킨다. 이런 조정 과정을 거치고 나면 체지방이 남성 운동 선수 적정 수준인 정상 범위 15~17% 수준까지 떨어지게 된다. 뚱뚱한 남성의 경우에는 처음부터 거의 같은 식단을 유지하면서 체지방이 거의 20%에 근접하고 있을 것이다. 하지만 체지방 손실 속도가 감소하고, 제지방량 증가 속도가 체지방 손실 속도를 넘어서면서, 체중은 다시 돌아오기 시작했을 것이다. 이런 식으로 가면 두 극단적인 경우 모두 거의 같은 식이 섭취 수준으로 수렴할 것이다. 마른 사람은 자연스럽게 다시 살이 빠지는 경향이 있기 때문에, 그런 특성을 반영해서 약간 더 높은 칼로리 섭취 수준을 유지하도록 한다.

이런 변화와 함께 스쿼트 중량이 추가로 15~20kg 증가한다. 프로그램은 많이 변하지 않았지만, 사람 사는 삶이 복잡하고, 적응 현상이 누적되면서 목표 달성 의지를 훼손하고, 스트렝스 증가 속도가 줄어들기 시작한다. 하지만 운동 성과 감속을 핑계로 프로그램을 포기하거나 너무 느린 훈련, 고강도 훈련(HIT), 보디빌딩 예선용 훈련 같은 방식으로 전환하지 않고 훈련 프로그램에 따라 끈질기게 훈련한다면 계속해서 스트렝스 향상을 볼 수 있을 것이며 그렇다면 스쿼트 중량이 이제 100kg을 넘을 것이다.

따라서 훈련 프로그램 8개월째인데 아직도 여전히 4리터의 우유를 마시고 있다면 YNDTP다. 마른 사람이나 또는 체지방이 주는 시점의 체중보다 체중이 4kg 밖에 늘지 않았다면 또한 YNDTP다. 스쿼트 중량이 25kg밖에 증가하지 않았어도 YNDTP다.

훈련으로 스트렝스를 얻고, 스트렝스 증가로 체중이 늘고, 체중 증가로 스트렝스 증가를 촉진하게 된다. 모두 밀접하게 연관된 것으로, 점근적으로 한계에 접근한다. 나이가 어릴수록 곡선의 경사가 심하다. 과잉의 열량과 단백질이 필요하고, 이 여분의 열량과 단백질이 나중에 처리하게 될 체지방으로 축적된다. 훈련 스트레스는 견딜 수 있는 만큼 매회 지속적으로 증가시켜야 한다. 변수는 하중이지 운동 회수나, 세트 수, 반복 운동 수는 아니다. 급속한 중량 증가를 견딜 수 있는 능력과 계속적으로 그에 빠르게 적응 할 수 있는 능력은 몇 개월이 지나면 속도가 떨어진다. 따라서 이 기간에 빠르게 성장할 수 있는 기회를 허비하지 말기 바란다. 이 시기가 지나면 느려진 향상 속도를 반영하기 위해 프로그램과 식단을 조정해야 한다.

장비와 설비

1970년대 이후 체육관과 웨이트 룸에서는 돈지랄이 벌어져 왔다. 대체로 상업적 운동용 머신은 비싼 단일 목적성 장비이며 공간 대비 효율이 극도로 떨어진다. 가정용 웨이트 룸에 쓰는 홈 짐용 장비는 대개 기구 하나로 많은 운동을 할 수 있는 멀티 스테이션으로서, 온갖 한심한 운동에 조절 가능한 저항을 주려고 다양한 탄력성을 가진 재료를 사용하고 있다. 반면 바벨은 쌀 뿐만 아니라 다양한 운동에 사용할 수도 있다. 벤치프레스용 수직 보조대 벤치는 머신과 마찬가지로 단일 목적성 장비이긴 하지만, 벤치프레스는 플랫 벤치와 파워랙을 가지고서도 얼마든지 할 수 있기 때문에 꼭 필요한 기구는 아니다. 여기 제시된 프로그램에 있는 모든 운동들은 자원을 보다 잘 활용할 수 있도록 최소한의 기구들로 할 수 있는 것들이다. 15개의 스테이션으로 이루어진 서킷 트레이닝용 머신을 갖추려면 수억 원이 들어가는데, 같은 공간에 그 돈의 1/3만 있으면 범퍼 플레이트와 죽이는 바와 여러 사람이 쓸 수 있는 플랫폼을 갖춘, 세상에서 가장 좋은 바벨 훈련장을 만들 수 있다. 집이라고 다를 건 없다. 체육관에 3년을 다닐 돈이면 아직 페인트도 안 마른 새 장비로 개인용 프리웨이트 체육관을 만들 수 있다. 자신만의 체육관을 만들고 싶거나 어떤 체육관이 좋은지 궁금하다면 다음의 지침을 활용할 수 있다.

파워랙과 플랫폼

훈련 시설은 파워랙 위주로 배치해야 한다. 파워랙 자체에 바닥이 있어야 하며, 랙 안쪽 바닥이 플랫폼 표면과

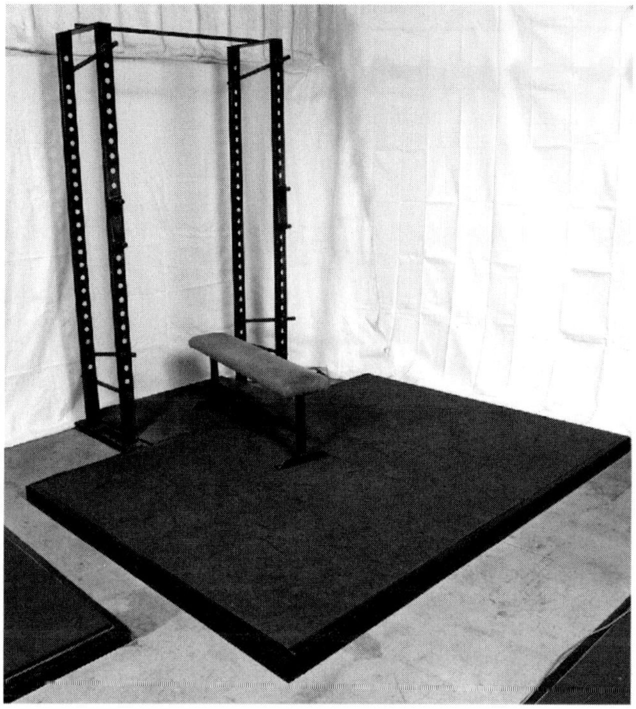

그림 8-6. 수수하지만 기능적인 플랫폼, 랙, 플랫 벤치로 구성된 훈련 설비. 이 장비만 있어도 모든 바벨 운동을 할 수 있다.

완벽한 수평을 이룰 수 있도록 파워랙 바닥과 플랫폼을 붙여야 한다. 2.4m×2.4m짜리 플랫폼 정도면 하고 싶은 것들을 모조리 하기에 안성맞춤이다. 랙과 플랫폼이 차지하는 공간은 전부 합쳐 8.6m^{2}인데, 이 정도 공간이면 이 책에서 제시했던 프로그램 안의 운동은 전부 할 수 있다. 여기에 벤치프레스용 벤치와 바벨을 따로 둬야겠다 싶으면 3.3m^{2}의 공간이 더 필요하다. 이 정도 공간이면 원판을 놓을 공간과 보조를 할 공간이 모두 포함될 수 있다.

파워랙은 짐에서 가장 중요한 설비로서, 지금까지 발명된 운동 장비 가운데 원판을 쓸 수 있는 바벨을 빼면 가장 유용하다. 옳게 설계된 파워랙, 바벨, 플랫 벤치만 있으면 다섯 가지 주요 운동을 전부 할 수 있다. 파워랙의 폭은 바벨을 놨을 때 슬리브와 수직 기둥 사이에 남는 공간이 많지 않으면서도 안전하게 놓일 수 있을 만큼은 넓어야 한다(약 120cm). 안전 한도 내에서 랙의 폭이 넓을수록 키나 덩치가 큰 사람들을 포함해 누구나 안전하게 사용할 수 있다. 높이가 220~240cm 되는 랙에서는 키가 큰 사람들도 랙 상단에 달린 가로 바에서 친업과 풀업을 할 수 있다.

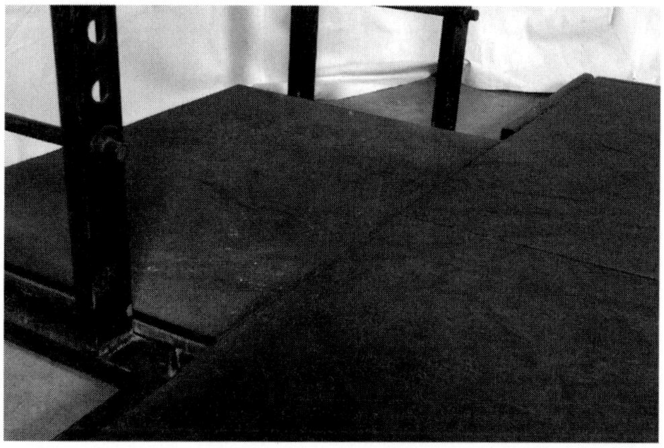

그림 8-7. 랙 안쪽 바닥 표면의 높이는 플랫폼 표면의 높이와 같아야 한다. 그래야 훈련하는 사람이 랙 바깥에서 스쿼트를 할 때도 안전하게 바벨을 랙에서 넣고 뺄 수 있다.

랙은 그 안에서 스쿼트를 할 수 있을 정도로 깊어야 하는데, 보통 55cm 정도면 스쿼트뿐만 아니라 딥스까지도 그 안에서 할 수 있다. 넘어지지 않도록 하기 위해 랙의 기반 깊이는 더 넓어야 한다(약 90cm). 가장 좋은 방법은 랙의 모서리를 바닥에 볼트로 고정해서 몸을 휘두르며 턱걸이를 해도 넘어지지 않도록 한다.

랙의 바닥은 딱 들어맞는 두꺼운 합판으로 이루어져야 하는데, 그 합판 밑에는 랙의 네 기둥을 대각선으로 교차하는 프레임이 용접 되어 있어서 합판을 단단히 지지할 수 있어야 한다. 이러한 합판 바닥은 플랫폼 표면과 매끄럽게 연결될 수 있도록 랙의 기둥을 넘어 앞뒤 가장자리까지 뻗어 있어야 한다.

랙 바깥쪽에는 바벨을 걸 수 있는 걸쇠가 조립되어 있어야 하는데, 나 같은 경우는 나사선이 시작되는 중간쯤에 멈춤쇠를 용접한 아주 큰 숄더 볼트 두 개를 걸쇠로 쓰고 있다. 네 개의 무거운 핀은 랙의 깊이보다 앞뒤로 각기 10cm씩 나오게 해서 랙에 꽂혀 있어야 한다. 이러한 핀과 걸쇠는 랙의 수직 기둥인 홈쇠에 뚫린 구멍을 이용해 높이를 조절할 수 있다. 구멍의 간격이 좁을수록 미세조정이 가능하므로 다양한 사람의 키에 맞출 수 있는데, 구멍 중심간의 간격은 7.5cm 정도면 적당하고 10cm가 넘어가면 쓸모가 없다. 구멍은 랙의 바닥에서부터 꼭대기까지 뚫려 있어야 한다. 볼트로 조립하면 어쩌다 풀릴 수도 있으니 반드시

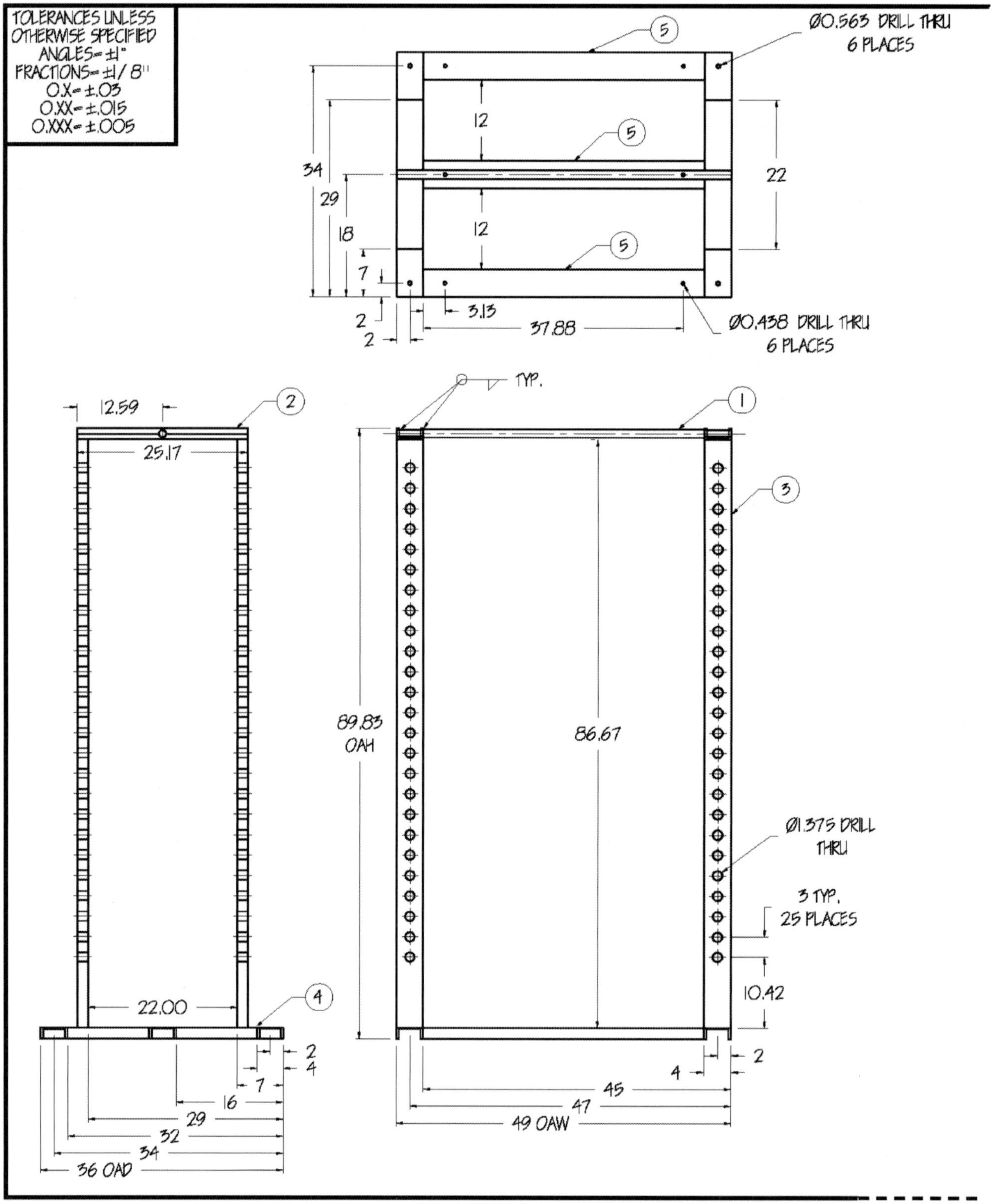

그림 8-8. 파워랙 설계도. (단위: 인치)

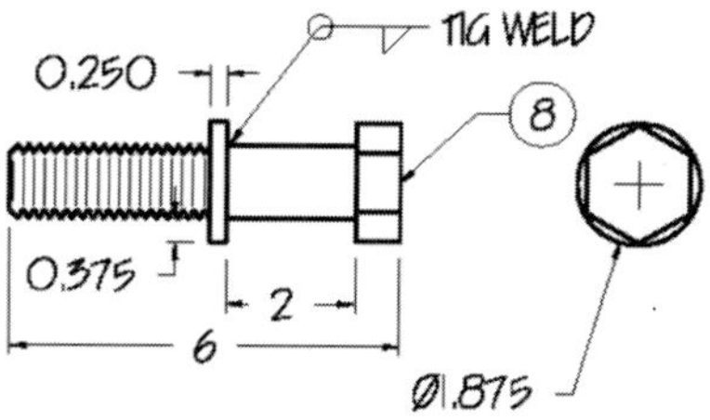

ITEM	DESCRIPTION	QNTY	TOTAL INCHES
1	1 1/4" ROUND BAR STRAP	1	49
2	C4x5.4 - CROSS MEMBER	2	50.34
3	C4x5.4 - UPRIGHTS	4	347
4	C4x5.4 - LEFT & RIGHT BASE	2	72
5	C4x5.4 - FT., MID., REAR BASE	3	123
6	1 1/4" ROUND BAR PINS	4	120
7	PLYWOOD 3/4" MARINE GRADE	1	
8	1-1/8-7x6 BOLT - RACK HOOK BOLT	2	

NOTE:

1. PAINT ALL ITEMS BLACK EXCEPT PINS AFTER ASSEMBLY.

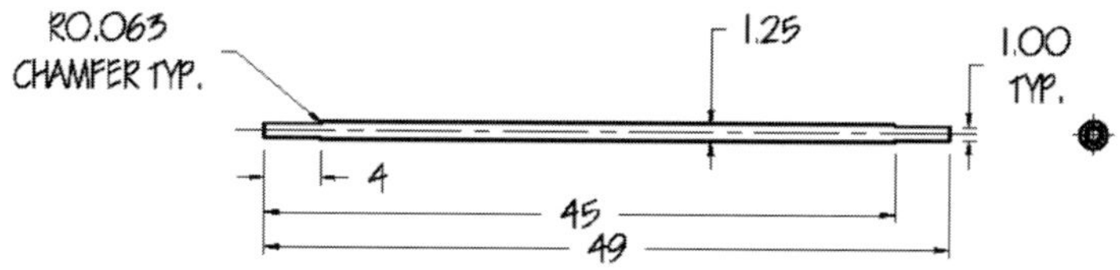

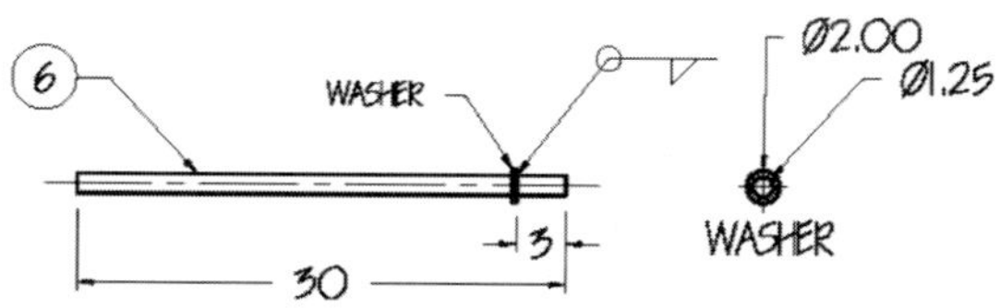

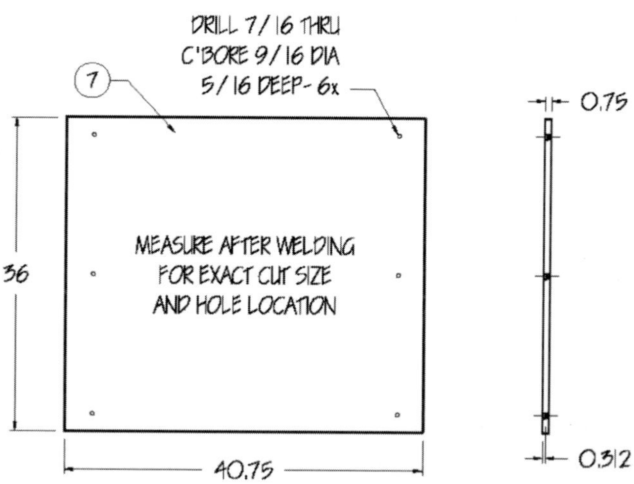

Precision CAD of Wichita Falls, Texas		
TITLE: POWER RACK		
DESIGNED BY: M. RIPPETOE	DRAWN BY: T. YOUNG	DRAWING NUMBER: AC 08132011-1
SCALE: NTS	DATE: 01/11/2011	

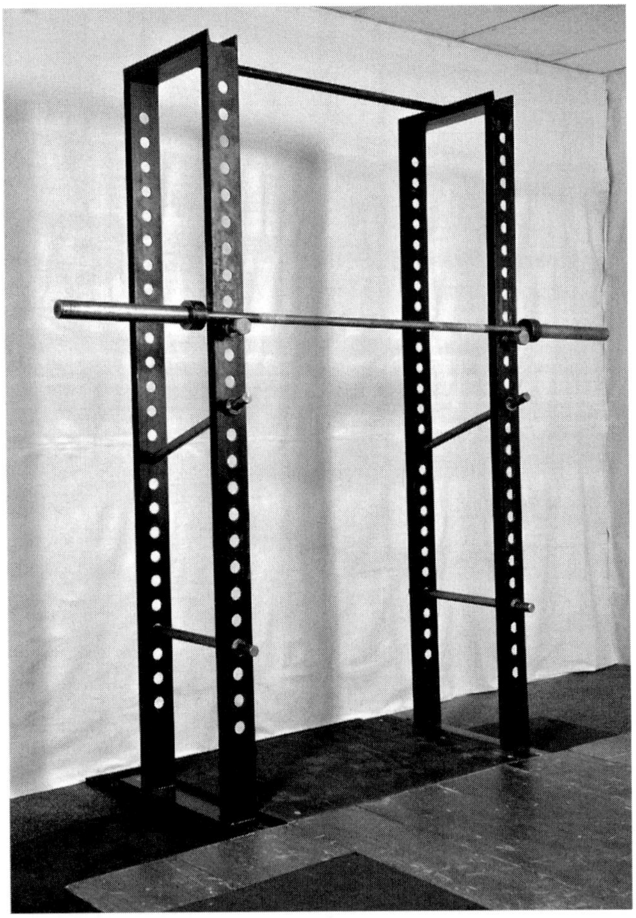

그림 8-9. 좋은 파워랙은 무겁다. 사진 속의 파워랙은 용접해 만든 것이다. 폭 10cm짜리 프레임에 7.5cm 간격으로 구멍이 나 있고, 직경 3cm의 묵직한 안전핀과 친업 바벨을 갖추고 있다. 프레임은 무거운 합판 바닥으로 강화했으며, 고리로는 무거운 볼트를 사용했다. 이 랙의 기획은 그림 8-8에서 다루도록 하겠다.

그림 8-10. 플랫폼에 쓰는 싸고 튼튼한 합판.

랙 전체가 용접되어 있어야 한다.

가장 일반적인 플랫폼 재료는 합판이다. 합판은 값도 비교적 싸고 매우 튼튼하며, 2.4m×2.4m 플랫폼에는 여섯 장 정도면 딱 들어맞는다. 각각의 층은 이음매가 뜨지 않도록 엇갈리게 쌓되, 접착제와 나사를 써서 각각의 층을 붙이면 굉장히 단단한 플랫폼이 될 수 있다. 합판에 조금이라도 틈새가 벌어져 있으면 원판을 끼운 바벨을 떨어뜨렸을 때 폭삭 무너질 수밖에 없으므로 흠이 있는지의 여부를 주의 깊게 확인해야 한다. 요컨대 옹이 구멍이 전부 막혀 있는 B급 이상의 합판을 사야 한다는 뜻이다.

PB판은 틈새도 없고 표면도 아주 단단하며 매우 평평하고 좋은 재료이지만 단점도 분명히 있다. 미국에서 PB판은 보통 49"×97" 규격으로 나오는데*, 이런 PB판을 한 층에 두 장씩 엇갈리게 쌓으면 1인치씩 밖으로 튀어나오게 돼 있다. 게다가 PB판 자체는 매우 부드럽고 (2cm 두께의 PB판이 콘크리트처럼) 단단하지만 습기에 극도로 취약하기 때문에 한 군데라도 젖으면 플랫폼 전체를 못 쓰게 되어 버린다. 하지만 실내가 건조하게 유지되고 가장자리 1인치씩을 잘라내는 것이 상관없다면 PB판은 플랫폼 재료로는 더럽게 좋다. 요새 같이 A, B급 합판이 비싼 시기에 PB판은 저렴하기까지 하다.

고무로 된 마필 운송용 매트로 표면을 마감하면 사실상 죽을 때까지 써도 된다. 이런 매트는 농장용품점에서 취급하며, 그 두께도 1cm에서 2cm에 이르기까지 다양하다. 이러한 매트는 당신의 의도와 상관 없이 바벨이 그 위로 떨어졌을 때 플랫폼과 원판을 보호한다는 점에서 중요하다. 합판과 매트가 모두 2cm씩이라고 하면 플랫폼의 전체 두께는 약 8cm 정도가 된다(그림 4-48의 예를 보자). 랙과 플랫폼 표면은 걸려 넘어지는 위험을 방지하는 차원에서 그 높이가 같아야 하지만 대개는 그렇지 않을 가능성이 높으므로 그 차이를 없애는 방안을 강구해야 한다. 랙의 바닥에 치밀하고 평평한 고무나 합판 같은 것을 덧댈 수도 있고, 플랫폼이나 랙 바닥의 표면에 고무 매트를 더 깔 수

* 역주 : 한국에서는 1200mm×2400mm의 PB판을 쉽게 구할 수 있으므로 여기에 해당되지 않는다.

도 있다. 주문제작되는 플랫폼도 여러 곳에서 구할 수 있는데, 이런 것들은 대개 올림픽 리프팅용으로 제작된 것이라 값은 비싸도 보기에는 좋다. 굳이 필요한 건 아니지만 지갑에 여유가 된다면 갖춰도 좋다.

수직 보조대 벤치

벤치프레스용 수직 보조대 벤치는 볼트 접합부 없이 견고하게 완전히 용접되어 있어야 한다. 높낮이 조절이 되지 않는 걸쇠가 있는 경우 그 높이는 벤치 표면에서 48cm 정도가 되어야 한다. 또한 수직 보조대는 원판을 끼울 때 한쪽으로 기울어지거나 랙을 할 때 손이 다칠 위험을 최소화하는 차원에서 120cm 정도의 너비로 떨어져 있어야 한다. 벤치의 규격은 표면을 기준으로 높이 42cm, 폭 30cm, 길이 120cm여야 한다. 벤치 다리는 발이 닿을 정도로 넓거나 해서 스탠스를 방해하면 안 된다. 또한 고중량을 걸어 놓았을 때 뒤로 넘어가지 않도록 설계되어 있어야 한다. 훈련자의 머리맡 중앙에 서 있는 보조자를 방해하는 장애물이 있어서도 안 된다. 일부 벤치의 경우 혼자서 벤치프레스를 하는 사람이 바벨에 깔렸을 때 바닥으로 바벨을 던지거나 119 구급대를 기다리지 않을 수 있도록 상단 걸쇠 밑에 안전고리가 달려 있기도 하다. 안전고리는 바벨이 가슴 바로 위에 걸릴 수 있도록 22~25cm의 높이로 되어 있어야 한다.

대부분의 상업적 체육관은 (파워랙이 있다는 전제 하에) 파워랙이 다른 운동에 활용될 수 있도록 벤치프레스용 벤치를 구비하고 있는데, 굳이 이를 쓰지 않고도 파워랙과 플랫 벤치를 가지고 벤치프레스를 할 수 있다. 차고를 체육관으로 개조할 요량이라면 수직 보조대 벤치와 규격 및 제원은 같고 수직 보조대만 없는 벤치만 있어도 충분하다. 패딩이 너무 두꺼우면 벤치가 높아지므로 키가 작은 사람은 쓸 수가 없고, 키가 큰 사람의 경우에도 이전에 제대로 된 벤치를 썼다면 신경이 쓰일 수 있으며, 등을 벤치에 견고하게 박아 두려는 사람에게는 오히려 악영향을 미칠 수 있다. 폭이 너무 넓은 벤치는 벤치프레스 동작의 하단에서 바벨이 가슴에 닿을 때 어깨와 팔을 가로막기 때문에 문제가 된다.

대부분의 벤치 커버는 닦기 쉬운 비닐 재질로 되어 있어 청소하기에 편하다. 하지만 천 계열의 직물로 되어 있으면 훨씬 더 오래 쓸 수 있고, 특히 자동차용으로 나온

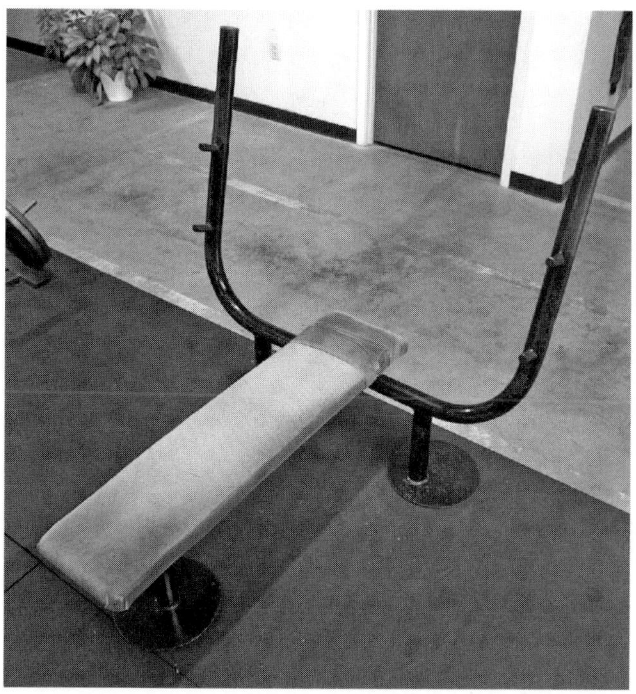

그림 8-11. 벤치프레스용 표준 수직 보조대 벤치. 보조대 아래쪽에 있는 안전고리를 확인하라.

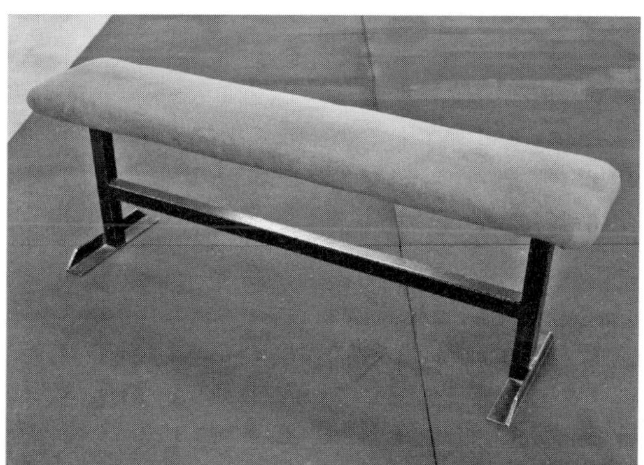

그림 8-12. 벤치프레스 장비를 따로 마련하는 대신에 그림 8-6처럼 파워랙과 플랫 벤치로 이를 대신할 수 있다. 이때 플랫 벤치는 수직 보조 벤치처럼 튼튼해야 한다.

천은 더할 나위가 없다. 또한 천은 비닐 재질에 비해 리프팅을 하는 동안 등이 미끄러지지 않게 한다. 청소는 와이어 브러시나 진공청소기로 할 수 있고, 얼룩은 유기용제와 걸레로 닦아내면 된다.

바, 원판, 칼라

바에도 돈을 써야 한다. 싸구려 바는 잠재적으로 위험하고 사용하기 불편하며 돈 낭비일 뿐이므로 금전적인 여유가 없다면 돈을 모아서라도 구매해야 한다. 싸구려 바는 휜다. 물론 비싼 바도 원판이 끼워진 채로 벤치에 떨어진다든가 하는 상황에서는 휠 수 있다. 그러나 싸구려 바는 제대로 사용해도 항상 휜다. 싸구려 바벨을 만들어내는 회사나 그런 바벨을 사용하고 있는 체육관 모두 부끄러운 줄 알아야 한다. 당신만큼은 그러지 말자.

직경 5cm의 구멍이 나 있는 원판을 끼울 수 있는 5cm 슬리브가 있는 바벨을 일반적으로 표준 '올림픽' 바라고 하는데, 이런 표준 올림픽 바벨의 중량은 20kg이다. 하지만 미국에서는 전통적으로 파운드 단위를 써 왔기 때문에, 비록 국제 바벨 연합의 경기 표준인 20kg이 바벨의 실제 중량이라고는 해도 표기는 45파운드로 한다. 따라서 '135파운드'라고 표기된 중량은 실제로 134파운드이다. 싸구려 바는 가끔 규격 이하 무게로 제작되기도 하니, 다시 말하지만 싸구려 바는 주의하기 바란다.

좋은 바는 적절한 널링과 표식이 있어야 하며, 여기에 볼트가 아니라 롤러 핀이나 스냅 링이 달려 있어야 한다. 또한 가끔 닦아주는 것을 포함해 6개월에 한 번 정도 베어링에 기름칠을 살짝 해 주는 것 말고는 관리가 딱히 필요 없어야 한다. 바는 국제 시합 규격에 따라 제작되어야 한다. 훈련자가 국제 대회에 참가하기 위해서가 아니라(그럴지도 모르겠지만), 여느 짐에서나 마찬가지로 다양한 브랜드의 원판을 슬리브에 끼울 수 있어야 하기 때문이다. 정상적인 사용으로 변형이 발생하지 않는 훌륭한 강철 재질로 만들어지는 것이 무엇보다도 중요하다. 아무리 싸게 사도 250달러 이상은 줘야 쓸 만한 바벨을 얻을 수 있다. 시중에서 쉽게 찾아볼 수 있는 150달러 이하의 수입산 저가 바는 쓰레기다. 사지 마라. 그리고 정상적으로 사용했음에도 바벨이 휘었다면 주저 없이 반품하도록 하자. 좋은 바는 그러면 안 된다. 평판이 좋은 판매점에서는 제조사가 뒤에 버티고 있기 때문에 그런 바벨을 교환해 줄 것이다. 교환을 안 해 주면 온 사방에 알리고 다니자.

제대로 된 체육관은 중앙에 5cm 구멍이 있는 표준 바벨용 원판을 구비하고 있다. 중앙에 구멍이 2.5cm인 작은 플레이트는 '연습용 플레이트'라고 하는데, 이를 끼울 만한 좋은 바벨이 없기 때문에 별로 쓸모가 없다. 표준 원판에는 1.25, 2.5, 5, 10, 15, 20kg짜리가 있는데, 이 중 15kg짜리를 제외하고는 모두 필요하다. 15kg은 10kg과 5kg짜리 원판으로 대체할 수 있으므로, 좀 더 유용한 무게의 원판을 플레이트 랙에 갖추는 편이 낫다. 1kg 이하의 가벼운 원판은 여자와 아이뿐만 아니라 벤치프레스와 프레스에서 중량을 꾸준히 선형으로 늘리고자 하는 사람들에게 필요하다. 이러한 원판은 구멍 5cm짜리 와셔를 붙여서 만들 수 있다. 간혹 45kg짜리가 필요할 수도 있겠지만 보통은 1.25, 2.5, 5, 10, 15, 20, 25kg짜리 원판과 함께 역도 시합에서 사용하는 0.5kg짜리 가벼운 플레이트를 준비하면 된다.

좋은 원판의 무게는 겉에 표시된 무게와 거의 같고 오차 범위가 0.25kg 안에 있어야 한다. 범퍼 플레이트 중량은 25kg까지 올라가며, 파운드 단위로 매겨진 범퍼 플레이트도 구할 수는 있다. 범퍼 플레이트는 파워클린에서 유용하게 쓸 수 있고, 바와 플랫폼이 닳아 찢어지는 것을 상당 부분 막을 수 있다. 10kg 이상의 원판과 모든 범퍼 플레이트(바닥에 닿지 않으면 부딪칠 수도 없으므로)는 직경이 45cm여야 한다. 좋은 원판은 바벨이 들어가는 구멍의 내경(ID)도 정확해야 한다. ID가 헐겁고 느슨하면 그 용도는 랙에서 하는 스쿼트, 벤치프레스, 프레스로 제한될 수밖에 없다. 좋지 않은 플레이트는 슬리브에 헐겁게 끼워진 탓에 바닥에 있을 때 옆으로 조금씩 기울어지기 때문에 칼라를 끼우지 않을 경우 바에서 원판이 '걸어서' 나오므로 특히 데드리프트에서 짜증의 근원이 된다.

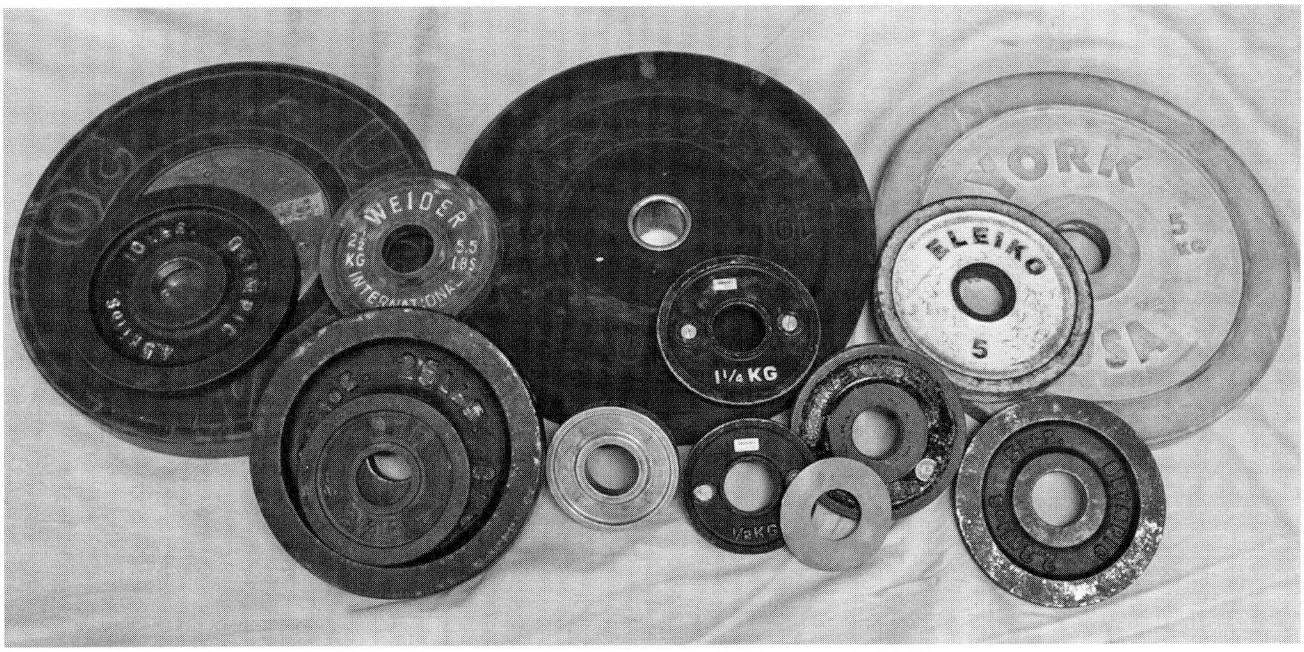

그림 8-13. 표준 올림픽 원판은 최고의 선택이다. 종류와 구성도 가지각색이다. 0.1kg짜리 금속제 원판은 활용도가 매우 높으며, 25kg(55파운드) 이하의 범퍼 플레이트로는 적은 원판으로 더 많은 중량을 올릴 수 있다.

플레이트 랙에는 A자 모양의 트리와 받침대 모양의 두 가지 형태가 있다. A자 트리 형태의 플레이트 랙을 사용할 요량이라면 45cm짜리 원판을 밑에 적재하고 나머지 작은 원판을 위에 적재할 수 있는 핀의 간격이 확보된 것을 선택해야 한다. 그런 랙에는 300kg 이상의 표준 원판을 적재해 놓을 수 있다. 직경 2.5cm인 랙의 핀은 내경 5cm짜리 바벨을 여유 있게 끼울 수 있도록 그 길이가 최소한 20cm는 되어야 한다. 만일 직경이 5cm라면 원판을 꺼낼 때마다 귀찮게 두 손을 써야 하므로, 이 규격은 편의성 측면에서 중요하다고 할 수 있다. 받침대 모양의 플레이트 랙은 핀이 없기 때문에 사용하기 편할 수 있지만 A자 프레임 랙만큼 견고하게 설계되지 않은 경우가 다반사이므로 많은 중량을 올릴 수 없다.

칼라를 웨이트 룸에서의 안전 장비쯤으로 생각하는 사람들이 많다. 물론 특정 상황에서는 칼라가 중요할 수도 있겠지만 그보다는 원판이 미끄러지지 않게 바벨을 수평으

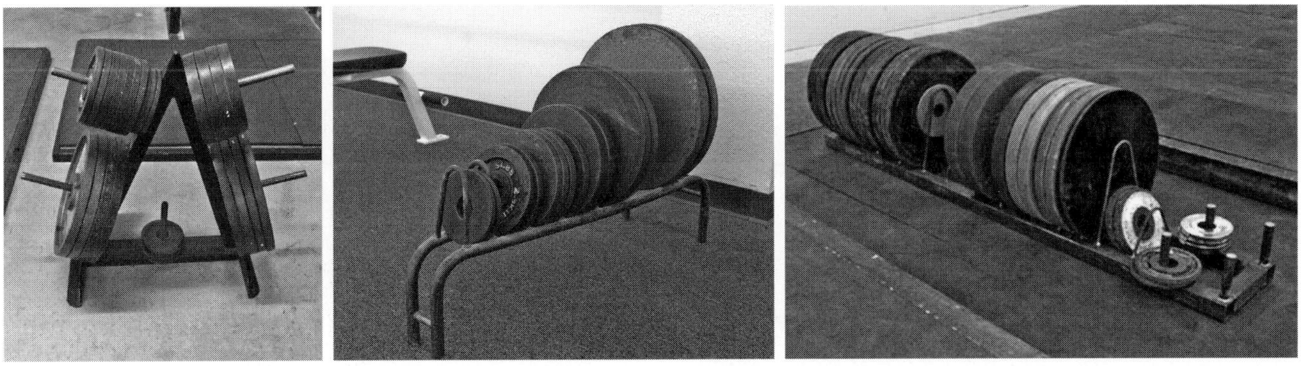

그림 8-14. 플레이트 랙은 웨이트 룸 정돈에 필수적이다. 시중에서 구입할 수 있는 랙에는 A자 프레임 랙과 받침대 모양의 랙이 있지만, 이런 방면에 재능이 있다면 직접 만들 수도 있다.

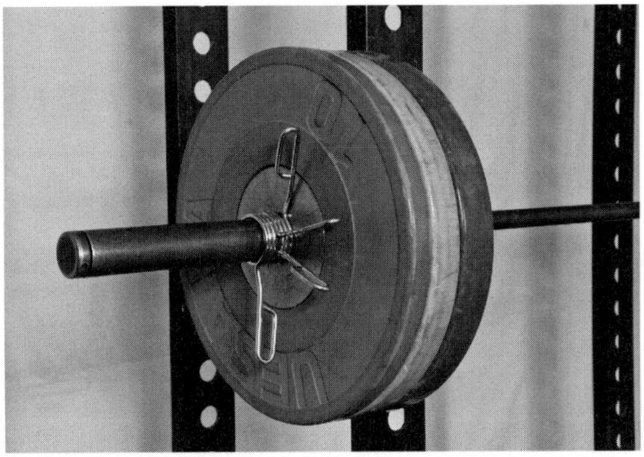

그림 8-15. 널리 쓰이는 값싼 스프링 칼라는 대부분의 스포츠용품점에서 구할 수 있다. 추가적인 안전을 위해 한 쪽당 두 개씩 쓸 수도 있다.

로 유지하는 방법을 배우는 것이 훨씬 유용하다. 스쿼트를 할 때는 바벨을 랙에서 꺼내 뒤로 걸어 나가는 과정에서 어쩔 수 없이 양 옆으로의 움직임이 동반되기 때문에 원판이 미끄러질 수 있다. 따라서 스쿼트에서는 칼라가 유용할 수도 있지만, 벤치프레스나 프레스에서는 이론적으로 동작 과정에서 바벨의 평형이 유지될 뿐만 아니라 프레스의 경우 랙에서 한 걸음만 물러나면 되기 때문에 칼라의 중요성이 떨어진다. 팔꿈치 신전이 불균일한 경우에는 칼라가 요긴하게 쓰인다. 만일 당신이 팔꿈치 신전 문제를 겪고 있는 것이 확실하다면 칼라를 사용해 보는 것도 신중하게 고려해볼 수 있다. 하지만 가능하다면 문제를 근본적으로 고치는 편이 더 낫다. 칼라는 바벨을 바닥에서 들었다가 내려놓는 과정에서 원판이 '걸어서' 빠져나가지 못하도록 하기 때문에 데드리프트에서도 쓸모가 있다. 클린에서도 같은 이유를 적용할 수 있지만, 이 경우 칼라와 철제 원판을 쓰기보다는 내경과 바벨의 접촉 면적이 넓은 범퍼 플레이트를 사용하는 것도 나쁘지 않다.

칼라는 (녹슬거나 뜯어지지만 않으면 괜찮은) 싸구려 스프링 클립, 클램프 스타일로 된 플라스틱제 칼라, 나사 조절식 슬리브, 나아가 대회용 칼라까지 다양한 디자인으로 출시되어 있다. 대개의 칼라는 중량이 제멋대로지만 파워리프팅이나 역도 경기용 칼라는 2.5kg으로 고정되어 있다. 안전이 염려된다면 한 쪽당 스프링 클립을 두 개씩 끼울 수도 있다. 정확성이 요구된다면 총 중량에 칼라의 중량도 포함해서 계산해야 한다.

초크, 의상, 일지, 가방

초크는 체육관에 구비되어 있건 당신이 개인장비로 지참하고 있건 간에 웨이트 룸에 반드시 있어야만 한다. 초크를 사용하면 바와 손의 마찰력을 높일 수 있으므로 그립으로 인한 사고 가능성을 줄일 수 있다. 굳은살은 바벨의 움직임으로 인해 손가락과 손바닥이 접히거나 쓸리는 스트레스로 인해 생기는 것인데, 초크는 이러한 현상을 막아 굳은살의 형성을 줄인다. 초크는 반드시 체육관의 특정 장소에 있는 초크 박스에 보관해야 한다. 어떤 이유로든 체육관에서 초크를 제공하지 않는다면 개인용 초크를 비닐봉투나 캔에 담아서 가지고 다니도록 한다. 스포츠용품점이나 인터넷에서 구입할 수 있다. 체육관에서 고맙게도 초크를 제공한다면 손에 범벅을 한다거나 바닥에 덩어리째 떨어뜨리거나 공중에 흩뿌리거나 하는 식으로 낭비하지 말고 가급적 아껴 쓰자. 초크를 제공하는 체육관은 청결 유지보다는 훈련이 더 중요하다고 생각하는 곳이니만큼 이런 태도에 감사하는 마음을 가질 수 있도록 하자.

모든 훈련자들은 순면 티셔츠, 신축성 있는 바지, 스쿼트나 풀에 적합한 신발과 같이 제가끔 적절한 의상을 갖춰야 한다. 벨트의 경우 이를 제공하는 시설들도 일부 있지만 많지는 않고, 어쨌든 개인용 벨트를 갖추고 싶어 하는 사람도 있을 것이라 생각한다. 스트렝스 훈련의 훌륭한 점 중 하나는 특히 다른 스포츠에 비해 실제로 최소한의 개인 장비만 필요하다는 것이다. 벨트는 값도 싸고 친구들과 같이 쓸 수도 있다. 지출해야만 하는 비용의 대부분은 신발 구매에 해당된다.

또 하나 가지고 있어야 할 것은 매 워크아웃을 기록하는 훈련 일지이다. 세상 누구도 훈련 프로그램에 있는 모든 운동과 관련된 모든 숫자들을 다 기억할 수는 없다. 2주 정도의 훈련은 기억할 수 있을지 모르지만, 개인의 전체 훈련 이력은 나중에 써먹기 위해 기록해야만 하는 값진 자료이다. 이 자료는 각각의 워크아웃과 전체 훈련 이력에 걸쳐 훈련에서 발생할 수 있는 문제의 성질을 결정하는 한편 다양한 훈련 기간 동안의 생산성을 분석하기 위해 사용될 수 있는 정보이다. 정기적으로 훈련 기록을 상담하기 위한 차원에서라도 일지는 작성자 당신이나 코치가 쉽게 읽을 수 있는 형식으로 기록되어야 한다. 평범한 공책 정도면 가격도 싸고 좋다. 스프링 노트는 가방에서 쉽게 찢어진다. 가장 좋은 것은 몇 년치 훈련을 기록할 수 있을 만큼 충분히 두꺼운 양장 출납부이다. 훈련을 성실하게 하는 사람이라면 누구나 훈련 일지를 적는다.

훈련 가방에는 필요한 모든 것을 집어넣고 다니도록 한다. 그렇게 함으로써 신발, 벨트, 초크, 훈련 교본, 일회용 반창고, 테이프, 무좀약, 신발끈, 셔츠, 수건, 무릎 보호대, 스트랩, 행운의 부적 같은 것들 것 항상 지참할 수 있을 것이다. 화려한 가방으로 튀려고 하지 마라. 적당한 녀석으로 하나 골라잡고 항상 가지고 다니면서 남들에게 개인장비나 하다못해 수건 같은 걸 빌릴 일이 없도록 하자.

통증과 부상

웨이트 트레이닝에서 피할 수 없이 겪어야 하는 것이 두 가지 더 있다. 통증과 부상이다. 성장은 언제나 이를 동반한다. 진척을 보일 정도로 열심히 운동을 하다 보면 언젠가는 통증이 찾아올 정도까지 열심히 하게 될 것이고, 결국에는 너무 열심히 하다가 부상을 당할 수도 있다. 올바른 기술과 적절한 진전과 안전에 관한 수칙을 활용하는 것은 어디까지나 당신의 몫이다. 그러나 솔직히 그렇게 해도 고중량 훈련은 언제나 부상 위험을 동반하는 만큼 언젠가는 다치게 마련이다. 힘든 훈련에 언제나 부상의 위험이 도사리고 있는 만큼, 부상에 대한 대비와 부상 발생시의 대처요령이 중요해진다.

통증은 광범위하게 인지되고 연구되어 온 현상이다. 인간이 이 땅에 생겨난 이래 근육통은 피할 수 없는 것이었음에도 불구하고 그 원인은 거의 밝혀진 바가 없다. 근육통은 근섬유의 기본 수축단위에 염증이 생긴 결과로 추정되고 있으며, 근육통이 항염증 치료로 완화된다는 사실은 이 가설을 지지하는 근거가 된다. 요즘도 마찬가지지만, 수많은 사람들이 오랜 시간 동안 근육통으로 고생해 왔기 때문에 자연히 그와 관련된 오해는 늘어날 수밖에 없었다. 그렇지만 (근수축의 일시적 부산물인) 젖산은 뭐가 어찌 됐건 근육통과 상관이 없다.

통증은 대개 신체가 적응해 본 경험이 없는 활동을 할 때 발생한다. 제대로 계획되지 않은 첫 번째 워크아웃에서 이런 현상이 흔히 일어난다. 오랫동안 쉬다가 다시 운동을 해도 그럴 수 있는데, 이 경우 인간이 겪을 수 있는 최악의 통증을 경험할 수도 있다. 볼륨이나 강도를 높이거나 운동의 종류를 바꾸는 식으로 워크아웃 프로그램에 변화를 줘도 대개 통증이 나타난다. 통증은, 그러니까 가끔 필요할 수는 있겠지만 결코 바람직하지는 않다.

나이, 컨디셔닝 수준, 운동의 특성, 볼륨과 강도에 따라 어느 정도의 편차는 있으나 통증은 대개 12시간에서 48시간 정도에 걸쳐 시간차를 보이며 뒤늦게 인식된다. 운동과 관련된 서적에서 이를 지연성 근육통(DOMS)이라고 하는 이유가 여기에 있다. 이러한 통증은 특정 근육군에서 더 빠르고 급격한 양상으로 나타나곤 하며, 수행 수준과 상관없이 특정 운동에서 더 빈발하는 것으로 관찰되어 왔다.

반복에서 대부분의 통증이 발생하는 구간은 근육이 부하를 받으면서 단축되지 않고 오히려 늘어나는 신장성 구간, 즉 '네거티브' 구간이다. 부하 시에 근섬유의 수축 메커니즘을 관장하는 요소가 늘어나면 더 많은 스트레스를 받기 때문에 신장성 수축 구간에서 통증이 발생하는 것처럼 보인다. 특정 운동이 유독 많은 통증을 야기하는 이유가 여기에 있다. 능동적으로 중량을 내려놓지 않고 떨어뜨려 버리는 파워클린과 같이 확연한 신장성 구간이 없는 운동은 스쿼트에서 발생하는 정도의 통증을 야기하지 않는다. 스쿼트, 벤치프레스, 프레스, 데드리프트를 비롯해 수많은 보조 운동과 부가 운동은 부하를 받으면서 근육이 늘어나는 신장성 요소와 줄어드는 단축성 요소를 모두 가지고 있다. 반면 사이클링(자전거타기)과 같은 스포츠 활동은 대부분의 동작이 근육이 줄어들면서 이루어지는 페달링에 집중되어 있으므로 거의 단축성 수축으로만 구성되어 있다. 따라서 사이클링이나 썰매끌기(밀기)과 같은 운동은 뚜렷한 통증 없이 고강도로 훈련할 수 있다. 어쨌거나 통증이 염증 반응이라는 측면에서 보면 근육의 염증이나 공격적인 호르몬의 분비를 최대한 줄이면서 고강도로 훈련할수록 회복에는 더 유리하다. 가령 스트레스에 대한 적응을 방해하는 무작위 운동 프로그램처럼 매우 높은 수준의 통증을 지속적으로 야기하는 프로그램은, 장기적이고 전신적인 염증을 불러 일으킬 수 있기 때문에 체력이나 스트렝스를 얻기는커녕 건강만 악화시키는 결과를 초래할 수밖에 없다. 통증은 훈련의 일부이고 피할 수도 없지만, 통증 그 자체를 목적으로 해서도 안 되고 영광스러운 훈장으로 생각해서도 안 된다.

극심하지만 않다면 가끔 발생하는 격렬한 통증은 훈련을 하는 데 있어 장애물이 될 수 없다. 사실 많은 기록들은 통증을 껴안은 선수들이 세운 것들이다. 가끔이나마 통증을 느낄 정도로 열심히 훈련하지 않는다면 애초에 통증을 껴안고 훈련할 일도 없다. 그건 그냥 열심히 훈련에 임하지 않고 있는 것이다. 다음 워크아웃을 시작하기 전에 통증이 사그라들기를 기다리는 경우 통증을 멈출 수 있는 충분한 빈도의 운동에 절대 적응할 수 없으므로 매번 그런 식으로 통증이 찾아올 것이다. 정상 가동범위를 침해하는 극도의 통증이 있는 경우 상황에 맞게 대처해야 할 것이며, 신중하고 면밀하게 웜업을 하고 난 다음에 통증을 무릅쓰고 운동을 할지의 여부를 결정해야 할 것이다. 일반적으로, 정상 가동범위가 웜업을 통해 회복되었다면 워크아웃을 진행해도 무방하다. 앞선 몇 번의 워크아웃이 회복되지 않은 결과로 인해 통증이 일어났다고 생각한다면 프로그램이나 회복 전략에 수정을 가해야 할 수도 있다.

워크아웃이 끝나고 몇 시간 뒤에 지연성으로 나타나는 정상적 통증과 달리, 부상은 몸에 일어난 현상으로서 올바르게 수행한 운동의 정상적 결과로는 나오지 않는 고통을 야기하는 것으로 정의할 수 있다. 급성 부상은 즉각적으로 감지할 수 있는 특정 부위의 통증, 불편함, 불안정성 등을 내포하며, 동작이 멈춘 후에도 지속된다. 이러한 부상은 근복, 건, 인대, 추간판, 슬관절 반월상연골판, 관절연골 등의 구조물이 파열된 것일 수도 있다. 대부분의 훈련 연관성 부상은 연조직에 영향을 미치나 골절의 경우는 웨이트 룸에서 극도로 드물게만 일어난다. 만일 훈련 중에 어떤 동작이 즉각적인 고통을 만들어냈다면 일단 부상으로 간주하고 치료를 받아야 한다. 만성 부상은 보통 엉망인 기술이나 과도한 훈련 볼륨으로 인해 관절이나 결합조직이 과사용된 결과 발생한 염증인 경우가 많다. 적응이 이루어지지 않은 과도한 스트레스에 반복적으로 노출이 되면 보통 건염이나 윤활낭염으로 진단이 나온다. 건강과 장기적 성취도에 엄청난 영향을 미치기 때문에, 부상에 의한 고통과 정상적 통증을 구별하는 능력을 계발하는 것은 극도로 중요하다.

한동안 쉬다가 다시 훈련에 복귀하는 경우 반드시 훈련중단 상태를 고려해야 한다. 휴식기를 얼마나 가졌느냐에 따라 접근법이 달라진다. 워크아웃을 대여섯 번 정도 빼먹은 정도라면 휴식 전에 마지막으로 했던 워크아웃을 반복하면 된다. 조금 힘들겠지만 할 수 있어야 한다. 이런 식으로 하면 심각한 퇴보가 있는 경우에 비해 성취도의 손실이 적으며, 당장 다음 훈련부터 휴식기 전의 일정대로 돌아갈 수 있다.

휴식기가 몇 개월이 넘어갔다면 복귀 첫 날의 워크아웃 계획은 신중하게 세워야 한다. 웨이트 트레이닝을 오랫동안 해 와서 아주 강해져 있던 상황이라면 근육 이외의 부분에서도 적응이 일어났을 것이다. 신경계와 그 근육 접합부를 가리키는 근신경계는 운동단위를 보다 효율적으로 동원할 수 있는 방향으로 적응해 왔을 것이며, 분포해 있는 근육보다 퇴보 속도가 느리다. 따라서 근육이 예전만 못하더라도 근신경계는 고중량을 어떻게 들어올리는지 기억하고 있을 것이다. 이러한 근신경계의 효율성은 몸이 건강할 때는 상당히 유용하지만, 훈련중단 상태에서는 역효과 없이 들 수 있는 중량보다 더 많은 중량을 들게 만들어 버린다. 볼륨과 강도를 절제하지 않으면 앞에서 말했던 스펙타클한 통증이 여지없이 찾아들 것이다. 1년을 쉬어 놓고 돌아와서 최고기록에 다시금 도전해보겠다고 하는 것은 그저 자만일 뿐이다. 돌아오자마자 며칠 동안 앓아 눕고 싶지 않으면 복귀 첫날 워크아웃은 현명하고 신중하게 결정하도록 하자.

아이들을 위한 바벨 훈련

어린 선수들, 특히 사춘기가 오지 않은 아이들에게 웨이트 트레이닝이 해롭다는 생각을 가진 사람들이 엄청나게 많다. 소아과 의사들은 전체적으로 굉장한 사람들이지만 통탄스럽게도 다양한 스포츠 활동의 부상률과 관련된 자료를 접하지 못하는 경우가 많다. 게다가 자료를 손에 넣는 경우에도 그 부상률의 분석에 있어 기본적인 논리를 적용하기 싫어하는 것처럼 보인다.

표 8-2*는 다양한 스포츠의 부상률 목록이다. 조직화된 역도 활동으로 인한 부상률은 100시간당 0.0012건으로, 모든 사람들이 좋아하는 조직 스포츠인 축구에서의 부상률인 100시간당 6.2건보다 무려 5,100배나 안전하다. 0.18건의 체육 수업 또한 감독하에 이뤄지는 웨이트 트레이닝보다 더 위험하다. 하지만 여전히 의료 전문가들은 일반적으로 아이들에 대한 웨이트 트레이닝을 반대한다. 실제 자료를 언뜻 훑어 봐도 이런 조언이 얼마나 어리석은 것인지 알 수 있다.

스포츠 및 활동	부상률
축구	6.2
럭비	1.92
농구	1.03
육상(미국)	0.57
크로스컨트리	0.37
육상(영국)	0.26
학교 체육 수업	0.18
미식축구	0.1
스쿼시	0.1
테니스	0.07
배드민턴	0.05
체조	0.044
웨이트 트레이닝	0.0012
파워리프팅(경기)	0.0008
웨이트리프팅(경기)	0.0006

부상률 = 참여시간 100시간당 부상 건수

표 8-2. 다양한 스포츠에서 참여시간 100시간당 부상률.

그렇다면 이런 터무니없는 통념이 지속되는 이유와 발단은 대체 무엇일까? 가장 많이 인용되는 주제는 성장판에 손상을 줌으로써 사지의 비대칭적 성장을 야기한다고들 하는 골단 골절의 가능성이다. 스포츠 의학 관련 논문 가운데 아이들의 성장판 골절과 웨이트 트레이닝의 연관성을 다룬 것은 고작 여섯 건에 불과한데, 이 가운데 그 부상의 원인을 상세히 밝힌 논문은 하나도 없다. (바가 있기나 했는지 모르겠지만) 바벨을 들다가 다쳤는지, 기술이 모자라서 넘어진 건지, 지도가 부적절했는지, 무리하게 고중량을 들다가 다쳤는지를 도통 알 수가 없었다는 말이다. 게다가 이 여섯 개의 논문에서 다룬 개별 사례 가운데 환자가 그 뒤로도 성장판 부상이 다른 부상처럼 회복되지 않았음을 나타내는 장기적인 영향을 보여주는 건은 단 하나도 없었다. 관절 골절이 아이들에게서 빈발하는데도 불구하고 비대칭적인 팔과 다리를 가진 사람은 눈 씻고 찾아보려 해도 없는 것을 보면 애초에 상식적으로만 생각해 봐도 알 수 있지 않은가.

가장 멍청한 주장은 웨이트 트레이닝이 아이의 성장을 저해한다는 것이다. 그렇게 따지면 애들은 그냥 숨만 쉬어야 되나? 이런 말도 안 되는 주장은 대꾸할 가치도 없다. 웨이트 트레이닝은 아이들의 뼈와 관절의 성장에 전혀 위해를 끼치지 않으며, 오히려 성인기까지 보존되는 두껍고 내구성 좋은 관절연골 표면을 만들기 때문에 장기적으로 관절의 건강에 기여하는 바벨이 크다. 완전한 가

* 출처 : "Relative Safety of Weightlifting and Weight Training," Journal of Strength and Conditioning Research 8(1):53-57, 1994.

퀴를 쓰는 바벨 훈련으로 형성된 기계적, 생물학적 상 어른이고 아이고 할 것 없이 골격 요소에 긍정적으 작용한다.*

결론만 말한다. 웨이트 트레이닝은 개인의 나이와 능에 맞게 조절이 가능하다. 축구는 그게 안 된다. 리프팅 처음 시작하는 꼬마들에게는 5kg짜리 바벨을 줄 수도 있고 하다못해 빗자루라도 줄 수 있지만, 우리 집 꼬마가 축구를 하다가 40kg짜리 뚱뚱보 꼬마와 전속력으로 부딪치는 일은 운동의 태생적 특성상 어떻게 조절이 안 되는 사건이다. 이런 논리는 모든 '특수 인구집단special population'으로 분류되는 모든 사람, 가령 연약한 노인, 근골격계 환자, 책상붙이, 병적 비만 환자, 장거리 육상선수를 비롯해 게으른 사람에 이르기까지 적용된다. 여기서 여자들은 특수집단 목록에 없다. 여자들은 그저 인류의 절반일 뿐이다. 여자들의 생리학적 반응이 남자들과 너무 달라서 바벨 훈련의 원칙이 적용되지 않는다고 주장하는 치들은 정신이 나갔거나 돈에 눈이 멀었거나 둘 중 하나임에 분명하다. 웨이트 트레이닝이 야기하는 적응은 특수집단의 인원들이 필요로 하는 적응과 정확히 일치하며, 길고 느린 유산소성 장거리 운동은 기껏해야 체스 두는 것보다 조금 나을 뿐이다.

누구보다도 더 잘 알아야 함에도 불구하고 불확실한 정보와 틀린 의견으로 무장한 채 전문가라고 떠들어 대는 치들의 말에 맹목적으로 순종해 봐야 기회는 영영 찾아오지 않고 그저 시간과 돈만 낭비하게 될 것이다. 스트렝스, 파워, 골밀도, 균형감각, 협응력, 유연성, 자신감이 높아져서 세상살이가 좋아졌을 수도 있었을 사람들이 남들 시키는 대로만 하다가 이를 놓치는 경우가 부지기수이다. 비싼 값을 지불하고 얻은 충고가 언제나 그 값을 하지는 못한다.

---

* Carter, Dennis R. and Gary S. Beaupré, *Skeletal Function and Form, Cambridge University Press, 2001.*

저자소개

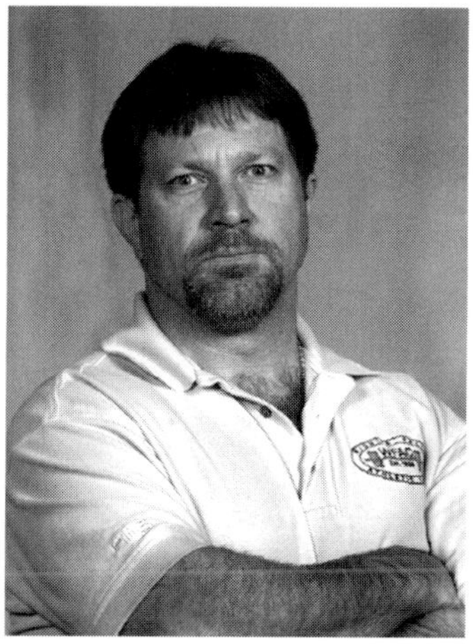

마크 리피토 Mark Rippetoe는 『스타팅 스트렝스 : 바벨 트레이닝의 첫걸음』, 『스트렝스 트레이닝을 위한 현실적 프로그램』, 『Strong Enough?』, 『Mean Ol' Mr. Gravity』의 주 저자인 동시에 수많은 매체의 기고가이기도 하다. 1978년에 피트니스 산업에 뛰어들어 1984년부터는 위치타 폴스 애슬레틱 클럽을 운영하고 있다. 주전공 지리학, 부전공 인류학으로 1983년에 미드웨스턴 주립대학교를 졸업했다. 1985년에 NSCA의 CSCS 자격을 인준받은 최초의 그룹에 속해 있었으나 2009년에 공식적으로 해당 자격을 내려놓았다. 리피토는 10년 동안 우수한 파워리프터로 활동했으며, 수많은 리프터와 운동선수를 비롯해 스트렝스와 운동 수행능력의 향상에 관심을 가진 수천 명의 사람들을 코치한 바 있다. 현재는 미국 전역에서 바벨 훈련 방법에 관한 세미나를 진두지휘하고 있다.

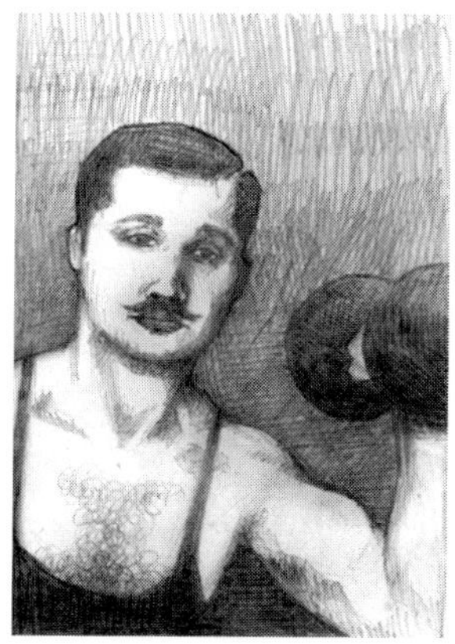

제이슨 켈리 Jason Kelly는 일러스트레이션 전공으로 사바나 예술대학에서 2007년 학사를 졸업했다. 15년 넘게 웨이트 트레이닝을 해 온 그는 현재 뉴욕에서 일러스트레이터 겸 퍼스널 트레이너로 활약하고 있다.

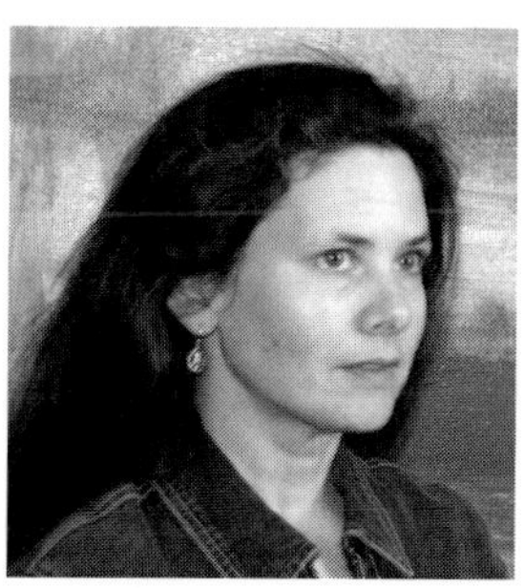

스테프 브래드포드 Stef Bradford, PhD는 아스가르드 사의 운영 책임자이자 www.startingstrength.com의 커뮤니티 관리자이다. 일생의 대부분을 스트렝스 훈련에 쏟았고 몇 년 동안은 우수한 올림픽 역도선수로도 활동했던 그녀는 듀크 대학교에서 약리학을 전공해 2004년에 박사학위를 받았다. 현재 미국 전역을 돌며 바벨 훈련을 지도하고 있다.

역자소개

박 현 진

의사, 작가, 번역가, 트레이너. 서울대학교 국어국문학과와 한양대학교 의학과를 졸업하였다. 에세이스트 신인상으로 등단하였으며, 현재 한양대학교병원에서 전공의로 근무하고 있다. NSCA-CSCS, ACSM/ACS-CET, ACSM-CPT, FMS level 1 등의 자격을 보유하고 있다. 전(前) 피톨로지 헤드 에디터로 『이것은 살기 위한 최소한의 운동이다』, 『다시, 몸』, 『공포 다이어트』 등의 책을 썼다. 옮긴 책으로 『스타팅 스트렝스 : 바벨 훈련의 첫걸음』, 『러닝 레볼루션』, 『근육 운동 따라하기』, 『코어 운동 따라하기』 등이 있다.

참여한 분들

사진

아래에 명시되어 있지 않은 항목은 모두 토머스 캠피텔리의 작품이다.

토린 핼시 : 그림 2-16, 2-17, 2-20, 2-21, 2-24, 2-34, 2-40, 2-57, 2-58, 2-60, 3-15, 4-6, 4-45, 4-48, 4-49, 4-50, 4-51, 5-4, 5-5, 5-6, 5-10, 5-21, 5-22, 5-27, 5-28, 5-29, 5-32, 6-17, 6-39, 6-42, 6-44, 6-45, 6-46, 7-3, 7-13, 7-14, 7-21, 7-25, 7-36, 7-37, 7-38, 7-39, 7-40, 7-41, 7-42, 7-48, 7-49, 7-50, 7-51, 7-53, 7-59, 8-6, 8-7. 8-8, 8-11, 8-12, 8-13, 8-14, 8-15.

론 킬고어 : 그림 7-43, 7-45, 7-57, 7-58, 7-61, 7-62.

마이크 램버트 : 그림 4-1, 4-39, 5-1.

스테프 브래드포드 : 그림 2-56, 7-31.

빌 스타 : 그림 3-1, 3-2, 6-1.

브루스 클레멘스 : 그림 7-23.

트레버 슬레이글 : 그림 4-47.

톰 고지버 : 그림 6-37.

모델

라이언 휴즈먼, 앤드리아 웰스, 저스틴 브림홀, 캐리 클럼파, 스테프 브래드포드, 조쉬 웰스, 델리사 무어, 데이먼 웰스, 맷 웨이넛, 로니 해밀튼, 롤랜드 콘드, 폴 턴, 조엘 윌리스, 태라 크라이거, 미겔 앨리머, 오랑우탄.

삽화

아래에 기재되어 있지 않은 항목은 모두 제이슨 켈리의 삽화임.

제2판『스트렝스 트레이닝을 위한 현실적 프로그램』(2009) 발췌분 : 그림 6-5, 8-1, 8-5.

론 킬고어 & 스테프 브래드포드 : 그림 2-19.

스테프 브래드포드 : 그림 6-3.

맷 로릭 : 그림 4-25(삽화 및 증명).

재클린 림버그 & 알렉산더 앵 : 그림 8-3(EMG와 힘 그래프).

테리 영 : 그림 8-10(파워 랙 기획안).

개정 3판

스타팅 스트렝스: 바벨 훈련의 첫걸음

1판 1쇄 펴냄 · 2019년 2월 13일
1판 2쇄 펴냄 · 2019년 9월 10일

엮은이 · 마크 리피토
옮긴이 · 박현진
펴낸이 · 권오현
펴낸곳 · 대성의학사

출판등록 2009년 6월 22일(제301-2013-095호)
서울특별시 중구 을지로 126-1 (을지로3가, 3층)
전화 02)2279-3444 / 팩스 02)2285-0108
Homepage www.medibook.co.kr

값 32,000원

ISBN 978-89-97436-90-3(13690)